元·读书堂本

新刊黄帝内经素问

[唐]王冰注
[宋]林亿等新校正
范登脉　校注

中国纺织出版社

内 容 提 要

元·读书堂本《新刊黄帝内经素问》作为《黄帝内经素问》的重要传本之一，长期收藏于北京国家图书馆，《中华再造善本丛书》（金元编子部）虽曾作为善本影印出版，然坊间鲜能见到，读者迫切希望能看到该书的整理本。本次点校以元·读书堂本《新刊黄帝内经素问》为底本，利用现存金、元、明《素问》诸善本以及日本仁和寺古钞本《黄帝内经太素》、《甲乙经》善本对底本经文逐字对校，将各本异文尽收校注之中。书中所引各本异文，反复校核，真实可信，读者得此一编有如获睹诸本。书中还全面吸收了俞樾、张文虎、孙诒让、森立之等诸家的校注成果。为方便读者理解，各篇之前加上"按"，揭示章指，并根据文意，给原文作出章节划分。该书整理体例完善，是元·读书堂本《新刊黄帝内经素问》目前最详细、最佳的点校本。本书适合《黄帝内经素问》的所有研究者参阅。

图书在版编目（CIP）数据

元·读书堂本新刊黄帝内经素问 / 范登脉校注. —北京：中国纺织出版社，2017.8

ISBN 978-7-5180-2584-8

Ⅰ.①元… Ⅱ.①范… Ⅲ.①《素问》—注释 Ⅳ.①R221.1

中国版本图书馆 CIP 数据核字（2016）第 100361 号

策划编辑：樊雅莉　　　　责任印制：储志伟

中国纺织出版社出版发行

地址：北京市朝阳区百子湾东里A407号楼　邮政编码：100124

销售电话：010—67004422　传真：010—87155801

http://www.c-textilep.com

E-mail:faxing@c-textilep.com

中国纺织出版社天猫旗舰店

官方微博 http://weibo.com/2119887771

北京华联印刷有限公司印刷　各地新华书店经销

2017年8月第1版第1次印刷

开本：787×1092　1/16　印张：56.5

字数：995千字　定价：256元

点校凡例

底本 流传至今的《素问》善本，主要有十二卷本系统、二十四卷本系统、五十卷本系统。其中，十二卷本系统主要有：元己卯（至元五年，公元1339年）胡氏古林书堂《新刊补註释文黄帝内经素问》、元刻残本《新刊补註释文黄帝内经素问》（存卷4—6）、明成化甲午熊氏（宗立）种德堂刊《新刊补註释文黄帝内经素问》、明·吴悌刊《黄帝内经素问》白文本、朝鲜刊小字《新刊补註释文黄帝内经素问》、朝鲜刊活字本《新刊补註释文黄帝内经素问》、明·赵府居敬堂刊《补註释文黄帝内经素问》、明·詹林所敬贤堂刊本《京本校正註释音文黄帝内经素问》等；二十四卷本系统主要有：金刻《黄帝内经素问》残本（存卷3—5、卷11—18、卷20、附亡篇）、元读书堂本《新刊黄帝内经素问》、明嘉靖庚戌（嘉靖二十九年，公元1250年）秋八月顾从德翻刻宋本《重广补注黄帝内经素问》、明万历二十九年吴勉学《古今医统正脉全书》刊本《重广补註黄帝内经素问》、明潘之恒《黄海》丛书本《黄帝内经素问》、明万历甲申夏月周氏对峯刊《新刊官板补註黄帝内经素问》等；五十卷本系统主要有明正统道藏本《黄帝内经素问补註释文》等。本次点校即以元读书堂本《新刊黄帝内经素问》为底本。

校本 本书所用对校之本，主要是以上所举诸本；他校之本主要有仁和寺本《黄帝内经太素》影印本、医统本《针灸甲乙经》、明蓝格钞本《针灸甲乙经》、明正统本《针灸甲乙经》残本等。版本及所引书名使用简称如下：

金刻《黄帝内经素问》残本，简称金本。

元·胡氏古林书堂刊本《新刊补註释文黄帝内经素问》，简称古林书堂本。

元刻残本《新刊补註释文黄帝内经素问》，简称元残本。

明正统道藏本《黄帝内经素问补註释文》，简称道藏本。

明成化甲午熊宗立刊本《新刊补註释文黄帝内经素问》，简称熊本。

明·吴悌刊本《黄帝内经素问》，简称吴悌本。

明·赵府居敬堂刊本《补註释文黄帝内经素问》，简称赵本。

明·詹林所敬贤堂刊本《京本校正註释音文黄帝内经素问》，简称詹本。

明万历甲申夏月周氏对峯刊行《新刊官板补註黄帝内经素问》，简称周本。

顾从德翻刻宋本《重广补注黄帝内经素问》，简称顾本。

明万历二十九年吴勉学《古今医统正脉全书》刊本《重广补註黄帝内经素问》，简称吴勉学本。

明·潘之恒《黄海》丛书本《黄帝内经素问》，简称潘本。

朝鲜刊小字本《新刊补註释文黄帝内经素问》，简称朝鲜小字本。

朝鲜刊活字本《新刊补註释文黄帝内经素问》，简称朝鲜活字本。

明·无名氏刊本《新刊黄帝内经灵枢》，简称《灵枢》。

日本仁和寺古钞本《黄帝内经太素》(《东洋医学善本丛书》影印本)，简称《太素》。

《针灸甲乙经》(人民卫生出版社 1956 年影印《医统》本)，简称《甲乙经》。

明蓝格钞本《针灸甲乙经》(《东洋医学善本丛书》影印本)，简称明蓝格钞本《甲乙经》。

明正统残钞本《针灸甲乙经》(《东洋医学善本丛书》影印本)，简称正统本《甲乙经》。

《甲乙经》、明蓝格钞本《甲乙经》、正统本《甲乙经》经文之下双行小字校语，简称“注”。

俞樾《内经辨言》，简称俞樾。

张文虎《舒艺室续笔·内经素问》，简称张文虎。

胡澍《黄帝内经素问校义》，简称胡澍。

孙诒让《札迻·素问王冰注校》，简称孙诒让。

顾观光《素问校勘记》，简称顾校。

于鬯《香草续校书·内经素问》，简称于鬯。

沈祖绵《读素问臆断》，简称沈祖绵。

郭霭春主编《黄帝内经素问校注》，简称《校注》。

森立之等《素问校讹》(据宫川浩也《〈素问校讹〉校补》,《素问校讹》是“由森立之及涩江抽斋完成”,附在日本安政四年[1857]刊行的《宋本素问》之后),称《素问校讹》。

宫川浩也《〈素问校讹〉校补》(附在东京·日本经络学会1992年11月出版的《素问·灵枢》后),称《〈素问校讹〉校补》。

拙著《黄帝内经素问校补》(学苑出版社2009),简称《校补》。

敦煌文献伯三二八七,简称伯三二八七。

其他所引,随文标注。

目次 原本卷首有“新刊黄帝内经素问目录”,改称“目次”;原目次与正文卷前目次之间文字小有参差,如原《目录》卷次作“卷×”,正文或作“新刊黄帝内经素问卷第×”、或作“新刊黄帝内经素问卷×”、或作“新刊黄帝内经素问卷之×”,这次整理统一为“新刊黄帝内经素问卷第×”。

文字 底本使用简化字,包括《素问》经文、王冰注、新校正云。为方便阅读,《素问》经文单独排为正文,王冰的注与“新校正云”等原本的注释与校正文字称【原注】,排在每章正文之下;“新校正云”、“臣億等按”用“◎”与王冰的注分开;一条原注中王冰注与新校正反复交替出现者,新校正的文字采用括注方式,置于王注后。其中,明显的误字,如“己”“巳”、“刺”“剌”之误等,径予改正。属于《异体字整理表》中的异体字,按照出版物用字规范,改为正字;有区别意义时,则根据具体情况保留异体字、繁体字。至于“歧伯”、“荅曰”、“补写”、“藏府”、“寒皃”、“四支”,以及“大”与“太”、“沉”与“沈”、“髆”与“膞”、“胻”与“骱”之类,则严格遵照底本迻录,不作统一。

按语 为方便读者理解原文,本书参照马莳《黄帝内经素问注证发微》,给原文作了章节划分。篇前加“按”,揭示该篇章指、该篇文字在《太素》、《甲乙经》、《脉经》等中对应出现的情况。其中,揭示章指部分主要参考了马莳的《黄帝内经素问注证发微》,七篇大论的章指部分主要参考了方药中的《黄帝内经素问运气七篇讲解》;该篇文字在《太素》、《甲乙经》、《脉经》等中对应出现的情况,则参考了小曾户洋《〈素问〉〈灵枢〉与〈太素〉对经表》,篠原孝市《〈黄帝内经太素〉对经表》,篠原孝市、山边浩子、中川贯志、榛叶静江、近藤哲夫、西村常彦的《〈甲乙经〉对经表》,小曾户洋、小曾户丈夫《〈脉经〉对经表》。

校记　底本可以确定的误字，仿照中华书局点校《二十四史》之例，用“(　　)”括起，并使用比正文小一号的字，正确的文字写在“[　　]”里，与正文字号相同，并出校记说明校改依据；其他校勘意见，在校记中说明，不敢改动底本文字。“王冰注”的标注，以章节为单位，依照其在该章节中的位置顺序，上标符号用“[一]”、“[二]”、“[三]”……置于该章所注经文的句末；“校注”序号的标注，也以章节为单位，经文与“原注”连贯而下，依照其所校注字词的位置顺序，上标符号用“[1]”、“[2]”、“[3]”……置于所校注字词之后。凡“新校正”已经指出的各本异文，不复重出。《素问校讹》及《〈素问校讹〉校补》所引“元椠本”文字，均经覆核。各本异体俗字甚多，详细出校固有助于阅读研究者参考，但篇幅不免增多，所以这次只偶一及之；然以《素问》善本分散各地，一般读者难以尽见，今得此机缘，欲俾读者诸君得此一编，有如获睹众本，故于版本异体俗字之外的其他对校异文，除明显误字之外，尽量录入经文校记之中；至于王注及新校正文字，为免冗繁，一般仅录十二卷本系统的元刻本、元刻残本、二十四卷本系统的金刻刻残本（存卷3—5、卷11—18、卷20、附亡篇）、明顾从德本异文。其中，明顾从德本异文录入尤详。所引各本异文，经过反复校核，非比坊间别本转相引录。少数词语的词义及用法特别，也偶在校记中注之。详细的校注，俟他日得间从容为之。

黄帝内经素问序

启玄子王冰撰[一]

夫释缚脱艰，全真导气，拯黎元于仁寿，济羸劣以获安者，非三圣道，则不能致之矣。孔安国序《尚书》曰：伏羲、神农、黄帝之书，谓之三坟，言大道也。班固《汉书·艺文志》曰：《黄帝内经》十八卷。《素问》即其经之九卷也，兼《灵枢》九卷，迺其数焉[二]。虽复年移代革，而授学犹存；惧非其人，而时有所隐。故第七一卷，师氏藏之。今之奉行，惟八卷尔[1]。然而其文简，其意博，其理奥，其趣深。天地之象分，阴阳之候列，变化之由表，死生之兆彰。不谋而遐迩自同，勿约而幽明斯契。稽其言有征，验之事不忒。诚可谓至道之宗，奉[2]生之始矣。

假若天机迅发，妙识玄通。蒇[3]谋虽属乎生知，标格亦资于诂训。未尝有行不由逕[4]，出不由户者也。然刻意研精，探微索隐，或识契真要，则目牛无全。故动则有成，犹鬼神幽赞。而命世奇杰，时时间[5]出焉：则周有秦公[三]，汉有淳于公，魏有张公、华公，皆得斯妙道者也[6]，咸日新其用，大济蒸[7]人。华叶递荣，声实相副。盖教之著矣，亦天之假也。

冰弱龄慕道，夙好养生。幸遇真经，式为龟镜。而世本纰缪，篇目重叠，前后不伦，文义悬隔。施行不易，披会亦难。岁月既淹，袭以成弊：或一篇重出，而别立二名；或两论并吞，而都为一目；或问荅未已，别树篇题；或脱简不书，而云世阙；重《合经》[8]而冠《针服》，并《方宜》而为《咳篇》，隔

《虚实》而为《逆从》，合《经络》而为《论要》，节皮部为经络，退至教[9]以先针。诸如此流，不可胜数。且将升岱嶽，非迳奚为？欲诣扶桑，无舟莫适。乃精勤博访，而并有其人。历十二年，方臻理要。询谋得失，深遂夙心。时于先生郭子斋堂受得先师张公秘本，文字昭晰，义理环[10]周。一以参详，群疑冰释。恐散于末学，绝彼师资，因而撰[11]注，用传不朽。兼旧藏之卷，合八十一篇二十四卷，勒成一部[四]。冀乎究尾明首，寻注会经，开发童蒙，宣扬至理而已。

其中简脱文断、义不相接者，搜求经论所有，迁移以补其处；篇目坠缺，指事不明者，量其意趣，加字以昭其义；篇论吞并、义不相涉、阙漏名目者，区分事类，别目以冠篇[12]首；君臣请问礼仪[13]乖失者，考校尊卑，增益以光其意；错简碎文、前后重叠者，详其指趣，削去繁杂，以存其要；辞理秘密，难粗论述者，别撰《玄[14]珠》，以陈其道[五]。凡所加字，皆朱书其文，使今古必分，字不杂糅[15]。庶厥昭彰圣旨，敷畅玄言，有如列宿高悬，奎张不乱；深泉[16]净滢，鳞介咸分。君臣无夭枉[17]之期，夷夏有延龄之望。俾工徒勿误，学者惟明，至道流行，徽[18]音累属，千载之后，方知大圣之慈惠无穷。

时大唐宝应元年岁次壬寅序

将仕郎守殿中丞孙兆重改误

【原注】

[一]新校正云：按：唐《人物志》：冰仕唐为太仆令，年八十馀以寿终。

[二]新校（王）[正][19]云：详王氏此说，盖本皇甫士安《甲乙经》之序。彼云："《七略》、《艺文志》：《黄帝内经》十八卷。今有《针经》九卷、《素问》九卷，共十八卷，即《内经》也。"故王氏遵而用之。又，《素问》外九卷，汉·张仲景及西晋·王叔和《脉经》只为[20]之《九卷》，皇甫士安名为《针经》，亦专名《九卷》。杨玄操云："《黄帝内经》二帙，帙各九卷。"按《隋书·经籍志》谓之《九灵》，王冰名为《灵枢》。

[三]新校正云：按：别本一作"和缓"。

[四]新校正云：详《素问》第七卷亡已久矣。按：皇甫士安，晋人也，序《甲乙经》云"亦有亡失。"《隋书·经籍志》载梁《七[21]录》亦云"止存八卷"。全元起，隋人，所注本乃无第七。王冰，唐宝应中人，上至晋皇甫谧甘露中已六百馀年[22]，而冰自为得旧藏之卷。今窃疑之。仍观《天元纪大论》、《五运行

论》、《六微旨论》、《气交变论》、《五常政论》、《六元正纪论》、《至真要论》七篇，居今《素问》四卷，篇卷浩大，不与《素问》前后篇卷等；又且所载之事与《素问》馀篇略不相通。窃疑此七篇乃《阴阳大论》之文，王氏取以补所亡之卷，犹周官无[23]《冬官》，以《考工记》补之之类也。又按：汉·张仲景《伤寒论》序云："撰用《素问》《九卷》《八十一难经》《阴阳大论》。"是《素问》与《阴阳大论》两书甚明，乃王氏并《阴阳大论》于《素问》中也。要之，《阴阳大论》亦古医经，终非《素问》第七矣。

［五］新校正云：详王氏《玄珠》世无传者，今有《玄珠》十卷、《昭明隐旨》三卷，盖后人附託之文也。虽非王氏之书，亦于《素问》十九卷至二十二四卷颇有发明。其《隐旨》三卷，与今世所谓《天元玉册》者正相表里，而与王冰之义多不同。

【校注】

[1] 詹本"尔"作"耳"，《全唐文》卷四三三同。

[2] 道藏本、吴本"奉"作"养"。

[3]"蔵"，"藏"的俗书，读若"臧"，善也。詹本、明万历四十七年琼芝室刻黄俅撰《黄帝内经素问节文注释十卷》本并作"藏"，《古今医统大全》卷之二《内经要旨上·唐太仆令启玄子王冰序》亦作"藏"。说详《校补》。

[4] 詹本"迳"作"径"，《全唐文》同。

[5] 顾本"间"从"月"，熊本、吴悌本、赵本、周本、吴勉学本、潘本、朝鲜活字本、朝鲜小字本从"日"作"间"。馀或同，不复出校。

[6] 赵本、詹本"妙"作"玅"。

[7]《全唐文》"蒸"作"烝"。

[8]《校注》："合经"，守校本作"经合"。

[9] 古林书堂本、道藏本、熊本、吴悌本、赵本、詹本、朝鲜活字本、朝鲜小字本"教"作"道"，《全唐文》亦作"道"。

[10] 道藏本"环"作"还"。

[11] 周本"撰"作"传"。

[12]《全唐文》"篇"作"其"。

[13]《全唐文》"仪"作"义"。

[14]《全唐文》"玄"作"元"。下"玄言"同，不复出校。

[15] 朝鲜小字本“糅”作“揉”。

[16] 沈澍农谓“泉”为“渊”的避讳易字。

[17]《〈素问校讹〉校补》:“古钞本‘枉’作‘横’。”

[18]“黴”,读若“媺”。《周礼·春官·天府》:“陈玉以贞来岁之媺恶。”孙诒让《正义》:“媺、美古今字。”

[19] 顾本“王”作“正”,据改。

[20]“为”,谓。下“自为”之“为”同。

[21] 顾本“七”误作“士”。

[22] 按:据《晋书》卷五十一《列传·皇甫谧》,谧卒于太康三年(公元282年),距离王冰作序之宝应元年(公元762年)480年。新校正云“已六百餘年”,盖夸辞也。

[23] 顾本“无”作“亡”。

校正黄帝内经素问序

臣闻安不忘危，存不忘亡者，往圣之先务；求民之瘼，恤民之隐者，上主之深仁。在昔黄帝之御极也，以理身绪馀治天下，坐于明堂之上，临观八极，考建五常。以谓人之生也，负阴而抱阳，食味而被色，外有寒暑之相荡，内有喜怒之交侵，夭昏札瘥，国家代有。将欲敛时五福，以敷锡厥庶民，乃与岐伯上穷天纪，下极地理，远取诸物，近取诸身，更相问难，垂法以福后[1]世。于是雷公之伦受[2]业传之，而《内经》作矣。历代宝之，未有失坠。苍周之兴，秦和述六气之论，具明于左史。厥后，越人得其一二，演而述《难经》，西汉仓公传其旧学，东汉仲景撰其遗论，晋皇甫谧次[3]而为《甲乙》，及隋，杨上善纂而为《大[4]素》。时则有全元起者，始为之训解，阙第七一通。迄唐宝应中，大仆王冰笃好之，得先师所藏之卷，大为次注。犹[5]是三皇遗文，烂然可观。

惜乎唐令列之医学，付之执技之流，而荐绅先生罕言之。去圣已远，其述[6]晦昧，是以文注纷错，义理混淆。殊不知三坟之馀，帝王之高致，圣贤之能事，唐尧之授四时，虞舜之齐七政，神禹脩[7]六府以兴帝功，文王推六子以叙卦气，伊尹调五味以致君，箕子陈五行以佐世，其致一也。奈何以至精至微之道，传之以至下至浅之人。其不废绝，为已幸矣。

顷在嘉佑中，仁宗念圣祖之遗事将坠于地，迺诏通知其学者，俾之是正。臣等承乏典校，伏念旬岁，遂迺[8]搜访中外，裒集众本，寖[9]寻其义，正其讹舛，十得其三四，馀不能具。窃谓未足以称明诏，副圣意，而又採[10]汉唐书录古医经之存于世者，得数十家，叙而考正焉，贯穿错综，磅礴会通，或端本以寻支，或泝流而讨源，定其可知，次以旧目，正缪误者六千馀字，增注义者二千馀条。一言去取，必有稽考。舛文疑义，于是详明。以之治身，可以消患于未兆；施于有政，可以广生于无穷。

恭惟皇帝抚大同之运，拥无疆之休，述先志以奉成，兴徽学而永正，则和气可召，灾害不生，陶一世之民，同跻[11]于寿域矣。国子博士臣高保衡、光禄卿直秘阁臣林亿等谨上

朝奉郎守国子博士同校正医书上骑都尉赐绯鱼袋高保衡

朝奉郎守尚书屯田郎中同校正医书骑都尉赐绯鱼袋孙奇

朝散大夫守光禄卿直秘阁判登闻检院上护军林亿

【校注】

[1] 顾本“后”作“万”。

[2] 顾本“受”作“授”。

[3] 顾本“次”作“刺”。

[4] 顾本“大”作“太”。大、太古今字。各本大、太混用，馀或同，不复出校。

[5]“犹”，由。

[6] 顾本“述”作“术”。

[7] 顾“脩”作“修”。

[8] 顾本“廼”作“乃”。

[9] 顾本“寑”作“寝”。俗书宀、穴相乱，“寑”同“寝”。

[10] 赵本“採”作“采”。

[11] 朝鲜活字本“跻”作“济”。

目　录

新刊黄帝内经素问卷第一[一]

启玄子次注林亿孙奇高保衡等奉敕校正孙兆重改误

上古天真论　四气调神大论　生气通天论　金匮真言论

【原注】

[一]新校正云：按：王氏不解所以名《素问》之义及《素问》之名起于何代。按：《隋书·经籍志》始有《素问》之名；《甲乙经》序，晋·皇甫谧之文，已云"《素问》论病精辨[1]"；王叔和，西晋人，撰《脉经》，云"出《素问》、《针经》。"；汉·张仲景撰《伤寒卒病论集》，云"撰用《素问》"。是则《素问》之名，著于《隋志》，上见于汉代也。自仲景已前，无文可见，莫得而知。据今世所存之书，则《素问》之名起汉世也。所以名《素问》之义，全元起有说云："素者，本也；问者，黄帝问岐伯也。方[2]陈性情之源、五行之本，故曰《素问》。"元起虽有此解，义未甚明。按《乾凿度》云："夫有形者，生于无形。故有太易，有太初，有太始，有太素。太易者，未见气也；太初者，气之始也；太始者，形之始也；太素者，质之始也。"气形质具，而疴瘵由是萌生，故黄帝问此太素质之始也。《素问》之名，义或由此。

【校注】

[1] 道藏本"辨"作"辩"。

[2]"方"，广。

上古天真论篇第一[一]

按：本篇包括以下内容：追述黄帝事迹。养生长寿之要："知道"；"法于阴阳、和于术数"；食饮有常节，勿以酒为浆；起居有常度，勿起居无节；不妄不作，勿以妄为常、以欲竭其精、以耗散其真；形与神俱；能知持盈、御神之道。年老无子及有子与禀赋及天癸盛衰相关。男女生命生长壮老已的过程、表现及与天癸关系。善摄生者，外则"虚邪贼风，避之有时"，"形劳而不倦"；内则"恬惔虚无，真气从之，精神内守"，"志闲而少欲，心安而不惧"，"美其食，任其服，乐其俗，高下不相慕"，"嗜欲不能劳其目，淫邪不能惑其心"，"不惧于物"，以"合于道"。真人、至人、圣人、贤人的长寿之道分别是："提挈天地，把握阴阳，呼吸精气，独立守神，肌肉若一"；"淳德全道，和于阴阳，调于四时，去世离俗，积精全神，游行天地之间，视听八达之外"；"处天地之和，从八风之理，适嗜欲于世俗之间，无恚嗔之心，行不欲离世，举不欲观于俗，外不劳形于事，内无思想之患，以恬愉为务，以自得为功"；"法则天地，象似日月，辩列星辰，逆从阴阳，分别四时，将从上古合同于道"。

自"帝曰人年老而无子者"至"而无子耳"见于《太素》卷二《寿限》。本篇又分别见于《甲乙经》卷六第十二、卷十一第七。

昔在[1]黄帝，生而神灵，弱而能言，幼而徇齐，长而敦敏，成而登天[二]。廼[2]问于天师曰：余闻上古之人春秋皆度百岁而动作不衰，今时之人年[3]半百而动作皆衰者，时世异耶？（人将）[将人][4]失之耶[三]？

歧伯[5]对曰：上古之人，其知道者，法于阴阳，和于术数[四]，食饮有节，起居有常，不妄作劳[五][6]，故能形与神俱，而尽终其天年，度百岁乃去[六]。今时之人不然也[七]，以酒为浆[八]，以妄为常[九]，醉以入房[十]，以欲竭其精，以耗散其真[十一]，不知持满，不时[7]御神[十二]，务快其心，逆于生乐[十三]，起居无节，故半百而衰也[十四][8]。

【原注】

[一]新校正云[9]：按：全元起注本在第九卷[10]，王氏重次篇第，移冠篇首。今注逐篇必具全元起本之卷第者，欲存《素问》旧第目，见今之篇次皆王氏之所移也。

[二]有熊国君少典之子，姓公孙。徇，疾也。敦，信也。敏，达也。习用干戈，以征不享[11]，平定天下，殄灭蚩尤，以土德王，都轩辕之丘，故号之曰轩辕黄帝。后铸鼎于鼎湖山，鼎成而白日升天。群臣葬衣冠于桥山，墓今犹在[12]。徇，徐闰切[13]。

[三]天师，歧伯也。

[四]上古，谓玄古也。知道，谓知修养之道也。夫阴阳者，天地之常道。术数者，保生之大伦。故修养者必谨先之。《老子》曰："万物负阴而抱阳，冲气以为和。"《四气调神大论》曰："阴阳四时者，万物之终始，死生之本。逆之，则灾害生；从之，则苛疾不起。是谓得道。"此之谓也。

[五]食饮者，充虚之滋味；起居者，动止之纲纪。故修养者谨而行之。《痹论》曰："饮食自倍，肠[14]胃乃伤。"《生气通天论》曰："起居如惊，神气乃浮。"是恶妄动也。广成子曰："必静必清，无劳汝形，无摇汝精，乃可以长生。"故圣人先之也。◎新校正云：按：全元起注本云："饮食有常节，起居有常度，不妄不作。"《太素》同。杨上善云："以理而取声色芳味，不妄视听也；循理而动，不为分外之事。"痹，必至切。

[六]形与神俱，同臻寿分，谨于修养，以奉天真，故尽得终其天年。去，谓去离于形骸也。《灵枢经》曰：人"百岁，五藏皆虚，神气皆去，形骸独居而终矣。"[15]以其知道，故年长寿延。年度百岁，谓[16]至一百二十岁也。《尚书·洪范》曰："一曰寿，百二十岁也。"

[七]动之死地，离于道也。

[八]溺于饮也。

[九]寡于信也。

[十]过于色也。

[十一]乐色曰欲，轻用曰耗。乐色不节，则精竭；轻用不止，则真散。是以圣人爱精重施，髓满骨坚。《老子》曰："弱其志，强其骨。"河上公曰："有欲者亡身。"《曲礼》曰："欲不可纵[17]。"◎新校正云：按：《甲乙经》"耗"

作“好”。

[十二]言轻用而纵欲也。《老子》曰：“持而盈之，不如其已。”言爱精保神，如持盈满之器，不慎而动，则倾竭天真。《真诰》曰：“常不能慎事，自致百疴，岂可怨咎于神明乎！”此之谓也。◎新校正云：按：别本“时”作“解”。

[十三]快于心欲之用，则逆养生之乐矣。《老子》曰：“甚爱必大费。”此之类欤！夫甚爱而不能救[18]，议道而以为未然者，伐生之大患也。

[十四]亦耗散而致是也。夫道者，不可斯须离，[离][19]于道，则寿不能终尽于天年矣。《老子》曰：“物壮则老，谓之不道，不道早(亡)[已][20]。”此之谓离道也。

【校注】

[1]“昔在”同义连用，倒之则为“在昔”。等于说“很久很久以前”。《诗·商颂·那》：“自古在昔，先民有作。”毛传：“古曰在昔。”说详《校补》。

[2]朝鲜活字本“廼”作“乃”。馀或同，不复出校。

[3]《素问校讹》：“古钞本‘年’下有‘至’字，与《遐年要钞》引《太素经》及《千金方》合。”

[4]《云笈七签》“人将”互乙，《校注》：“《千金方》卷二十七引作‘将人’”。作“将人”义长，据改。

[5]道藏本“歧伯”作“岐伯”。馀同，不复出校。

[6]据全元起注本及《太素》文，“食饮有节，起居有常，不妄作劳”当作“食饮有常节，起居有常度，不妄不作”。说详《校补》。

[7]“时”当作“识”，音之误也。《说文·言部》：“识，一曰知也。”知、识、解义正同。说详《校补》。

[8]《甲乙经》“也”作“矣”。以下此类虚词不一一出校。

[9]古林书堂本无“云”字，詹本无“新校正”语。

[10]道藏本无“在第九卷”四字。

[11]《〈素问校讹〉校补》：“古钞本‘享’作‘廷’。”

[12]古林书堂本“在”下有“徇，徐闰反”四字。道藏本、熊本、詹本同。按：古林书堂本系统“音释”在正文王注之后。馀同，不复出校。

[13]顾本“徐闰切”下有“病也”二字。

[14] 道藏本“肠”作“腸”。馀或同，不复出校。

[15] 见《天年第五十四》。

[16] 朝鲜小字本“谓”上有“书”字。

[17]《〈素问校讹〉校补》：“古钞本‘纵’作‘从’。”

[18]“救”，止。

[19] 按：“离”下疑夺重文符，据文意补。

[20] 道藏本“亡”作“已”。按：《老子》三十章文作“已”，据改。

夫上古圣人之教下也[1]，皆谓之：虚邪贼风，避之有时[一]；恬惔[2]虚无，真气从之；精神内守，病安从来[二]？是以志闲[3]而少欲，心安而不惧，形劳而不倦[三][4]，气从以顺，各从其欲，皆得所愿[四]。故美其食[五]，任其服[六]，乐其俗[七]，高下不相慕，其民故曰[5]朴[八]。是以嗜欲不能劳其目，淫邪不能惑其心[九]，愚智贤不肖，不惧[6]于物，故合于道[十][7]。所以能年皆度百岁而动作不衰者，以其德全不危[8]也[十一]。

【原注】

[一]邪乘虚入，是谓虚邪。窃害中和，谓之贼风。避之有时，谓八节之日及太一入（从之）[徙立][9]于中宫朝八风之日也。《灵枢经》曰：邪气不得其虚，不能独伤人[10]。谓[11]人虚乃邪胜之也。◎新校正云：按：全元起注本云：“上古圣人之教也，下[12]皆为之。”《太素》、《千金》同。杨上善云：“上古圣人使人行者，身先行之，为不言之教，不言之教胜有言之教，故下百姓倣[13]行者众，故曰下皆为之。”太一入（从）[徙][14]于中宫朝八风，义具《天元玉册》中。

[二]恬惔虚无，静也。法道清净[15]，精气内持，故其虚[16]邪不能为害。恬，蹄廉切，惔音淡[17]。

[三]内机息，故少欲；外纷静，故心安。然[18]情欲两亡，是非一贯，起居皆适，故不倦也。

[四]志不贪，故所欲皆顺。心易足，故所愿必从。以不异求，故无难得也。《老子》曰：“知足不辱，知止不殆，可以长久。”

[五]顺精麤也。◎新校正云：按：别本“美”一作“甘”。

[六]随美恶也。

［七］去倾慕也。

［八］至无求也，是所谓心足也。《老子》曰："祸莫大于不知足，咎莫大于欲得，故知足之足，常足矣。"盖非谓物足者为知足，心足者，乃为知足矣。不恣于欲，是则朴同。故圣人云："我无欲而民自朴。"◎新校正云：按：别本[19]"曰"作"日"。

［九］目不妄视，故嗜欲不能劳。心与玄同，故淫邪不能惑。《老子》曰："不见可欲，使心不乱。"又曰："圣人为腹，不为目也[20]。"

［十］情计两亡，不为谋府；冥心一观，胜负俱捐，故心志保安，合同于道。庚桑楚[21]曰："全[22]汝形，抱汝生，无使汝思虑营营。"◎新校正云：按：全元起注本云"合于道数"。

［十一］不涉于危，故德全也。《庄子》曰："执道者德全，德全者形全，形全者，圣人之道也。"又曰："无为而性命不全者，未之有也。"

【校注】

[1] 据下《新校正》引全元起本、《太素》杨注，"下也"当作"也下"，"下"字属下读。

[2] 顾本作"惔"。詹本、明绿格钞本《甲乙经》作"澹"。馀或同，不复出校。

[3]"闲"，读若"閒"，清静，字或作"娴"。《说文·门部》"閒"字下段注云："古多借为清閒字"。《文选·孙绰〈游天台山赋〉》："于是遊览既周，体静心閒。"李善注引王逸《楚辞注》曰："閒，静也。"说详《校补》。

[4]《甲乙经》"倦"作"勌"。

[5]"故曰"，古人行文引用旧语成文之词。说详《校补》。

[6]"惧"，读若"拘"。"不惧于物"，不被外物所控制。《淮南子·精神》篇："是故圣人法天顺情，不拘于俗，不诱于人，以天为父，以地为母，阴阳为纲，四时为纪。天静以清，地定以宁，万物失之者死，法之者生。"又："君子义死而不可以富贵留也，义为而不可以死亡恐也，彼则直为义耳，而尚犹不拘于物，又况无为者矣。"

[7]《甲乙经》"道"下有"数"字。

[8]"德"，得其天性。《淮南子·齐俗》："率性而行谓之道，得其天性谓之德。""不危"，不损伤。危、亏音近义同。《庄子·刻意第十五》："故曰圣人休

休焉则平易矣，平易则恬惔矣，平易恬惔则忧患不能入，邪气不能袭，故其德全而神不亏。”说详《校补》。

[9]《灵枢·九宫八风》“从之”作“徙立”。《素问校讹》：“依《九宫八风篇》，‘从之’当作‘徙立’。”据改。

[10]《灵枢·百病始生第六十六》作“风雨寒热不得虚邪，不能独伤人。”

[11] 顾本“谓”作“明”。

[12] 顾本“下”作“人”。

[13] 古林书堂本“做”作“放”。

[14]“徙”，据文意改。

[15]《〈素问校讹〉校补》：“元椠本‘净’作‘静’。”道藏本同。

[16] 顾本“虚”作“气”。

[17] 顾本作“恬憺，上啼廉切，下音淡。”

[18]“然”，如；若。馀或同，不复出注。

[19] 顾本“别本”下有“云”字。

[20] 古林书堂本、道藏本无“也”字。以下此类虚词不复一一出校。

[21]《四库提要总目》卷一百四十六子部五十六《道家类》：“《亢仓子》一卷，旧本题庚桑楚撰。晁公武《读书志》曰：‘襄阳处士王士元谓《庄子》作庚桑子，太史公、《列子》作亢仓子，其实一也。”

[22] 古林书堂本、道藏本“全”作“养”。

帝[1]曰：人年老而无子者，材力尽邪[2]？将天数然也[一][3]？歧伯曰：女子七岁，肾气盛，齿更[4]发长[二]。二七而[5]天癸[6]至，任脉通[7]，太[8]冲脉盛，月事以时下，故有子[三]。三七，肾气平均，故真[9]牙生而长极[四]。四七，筋骨坚，发长极，身体盛壮[五]。五七，阳明脉衰，面始焦[10]，发始堕[六][11]。六七，三阳脉衰于上，面皆焦，发始[12]白[七]。七七，任脉虚，太冲脉[13]衰少，天癸竭，地道不通，故形坏而无子也[八][14]。丈夫八岁[15]，肾气实，发长齿更[九]。二八，肾气盛，天癸至，精气溢写[16]，阴阳和，故能有子[十]。三八，肾气平均，筋骨劲强，故真牙生而长极[十一]。四八，筋骨隆盛，肌肉满壮[十二][17]。五八，肾气衰，发堕[18]齿槁[十三][19]。六八，阳气衰竭[20]于上，面焦，发鬓[21]颁白[十四]。七八，肝气衰，筋不能动，天癸[22]竭，精少，肾藏[23]衰，形体皆极[十五]。八八，则齿发去[十六][24]。肾者，主水，受五藏六府之精而藏之，故五藏盛乃能写[十七][25]。今五藏皆衰，筋骨解堕[26]，天癸尽矣。故发鬓白，身[27]体重，行步不正，而无子耳[十八]。

帝曰：有其年已老而有子者，何也[十九]？岐伯曰：此其天寿[28]过度，气脉常通，而肾气有馀也[二十]。此虽有子，男不过尽八八，女不过尽七七，而天地之精气皆竭矣[二十一]。

帝曰：夫道者年皆百数，能有子乎？岐伯曰：夫道者，能却老而全形，身年虽寿，能生子也[二十二]。

【原注】

[一]材谓材干，可以立身者。

[二]老阳之数极于九，少阳之数次于七。女子为少阴之气，故以少阳数偶之，明阴阳气和，乃能生成其形体，故七岁肾气盛，齿更发长。更，古行切。下齿更同[29]。

[三]癸谓壬癸，北方水干名也。任脉、冲脉，皆奇经脉也。肾气全盛，冲任流通，经血渐盈，应时而下，天真之气降[30]，与之从事，故云天癸也。然冲为血海，任主胞胎，二者相资，故能有子。所以谓之月事者，平和之气常以三旬而一见也。故愆期者谓之有病。◎新校正云：按：全元起注本及《太素》、《甲乙经》俱作"伏冲"，下"太冲"同。

[四]真牙，谓牙之最后生者。肾气平而真牙生者，表牙齿为骨之馀也。

[五]女子天癸之数，七七而终。年居四七材力之半，故身体盛壮，长极于斯。

[六]阳明之脉气营于面，故其衰也，发堕而焦。《灵枢经》曰：足阳明之脉，起于鼻，交頞中[31]，下循鼻外，入上齿中，还出侠口环唇，下交承浆，却循颐后下廉出大迎，循颊车上耳前，过客主人，循发际，至额颅。手阳明之脉，上颈，贯颊，入下齿缝中，还出侠口[32]。故面焦发堕也。頞，於葛切。侠，胡荚切，下同。颅，落胡切[33]。

[七]三阳之脉尽上于头，故三阳衰，则面皆焦，发始白。所以衰者，妇人之生也，有馀于气，不足于血，以其经月数泄脱之故。

[八]经水绝止，是为地道不通。冲任衰微，故云形坏无子。

[九]老阴之数极于十，少阴之数次于八。男子为少阳之气，故以少阴数合之。《易·系辞》曰："天九地十。"则其数也。

［十］男女有阴阳之质不同，天癸则精血之形亦异，阴静海满而去血，阳动应合而泄精，二者通和，故能有子。《易·系辞》曰："男女构精，万物化生。"此之谓也。

［十一］以其好用故尔。

［十二］丈夫天癸八八而终，年居四八，亦材之半也。

［十三］肾主于骨，齿为骨馀。肾气既衰，精无所养，故令发堕，齿复干枯。

［十四］阳气，亦阳明之气也。《灵枢经》曰："足阳明之脉，起于鼻，交[34]頞中，下循鼻外，入上齿中，还出侠口环唇，下交承浆，却循颐后下廉出大迎，循颊车上耳前，过客主人，循发际至额颅。"[35]故衰于上，则面焦发鬓白也。

［十五］肝气养筋，肝衰，故筋不能动。肾气养骨，肾衰，故形体疲极。天癸已竭，故精少也。匪惟材力衰谢，固当天数使然。

［十六］阳气竭，精气衰，故齿发不坚，离形骸矣。去，落也。

［十七］五藏六府[36]精气淫溢，而渗灌于肾，肾藏乃受而藏之。何以明之？《灵枢经》曰：五藏主藏[37]精，藏精者，不可伤[38]。由是，则五藏各有精，随用而灌注于肾。此乃肾为都会关司之所，非肾一藏而独有精。故曰五藏盛乃能写也。

［十八］所谓物壮则老，谓之天道者也。

［十九］言似非天癸之数也。

［二十］所禀天真之气本自有馀也。

［二十一］虽老而生子，子寿亦不能过天癸之数。

［二十二］是所谓得道之人也。道成之证，如下章云。

【校注】

[1]《太素》"帝"作"黄帝问于岐伯"。以下此类文字不复一一出校。

[2]《太素》"邪"作"耶"，朝鲜活字本同。俗书"牙"旁或作"耳"旁，"耶"即"邪"之俗字。馀或同，不复出校。

[3]《太素》无"也"字，以下此类文字不复一一出校。朝鲜活字本"也"作"耶"。

[4]《太素》、《甲乙经》"齿更"作"更齿"。

[5]《甲乙经》无“而”字。以下此类虚字不复一一出校。

[6]《甲乙经》“癸”作“水”字。下“天癸”同。

[7]“通”，满溢。从“甬”得声之字往往有满溢之义。说详《校补》。

[8]《太素》“太”作“伏”，下“太冲”同。明蓝格钞本《甲乙经》同。詹本“太”作“泰”，朝鲜活字本作“大”。俞樾云：汉人书“太”字或作“伏”，后人不识“伏”字，加点作“伏”，遂成异字。

[9]“真”，读若“巅”，音颠。《素问识》：“‘真’与‘巅’通。”

[10]《太素》作“燋”字。馀或同，不复出校。

[11]《太素》“堕”作“惰”字。惰、堕声同通用。胡澍：“堕”本作“鬌。”《说文》：“鬌，发堕也。”字通作“堕。”“堕”之为言秃也。

[12]《太素》无“始”字。

[13]《太素》无“脉”字。

[14]《甲乙经》“也”作“耳”。

[15]《太素》“八岁”上有“年”字。

[16]《甲乙经》“写”作“泻”。写、泻古今字。馀或同，不复一一出校。

[17]《〈素问校讹〉校补》：“古钞本‘壮’作‘溢’。”《太素》无“壮”字。

[18]《太素》“堕”作“惰”，明蓝格钞本《甲乙经》作“随”。惰、随、堕声同通用。

[19]《太素》“槁”作“稾”。詹本、《甲乙经》作“稿”。

[20]《太素》、《甲乙经》无“竭”字。

[21]《太素》、《甲乙经》“发鬓”互乙。

[22]《甲乙经》此句以上有“八八”二字。元·李治《敬斋古今黈》卷七引作“八八，天癸竭，形体皆极。”

[23]《甲乙经》“藏”作“气”。

[24]周本无“八八则齿发去”六字。

[25]詹本“写”作“泻”。馀或同，不复出校。

[26]《甲乙经》“解”作“懈”。古林书堂本、赵本、《甲乙经》“堕”作“憜”，詹本作“惰”。

[27]《甲乙经》无“身”字。

[28]“寿”，读若“受”。

[29]顾本作“更齿，上古行切。下齿更同。”

[30]《素问校讹》:“古钞本‘降’上有‘殊’字。”

[31]《〈素问校讹〉校补》:“古钞本‘交’下有‘于’字，下王注同。”

[32]《灵枢·经脉第十》作“胃足阳明之脉，起于鼻，之交頞中，旁纳太阳之脉，下循鼻外，入上齿中，还出挟口环唇，下交承浆，却循颐后下廉出大迎，循颊车上耳前，过客主人，循发际，至额颅”。“大肠手阳明之脉……其支者，从缺盆上颈，贯颊，入下齿中，还出挟口，交人中，左之右，右之左，上挟鼻孔。”

[33] 顾本作“頞，於葛切。侠口，胡夹切，下同。额颅，落胡切。”

[34]《素问校讹》谓古钞本“交”下有“于”字。

[35]《灵枢·经脉第十》作“胃足阳明之脉，起于鼻，之交頞中，旁纳太阳之脉，下循鼻外，入上齿中，还出挟口环唇，下交承浆，却循颐后下廉出大迎，循颊车上耳前，过客主人，循发际至额颅。”

[36] 道藏本“藏”作“脏”，“府”作“腑”。馀或同，不复出校。

[37] 道藏本“藏”作“臟”。下“藏精”同。按：此因类推而误加旁者。

[38]《灵枢·本神第八》:“是故五藏主藏精者也，不可伤，伤则失守而阴虚。”

黄帝曰：余闻上古有真人者，提挈天地，把握阴阳[一]，呼吸精气，独立守神，肌肉若一[二]，故能寿敝天地，无有终时[三]，此其道生[四]。中古之时，有至人者，淳德全道[五]，和于阴阳，调于四时[六]，去世离俗，积精全神[七]，游行天地之间，视听八远[1]之外[八]。此盖益其寿命而强者也，亦归于真人[九]。其次有圣人者，处天地之和，从八风之理[十]，适嗜欲于世俗之间，无恚嗔之心[十一]，行不欲离于世，被服章[十二]，举不欲观于俗[十三]，外不劳形于事，内无思想之患[十四]，以恬愉为务，以自得为功[十五]，形体不敝，精神不散，亦可以百数[十六]。其次有贤人者，法则天地，象似日月[十七]，辩列[2]星辰，逆从阴阳，分别四时[十八]，将从上古合同于道，亦可使益寿而有极时[十九]。

【原注】

[一]真人，谓成道之人也。夫真人之身隐见莫测。其为小也，入于无间；其为大也，遍于空境；其变化也，出入天地。内外莫见，迹顺至真。以表道成之证，凡如此者。故能提挈天地，把握阴阳也。

［二］真人心合于气，气合于神，神合于无，故呼吸精气，独立守神，肌肤若冰雪，绰约如处子。◎新校正云：按：全元起注本云“身肌宗一”,《太素》同。杨上善云：“真人身之肌体与太极同质，故云宗一。”

［三］体同于道，寿与道同，故能无有终时而寿尽天地也。敝，皮祭切[3]，尽也。

［四］惟至道生乃能如是。

［五］全其至道，故曰至人。然至人以此淳朴之德，全彼妙用之道。◎新校正云：详杨上善云：“积精全神，能至于德，故称至人也[4]。”

［六］和谓同和，调谓调适。言至人动静必适中于四时生长收藏之令，参同于阴阳寒暑升降之宜。

［七］心远世纷，身离俗染，故能积精而复全神。

［八］神全故也。庚桑楚曰：“神全之人不虑而通，不谋而当，精照无外，志凝宇宙，若天地然。”又曰：“体合于心，心合于气，气合于神，神合于无。其有介然之有，唯然之音，虽远际八荒之外，近在眉睫之内，来于我者，吾必尽知之。”夫如是者神全，故所以能矣。睫，音接[5]。

［九］同归于道也。

［十］与天地合德，与日月合明，与四时合其序，与鬼神合其吉凶，故曰圣人。所以处天地之淳和，顺八风之正理者，欲其养正避彼虚邪。

［十一］圣人志深于道，故适于嗜欲；心全广爱，故不有恚嗔。是以常德不离，殁身不殆。恚，于桂切[6]。

［十二］新校正云：详“被服章”三字疑衍，此三字上下文不属。

［十三］圣人举事行止虽常在时俗之间，然其见为则与时俗有异尔。何者？贵法道之清静也。《老子》曰：我独异于人，而贵求食于母。母，亦谕道也。

［十四］圣人为无为，事无事，是以内无思想，外不劳形。

［十五］恬，静也。愉，悦也。法道清静，适性而动，故悦而自得也。

［十六］外不劳形，内无思想，故形体不敝。精神保全，神守不离，故年登百数。此盖[7]全性之所致尔。庚桑楚曰：“圣人之于声色滋味也，利于性则取之，害于性则捐之。此全性之道也。”敝，疲敝也。

［十七］次圣人者，谓之贤人。然自强不息，精了百端，不虑而通，发谋必当，志同于天地，心烛于洞幽，故云法则天地，象似[8]日月也。

［十八］星，众星也。辰，北辰也。辩别[9]者，谓定内外星官座位之所于

天三百六十五度远近之分次也。逆从阴阳者，谓以六甲等法逆顺数而推步吉凶之征兆也。阴阳书曰：人中甲子，从甲子起，以乙丑为次，顺数之。地下甲子，从甲戌起，以癸酉为次，逆数之。此之谓逆从也。分别四时者，谓分其气序也。春温[10]、夏暑热、秋清[11]凉、冬冰冽，此四时之气序也。

[十九]将从上古合同于道，谓如上古知道之人法于阴阳，和于术数，食饮有节，起居有常，不妄作劳也。上古知道之人，年度百岁而去，故可使益寿而有极时也。

【校注】

[1] 顾本"远"作"达"。

[2] 顾本"列"、"星"之间空一字位，《〈素问校讹〉校补》："古钞本空格作'宿'。"

[3] 顾本作"寿敝，毗祭切。"

[4] 顾本"至人"下无"也"字。

[5] 顾本作"眉睫，音接。"

[6] 顾本作"恚嗔，上于桂切。"

[7] 顾本"皆"作"盖"。

[8] 古林书堂本"似"作"以"。

[9] 顾本"别"作"列"。

[10] 顾观光校："'温'下似脱'和'字。此《伤寒例》引《阴阳大论》文。"《素问校讹》："古钞本'春温'下有'和'字"。

[11] 寒凉之义当作"凊"，作"清"者，俗书冫、氵相乱之故。下凡训清凉之义者，"清"字并当作"凊"。

四时[1]调神大论篇第二[一]

按：本篇包括以下内容：阳气的升降开阖形成四时，四时各有物候之应。四时阳气的升降开阖各具其德：春生、夏长、秋收、冬藏。生活起居、神的摄养、人事行政俱当法天则地，顺四时阳气升降开阖而为：春养生，夏养长，秋养收，冬养藏。五脏阳气应四时而生、长、收、藏，违反阳气的升降开阖而动，则损伤与四时相应之脏阳气的生、长、收、藏，发生相应的疾病，并影响相关之藏长、收、藏、生。天道运行清静无为，自然匀平，阳气升降有节，则气候应时，物候变化有度，万物不失生长收藏之节而不穷不尽；善摄生者，因物候以法天之阳气升降开阖而动，“法天则地，随应而动”，故身无奇病。天道妄动，则日月五星不循常道，七政不齐，阳气升降失节，四时失序，物候应之，生命在半道上就绝灭了；不善摄生者，逆春、夏、秋、冬四时之气而动，则各伤其脏之阳气，各生其病，阳气的正常升降开阖将不能维持下去。四时阴阳，是万物的根本；从阴阳则生，逆之则死。善摄生者，顺从阴阳四时，“春夏养阳，秋冬养阴，以从其根”，故“苛疾不起”，“与万物沈浮于生长之门”；逆之则灾害生，疾病作，生命亡。“圣人不治已病治未病，不治已乱治未乱”。

全篇见于《太素》卷二《顺养》，又见于《甲乙经》卷一第二。

春三月，此谓发陈[二][2]。天地俱生，万物以荣[三]。夜卧早[3]起，广步于庭[四]，被发缓形，以使志生[五]。生而勿杀[4]，予而勿夺，赏而勿罚[六]。此春气之应，养生之道也[七]。逆之则伤肝，夏为寒[5]变，奉长[6]者少[八]。

夏三月，此谓蕃秀[九]。天地气交，万物华[7]实[十]。夜卧早[8]起，无厌[9]于日，使志无怒，使华[10]英成秀，使气得泄，若所爱在外[十一]。此夏气之应，养长[11]之道也[十二]。逆之则伤心，秋为痎[12]疟，奉[13]收者少，冬至重病[十三]。

秋三月，此谓容平[十四]。天气以急，地气以明[十五]。早[14]卧早起，与鸡俱兴[十六]，使志安宁，以缓秋刑[十七][15]，收敛神气，使秋气平[十八]，无外其志，使肺气清[十九][16]。此秋气之应，养收之道也[二十]。逆之则伤肺，冬为飧泄[17]，奉藏[18]者少[二十一]。

冬三月，此谓闭藏[19]。水冰[20]地坼[21]，无[22]扰乎[23]阳[二十三]，早[24]卧晚起，必待日光[二十四]，使志若伏若[25]（匪）[匿][二十五][26]，若有私意，若已[27]有得[二十六][28]，去寒就温，无泄皮肤，使气亟夺[二十七][29]。此冬气之应，养藏之道也[二十八]。逆之则伤肾，春为痿厥，奉[30]生者少[二十九]。

【原注】

[一]新校正云：按：全元起本在第九卷。

[二]春阳上升，气潜发，能[31]生育庶物，[陈其][32]姿容，故曰发陈也。谓[33]春三月者，皆因节[34]而命之。夏秋冬亦然。予，音与[35]。

[三]天气温，地气发，温发相合，故万物滋荣。

[四]温气生，寒气散[36]，故夜卧早起，广步于庭。

[五]法象也。春气发生于万物之首，故被发缓形，以使志意发生也。

[六]春气发生，施无求报，故养生者必顺于时也。

[七]所谓因时之序也。然立春之节，初五日，东风解冻；次五日，蛰虫始振；后五日，鱼上冰。次雨水气，初五日，獭祭鱼；次五日，鸿雁来；后五日，草木萌动。次仲春惊蛰之节，初五日，小桃华（新校正云：详“小桃华”《月令》作“桃始华”）；次五日，仓庚鸣；后五日，鹰化为鸠。次春分气，初五日，玄鸟至；次[37]乃发声，芍药荣；后五日，始电。次李春清明之节，初五日，桐始华；次五日，田鼠化为鴽，牡丹华；后五日，虹始见。次谷雨气，初五日，萍始生；次五日，鸣鸠拂其羽；后五日，戴胜降于桑。凡此六气一十八候，皆春阳布发生之令，故养生者必谨奉天时也。（新校正云：详“芍药荣”、“牡丹华”今《月令》无）

[八]逆，谓反行秋令也。肝象木，王于春，故行秋令则肝气伤。夏，火王而木废，故病生于夏。然四时之气，春生夏长，逆春伤肝，故少气以奉于夏长之令也。

[九]阳自春生，至夏洪盛，物生以长，故蕃秀也。蕃，茂也，盛也。秀，华也，美也。

[十]举夏至也。《脉要精微论》曰：“夏至四十五日，阴气微上，阳气微下。”由是，则天地气交也。然阳气施化，阴气结成，成化相合，故万物华实也。《阴阳应象大论》曰：“阳化气，阴成形。”

［十一］缓阳气，则物化。宽志意，则气泄。物化，则华英成秀。气泄，则肤腠宣通。时令发阳，故所爱亦顺阳而在外也。

［十二］立夏之节，初五日，蝼蝈鸣；次五日，蚯蚓出；后五日，赤箭生（新校正[38]：按：《月令》作"王瓜生"）；次小满气，初五日，吴葵华（新校正[39]：按：《月令》作"苦菜秀"）；次五日，靡草死；后五日，小暑至。次仲夏芒种之节，初五日，螗螂[40]生；次五日，鵙始鸣；后五日，反舌无声。次夏至气，初五日，鹿角解；次五日，蜩始鸣；后五日，半夏生，木堇荣。次季夏小暑之节，初五日，温风至；次五日，蟋蟀居壁；后五日，鹰乃学习。次大暑气，初五日，腐草化为萤；次五日，土润[41]溽暑；后五日，大雨时行。凡此六气一十八候，皆夏气扬蕃秀之令，故养生者必敬顺天时也。（新校正[42]：详"木堇荣"今《月令》无）鵙，古闃切，搏劳鸟[43]。

［十三］逆，谓反行冬令也。痎，痎瘦之疟也。心象火，王于夏，故行冬令则心气伤。秋，金王而火废，故病发于秋而为痎疟也。然四时之气，秋收冬藏，逆夏伤心，故少气以奉于秋收之令也。冬，水胜火，故重病于冬至之时也。痎，音皆[44]。

［十四］万物夏长，华实已成，容状至秋，平而定也。

［十五］天气以急，风声切也。地气以明，物色变也。

［十六］惧中寒露，故早卧。欲使安宁，故早起。

［十七］志气躁，则不慎其动；不慎其动，则助秋刑急。顺杀伐生，故使志安宁，缓秋刑也。

［十八］神荡，则欲炽；欲炽，则伤和气；和气既伤，则秋气不平调也。故收敛神气，使秋气平也。

［十九］亦顺秋气之收敛也。

［二十］立秋之节，初五日，凉风至；次五日，白露降；后五日，寒蝉鸣。次处暑气，初五日，鹰乃祭鸟；次五日，天地始肃；后五日，禾乃登。次仲秋白露之节，初五日，盲风[45]至，鸿雁来；次五日，玄鸟归；后五日，群鸟养羞。次秋分气，初五日，雷乃收声；次五日，蛰虫（坯）［坏］[46]户，景天华；后五日，水始涸。次季秋寒露之节，初五日，鸿雁来宾；次五日，雀入大水为蛤；后五日，菊有黄华。次霜降气，初五日，豺乃祭兽；次五日，草木黄落；后五日，蛰虫咸俯[47]。凡此六气一十八候，皆秋气正收敛之令，故养生者必谨奉天时也。（新校正云：详"景天华"三字今《月令》无）坏，步回切[48]。

［二十一］逆，谓反行夏令也。肺象金，王于秋，故行夏令，则气[49]伤。冬，水王而金废，故病发于冬。飧泄者，食不化而泄出也。逆秋伤肺，故少气以奉于冬藏之令也。飧，音孙[50]。

［二十二］草木凋，蛰虫去[51]，地户闭塞，阳气伏藏。

［二十三］阳气下沈，水冰地坼，故宜周密，不欲烦劳。扰，谓烦也，劳也。

［二十四］避于寒也。

［二十五］今详“匿”字当作“匿”[52]。

［二十六］皆谓不欲妄出于外，触冒寒气也。故下文云。

［二十七］去寒就温，言居深室也。《灵枢经》曰：“冬日在骨，蛰虫周密，君子居室。”[53]无泄皮肤，谓勿汗也。汗，则阳气发泄；阳气发泄，则数为寒气所迫夺之。亟，数也。亟，去吏切[54]。

［二十八］立冬之节，初五日，水始冰；次五日，地始冻；后五日，雉入大水为蜃。次小雪气，初五日，虹藏不见；次五日，天气上腾，地气下降；后五日，闭塞而成冬。次仲冬大雪之节，初五日，冰益壮，地始拆[55]，鹖[56]鸟不鸣；次五日，虎始交；后五日，芸始生，荔挺出。次冬至气，初五日，蚯蚓结；次五日，麋角解；后五日，水泉动。次季冬小寒之节，初五日，雁北乡[57]。次五日，鹊鸟厉疾；后五日，水泽腹坚。凡此六气一十八候，皆冬气正养藏之令，故养生者必谨奉天时也。荔，音利。挺，大顶切[58]。乡音向。

［二十九］逆，谓反行夏令也。肾象水，王于冬，故行夏令则肾气伤；春木王而水废，故病发于春也。逆冬伤肾，故少气以奉于春生之令也。

【校注】

[1] 顾本“时”作“气”。

[2]“发陈”，除陈。说详《校补》。

[3]《太素》“早”作“蚤”。

[4]《太素》“杀”作“煞”。

[5]《太素》“寒”下有“为”字。

[6]《太素》“长”上有“生”字。

[7]《太素》“华”作“英”字。

[8]《太素》“夜”作“晚”，“早”作“蚤”。

[9] 厌，安也。道藏本“厌”作“猒”。

[10]《太素》无“华”字。

[11]《太素》“长”作“生”。

[12]《太素》“痎”作“瘖”。馀或同，不复出校。

[13]《太素》“奉”上有“则”字。

[14]《太素》“早”作“蚤”。下“早起”同。

[15]《太素》“刑”作“形”。刑、形古字通用。

[16]《太素》“清”作“精”。

[17]《太素》“泄”作“洩”（末笔加点）。按：作“洩”者，盖以避讳“世”字而改换声符。馀同，不复出校。

[18]《太素》“奉”上有“则”字，“藏”作“养”。

[19]《太素》“闭藏”上有“气”字。

[20]《说文·冫部》：“冰，水坚也。从冫从水。凝，俗冰从疑。”《素问》及王注中凡训“水坚”之义的“冰”字皆当读“凝”。馀或同，不复出校。

[21] 詹本“坼”作“拆”。拆、坼古今字。

[22]《太素》“无”作“毋”。馀或同，不复一一出校。

[23]《太素》“乎”作“于”。

[24]《太素》“早”作“蚤”。

[25]《太素》无“若”字。

[26] 匪：古林书堂本、周本、道藏本同，顾本作“匿”。原本下注云：“今详‘匪’字当作‘匿’。”据改。

[27] 朝鲜活字本“已”作“己”，《太素》同。

[28]《太素》“得”字作“德”。

[29]《太素》“使气亟夺”作“使气不极”。

[30]《太素》“奉”上有“则”字。

[31] 顾本“能”作“散”，属上读。

[32] 读书堂本阙二字，据顾本补。

[33] 顾本“谓”上有“所”字。

[34] 顾本“节”下有“候”字。

[35] 顾本作“予而，上音与”。

[36]《〈素问校讹〉校补》：“古钞本‘散’作‘敛’。”

[37] 顾本“次”下有“五日雷”三字，“雷”属下读。

[38] 顾本“新校正”下有“云”字。

[39] 顾本“新校正”下有“云”字。

[40] 古林书堂本“蝍”作“蜋”。

[41] 古林书堂本“润”作“闰”。

[42] 顾本“新校正”下有“云”字。

[43] 顾本“鸟”下有“也”字。

[44] 顾本作“痎音皆，瘦疟也。”

[45] 古林书堂本“盲”作“肓”。按：俗书目、月作为构件往往混用。“肓”乃“盲”之俗误。

[46] 顾本“坏”误作“坯”。《礼记·月令》作“蛰虫坏户”，据改。

[47] “俯”，垂头。

[48] 顾本作“坏户，上步回切”。

[49]《素问校讹》：“古钞本‘气’上［有］‘肺’字，与前后文例合。”

[50] 顾本无此条音注。

[51] 此“去”是“盖藏”之“盖”的古字。说详《校补》。

[52] 顾本无此七字。

[53] 顾观光校：“今《灵枢》无此文，见本书《脉要精微论》中。”

[54] 顾本作“亟夺，上去吏切”。

[55] 古林书堂本、道藏本、熊本、赵本、朝鲜活字本、朝鲜小字本“折”作“坼”。折，古字，坼，今字。

[56]《素问校讹》：“古钞本、元椠本‘鶡’作‘鴠’。”

[57] 顾观光校：“此下脱去三候，当补之云：‘次五日，鹊始巢；后五日，雉雊；次大寒气，初五日，鸡乳。’按：《释音》出‘雊’字，则宋本有此文。”《素问校讹》：“古钞本‘初五日雁北乡’下有‘《新校正》云：按：《月令》无此三字。次五日，鹊巢；后五日，野鸡始鸣。次大寒气，初五日，鸡始乳’三十四字，宜从补。”

[58] 顾本作“荔挺，上力计切，下大顶切。”

天气，清净[1]光明者也[一][2]，藏德，不（止）[上][二]，故不下也[三][3]。天明[4]，则日月不明，邪[5]害空窍[四]，阳气者[6]闭塞，地气者冒明[五][7]。云雾[8]

不精[9]，则上应白露不下[六][10]；交通[11]不表[12]，万物命故不施[13]；不施，则名木多死[七]。恶气不发[14]，风雨不节，白[15]露不下，则菀藁[16]不荣[八]。贼风数至，暴雨数起，天地四时不相保，与[17]道相失，则未央绝灭[九][18]。唯圣人从之，故身无奇病[19]，万物不失，生气不竭[十]。逆[20]春气，则少阳不生，肝气内变[十一]。逆夏气，则太[21]阳不长，心气内洞[十二]。逆秋气，则（太）[少]阴[22]不收，肺气焦（满）[漏][十三][23]。逆冬气，则（少）[太]阴不藏，肾气独沉[十四][24]。

【原注】

[一]言天明不竭以清净[25]故致，人之寿延长亦由顺动而得。故言天气以示于人也。

[二]新校正云：按：别本“止”一作“上”[26]。

[三]四时成序，七曜周行，天不形言，是藏德也。德隐，则应用不屈，故不下也。《老子》曰：“上德不德，是以有德”也。言天至尊高，德犹见隐也，况全生之道，而不顺天乎？

[四]天所以藏德者，为其欲隐大明。故大明见则小明灭。故大明之德不可不藏。天若自明，则日月之明隐矣。所谕[27]者何？言人之真气亦不可泄露，当清净法道，以保天真；苟离于道，则虚邪入于空窍。空音孔。

[五]阳，谓天气，亦风热也。地气，谓湿，亦云雾也。风热之害人，则九窍闭塞；雾湿之为病，则掩翳精明。取类者，在天，则日月不光；在人，则两目藏曜也。《灵枢经》曰：天有日月，人有眼目[28]。《易》曰：“丧明于易。”[29]岂非失养生[30]之道耶[31]？

[六]雾者，云之类。露者，雨之类。夫阳盛，则地不上应；阴虚，则天不下交。故云雾不化精微之气上应于天，而为白露不下之咎矣。《阴阳应象大论》曰：“地气上为云，天气下为雨。雨出地气，云出天气。”明二气交合，乃成雨露。《方盛衰论》曰：“至阴虚，天气绝；至阳盛，地气不足。”明气不相召，亦不能交合也。

[七]夫云雾不化其精微，雨露不沾于原[32]泽，是为天气不降，地气不腾。变化之道既亏，生育之源斯泯，故万物之命无禀而生。然其死者，则名木先应，故云名木多死也。名，谓名果珍木。表，谓表陈其状也。《易·系辞》曰：“天地絪缊，万物化醇。”然不表交通，则为否也。《易》曰：“天地不交，

否。”否，部鄙切。下不交否同[33]。

[八]恶，谓害气也。发，谓发散[34]也。节，谓节度也。菀，谓蕴积也。槀，谓枯槀也。言害气伏藏而不散发，风雨无度，折伤复多，槀物[35]蕴积，春不荣也。岂惟其物独遇是而有之哉？人离于道，亦有之矣。故下文曰[36]。菀，於远切。槀，音槁。蕴，音尹。

[九]不顺四时之和，数犯八风之害，与道相失，则天真之气未期久远而致灭亡。央，久也，远也。

[十]道非远于人，人心远于道。惟圣人心合于道，故寿命无穷。从，犹顺也，谓顺四时之令也。然四时之令不可逆之，逆之则五藏内伤而他疾起。

[十一]生，谓动出也。阳气不出，内郁于肝，则肝气混糅，变而伤矣。

[十二]长，谓外茂也。洞，谓中空也。阳不外茂，内薄于心，燠热内消，故心中空也。燠音欲[37]。

[十三]收，谓收敛；焦，谓上焦也。太阴行气主化上焦，故肺气不收，上焦满也。◎新校正云：按："焦满"，全元起本作"进满"，《甲乙》、《太素》作"焦满"[38]。

[十四]沈，谓沈伏也。少阴之气内通于肾，故少阴不伏，肾气独沈。◎新校正云：详"独沈"《太素》作"沈浊"[39]。

【校注】

[1]《太素》、道藏本、吴悌本、赵本、朝鲜活字本、朝鲜小字本"净"作"静"。馀或同，不复出校。

[2]"天气，清净光明者也"，《淮南子·原道》篇："是故达于道者，反于清净；究于物者，终于无为。以恬养性，以漠处神，则入于天门。所谓天者，纯粹朴素，质直皓白，未始有与杂糅者也。"

[3]"上"，谓居上位。"下"，谓居下位。《论语·为政第二》："子曰：为政以德，譬如北辰，居其所而众星共之。"魏·何晏集解："包曰：德者，无为。犹北辰之不移，而众星共之。"

[4]"明"，谓有为也。《老子·六十五章》："古之善为道者，非以明民，将以愚之。"魏·王弼注："明，谓多见巧诈，蔽其朴也。愚，谓无知守真，顺自然也。"天不自明，得日月光照乃明。若天亦自明，则日月无光。句谓若不顺其自然，各司其职，则破坏自然和谐，诸乱并起。

[5]《太素》"邪"作"耶"。馀或同，不复出校。

[6]《太素》无"者"字。以下此类虚字不复一一出校。

[7]"明"，读若"盲"。从"亡"得声之字多有"遮覆"、"不明貌"的意思。"明"与盲、茫、汒、荒、慌、眈、瞴音同通用。说详《校补》。

[8]《太素》"雾"作"露"。

[9]"精"，准确；严密。《广韵·清韵》："精，正也。"与下"表"字互文同义。

[10]"白"，大也。《太素》"白"作"甘"。云雾、白露代指四时、八节、二十四节气等时令。此言四时之气升降互相影响。

[11]"交通"，往来。这里指分至启闭四时八节之气的代序。

[12]"表"，中正。说详《校补》。

[13]"不施"，谓不能布地生长也。《说文·攴部》："敀，敷也。从攴，也声。读与施同。"说详《校补》。

[14]"发"，除也。《说文·示部》："祓，除恶祭也。"除草曰"癹"，除恶祭曰"祓"，除陈气曰"发"，字异而声同义通。说详《校补》。

[15]《太素》"白"作"甘"。

[16]顾本作"稾"。《太素》作"槁"。

[17]《太素》"与"作"乃"。

[18]"未央绝灭"，等于说没有活到正常的寿限，半道上就死了。"央"，极。说详《校补》。

[19]《太素》"病"作"疾"字。胡澍："奇"当为"苛"，字形相似而误。苛亦病也，古人自有复语耳。按：《说文》："疴，病也。"据胡澍说，是读"苛"为"疴"。

[20]明蓝格钞本《甲乙经》"逆"作"迎"。

[21]《太素》"太"作"大"。馀或同，不复出校。

[22]沈祖绵曰："此文'少阴'、'太阴'当互乙。《汉书·律历志》：'太阴者北方，于时为冬；太阳者南方，于时为夏；少阴者西方，于时为秋；少阳者东方，于时为春。'此证明也。"按：此言肝、心、肺、肾之应四时阴阳，与十二经脉之太少阴阳无涉。据改。

[23]《太素》"满"作"漏"，义长，据改。"焦"，读若"灑"。《说文·水部》："灑，釃酒也。一曰浚也。"过滤与渗漏义近。"灑漏"，损伤也。"肺气灑

漏”与“肝气以津”义同，“濯漏”、“津”均指损伤，与下“独（浊）沈”正相对应。说详《校补》。

[24]《太素》“独”作“浊”，《甲乙经》同。顾本“沉”作“沈”。以下“浮沉”之“沉”或同，不复出校。

[25] 古林书堂本“净”作“静”。馀或同，不复出校。

[26]《太素》“止”作“上”。作“上”义长，据改。

[27] 古林书堂本“谕”作“俞”。

[28]《灵枢·邪客第七十一》作“天有日月，人有两目”。

[29] 顾观光校：“《易》无此文，岂误记‘丧羊’为‘丧明’耶？”

[30] 顾本“生”作“正”。

[31] 顾本“耶”作“邪”。

[32]《〈素问校讹〉校补》：“古钞本‘原’字作‘源’。”

[33] 顾本作“为否，符鄙切。下不交否同。”

[34] 顾本“散发”二字互乙。

[35] 顾本“物”作“木”。

[36] 古林书堂本无“曰”字。

[37] 顾本作“燠热，上於六切”。

[38]《太素》“满”作“漏”，说见上。

[39] 胡澍谓“独”与“浊”古字通。

夫四时阴阳者，万物之根本也[一][1]。所以[2]圣人春夏养阳，秋冬养阴，以从其根[二]，故与万物沈浮于生长之门[三]。逆其根，则伐其本，坏其真矣[四]。故阴阳四时者，万物之终始也，死生之本也。逆之，则灾害生；从[3]之，则苛[4]疾不起。是谓得道[五]。道者，圣人行之，愚者佩之[六]。从阴阳则生，逆之则死；从之则治，逆之则乱。反顺为逆，是谓内格[七][5]。是故圣人不治已病治未病，不治已乱治未乱，此之谓也[八]。夫病已成[6]而后药之，乱已成而后治之，譬犹渴而穿井，斗而铸兵[7]，不亦晚乎[九]！

【原注】

[一] 时序运行，阴阳变化；天地合气，生育万物。故万物之根悉归于此。

[二] 阳气根于阴，阴气根于阳。无阴，则阳无以生；无阳，则阴无以化。

全阴，则阳气不极；全阳，则阴气不穷。春食凉，夏食寒，以养于阳；秋食温，冬食热，以养于阴。滋苗者，必固其根；伐下者，必枯其上。故以斯调节从顺其根。二气常存，盖由根固。百刻晓暮，食亦宜然。

［三］圣人所以身无奇病，生气不竭者，以顺其根也。

［四］是则失四时阴阳之道也。

［五］谓得养生之道。苛者，重也。

［六］圣人心合于道，故勤而行之；愚者性守于迷，故佩服而已[8]。《老子》曰："道者同于道，德者同于德，失者同于失。同于道者，道亦得之；同于德者，德亦得之；同于失者，失亦得之。"愚者未同于道德，则可谓失道者也。

［七］格，拒也，谓内性格拒于天道也。

［八］知之至也。

［九］知不及时也。备御虚邪，事符握虎，噬而后药，虽悔何为！

【校注】

[1]《太素》"夫四时阴阳者，万物之根本也"作"失四时阴阳者，失万物之根也"。

[2]《太素》"所以"作"是以"。

[3]《太素》"从"作"顺"。馀或同，不复一一出校。

[4]《太素》"苛"作"奇"。

[5]"内"，读若"枘"，榫头。"枘格"，榫头与凿孔不合，格拒不入也。

[6]《太素》"成"作"成形"。

[7]顾本"兵"作"锥"。按："锥"当作"鍭"，鍭为箭镞，这里指代兵器。说详《校补》。

[8]元·李治《敬斋古今黈》卷七："砅说非也。佩，背也，古字通用。"

生气通天论篇第三[一]

按：本篇包括以下内容：万物皆本于阴阳，与道相通。万物按照五行分为五类，每类各有自身生、壮、死的运行节律，“其生五，其气三”。天之阳气运行是遵守四时节律升降开阖的，人身卫气的运行节律与天之阳气的升降开阖运动节律相通。善摄生者，效法天道，虚静无为，依节而行，随应而动，顺之因之、法之和之，则阳气固密，贼邪弗害；逆之则阳气运行失度，卫气散解，伤害生命，百病因生；妄动则气失其节，阳气损伤而不固，那么四时必伤于邪气而为病。阳气损伤所为诸病及各病病状。人身营卫阴阳运行和谐有节，各具特点：“阳气者，精则养神，柔则养筋”；“阴者藏精而亟起也，阳者卫外而为固也”；“阳气者，一日而主外，平旦人气生，日中而阳气隆，日西而阳气已虚，气门乃闭”；“凡阴阳之要，阳密乃固”；“清静则肉腠闭拒”。善摄生者徇节而动，“因而和之”，“暮而收拒，无扰筋骨，无见雾露”，则血气皆从，骨髓坚固，长有天命，“虽有大风苛毒，弗之能害”；逆之者，“反此三时，形乃困薄”，“四时之气，更伤五藏”，“五脏气争，九窍不通”，百病丛生。风者，百病之始。病久，则传化。病久者，阳气乃竭。一旦生病，又当及时正确治疗。阴阳二气协调则不病，不协调则病，“阴平阳密，精神乃治”，“阴阳离决，精气乃绝”。奉生不慎，过则为害。五味各走其藏，得中则益，过则各害其脏，善摄生者，又当根据四时、五脏、五味特点及生克关系而谨和五味。

全篇见于《太素》卷三《调阴阳》。

黄帝曰：夫自古通天，者[1]生之本，本于阴阳。天地之间，六合之内，其气九州九窍五藏十二节，皆通乎天气[二]。其生五，其气三。数犯此者，则邪气伤人。此寿命[2]之本也[三]。苍天之气，清净则志意治，顺之则阳气固[四]，虽有贼邪，弗能害也。此因时之序[五]。故圣人传[3]精神，服[4]天气，而通神明[六]。失[5]之，则内闭九窍，外壅肌肉，卫气散解[七]。此谓自伤，气之削也[八]。

【原注】

[一]新校正云：按：全元起注本在第四卷。

[二]六合，谓四方上下也。九州，谓冀兖青徐扬[6]荆豫梁雍也。外布九州，而内应九窍，故云九州九窍也。五藏，谓五神藏也。五神藏者，肝藏魂，心藏神，脾藏意，肺藏魄，肾藏志，而此成形矣。十二节者，十二气也，天之十二节气。人之十二经脉而外应之咸同天纪，故云皆通乎天气也。十二经脉者，谓手三阴三阳、足三阴三阳也。◎新校正云：详"通天者生之本"，《六节藏象》注甚详。又按：郑康成云："九窍者，谓阳窍七，阴窍二也。"

[三]言人生之所运为，则内依五气以立，然其镇塞天地之内，则气应三元以成。三，谓天气、地气、运气也。犯，谓邪气触犯于生气也。邪气数犯，则生气倾危。故宝养天真，以为寿命之本也。庚桑楚曰："圣人之制万物也，以全其天。天全则神全矣。"《灵枢经》曰："血气者，人之神，不可不谨养。"[7]此之谓也。

[四]春为苍天，发生之主也。阳气者，天气也。《阴阳应象大论》曰："清阳为天。"则其义也。本天全神全之理，全则形亦全矣。

[五]以因天四时之气序，故贼邪之气不[8]能害也。

[六]夫精神可传，惟圣人得道者乃能尔。久服天真之气，则妙用自通于神明也。

[七]失，谓逆苍天清净之理也。然卫气者，合天之阳气也。上篇曰："阳气者闭塞。"谓阳气之病人，则窍写[9]闭塞也。《灵枢经》曰："卫气者，所以温分肉而充皮肤，肥腠理而司开阖。"[10]故失其度则内闭九窍，外壅肌肉。以卫不营运，故言散解也。分，上声。

[八]夫逆苍天之气，违清净之理，使正真之气如削去之者，非天降之，人自为之尔。

【校注】

[1]"者"，读若"诸"。

[2]《太素》无"命"字。

[3]《太素》"传"作"抟"。"传"、"抟"与"嫥"声同通用，义为专一。"传精神"，即"专精神"，谓心无杂念。说详《校补》。

[4]《太素》"服"上有"或"字。

[5]《太素》“失”上有“气”字。

[6] 顾本“扬”作“杨”。俗书木、扌相乱，此据文意录正。

[7]《灵枢》无此文，见《素问・八正神明论篇第二十六》。

[8] 顾本“不”作“弗”。

[9]“写”当作“为”，字之误也。

[10]《灵枢・本藏第四十七》作“卫气者，所以温分肉，充皮肤，肥腠理，司关阖者也”。

阳气者，若天与日，失其所[1]，则折寿而不彰[一][2]。故天运当以日光明[二]。是故阳因而上[3]，卫外者也[三]。

因于寒，欲[4]如运枢[5]，起居如惊，神气乃浮[四]。

因于暑汗[6]，烦则喘喝[7]，静则多言[五]，体若燔炭，汗出而[8]散[六]。

因于湿，首如裹，湿热不[9]攘，大筋緛[10]短，小筋弛[11]长。緛短为拘[12]，弛长为痿[七]。

因于气[13]，为肿。

四维相代[14]，阳气乃[15]竭[八]。

阳气者，烦劳[16]则张，精绝，辟积于夏，使人煎厥[九][17]，目盲不可以视，耳闭不可以听，溃溃乎若坏都，汩汩[18]乎不可[19]止[十]。

阳气者，大怒则形气绝，而[20]血菀[21]于上，使人薄[22]厥[十一]。有[23]伤於[24]筋纵，其若[25]不容[十二][26]。

汗[27]出偏（沮）[袒][28]，使人偏枯[十三]。

汗出见湿，乃生痤痱[十四][29]。

高[30]梁之变，足生大丁[31]。受如持虚[十五]。

劳汗当风，寒薄为皶，郁乃痤[十六][32]。

【原注】

[一]此明前阳气之用也。谕人之有阳，若天之有日。天失其所，则日不明；人失其所，则阳不固。日不明，则天暗[33]瞑昧；阳不固，则人寿夭折。

[二]言火[34]之生固宜藉[35]其阳气也。

[三]此所以明阳气运行之部分，辅卫人身之正用也。

[四]欲如运枢，谓内动也。起居如惊，谓暴卒也。言因天之寒，当深居

周密，如枢纽之内动，不当烦扰筋骨，使阳气发泄于皮肤而伤于寒毒也。若起居暴卒，驰骋荒佚，则神气浮越，无所绥宁矣。《脉要精微论》曰："冬日在骨，蛰虫周密，君子居室。"《四气调神大论》曰："冬三月，此谓闭藏。水冰地坼，无扰乎阳。"又曰："使志若伏若匿，若有私意，若已有得；去寒就温，无泄皮肤，使气亟夺。"此之谓也。◎新校正云：按：全元起本作"连枢"。元起云："阳气定如连枢者，动系也。"卒，仓没切。佚，音逸[36]。

［五］此则不能静慎，伤于寒毒，至夏而变暑病也。烦，谓烦躁。静，谓安静。喝，谓大呵出声也。言病因于暑，则当汗泄；不为发表，邪热内攻，中外俱热，故烦躁喘数大呵而出其声也；若不烦躁，内热外凉，瘀热攻中，故多言而不次也。"喝"，一为"鸣"。躁，则到切。喝，呼葛切。瘀，衣倨切。

［六］此重明可汗之理也。然[37]体若燔炭之炎热者何以救之？必以汗出，乃热气施散。"燔"，一为"燥"，非也。

［七］表热为病，当汗泄之；反湿其首，若湿物裹之，望除其热；热气不释，兼湿内攻，大筋受热则缩而短，小筋得湿则引而长。缩短，故拘挛而不伸；引长，故痿弱而无力[38]。弛，引也。攘，汝阳切，除也。緛，音软，缩也[39]。痿，於危切，弱也。

［八］素常气疾，湿热加之，气湿热争，故为肿也。然邪气渐盛，正气浸微，筋骨血肉互相代[40]负，故云四维相代也。致邪（代）［伐］[41]正，气不宣通，卫无所从，便至衰竭，故言阳气乃竭也。卫者，阳气也。

［九］此又诫起居暴卒烦扰阳和也。然烦扰阳和，劳疲筋骨，动伤神气，耗竭天真，则筋脉䐜胀，精气竭绝，既伤肾气，又损膀胱，故当于夏时使人煎厥。以前[42]迫而气逆，因以煎厥为名。厥，谓气逆也。煎厥之状，当如下说。◎新校正云：按：《脉解》云："所谓少气善怒者，阳气不治；阳气不治，则阳气不得出，肝气当治而未得，故善怒；善怒者，名曰煎厥。"

［十］既且伤肾，又竭膀胱。肾经内出[43]于耳中，膀胱脉生于目眦，故目盲所视，耳闭厥听。大矣哉！斯乃房之患也。既盲目视，又闭耳聪，则志意心神筋骨肠胃溃溃乎若坏［都］[44]，汩汩乎烦闷而不可止也。汩，古没切。眦，在计切，又前计切。

［十一］此又诫喜怒不节，过用病生也。然怒则伤肾，甚则气绝；大怒，则气逆而阳不下行；阳逆，故血积于心胸之内矣。上，谓心胸也。然阴阳相薄，气血奔并，因薄厥生，故名薄厥。《举痛论》曰："怒则气逆，甚则呕血。"《灵

枢经》曰："盛怒而不止[45]，则伤志。"[46]《阴阳应象大论》曰："喜怒伤气。"由此，则怒甚气逆，血积于心胸之内矣。菀，积也。并，去声[47]。

[十二]怒而过用，气或迫筋，筋络内伤，机关纵缓，形容痿废，若不维持。

[十三]夫人之身，常偏汗出而润湿[48]者，久久偏枯，半身不随。◎新校正云：按："沮"，《千金》作"祖"，全元起本作"恒"。沮子鱼切，润也。痤，昨和切[49]。痱，方味切。怫，符弗切。

[十四]阳气发泄，寒冰[50]制之，热怫内馀，郁于皮里，甚为痤疖，微作痱疮。痱，风瘾也。

[十五]高，膏也。梁，粱[51]也。不忍之人，汗出淋洗，则结为痤痱。膏粱之人，内多滞热，皮厚肉密，故内变为丁矣。外湿既侵，中热相感，如持虚器受此邪毒，故曰受如持虚。所以丁生于足者，四支为诸阳之本也，以其甚费于下，邪毒袭虚故尔。◎新校正云：按：丁生之处不常于足，盖谓膏粱之变，饶生大丁，非偏著足也。

[十六]时月寒凉，形劳汗发，凄风外薄，肤腠居寒，脂液遂凝，稸于玄府，依空（渗）[燥][52]涸，皶刺长于皮中，形如米，或如针，久者上黑长分[53]馀，色白黄而（瘦）[廋][54]于玄府中，俗曰粉刺。解表已。玄府，谓汗空也。痤，谓色赤瞋[55]愤，内蕴血脓，形小而大如酸枣，或如按豆。此皆阳气内郁所为，待耎而[46]攻之；大甚，焫出之。皶，织加切。稸，许竹切。瘦，尺制切。焫，而劣切。

【校注】

[1]《太素》"所"作"行"。《淮南子·天文》："是故天不发其阴，则万物不生；地不发其阳，则万物不成。天圆地方，道在中央。日为德，月为刑。月归而万物死，日至而万物生。远山则山气藏，远水则水虫蛰，远木则木叶槁。日五日不见，失其位也，圣人不与（高诱注："与，犹说也。"）也。"

[2]《太素》"彰"作"章"。

[3]《太素》"而上"二字互乙。

[4]《太素》"欲"上有"志"字。

[5]"运"与"员"、"圜"音同义通，这里代太阳。枢，同"蓲"。《集韵·侯韵》："蓲……或作枢、蓲。"又，《虞韵》："蓲，煦也。""欲如运枢"者，

想要到有阳光的地方去。说详《校补》。

[6]“汗”疑读若“㶧”,“暑㶧”同义连用。《说文·火部》:“㶧,小热也。”《玉篇·火部》:“㶧,燎也。”

[7]“喝”与“遏”、“愒”声近义通,义为郁塞不畅。叠之则为“喝喝”、“介介”、“愒愒”、“邑邑”。说详《校补》。

[8]《太素》“而”作“如”。罗常培《唐五代西北方音》自序:“在韵母一方面,我们可以看见:鱼韵字大部分变入止摄。”

[9]《太素》无“湿热不”三字。

[10]《太素》“緛”作“濡”。

[11]詹本、周本“弛”作“弛”。

[12]《太素》无“緛短为拘”四字。

[13]《太素》“气”作“阳气”。

[14]“四维”为式(栻)的东北、东南、西南、西北四隅,分别代表立春、立夏、立秋、立冬。《气交变大论篇第六十九》“其眚四维”下王注云:四维,“东南、东北、西南、西北方也。维,隅也。谓日在四隅月也。”说详《校补》。代,代序。《〈素问校讹〉校补》:“古钞本‘代’作‘伐’。”按:俗书弋、戈相乱故也。

[15]《太素》“乃”作“而”。

[16]“烦劳”同义复用,与疲惫同义。《广雅·释诂一》云:“烦,劳也。”说详《校补》。

[17]《太素》“煎”作“前”。按:“煎厥”之“煎”由“逼迫”引申有“急迫”义。“煎厥”与“薄厥”同,都是突然倒地的意思。《太素》作“前”,为“煎”之省借。说详《校补》。

[18]《太素》“汩汩”作“滑滑”。

[19]《太素》无“可”字。

[20]《太素》“绝而”作“而绝”。

[21]“菀”,蓄积。段玉裁《说文解字注》“宛”篆下云:“宛与蕴、蕴与鬱声义皆通。”《太素》作“宛”,宛、菀声同义通。

[22]《太素》“薄”作“前”。说见上。

[23]“有”,或。

[24]“於”,为。

[25]“若”，或。

[26]“容”，用。

[27]《太素》“汗”上有“而”字。

[28]丹波元简谓“沮”当作“袓”，字之误也。据改。说详《校补》。

[29]《太素》“痱”作“疽”。

[30]詹本“高”作“膏”。《太素》同。

[31]《太素》“丁”作“钉”。

[32]詹本“痤”作“座”字。俗书广、疒二旁混用。《太素》无上“劳汗当风，寒薄为皶，郁乃痤”十一字。

[33]顾本“暗”作“境”。

[34]顾本“火”作“人”。

[35]古林书堂本“藉”作“籍”。俗书竹旁、艹旁混用。

[36]顾本作“暴卒，仓没切。荒佚，音逸”。

[37]顾本“然”作“为”。

[38]《〈素问校讹〉校补》：“古钞本、元椠本此下有‘弛，引也’三字。”

[39]顾本作“攘，除也。緛，缩也。弛，引也”。

[40]《〈素问校讹〉校补》：“古钞本‘代’作‘伐’。”俗书弋、戈混用。

[41]“代”当作“伐”，据文意改。

[42]顾本“前”作“煎”。前、煎声同通用。

[43]顾本“出”作“属”。

[44]顾本“坏”下有作“都”，据补。

[45]《〈素问校讹〉校补》：“古钞本‘止’作‘节’。”

[46]见《灵枢·本神第八》。

[47]顾本作“奔併，下去声”。

[48]顾本“润湿”二字互乙。

[49]顾本作“痤，昨禾切”。

[50]顾本“冰”作“水”。

[51]顾本“粱”误作“梁”。

[52]“滲”当作“滐”，俗书“枈”、“条（参）”相乱。说详《校补》。

[53]顾本“分”上有“一”字。

[54]顾本“瘛”作“瘦”。按：“瘦”当作“廋”，藏也。俗书“疒”、“广”

相乱，故有此误。《素问札记》谓“瘦”当作‘廋’”。据改。

[55]《〈素问校讹〉校补》：“古钞本、元椠本‘瞋’作‘膹’。”

[56] 古林书堂本无“而”字。

阳气者，精则养神，柔则养筋[一]。开阖不得，寒气从之，乃生大偻[二]。陷脉为瘘，留连肉腠[三]。俞[1]气化薄，传为善畏，及[2]为惊骇[四]。营气不从，逆于肉理，乃生痈肿[五]。魄汗[3]未[4]尽，形弱而气烁，穴俞以[5]闭，发为风疟[六]。

故风者，百病之始也。清静，则肉腠闭拒[6]，虽有大风苛毒，弗之能害[7]。此因时之序也[七]。

故[8]病久则传化，上下不并，良医弗为[八]。

故阳畜[9]积，病死。而阳气当隔，隔者当写。不亟正治，（粗）[旦][10]乃败（之）[亡][九][11]。

故阳气者，一日而主外[十]：平旦人[12]气生，日中而阳气隆，日西而阳气已虚，气门乃闭[十一]。是故暮而收拒[13]，无扰筋骨，无见雾露。反此三时，形乃困薄[十二]。

【原注】

[一]此又明阳气之运养也。然阳气者，内化精微，养于神气；外为柔耎，以固于筋。动静失宜，则生诸疾。

[二]开，谓皮腠发泄。阖，谓玄府闭封。然开阖失宜，为寒所袭，内深筋器[14]，结固虚寒，则筋络拘緛，形容偻俯[15]矣。《灵枢经》曰：“寒则筋急。”[16]此其类也。偻，力主切。

[三]陷脉，谓寒气陷缺其脉也。积寒留舍，经血稽凝，久瘀内[17]攻，结于肉理，故发为疡瘘，肉腠相连。瘘，力鬬切，痈瘘。

[四]言若寒中于背，俞之气变化入深而薄于藏府者，则善为恐畏，及发为惊骇也。俞音庶。

[五]营逆则血郁，血郁则热聚为脓，故为痈肿也。《正理论》云：“热之所过，则为痈肿。”

[六]汗出未止，形弱气消，风寒薄之，穴俞随闭，热藏不出，以至于秋，秋阳复收，两热相合，故令振慄，寒热相移。以所起为风，故名风疟也。《金匮

真言论》曰：夏暑汗不出者，秋成风疟。盖论从风而为是也。故下文曰。

［七］夫嗜欲不能劳其目，淫邪不能惑其心，不妄作劳，是为清静。以其清静，故能肉腠闭，皮肤密，真正内拒，虚邪不侵。然大风苛毒，不必常求于人，盖由人之冒犯尔。故清净则肉腠闭，阳气拒，大风苛毒弗能害之。清静者，但[18]因循四时气序养生调节之宜，不妄作劳，起居有度，则生气不竭，永保康宁。

［八］并，谓气交通也。然病之深久，变化相传，上下不通，阴阳否隔，虽医良法妙，亦何以为之？《阴阳应象大论》曰："夫善用针者，从阴引阳，从阳引阴，以右治左，以左治右。"若是气相格拒，故良医弗可为也。否，塞也。

［九］言三阳畜[19]积，怫结不通，不急写之，亦病而死。何者？畜积不已，亦上下不并矣。何以验之？隔塞不便，则其证也。若不急写，粗工轻侮，必见败亡也。《阴阳别论》曰："三阳结，谓之隔。"又曰："刚与刚，阳气破散，阴气乃消亡。淖则刚柔不和，经气乃绝。"淖，奴教切。下并同。

［十］昼则阳气在外，周身行二十五度。《灵枢经》曰："目开则气上行于头。""卫气行于阳二十五度也。"[20]

［十一］隆，犹高也，盛也。夫气之有者，皆自少而之壮，积暖以成炎，炎极又凉，物之理也。故阳气平晓生，日中盛，日西而已减虚也。气门，谓玄府也。所以发泄经脉营卫之气，故谓之气门也。

［十二］皆所以顺阳气也。阳出则出，阳藏则藏。暮，阳气衰，内行阴分，故宜收敛以拒虚邪。扰筋骨，则逆阳精耗；见雾露，则寒湿具侵。故顺此三时，乃天真久远也。

【校注】

[1]《太素》"俞"作"输"。馀或同，不复一一出校。

[2]《太素》"及"作"乃"。

[3]"魄汗"同"白汗"，大汗。魄、白声同义通。

[4]《太素》"未"作"不"。

[5]《太素》"以"作"已"。按：已、以古字通。馀或同，不复一一出校。

[6]《太素》"拒"作"距"。

[7]《太素》"害"字作"客"。

[8]《太素》"故"下有"人"字。

[9] 朝鲜活字本“畜”作“蓄”。

[10]《太素》“粗”作“且”。按“且”该“旦”之误，俗书“旦”、“且”形近故也。据改。

[11]《太素》“之”作“亡”。据改。

[12] 此次所用詹本点去“人”字，旁改“阳”。

[13]《太素》“拒”作“距”。

[14] 顾本“器”作“络”。

[15] 古林书堂本“俯”作“疳”。

[16]《灵枢·经筋第十三》云：“经筋之病，寒则反折筋急，热则筋弛纵不收，阴痿不用。”

[17] 顾本“内”误作“肉”。

[18] 顾本“谓”作“但”。

[19] 古林书堂本“畜”作“蓄”。下“畜积”同。

[20]《灵枢·卫气行第七十六》作：“是故平旦阴尽，阳气出于目，目张则气上行于头。”“故卫气之行，一日一夜五十周于身，昼日行于阳二十五周，夜行于阴二十五周，周于五藏。”

岐伯曰[一]：阴者，藏精而起亟[1]也；阳者，卫外而为固也[二]。阴不胜其阳，则[2]脉流薄疾，并乃狂[三]。阳不胜其阴，则[3]五藏气争，九窍不通[四]。是以圣人陈阴阳，筋脉和同，骨髓坚固，气血皆从[五]。如是，则内外调和，邪不能害[4]，耳目聪明，气立[5]如故[六]。

风客淫气，精乃亡，邪伤肝也[七]。

因而饱食，筋脉横解[6]，肠澼为痔[八]。

因而大[7]饮，则气逆[九][8]。

因而强力，肾气乃伤，高骨乃坏[十]。

【原注】

[一]新校正云：详篇首云“帝曰”，此“岐伯曰”，非相对问也。

[二]言在人之用也。亟，数也。

[三]薄疾，谓极虚而急数也。并，谓盛实也。狂，谓狂走或妄攀登也。阳并于四支则狂。《阳明脉解》曰：“四支者，诸阳之本也。阳盛，则四支实；

实，则能登高而歌也。热盛于身，故弃衣欲走也。”夫如是者，皆为阴不胜其阳也。

[四]九窍者，内属于藏，外设为官。故五藏气争，则九窍不通也。言九窍，谓前阴后阴不通，兼言上七窍也。若兼，则目为肝之官，鼻为肺之官，口为脾之官，耳为肾之官，舌为心之官。舌非通窍也。《金匮真言论》曰 :“南方赤色，入通于心，开窍于耳”，“北方黑色，入通于肾，开窍于二阴”故也。

[五]从，顺也。言循阴阳法，近养生道，则筋脉骨髓各得其宜，故气血皆能顺时和气也。

[六]邪气不克，故真气独立而如常。若失圣人之道，则致疾于身，故下文引曰。

[七]自此已下四科，并谓失圣人之道也。风气应肝，故风淫精亡，则伤肝也。《阴阳应象大论》曰 :“风气通于肝”也。风薄则热起，热盛则水干，水干则肾气不营，故精乃无也。亡，无也。◎新校正云 : 按 : 全元起云 :“淫气者，阴阳之乱气。因其相乱而风客之，则伤精 ; 伤精，则邪入于肝也。”

[八]甚饱，则肠胃横满 ; 肠胃满，则筋脉解而不属，故肠澼[9]而为痔也。《痹论》曰 :“饮食自倍，肠胃乃伤。”此伤之信也。澼，普击切。

[九]饮多则肺布叶举，故气逆而上奔也。

[十]强力，谓强力入房也。高骨，谓腰高之[10]骨也。然强力入房，则精耗 ; 精耗，则肾伤 ; 肾伤，则髓气内枯，故高骨坏而不用也。圣人交会则不如此，当如下句云。

【校注】

[1]《〈素问校讹〉校补》:“古钞本‘起亟’互乙。”《太素》“亟起”作“极起”。

[2]《太素》“则”下有“其”字。

[3]《太素》无“则”字。

[4]《太素》“害”作“客”。

[5]“立”、“位”古今字。立，居位。说详《校补》。

[6]“横”，读若“彍”，扩张。“解”，破裂。

[7]《太素》“大”作“一”。

[8]《太素》“气逆”二字互乙。

[9]《素问校讹》:“古钞本‘澼’下有‘裂’字。”

[10]顾观光校:“‘高之’二字疑倒。此谓腰间脊骨之高者也,自第十三节至十六节皆是。”

凡阴阳之要,阳密乃固[一][1]。两[2]者不和,若春无秋,若冬无夏[二]。因而和之,是谓圣度[三]。故阳强不能密[3],阴气乃绝[四];阴平阳秘,精神乃治[五][4];阴阳离决,精气乃绝[六]。

因于露风,乃生寒热[七]。是以春伤于风,邪气留[5]连,乃为洞泄[八];夏伤于暑,秋为痎疟[九];秋伤于湿[6],上逆而咳[十][7],发为痿厥[十一];冬伤于寒,春必温病[十二][8]。四时之气,更[9]伤五藏[十三]。

【原注】

[一]阴阳交会之要者,正在于阳气闭密而不妄泄尔。密不妄泄,乃生气强固而能久长。此圣人之道也。

[二]两,谓阴阳。和,谓和合,则交会也。若,如也。言绝阴阳和合之道者,如天四时有春无秋,有冬无夏也。所以然者,绝废于生成也。故圣人不绝和合之道,但贵于闭密以守固天真法也。

[三]因阳气盛发,中外相应,贾勇有馀,乃相交合,则圣人交会之制度也。

[四]阳自强而不能闭密,则阴泄写而精气竭绝矣。

[五]阴气和平,阳气闭密,则精神之用日益治也。

[六]若阴不和平,阳不闭密,强用施写,损耗天真,二气分离,经络决惫,则精气不化,乃绝流通也。

[七]因于露体,触冒风邪,风气外侵,阳气内拒,风阳相薄,故寒热生[10]。

[八]风气通肝。春,肝木王,木胜脾土,故洞泄生也。◎新校正云:按:《阴阳应象大论》曰:“春伤于风,夏生飧泄。”

[九]夏热已甚,秋阳复收,阳热相攻,则为痎疟。痎,老也,亦曰瘦也。

[十]湿,谓地湿气也。秋湿既胜,冬水复王,水来乘肺,故咳逆病生。◎新校正[11]:按:《阴阳应象大论》云:“秋伤于湿,冬生咳嗽。”

[十一]湿气内攻于藏府,则咳逆;外散于筋脉,则痿弱也。《阴阳应象

大论》曰："地之湿气，感则害皮肉筋脉。"故湿气之资，发为痿厥。厥，谓逆气也。

［十二］冬寒且凝，春阳气发，寒不为释，阳怫于中，寒怫相持[12]，故为温病。◎新校正云：按：此与《阴阳应象大论》重，彼注甚详。

［十三］寒暑温凉，递相胜负，故四时之气，更伤五藏之和也。

【校注】

[1]《太素》"阳密乃固"作"阴密阳固"。

[2]《太素》"两"上有"而"字。

[3]《太素》"阳强不能密"作"强不能"。

[4]《太素》无"阴平阳秘，精神乃治"八字。

[5]《太素》"留"作"流"。

[6]《太素》"湿"下有"气"字。

[7]《甲乙经》"上逆而咳"作"冬生咳嗽"。

[8]《太素》"必温病"作"乃病热"。《甲乙经》"温病"作"病温"。

[9]《太素》"更"作"争"。

[10] 顾本"生"上有"由"字。

[11] 顾本"新校正"下有"云"字。

[12] 顾本"持"误作"特"。

阴之所[1]生，本在五味。阴之五宫，伤在五味[一]。是故味过于酸，肝气以津[2]，脾气乃绝[二]；味过于咸[3]，大骨[4]气劳，短肌，心[5]气抑[三]；味过于甘，心气喘满，色黑，肾气不衡[四]；味过于苦，脾气不[6]濡，胃气乃厚[五]；味过于辛，筋脉沮弛[7]，精神乃央[六][8]。是故谨和五味，骨[9]正筋柔，气血以流，凑[10]理以密，如是则骨气[11]以精。谨道如法，长有天命[七]。

【原注】

［一］所谓阴者，五神藏也；宫者，五神之舍也。言五藏[12]所生，本资于五味；五味宣化，各凑于本宫。虽因五味以生，亦因五味以损。正为好而过节，乃见伤也。故下文曰。

［二］酸，多食之令人癃；小便不利，则肝多津液；津液内溢，则肝叶举；

肝叶举，则脾经之气绝而不行。何者？木制土也。

[三]咸，多食之令人肌肤缩短，又令心气抑滞而不行。何者？咸走血也。大骨气劳，咸归肾也。

[四]甘，多食之令人心闷。甘性滞缓，故令气喘满而肾不平。何者？土抑水[13]也。衡，平也。

[五]苦性坚燥，又养脾胃，故脾气不濡，胃气强厚。

[六]沮，润也。弛，缓也。央，久也。辛性润泽，散养于筋，故令筋缓脉润，精神长久。何者？辛补肝也。《藏气法时论》曰："肝欲散，急食辛以散之，用辛补之。"◎新校正云：按：此论味过所伤，难作精神长久之解，"央"乃"殃"也，古文通用，如"膏粱[14]"之作"高梁"、"草滋"之作"草兹"之类。盖古文简略，字多假借用者也。

[七]是所谓修养天真之至道也。

【校注】

[1]《太素》无"所"字。

[2]"津"，泄漏，这里指损伤。说详《校补》。

[3]朝鲜活字本"咸"作"醎"。馀或同，不复出校。

[4]《太素》"大骨"上有"则"字。

[5]《太素》无"心"字。

[6]《太素》无"不"字。

[7]詹本、周本"弛"作"弛"。

[8]《太素》"央"作"英"字。

[9]《太素》"骨"上有"则"字。

[10]吴悌本、詹本、朝鲜活字本"凑"作"腠"，《太素》同。

[11]《〈素问校讹〉校补》："元椠本'骨气'互乙。"古林书堂本、道藏本、熊本、吴悌本、赵本、詹本、朝鲜活字本、朝鲜小字本、《太素》并同。

[12]古林书堂本"藏"作"神"。

[13]顾本"水"作"木"。

[14]顾本"粱"误作"梁"。

金匮真言论篇第四[一]

按：本篇包括以下内容：一年的时段划分有两个系统：八风系统与五风系统。八风配八节阴阳开阖，五风配五行生克制化。八节之气不正，因而形成医经所说的“五风”；五风触犯人体五藏，不正之气使疾病发生，“八风发邪，以为经风，触五藏，邪气发病”。四时之气相生相制，以维持平衡，所谓“亢则害，承乃制，制则生化”。五脏之病及所病部位与四时、五行相应。四时养生以冬藏为要。举冬天养生之道为例，言善养生者若能顺四时阴阳升降之道，则百病不生；逆则各于其时以生其病；诊病当合此四时之病观之。按照八风阴阳系统，将一日分为四个时段，每一时段阴阳升降开阖不同，人之阴阳亦应之：“夫言人之阴阳，则外为阳，内为阴；言人身之阴阳，则背为阳，腹为阴；言人身之藏府中阴阳，则藏者为阴，府者为阳；肝心脾肺肾五藏皆为阴，胆胃大肠小肠膀胱三焦六府皆为阳”。天有四时阴阳，人之疾病在阴在阳与四时之气相应，故诊视、治疗疾病当视其所在为施针石：“冬病在阴，夏病在阳，春病在阴，秋病在阳，皆视其所在为施针石也”。五藏与四时，各有承接对应：天有四时阴阳，化为五方、五色、五味、五类、五畜、五谷、五星、五音、五数、五臭；人有五藏、五窍、五病、五部、五体，所发之病与之相应。善为医者，当谨察五脏六腑逆从阴阳表里雌雄的纲领，并牢记掌握，熟练运用。

全篇见于《太素》卷三《阴阳杂说》，又分别见于《甲乙经》卷一第四、卷七第一上。

黄帝问曰：天有八风，经有五风[1]，何谓[二][2]？

岐伯对曰：八风发邪[3]，以为[4]经风，触五藏，邪气发病[三]。所谓得四时之胜者，春胜长夏[5]，长夏胜冬，冬胜夏，夏胜秋，秋胜春。所谓四时之胜也[四]。

东风生于春，病在肝，俞在颈项[五]。南风生于夏，病在心，俞在胸胁[六]。西风生于秋，病在肺，俞在肩背[七]。北风生于冬，病在肾，俞在腰股[八]。中央为土，病在脾，俞在脊[九][6]。故春气者，病在头[十]；夏气者，病在藏[十一]；

秋气者，病在肩背[十二]；冬气者，病在四支[十三]。故春善[7]病鼽衄[十四]，仲夏善病胸胁[十五]，长夏善病洞泄寒中[十六][8]，秋善病风疟[十七]，冬善病痹厥[十八]。故冬不按跷[9]，春不[10]鼽衄[十九][11]，春不病颈项，仲夏不病胸胁，长夏不病洞泄寒中[12]，秋不病风疟[13]，冬不病痹厥飧泄而汗出也[二十]。夫精者，身之本也[14]。故藏于精者[15]，春[16]不病温[二十一]；夏暑汗不出者，秋成风疟[二十二]。此平人脉法也[二十三]。

【原注】

[一]新校正云：按：全元起注本在第四卷。

[二]经，谓经脉，所以流通营卫血气者也。

[三]原其所起，则谓八风发邪，经脉受之，则循经而触于五藏，以邪干正，故发病也。

[四]春木、夏火、长夏土、秋金、冬水，皆以所克杀而为胜也。言五时之相胜者，不谓八风中人则病，各谓随其不胜则发病也。胜，谓制克之也。

[五]春气发荣于万物之上，故俞在颈项。历忌（日）[曰][17]："甲乙不治颈。"此之谓也。

[六]心少阴脉循胸出胁，故俞在焉。

[七]肺处上焦，背为胸府，肩背相次，故俞在焉。

[八]腰为肾府，股接[18]次之，以气相连，故兼言也。

[九]以脊应土，言居中尔。

[十]春气，谓肝气也。各随其藏气之所应。◎新校正云：按：《周礼》云："春时有痟首疾。"

[十一]心之应也。

[十二]肺之应也。

[十三]四支气少，寒毒善伤，随所受邪，则为病处。

[十四]以气在头也。《礼记·月令》曰：季秋行夏令，则民多鼽嚏。

[十五]心之脉循胸胁故也。

[十六]土主于中，是为仓，廪糟粕水谷，故为洞泄寒中也。

[十七]以凉折暑，乃为是病。《生气通天论》曰："魄汗未尽，形弱而气烁，穴俞以闭，发为风疟。"此谓以凉折暑之义也。《礼记·月令》曰：孟秋行夏令，则民多瘧疾[19]。

［十八］血象于水，寒则水[20]凝，以气薄流，故为痹厥。

［十九］按，谓按摩。跷，谓如跷捷者之举动手足，是所谓导引也。然扰动筋骨，则阳气不藏，春，阳气上升，重热熏肺，肺通于鼻，病则形之。故冬不按跷，春不鼽衄。鼽，谓鼻中水出。衄，谓鼻中血出。

［二十］此上五句并为冬不[21]按跷之所致也。◎新校正云：详"飧泄而汗出也"六字上文疑剩。跷音乔[22]。

［二十一］此正谓冬不按跷，则精气伏藏，以阳不妄升，故春无温病。

［二十二］此正谓以风凉之气折暑汗也。◎新校正云：详此下义与上文不相接。

［二十三］谓平病人之脉法也。

【校注】

[1]《〈素问校讹〉校补》："古钞本'风'作'藏'。"

[2]《太素》无"何谓"二字。

[3]《太素》"邪"下有"气"字。

[4]《太素》无"以为"二字。

[5] 据《六节藏象论篇第九》"春胜长夏"、《藏气法时论篇第二十二》"脾主长夏"下王注，"长夏"之"长"当读"生长"之"长"。

[6]《太素》"脊"下有"故精者身之本也"七字。

[7]《太素》"善"作"喜"。馀或同，不复出校。

[8]《太素》"长夏"作"夏"，且此句在上"故春善病鼽衄"下。

[9]《太素》"跷"作"矫"。

[10]《太素》"不"下有"病"字。

[11]"鼽衄"，鼻塞。这里借代感受外邪而生疾病。"衄"从"丑"声。从"丑"得声之字多有约束、紧缩、局促、不畅、闭塞之义。《广雅·释言》："衄，缩也。"又《释诂四》："衄，拳也。"王念孙《疏证》："衄与拳皆诎折之意。"又《释诂三》："纽，束也。"《玉篇·糸部》："纽，结也。"

[12]《太素》"长夏"作"夏"，且此句在上"春不病颈项"下。

[13]《太素》此句下有"秋不病肩背胸胁"七字。

[14]《太素》"夫精者，身之本也"七字在上"中央为土，病在脾，俞在脊"下。

[15]《太素》无“故”字，“精”作“清”。

[16]《太素》“春”上有“至”字。

[17] 顾本“曰”误作“日”。

[18]《〈素问校讹〉校补》：“古钞本‘接’作‘腰’。”

[19] 顾本“疾”下有“也”字。

[20] 古林书堂本“水”作“冰”。

[21]《敬斋古今黈》卷六“不”作“月”。

[22] 顾本作“按跷，音脚”。

故曰：阴中有阴，阳中有阳[一]。平旦至日中，天之阳，阳中之阳也；日中至黄昏，天之阳，阳中之阴也[二]。合夜至鸡鸣，天之阴，阴中之阴也；鸡鸣至平旦，天之阴，阴中之阳也[三]。故人亦应之。夫言人之阴阳，则外为阳，内为阴；言人身之阴阳，则背为阳，腹为阴；言人身之藏府中阴阳[1]，则藏者为阴，府者为阳[四]；肝心脾肺肾[2]五藏皆为阴，胆胃大肠小肠膀胱三焦[3]六府皆为阳[五]。所以欲知阴中之阴、阳中之阳者，何也？为冬病在阴，夏病在阳，春病在阴，秋病在阳，皆视其所在为施针石也。故背为阳，阳中之阳，心也[六]；背为阳，阳中之阴，肺也[七]；腹为阴，阴中之阴，肾也[八]；腹为阴，阴中之阳，肝也[九]；腹为阴，阴中之至阴，脾也[十]。此皆阴阳表里内外雌雄[4]相输应也，故以应天之阴[5]阳也[十一]。

【原注】

[一]言其初起与其王也。

[二]日中阳盛，故曰阳中之阳；黄昏阴盛，故曰阳中之阴。阳气主昼，故平旦至黄昏皆为天之阳，而中复有阴阳之殊（日）[耳][6]。

[三]鸡鸣阳气未出，故（也）[曰][7]天之阴；平旦阳气已升，故曰阴中之阳。

[四]藏，谓五神藏。府，谓六化府。

[五]《灵枢经》曰：“三焦者，上合于手心（王）[主][8]又曰：“足三焦者，太阳之别名也。”《正理论》曰：“三焦者，有名无形，上合于手心主，下合右肾，主谒道诸气，名为使者[9]。”

[六]心为阳藏，位处上焦，以阳居阳，故为阳中之阳也。《灵枢经》曰：

“心为牡藏。”[10]牡，阳也。

[七]肺为阴藏，位处上焦，以阴居阳，故谓阳中之阴也。《灵枢经》曰：“肺为牝藏。”牝，谓[11]阴也。

[八]肾为阴藏，位处下焦，以阴居阴，故谓阴中之阴也。《灵枢经》曰：“肾为牝藏。”牝，阴也。

[九]肝为阳藏，位处中焦，以阳居阴，故谓阴中之阳也。《灵枢经》曰：“肝为牡藏。”牡，阳也。

[十]脾为阴藏，位处中焦，以太阴居阴，故谓阴中之至阴也。《灵枢经》曰：“脾为牝藏”。牝，阴也。

[十一]以其气象参合，故能上应于天。

【校注】

[1]《太素》“言人身之藏府中阴阳”作“言人身五藏中之阴阳”。

[2]《太素》“肝心脾肺肾”作“肺肝心脾肾”。

[3]《太素》“膀胱三焦”作“三膲膀胱”。

[4]《太素》“内外雌雄”作“外内左右雌雄上下”八字。

[5]詹本无“阴”字。

[6]顾本“日”作“耳”义长，据改。古林书堂本“耳”作“也”。

[7]《素问校讹》：“‘也’当作‘曰’。”据改。

[8]《〈素问校讹〉校补》：“古钞本‘心主’作‘少阳’。”按：《灵枢·本输第二》作“三焦者，上合手少阳。”顾本“王”作“主”。义长，据改。

[9]顾本“者”下有“也”字。

[10]见《顺气一日分为四时第四十四》。以下所引四条《灵枢经》并同，不复出校。

[11]顾本无“谓”字。

帝曰：五藏应四时，各有收受[1]乎？

岐伯曰：有。东方青色，入通于肝，开窍于目，藏精于肝[一]。其病发惊骇[二]。其味酸[2]。其类草木[三]。其畜鸡[四]。其谷麦[五]。其应四时，上为岁星[六]。是以春气在头也[七]。其音角[八]。其数八[九]。是以知病之在筋也[十]。其臭臊[十一]。

南方[3]赤色，入通于心，开窍于耳，藏精于心[十二]。故病在五藏[十三]。其味苦[4]。其类火[十四]。其畜羊[十五]。其谷黍[十六]。其应四时，上为荧惑星[十七][5]。是[6]以知病之在脉也[十八]。其音徵[十九]。其数七[二十]。其臭焦[二十一]。

中央黄色，入通于脾[7]，开窍于口，藏精于脾[二十二]。故病在舌本[二十三]。其味甘。其类土[二十四]。其畜牛[二十五]。其谷稷[二十六]。其应四时，上为镇星[二十七]。是以[8]知病之在肉也[二十八]。其音宫[二十九]。其数五[三十]。其臭香[三十一]。

西方白色，入通于肺，开窍于鼻，藏精于肺[三十二]。故[9]病在背[三十三]。其味辛。其类金[三十四]。其畜马[三十五]。其谷稻[三十六]。其应四时，上为太白星[三十七]。是以[10]知病之在皮毛也[三十八]。其音商[三十九]。其数九[四十]。其臭腥[四十一]。

北方黑色，入通于肾，开窍于二阴，藏精于肾[四十二]。故[11]病在溪[四十三][12]。其味咸。其类水[四十四]。其畜彘[四十五][13]。其谷豆[四十六]。其应四时。上为辰星[四十七]。是[14]以知病之在骨也[四十八]。其音羽[四十九]。其数六[五十]。其臭腐[五十一]。

【原注】

[一]精，谓精气也。木精之气，其神魂。阳升之方，以目为用，故开窍于目。

[二]象木屈伸有摇动也。◎新校正[15]：详东方云“病发惊骇”，馀方各阙者，按《五常政大论》：“委和之纪，其发惊骇。”疑此文为衍。

[三]性柔脆而曲直。

[四]以鸡为畜，取巽言之。《易》曰：“巽为鸡。”

[五]五谷之长者，麦，故东方用之。本草曰：麦为五谷之长。◎新校正：按：《五常政大论》云：“其畜犬，其谷麻。”

[六]木之精气上为岁星，十二年一周天。

[七]万物发荣于上，故春气在头。◎新校正：详东方言“春气在头”，不言“故病在头”，馀方言“故病在某”，不言“某气在某”者，互文也。

[八]角，木声也。孟春之月，律中大簇，林钟所生，三分益一，管率长八寸。仲春之月，律中夹钟，夷则所生，三分益一，管率长七寸五分。（新校正：按：郑康成云“七寸二千一百八十七分寸之千七十五。”）季春之月，律中

姑洗，南吕所生，三分益一，管率长七寸又一十[16]分寸之一。（新校正：按：郑康成云“九分寸之一”。）凡是三管，皆木气应之。

［九］木生数三，成数八。《尚书·洪范》曰：“三曰木。”

［十］木之坚柔类筋气故。

［十一］凡气因木变，则为臊。◎新校正云：详“臊”《月令》作“羶”。

［十二］火精之气，其神神。舌为心之官，当言于舌，舌用，非窍，故云耳也。《缪刺论》曰：“手少阴之络会于耳中。”义取此也。

［十三］以夏气在藏也。

［十四］性炎上而燔灼。燔音烦。

［十五］以羊为畜，言其未也。以土同王，故通而言之。◎新校正云：按：《五常政大论》云：“其畜马。”

［十六］黍色赤。

［十七］火之精气上为荧惑星，七百四十日一周天。

［十八］火之躁动类于脉气。

［十九］徵，火声也。孟夏之月，律中仲吕，无射所生，三分益一，管率长六寸七分。（新校正云：按：郑康成云“六寸万九千六百八十三分寸之万二千九百七十四。”）仲夏之月，律中蕤宾，应钟所生，三分益一，管率长六寸三分。（新校正云：按：郑康成云“六寸八十一分寸之二十六。”）季夏之月，律中林钟，黄钟所生，三分减一，管率长六寸。凡是三管，皆火气应之。

［二十］火生数二，成数七。《尚书·洪范》曰：“二曰火。”

［二十一］凡气因火变，则为焦。

［二十二］土精之气，其神意。脾为化谷，口主迎粮，故开窍于口。

［二十三］脾脉上连于舌本，故病气居之。

［二十四］性安静而化造。

［二十五］土王四季，故畜取丑牛，又以牛色黄也。

［二十六］色黄而味甘也。

［二十七］土之精气上为镇星，二十八年一周天。

［二十八］土之柔厚类肉气故。

［二十九］宫，土声也。律书以黄钟为浊宫，林钟为清宫。盖以林钟当六月管也。五音以宫为主。律吕初起于黄钟，为浊宫；林钟为清宫也。

［三十］土数五。《尚书·洪范》曰：“五曰土。”

［三十一］凡气因土变，则为香。

［三十二］金精之气，其神魄。肺藏气，鼻通息，故开窍于鼻。

［三十三］以肺在胸中，背为胸中之府也。

［三十四］性音声而坚劲。

［三十五］畜马者，取乾也。《易》曰："乾为马。"◎新校正云：按：《五常政大论》云："其畜鸡"。

［三十六］稻坚白。

［三十七］金之精气上为太白星，三百六十五日一周天。

［三十八］金之坚密类皮毛也。

［三十九］商，金声也。孟秋之月，律中夷则，大吕所生，三分减一，管率长五寸七分。仲秋之月，律中南吕，大簇所生，三分减一，管率长五寸三分。季秋之月，律中无[17]射，夹钟所生，三分减一，管率长五寸。凡是三管，皆金气应之。

［四十］金生数四，成数九。《尚书·洪范》曰："四曰金。"

［四十一］凡气因金变，则为腥膻之气也。

［四十二］水精之气，其神志。肾藏精，阴泄注，故开窍于二阴也。

［四十三］溪，谓肉之小会也。《气穴论》曰："肉之大会为谷，肉之小会为溪。"

［四十四］性润下而渗灌。

［四十五］彘，豕也。直利切。

［四十六］豆黑色。

［四十七］水之精气上为辰星，三百六十五日一周天。

［四十八］肾主[18]幽暗，骨体内藏，以类相同，故病居骨也。

［四十九］羽，水声也。孟冬之月，律中应钟，姑[19]洗所生，三分减一，管率长四寸七分半。仲冬之月，律中黄钟，仲吕所生，三分益一，管率长九寸。季冬之月，律中太吕，蕤宾所生，三分益一，管率长八寸四分。凡是三管，皆水气应之。

［五十］水生数一，成数六。《尚书·洪范》曰："一曰水。"

［五十一］凡气因水变，则为腐朽之气也。

【校注】

[1]《太素》"各有收受"作"有放"二字，朝鲜活字本"收"作"攸"。按："收受"同义连用。

[2]《太素》"酸"作"辛"。

[3]《太素》无"南方"二字。下"中央"、"西方"、"北方"并无。

[4]《太素》"苦"作"苦酸"。

[5]《太素》"上为荧惑星"作"其星上为荧惑"。

[6]《太素》无"是"字。

[7]《太素》"脾"作"脾胃"。

[8]《太素》"是以"作"故"。

[9] 道藏本"故"作"疾"。

[10]《太素》"是以"作"故"。

[11]《太素》无"故"字。

[12]《太素》"溪"下有"谷"字。

[13]《太素》"彘"作"豕"。

[14]《太素》无"是"字。

[15] 顾本"新校正"下有"云"字。下四"新校正"下并同。

[16] 顾本"一十"作"二十"。

[17] 顾本"无"误作"元"。

[18]《〈素问校讹〉校补》："古钞本'主'作'方'。"

[19] 顾本"姑"作"沽"。按："沽"、"姑"声同通用，或因下"洗"字类化偏旁。

故善为脉者，谨察五藏六府一逆一从[1]、阴阳表里雌雄之纪，藏之心意，合心[2]于精[一]，非其人勿教，非其真[3]勿授，是谓得道[二]。

【原注】

[一]心合精微，则深知通变。

[二]随其所能而与之，是谓得师资教授之道也。《灵枢经》曰：明目者，可使视色；耳聪[4]者，可使听音；捷疾辞语者，可使论语；徐而安静，手巧而

心审谛者，可使行针艾，理血气而调诸逆顺，察阴阳而兼诸方论[5]；缓节柔筋而心和调者，可使导引行气；痛毒言语轻人者，可使唾痈咒病；爪苦手毒，为事善伤者，可使按积抑痹。由是，则各得其能，方乃可行，其名乃彰。故曰非其人勿教，非其真勿授也[6]。

【校注】

[1]《太素》"一逆一从"作"逆顺"二字。

[2]《太素》"心"作"之"。

[3]《太素》"真"作"人"。

[4]《〈素问校讹〉校补》："古钞本、元椠本'耳聪'互乙。"

[5] 古林书堂本无"论"字。

[6]《灵枢·官能第七十三》作："明目者，可使视色；聪耳者，可使听音；捷疾辞语者，可使传论；语徐而安静，手巧而心审谛者，可使行针艾，理血气而调诸逆顺，察阴阳而兼诸方；缓节柔筋而心和调者，可使导引行气；疾毒言语轻人者，可使唾痈咒病；爪苦手毒，为事善伤者，可使按积抑痹：各得其能，方乃可行，其名乃彰；不得其人，其功不成，其师无名。故曰得其人乃言，非其人勿传。"

新刊黄帝内经素问卷第一

新刊黄帝内经素问卷第二

启玄子次注林亿孙奇高保衡等奉敕校正孙兆重改误

阴阳应象大论　阴阳离合论　阴阳别论

阴阳应象大论篇第五[一]

按：本篇包括以下内容：四时阴阳有规律的升降开阖，是天地的总规律，万物赖之以为主。治病必求其阴阳所属，“治病必求于本”。阴阳所具特性、正常变化运动特点与异常变化所生疾病。天地阴阳升降运动与人身阴阳升降运动特点。举水火为例，以喻阴阳特性，因论气、味属性、所养及人身形与气、精与气互相转化的运动变化规律，以及饮食气味过度之害。物之气味有厚薄之阴阳属性，气味厚薄的升降运动特点，以及人身之气盛衰的原因。气味太过，必有所伤。形气受伤于寒热，其病各不相同。天有六气，人体之内亦有内生五邪，皆能致人疾病，不只寒热二气。天有四时五行，以生寒暑燥湿风；人有五藏，以生喜怒悲忧恐；六气、五志过度，则伤人致病。病之寒热阴阳在一定条件下会发生转化：“重阴必阳，重阳必阴”。四时养生不慎，导致人体阳气升降开阖不能与天地阴阳升降开阖协调，到下一时节，因而发病，“冬伤于寒，春必温病；春伤于风，夏生飧泄；夏伤于暑，秋必痎疟；秋伤于湿，冬生咳嗽”。人之脏腑、经脉阴阳表里配合，经络分部及循行、气穴位置各有分布规律，并与四时阴阳运行之节外内相应。四时五藏阴阳系统。阴阳升降出入互更。如何法阴阳、调阴阳。人身之阴阳合于天地之阴阳，若阴阳偏盛偏衰，开阖升降失调，则各生疾病。举“七损八益”为例，言调阴阳当依道而行，未病先防。人身形体法象乎天地。凡养生、诊断、治疗，当法天之纪（时间），用地之理（空间），否则灾害至矣。善治者，治未病。天地不正之气，感人各伤其所。善治病者，当取法乎阴阳，见微得过，用之不殆。善诊者，当穷其所诊，以知疾病阴阳、部分、所苦、所在脏腑经络、产生原因，并据此施治，方能无误。论治病之法：治病当循其序；治病当因势利导；治病当分形之不足、精之不足，“形之不足者，温之以气”，“精之不足者，补之以味”；治病当审其阴阳气血，别其柔刚，因势而利导之。

自“黄帝曰阴阳者天地之道也”至“冬生咳嗽”见于《太素》卷三《阴阳大论》，部分内容又见于卷三十《四时之变》；自“帝曰法阴阳奈何”至“气虚则掣引之”见于《太素》卷三《阴阳大论》。本篇又分别见于《甲乙经》卷一第一、卷一第四、卷六第七、卷七第一上、卷九第三、卷十一第五。《脉经》6-1-5有与本篇相关内容。

黄帝曰：阴阳者，天地之道也[二]，万物之纲纪[三]，变化之父母[四]，生杀之本始[五]，神明之府也[六]。治病[1]必求于本[七]。

【原注】

[一]新校正云：按：全元起本在第九卷。

[二]谓变化生成之道也。《老子》曰：“万物负阴而抱阳，冲气以为和。”《易·系辞》曰：“一阴一阳之谓道。”此之谓也。

[三]滋生之用也。阳与之正气以生，阴为之主持以立，故为万物之纲纪也。《阴阳离合论》曰：“阳与之正，阴为之主。”则谓此也。

[四]异类之用也。何者？然：鹰化为鸠，田鼠化为鴽，腐草化为萤，雀入大水为蛤，雉入大水为蜃，如此皆异类因变化而成有[2]也。

[五]寒暑之用也。万物假阳气温而生，因阴气寒而死，故知生杀本始是阴阳之所运为也。

[六]府，宫[3]府[4]。言所以生杀变化之多端者何哉？以神明居其中也。下文曰：“天地之动静，神明为之纲纪。”故《易·系辞》曰：“阴阳不测之谓神。”亦谓居其中也。◎新校正云：详“阴阳”至“神明之府”与《天元纪大论》同，注颇异。

[七]阴阳与万类生杀变化犹然在于人身，同相参合，故治病之道必先

求之。

【校注】

[1]《太素》"病"下有"者"字。

[2]《素问校讹》:"元椠本'有'作'者'。"

[3] 古林书堂本"宫"作"官"。

[4] 顾本"府"下有"也"字。

故积阳为天，积阴为地[一]。阴静阳躁[二]。阳生阴长，阳杀阴藏[三][1]。阳化气，阴成形[四]。寒极生热，热极生寒[五]。寒气生浊，热气生清[六]。清气在下，则生飧泄；浊气在上，则生䐜胀[七]。此阴阳反作[2]，病之逆从也[八]。

【原注】

[一]言阴阳为天地之道者何？以此。

[二]言应物类运用之标格也。

[三]明前天地生杀[3]之殊用也。神农曰："天以阳生阴长，地以阳杀阴藏。"◎新校正云：详阴长阳杀之义，或者疑之，按《周易》八卦布四方之义，则可见矣。坤者，阴也，位西南隅，时在六月七月之交，万物之所盛长也，安谓阴无长之理？乾者，阳也，位戌亥之分，时在九月十月之交，万物之所收杀也，孰谓阳无杀之理？以是明之，阴长阳杀之理可见矣。此语又见《天元纪大论》，其说自异矣[4]。

[四]明前万物滋生之纲纪也。

[五]明前[5]之大体也。

[六]言正气也。

[七]热气在下，则谷不化，故飧泄；寒气在上，则气不散，故䐜胀。何者？以阴静而阳躁也。䐜，昌真切，肉胀起也。

[八]反，谓反复。作，谓作务。反复作务，则病如是。

【校注】

[1]《太素》"阳杀阴藏"作"阴杀阳藏"。

[2]"反作"者，不当作而作，所谓违反常度也。说详《校补》。《太素》

“反作”作“之袏也”。

[3] 顾本“生杀”二字互乙。

[4] 顾本“异”下无“矣”字。

[5]《素问校讹》:“古钞本‘前’下有‘变化’二字”。

故清阳为天，浊阴为地。地气上为云，天气下为雨。雨出地气，云出天气[一][1]。故清阳出上窍，浊阴出下窍[二]；清阳发腠理，浊阴走五藏[三]；清阳实四支，浊阴归[2]六府[四]。

【原注】

[一]阴凝上结，则合以成云；阳散下流，则注而为雨。雨从云以施化，故言雨出地；云凭气以交合，故言云出天。天地之理且然，人身清浊亦如是也。

[二]气本乎天者，亲上；气本乎地者，亲下，各从其类也。上窍，谓耳目鼻口。下窍，谓前阴后阴。

[三]腠理，谓滲泄之门，故清阳可以散发。五藏为包藏之所，故浊阴可以走之。滲，所禁切。

[四]四支外动，故清阳实之。六府内化，故浊阴归之。

【校注】

[1]《太素》“雨出地气，云出天气”作“雨出地，气出天”六字。

[2]《太素》“归”作“实”。

水为阴，火为阳[一]。阳为气，阴为味[二]。味归形，形归气。气归精，精归化[三][1]。精食气，形食味[四]。化生精，气生形[五][2]。味伤形，气伤精[六]。精化为[3]气，气伤于味[七]。阴味出下窍，阳气出上窍[八][4]。味厚者为阴，薄为阴之阳。气厚者为阳，薄为阳之阴[九]。味厚则泄，薄则通。气薄则发[5]泄，厚则发热[十][6]。壮火之气衰，少火之气壮[十一]。壮火食气，气食少火。壮火散气，少火生气[十二]。

【原注】

[一]水寒而静，故为阴。火热而躁，故为阳。

［二］气惟散布，故阳为之。味曰从形，故阴为之。

［三］形食味，故味归形。气养形，故形归气。精食气，［故气］归精[7]化生精，故精归化。故下文曰。

［四］气化，则精生；味和，则形长。故云食之也。

［五］精微之液，惟血化而成；形质之有，资气行营立。故斯二者，各奉生乎。

［六］过其节也。

［七］精承化养，则食气；精若化生，则不食气；精血内结，郁为秽腐攻胃，则五味倨然不得入也。女人重身精化百日皆伤于味也。

［八］味有质，故下流于便写之窍；气无形，故上出于呼吸之门。

［九］阳为气，气厚者为纯阳；阴为味，味厚者为纯阴。故味薄者，为阴中之阳；气薄者，为阳中之阴。

［十］阴气润下，故味厚则泄利；阳气炎上，故气厚则发热。味薄为阴少，故通泄；气薄为阳少，故汗出。发（与）［泄］[8]，谓汗出也。

［十一］火之壮者，壮已必衰；火之少者，少已则壮。

［十二］气生壮火，故云壮火食气；少火滋气，故云气食少火。以壮火食气，故气得壮火则耗散；以少火益气，故气得少火则生长。人之阳气，壮少必然。

【校注】

[1]《太素》无“精归化”三字。

[2]《太素》无“化生精，气生形”六字。

[3]《太素》“为”作“於”。

[4]《太素》无“阴”、“阳”二字。

[5]《太素》无“发”字。

[6]《太素》无“热”字。

[7] 顾本“归精”上有“故气”二字，据补。

[8] 顾本“与”作“泄”，据改。

气味：辛甘发散为阳，酸苦涌泄为阴[一]。

阴胜则阳病，阳胜则阴病[二]。

阳胜则热，阴胜则寒[三]。

重寒则热，重热则寒[四][1]。

寒伤形，热伤气[五]。气伤痛，形伤肿[六]。故先痛而后肿者，气伤形也；先肿而后痛者，形伤气也[七]。

风胜则动[八]，热胜则肿[九]，燥胜则干[十]，寒胜则（浮）[冱][十一][2]，湿胜则濡写[十二][3]。

【原注】

[一]非惟气味分正阴阳然，辛甘酸苦之中复有阴阳之殊气尔。何者？辛散甘缓，故发散为阳；酸收苦泄，故涌泄为阴之也[4]。

[二]胜则不病，不胜则病。

[三]是则太过而致也。◎新校正云：按：《甲乙经》作“阴病则热，阳病则寒。”文异意同[5]。

[四]物极则反，亦犹壮火之气衰，少火之气壮也。

[五]寒，则卫气不利，故伤形；热，则荣气内消，故伤气。虽阴成形，阳化气，一过其节，则形气被伤[6]。

[六]气伤，则热结于肉分，故痛；形伤，则寒薄于皮腠，故肿。

[七]先气证而病形，故曰气伤形；先形证而病气，故曰形伤气。

[八]风胜，则庶物皆摇，故为动。◎新校正云：按：《左传》曰：“风淫末疾。”即此义也。

[九]热胜，则阳气内郁，故洪肿暴作，甚则荣气逆于肉理，聚为痈脓之肿。

[十]燥胜，则津液竭涸，故皮肤干燥。

[十一]寒胜，则阴气结于玄府，玄府闭密，阳气内攻，故为（浮）[冱]。

[十二]湿胜，则内攻于脾胃；脾胃受湿，则水谷不分；水谷相和，故大肠传道而注写也。以湿内盛而写，故谓之濡写。◎新校正[7]：按：《左传》曰：“雨淫腹疾。”则其义也。“风胜则动”至此五句，与《六元正纪[8]大论》文重，彼注颇详[9]。

【校注】

[1]《太素》“重寒则热，重热则寒”作“重热则寒，重阴则热”。

[2]“浮”为“泺”之误字，“泺”为“迈”的俗字。说详《校补》。《太素》作“寒胜则胕”。

[3]《太素》无“写”字。

[4]顾本无“之也”二字。

[5]《太素》“阳胜则热，阴胜则寒”亦作“阴病则热，阳病则寒”。

[6]古林书堂本、熊本、道藏本、赵本“被伤”作“破荡”。

[7]顾本“新校正”下有“云”字。

[8]顾本“六元正纪”误作“天元纪”。

[9]顾本“详”下有“矣”字。

天有四时五行，以长生[1]收藏，以生寒暑燥湿风[一][2]。人有五藏，化[3]五气，以生[4]喜怒悲忧恐[二]。故喜怒伤气，寒暑伤形[三]。暴怒伤阴，暴喜伤阳[四]。厥气上行，满脉去形[五][5]。喜[6]怒不节，寒暑过度，生乃不固[六]。故[7]重阴必阳，重阳必阴[七][8]。故曰：冬伤于寒，春必温病[八][9]；春伤于风，夏生飧泄[九][10]；夏伤于暑，秋必[11]痎疟[十]；秋伤于湿，冬生咳嗽[十一]。

【原注】

[一]春生、夏长、秋收、冬藏，谓四时之生长收藏。冬（小）[水][12]寒、夏（大）[火][13]暑、秋金燥、春木风、长夏土湿，谓五行之寒暑湿燥风也。然四时之气，（王）[土][14]虽寄王，原其所主则湿，属中央，故云五行以生寒暑燥湿风五气也。

[二]五藏，谓肝心脾肺肾。五气，谓喜怒悲忧恐。然是五气更伤五藏之和气矣。◎新校正云：按：《天元纪大论》“悲”作“思”。又，本篇下文肝在志为怒，心在志为喜，脾在志为思，肺在志为忧，肾在志为恐。《玉机真藏论》作“悲”。诸论不同。皇甫士安《甲乙经》“精神五藏篇”具有其说。盖言悲者，以悲能胜怒，取五志迭相胜而为言也；举思者，以思为脾之志也。各举[一][15]，则义俱不足；两见之，则互相成义也。

[三]喜怒之所生，皆生于气，故云喜怒伤气；寒暑（伤）[之][16]所胜，皆胜于形，故云寒暑伤形。近取（诸）[举][17]凡，则如斯矣；细而言者，则热伤于气，寒伤于形。

[四]怒则气上，喜则气下，故暴卒气上则伤阴，暴卒气下则伤阳。

［五］厥，气逆也。逆气上行，满于经络，则神气浮越，去离形骸[18]。

［六］《灵枢经》曰："智者之养生也，必顺四时而适寒暑，和喜怒而安居处。"[19] 然喜怒不常[20]，寒暑过度，天年[21]之气何可久长！

［七］言伤寒、伤暑亦如是。

［八］夫伤于四时之气皆能为病，以伤寒为毒者，最为杀厉之风[22]。中而即病，故曰伤寒；不即病者，寒毒藏于肌肤，至春变为温病，至夏变为暑病。故养生者必慎伤于邪也。

［九］风中于表，则内应于肝；肝气乘脾，故飧泄。◎新校正云：按：《生气通天论》云："春伤于风，邪气留连，乃为洞泄。"

［十］夏暑已甚，秋热复壮，两热相攻，故为痎疟。痎，瘦也。

［十一］秋湿既多，冬水复王，水湿相得，肺气又衰，故冬寒甚则为嗽。◎新校正云：按：《生气通天论》云："秋伤于湿，上逆而咳，发为痿厥。"

【校注】

[1] 顾本作"长生"二字互乙。

[2]《太素》无"风"字。

[3]《〈素问校讹〉校补》："古钞本'化'下有'为'字。"《甲乙经》同，《太素》"化"作"有"。

[4]《太素》无"生"字。

[5]《太素》无"暴怒伤阴，暴喜伤阳。厥气上行，满脉去形"四句十六字。

[6]《太素》、《甲乙经》"喜"上有"故曰"二字。

[7]《太素》、《甲乙经》无"故"字。

[8]《甲乙经》"重阳必阴"句下有"此阴阳之变也"六字。

[9] 古林书堂本、道藏本、熊本、赵本、朝鲜活字本、朝鲜小字本、《太素》、《甲乙经》"温病"作"病温"。

[10]《甲乙经》无"春伤于风，夏生飧泄"八字。

[11]《太素》"必"作"生"。

[12] 顾本"小"作"水"，义长，据改。

[13] 顾本"大"作"火"，义长，据改。

[14] 顾本"王"作"土"，义长，据改。

[15] 顾本“举”下有“一”字，据补。

[16] 顾本“伤”作“之”，据改。

[17] 顾本“诸”作“举”，据改。

[18] 顾本“骸”下有“矣”字。

[19]《灵枢·本神第八》云：“故智者之养生也，必顺四时而适寒暑，和喜怒而安居处，节阴阳而调刚柔，如是，则僻邪不至，长生久视。”

[20] 顾本“常”作“恒”。

[21] 顾本“年”作“真”。

[22] 顾本“风”作“气”。

帝曰：余闻上古圣人论理人形，列别藏府，端络[1]经脉，会通六合，各从其经。气穴所发，各有处名。溪谷属骨，皆有所起。分部逆从，各有条理。四时阴阳，尽有经纪。外内之应，皆有表里。其信然乎[一]？

【原注】

[一] 六合，谓十二经脉之合也。《灵枢经》曰：太阴阳明为一合，少阴太阳为一合，厥阴少阳为一合。手足之脉各三，则为六合也[2]。手厥阴，则心包胳[3]脉也。《气穴论》曰：“肉之大会为谷，肉之小会为溪。肉分之间，溪谷之会，以行荣卫，以会大气。”属骨者，为骨相连属处。表里者，诸阳经脉皆为表，诸阴经脉皆为里。◎新校正云：详“帝曰”至“信其然乎”，全元起本及《大素》在“上古圣人之教也”上。

【校注】

[1]“络”，当作“格”，盖涉下“经”字类化。《玉篇·木部》：“格，量也。”《广韵·陌韵》：“格，度也。”

[2] 原文见《灵枢·经别第十一》，此约而言之也。

[3] 周本“胳”作“络”。“胳”为“络”之换旁俗字。

岐伯对曰：东方生风[一]，风生木[二]，木生酸[三]，酸生肝[四]，肝生筋[五]，筋生心[六]。肝主目[七]。其在天为玄[八]，在人为道[九]，在地为化[十]。化生五味[十一]，道生智[十二]，玄生神[十三]。神在天为风[十四]，在地为木[十五]，在体为筋

[十六]，在藏为肝[十七]，在色为苍[十八]，在音为角[十九]，在声为呼[二十]，在变动为握[二十一]，在窍为目[二十二]，在味为酸[二十三]，在志为怒[二十四]。怒伤肝[二十五]，悲胜怒[二十六]。风伤筋[二十七]，燥胜风[二十八]。酸伤筋[二十九]，辛胜酸[三十]。

【原注】

[一]阳气上腾，散为风也。风者，天之号令。风为教始，故生自东方。

[二]风鼓木荣，则风生木也。

[三]凡物之味酸者，皆木气之所生也。《尚书·洪范》曰："曲直作酸。"

[四]生，谓生长也。凡味之酸者，皆先生长于肝。

[五]肝之精气生养筋也。

[六]阴阳书曰：木生火。然肝之木气内养筋已，乃生心也[1]。

[七]目见曰明，类齐同也。

[八]玄，谓玄冥。言天色高远，尚未盛明也。

[九]道，谓道化。以道而化，人则归从。

[十]化，谓造化也。庶类时育，皆造化者也。

[十一]万物生，五味具，皆变化为母而使生成也。

[十二]智从正化而有，故曰道生智。

[十三]玄冥之内，神处其中，故曰玄生神。

[十四]飞扬鼓坼，风之用也。然发而周远，无所不通，信乎神化而能尔。

[十五]柔软曲直，木之性也。◎新校正云：详"其在天"至"为木"，与《天元纪大论》同，注颇异。

[十六]束络连缀而为力也。

[十七]其神魂也。道经义曰：魂居肝。魂静，则至道不乱。

[十八]苍，谓薄青色，象木色也。

[十九]角，谓木音，调而直也。《乐记》曰："角乱则忧，其民怨。"

[二十]呼，谓叫呼，亦谓之啸。

[二十一]握，所以牵就也。◎新校正云：按：杨上善云："握忧哕咳慄五者，改志而有，名曰变动也。"

[二十二]目，所以司见形色。

[二十三]酸，可用收敛也。

[二十四]怒，所以禁非也。

[二十五]虽志为怒，甚则自伤。

[二十六]悲，则肺金并于肝木，故胜怒也。《宣明五藏气[2]篇》曰："精气并于肺则悲。"◎新校正云：详五志云怒喜思忧恐，"悲"当云"忧"，今变"忧"为"悲"者，盖以恚忧而不解则伤意，悲哀而动中则伤魂，故不云"忧"也。

[二十七]风胜，则筋络拘急。◎新校正云：按：《五运行大论》曰："风伤肝。"

[二十八]燥为金气，故胜木风。

[二十九]过节也。

[三十]辛，金味，故胜木酸。

【校注】

[1]《〈素问校讹〉校补》："元椠本'也'作'火'。"

[2]顾本无"气"字。

南方生热[一]，热生火[二]，火生苦[三]，苦生心[四]，心生血[五]，血生脾[六]。心主舌[七]。其在天为热[八]，在地为火[九]，在体为脉[十]，在藏为心[十一]，在色为赤[十二]，在音为徵[十三]，在声为笑[十四]，在变动为忧[十五]，在窍为舌[十六]，在味为苦[十七]，在志为喜[十八]。喜伤心[十九]，恐胜喜[二十]。热伤气[二十一]，寒胜热[二十二]。苦伤气[二十三]，咸胜苦[二十四]。

【原注】

[一]阳气炎燥[1]，故生热。

[二]钻燧改火，惟热是生。

[三]凡[2]物之味苦者，皆火气之所生也。《尚书·洪范》曰："炎上作苦。"

[四]凡味之苦者，皆先生长于心。

[五]心之精气生养血也。

[六]阴阳书曰：火生土。然心火之气内养血已，乃生脾土。◎新校正云：按：《太素》"血"作"脉"。

[七]心别是非，舌以言事，故主舌。

［八］暄暑炽燠，热之用也。

［九］炎上翕赩，火之性也。赩，许极切。

［十］通行荣卫而养血也。

［十一］其神（神）［心］[3]也。道经义曰：神处心。神守，则血气流通。

［十二］象火也[4]。

［十三］徵谓火音，和而美也。《乐记》曰："徵乱则哀，其事勤。"

［十四］笑，喜声也。

［十五］忧可以成务。◎新校正云：按：杨上善云："心之忧在心变动，肺之忧在肺之志。"是则肺主于秋，忧为正也；而[5]心主于夏，变而生忧也。

［十六］舌，所以司辨五味也。《金匮真言论》曰："南方赤色，入通于心，开窍于耳。"寻其为窍，则古义便乖；以其主味，故云舌也。

［十七］苦，可用燥泄也。

［十八］喜，所以和乐也。

［十九］虽志为喜，甚则自伤。

［二十］恐，则肾水并于心火，故胜喜也。《宣明五气[6]篇》曰："精气并于肾则恐。"

［二十一］热胜则喘息促急。

［二十二］寒为水气，故胜火热。

［二十三］以（人）［火］[7]生也。◎新校正云：详此篇论所伤之旨，其例有三：东方云风伤筋，酸伤筋；中央云湿伤肉，甘伤肉。是自伤者也。南方云热伤气，苦伤气；北方云寒伤血，咸伤血。是伤己所胜。西方云热伤皮毛，是被胜伤己；辛伤皮毛，是自伤者也。凡此五方所伤，有此三例不同。《大素》则俱云自伤。

［二十四］咸，水味，故胜火苦。

【校注】

[1]《〈素问校讹〉校补》："元椠本'燥'作'铄'。"熊本作"烁"。

[2] 古林书堂本"凡"作"生"。

[3] 顾本"神"作"心"，据改。

[4] 顾本"也"作"色"。

[5] 顾本无"而"字。

[6] 顾本“气”作“藏”。

[7] 顾本“人”作“火”，据改。

中央生湿[一]，湿生土[二]，土生甘[三]，甘生脾[四]，脾生肉[五]，肉生肺[六]。脾主口[七]。其在天为湿[八]，在地为土[九]，在体为肉[十]，在藏为脾[十一]，在色为黄[十二]，在音为宫[十三]，在声为歌[十四]，在变动为哕[十五]，在窍为口[十六]，在味为甘[十七]，在志为思[十八]。思伤脾[十九]，怒胜思[二十]。湿伤肉[二十一]，风胜湿[二十二]。甘伤肉[二十三]，酸胜甘[二十四]。

【原注】

[一]阳气盛薄，阴气固[1]升，升薄相合，故生湿也。《易》义曰：阳上薄阴，阴能固之，然后蒸而为雨。明湿生于固阴之气也。◎新校正云：按：杨上善云：“六月四阳二阴，合蒸以生湿气也。”

[二]土湿则固，明湿生也。◎新校正云：按：杨上善云：“四阳二阴，合而为湿，蒸腐万物成土也。”

[三]凡物之味甘者，皆土气之所生也。《尚书·洪范》曰：“稼穑作甘。”

[四]凡味之甘者，皆先生长于脾。

[五]脾之精气生养肉也。

[六]阴阳书曰：土生金。然脾土之气内养肉已，乃生肺金。

[七]脾受水谷，口纳五味，故主口。

[八]雾露云雨，湿之用也。

[九]安静稼穑，土之德也。

[十]覆裹筋骨，充其形也。

[十一]其神意也。道经义曰：意托脾。意宁，则智[2]无散越。

[十二]象土色[3]。

[十三]宫，谓土音，大而和也。《乐记》曰：“宫乱则荒，其君骄。”

[十四]歌，叹声也。

[十五]哕，谓哕噫，胃寒所生。◎新校正云：详王谓哕为哕噫。噫非哕也。按：杨上善云：“哕，气泝[4]也”哕，乙劣切。噫，乌界切。

[十六]口，所以司纳水谷。

[十七]甘，可用宽缓也。

［十八］思，所以知远也。

［十九］虽志为思，甚则自伤。

［二十］怒则不思，胜可知矣。

［二十一］脾主肉而恶湿，故湿胜则肉伤。

［二十二］风为木气，故胜土湿。

［二十三］亦过节也。◎新校正云：按：《五运行大论》云："甘伤脾。"

［二十四］酸，木味，故胜土甘。

【校注】

[1]"固"当作"同"，字之误也。下"固之"同。

[2] 周本"智"作"志"。

[3] 顾本"色"下有"也"字。

[4] 泝，逆也。顾本"泝"作"忤"。

西方生燥[一]，燥生金[二]，金生辛[三]，辛生肺[四]，肺生皮毛[五]，皮毛生肾[六]。肺主鼻[七]。其在天为燥[八]，在地为金[九]，在体为皮毛[十]，在藏为肺[十一]，在色为白[十二]，在音为商[十三]，在声为哭[十四]，在变动为咳[十五]，在窍为鼻[十六]，在味为辛[十七]，在志为忧[十八]。忧伤肺[十九]，喜胜忧[二十]。热伤皮毛[二十一]，寒胜热[二十二]。辛伤皮毛[二十三]，苦胜辛[二十四]。

【原注】

［一］天气急切，故生燥。

［二］金燥有声，则生金也。

［三］凡物之味辛者，皆金气之所生也。《尚书·洪范》曰："从革作辛。"

［四］凡味之辛者，皆先生长于肺。

［五］肺之精气生养皮毛。

［六］阴阳书曰：金生水。然肺金之气养皮毛已，乃生肾水。

［七］肺藏气，鼻通息，故主鼻。

［八］轻急劲强，燥之用也。

［九］坚劲从革，金之性也。

［十］包藏肤腠，捍[1]其邪也。

[十一]其神魄也。道经义曰：魄在肺。魄安，则德修寿延。

[十二]象金色。

[十三]商，谓金声，轻而劲也。《乐记》曰："商乱则陂，其官坏。"

[十四]哭，哀声也。

[十五]咳，谓咳嗽，所以利咽喉也。

[十六]鼻，所以司嗅、呼吸。

[十七]辛，可用散、润也。

[十八]忧，深虑也。

[十九]虽志为忧，过则损也。

[二十]喜，则心火并于肺金，故胜忧也。《宣明五气篇》曰："精气并于心则喜。"

[二十一]热从火生，耗津液故。

[二十二]阴制阳也。◎新校正云：按：《大素》作"燥伤皮毛，热胜燥。"又按：王注《五运行大论》云火有二别，故此再举热伤之形证。

[二十三]过而招损。

[二十四]苦，火味，故胜金辛。

【校注】

[1] 顾本"捍"作"扞"。

北方生寒[一]，寒生水[二]，水生咸[三]，咸生肾[四]，肾生骨髓[五]，髓生肝[六]。肾主耳[七]。其在天为寒[八]，在地为水[九]，在体为骨[十]，在藏为肾[十一]，在色为黑[十二]，在音为羽[十三]，在声为呻[十四]，在变动为慄[十五]，在窍为耳[十六]，在味为咸[十七]，在志为恐[十八]。恐伤肾[十九]，思胜恐[二十]。寒伤血[二十一]，燥胜寒[二十二]。咸伤血[二十三]，甘胜咸[二十四]。

【原注】

[一]阴气凝冽，故生寒也。

[二]寒气盛凝变为水。

[三]凡物之味咸者，皆水气之所生也。《尚书·洪范》曰："润下作咸。"

[四]凡味之咸者，皆先[1]生长于肾。

[五]肾之精气生养骨髓。

[六]阴阳书曰：水生木。然肾水之气养骨髓已，乃生肝木。

[七]肾属北方，位居幽暗，声入，故主耳。

[八]藏[2]清惨冽[3]，寒之用也。

[九]清洁润下，水之用也。

[十]端直贞干，以立身也。

[十一]其神志也。道经义曰：志藏肾。志营，则骨髓满实。

[十二]象水色。

[十三]羽，谓水音，沈而深也。《乐记》曰："羽乱则危，其财匮。"

[十四]呻，吟声也。

[十五]慄，谓战慄，甚寒、大恐而悉有之。

[十六]耳，所以司听五音。◎新校正云：按：《金匮真言论》云："开窍于二阴。"盖以心寄窍于耳，故与此不同。

[十七]咸，可用柔耎也。

[十八]恐，所以惧恶也。

[十九]恐而不已，则内感于肾，故伤也。《灵枢经》曰："恐惧而不解则伤精。"[4]明感肾也。

[二十]思深虑远，则见事源，故胜恐也。

[二十一]寒则血凝，伤可知也。◎新校正云：按：《大素》"血"作"骨"。

[二十二]燥从热生，故胜寒也。◎新校正云：按：《大素》"燥"作"湿"。

[二十三]食咸而渴，伤血可知。◎新校正云：按：《大素》"血"作"骨"。

[二十四]甘，土味，故胜水咸。◎新校正云：详自前"岐伯对曰"至此，与《五运行论[5]》同，两注颇异，当并用之。

【校注】

[1] 顾本"皆"下无"先"字。

[2] 顾本"藏"作"凝"。

[3] 顾本"冽"作"列"。

[4] 见《本神第八》。

[5]《〈素问校讹〉校补》："古钞本'论'上有'大'字。"

故曰：天地者，万物之上下也[一]；阴阳者，血气之男女也[二]；左右者，阴阳之道路也[三]；水火者，阴阳之征兆也[四]；阴阳者，万物之能始也[五]。故曰：阴在内，阳之守也；阳在外，阴之使也[六]。

【原注】

[一]观其覆载，而万物之上下可知[1]矣。

[二]阴主血，阳主气。阴生女，阳生男。

[三]阴阳间气左右循环，故左右为阴阳之道路也。◎新校正云：详间气之说具《六微旨大论》中。杨上善云："阴气右行，阳气左行，谓此也[2]。"

[四]观水火之气，则阴阳征兆可明[3]矣。

[五]谓能为变化[4]生成之元始。◎新校正云：详"天地者"至"万物之能始"与《天元纪大论》同，注颇异。彼无"阴阳者血气之男女"一句，又以"金木者生成之终始"代"阴阳者万物之能始"。能，奴代切。下能夏、形能并同上。

[六]阴静，故为阳之镇守；阳动，故为阴之役使。

【校注】

[1] 顾本"知"作"见"。

[2] 顾本无"谓此也"三字。

[3] 周本"明"作"知"。

[4] 顾本"变化"下有"之"字。

帝曰：法阴阳奈何？岐伯曰：阳胜，则身热，腠理闭，喘麤[1]，为之俯仰；汗不出而热，齿干[2]以烦宪[3]，腹满[4]，死，能冬不能夏[一][5]。阴胜，则身寒，汗出，身常清[6]，数慄而寒；寒则厥，厥则腹满，死[二]，能夏不能冬[三]。此阴阳更胜之变，病之形能也。

【原注】

[一]阳胜，故能冬；热甚，故不能夏。

[二]厥，谓气逆。

［三］阴胜，故能夏；寒甚，故不能冬。

【校注】

[1]《太素》"喘麤"作"而麤"，属上读。

[2]《太素》"齿干"二字互乙。

[3]《太素》"宽"作"悗"，《甲乙经》作"闷"。

[4]《甲乙经》"满"作"胀"。

[5]《甲乙经》二"能"字并作"耐"。下"能夏不能冬"同。

[6]朝鲜活字本"清"作"凊"。按：俗书氵、冫相乱，凡训"寒凉"之"清"，皆当作"凊"。馀或同，不复出校。

帝曰：调此二者奈何［一］？岐伯曰：能知[1]七损八益，则二者可调；不知用此，则早衰之节也［二］[2]。年四十，而阴气自半也，起居衰矣［三］；年五十，体重，耳目不聪明矣［四］；年六十，阴痿，气大[3]衰，九窍不利，下虚上实，涕泣俱出矣［五］。故曰：知之则强，不知则老［六］。故同出而名异耳［七］[4]。智者察同，愚者察异［八］。愚者不足，智者有馀［九］。有馀，则耳目聪明，身体轻强，老者[5]复壮，壮者益治［十］[6]。是以圣人为无为之事，乐恬憺之能[7]，从欲快志于虚无之守，故寿命无穷，与天地终。此圣人之治身也［十一］。

【原注】

［一］调，谓顺天癸[8]性而治身之血气精气也。

［二］用，谓房色也。女子以七七为天癸之终，丈夫以八八为天癸之极。然知八可益，知七可损，则各随气分修养天真，终其天年以度百岁。《上古天真论》曰："女子二七天癸至，月事以时下。""丈夫二八天癸至，精气溢写。"然阴七可损，则海满而血自下；阳八宜益，交会而泄精。由此，则七损八益理可知矣。

［三］内耗，故阴减；中干，故气力始衰。《灵枢经》曰：人年四十，腠理始疏，荣华稍落，发班白[9]。由此之节言之，亦起居衰之次也。

［四］衰之渐也。

［五］衰之甚矣。

［六］知，谓知七损八益全形保性之道也。

［七］同，谓同于好欲。异，谓异其老壮之名。

［八］智者察同欲之间而能性道，愚者见形容别异方乃效之。自性，则道益有馀；放效，则治生不足。故下文曰。放，妃两反。

［九］先行，故有馀；后学，故不足。

［十］夫保性全形，盖由知道之所致也。故曰道者不可斯须离，可离非道。此之谓也。

［十一］圣人不为无益以害有益，不为害性而顺性，故寿命长远，与天地终。庚桑楚曰："圣人之于声色滋[10]味也，利于性则取之，害于性则损之。"此全性之道也。《书》曰："不作无益害有益"也。

【校注】

[1]《太素》"知"作"去"。

[2]《太素》"则早衰之节也"作"则早衰衰之节"。

[3]《太素》"气大"二字互乙。

[4]《太素》"耳"作"耶"。

[5]《太素》"者"作"年"。

[6]《太素》"治"作"理"，盖避讳改字。

[7]胡澍谓"能"读为"态"。

[8]"癸"，读若"揆"，度也。

[9]《灵枢·天年第四十五》作"四十岁，五藏六府十二经脉皆大盛以平定，腠理始疏，荣华颓落，发颇班白，平盛不摇，故好坐"。顾本"班"作"斑"。

[10]顾本"滋"作"嗞"，盖因下"味"字而类化意符。

天不足西北，故西北[1]方阴也，而人右耳目不如左明也[一]。地不满东南，故东南[2]方阳也，而人左手足不如右强也[二]。

帝曰：何以然？

岐伯曰：东方，阳也。阳者，其精并于上；并于上，则上明[3]而下虚，故使耳目聪明而手足不便也。西方，阴也。阴者，其精并于下；并于下，则下盛而上虚，故其耳目不聪明而手足便也[4]。故俱感于邪，其在上，则右甚；在下，则左甚。此天地阴阳所不能全也，故邪居之[三]。

【原注】

[一]在上，故法天。

[二]在下，故法地。

[三]夫阴阳之应天地，犹水之在器也。器圆，则水圆；器曲，则水曲。人之血气亦如是。故随不足，则邪气留居之。并，去声。

【校注】

[1]《太素》无“北”字。

[2]《太素》无“南”字。

[3]《淮南子·说林》：“石生而坚，兰生而芳，少自其质，长而愈明。”高注：“明，犹盛也。”

[4]《太素》无自“西方阴也”至“手足便也”三十二字。

故天有精，地有形。天有八纪，地有五里[一][1]。故能为万物之父母[二]。清阳上天，浊阴归地[三]。是故天地之动静，神明为之纲[2]纪[四]。故能以生长收藏[3]，终而复始[五]。惟[4]贤人上配天以养头，下象地以养足，中傍[5]人事以养五藏[六]。天气通于肺[七]，地气通于嗌[八][6]，风气通于肝[九]，雷气通于心[十]，谷气通于脾[十一]，雨气通于肾[十二]。六经为川[十三]，肠胃为海[十四]，九窍为水注之气[十五]。以天地为之阴阳[十六]：阳之汗，以天地之雨名之[十七]；阳之气，以天地之疾[7]风名之[十八]。暴气[8]象雷[十九]，逆气[9]象阳[二十]。故治不法天之纪，不用地之理，则灾害至矣[二十一]。

【原注】

[一]阳为天，降精气以施化；阴为地，布和气以成形。五行为生育之井里，八风为变化之纲纪。八纪，为[10]八节之纪。五里，谓五行化育之里[11]。

[二]阳天化气，阴地成形，五里运行，八风鼓坼[12]，收藏生长，无替时宜。夫如是，故能为万物变化之父母也。

[三]所以能为万物之父母者何？以有是之升降也。

[四]清阳上天，浊阴归地。然其动静谁所主司？盖由神明之纲纪尔。上文曰“神明之府”，此之谓也。

[五]神明之运为[13]乃能如是。

[六]头圆，故配天；足方，故象地。人事更易，五藏递迁，故从而养也。

[七]居高故。

[八]次下故。嗌，伊昔反[14]。

[九]风生木故。

[十]雷象火之有声故。

[十一]谷空虚，脾受纳故。

[十二]肾主水故。◎新校正云：按：《千金方》云："风气应于肝，雷气动于心，穀气感于脾，雨气润于肾。"

[十三]流注不息故。

[十四]以皆受纳也。《灵枢经》曰：胃为水谷之海[15]。

[十五]清明者，象水之内明；流注者，象水之流注。

[十六]以人事配象，则近指天地以为阴阳。

[十七]夫人汗泄于皮腠者，是阳气之发泄尔。然其取类于天地之间，则云腾雨降而相似也。故曰阳之汗以天地之雨名之。

[十八]阳气散发，疾风飞扬，故以应之。旧经无"名之"二字，寻前类例，故加之。

[十九]暴风[16]鼓击鸣转有声故。

[二十]逆气凌[17]上，阳气亦然。

[二十一]背天之纪，违地之理，则六经反作，五气更伤，真气既伤，则灾害之至可知矣。◎新校正云：按：上文"天有八纪，地有五里"，此文注中"理"字当作"里"。

【校注】

[1]《太素》"里"作"理"。

[2]《太素》无"纲"字。

[3]《太素》"生长收藏"作"生长化成以藏"。

[4]《太素》"惟"作"唯"。

[5]《太素》"傍"作"象"。

[6]《太素》、《甲乙经》"嗌"作"咽"。

[7]《太素》无"疾"字。

[8] 古林书堂本、道藏本、吴悌本、赵本、《甲乙经》"气"作"风"。

[9] 道藏本"气"作"风",《太素》"逆气"二字互乙。

[10] 顾本"为"作"谓"。

[11]《素问校讹》:"古钞本'里'作'理'。"

[12] 顾本"坼"作"折"。俗书末笔加点与否甚随意,"折"当作"拆"。"拆"、"坼"古今字。

[13] 周本无"为"字。

[14] 顾本"昔"误作"者","反"作"切"。

[15]《灵枢·海论第三十三》作"胃者水谷之海"。

[16] 顾本"风"作"气"。

[17] 顾本"凌"作"陵"。

故邪[1]风之至,疾如风雨[一]。故善治者,治皮毛[二];其次,治肌肤[三];其次,治筋脉[四];其次,治六府[五];其次,治五藏。治五藏者,半死半生也[六][2]。故天之邪气,感则害人五藏[七];水谷之寒热,感则害于六府[八];地之湿气,感则害皮肉筋脉[九]。

【原注】

[一]至,谓至于身形。

[二]止于萌也。

[三]救其已生。

[四]攻其已病。

[五]治其已甚。

[六]治其已成。神农曰:病势已成,可得半愈。然初成者获愈,固久者伐形,故治五藏者,半生半死也。

[七]四时之气,八正之风,皆天邪也。《金匮真言论》曰:"八风发邪,以为经风,触五藏,邪气发病。"故天之邪气,感则害人五藏。

[八]热伤胃及膀胱,寒伤肠及胆气。

[九]湿气胜,则荣卫之气[3]不行,故感则害于皮肉筋脉。

【校注】

[1]《太素》无“邪”字。

[2]《甲乙经》“半死半生也”作“半生半死矣”。

[3] 古林书堂本“气”作”脉”。

故善[1]用针者，从阴引阳，从阳引阴；以右治左，以左治右；以我知彼，以表知里；以观过与不及之理。见微得[2]过，用之不殆[一]。

【原注】

[一]深明故也。

【校注】

[1]《太素》无“善”字。

[2] 古林书堂本、道藏本、熊本、吴悌本、赵本、詹本、朝鲜活字本、朝鲜小字本“得”作“则”,《甲乙经》同。

善诊者，察色[1]按脉，先别阴阳[一]。审清浊，而知部分[二]；视喘息，听音声，而知所苦[三]；观权衡规矩，而知病所主[四][2]，按尺寸，观浮沈滑濇，而知病所生。以治，无过[五]；以诊，则不[3]失矣[六]。

【原注】

[一]别于阳者，则知病处；别于阴者，则知死生之期。

[二]谓察色之青赤黄白黑也。部分，谓藏府之位可占候[4]。

[三]谓听声之宫商角徵羽也。视喘息，谓候呼吸之长短也。

[四]权，谓秤权。衡，谓星衡。规，谓圆形。矩，谓方象。然权也者，所以察中外；衡也者，所以定高卑；规也者，所以表柔虚；矩也者，所以明强盛。《脉要精微论》曰：“以春应中规”，言阳气柔软；“以夏应中矩”，言阳气盛强；“以秋应中衡”，言阴升阳降，气有高下；“以应冬[5]中权”，言阳气居下也。故善诊之用必备见焉。所主者，谓应四时之气所主生病之在高下中外也。

[五]浮沈滑濇，皆脉象也。浮脉者，浮于手下也；沈脉者，按之乃得也；

滑脉者，往来易；濇脉者，往来难。故审尺寸，观浮沈，而知病之所生，以治之也。◎新校正云：按：《甲乙经》作“知病所在，以治则无过”，下“无过”二字续此为句。濇，音色。

[六]有过无过皆以诊之[6]，则所主治无误失也。

【校注】

[1]《太素》无“察色”二字。

[2]《太素》“主”作“在”，《甲乙经》作“生”。

[3]明蓝格钞本《甲乙经》“不”作“无”。

[4]顾本“候”下有“处”字。

[5]顾本“应冬”作“冬应”。

[6]顾本“之”作“知”。

故曰：病之始起也，可刺而已[一]；其盛，可待衰而已[二][1]。故[2]因其轻而扬之[三]，因其重而减之[四]，因其衰而彰之[五]。形不足者，温之以气；精不足者，补之以味[六]。其高者，因而越之[七]；其下者，引而竭之[八]。中满者，写之于内[九]。其有邪者，渍形以为汗[十]。其在皮者，汗而发之[十一]；其慓悍者，按而收之[十二]。其实者，散而写之[十三]。审其阴阳，以别柔刚[十四]，阳病治阴，阴病治阳[十五]，定其血气，各守其乡[十六]。血实宜决之[十七]，气虚宜掣引之[十八][3]。

【原注】

[一]以轻微也。

[二]病盛取之，毁伤真气，故其盛者必可待衰。

[三]轻者，发扬则邪去。

[四]重者，即[4]减去之。

[五]因病气衰攻令邪去，则真气坚固，血色彰明。

[六]气，谓卫气。味，谓五藏之味也。《灵枢经》曰：“卫气者，所以温分肉而充皮肤，肥腠理而司开阖。”[5]故卫气温，则形分足矣。《上古天真论》曰：“肾者，主水，受五藏六府之精而藏之，故五藏盛乃能写。”由此，则精不足者，补五藏之味也。

[七]越，谓越扬也。

[八]引，谓泄引也。

[九]内，谓腹内。

[十]邪，谓风邪之气。风中于表，则汗而发之。渍，即赐反。

[十一]在外，故汗发泄也。

[十二]慓，疾也。悍，利也。气候疾利，则按之以收敛也。慓，必遥切。悍，音汗。

[十三]阳实，则发散；阴实，则宣写。故下文[云][6]。

[十四]阴曰柔，阳曰刚。

[十五]所谓从阴引阳，从阳引阴，以右治左，以左治右者也。

[十六]乡，谓本经之气位。

[十七]决，谓决破其气。

[十八]掣，读为导[7]。导引，则气行条畅。◎新校正云：按：《甲乙经》"掣"作"掣"。

【校注】

[1]《太素》"衰而已"作"而衰也"。

[2]《太素》"故"下有"曰"字。

[3]《太素》"掣"作"掣"。《甲乙经》"气虚宜掣引之"作"气实宜掣之引之。"

[4]顾本"即"作"节"。

[5]《灵枢·本藏第四十七》作："卫气者，所以温分肉，充皮肤，肥腠理，司关阖者也。"

[6]古林书堂本"文"下有"云"字，据补。

[7]此以"读为"改字之例也。黄焯《经典释文汇校·前言》："《释文》有以注音方式表异文或误字者，不下数十百处，此盖承汉人读为当为之例。"说详《校补》。

阴阳离合论篇第六[一]

按：本篇主要论述阴阳之离合，包括以下内容：人应天地，但是人身经脉分三阴三阳，与天地阴阳的划分（四时、五行、八节）不相应。阴阳的划分可以十分复杂，但是只要掌握了“道”，就抓住了要领。天之阴阳可“离”为四时，地之万物可“离”为生、长、收、藏。天之阴阳四时当交通运行不息，协调统一，方能维持着地之万物正常的生、长、收、藏。举足三阴三阳为例，论人身经脉可离而为太阳、阳明、少阳、太阴、厥阴、少阴。三阳三阴各有根结。太阳、阳明、少阳为关、阖、枢，各具皮肉坚固致密、肌肉强劲、骨节约束功能；太阴、厥阴、少阴为关、阖、枢，气足脉畅，关、阖、枢协调一致，形体脏腑功能活动才能正常进行。三阳经不得相失。三阴三阳表里、上下、内外彼此相继，运行不息，循环往复，以维持脏腑形体功能的协调一致。“出入废则神机化灭”。

全篇见于《太素》卷五《阴阳合》。

黄帝问曰：余闻天为阳，地为阴；日为阳，月为阴；大小月三百六十日成一岁[1]。人亦应之[二]。今[2]三阴三阳不应阴阳，其故何也？岐伯对曰：阴阳者，数之可十，推[3]之可百；数[4]之可千，推之可万。万之大不可胜数，然其要一也[三]。

【原注】

[一]新校正云：按：全元起本在第三卷。

[二]以四时五行运用于内，故人亦应之。◎新校正云：详“天为阳”至“成一岁”与《六节藏象篇[5]》重。

[三]一，谓离合也。虽不可胜数，然其要妙，以离合推步，悉可知之。

【校注】

[1]《太素》无“大小月”三字，“三百六十”作“三百六十五”。

[2]《太素》“今”下有“闻”字。

[3]《校注》:“‘推’,《灵枢·阴阳系日月》、《太素》卷五《阴阳合》俱作‘离’。按:作‘离’是。”

[4]《校注》:“‘数’,《灵枢·阴阳系日月》、《太素》卷五《阴阳合》俱作‘散’。按:作‘散’是。”

[5]《〈素问校讹〉校补》:“古钞本‘篇’上有‘论’字。”

天覆地载,万物方生。未出地者,命曰阴处,名曰阴中之阴[一];则[1]出地者,命曰阴中之阳[二]。阳予之正,阴为之主[三]。故生因春,长因夏,收因秋,藏因冬。失常则天地四塞[四]。阴阳之变,其在人者,亦数之可数[五]。

【原注】

[一]处阴之中,故曰阴处;形未动出,亦是为阴。以阴居阴,故曰阴中之阴。

[二]形动出者,是则为阳;以阳居阴,故曰阴中之阳。

[三]阳施正气,万物方生;阴为主持,群形乃立。予音与[2]。

[四]春夏为阳,故生长也;秋冬为阴,故收藏也。君[3]失其常道,则春不生,夏不长,秋不收,冬不藏。夫如是,则四时之气闭塞,阴阳之气无所运行矣。

[五]天地阴阳虽不可胜数,在于人形之用者则数可知之。

【校注】

[1]俞樾曰:“则”当为“财”。“财出地者”犹“纔出地者”,言始出地也。

[2]顾本作“予犹与也。”

[3]顾本“君”作“若”。

帝曰:愿闻三阴三阳之离合也。岐伯曰:圣人南面而立,前曰广明,后曰大冲[一]。大冲之地,名曰少阴[二]。少阴之上,名曰太阳[三]。太阳根起[1]于至阴,结于命门[2],名曰阴中之阳[四]。中身而上,名曰广明。广明之下,名曰太阴[五]。太阴之前,名曰阳明[六]。阳明根起于厉兑[3],名曰阴中之阳[七]。厥阴之表,名曰少阳[八]。少阳根起于窍阴[4],名曰阴中之少阳[九]。是故三阳之离合也：太阳为开[5]，阳明为阖，少阳为枢[十]。三经者，不得相失也。搏而勿浮，命曰一阳[十一]。

【原注】

[一]广，大也。南方丙丁，火位主之，阳气盛明，故曰大明也。向明治物，故圣人南面而立。《易》曰："相见乎离。"盖谓此也。然在人身中，则心藏在南，故谓前曰广明；冲脉在北，故谓后曰大冲。然大冲者，肾脉，与冲脉合而盛大，故曰大冲。是以下文云。

[二]此正明两脉相合而为表里也。

[三]肾，藏，为阴；膀胱，府，为阳。阴气在下，阳气在上，此为一合之经气也。《灵枢经》曰：足少阴之脉者，肾脉也，起于小指之下，斜[6]趣足心。又曰：足大阳之脉者，膀胱脉也，循京骨至小指外侧[7]。由此，故少阴之上，名太阳也。是以下文曰。

[四]至阴，穴名，在足小指外侧。命门者，藏精，光照之所，则两目也。太阳之脉起于目而下至于足，故根于指端，结于目也。《灵枢经》曰："命门者，目也。"[8]此与《灵枢》义合。以太阳居少阴之地，故曰阴中之阳。◎新校正云：按：《素问》太阳言根结，馀经不言结。《甲乙》今具[9]。

[五]《灵枢经》曰："天为阳，地为阴。腰以上为天，腰以下为地。"[10]分身之旨，则中身之上属于广明，广明之下属太阴也。又，心，广明藏；下，则太阴脾藏也。

[六]人身之中：胃为阳明脉，行在脾脉之前；脾为太阴脉，行于胃脉之后。《灵枢经》曰：足太阴之脉者，脾脉也，起于大指之端，循指内侧白肉际，过核骨后，上内踝前廉，上腨内，循胻骨之后。足阳明之脉者，胃脉也，下膝三寸而别，以下入中指外间[11]。由此，故太阴之前名阳明也。是以下文曰。腨，市兖反[12]。

[七]厉兑，穴名，在足大指次指之端。以阳明居太阴之前，故曰阴中之阳。

[八]人身之中：胆少阳脉行肝脉之分外，肝厥阴脉行胆脉之位内。《灵枢经》曰：足厥阴[13]脉者，肝脉也，起于足大指（聚）[丛][14]毛之际，上循足跗上廉。足少阳之脉者，胆脉也，循足跗上出（水）[小][15]指次指之端[16]。由此，则[17]厥阴之表名少阳也。故下文曰。跗，甫无切。

［九］窍阴，穴名，在足小指次指之端。以少阳居厥阴之表，故曰阴中之少阳。

［十］离，谓别离应用。合，谓配合于阴。别离，则正位于三阳；配合，则表里而为藏府矣。开阖枢者，言三阳之气多少不等，动用殊也。夫开者，所以司动静之基；阖者，所以执禁固之权；枢者，所以主动转之微。由（期）［斯］[18]殊气之用，故此三变之也。◎新校正云：按：《九墟》：太阳为关，阳明为阖，少阳为枢。故关折，则肉节溃缓而暴病起矣。故候暴病者，取之太阳。阖折，则气无所止息，悸病起。故悸者，皆取之阳明。枢折，则骨摇而不能安于地。故骨摇者，取之少阳。《甲乙经》同。

［十一］三经之至搏击于手而无轻重之异，则正可谓一阳之气，无复三阳差降之为用也。搏音转。

【校注】

[1]《太素》无“起”字。

[2]“命”之言明也。

[3]《太素》“阳明根起于厉兑”句下有“结于颡大”四字。

[4]《校注》:“《灵枢·根结篇》、《太素》卷五《阴阳合》、《甲乙经》卷二第五‘窍阴’下并有‘结于窗笼’四字。”按:《灵枢·根结篇》、《甲乙经》卷二第五作“结于窻笼”。

[5]《太素》“开”作“閞”，为“关”之俗字，因误为“开”。作“关”义长。

[6]顾本“斜”作“邪”。

[7]《灵枢·经脉第十》分别作:“肾足少阴之脉，起于小指之下，邪走足心。”“膀胱足太阳之脉……其支者……循京骨至小指外侧。”

[8]见《卫气第五十二》。

[9]古林书堂本“甲乙今具”作“甲乙经具”。

[10]见《经水第十二》。

[11]《灵枢·经脉第十》分别云:“脾足太阴之脉，起于大指之端，循指内侧白肉际过核骨后，上内踝前廉，上踹内，循胫骨后。”“胃足阳明之脉……其支者，下廉三寸而别，下入中指外间。”

[12]顾本“腨，市兖反”作“腨音喘，腸也”。

[13] 顾本“足厥阴”下有“之”字。

[14]“丛”，据《灵枢·经脉第十》改。

[15] 顾本“水”作“小”，据改。

[16]《灵枢·经脉第十》分别作：“肝足厥阴之脉，起于大指丛毛之际，上循足跗上廉。”“胆足少阳之脉，……其直者，……循足跗上入小指次指之间。”

[17] 古林书堂本“则”作“故”。

[18] 顾本“期”作“斯”，据改。

帝曰：愿闻三阴。岐伯曰：外者为阳，内者为阴[一]。然则中为阴，其冲在下，名曰太阴[二]。太阴根起于隐白[1]，名曰阴中之阴[三]。太阴之后，名曰少阴[四]。少阴根起于涌泉[2]，名曰阴中之[3]少阴[五]。少阴之前，名曰厥阴[六]。厥阴根起于大敦[4]，阴之绝阳[5]，名曰阴之绝阴[七]。是故三阴之离合也：太阴为开[6]，厥阴为阖，少阴为枢[八]。三经者，不得相失也。抟而勿沈，名曰一阴[九]。

【原注】

[一]言三阳为外运之离合，三阴为内用之离合也。

[二]冲脉在脾之下，故言其冲在下也。《灵枢经》曰：冲脉者，与足少阴之络皆起于肾下，上行者过于胞中[7]。由此，则其冲之上，太阴位也。

[三]隐白，穴名，在足大指端。以太阴居阴，故曰阴中之阴。

[四]藏位及经脉之次也。太阴，脾也。少阴，肾也。脾藏之下近后，则肾之位也。《灵枢经》曰：足太阴之脉，起于大指之端。循指内（之）[8]侧，及上内（踝）[踝][9]前廉，上腨内，循骱骨后。足少阴之脉，起于小指[10]下，斜趣足心，出于然骨之下，循内踝[11]后，以上腨内[12]。由此，则太阴之下名少阴也。骱音行。

[五]涌泉，穴名，在足心下蹉[13]指宛宛中。蹉，音权。

[六]亦藏位及经脉之次也。少阴，肾也。厥阴，肝也。肾藏之前近上，则肝之位也。《灵枢经》曰：足少阴脉循内踝之后，上踹[14]内廉。足厥阴脉循足跗上廉，去内踝一寸，上踝八寸，交出太阴之后，上腘内[15]。由此，故少阴之前名厥阴也。

[七]大敦，穴名，在足大指之端三[16]毛之中也。两阴相合，故曰阴之绝

阳。厥，尽也，阴气至此而尽，故名曰阴[17]之绝阴。

［八］亦气之不等也。◎新校正云：按：《九墟》云：关折，则仓禀[18]无所输，隔洞，［隔洞］[19]者，取之太阴。阖折，则气（施）［弛］[20]而善悲，悲者，取之厥阴。枢折，则脉有所结而不通，不通者，取之少阴。《甲乙经》同。

［九］沈，言殊见也。阳浮亦然。若经气应至无沈浮之异，则悉可谓（入）［一］[21]阴之气，非复有三阴差降之殊用也。

【校注】

[1]《太素》“起于隐白”下有“结于太仓”四字，《灵枢·根结》、《甲乙经》并同。

[2]《太素》“起于涌泉”下有“结于廉泉”四字，《灵枢·根结》、《甲乙经》并同。

[3]《太素》无“阴中之”三字。

[4]《太素》“起于大敦”下有“结于玉英”四字，《灵枢·根结》、《甲乙经》并同。

[5]《校注》谓《读素问钞》、《永乐大典》卷三千六百十五引并无“阴之绝阳”四字，柯逢时谓此四字衍。

[6]《太素》“开”作“关”。作“关”义长。

[7]《动输第六十二》作“冲脉者，十二经之海也，与少阴之大络起于肾下，出于气街。”《五音五味第六十五》云：“冲脉任脉皆起于胞中。”

[8] 顾本“内”下无“之”字。

[9] 顾本“蹋”作“踝”，据改。

[10] 顾本“小指”下有“之”字。

[11] 顾本“内踝”下有“之”字。

[12]《经脉第十》分别云：“脾足太阴之脉，起于大指之端，循指内侧白肉际过核骨后，上内踝前廉，上踹内，循胫骨后。”“肾足少阴之脉，起于小指之下，邪走足心，出于然谷之下，循内踝之后别入跟中，以上踹内。”

[13] 顾本“躧”作“跷”。“躧”为“蹮”的异体，旋转貌，与“跷”声转义通。

[14] 顾本“踹”作“腨”。“踹”乃“腨”的换旁字。

[15]《经脉第十》分别云：“肾足少阴之脉……循内踝之后别入跟中，以上

踹内。”“肝足厥阴之脉，起于大指丛毛之际，上循足跗上廉，去内踝一寸，上踝八寸，交出太阴之后，上腘内廉。”

[16]“三”，读若“毵”(sān)。《玉篇·毛部》:“毵，长毛皃。”

[17]顾本“阴”下有阙字。《〈素问校讹〉校补》:“古钞本阙字作‘中’。”

[18]顾本“禀”作“廪”。

[19]顾观光校:“《灵枢·根结》篇重‘隔洞’二字。”据补。

[20]顾本“施”作“弛”。古林书堂本“弛”作“施”。俗书“施”、“弛”相乱，此从顾本录正。

[21]顾本“入”作“一”，据改。

阴阳衝踵[1]，积[2]传为一周，气里形表，而为[3]相成[4]也[一]。

【原注】

[一]衝踵，言气之往来[5]。积，谓积脉之动也。传，谓阴阳之气流传也。夫脉气往来，动而不止，积其所动，气血循环，应水下二刻而一周于身，故曰积传为一周也。然荣卫之气，因息游布，周流形表，(相)[拒][6]捍虚邪，中外主司，互相成立，故言气里形表，而为相成也。◎新校正云:按:别本“踵踵”作“衝衝”。

【校注】

[1]衝踵:顾本作“踵踵”。注同。《〈素问校讹〉校补》:《太素》作“锺锺也”。

[2]《太素》无“积”字。

[3]《太素》无“为”字。

[4]《太素》“成”下有“者”字。

[5]顾本“往来”下有“也”字。

[6]顾本“相”作“拒”，据改。

阴阳别论篇第七[一]

按：本篇包括以下内容：人之阴阳升降开阖合于天地之阴阳升降开阖，这种升降开阖同时也表现在脉象的变化上："四经应四时，十二从应十二月，十二月应十二脉"。诊脉当分阴阳。脉之"阴阳"包括两个方面：第一，真藏脉为阴，有胃气脉为阳，分别主顺逆、吉凶、死生，"所谓阴者，真藏也，见则为败，败必死也"，"所谓阳者，胃脘之阳也"；五脏各有有胃气之脉，五脏应五时，每时又各现一有胃气之脉，"凡阳有五，五五二十五阳"。第二，寸口脉为阴，人迎脉为阳，"三阳在头，三阴在手"，二者必须小大协调一致，诊察时当比较二部之脉大小变化。必须全面辨别脉的"阴阳"两个方面，"知阳者知阴，知阴者知阳"。知道辨别什么是"阳"脉，什么是"阴脉"，也就知道如何辨别疾病的部位，就能判断疾病的预后、所患之病的时忌，诊病的水平就熟练高超，"别于阳者，知病处也，别于阴者，知死生之期"，"别于阳者，知病忌时，别于阴者，知死生之期"，"谨熟阴阳，无与众谋"。脉之另一种阴阳分类："所谓阴阳者，去者为阴，至者为阳；静者为阴，动者为阳；迟者为阴，数者为阳"。论真藏脉及据以决其死日。三阴三阳发病之特点。阴阳以和为要，阳不可过动。死阴，生阳。历举各经之结者，其病有为肿、为便血、为石水、为消、为膈、为水、为喉痹诸病者。举尺寸之脉，而为有子、为肠澼、为有汗、为崩诸病者。举各经之脉击指坚硬有力，缺乏胃气者而决其死期。

全篇见于《太素》卷三《阴阳杂说》。

黄帝问曰：人有四经十二从，何谓[二]？岐伯对曰：经[1]应四时，十二从应十二月，十二月应十二脉[三]。

【原注】

[一]新校正云：按：全元起本在第四卷。

[二]经，谓经脉。从，谓顺从。

[三]春脉弦、夏脉洪、秋脉浮、冬脉沈，谓四时之经脉也。从，谓天气

顺行十二辰之分，故应十二月也。十二月，谓春建寅卯辰，夏建巳午未，秋建申酉戌，冬建亥子丑之月也。十二脉，谓手三阴三阳、足三阴三阳之脉也。以气数相应，故参合之。

【校注】

[1] 顾本“经”上有“四”字。

脉有阴阳。知阳者知阴，知阴者知阳[一]。凡阳有五，五五二十五阳[二]。所谓阴者，真藏也，见[1]则为败，败必死也[三]。所谓阳者，胃脘之阳也[四]。别于阳者，知病处也；别于阴者，知死生之期[五]。三阳在头，三阴在手。所谓一也[六]。别于阳者，知病忌时；别于阴者，知死生之期[七]。谨熟阴阳，无与众谋[八]。

【原注】

[一]深知，则备识其变易。

[二]五阳，谓五藏之阳气也。五藏应时，各形一脉；一脉之内，包总五藏之阳。五五相乘，故二十五阳也。◎新校正云：按：《玉机真藏论》云：“故病有五变，五五十五变。”义与此通。

[三]五藏为阴，故曰阴者真藏也。然见者谓肝脉至，中外急，如循(刃)[刀][2]刃责责然，如按琴瑟弦；心脉至，坚而搏，如循薏苡子累累然；肺脉至，大而虚，如以毛羽中人肤；肾脉至，搏而绝，如以指弹石辟辟然；脾脉至，弱而乍数乍疏。夫如是脉见者，皆为藏败神去，故必死也。累，离追反。

[四]胃脘之阳，谓人迎之气也。察其气脉动静小大与脉口应否也。胃为水谷之海，故候其气而知病处。人迎在结喉两傍，(脨)[脉][3]动应手。其脉之动，常左小而右大。左小，常以候藏；右大，常以候府。一云“胃胞之阳”，非也。脘音管。

[五]阳者，卫外而为固。然外邪所中，别于阳，则知病处。阴者，藏神而内守。若考真正成败，别于阴，则知病者死生之期。◎新校正云：按：《玉机真藏论》云：“别于阳者，知病从来；别于阴者，知死生之期。”

[六]头，谓人迎。手，谓气口。两者相应，俱往俱来，若引绳小大齐等者，名曰平人。故言所谓一也。气口在手鱼际之后一寸，人迎在结喉两傍一寸

五分，皆可以候藏府之气。

［七］识气定期，故知病忌。审明成败，故知死生之期。

［八］谨量气候，精熟阴阳，病忌之准可知，生死之疑自决，正行无惑，何用众谋议也。

【校注】

[1]《太素》“见”上有“其”字。

[2] 顾本“刅”作“刀”，据改。

[3] 顾本“脉”作“脉”，据改。

所谓阴阳者：去者为阴，至者为阳；静者为阴，动者为阳；迟者为阴，数者为阳［一］。

【原注】

［一］言脉动之中也。

凡持真脉之藏脉[1]者：肝至悬绝急，十八[2]日死。心至悬绝，九日死。肺至悬绝，十二[3]日死。肾至悬绝，七[4]日死。脾至悬绝，四日死［一］。

【原注】

［一］真脉之藏脉者，谓真藏之脉也。十八日者，金木成数之馀也。九日者，水火生成数之馀也。十二日者，金火生成数之馀也。七日者，水土生数之馀也。四日者，木生数之馀也。故《平人气象论》曰“肝见，庚辛死；心见，壬癸死；肺见，丙丁死；肾见，戊己死；脾见，甲乙死”者，以此。如是者，皆至所期不胜而死也。何者？以不胜克贼之气也。

【校注】

[1]《太素》“真脉之藏脉”作“真藏之脉”四字。

[2]《太素》无“急”字，“十八”作“九”。

[3]《太素》“十二”作“十”。

[4]《太素》“七”作“五”。

曰：二阳之病，发心脾[1]，有不得隐曲，女子不月[一]。其传为风消，其传为息贲[2]者，死，不治[二]。

曰：三阳为病，发寒热，下为痈肿，及为痿厥、腨痟[三][3]。其传为索泽，其传为颓[4]疝[四]。

曰：一阳发病，少气，善欬，善泄[五]。其[5]传为心掣[6]，其传为膈[六][7]。

二阳[8]一阴发病，主惊骇，背痛，善噫，善欠，名曰风厥[七]。

二阴一阳发病，善胀，心满，善气[八]。

三阳三阴发病，为偏枯痿易，四支不举[九]。

【原注】

[一]二阳，谓阳明大肠及胃之脉也。隐曲，谓隐蔽委曲之事也。夫肠胃发病，心脾受之。心受之，则血不流；脾受之，则味不化。血不流，故女子不月；味不化，则男子少精。是以隐蔽委曲之事不能为也。《阴阳应象大论》曰："精不足者，补之以味。"由是，则味不化而精气少也。《奇病论》曰："胞胎[9]者，系于肾。"又，《评热病论》曰："月事不来者，胞脉闭。胞脉者，属于心而络于胞中。今气上迫肺，心气不得下通，故月事不来。"则其义也。又，《上古天真论》曰："女子二七，天癸至，任脉通，太冲脉盛，月事以时下。""丈夫二八，天癸至，精气溢写。"由此，则在女子为不月，在男子为少精。

[二]言其深久者也。胃病深久，传入于脾，故为风热以消削。大肠病甚，传入于肺，为喘息而上贲。然肠胃脾肺兼及于心，三藏二府互相克薄，故死不治。贲音奔。

[三]三阳，谓大(肠)[阳][10]小肠及膀胱之脉也。小肠之脉起于手，循臂，绕肩膊[11]，上头。膀胱之脉从头别下背，贯臀，入腘中，循腨。故在上为病，则发寒热；在下为病，则为痈肿、腨痟，及为痿厥。痟，痠疼也。痿，无力也。厥，足冷，即气逆也。腨，时兖切。痟，乌兖切。腘，古或切。

[四]热甚则精血枯涸，故皮肤润泽之气皆散尽也。然阳气下坠，阴脉上争，上争则寒多，下坠则筋缓，故睾垂纵缓，内作颓疝。睾音皋。

[五]一阳，谓少阳胆及三焦之脉也。胆气乘胃，故善泄。三焦内病，故少气。阳上[12]熏肺，故善咳。何故？心火内应而然[13]。

[六]隔气乘心，心热，故阳气内掣。三焦内结，中热，故隔塞不便。掣，

尺制切，曳也。

［七］一阴，谓厥阴心主及肝之脉也。心主之脉起于胸中，出属心。经云：心病，膺背肩胛间痛。又：在气为噫。故背痛善噫。心气不足，则肾气乘之，肝主惊骇，故惊骇善欠。夫肝气为风，肾气陵逆，既风又厥，故名风厥。

［八］二阴，谓少阴心肾之脉也。肾胆同逆，三焦不行，气稸于上，故心满。下虚上盛，故气泄出也。

［九］三阴不足，则发偏枯。三阳有馀，则为痿易。易，谓变易常用而痿弱无力也。

【校注】

[1]《太素》“脾”作“痹”。

[2]《太素》“息贲”下有“三日”二字。

[3]《太素》“痟”作“悁”。

[4] 吴悌本“颓”作“【疒+頽】”。

[5]《太素》无“其”字。

[6]《太素》“掣”作“瘛”。

[7] 顾本“隔”作“隔”。

[8] 顾观光校：“《圣济总录》无‘二阳’二字，王注亦不言胃与大肠。”

[9] 顾观光校：“《奇病论》‘胎’作‘络’。”

[10] 顾本“肠”作“阳”，据改。

[11] 顾本“脝”作“髆”。“脝”同“髆”。下或同，不复出校。

[12] 顾本“上”误作“土”。

[13] 顾本“而然”作“也”。

鼓一阳，曰钩；鼓一阴，曰毛；鼓阳胜急，曰弦；鼓阳至而绝，曰石；阴阳相过，曰溜[一]。

【原注】

［一］言何以知阴阳之病脉邪？一阳鼓动，脉见钩也。何以然？一阳，谓三焦，心脉[1]之府。然一阳鼓动者，则钩脉当之，钩脉则心脉也。此言正见者也。一阴，厥阴，肝木气也。毛，肺金脉也。金来鼓木，其脉则毛。金气内乘，

木阳尚胜，急而内见，脉则为弦也。若阳气至而急，脉名曰弦，属肝。阳气至而或如断绝，脉名曰石，属肾。阴阳之气相过，无能胜负，之[2]溜也。

【校注】

[1]《素问校讹》:“古钞本‘脉’作‘主’。”

[2] 顾本“水”下无“之”字。

阴争于内，阳扰于外，魄汗未藏，四逆而起，起则熏[1]肺，使人喘鸣[一][2]。

阴之所生，和本曰和[二]。是故刚与刚，阳气破散，阴气乃消亡[三]。淖则刚柔不和，经气乃绝[四]。

【原注】

[一]若金鼓不已，阳气大胜，两气相持，内争外扰，则流汗不止，手足反寒，甚则阳气内燔，流汗不藏，则热攻于肺，故起则熏肺，使人喘鸣也。

[二]阴，谓五神藏也。言五藏之所以能生而全天真和气者，以各得自从其和性而安静尔。苟乖所适，则为他气所乘，百端之病由斯而起。奉生之道，可不慎哉！

[三]刚，谓阳也。言阳气内蒸，外为流汗，灼而不已，则阳胜又阳，故盛不久存，而阳气自散。阳已破败，阴不独存，故阳气破散，阴气亦消亡。此乃争胜招败矣[3]。

[四]血淖者，阳常胜。视人之血淖者，宜谨和其气，常使流通。若不能深思寡欲，使气序乖衷，阳为重阳，内燔藏府，则死且可待，生其能久乎?

【校注】

[1] 道藏本“熏”作“勲”,《太素》作“动”。

[2]《太素》“鸣”作“喝”，义长。“喝”者，气塞不通也。说详《校补》。

[3] 古林书堂本“矣”作“也”。

死阴之属，不过三日而死[一]；生阳之属，不过四日而死[二][1]。所谓生阳死阴者：肝之心，谓之生阳[三]；心之肺，谓之死阴[四]；肺之肾，谓之重阴[五]；肾之脾，谓之辟阴，死，不治[六]。

【原注】

[一]火乘金也。

[二]木乘火也。◎新校正云：按：别本作“四日而生”，全元起注本[2]作“四日而已”[3]，俱通。详上下文义，作“死”者非。

[三]母来亲子，故曰生阳。匪惟以木生火，亦自阳气主生尔。

[四]阴主刑杀，火复乘金，金得火亡，故云死。

[五]亦母子也。以俱为阴气，故曰重阴。

[六]土[4]气辟并，水乃可升，土辟水升，故云辟阴。

【校注】

[1]《太素》上四句作“阴之属，不过三日死；而生阳之属，不过四日而已”，在“阴阳虚，肠辟，死”句下。

[2]《〈素问校讹〉校补》：“元椠本无‘本’字。”

[3]《太素》亦作“四日而已”。

[4]顾本“土”误作“上”。

结阳者，肿四支[一]。

结阴者，便血一升[二]；再结，二升；三结，三升[三]。

阴阳结斜，多阴少阳，曰石水，少腹肿[四]。

二[1]阳结，谓之消[五]。

三[2]阳结，谓之隔[六][3]。

三阴结，谓之水[七]。

一阴一阳结，谓之喉痹[八]。

阴搏阳别，谓之有子[九]。

阴阳虚，肠辟，死[十]。

阳加于阴，谓之汗[十一]。

阴虚阳搏，谓之崩[十二]。

三阴俱搏，二十[4]日夜半死[十三]。

二阴俱搏，十三[5]日夕时死[十四]。

【原注】

[一]以四支为诸阳之本故。

[二]阴主血故。

[三]二盛谓之再结，三盛谓之三结。

[四]所谓失法。

[五]二阳结，谓胃及大肠俱热结也。肠胃藏热，则喜消水谷。◎新校正云：详此则[6]少二阴结。

[六]三阳结，谓小肠膀胱热结也。小肠结热，则血脉燥。膀胱热，则津液涸。故膈[7]塞而不便写。

[七]三阴结，谓脾肺之脉俱寒结也。脾肺寒结，则气化为水。

[八]一阴，谓心主之脉；一阳，谓三焦之脉也。三焦、心主脉并络喉，气热内结，故为喉痹。痹音闭。

[九]阴，谓尺中也。搏，谓搏触于手也。尺脉搏击，与寸口殊别，阳气挺然，则为有任[8]之兆。何者？阴中有别阳故。任，去声。

[十]辟，阴也。然胃气不留，肠开勿禁，阴中不廪，是真气竭绝，故死。◎新校正云：按：全元起本"辟"作"澼"[9]。

[十一]阳在下，阴在上。阳气上搏，阴能同[10]之，则蒸而为汗。

[十二]阴脉不足，阳脉盛搏，则内崩而血流下。

[十三]脾肺成数之馀也。搏，谓伏鼓异于常候也。阴气盛极，故夜半死。

[十四]心肾之成数也。阴气未极，故死在夕时。

【校注】

[1]《太素》"二"作"三"。

[2]《太素》"三"作"二"。

[3]吴悌本、潘本"隔"作"膈"。

[4]《太素》"二十"作"卅"。

[5]《太素》"十三"作"十五"。

[6]顾本"此"下无"则"字。

[7]古林书堂本"膈"作"隔"。

[8] 顾本“任”作“妊”。

[9] 古林书堂本“澼”作“避”。

[10] 顾本“同”误作“固”。

一阴俱搏，十日平旦[1]死[一]。

三阳俱搏且鼓，三日死[二]。

三阴三阳俱搏，心腹满，发尽[2]，不得隐曲，五日死[三]。

二阳俱搏，其病温[3]，死，不治，不过十日死[四]。

【原注】

[一] 肝心生成之数也。

[二] 阳气速急故。

[三] 兼阴气也。隐曲，谓便写也。

[四] 肠胃之生[4]数也。◎新校正云：详此阙一阳搏。

【校注】

[1] 顾本无“平旦”。

[2] “尽”，读若“𧬘”。《集韵·稕韵》：“𧬘，愤也。”“发尽”，就是发懑，与上“心腹满”相承。说详《校补》。

[3] 《〈素问校讹〉校补》：“元椠本‘病温’作‘气滥’。”

[4] 顾本“生”作“王”。

新刊黄帝内经素问卷第二

新刊黄帝内经素问卷第三

启玄子次注林亿孙奇高保衡等奉敕校正孙兆重改误

灵兰秘典论篇第八[一]

按：本篇包括以下内容：五脏六腑合为一身，分则各司其职，合则共同完成一身生命活动；道虽广大无边，精微深奥，但它是可以被认识的，“恍惚之数，生于毫氂，毫氂之数，起於度量，千之万之，可以益大，推之大之，其形乃制”。

本篇第一章的内容见于《素问遗篇·刺法论》。

黄帝问曰：愿闻十二藏之相使，贵贱何如[二]？

岐伯对曰：悉乎哉问也！请遂言之。

心者，君主之官也，神明出焉[三]。

肺者，相傅之官，治节出焉[四]。

肝者，将军之官，谋虑出焉[五]。

胆者，中正之官，决断出焉[六]。

膻中者，臣使之官，喜乐[2]出焉[七]。

脾胃者，仓廪之官，五味出焉[八]。

大肠者，传道之官，变化出焉[九]。

小肠者，受盛之官，化物出焉[十]。

肾者，作强之官，伎巧出焉[十一]。

三焦者，决渎之官，水道出焉[十二]。

膀胱者，州都之官，津液藏焉，气化则能出矣[十三]。

凡此十二官者，不得相失也[十四]。

故主明则下安，以此养生则寿，殁[3]世不殆；以为天下，则大昌[十五]。主不明则十二官危，使道闭塞而不通，形乃大伤；以此养生，则殃；以为天下者，其宗大危。戒之！戒之[十六]！

【原注】

[一]新校正[4]：按：全元起本名《十二藏相使》，在第三卷。

[二]藏，藏也，言腹中之所藏者，非复有十二形神之藏也。

[三]任治于物，故为君主之官。清静栖灵，故曰神明出焉。

[四]位高非君，故官为相傅。主行荣卫，故治节由之。

[五]勇而能断，故曰将军。潜发未萌，故谋虑出焉。

[六]刚正果决，故官为中正。直而不疑，故决断出焉。

[七]膻中者，在胸中两乳间，为气之海。然心主为君，以（脉）[敷][5]宣教令；膻中主气，以气[6]布阴阳。气和志适，则喜乐由生。分布阴阳，故官为臣使也。膻，徒亶切[7]。

[八]包容五谷，是为仓廪之官。营养四傍，故云五味出焉。廪，力稔切。

[九]传道，谓传不洁之道。变化，谓变化物之形。故云传道之官，变化出焉。

[十]承奉胃司，受盛糟粕，受已复化，传入大肠。故云受盛之官，化物出焉。

[十一]强于作用，故曰作强。造化形容，故云伎巧。在女，则当其伎巧；在男，则正曰作强。

[十二]引导[8]阴阳，开通闭塞，故官司决渎，水道出焉。

[十三]位当孤府，故谓都官。居下内空，故藏津液。若得气海之气施化，则溲便注泄；气海之气不及，则闷隐不通。故曰气化则能出矣。《灵枢经》曰：肾上连肺，故将两藏。膀胱是孤府[9]。则此之谓也。溲，所鸠切，小便也。

[十四]失则灾害至，故不得相失。◎新校正云：详此乃十一官，脾胃二藏共一官故也。

[十五]主，谓君主，心之官也。夫主贤明，则刑赏一；刑赏一，则吏奉法；吏奉法，则民不获罪于枉滥矣。故主明则天下安也。夫心内明，则铨善恶；铨善恶，则察安危；察安危，则身不夭伤于非道矣。故以此养生则寿，殁[10]世不至于危殆矣。然施之于养生，殁世不殆；施之于君主[11]，天下获安；以其为天下主，则国祚昌盛矣。

[十六]使道，谓神气行使之道也。夫心不明，则邪正一；邪正一，则损益不分；损益不分，则动之凶咎，陷身于羸瘠矣。故形乃大伤，以此养生则殃也。夫主不明，则委于左右；委于左右，则权势妄行；权势妄行，则吏不得奉法；吏不得奉法，则人民失所，而皆受枉曲矣。且人惟邦本，本固邦宁。本不获安，国将何有？宗庙之立，安有[12]不至于倾危乎！故曰戒之。戒之者，言深慎也。瘠音籍。

【校注】

[1] 顾本"论"作"篇"。

[2] 周本"乐"作"怒"。

[3]《〈素问校讹〉校补》："古钞本'殁'作'没'。"金本同。

[4] 顾本"新校正"下有"云"字。

[5] 顾本"脉"作"敷"，据改。

[6]《素问校讹》："以气布阴阳，古钞本旁书'气'作'分'。"

[7] 顾本作"膻，徒旱切"。

[8] 金本"导"作"道"。

[9]《灵枢·本输第二》云："少阳属肾，肾上连肺，故将两藏。三焦者，中渎之府也，水道出焉，属膀胱，是孤之府也。"

[10] 顾本"殁"作"没"。按："没"、"殁"古今字。下"殁世"之"殁"同，不复出校。

[11] 古林书堂本"君主"作"君王"。

[12] 顾本"有"作"可"。

至道在微，变化无穷，孰知其原[一]？窘乎哉！消者[1]（瞿瞿）[翟翟][二][2]，孰知其要？闵闵之当[3]，孰者为良[三]？恍惚之数，生於[4]毫氂[四][5]；毫氂之数，起於度量。千之万之，可以益大；推之大之，其形乃制[五][6]。

【原注】

[一]孰，谁也。言至道之用也，小之则微妙而细无不入，大之则广远而变化无穷，然其渊原谁所知察？

[二]新校正云：按：《太素》作“肖者濯濯。”瞿音劬。

[三]窘，要也。瞿瞿，勤勤也。人身之要者，道也，然以消息异同，求诸物理，而欲以此知变化之原本者，虽瞿瞿勤勤以求明悟，然其要妙谁得知乎？既未得知，转成深远闵闵玄妙，复不知谁者为善知其[7]要妙哉！玄妙深远固不以理求而可得，近取诸身，则十二官粗可探寻，而为治身之道尔。闵闵，深远也。良，善也。◎新校正云：详此四句与《气交变大论》文重意同[8]，彼“消”字作“肖”字[9]。

[四]恍惚者，谓似有似无也。忽，亦数也。似无似有，而毫厘[10]之数生其中。《老子》曰：“恍恍惚惚，其中有物。”此之谓也。《筭书》曰：“似有似无为忽[11]。”

[五]毫氂[12]虽小，积而不已，命数乘之，则起至于尺度斗量之绳准。千之万之，亦可增益而至载之大数。推引其大，则应通人形之制度也。

【校注】

[1]“消”，读若“肖”，《气交变大论》“消”字作“肖”。《广雅·释诂四》：“肖，象也。”《老子》三十五章：“执大象，天下往。”河上公注：“象，道也。”

[2]俞樾云：“《太素》是也。‘濯’与‘要’为韵，今作‘瞿’，失其韵矣。”按：写本手书“瞿”、“翟”二字时时相混。“瞿瞿”，当作“翟翟”，广大貌。据改。《太素》作“濯濯”者，“濯濯”、“翟翟”声同义通。说详《校补》。

[3]“闵闵”，不明貌。“当”，对答。说详《校补》。

[4]“於”，为。

[5]顾本“氂”作“釐”。下“毫氂”之“氂”同。

[6]“制”，读若“晢”。《说文·日部》：“晢，昭晰，明也。”《广雅·释诂四》：“晢，明也。”

[7]顾本无“其”字。

[8]顾本无“意同”二字。

[9]顾本无“字”字。

[10] 顾本“厘”作“釐”。

[11]《〈素问校讹〉校补》:“古钞本‘忽’作‘惚’。”

[12] 古林书堂本“釐”作“氂”。

黄帝曰：善哉！余闻精光之道，大圣之业，而宣明大道，非斋戒择吉日，不敢受也[一]。黄帝乃择吉日良兆而藏灵兰之室，以传保焉[二]。

【原注】

[一]深敬故也。韩康伯曰:“洗心曰斋，防患曰戒。”

[二]秘之至也。

六节藏象论篇第九[一]

按：本篇包括以下内容：六十甲子六周为一年，即“天之六六之节”；太一行九宫，所行日数与天之一年三百六十日相合，即“地之九九制会”。六六之节、九九制会，是用来端正日月运行的节度（太阳回归年的日数与朔望月的配合）及节令气候（寒暑）的节度的：“六六之节，九九制会者，所以正天之度，气之数也”。测量日、月、星辰运行的度数，制定历法，是用来约束协调太阳（回归年）与月亮（朔望月）运行的：“天度者，所以制日月之行”。制定二十四节气、七十二候，是用来统领万物生长化收藏运行的：“气数者，所以纪化生之用也”。六十甲子与太一行九宫、太阳回归年长度与十二朔望月的配合。端正日月运行的节度及节令气候（寒暑）的节度的方法：“立端於始，表正於中，推馀於终”，即（根据冬至日表影的长度）确立岁首时刻起点，作为一年的开始；立表测量日影长短，确定春分、秋分、夏至、冬至四正，作为四时的中月；把剩馀的日子归总在一年的末尾。人有手足三阴三阳十二经脉、九藏，与天地之数相应：“人亦有三百六十五节以为天地”。回答黄帝所问“何谓气”。五运之“太过”、“不及”、“平气”。回答黄帝所问“何谓所胜”、“何以知其胜”：“春胜长夏，长夏胜冬，冬胜夏，夏胜秋，秋胜春，所谓得五行时之胜，各以气命其藏”；欲知“所胜”，当求始春（立春）之时的气、候，“求其至也，皆归始春”，

“所谓求其至者，气至之时也，谨候其时，气可与期，失时反候，五治不分，邪僻内生，工不能禁也”。论“太过”、“不及”以及“五行之气”之间的生克制化关系：“未至而至，此谓太过，则薄所不胜，而乘所胜也，命曰气淫”；“至而不至，此谓不及，则所胜妄行，而所生受病，所不胜薄之也，命曰气迫”。五运六气运行当有常，五行之气不相承接则生疾病、灾害：“气之不袭，是谓非常，非常则变矣”，“变至则病，所胜则微，所不胜则甚，因而重感于邪，则死矣”。疾病微、甚与运气时节关系：“故非其时则微，当其时则甚也”。五色、五味，各有所通。天食人以五气，地食人以五味；气和而生，津液相成，神乃自生。藏象及其具体内容。五脏六腑外与四时相通，内各有所主掌。人体阴阳气血运行节律与天地四时五运六气相应，亦应相袭，不可太过，亦不可不及；太过、不及，则阴阳不相承接，则或关或格，危及生命。

黄帝问曰：余闻天以六六之节以成一岁、(人)[地][1]以九九制会[二]、计人亦有三百六十(五)[2]节以为天地久矣，不知其所谓也[三]。岐伯对曰：昭乎哉问也！请遂言之。夫六六之节、九九制会者，所以正天之度、气之数也[四]。天度者，所以制日月之行也；气数者，所以纪化生之用也[五]。天为阳，地为阴。日为阳，月为阴。行有分纪，周有道理。日行一度，月行十三度而有奇焉，故大小月三百六十(五)日而成岁，积气馀而盈闰矣[六]。立端於始[3]，表正於中[4]，推馀於终[5]，而天度毕矣[七]。

【原注】

[一]新校正云：按：全元起注本在第三卷。

[二]新校正云：详下文云“地以九九制会”。

[三]六六之节，谓六竟于六甲之日，以成一岁之节限。九九制会，谓九周于九野之数，以制人形之会通也。言人之三百六十五节以应天之六六之节久矣，若复以九九为纪法，则两岁大半乃曰一周，不知其法真原安谓也。◎新校正云：详王注云“两岁大半乃曰一周”。按：“九九制会”当云两岁四分岁之一乃曰一周也。

[四]六六之节，天之度也。九九制会，气[6]之数也。所谓气数者，生成之气也。周天之分，凡三百六十五度四分度之一，以十二节气均之，则岁有三百六十日而终，兼之小月，日又不足其数矣，是以六十四气而常置闰焉。何

者？以其积差分故也。天地之生育，本址于阴阳；人神之运为，始终于九气。然九之为用，岂不大哉！《律书》曰："黄钟之律，管长九寸，冬至之日，气应灰飞。"由此，则万物之生咸因于九气矣。古之九寸，即今之七寸三分，大小不同，以其先[7]秬黍之制而有异也。◎新校正云：按：别本"三分"一[8]作"二分"。

［五］制，谓准度。纪，谓纲纪。准日月之行度者，所以明日月之行迟速也；纪化生之为用者，所以彰气至而斯应也。气应无差，则生成之理不替；迟速以度，而[9]大小之月生焉。故日[10]异长短，月移寒暑，收藏生长无失时宜也。

［六］日行迟，故昼夜行天之一度，而三百六十五日一周天，而犹有度之奇分矣；月行速，故昼夜行天之十三度馀，而二十九日一周天也。言有奇者，谓十三度外，复行十九分度之七，故云月行十三度而有奇也。《礼》义及《汉律历志》云：二十八宿及诸星皆从东而循天西行，日月及五星皆从西而循天东行。今太史说云并循天而东行，从东而西转也。诸历家说月一日至四日月行最疾，日夜行十四度馀；自五日至八日行次疾，日夜行十三度馀；自九日至十九日，其行迟，日夜行十二度馀；二十日至二十三日，行又小疾，日夜行十三度馀；二十四日至晦日，行又大疾，日夜行十四度馀。今太史说月行之率不如此矣，月行有十五日前疾，有十五日后迟者；有十五日前迟，有十五日后疾者。大率一月四分之，而皆有迟疾，迟速之度固无常准矣。虽尔，终以二十七日月行一周天，凡行三百六十一度；二十九日日行二十九度，月行三百八十七度，少七度而不及日也；至三十日，日复迁；计率至十三分日之八，月方及日矣。此大尽之月也。大率其计率至十三分日之半者，亦大尽法也。其计率至十三分日之五之六而及日者，小尽之月也。故云大小月三百六十五日而成岁也。正言之者，三百六十五日四分日之一乃一岁法，以奇不成［日］[11]，故举大[12]以言之，若通以六小为法，则岁止有三百五十四日，岁少十一日馀矣。取月所少之辰，加岁外馀之日，故从闰后三十二（日）［月］[13]而盈闰焉。《尚书》曰："朞三百有六旬有六日，以闰月定四时成岁。"则其义也。积馀盈闰者，（尽）［盖］[14]以月之大小不尽天度故也。

［七］端，首也。始，初也。表，彰示也。正，斗建也。中，月半也。推，退位也。言立首气于初节之日，示斗建于月半之辰，退馀闰于相望之后。是以闰之前，则气不及月；闰之后，则月不及气。故常月之制，建初立中；闰月之纪，无初无中。纵历有之，皆他节气也。故历无云（其）［某］[15]候闰某月节闰

某月中也。推终之义，断可知乎。故曰立端于始，表正于中，推馀于终也。由斯，推日成闰，故能令天度毕焉。

【校注】

[1] 顾观光校："下有'以为天地'之文，则'人'当作'地'。"作"地"义长，据改。

[2] "五"字衍，据文意删。下"三百六十五日"之"五"同。

[3] "於"，为。"端"，岁首。"立端为始"，根据冬至日表影的长度确立岁首时刻起点，作为一年的开始。

[4] "表"，立表测量日影长短。"正"，春分、秋分、夏至、冬至四正。"於"，为。"中"，四时的中间月份。"表正於中"，立表测量日影长短，确定春分、秋分、夏至、冬至四正，作为四时的中月。

[5] "推馀於终"，把剩余的日子归总在一年的末尾作为闰月。

[6] 古林书堂本"气"作"天"。

[7]《素问校讹》："古钞本旁书'先'作'失'。"

[8] 顾本无"一"字。

[9] 古林书堂本无"而"字。

[10] 顾本"日"误作"曰"。

[11] "日"字原本阙，据顾本补。

[12] 古林书堂本"大"作"六"。

[13]《素问校讹》谓古钞本"日"作"月"。按：金本"日"亦作"月"。作"月"义长，据改。

[14] 顾本"尽"作"盖"，义长，据改。

[15] 顾本"其"作"某"，义长，据改。

帝曰：余已闻天度矣。愿闻气数何以合之？岐伯曰：天以六六为节，地以九九制会[一]。天有十日，日六竟而周甲，甲六复而终岁，三百六十日法也[二]。

夫自古通天，者生之本，本于阴阳，其气九州九窍皆通乎天气[三]。故其生五，其气三[四]。三而成天，三而成地，三而成人[五]。三而三之，合则为九，九分为九野，九野为九藏[六]。故形藏四，神藏五，合为九藏，以应之也[七]。

【原注】

[一]新校正云：详篇首云“人以九九制会”。

[二]十日，谓甲乙丙丁戊己庚辛壬癸之日也。十者，天地之至数也。《易·系辞》曰：“天九地十。”则其义也。六十日而周甲子之数，甲子六周而复始，则终一岁之日是三百六十日之岁法，非天度之数也。此盖十二月各三十日者，若除小月，其日又差也。

[三]通天，谓元气，即天真也。然形假地生，命惟天赋，故奉生之气通系于天，禀于[1]阴阳而为根本也。《宝命全形论》曰：“人生于地，悬命于天。天地合气，命之曰人。”《四气调神大论》曰：“阴阳四时者，万物之终始也，死生之本也。”又曰：“逆其根，则伐其本，坏其真矣。”此其义也。九州，谓冀兖青徐（杨）[扬]荆豫梁雍也。然地列九州，人施九窍，精神往复，气与参同，故曰九州九窍也。《灵枢经》曰：“地有九州，人有九窍。”[2]则其义也。先言其气者，谓天真之气常系属于中也。天气不绝，真灵内属，行藏动静悉与天通，故曰皆通乎天气也。

[四]形之所存，假五行而运用。征其本始，从三气以生成。故云其生五，其气三也。气之三者，亦副三元。故下文曰。◎新校正云：详“夫自古通天者”至此与《生气通天论》同，注颇异，当两观之。

[五]非惟[3]人独由三气以生，天地之道亦如是矣，故《易》乾坤诸卦皆必三矣。

[六]九野者，应九藏而为义也。《尔雅》曰：邑外为郊，郊外为甸，甸外为牧，牧外为林，林外为坰，坰外为野。则此之谓也。◎新校正云：按：今《尔雅》云：“邑外谓之郊，郊外谓之牧，牧外谓之野，野外谓之林，林外谓之坰。”与王氏所引有异。

[七]形藏四者，一头角，二耳目，三口齿，四胸中也。形分于外[4]，故以名焉。神藏五者，一肝，二心，三脾，四肺，五肾也。神藏于内，故以名焉。所谓神藏者，肝藏魂，心藏神，脾藏意，肺藏魄，肾藏志也。故此二别尔。◎新校正云：详此乃《宣明五气篇》文，与《生气通天》注重，又与《三部九候论》注重。所以名神藏形藏之说，具《三部九候论》注。

【校注】

[1]金本“禀于”作“禀受”。

[2] 见《邪客第七十一》。

[3] 顾本"惟"作"唯"。

[4] 顾本"于外"作"为藏"。

帝曰：余已闻六六九九之会也。夫子言积气盈闰，愿闻何谓气，请夫子发蒙解惑焉[一]。歧伯曰：此上帝所秘，先师传之也[二]。

帝曰：请遂闻之[三]。歧伯曰：五日谓之候，三候谓之气，六气谓之时，四时谓之岁，而各从其主治焉[四]。五运相袭，而皆治之。终朞之日，周而复始。时立气布，如环无端。候亦同法。故曰：不知年之所加、气之盛衰、虚实之所起，不可以为工矣[五]。

【原注】

[一]请宣扬旨要，启所未闻，解疑惑者之心，开蒙昧[1]者之耳，令其晓达，咸使深明。

[二]上帝，谓上古帝君也。先师，歧伯祖之师僦贷季，上古之理色脉者也。《移精变气论》曰："上古使僦贷季理色脉而通神明。"《八素经》序云："天师对黄帝曰：我于僦贷季理色脉已三世矣。"言可知乎。◎新校正云：详"素"一作"索"。或以"八"为"大"。按：今《太素》无此文。

[三]遂，尽也。

[四]日行天之五度，则五日也。三候，正十五日也。六气凡九十日，正三月也。设其多之矣，故十八候为六气，六气谓之时也。四时凡三百六十日，故曰四时谓之岁也。各从主治，谓一岁之日各归从五行之一气而为之主以王也。故下文曰。

[五]五运，谓五行之气应天之运而主化者也。袭，谓承袭，如嫡之承袭也。言五行之气父子相承，主统一周之日，常如是无已，周而复始也。时，谓立春之前当至时也。气，谓当王之脉气也。春前气至，脉气亦至，故曰时立气布也。候，谓日行五度之候也。言一候之日亦五气相生而直之，差则病矣。《移精变气论》曰："上古使僦贷季理色脉而通神明，合之金木水火土四时八风六合，不离其常。"此之谓也。工，谓工于修养者也。言必明于此，乃可横行天下矣。◎新校正云：详王注"时立气布"谓立春前当至时、当王之脉气也。按：此正谓岁立四时，时布六气，如环之无端，故又曰"候亦同法"。

【校注】

[1] 顾本“昧”字左从“月”。俗书月、日二旁相乱，此从古林书堂本录正。

帝曰：五运之始，如环无端，其太过不及何如？岐伯曰：五气更立[1]，各有所胜。盛虚之变，此其常也[一]。

帝曰：平气何如？岐伯曰：无过者也[二]。

帝曰：大过不及奈何？岐伯曰：在经有也[三]。

帝曰：何谓所胜？岐伯曰：春胜长夏，长夏胜冬，冬胜夏，夏胜秋，秋胜春。所谓得五行时之胜，各以气命其藏[四]。

帝曰：何以知其胜？岐伯曰：求其至也，皆归始春[五]。未至而至，此谓太过，则薄所不胜，而乘所胜也，命曰气淫。不分邪僻内生工不能禁[六]。至而不至，此谓不及，则所胜妄行，而所生受病，所不胜薄之也，命曰气迫。所谓求其至者，气至之时也[七]。谨候其时，气可与期；失时反候，五治不分，邪僻内生，工不能禁也[八]。

帝曰：有不袭乎[九]？岐伯曰：苍天之气，不得无常也。气之不袭，是谓非常；非常，则变矣[十]。

帝曰：非常而变奈何？岐伯曰：变至则病，所胜则微，所不胜则甚，因而重感于邪，则死矣。故非其时则微，当其时则甚也[十一]。

【原注】

[一]言盛虚之变，见此乃天之常道尔。

[二]不愆常候，则无过也。

[三]言《玉机真藏论》篇[2]具言五气平和大过不及之旨也。◎新校正云：详王注言《玉机真藏论》已具，按：本[3]篇言脉之大过不及，即不论运气之大过不及与平气，当云《气交变大论》、《五常政大论》篇已具言也。

[四]春应木，木胜土；长夏应土，土胜水；冬应水，水胜火；夏应火，火胜金；秋应金，金胜木。常如是矣。四时之中，加之长夏，故谓得五行时之胜也。所谓长夏者，六月也，土生于火，长在夏中，既长而王，故云长夏也。以气命藏者：春之木，内合肝；长夏土，内合（理）[脾][4]；冬之水，内合肾；夏之火，内合心；秋之金，内合肺。故曰各以气命其藏也。命，名也。

[五]始春，谓立春之日也。春为四时之长，故候气皆归于立春前之日也。

[六]此上十字文义不伦，应古文[5]错简，次后“五治”下乃其义也。今朱书之。

[七]凡气之至，皆谓立春前十五日乃候之初也。未至而至，谓所直之气未应至而先期至也。先期而至，是气有馀，故曰太过。至而不至，谓所直之气应至不至而后期至，后期而至，是气不足，故曰不及。太过则薄所不胜而乘所胜、不及则所胜妄行而所生受病、所不胜薄之者，凡五行之气：我克者为所胜，克我者为所不胜，生我者为所生。假令肝木有馀，是肺金不足，金不制木，故木太过。木气既馀，则反薄肺金，而乘于脾土矣。故曰太过则薄所不胜而乘所胜也。此皆五藏之气内相淫并为疾，故命曰气淫也。馀太过例同之。又如肝木气少，不能制土，土气无畏而遂妄行，水[6]被土凌，故云所胜妄行而所生受病也。肝木之气不平，肺金之气自薄，故曰所不胜薄之。然木气不平，土金交薄，相迫为疾，故曰气迫也。馀不及例皆同。

[八]时，谓气至时也。候其年，则始于立春之日；候其气，则始于四气定期；候其日，则随于候日。故曰谨候其时，气可与期也。反，谓反背也。五治，谓五行所治主统一岁之气也。然不分五治，谬引八邪，天真气运尚未该通，人病之由安能精达？故曰工不能禁也。

[九]言五行之气有不相承袭者乎？

[十]变，谓变易天常也。

[十一]言苍天布气尚不越于五行，人在气中，岂不应于天道？夫人之气乱不顺天常，故有病死之征[7]矣。《左传》曰：“违天不祥。”此其类也。假令木直之年有火气至，后二岁病矣；土气至，后三岁病矣；金气至，后四岁病矣；水气至，后五岁病矣。真气不足，复重感邪，真气内微，故重感于邪则死也。假令非王[8]直年而气相干者，且为微病，不必内伤于神藏，故非其时则微而且持也；若当所直之岁，则易中邪气，故当其直时，则病疾甚也。诸气当其王者[9]，皆必受邪，故曰非其时则微，当其时则甚也。《通评虚实论》曰：“非其时则生，当其时则死。”当，谓正[10]直之年也。

【校注】

[1] 詹本“立”作“互”。

[2] 顾本“篇”下有“已”字。

[3] 金本“按本”作“彼中”。

[4] 顾本“理”作“脾”，义长，据改。

[5] 顾本“文”作“人”。

[6] 顾本“水”误作“木”。

[7] 古林书堂本“征”作“徵”。

[8] 顾本“王”作“主”。

[9] 古林书堂本“者”作“时”。

[10] 金本“正”作“王”。

帝曰：善。余闻气合而有形，因变以正名。天地之运，阴阳之化，其于万物孰少孰多，可得闻乎[一]？岐伯曰：悉乎[1]哉问也。天至广不可度，地至大不可量，大神灵问，请陈其方[二]：草生五色，五色之变，不可胜视；草生五味，五味之美[2]，不可胜极[三]。嗜欲不同，各有所通[四]。天食人以五气，地食人以五味[五]。五气入鼻，藏于心肺，上使五色脩[3]明，音声能彰。五味入口，藏于肠胃。味有所藏，以养五气。气和而生，津夜相成，神乃自生[六]。

【原注】

[一]新校正云：详从前“歧伯曰昭乎哉问也”至此，全元起注本及《太素》并无，疑王氏之所补也。

[二]言天地广大，不可度量而得之；造化玄微，岂可以人心而遍悉？大神灵问，赞圣深明。举大说凡，粗言纲纪，故曰请陈其方。

[三]言物生之众，禀化各殊，目视口味尚无能尽之，况于人心，乃能包括耶？

[四]言色味之众虽不可遍尽所由，然人所嗜所欲则自随己心之所爱耳。故曰嗜欲不同，各有所通。

[五]天以五气食人者：臊气凑肝，焦气凑心，香气凑脾，腥气凑肺，腐气凑肾也。地以五味食人者：酸味入肝，苦味入心，甘味入脾，辛味入肺，咸味入肾也。清阳化气而上为天，浊阴成味而下为地，故天食人以气，地食人以味也。《阴阳应象大论》曰：“清阳为天，浊阴为地。”又曰：“阳为气，阴为味。”

[六]心荣面色，肺主音声，故气藏于心肺，上使五色修洁分明，音声彰

著。气为水母，故味藏于肠胃，内养五气。五气和化，津液方生。津液与气相副化成，神气乃能生而宣化也。

【校注】

[1] 顾本无“乎”字。

[2] 周本“美”作“变”。

[3] 顾本“脩”作“修”。

帝曰：藏象何如[一]？

岐伯曰：心者，生之本，神之变也，其华在面，其充在血脉，为阳中之大阳，通于夏气[二]。

肺者，气之本，魄之处也，其华在毛，其充在皮，为（阳）[阴]中之（太）[少]阴[1]，通于秋气[三]。

肾者，主蛰，封藏之本，精之处也，其华在发，其充在骨，为阴中之（少）[太]阴[2]，通于冬气[四]。

肝者，罢极之本，魂之居也，其华在爪，其充在筋。以生血气，其味酸，其色苍[五]。此为阳中之少阳，通于春气[六]。

脾、胃、大肠、小肠、三焦、膀胱者，仓廪之本，营之居也，名曰器，能化糟粕，转味而入出者也[七]，其华在唇四白[3]，其充在肌。其味甘，其色黄[八]。此至阴之类，通于土气[九]。

凡十一藏，取决于胆也[十]。

【原注】

[一]象，谓所见于外，可阅者也。

[二]心者，君主之官，神明出焉。然君主者，万物系之以兴亡，故曰心者生之本，神之变也。火气炎上，故华在面也。心养血，其主脉，故充在血脉也。心王于夏，气合太阳，以太阳居夏火之中，故曰阳中之太阳，通于夏气也。《金匮真言论》曰：“平旦至日中，天之阳，阳中之阳也。”◎新校正云：详“神之变”全元起本并《太素》作“神之处”[4]。

[三]肺藏气，其神魄，其养皮毛，故曰肺者气之本，魄之处，华在毛，充在皮也。肺藏为太阴之气，主王于秋，昼日为阳气所行，位非阴处，以太阴

居于阳分，故曰阳中之太阴，通于秋气也。《金匮真言论》曰："日中至黄昏，天之阳，阳中之阴也。"◎新校正云：按："太阴"，《甲乙经》并《太素》作"少阴"，当作"少阴"。肺在十二经虽为太阴，然在阳分之中当为少阴也。

［四］地户封闭，蛰虫深藏，肾又主水，受五藏六府之精而藏之，故曰肾者主蛰，封藏之本，精之处也。脑者髓之海，肾主骨髓，发者脑之所养，故华在发，充在骨也。以盛阴居冬阴之分，故曰阴中之少阴，通于冬气也。《金匮真言论》曰："合夜至鸡鸣，天之阴，阴中之阴也"。◎新校正云：按：全元起本并《甲乙经》、《太素》"少阴"作"太阴"，当作"太阴"。肾在十二经虽为少阴，然在阴分之中当为太阴。

［五］新校正云：详此六字当去。按：《太素》：心，其味苦，其色赤；肺，其味辛，其色白；肾，其味咸，其色黑。今惟肝脾二藏载其味其色。据[5]《阴阳应象大论》已著色味详矣，此不当出之。今更不添心肺肾三藏之色味，只去肝脾二藏之色味可矣。其注中所引《阴阳应象大论》文四十一字亦当去之。罢音疲。

［六］夫人之运动者，皆筋力之所为也。肝主筋，其神魂，故曰肝者罢极之本，魂之居也。爪者筋之馀，筋者肝之养，故华在爪，充在筋也。东方为发生之始，故以生血气也。《阴阳应象大论》曰："东方生风，风生木，木生酸。"肝合木，故其味酸也。又曰："神在藏为肝，在色为苍。"故其色苍也。以少阳居于阳位而王于春，故曰阳中之少阳，通于春气也。《金匮真言论》曰："平旦至日中，天之阳，阳中之阳也。"◎新校正云：按：全元起本并《甲乙经》、《太素》作"阴中之少阳"，当作"(阴)［阳］中之少阳"[6]。详王氏引《金匮真言论》云："平旦至日中，天之阳，阳中之阳也"以为证，则王意以为阳中之少阳也。再详上文心藏为阳中之太阳，王氏以引平旦至日中之说为证，今肝藏又引为证，反不引鸡鸣至平旦天之阴，阴中之阳为证，则王注之失可见。当从全元起本及《甲乙经》、《太素》作"阴中之少阳"为得。

［七］皆可受盛转运不息，故为仓廪之本，名曰器也。营起于中焦，中焦为脾胃之位，故云营之居也。然水谷滋味入于脾胃，脾胃糟粕转化其味出于三焦膀胱，故曰转味而入出者也。

［八］新校正云：详此六字当去，并注中引《阴阳应象大论》文四十字亦当去。已解在前条。

［九］口为脾官，脾主肌肉，故曰华在唇四白，充在肌也。四白，谓唇四际之白色肉也。《阴阳应象大论》曰："中央生湿，湿生土，土生甘。"脾合土，

故其味甘也。又曰："在藏为脾，在色为黄。"故其色黄也。脾藏土气，土合至阴，故曰此至阴之类，通于土气也。《金匮真言论》曰："阴中之至阴，脾也。"

［十］上从心藏，下至于胆，为十一也。然胆者中正刚断无私偏，故十一藏取决于胆也。

【校注】

[1]《汉书》卷二十一上《律历志第一上》："以阴阳言之：太阴者，北方。太阳者，南方。少阴者，西方。少阳者，东方。中央者，阴阳之内，四方之中，经纬通达，乃能端直，于时为四季。"按：肝心于时应春夏，位居东南，为阳，而肝为阳中之少阳，心为阳中之太阳；肺肾于时应秋冬，位居西北，为阴，而肺为阴中之少阴，肾为阴中之太阴。《灵枢·阴阳系日月第四十一》："其于五藏也：心为阳中之太阳，肺为阴中之少阴，肝为阴中之少阳，脾为阴中之至阴，肾为阴中之太阴。"除"肝为阴中之少阳"应据本文校正为"肝为阳中之少阳"外，馀均不误。而《九针十二原第一》"阳中之少阴，肺也……阳中之太阳，心也……阴中之少阳，肝也……阴中之至阴，脾也……阴中之太阴，肾也"则应据《阴阳系日月第四十一》及本篇校为"阴中之少阴，肺也……阳中之太阳，心也……阳中之少阳，肝也……阴中之至阴，脾也……阴中之太阴，肾也。"

[2] 肾当为"阴中之太阴"。说详上。

[3]"白"之言旁也。

[4] 俞樾："处"字是也。下文云"魄之处"、"精之处"，又云："魂之居"、"营之居"，并以"居"、"处"言，故知"变"字误矣。

[5] 古林书堂本无"据"字。

[6] 肝为"阳中之少阳"，不误。说详上。

故人迎一盛，病在少阳；二盛，病在太阳；三盛，病在阳明；四盛已上，为格阳［一］。寸口一盛，病在厥阴；二盛，病在少阴；三盛，病在太阴；四盛已上，为关阴［二］。人迎与寸口俱盛四倍已上，为关格。关格之脉羸[1]，不能极于天地之精气，则死矣［三］。

【原注】

［一］阳脉法也。少阳，胆脉也。太阳，膀胱脉也。阳明，胃脉也。《灵枢

经》曰：一盛而躁，在手少阳。二盛而躁，在手太阳。三盛而躁，在手阳明[2]。手少阳，三焦脉。手太阳，小肠脉。手阳明，大肠脉。一盛者，谓人迎之脉大于寸口一倍也。馀盛同法。四倍已上，阳盛之极，故格拒而食不得入也。《正理论》曰："格则吐逆。"

［二］阴脉法也。厥阴，肝脉也。少阴，肾脉也。太阴，脾脉也。《灵枢经》曰：一盛而躁，在手厥阴。二盛而躁，在手少阴。三盛而躁，在手太阴[3]。手厥阴，心包脉也。手少阴，心脉也。手太阴，肺脉也。盛法同阳。四倍已上，阴盛之极，故关闭而溲不得通也。《正理论》曰："闭则不得溺。"溲，小便也。

［三］俱盛，谓俱大于平常之脉四倍也。物不可以久盛，极则衰败，故不能极于天地之精气则死矣。《灵枢经》曰："阴阳俱盛，不得相营，故曰关格。关格者，不得尽期而死矣。"[4]此之谓也。◎新校正云：详"羸"[5]当作"盈"[6]。脉盛四倍已上，非羸也，乃盛极也。古文"羸"[7]与"盈"通用。

【校注】

[1] 顾本"羸"作"赢"。

[2]《灵枢·禁服第四十八》云："人迎大一倍于寸口，病在足少阳；一倍而躁，在手少阳。人迎二倍，病在足太阳；二倍而躁，病在手太阳。人迎三倍，病在足阳明；三倍而躁，病在手阳明。"

[3]《灵枢·禁服第四十八》云："寸口大于人迎一倍，病在足厥阴；一倍而躁，在手心主。寸口二倍，病在足少阴；二倍而躁，在手少阴。寸口三倍，病在足太阴；三倍而躁，在手太阴。"

[4]《脉度第十七》作"阴阳俱盛，不得相荣，故曰关格。关格者，不得尽期而死也。"

[5] 金本、古林书堂本"赢"作"羸"。

[6] 金本"盈"作"赢"。

[7]《〈素问校讹〉校补》："古钞本、元椠本'赢'作'羸'。"金本作赢。

五藏生成[1]篇第十[一]

按：本篇包括以下内容：五脏所主，所伤，所合。五味所伤，所合。五色之见死，见生，外荣。色、味所对应的五脏、五体。诸脉、髓、筋、血、气之汇聚与运行："诸脉者，皆属于目"；"诸髓者，皆属于脑"；"诸筋者，皆属于节"；"诸血者，皆属于心"；"诸气者，皆属于肺"。血之所养与所病；人有大谷十二分，小溪三百五十四名，此皆卫气之所留止、邪气之所客也；若病者，当以针石缘而去之；论五决：诊病第一要做的事，是诊察五脏之脉，判断其虚实顺逆；作为纲领："诊病之始，五决为纪"；"欲知其始，先建其母"，即欲知五脏之虚实顺逆（始），当先诊察五藏之脉；"五决者，五脉也"；五决之证及所在之经；五决合色、脉之法。

自"此五色之见死也"至"针石缘而去之"见于《太素》卷十七；自"诊病之始"至"面赤目青皆死也"见于《太素》卷十五《色脉诊》。本篇又分别见于《甲乙经》卷一第一、卷一第四、卷一第五、卷一第十五、卷二第一下、卷四第一下、卷六第九。《脉经》6-3-6、6-5-7、6-7-5、6-9-6 有与本篇相关内容。

心之合，脉也[二]；其荣，色也[三]；其主，肾也[四]。

肺之合，皮也[五]；其荣，毛也[六]；其主，心也[七]。

肝之合，筋也[八]；其荣，爪也[九]；其主，肺也[十]。

脾之合，肉也[十一]；其荣，唇也[十二]；其主，肝也[十三]。

肾之合，骨也[十四]；其荣，发也[十五]；其主，脾也[十六]。

【原注】

[一]新校正云：详全元起本在第九卷。按：此篇云《五藏生成篇》而不云"论"者，盖此篇直记五藏生成之事，而无问荅论议之辞，故不云"论"。后不言论者，义皆仿此。

[二]火气动躁，脉类齐同，心藏应火，故合脉也。

［三］火炎上而色赤，故荣美于面而赤色。◎新校正云：详王以赤色为面荣美，未通。大抵发见于面之色，皆心之荣也，岂专为赤哉。

［四］主，谓主与肾相畏也。火畏于水，水与为官，故畏于肾。

［五］金气坚定，皮象亦然，肺藏应金，故合皮也。

［六］毛附皮革，故外荣。

［七］金畏于火，火与为官，故主畏于心也。

［八］木性曲直，筋体亦然，肝藏应木，故合筋也。

［九］爪者筋之馀，故外荣也。

［十］木畏于金，金与为官，故主畏于肺也。

［十一］土性柔厚，肉体亦然，脾藏应土，故合肉也。

［十二］口为脾之官，故荣于唇。唇谓四际白色之处，非赤色也。

［十三］土畏于木，木与为官，故主畏于肝也。

［十四］水性流湿，精气亦然，骨通精髓，故合骨也。

［十五］脑为髓海，肾气主之，故外荣发也。

［十六］水畏于土，土与为官，故主畏于脾也。

【校注】

[1] 朝鲜活字本“成”作“长”。

是故多食咸，则脉凝（泣）[冱][1]而变色[一]；多食苦，则皮槁而毛拔[二]；多食辛，则筋急而爪枯[三]；多食酸，则肉胝䐢而唇揭[四]；多食甘，则骨痛而发落[五]。此五味之所伤也[六]。故心欲苦[七][2]，肺欲辛[八][3]，肝欲酸[九][4]，脾欲甘[十]，肾欲咸[十一]。此五味之所合也[十二]。

【原注】

［一］心合脉，其荣色，咸益肾，胜于心，心不胜，故脉凝（泣）［冱］而颜色变易也。

［二］肺合皮，其荣毛，苦益心，胜于肺，肺不胜，故皮枯槁而毛拔去也。

［三］肝合筋，其荣爪，辛益肺，胜于肝，肝不胜，故筋急而爪干枯也。

［四］脾合肉，其荣唇，酸益肝，胜于脾，脾不胜，故肉胝䐢而唇皮揭举也。胝，丁尼切。䐢，侧救切。

[五]肾合骨，其荣发，甘益脾，胜于肾，肾不胜，故骨痛而发堕落。

[六]五味入口，输于肠胃而内养五藏，各有所养，有所欲，欲则互有所伤，故下文曰。

[七]合火故也。

[八]合金故也。

[九]合木故也。

[十]合土故也。

[十一]合水故也。

[十二]各随其欲而归凑之。

【校注】

[1]“凝泣”之“泣”乃“冱”之俗误，说详《校补》。

[2]《甲乙经》“苦”作“酸”，夹注云：“火酸，与《九卷》义错”。

[3]《甲乙经》“辛”作“苦”，夹注云：“肺欲苦，与《九卷》义错”。

[4]《甲乙经》“酸”作“辛”，夹注云：“木辛，与《九卷》义错。《素问》‘肝欲辛’作‘欲酸’”。

五藏之气[一][1]：故[2]色见青如草兹[3]者，死[二]；黄如枳实者，死[三]；黑如炲[4]者，死[四]；赤如衃血者，死[五]；白如枯骨者，死[六]。此五色之见死也[七]。青如翠羽者，生；赤如鸡冠者，生；黄如蟹腹者，生；白如豕膏者，生；黑如乌羽者，生。此五色之见生也[八][5]。生，于心，如以缟[6]裹朱；生，于肺，如以缟裹红；生，于肝，如以缟裹绀；生，于脾，如以缟裹栝楼[7]实；生，于肾，如以缟裹紫[九]。此五藏所生之外荣也[十]。

色味当五藏：白当肺，辛；赤当心，苦；青当肝，酸；黄当脾，甘；黑当肾，咸[十一]。故白当皮，赤当脉，青当筋，黄当肉，黑当骨[十二]。

【原注】

[一]新校正云：按：全元起本云：“此五味之合，五藏之气也”，连上文。《太素》同。

[二]兹，滋也。言如草初生之青色也。

[三]色青黄也。

[四]炲，谓炲煤也。炲音苔。

[五]衃血，谓败恶凝聚之血，色赤黑也。衃，芳杯切。

[六]白而枯槁，如干骨之白也。

[七]藏败，故见死色也。《三部九候论》曰："五藏已败，其色必夭，夭必死矣。"此之谓也。

[八]皆[8]谓光润也。色虽可爱，若见朦胧，尤善矣，故下文曰。

[九]是乃真见生色也。缟，白色。绀，薄青色。

[十]荣，美色也。

[十一]各当其所应而为色味也。

[十二]各归[9]其所养之藏气也。

【校注】

[1]"气"，外候。《玉篇·气部》："气，候也。"

[2]"故"，若；如果。《经词衍释》卷五："故，犹若也。"

[3]于鬯："古人多谓席为兹……草既成席，青色必干槁，故色如之者死。"兹，草席。色青而干枯无泽。《尔雅·释器》："蓐谓之兹。"郭注云："兹者，蓐席也。"

[4]"炲"，同"炱"，音台。《说文·火部》："炱，灰；炱煤也。"徐锴《系传》："火烟所生也。"《集韵·咍韵》："炲，煤尘也。"《甲乙经》"炲"下有"煤"字，盖旁注衍入正文。

[5]《太素》"见生也"作"见而生者也"。

[6]《甲乙经》"缟"作"白"。白，读若"帛"。

[7]《甲乙经》"栝楼"作"括蒌"。

[8]顾本"皆"作"此"。

[9]古林书堂本"归"作"当"。

诸脉者，皆属于目[一]；诸髓者皆，属于脑[二]；诸筋者，皆属于节[三][1]；诸血者，皆属于心[四]；诸气者，皆属于肺[五]。此四支八溪之朝夕也[六]。

【原注】

[一]脉者，血之府。《宣明五气篇》曰："久视伤血。"由此，明诸脉皆属

于目也。◎新校正云：按：皇甫士安云："《九卷》曰：心藏脉，脉舍神。神明通体，故云属目。"

[二]脑为髓海，故诸髓属之。

[三]筋气之坚结者，皆络[2]于骨节之间也。《宣明五气篇》曰："久行伤筋。"由此，明诸筋皆属于节也。

[四]血居脉内，属于心也。《八正神明论》曰："血气者，人之神。"然神者心之主，由此，故诸血皆属于心也。

[五]肺藏主气故也。

[六]溪者，肉之小会名也。八溪，谓肘膝腕也。如是，气血筋脉互有盛衰，故为朝夕矣。

【校注】

[1]《太素》"节"作"肝"。

[2]古林书堂本"络"作"结"。

故人卧，血归于肝[一]。肝受血而能视[二]，足受血而能步[三]，掌受血而能握[四]，指受血而能摄[五]。卧出而风吹之：血凝于肤者，为痹[六]；凝于脉者，为（泣）[沍][七][1]；凝于足者，为厥[八]。此三者，血行而不得反其空，故为痹厥也[九]。

【原注】

[一]肝藏血，心行之。人动，则血运于诸经；人静，则血归于肝藏。何者？肝主血海故也。

[二]言其用也。目为肝之官，故肝受血而能视。

[三]气行乃血流，故足受血而能行步也。

[四]以当把握之用。

[五]以当摄受之用也。血气者，人之神，故所以受血者皆能运用。

[六]谓瘰痹也。瘰音顽，又音君。

[七]（泣）[沍]，谓血行不利。

[八]厥，谓足逆冷也。

[九]空者，血流之道，大经隧也。隧音遂。

【校注】

[1] 俞樾："泣"疑"冱"字之误。按：俞说是。《素问》中表寒凝之义的"泣"字并当作"冱"。《离合真邪论篇第二十七》："天寒地冻则经水凝泣，天暑地热则经水沸溢。"《八正神明论篇第二十六》："天寒日阴则人血凝泣而卫气沈。"《调经论篇第六十二》："血气者喜温而恶寒，寒则泣不能流，温则消而去之。"《云笈七籤》卷五十七《诸家气法·慎忌论第六》引此三段文字，"泣"均作"冱"。"冱"同"冱"，据改。说详《校补》。馀或同，不复出校。

人有大谷十二分[一]，小溪三百五十四名，少十二，俞[二]。此皆卫气之所留止、邪气之所客也[三]。针石缘而去之[四][1]。

【原注】

[一]大经所会谓之大谷也。十二分者，谓十二经脉之部分。

[二]小络所会谓之小溪也。然以三百六十五小络言之者，除十二俞外，则当三百五十三名。经言三百五十四者，传写行书误以三为四也。◎新校正云：按：别本及全元起本、《太素》"俞"作"关"。

[三]卫气满填以行，邪气不得居止，卫气亏缺留止，则为邪气所客，故言邪气所客。

[四]缘，谓寅[2]缘行去之貌。言邪气所客，卫气留止，针其溪谷，则邪气寅[2]缘随脉而行去也。

【校注】

[1]"缘"，循。循其部分而去之。

[2]顾本"寅"作"夤"。下"寅缘"之"寅"同。按："夤"、"寅"古通用。

诊病[1]之始，五决为纪[一]。欲知[2]其始，先建其母[二]。所谓五决者，五脉也[三]。是以头痛巅疾，下虚上实，过在足少阴、巨阳，甚则入肾[四]；徇蒙[3]招尤[4]，目冥[5]耳聋，下实上虚，过在足少阳、厥阴，甚则入肝[五]；腹满䐜胀，支鬲[6]胠胁[7]，下厥上冒，过在足太阴、阳明[六]；咳嗽上气，厥在胸中，过在手阳明、太阴[七]；心烦头痛，病在鬲中，过在手巨阳、少阴[八]。

【原注】

[一]五决，谓以五藏之脉为决生死之纲纪也。

[二]建，立也。母，谓应时之王气也。先立应时王气，而后乃求邪正之气也。

[三]谓五藏脉也。

[四]足少阴，肾脉；巨阳，膀胱脉。膀胱之脉者，起于目内眦，上额，交巅上；其支别者，从巅至耳上角；其直行者，从巅入络脑，还出别下项，循肩髆内侠脊抵腰中，入循膂，络肾，属膀胱。然肾虚而不能引巨阳之气，故头痛而为上巅之疾也。经病甚已，则入于藏矣。

[五]徇，疾也。蒙，不明也。言目暴疾而不明。招，谓掉也，摇掉不定也。尤，甚也。目疾不明，首掉尤甚，谓暴病也。目冥耳聋，谓渐病也。足少阳，胆脉；厥阴，肝脉也。厥阴之脉，从少腹上侠胃，属肝络胆，贯鬲，布胁肋，循喉咙之后入颃颡，上出额，与督脉会于巅；其支别者，从目系下颊里。足少阳之脉，起于目锐眦，上抵头角，下耳后，循颈入缺盆；其支别者，从耳后入耳中；又支别者，别目锐眦，下颧，加颊车，下颈，合缺盆，以下胸中，贯鬲，络肝，属胆。今气不足，故为是病。◎新校正云：按：王注"徇蒙"言目暴疾而不明，义未甚显。徇蒙者，盖谓目脸瞤[8]动疾数而蒙（睹）[暗][9]又少阳之脉"下颧"，《甲乙经》作"下頔"。颃，胡浪切。颡，苏朗切。系，奚帝切。颧音权。

[六]胠，谓胁上也。下厥上冒者，谓气从下逆上而冒于目也。足太阴，脾脉；阳明，胃脉也。足太阴脉，自股内前廉入腹，属脾络胃，上鬲。足阳明脉，起于鼻，交于頞，下循鼻外，下络颐颔，从喉咙入缺盆，属胃络脾；其直行者，从缺盆下乳内廉，下侠齐，入气街中；其支别者，起胃下口，循腹里，至气街中而合，以下髀。故为是病。胠，去鱼切。髃音虞。

[七]手阳明，大肠脉；太阴，肺脉也。手阳明脉，自肩髃前廉上出于柱骨之会上，下入缺盆，络肺，下鬲，属大肠。手太阴脉，起于中焦，下络大肠，还循胃口，上鬲，属肺，从肺系横出掖下。故为咳嗽上气，厥在胸中也。◎新校正云：按：《甲乙经》"厥"作"病"。

[八]手巨阳，小肠脉；少阴，心脉也。巨阳之脉，从肩上入缺盆，络心，

循咽下鬲，抵胃，属小肠；其支别者，从缺盆循颈上颊，至目锐眦。手少阴之脉，起于心中，出属心系，下鬲，络小肠。故心烦头痛，病在鬲[10]中也。◎新校正云：按：《甲乙经》云："胸中痛，支满，腰背相引而痛，过在手少阴、大阳也。"

【校注】

[1] 詹本"病"作"脉"。

[2]《太素》"知"作"得"。

[3]《太素》"徇"作"侚"。俗书彳、亻混用。杨上善曰："侚蒙，谓眩冒也。"侚蒙，视物旋转不定与视物不清。详参《校补》。

[4]"招尤"，身体颤动不定。说详《校补》。

[5]《太素》"冥"作"瞑"。俗书日、目相乱，"暝"当作"瞑"。

[6]"支"，不顺从。《说文·心部》："忮，很也。""支"、"忮"（zhì）声同义同。诸"支满"、"支痛"义皆同此。"鬲"，不通畅。《甲乙经》"鬲"作"满"。

[7]《太素》无"胁"字。

[8]"脸"乃"睑"之俗，俗书目、月相乱。又，顾本"瞤"字亦从"月"，此据金本录正。

[9] 顾本"睹"作"暗"，据改。又，顾本"暗"下有"也"字。

[10] 古林书堂本"鬲"作"肖"。"肖"同"胸"。

夫脉之小大滑濇浮沈，可以指别[一]；五藏之象，可以类推[二]；五藏相音，可以意识[三]；五色微诊，可以目察[四]。能合脉色，可以万全[五]。

赤，脉之至也喘而坚，诊曰有积气在中，时害于食，名曰心痹[六]，得之外疾思虑而心虚，故邪从之[七]。

白，脉之至也喘而浮，上虚下实，惊，有[1]积气在胸中；喘而虚，名曰肺痹寒热[八]，得之醉而使内也[九]。

青，脉之至也长而[2]左右弹，有积气在心下，支胠，名曰肝痹[十]，得之寒湿，与疝同法。腰痛，足清，头痛[十一]。

黄，脉之至也大而虚，有积气在腹中，有厥气，名曰厥疝[十二]。女子同法。得之疾使四支，汗出当风[十三]。

黑，脉之至也上坚而大，有积气在小腹[3]与阴，名曰肾痹[十四]，得之沐浴清水而卧[十五]。

【原注】

[一]夫脉小者，细小；大者，满大；滑者，往来流（刻）[利][4]；濇者，往来蹇难；浮者，浮于手下；沈者，按之乃得也。如是，虽众状不同，然手巧心谛而指可分别也。

[二]象，谓气象也。言五藏虽隐而不见，然其气象性用犹可以物类推之。何者？肝象木而曲直，心象火而炎上，脾象土而安静，肺象金而刚决，肾象水而润下。夫如是皆大举宗兆，其中随事变化，象法傍通者，可以同类而推之尔。

[三]音，谓五音也。夫肝音角，心音徵，脾音宫，肺音商，肾音羽，此其常应也。然其互相胜负，声见否臧，则耳聪心敏者犹可以意识而知之。

[四]色，谓颜色也。夫肝色青，心色赤，脾色黄，肺色白，肾色黑，此其常色也。然其气象交互，微见吉凶，则目明智远者可以占视而知之。

[五]色青者，其脉弦；色赤者，其脉钩；色黄者，其脉代；色白者，其脉毛；色黑者，其脉坚。此其常色脉也。然其参校异同，断言成败，则审而不惑，万举万全。色脉之病，例如下说。

[六]喘，谓脉至如卒喘状也。藏居高，病则脉为喘状，故心肺二藏而独言之尔。喘为心气不足，坚则病气有馀。心脉起于心胸之中，故积气在中，时害于食也。积，谓病气积聚。痹，谓藏气不宣行也。

[七]思虑心虚，故外邪因之而居止矣。

[八]喘为不足，浮者肺虚。肺不足，是谓（心）[上][5]虚；上虚，则下当满实矣。以其不足，故善惊而气积胸中矣。然脉喘而浮，是肺自不足；喘而虚者，是心气上乘。肺受热而气不得营，故名肺痹而外为寒热也。

[九]酒味苦燥，内益于心，醉甚入房，故心气上胜于肺矣。

[十]脉长而弹，是为弦紧。紧为寒气，中湿乃弦。肝主胠胁，近于心，故气积心下，又支胠也。《正理论·脉名例》曰："紧脉者，如切绳状。"言左右弹人手也。

[十一]脉紧为寒，脉长为湿，疝之为病，亦寒湿所生，故言与疝同法也。寒湿在下，故腰痛也。肝脉者，起于足，上行至头，出额，与督脉会于巅。故病则足冷而头痛也。清，亦冷也。疝，所晏切。

［十二］脉大为气，脉虚为虚，既气又虚，故脾气积于腹中也。若肾气逆上，则是厥疝；肾气不上，则（俱）［但］[6]虚而脾气积也。

［十三］女子同法，言同其候也。风气通于肝，故汗出当风，则脾气积满于腹中。

［十四］上，谓寸口也。肾主下焦，故气积聚于小腹与阴也。

［十五］湿气伤下，自归于肾，况沐浴而卧，得无病乎？《灵枢经》曰："身半以下，湿之中也。"[7]

【校注】

[1]《甲乙经》"有"作"为"。

[2]《甲乙经》"而"下有"弦"字。

[3]《太素》"小腹"作"腹中"。

[4] 顾本"刻"作"利"，据改。

[5]《素问校讹》："'心'当作'上'。"据改。

[6] 顾本"俱"作"但"，义长，据改。

[7]《灵枢·邪气藏府病形第四》作"身半已下者，湿中之也。"顾观光校谓"之中"二字误倒，当依《灵枢·邪气藏府病形》篇乙转。据乙正。

凡相五色之奇脉：面黄目青、面黄目赤、面黄目白、面黄目黑者，皆不死也[一]；面青目赤[1]、面赤目白、面青目黑、面黑目白、面赤目青[2]，皆死也[二]。

【原注】

［一］奇脉，谓与色不相偶合也。凡色见黄，皆为有胃气，故不死也。◎新校正云：按：《甲乙经》无"之奇脉"三字。

［二］无黄色而皆死者，以无胃气也。五藏以胃气为本，故无黄色皆曰死焉。

【校注】

[1] 古林书堂本、道藏本、熊本、吴悌本、朝鲜小字本"赤"作"青"。

[2]《太素》"青"下有"者"字。

五藏别论篇第十一[一]

按：本篇包括以下内容：脑、髓、骨、脉、胆、女子胞，此六者，藏而不泻，异于胃、大肠、小肠、三焦、膀胱之泻而不藏，故名曰奇恒之腑。魄门亦为五脏使，水谷不得久藏。“所谓五藏者，藏精气而不写也，故满而不能实；六府者，传化物而不藏，故实而不能满也。”气口独为五藏主的原因：脾胃为五脏气血阴阳化生之源：“胃者，水谷之海，六府之大源也；五味入口，藏于胃，以养五藏气”；脾为足太阴，肺为手太阴，“气口亦太阴也”；手太阴起于中焦，入气口；“是以五藏六府之气味，皆出于胃，变见于气口”。五气入鼻，藏于心肺；心肺有病，而鼻为之不利也。诊治疾病必须全面细致，“凡治病必察其[上]下，适其脉[候]，观其志意与其病也”。病有不治、治之无功者：“拘于鬼神者，不可与言至德；恶于针石者，不可与言至巧；病不许治者，病必不治，治之无功矣”。

自“黄帝问曰余闻方士”至“实而不满”见于《太素》卷六《藏府气液》；自“帝曰气口何以独为五藏主”至“治之无功矣”见于《太素》卷十四《人迎脉口诊》。本篇又见于《甲乙经》卷一第三。

黄帝问曰：余闻方士或以脑髓为藏[1]，或以肠胃为藏，或以为府。敢问，更相反，皆自谓是。不知其道，愿闻其说[二]。岐伯对曰：脑、髓、骨、脉、胆[2]、女子胞，此六者，地气之所生也，皆藏于阴而象于地，故藏而不写，名曰奇恒之府[三]。夫胃、大肠、小肠、三焦、膀胱，此五者，天气之所生也，其气象天，故写而不藏，此受五藏浊气，名曰[3]传化之府[4]，此不能久留，输写者也[四]。魄门[5]亦为五藏使，水谷不得久藏[五]。

【原注】

[一]新校正云：按：全元起本在第五卷。

[二]方士，谓明悟方术之士也。言互为藏府之差异者，经中犹有之矣。《灵兰秘典论》以肠胃为十二藏相使之次，《六节藏象论》云十一藏取决于胆，

《五藏生成篇》云五藏之象可以类推，五藏相音可以意识。此则互相矛楯尔。脑髓为藏，应在别经。楯，坚久切[6]。

［三］脑髓骨脉虽名为府，不正与神藏为表里。胆与肝合，而不同六府之传写。胞虽出纳，纳则受纳清气，出则化出形容，形容之出，谓化极而生。然出纳之用有殊于六府，故言藏而不写，名曰奇恒之府也。

［四］言水谷入已，糟粕变化而泄出，不能久久留住于中，但当化已输写令去而已，传写诸化，故曰传化之府也。

［五］谓肛之门也，内通于肺，故曰魄门。受已化物，则为五藏行使，然水谷亦不得久藏于中。

【校注】

[1]《太素》"或以脑髓为藏"下有"或以为府"四字。

[2]《太素》"胆"下有"及"字，连下读。

[3]《太素》"名曰"上有"故"字。

[4]《太素》"传化之府"作"异府"。

[5]《脉经》卷第九《平阴中寒转胞阴吹阴生疮脱下证第七》："少阴脉弦者，白肠必挺核。"《难经》第三十五难："大肠谓白肠。"肛门为大肠出口，故称"白门"，以训"大"之"白"音伯，故或作"魄"，犹"白汗"之作"魄汗"也。

[6]按："楯"同"盾"。疑"坚久切"当作"竖文切"。顾本作"楯音巡"。

所谓五藏者，藏精气[1]而不写也[2]，故满而不能实［一］；六府者，传化物而不藏，故[3]实而不能满也［二］。所以然者，水谷入口，则胃实而肠虚［三］；食下，则肠实而胃虚［四］。故曰实而不满、满而不实也[4]。

【原注】

［一］精气为满，水谷为实，但藏精气，故满而不能实。◎新校正云：按：全元起本及《甲乙经》、《太素》"精气"作"精神"。

［二］以不藏精气，但受水谷故也。

［三］以未下也。

［四］水谷下也。

【校注】

[1]《太素》"气"作"神"。

[2]《太素》"也"作"者也"二字。

[3]《太素》无"传化物而不藏故"七字。

[4]《太素》无"满而不实也"五字。

帝曰：气口何以独为五藏主[一][1]？歧伯曰：胃者，水谷之海，六府之大源也[二]。五味入口，藏于胃，以养五藏[2]气。气口亦太阴也[三]。是以[3]五藏六府之气味皆出于胃，变见于气口[四]。故五气[4]入鼻，藏于心肺；心肺有病，而鼻为之不利也。

【原注】

[一]气口，则寸口也，亦谓脉口。以寸口可候气之盛衰，故云气口；可以切脉之动静，故云脉口。皆同取于手鱼际之后同身寸之一寸，是则寸口也。

[二]人有四海，水谷之海，则其一也。受水谷已，荣养四傍，以其当运化之源，故为六府之大源也。

[三]气口，在手鱼际之后同身寸之一寸。气口之所候脉动者，是手太阴脉气所行，故言气口亦太阴也。

[四]荣气之道，内谷为(实)[宝][5]。(新校正云：详此注出《灵枢》，"实"作"宝"。)谷入于胃，气传与肺，精专者，循肺气行于气口。故云变见于气口也。(新校正云：按：全元起本"出"作"入"。)

【校注】

[1]《太素》"主"下有"气"字。

[2]《太素》无"藏"字。

[3]《素问校讹》："古钞本'以'作'故'。"

[4]《太素》"五气"作"五藏气"。

[5]《灵枢·营气第十六》："营气之道，内谷为宝"，据改。

凡治病，必察其下[1]，適其脉[2]，观其志意与其病[3]也[一]。拘[4]于鬼神者，不可与言至德[二][5]；恶于针石者，不可与言至巧[三]；病[6]不许治者，病必不治[7]，治之无功矣[四]。

【原注】

[一]下，谓目下所见可否也。调適其脉之盈虚，观量志意之邪正，及病深浅成败之宜，乃守法以治之也。◎新校正云：按：《太素》作"必察其上下，適其脉候，观其志意与其病能。"

[二]志意邪则好祈祷，言至德则事必违，故不可与言至德也。

[三]恶于针石，则巧不得施，故不可与言至巧。恶音污。

[四]心不许人治之，是其必死，强为治者，功亦不成，故曰治之无功矣。

【校注】

[1]《太素》"下"上有"上"字。

[2]《太素》"脉"下有"候"字。

[3]《太素》"病"下有"能"字。

[4]《太素》"拘"上有"乃"字。乃，若也。

[5]《太素》"德"作"治"。

[6]《太素》"病"上有"治"字。

[7]《太素》"病必不治"作"病不必治也"。

新刊黄帝内经素问卷第三

新刊黄帝内经素问卷第四

启玄子次注林亿孙奇高保衡等奉敕校正孙兆重改误

异法方宜论　移精变气论　汤液醪醴论　玉板论要篇　诊要经终论

异法方宜论篇第十二[一]

按：本篇主要论述因地治疗思想，包括以下内容：五方地域不同，因之生活环境、物产种类、生活习惯等也相应不同，这就决定了一方之人的体质状况、疾病发生种类、趋向不一样，因而应当采取不同的治疗手段与方法。针石灸焫毒药导引按跷等不同的治疗手段与方法产生于不同的地势。

全篇见于《太素》卷十九《知方地》。

黄帝问曰：医之治病也，一病而治各不同，皆愈，何也[二]？岐伯对曰：地势使然也[三]。

【原注】

［一］新校正云：按：全元起本在第九卷。

［二］不同，谓针石灸焫毒药导引按跷也。

［三］谓法天地生长收藏及高下燥湿之势。

故东方之域，天地之所始生也[一]，鱼盐之地，海滨[1]傍水[二]，其民食鱼而嗜咸，皆安其处，美其食[三]。鱼者使人热中，盐[2]者胜血[四]，故其民皆黑色疏理，其病皆为[3]痈疡[五][4]。其治宜砭石[六]。故砭石者，亦从东方来[七]。

西方者，金玉之域，沙石之处，天地之所收引也[八]，其民陵居而多风，水土刚强[九]，其民不衣而褐荐，其民华食而脂肥[十]，故邪不能伤其形体，其病[5]生于内[十一]。其治宜毒药[十二]。故毒药者，亦从西方来[十三]。

北方者，天地所闭藏之域也，其地高陵居，风寒冰冽[十四]，其民乐野处而乳食。藏寒生满[6]病[十五]。其治宜灸焫[十六]。故灸焫者，亦从北方来[十七]。

南方者，天地所长养，阳[7]之所盛处也，其地下，水土弱，雾露之所聚也[十八]，其民嗜酸而食胕[十九][8]，故其民皆致理而赤色，其病挛痹[二十]。其治宜微针[二十一]。故九针者，亦从南方来[二十二]。

中央者，其地平以湿，天地所以生万物也众[二十三][9]，其民食杂而不劳[二十四]，故其病多痿厥寒热[二十五]。其治宜导引按蹻[二十六][10]。故导引[11]按蹻者，亦从中央出也[二十七]。

故圣人杂合以治，各得其所宜[二十八]。故治所以异而病皆愈者，得病之情，知治之大体也[二十九]。

【原注】

[一]法春气也。

[二]鱼盐之地，海之利也。滨，水际也。随业近之。

[三]丰其利，故居安。恣其味，故食美。

[四]鱼发疮，则热中之信。盐发渴，则胜血之征。

[五]血弱而热，故喜为痈疡。

[六]砭石，谓以石为针也。《山海经》曰："高氏之山，有石如玉，可以为针。"则砭石也。◎新校正云：按："氏"一作"伐"。

[七]东人今用之。

[八]法秋气也。引，谓牵引使收敛也。

[九]居室如陵，故曰陵居。金气肃杀，故水土刚强也。◎新校正云：详大抵西方地高，民居高陵，故多风也，不必室如陵矣。

[十]不衣丝绵，故曰不衣。褐，谓毛布也。荐，谓细草也。华，谓鲜美，酥酪骨肉之类也。以食鲜美，故人体脂肥。

[十一]水土刚强，饮食脂肥，肤腠闭封，血气充实，故邪不能伤也。内，

谓喜怒悲忧恐及饮食男女之过甚也。◎新校正云：详“悲”一作“思”，当作“思”，已具《阴阳应象大论》注中。

[十二]能攻其病，则谓之毒药。以其血气盛，肌肉坚，饮食华，水土强，故病宜毒药方制御之。药，谓草木虫鱼鸟兽之类，皆能除病者也。

[十三]西人方术今奉之。

[十四]法冬气也。

[十五]水寒冰冽，故生病於藏寒也。◎新校正云：按：《甲乙经》无“满”字。

[十六]火艾烧灼谓之灸焫。

[十七]北人正行其法。

[十八]法夏气也。地下，则水流归之。水多，故土弱而雾露聚。

[十九]言其所食不芬香。◎新校正云：按：全元起云“食鱼也”。

[二十]酸味收敛，故人皆肉理密致。阳盛之处，故色赤。湿气内满，热气外[12]薄，故筋挛脉痹也。

[二十一]微，细小也。细小之针，调脉衰盛也。

[二十二]南人盛崇之。

[二十三]法土德之用，故生物众。然东方海，南方下，西方北方高，中央之地平以湿，则地形斯异，生病殊焉。

[二十四]四方辐辏而万物交归，故人食纷杂而不劳也。

[二十五]湿气在下，故多病痿弱、气逆及寒热也。《阴阳应象大论》曰：“地之湿气，感则害皮肉筋脉。”居近于湿故尔。

[二十六]导引，谓摇筋骨，动支节。按，谓抑按皮肉。跷，谓捷举手足。

[二十七]中央[13]用为养神调气之正道也。

[二十八]随方而用，各得其宜，唯[14]圣人法乃能然矣。

[二十九]达性怀故然。

【校注】

[1]《太素》、《甲乙经》“海滨”作“滨海”。

[2]《甲乙经》“盐”作“咸”。

[3]《甲乙经》“皆为”作“多”。

[4]《甲乙经》“痈疡”作“壅肿”。

[5]《太素》“病”下有“皆”字。

[6]《太素》无“满”字。

[7]《太素》“阳”作“阳气”二字。

[8]《甲乙经》“胕”作“臊”。

[9]周本、朝鲜活字本“地”下有“之”字，《太素》“天地所以生万物也众”作“天地所生色者众”七字。按：色，物也。

[10]《太素》“跷”作“槁”，盖“挢”之俗。馀或同，不复出校。

[11]《太素》无“导引”二字。

[12]顾本“外”作“内”。

[13]顾本“央”作“人”。

[14]古林书堂本“唯”作“惟”。

移精变气论篇第十三[一]

按：本篇包括以下内容：上古之人顺应四时而动，世风淳朴，内无思念欲望之损，外无劳累过度之伤，故少疾病。上古之人思想单纯，所以可以运用祝由之术移精变气治愈疾病。后世之人不能顺应四时而动，虚邪贼风不能避之以时，则多外感；世风浇漓，内心充满思念欲望，则难免七情之伤；外则难免劳累过度之伤；故多疾病。当今之人思想复杂，所以不能运用祝由之术移精变气治愈疾病。善摄生者，应顺应四时而动，虚邪贼风，避之以时；内心少一点儿七情六欲，外面不要劳累过度，以减少疾病。建立或恢复淳朴的社会风气，有利于全民身心健康。观死生、决嫌疑之要在“色脉”二字。色、脉与五行、四时、八节之风、四方、天之五星、二十八宿、五脏、六腑、阴阳相合，其中有生我、我生、克我、我克、逆顺死生等关系，诊病者当探求其道，并正确掌握运用。批评后世但知治已病，不知治未病，强调治未病。治已病者，又当本四时，知日月，审逆从，标本相得（医者与病人之神相得；疾病病情与诊断、治疗相合）。治病之要在得神：“得神者昌，失神者亡”。

自“黄帝问曰余闻古之治病”至“祝由不能已也帝曰善”见于《太素》卷十九《知祝由》；自“余欲临病人观死生”至“得神者昌失神者亡帝曰善”见于

《太素》卷十五《色脉诊》。

黄帝问曰：余闻古之治病，惟[1]其移精变气，可[2]祝由而已。今世治病，毒药治其内，针石治其外，或愈或不愈，何也[二]？

岐伯对曰：往古人[3]居禽兽之间，动作以避寒，阴居以避暑，内无眷慕之累，外无（伸）[臾]官[4]之形[三]，此恬憺[5]之世，邪不能深入也。故毒药不能[6]治其内，针石不能治其外，故可移精[7]祝由而已[四]。今[8]之世不然[五]，忧患缘[9]其内，苦形伤其外，又失四时之从，逆寒暑之宜[10]，贼风数至，虚邪朝夕，内至五藏骨髓，外伤空窍肌肤，所以小病必甚，大病必死，故祝由不能已也。

【原注】

[一]新校正云：按：全元起本在第二卷。

[二]移，谓移易。变，谓变改。皆使邪不伤正，精神复强而内守也。《生气通天论》曰："圣人传精神，服天气。"《上古天真论》曰："精神内守，病安从来？"

[三]新校正云：按：全元起本"伸"作"臾"。

[四]古者巢居穴处，夕隐朝游禽兽之间断可知矣。然动躁阳盛，故身热足以御寒；凉气生寒，故阴居可以避暑矣。夫志捐思想，则内无眷慕之累；心亡愿欲，故外无（伸）[申]官之形。静保天真，自无邪胜，是以移精变气，无假毒药，祝说病由，不劳针石而已。◎新校正云[11]按：全元起云："祝由，南方神。"

[五]情慕云为，远于道也。

【校注】

[1]金本"惟"作"唯"，《太素》同。

[2]金本无"可"字。

[3]《太素》"人"作"民人"。

[4]"臾"，据新校正所引全元起本改。《太素》"伸"作"申"，为"臾"之俗误。"官"，原本上从"穴"，俗书"宀"、"穴"相乱。"臾官"，读若"瘐瘖"，疲病。《尔雅·释训》："瘖瘖、瘐瘐，病也。"说详《校补》。

[5]《太素》“憺”作“惔”。

[6]《太素》无“能”字。下句“不能”同。

[7] 朝鲜活字本“精”作“情”。

[8] 顾本“今”上有“当”字。

[9]“缘”，读若“瑑”，损伤。俗书彖旁、豕旁混用不别，《太素》“缘”作“瑑”。“瑑”盖“瑑”之俗讹字。说详《校补》。

[10]《太素》“又失四时之从，逆寒暑之宜”作“又失四时之逆顺寒暑之宜”一句。

[11] 顾本“云”作“本”。

帝曰：善。余欲临病人观死生、决嫌疑，欲知其要，如日月[1]光，可得闻乎？

岐伯曰：色脉者，上帝之所贵也，先师之所传也[一]。上古使僦贷季理色脉而通神明，合之金木水火土、四时[2]八风六合，不离其常[二]，变化相移，以观其妙，以知其要。欲知其要，则色脉是矣[三]。色以应日，脉以应月。常求其要，则其要也[四][3]。夫色[4]之变化，以应四时之脉[5]，此上帝之所贵，以合于神明也，所以远死[6]近生[五]。生道以长，命曰圣王[六]。

中古之治病[7]，至而治之。汤液十日，以去八风五痹之病[七]；十日不已，治以草苏[8]草荄之枝，本末为助。标本已得，邪气乃服[八]。

暮世[9]之治病也则不然，治不本四时，不知日月，不审逆从[九]，病形已成，乃欲微针治其外，汤液治其内[十]。粗工凶凶，以为可攻，故病未已，新病复起[十一]。

【原注】

[一]上帝，谓上古之帝。先师，谓岐伯祖世之师僦贷季也。

[二]先师以色白脉毛而合金，应秋；以色青脉弦而合木，应春；以色黑脉石而合水，应冬；以色赤脉洪而合火，应夏；以色黄脉代而合土，应长夏及四季。然以是色脉下合五行之休王，上副四时之往来，故六合之间，八风鼓坼不离常候，尽可与期。何者？以见其变化而知之也，故下文曰。

[三]言所以知四时五行之气变化相移之要妙者何？以色脉故也。

[四]言脉应月、色应日者，占候之期准也。常（来）[求][10]色脉之差忒，

是则平人之诊要也。

[五]观色脉之臧否，晓死生之征兆，故能常远于死而近于生也。

[六]上帝闻道，勤而行之，生道以长，惟圣王乃尔而常用也。

[七]八风，谓八方之风。五痹，谓皮肉筋骨脉之痹也。《灵枢经》曰："风从东方来，名曰婴儿风，其伤人也，外在于[11]筋纽，内舍于肝。风从东南来[12]，名曰弱风，其伤人也，外在于肌，内舍于胃。风从南方来，名曰大弱风，其伤人也，外在于脉，内舍于心。风从西南来，名曰谋风，其伤人也，外在于肉，内舍于脾。风从西方来，名曰刚风，其伤人也，外在于皮，内舍于肺。风从西北来，名曰折风，其伤人也，外在于手太阳之脉，内舍于小肠。风从北方来，名曰大刚风，其伤人也，外在于骨，内舍于肾。风从东北来，名曰凶风，其伤人也，外在于掖胁，内舍于大肠。"[13]又，《痹论》曰："以春甲乙伤于风者，为筋痹。以夏丙丁伤于风者，为脉痹。以秋庚辛伤于风者，为皮痹。以冬壬癸伤于邪者，为骨痹。以至阴遇此者，为肉痹。"是所谓八风五痹之病也。◎新校正云：按：此注引《痹论》，今经中《痹论》不如此，当云：《风论》曰："以春甲乙伤于风者，为肝风。以夏丙丁伤于风者，为心风。季夏[14]戊己伤于邪者，为脾风。以秋庚辛中于邪者，为肺风。以冬壬癸中于邪者，为肾风。"《痹论》曰："风寒湿三气杂至，合而为痹。以冬遇此者，为骨痹。以春遇此者，为筋痹。以夏遇此者，为脉痹。以至阴遇此者，为肌痹。以秋遇此者，为皮痹。"

[八]草苏，谓药煎也。草荄，谓草根也。枝，谓茎也。言以诸药根苗合成其煎，俾相佐助而以服之。凡药有用根者，有用茎者，有用枝者，有用华实者，有用根茎枝[15]华实者。汤液不去，则尽用之，故云本末为助也。标本已得邪气乃服者，言工人与病主疗相应，则邪气率服而随时顺也。《汤液醪醴论》曰："病为本，工为标。标本不得，邪气不服。"此之谓主疗不相应也。或谓取《标本论》主[16]云针也。◎新校正云：按：全元起本又云："得其标本，邪气乃散矣[17]。"

[九]四时之气各有所在，不本其处而即妄攻，是反古也。《四时刺逆从论》曰："春，气在经脉。夏，气在孙络。长夏，气在肌肉。秋，气在皮肤。冬，气在骨髓。"工[18]当各随所在而辟伏其邪尔。不知日月者，谓日有寒温明暗，月有空满亏盈也。《八正神明论》曰："凡刺之法，必候日月星辰四时八正之气，气定乃刺之。是故天温日明，则人血淖液而卫气浮，故血易写，气易行；

天寒日阴，则人血凝（泣）[冱]而卫气沈。月始生，则血气始精，卫气始行；月郭满，则血气盛，肌肉坚；月郭空，则肌肉减，经络虚，卫气去，形独居。是以因天时而调血气也。是故天寒无刺，天温无凝[19]，月生无写，月满无补，月郭空无治，是谓得时而调之。因天之序，盛虚之时，移光定位，正立而待之。故曰：月生而写，是谓藏虚；月满而补，血气盈溢，络有流[20]血，命曰重实；月郭空而治，是谓乱经。阴阳相错，真邪不别，沈以留止，外虚内乱，淫邪乃起。"此之谓也。不审逆从者，谓不审量其病可治与不可治也[21]，故下文曰。

[十]言心意粗略不精审也。

[十一]粗，谓粗略也。凶凶，谓不料[22]事宜之可否也。何以言之？假令饥人形气羸劣，食令极饱，能不霍乎？岂其与食而为恶邪？盖为失时复过节也。非病逆，针石汤液失时过节，则其害反增矣。◎新校正云：按：别本"霍"一作"害"。

【校注】

[1]《太素》"日月"下有"之"字。

[2]《太素》"四时"下有"阴阳"二字。

[3]《太素》"也"作"已"。

[4]《太素》"色"作"色脉"二字。

[5]《太素》"脉"作"胜"。

[6]顾本"近"上有"而"字。

[7]《太素》"病"下有重文符，属下读。

[8]《太素》"苏"作"荄"。

[9]《太素》"世"作"代"，盖避讳易字。

[10]顾本"来"作"求"，据改。

[11]顾本"在"下无"于"字。

[12]顾本"来"下有"者"字。

[13]按：《灵枢·九宫八风第七十七》云："风从南方来，名曰大弱风，其伤人也，内舍于心，外在于脉，气主热；风从西南方来，名曰谋风，其伤人也，内舍于脾，外在于肌，其气主为弱；风从西方来，名曰刚风，其伤人也，内舍于肺，外在于皮肤，其气主为燥；风从西北方来，名曰折风，其伤人也，内舍于小肠，外在于手太阳脉，脉绝则溢，脉闭则结不通，善暴死；风从北方来，

名曰大刚风，其伤人也，内舍于肾，外在于骨与肩背之膂筋，其气主为寒也；风从东北方来，名曰凶风，其伤人也，内舍于大肠，外在于两胁腋骨，下及肢节；风从东方来，名曰婴儿风，其伤人也，内舍于肝，外在于筋纽，其气主为身湿；风从东南方来，名曰弱风，其伤人也，内舍于胃，外在肌肉，其气主体重。”

[14] 金本“季夏”上有“以”字。

[15]《素问校讹》:“古钞本‘枝’下有‘叶’字。”

[16] 顾本“主”作“末”。

[17] 金本无“矣”字。

[18] 金本“工”作“中”。

[19] 顾观光校：“《八正神明论》‘凝’作‘疑’”。

[20] 顾本“流”作“留”。

[21] 顾本“治”下无“也”字。

[22] 周本“料”作“量”。

帝曰：愿闻要道。歧伯曰：治之要极，无失色脉，用之不惑，治之大则[一]。逆从到[1]行，标本不得，亡神失国[二]。去故就新，乃得真人[三]。

【原注】

［一］惑，谓惑乱。则，谓法则也。言色脉之应昭然不欺，但顺用而不乱纪纲，则治病审当之大法也。

［二］逆从到行，谓反顺为逆。标本不得，谓工病失宜。夫以反理到行，所为非顺，岂惟[2]治人而神气受害，若使之辅佐君王主，亦令国祚不保康宁矣。

［三］标本不得，工病失宜，则当去故逆理之人，就新明悟之士，乃得至真精晓之人以已也。

【校注】

[1] 吴悌本“到”作“倒”。

[2] 顾本“惟”作“唯”。

帝曰：余闻其要于夫子矣。夫子言不离色脉[1]，此余之所知也。岐伯曰：治之极於一。帝曰：何谓一？岐伯曰：一者，因得之[一]。帝曰：奈何？岐伯曰：闭户塞牖，系之病者，数问其情，以从其意[二]。得神者昌，失神者亡。帝曰：善。

【原注】

[一]因问而得之也。

[二]问[2]其所欲而察是非也。

【校注】

[1]《太素》“色脉”作“脉＝色＝”，当读作“脉色脉色”，下“脉色”单独为句。

[2]金本“问”作“伺”。

汤液醪醴论篇第十四[一]

按：本篇包括以下内容：如何制作五谷汤液及醪醴；为什么必须使用稻米、稻薪。通过论上古圣人作汤液醪醴，“为而不用”，“中古之世，道德稍衰，邪气时至，服之万全”，“当今之世，必齐、毒药攻其中，镵石、针艾治其外”，强调养生防病重于治病，淳朴的社会风气（“道德”）有益于身心健康与疾病康复，疾病种类、治病方法随时势转移。论后世治疗疾病效果不好的原因是“神不使”，强调养病必须静以养神，治病必先治神，即必须得到病人神的配合；“病为本，工为标”，“标本不得，邪气不服”，“得神者昌，失神者亡”。举阳气虚衰、内生水肿为例，论其治疗原则与方法：“平治于权衡”，“去宛莝陈”；“微动四极，温衣，缪刺其处，以复其形”；“开鬼门，洁净府”，“疏涤五藏”，即根据病情变化而用适宜的治疗措施治疗，去除蓄积的血、水等病邪；并采取“缪刺”之法刺络放血以疏通络脉、缓缓活动四肢以运脾阳，温衣暖肺以防感受外邪；通利小便，疏通涤除五脏的秽浊，使升降严重失调的逆行之气恢复正常。

自“黄帝问曰为五藏汤液”至“故神去之而病不愈也”见于《太素》卷

十九《知古今》；自“帝曰夫病之始生也”至“巨气乃平帝曰善”见于《太素》卷十九《知汤药》。

黄帝问曰：为五谷汤夜及醪醴奈何[二]？岐伯对曰：必以稻米，炊以[1]稻薪。稻米者完，稻薪者坚[三]。

帝曰：何以然[四]？岐伯曰：此得天地之和，高下之宜，故能至完；伐取得时，故能至坚也[五]。

【原注】

[一]新校正云：按：全元起本在第五卷。

[二]液，谓清液。醪醴，谓酒之属也。

[三]坚，谓资其坚劲。完，谓取其完全。完全则酒清泠，坚劲则气迅疾而效速也。

[四]言何以能完坚邪？

[五]夫稻者，生于阴水之精，首戴天阳之气，二者和合，然乃化成，故云得天地之和而能至完。秋气劲切，霜露凝结，稻以冬采，故云伐取得时而能至坚。

【校注】

[1]顾本“以”作“之”。

帝曰：上古圣人作汤液醪醴，为而不用，何也？岐伯曰：自古圣人之作汤液醪醴者[1]，以为备耳[一]。夫上古作汤液，故为而弗服也[二]。中古之世，道德稍衰[2]，邪气时至，服之万全[三]。

帝曰：今之世不必已，何也[四]？岐伯曰：当今之世，必齐、毒药攻其中，镵石、针艾治其外也[五]。

帝曰：形弊血尽而功不立者何[3]？岐伯曰：神不使也。

帝曰：何谓神不使？岐伯曰：针石[4]，道也[六]。精神不进，志意不治，故病不可愈[七]。今精坏神去，荣[5]卫不可复收。何者？嗜欲无穷，而忧患不止，精[6]气弛坏，荣（泣）[沍]卫除[7]，故神去之而病不愈也[八][8]。

【原注】

［一］言圣人愍念生灵，先防萌渐，陈其法制，以备不虞耳。

［二］圣人不治已病治未病，故但为备用而不服也。

［三］虽道德稍衰，邪气时至，以心犹近道，故服用万全也。

［四］言不必如中古之世何也？

［五］言法殊于往古也。

［六］言神不能使针石之妙用也何者？志意违背于师示故也。

［七］动离于道，耗散天真故尔。◎新校正云：按：全元起本云："精神进，志意定，故病可愈。"《太素》云："精神越，志意散，故病不可愈。"[9]

［八］精神者，生之源。荣卫者，气之主。气主不辅，生源复消，神不内居，病何能愈哉！

【校注】

[1]《太素》"自古"作"上古"，"作"作"作为"。

[2]《太素》"道德稍衰"作"德稍衰也"。

[3]《太素》"何"下有"也"字。

[4]《太素》"针石"下有"者"字。

[5]《太素》"荣"作"营"。馀或同，不复出校。

[6]《太素》"精"上有"故"字。

[7]《调经论》云："寒湿之中人也，皮肤不收，肌肉坚紧，荣血（泣）［冱］，卫气去。"

[8]《太素》"故神去之而病不愈也"作"故神去之而病之所以不愈者也。"

[9]俞樾："此当以全本为长。"

帝曰：夫病之始生也，极微极精，必先入结[1]于皮肤。今良工皆称曰：病成名曰逆，则针石不能治，良药不能及也。今良工皆得其法[2]，守其数，亲戚兄弟远近音声日闻于耳，五色日见于目，而病不愈者，亦何暇不早乎[一][3]？岐伯曰：病为本，工为标。标本不得，邪气不服，此之谓也[二]。

【原注】

［一］新校正云：按：别本"暇"一作"谓"。

[二]言医与病不相得也。然工人或亲戚兄弟该明，情[4]疑勿用，工先备识，不谓知方，针艾之妙靡容，药石之攻匪预，如是，则道虽昭著、万举万全，病不许治，欲奚为疗？《五藏别论》曰："拘于鬼神者，不可与言至德；恶于针石者，不可与言至巧；病不许治者，病必不治，治之无功。"此皆谓工病不相得，邪气不宾服也。岂惟针艾之有恶哉，药石亦有之矣。◎新校正云：按：《移精变气论》曰："标本已得，邪气乃服。"

【校注】

[1]《太素》"入结"作"舍"一字。

[2]《太素》"今良工皆得其法"作"今良工皆持法"。

[3]《太素》"亦何暇不早乎"作"亦可谓不蚤乎"。

[4]《〈素问校讹〉校补》："古钞本'情'作'猜'。"

帝曰：其[1]有不从毫[2]毛生而[3]五藏阳以[4]竭也[一]，津液充郭[5]，其魄独居[6]，孤精于内，气耗于外，形不可[7]与衣相保，此四极[8]急而动中，是气拒[9]于内而形施于外，治之奈何[二]？

岐伯曰：平治于权衡，去宛陈莝[三][10]，是以[11]微动四极[12]，温衣，缪刺其处，以复其形。开鬼门[13]，洁净[14]府，精以时服。五阳已布，疏涤五藏。故精自生，形自盛，骨肉相保，巨气乃平[四]。

帝曰：善[15]。

【原注】

[一]新校正云：按：全元起本及《太素》"阳"作"伤"，义亦通。

[二]不从毫毛，言生于内也。阴气内[16]盛，阳气竭绝，不得入于腹中，故言五藏阳以竭也。津液者，水也。充，满也。郭，皮也。阴穑于中，水气胀满，上攻于肺，肺气孤危。魄者，肺神，肾为水害，子不救母，故云其魄独居也。夫阴精损削于内，阳气耗减于外，则三焦闭溢，水道不通，水满皮肤，身体否肿，故云形不可与衣相保也。凡此之类，皆四支脉数急而内鼓动于肺中也。肺动者，谓气急而咳也。言如是者，皆水气格拒于腹膜之内，浮肿施张于身形之外，欲穷标本，其可得乎？四极，言四末，则四支也。《左传》曰："风淫末疾。"《灵枢经》曰："阳受气于四末。"[17]◎新校正云：详"形施于外"，"施"

字疑误。

[三]新校正云：按：《太[18]素》“莝”作“茎”。

[四]平治权衡，谓察脉浮沈也。脉浮，为在表；脉沈，为在里。在里者，泄之；在外者，汗之。故下文[19]云开鬼门洁净府也。去宛陈莝，谓去积久之水物，犹如草茎[20]之不可久留于身中也。全本作草莝。微动四极，谓微动四支，令阳气渐以宣行，故又曰温衣也。经脉满，则络脉溢；络脉溢，则缪刺之以调其络脉，使形容如旧而不肿，故云缪刺其处以复其形也。开鬼门，是启玄府遣气也。五阳，是五藏之阳气也。洁净府，谓写膀胱水去也。脉和，则五精之气以时宾服于肾藏也。然五藏之阳渐而宣布，五藏之外气[21]秽复除也。如是，故精髓自生，形肉自盛，藏府既和，则骨肉之气更相保抱，大经脉气然乃平复尔。

【校注】

[1]《太素》“其”下有“病”字。

[2]《太素》“毫”作“豪”。馀或同，不复出校。

[3]顾本“生而”互乙”。

[4]周本“以”作“已”。

[5]《太素》“充郭”作“虚廓”。

[6]《太素》“其魄独居”作“其魂魄独”。

[7]《太素》无“可”字。

[8]《太素》“极”作“亟”。

[9]《太素》“拒”作“巨”。

[10]《校注》引沈祖绵曰：“此句当作‘去宛莝陈’。去、莝相对为文，宛、陈亦相对为文。”作“莝陈”义长。说详《校补》。

[11]顾本无“是以”二字。

[12]《素问校讹》：“古钞本、元椠本‘微动四极’上有‘是以’二字。”道藏本、熊本、吴悌本、赵本、朝鲜活字本、朝鲜小字本同。《太素》“极”作“亟”。

[13]“鬼门”，排泄秽浊水液之门，谓前后二阴。水最终流聚之处曰“委”，字亦作“逶”、作“溾”、作“渨”。“醜”为阴窍，故字从“鬼”。《礼记·内则》：“鳖去醜。”郑玄注：“醜，谓鳖窍也。”《字诂·醜》：“男女所讳处亦曰醜。”“委”、“逶”“溾”、“渨”、“鬼”音同义通。地有“归墟”（《列子·汤

问》)、“尾闾”(《庄子·秋水》),人有“鬼门”,其义一也。说详《校补》。

[14]《太素》“净”作“静”。

[15]《太素》“善”下有“哉”字。

[16]金本“内”作“中”。

[17]见《终始第九》。

[18]“太”,据金本、古林书堂本录正。顾本“太”误作“本”。

[19]顾本“文”作“次”。

[20]《素问校讹》:“古钞本、元椠本‘茎’作‘茎’。”金本同。

[21]金本“气”作“氛”。

玉版论要篇第十五[一]

按:本篇论揆度、奇恒,包括以下内容:“揆度”是全面诊察各部脉候以判断某病的逆从;“奇”是奇异之病,不依照脉候所作出的逆从判断,或生而死,或死而生,以其异于常诊,故谓之“奇”;“恒”是依照脉候所作出的逆从判断,或生或死,无有异常,故谓之“恒”;“揆度者,度病之浅深也;奇恒者,奇病也”。诊色、脉之道,贵在用神专一,如此方能根据色、脉之候作出正确诊断。根据面部之色上下左右的分布与变化,可以确定病位与逆从。望诊面部之色当察其色之异常变化,以定其病位、逆从、相应的治法。举搏、孤、虚等脉为例,以示揆度之法。论行奇恒之法。

全篇见于《太素》卷十五《色诊》。

黄帝问曰:余闻揆度、奇恒,所指不同,用之奈何?岐伯对曰:揆度者,度病之浅深也。奇恒者,言奇[1]病也。请言道之至数。五色、脉变,揆度、奇恒,道在于一[二]。神转不回,回则不转,乃失其机[三]。至数之要,迫近以微[四][2]。著之玉版,命曰合玉[3]机[五]。

【原注】

[一]新校正云:按:全元起本在第二卷。

[二]一，谓色脉之应也。知色脉之应，则可以揆度奇恒矣。◎新校正云：按：全元起本“请”作“谓”。

[三]血气者，神气也。《八正神明论》曰：“血气者，人之神，不可不谨养也。”夫血气应顺四时，递迁囚王，循环五气，无相夺伦，是则神转不回也。回，谓却行也。然血气随王，不合却行，却行则反常，反常则回而不转也。回而不转，乃失生气之机矣。何以明之？夫木衰则火王，火衰则土王，土衰则金王，金衰则水王，水衰则木王，终而复始循环，此之谓神转不回也。若木衰水王，水衰金王，金衰土王，土衰火王，火衰木王，此之谓回而不转也。然反天常轨，生之何有耶！

[四]言五色五脉变化之要道迫近于天常而又微妙。

[五]《玉机》，篇名也。言以此回转之要旨著之玉版，合同于《玉机论》文也。◎新校正云：详“道之至数”至此与《玉机真藏论》文相重，注颇不同。

【校注】

[1]《太素》“奇”下有“恒”字。

[2]《天元纪大论第六十六》：“至数之机，迫迮以微。”

[3]《太素》“玉”作“生”。

容[1]色见上下左右，各在其要[一]：其色见浅者，汤液[2]主治，十日已[二]；其见深者，必齐主治，二十一日已[三]；其见大深者，醪酒主治，百日已[四]。色[3]夭[4]面脱[5]，不[6]治[五]，百日尽已[六]；脉[7]短气绝，死[七]；病温，虚[8]甚死[八]。色见上下左右，各在其要：上为逆，下为从[九]。女子右为逆，左为从；男子左为逆，右为从[十]。易，重阳，死；重阴，死[十一]。阴阳反他[十二][9]，治在权衡相夺[10]。奇恒事也，揆度事也[十三]。

【原注】

[一]容[11]色者，他气也，如肝木部内见赤黄白黑色，皆谓他气也。馀藏率如此例。所见皆在明堂上下左右要察候处，故云各在其要。◎新校正云：按：全元起本“容[12]”作“客”。视色之法，具[13]《甲乙经》中。

[二]色浅则病微[14]，故十日乃已。

[三]色深则病甚，故必终齐乃已。

[四]病深甚，故日多。

[五]色见大深，兼之夭恶、面肉又脱，不可治也。

[六]色不夭，面不脱，治之百日尽可已。◎新校正云：详“色夭面[15]脱”虽不治，然期当百日乃已尽也。

[七]脉短已虚，加之渐绝，真气将竭，故必死。

[八]甚虚而病温，温气内涸其精血，故死。

[九]色见于下者，病生之气也，故从。色见于上者，伤神之兆也，故逆。

[十]左为阳，故男子右为从而左为逆。右为阴，故女子右为逆而左为从。

[十一]女子色见于左，男子色见于右，是变易也。男子色见于左，是曰重阳。女子色见于右，是曰重阴。气极则反，故皆死也。

[十二]新校正云：按：《阴阳应象大论》云“阴阳反作。”

[十三]权衡相夺，谓阴阳二气不得高下之宜，是奇于恒常之事，当揆度其气，随宜而处疗之。

【校注】

[1]《太素》“容”作“客”。

[2]顾观光校：“谓五谷之汤液，非药饵也。上篇甚明。”

[3]《太素》“色”上有“其”字。

[4]“夭”，读若“鋈”（音悟）。“色夭”，等于说面色皖白。《说文·金部》：“鋈，白金也。”《灵枢·五禁第六十一》：“色夭然白。”

[5]《太素》“脱”作“兑”。

[6]《太素》“不”下有“为”字。

[7]《太素》“脉”上有“然”字。

[8]《太素》“虚”作“寂”。

[9]“他”，读若“易”。从“也”从“易”之字往往通用。“反易”同义连用，谓相反也。《吕氏春秋卷四·孟夏纪第四·四月纪·诬徒》：“以简则有相反。”高诱注：“反，易。”《左传·桓公二年》：“是以政成而民听，易则生乱。”杜注：“反易礼义，则乱生也。”

[10]《说文·目部》：“相，省视也。”去声。这里指诊察。《玉篇·奞部》：“夺，取也。”这里指决定。

[11]据文意，“容”当作“客”。

[12] 顾本“容”下空一字位,《〈素问校讹〉校补》:“古钞本作‘色’字。”

[13] 古林书堂本“具”下有“在”字。

[14] 顾本“微”作“轻”。

[15] 金本“面”作“脉”。

搏脉:痹、躄,寒热之交[一]。

脉孤[1]:为消,气[2]虚、泄[3],为夺血[二]。

孤为逆,虚为从[三]。

行奇恒之法,以大阴始[四][4]。行所不胜曰逆,逆则死[五];行所胜曰从,从则活[六]。八风四时之胜,终而复始[七]。逆行一过,不复可数。论[5]要毕矣[八]。

【原注】

[一]脉击搏于手,而病瘰[6]痹及挛躄者,皆寒热之气交合所为,非邪气虚实之所生也。

[二]夫脉有表(有)[无][7]里,有里无表,皆曰孤亡之气也。若有表有里,而气不足者,皆曰虚衰之气也。

[三]孤无所依,故曰逆。虚衰可复,故曰从。

[四]凡揆度奇恒之法,先以气口太阴之脉定四时之正气,然后度量奇恒之气也。

[五]木见金脉,金见火脉,火见水脉,水见土脉,土见木脉,如是皆行所不胜也,故曰逆。贼胜不已,故逆则死焉。

[六]木见水火土脉,火见金土木脉,土见金水火脉,金见土木水脉,水见金火木脉,如是者,皆可胜之脉,故曰从。从则无所克杀伤败,故从则活也。

[七]以不越于五行,故虽相胜,犹循环终而复始也。

[八]过,谓遍也。然逆行一过遍于五气者,不复可数为平和矣。

【校注】

[1]“孤”,疑读若“窊”,字亦作“䆨”。《玉篇·穴部》:“䆨,器空中。”说详《校补》。

[2]《太素》无“气”字。

[3]《太素》"泄"上有"为"字。

[4]《太素》"始"上有"为"字。

[5]《太素》"论"作"诊"。

[6]《素问校讹》:"古钞本'瘠'作'颃',后皆同。"

[7]顾本"有"作"无",据改。

诊要经终论篇第十六[一]

按：本篇论诊治之枢要，包括以下内容：人身之气所在分为六部，与一年的六个时段阴阳之气的升降开阖相应。春夏秋冬，各有所刺，法其所在："春刺散俞及与分理"，"夏刺络俞"，"秋刺皮肤"，"冬刺俞窍于分理"。逆四时之刺所生乱气。针刺时的注意事项，刺不避五脏，各有死期。十二经脉之死证各有其征。

本篇分别见于《甲乙经》卷二第一上、卷五第一上、卷五第四。自"太阳之脉，其终也"至"卯上缩而终矣"，又如见《灵枢·终始第九》。

黄帝问曰：诊要何如？

岐伯对曰：正月二月，天气始方，地气始发，人气在肝[二]。

三月四月，天气正方，地气定发，人气在脾[三]。

五月六月，天气盛，地气高，人气在头[四]。

七月八月，阴气始杀[1]，人气在肺[五]。

九月十月，阴气始冰，地气始闭，人气在心[六]。

十一月十二月，冰复，地气合，人气在肾[七]。

【原注】

[一]新校正云：按：全元起本在第二卷。

[二]方，正也。言天地气正发生其万物也。木治东方，王[2]七十二日，犹当三月节后一十二日，是木之用事。以月而取，则正月二月人气在肝。

[三]天气正方，以阳气明盛，地气定发，为万物华而欲实也。然季终土

寄而王，土又生于丙，故人气在脾。

[四]天阳赫盛，地焰高升，故言天气盛，地气高。火性炎上，故人气在头也。

[五]七月三阴爻[3]生，八月阴始肃杀，故云阴气始杀也。然阴气肃杀，类合于金，肺气象金，故人气在肺[4]。

[六]阴气始凝，地气始闭，随阳而入，故人气在心。

[七]阳气深伏[5]，故气在肾也。夫气之变也，故发生于木，长茂于土，盛高而上，肃杀于金，避寒于火，伏藏于水，斯皆随顺阴阳气之升沈也。《五藏生成篇[6]》曰："五藏之象，可以类推。"此之谓气类也。

【校注】

[1]"杀"，音晒。减少。

[2]金本"王"作"正"。

[3]顾本"爻"作"支"。

[4]顾本"肺"下有"也"字。

[5]顾本"伏"作"复"。

[6]顾本"篇"作"论"。

故春刺散俞及与分理，血出而止[一]。甚者传气，间者环（也）[已][二][1]。

夏刺络俞，见血而止。尽气闭环，痛病必下[三]。

秋刺皮肤，循理，上下同法，神变而止[四]。

冬刺[2]俞窍于[3]分理。甚者直下，间者散下[五]。

春夏秋冬，各有所刺，法其所在。

【原注】

[一]散俞，谓间穴。分理，谓肌肉分理。◎新校正云：按：《四时刺逆从论》云："春气在经脉。"此散俞即经脉之俞也。又，《水热穴论》云："春取络脉分肉。"

[二]辨[4]疾气之间甚也。传，谓相传。环，谓循环也。相传则传所不胜，循环则周回于五气也。◎新校正云：按：《太素》"环也"作"环已"。

[三]尽气，谓出血而尽针下取所病脉盛邪之气也。邪气尽已，穴俞闭密，

则经脉循环，而痛病之气必下去矣。以阳气大盛，故为是法刺之。◎新校正云：按：《四时刺逆从论》云："夏气在孙络。"此络俞即孙络之俞也。又，《水热穴论》云："夏取盛经分腠。"

［四］循理，谓循肌肉之分理也。上，谓手脉。下，谓足脉。神变，谓脉气变易，与未刺时异也。脉者，神之用，故尔言之。◎新校正云：按：《四时刺逆从论》云："秋气在皮肤。"义与此合。又，《水热穴论》云："取俞以写阴邪，取合以虚阳邪。"皇甫士安云是始秋之治变。

［五］直下，谓直尔下之。散下，谓散布下之。◎新校正云：按：《四时刺逆从论》云："冬气在骨髓。"此俞窍即骨髓之俞窍也。又，《水热穴论》云："冬取井（荣）［荥］[5]"皇甫士安云是末冬之治变也。

【校注】

[1] 据新校正按，《太素》"也"作"已"。按：作"已"义长，据改。

[2]《甲乙经》"刺"作"取"。馀或同，不复出校。

[3]《甲乙经》"于"上有"及"字。

[4] 金本"辨"作"辩"。

[5] 顾本"荥"误作"荣"。

春刺夏分，脉乱，气微，入淫骨髓，病不能愈，令人不嗜食，又且少气［一］。

春刺秋分，筋挛，逆气，环为咳嗽，病不愈，令人时惊，又且哭［二］。

春刺冬分，邪气著藏，令人胀[1]，病不愈，又且欲言语［三］。

夏刺春分，病不愈，令人解㑊［四］。

夏刺秋分，病不愈，令人心中欲[2]无言，惕惕[3]如人将捕之［五］。

夏刺冬分，病不愈，令人少气，时欲怒［六］。

秋刺春分，病不已，令人惕然，欲有所为，起而忘之［七］。

秋刺夏分，病不已，令人益嗜卧，又且善梦［八］[4]。

秋刺冬分，病不已，令人洒洒[5]时寒［九］。

冬刺春分，病不已，令人欲卧不能眠，眠而有见［十］。

冬刺夏分，病不愈，气上，发为诸痹［十一］。

冬刺秋分，病不已，令人善渴［十二］。

【原注】

[一]心主脉，故脉乱气微。水受气于夏，肾主骨，故入淫于骨髓也。心火微则胃土不足，故不嗜食而少气也。◎新校正云：按:《四时刺逆从论》云："春刺络脉，血气外溢，令人少气。"

[二]木受气于秋，肝主筋，故刺秋分则筋挛也。若气逆环周，则为咳嗽。肝主惊，故时惊。肺主气，故气逆又且哭也。◎新校正云：按:《四时刺逆从论》云"春刺肌肉，血气环逆，令人上气"也。

[三]冬主阳气伏藏，故邪气著藏。肾实则胀，故刺冬分则令人胀也。火受气于冬，心主言，故欲言语也。◎新校正云：按:《四时刺逆从论》云："春刺筋骨，血气内著，令人腹胀[6]。"

[四]肝养筋。肝气不足，故筋力解墯。◎新校正云：按:《四时刺逆从论》云："夏刺经脉，血气乃竭，令人解㑊[7]。

[五]肝木为语。伤秋分则肝木虚，故恐如人将捕之。肝不足，故欲无言而复恐也。◎新校正云：按:《四时刺逆从论》云："夏刺肌肉，血气内却，令人善恐。"《甲乙经》"[欲]"[8]作"闷"。

[六]夏伤于肾，肝肺勃[9]之，志内不足，故令人少气，时欲怒也。◎新校正云：按:《四时刺逆从论》云："夏刺筋骨，血气上逆，令人善怒。"

[七]肝虚故也。刺不当也。◎新校正云：按:《四时刺逆从论》云："秋刺经脉，血气上逆，令人善忘。"

[八]心气少则脾气孤，故令嗜卧。心主梦，神为之，故令善㝱。◎新校正云：按:《四时刺逆从论》云："秋刺络脉，气不外行，令人卧不欲[10]动。"

[九]阴气上干，故时寒也。洒洒，寒貌[11]。◎新校正云：按:《四时刺逆从论》云："秋刺筋骨，血气内[散][12]，令人寒慄。"

[十]肝气少，故令欲卧不能眠。肝主目，故眠而如见有物之形状也。◎新校(王)[正][13]云：按:《四时刺逆从论》云："冬刺经脉，血气皆脱，令人目不明。"

[十一]泄脉气故也。◎新校正云：按:《四时刺逆从论》云："冬刺络脉，血气外泄，留为大痹。"

[十二]肺气不足，故发渴。◎新校正云：按:《四时刺逆从论》云："冬刺肌肉，阳气竭绝，令人善渴[14]。"

【校注】

[1]《甲乙经》“胀”上有“腹”字。

[2]《甲乙经》“欲”作“闷”。

[3] 顾本“惕惕”作“惕惕”。按：俗书“易”、“昜”二旁混用不别故也。下“令人惕然”之“惕”字同，不复出校。

[4] 顾本“梦”作“寢”。下注同。

[5]《甲乙经》“洒洒”作“凄凄”。

[6] 古林书堂本“胀”作“痛”。

[7] 顾本“㑊”作“憧”。

[8] 顾观光校：“‘《甲乙经》’下当有‘欲’字。”据补。

[9] 顾本“勃”作“敦”。敦，乱。金本“敦”误作“救”。

[10] 顾本“欲”作“能”。

[11] 段玉裁《说文解字注》第七篇下“痒，寒病也”条下说：“古多借洒为痒……凡《素问》、《灵枢》、《本艸》言‘洒洒’、‘洗洗’者，其训皆寒，皆‘痒’之叚借。”

[12]《素问校讹》：“古钞本、元椠本‘内’下有‘散’字。”金本同。据补。

[13] 顾本“王”作“正”，据改。

[14]《素问校讹》：“古钞本、元椠本‘渴’作‘忘’。”金本同。

凡刺胸腹者，必避五藏[一]。中心者，环死[二]；中脾者，五日死[三]；中肾者，七日死[四]；中肺者，五日死[五]；中鬲者，皆为伤中，其病虽愈，不过一岁必死[六]。刺避五藏者，知逆从也。所谓从者，鬲与脾肾之处。不知者反之[七]。刺胸腹者，必以布憿[1]著之，乃从单布上刺[八]。刺之不愈，复刺[九]。刺针必肃[十]。刺肿，摇针[十一]；经刺，勿摇[十二]。此刺之道也。

【原注】

[一]心肺在鬲上，肾肝在鬲下，脾象土而居中，故刺胸腹必避之。五藏者，所以藏精神魂魄意志，损之则五神去，神去则死至，故不可不慎也。

[二]气行如环之一周，则死也，正谓周十二辰也。◎新校正云：按：《刺

禁论》云："一日死，其动为噫。"《四时刺逆从论》同。此经阙刺中肝死日，《刺禁论》云："中肝，五日死，其动为语。"《四时刺逆从论》同[2]。

［三］土数五也。◎新校正云：按：《刺禁论》云："中脾，十日死，其动为吞。"《四时刺逆从论》同。

［四］水成数六，水数毕，当至七日而死。一云十日死，字之误也。◎新校正云：按：《刺禁论》云："中肾，六日死，其动为嚏。"《四时刺逆从论》云："中肾，六日死，其动为嚏欠。"

［五］金生数四，金数毕，当至五日而死。一云三日死，亦字误也。◎新校正云：按：《刺禁论》云："中肺，三日死，其动为咳。"《四时刺逆从论》同。王注《四时刺逆从论》云："此三论皆歧伯之言，而不同者，传之误也。"

［六］五藏之气同主一年，鬲伤，则五藏之气互相克伐，故不过一岁必死。

［七］肾著于脊，脾藏居中，鬲连于胁际，知者为顺，不知者反伤其藏。

［八］形定，则不误中于五藏也。◎新校正云：按：别本"憿"一作"幭"，又作"撽"。憿，古尧切。著，直略切。

［九］要以气至为故[3]也。《针经》曰："刺之气不至，无问其数；刺之气至，去之勿复针。"此之谓也。

［十］肃，谓静肃，所以候气之存亡。

［十一］以出大脓血故。

［十二］经气不欲泄故。

【校注】

[1] 俗书忄旁、巾旁混用不分，"憿"即"幭"之俗，字或作"缴"。说详《校补》。

[2] 顾本"同"下有"也"字。

[3] 顾本"故"作"效"。

帝曰：愿闻十二经脉之终奈何[一]？

歧伯曰：太阳之脉，其终[1]也，戴眼反折，瘈瘲，其色白，绝汗乃出，出则死矣[二]。

少阳终者，耳聋，百节皆纵，目瞏[2]绝系[3]。绝系，一日半死。其死也，色先青，白，乃死矣[三]。

阳明终者，口目动作，善惊，妄言，色黄。其上下经盛，不仁，则终矣[四]。

少阴终者，面黑，齿长而垢，腹胀闭，上下不通而终矣[五]。

太阴终者，腹胀闭，不得息，善噫，善呕[六]，呕则逆，逆则面赤[七]，不逆则上下不通，不通[4]则面黑、皮毛焦而终矣[八]。

厥阴终者，中热，嗌干，善溺，心烦[5]，甚则舌卷、卵上缩而终矣[九]。

此十二经之所败也[十]。

【原注】

[一]终，谓尽也。

[二]戴眼，谓睛不转而仰视也。然足太阳脉起于目内眦，上额，交巅上，从巅入络脑，还出别下项，循肩髆内侠脊抵腰中；其支别者，下循足至小指外侧。手太阳脉，起于小指之端，循臂上肩，入缺盆；其支别者，上颊，至目内眦，抵足太阳；（新校正云：按：《甲乙经》作“斜络于颧”）又其支别者，从缺盆循颈上颊，至目外眦。（新校（王）[正][6]云：按：《甲乙经》“外”作“兑”）故戴眼反折瘈瘲，色白，绝汗乃出也。绝汗，谓汗暴出如珠而不堕[7]，旋复干也。太阳极则汗出，故出则死。

[三]足少阳脉，起于目锐眦，上抵头角，下耳后；其支别者，从耳后入耳中，出走耳前。手少阳脉，其支别者，从耳后亦入耳中，出走耳前。故终则耳聋、目睘、绝系也。少阳主骨，故气终则百节纵缓。色青白者，金木相薄也，故见死矣。睘，谓直视如惊貌。睘音琼。

[四]足阳明脉起于鼻，交頞中，下循鼻外入上齿缝中，还出侠口环唇，下交承浆，却循颐后下廉出大迎，循颊车上耳前，过客主人，循发际至额颅；其支别者，从大迎前下人迎，循喉咙入缺盆，下鬲。手阳明脉起于手，循臂至肩，上出于柱骨之会上，下入缺盆，络肺；其支别者，从缺盆上颈，贯颊，下入[8]齿中，还出侠口，交人中，左之右，右之左，上侠鼻鼽[9]，抵足阳明。（新校正云：按：《甲乙经》“鼽”作“孔”，无“抵足阳明”四字[10]。）故终则口目动作也。口目[11]动作，谓目睒睒而鼓颔也。胃病则恶人与火，闻木音则惕然而惊，又骂詈[12]，骂詈而不避亲疏，故善惊妄言也。黄者，土色。上，谓手脉。下，谓足脉也。经盛，谓面目颈颔足跗[13]胻[14]胫皆躁盛而动也。不仁，谓不知善恶。如是者，皆气竭之征也，故终矣。睒音闪。

[五]手少阴气绝则血不流，足少阴气绝则骨不耎，骨硬[15]则龂上宣，故齿长而积垢(汙)[污][16]。血坏则皮色死，故面色如漆而不赤也。足少阴脉从肾上贯肝鬲入肺中，手少阴脉起于心中，出属心系，下鬲络少[17]腹。故其终，则腹胀闭、上下不通也。◎新校正云：详王注云"骨不耎，骨硬"。按:《难经》及《甲乙经》云"骨不濡，则肉弗能著"。当作"骨不濡"。手少阴"脉络少腹",《甲乙经》作"脉络小肠"。

[六]足太阴脉行从股内前廉入腹，属脾络胃，上鬲。手(力)[太][18]阴脉起于中焦，下络大肠，还循胃口，上鬲属肺。故终则如是也。《灵枢经》曰：足太阴之脉动则病"食则呕"、"腹胀善噫"也[19]。

[七]呕则气逆，故面赤。◎新校正云：按:《灵枢经》作"善噫，噫则呕，呕则逆。"

[八]呕则上通，故但面赤。不呕则下已闭，上复不通，心气外燔，故皮毛焦而终矣。何者？足太阴脉支别者复从胃别上鬲注心中。由是，则皮毛焦乃心气外燔而然[20]也。

[九]足厥阴络循胫上皋，结于茎；其正经入毛中，下过阴器，上抵少腹，侠胃，上循喉咙之后入颃颡。手厥阴脉起于胸中，出属心包。故终则中热、嗌干、善溺、心烦矣。《灵枢经》曰:"肝者，筋之合也。筋者，聚于阴器，而脉络于舌本。"[21]故甚则舌卷卵上缩也。又以厥阴之脉过阴器故尔。◎新校正云：按:《甲乙经》"皋"作"睾","过"作"环"。

[十]手三阴三阳、足三阴三阳，则十二经也。败，谓气终尽而败坏也。◎新校正云：详十二经终[22]又出《灵枢经》，与《素问》[重][23]。

【校注】

[1] 明蓝格钞本《甲乙经》"终"作"绝"。下诸"其终也"同。

[2]"瞏"，同"睘"。《说文·目部》:"睘，目惊视也。"亦作"目环"、"目圜"。王注不误。说详《校补》。

[3]《甲乙经》"绝系"作"系绝"，下"绝系"同。

[4]《甲乙经》"不通"上有"上下"二字。

[5]《甲乙经》"心烦"作"烦心"。

[6] 顾本"王"作"正"，据改。

[7] 顾本"堕"作"流"。

[8] 顾观光校："'下入'二字误倒，当依《灵枢·经脉》篇乙转。"

[9] 顾观光校："'鼽'字误，当依《甲乙经》改。"

[10] 顾观光校："'抵足阳明'四字参用《灵枢·营气》篇文。"

[11] 顾本"目"误作"自"。

[12]《素问校讹》："'又骂詈'，当作'又妄言'。"

[13] 按："踓"盖"脽"之换旁俗字，臀也。顾本"踓"作"踋"。

[14] 按："胶"盖"跤"之换旁俗字，胫也。顾本"跤"作"腕"。

[15] 金本"硬"作"梗"。

[16] 顾本"汗"作"污"，据改。

[17] 顾本"少"作"小"。下"少腹"之"少"同。

[18] 顾本"力"作"太"，据改。

[19]《灵枢·经脉第十》云："脾足太阴之脉……是动，则病舌本强，食则呕，胃脘痛，腹胀，善噫，得后与气则快然如衰，身体皆重。"

[20] 顾本"然"作"生"。

[21]《灵枢·经脉第十》云："肝者，筋之合也。筋者，聚于阴气，而脉络于舌本也。"

[22] 顾本"经"下无"终"字。

[23]《〈素问校讹〉校补》："'与《素问》'，古钞本、元椠本下有'重'字。"金本同。据补。

新刊黄帝内经素问卷第四

新刊黄帝内经素问卷第五

启玄子次注林亿孙奇高保衡等奉敕校正孙兆重改误

脉要精微论　平人气象论

脉要精微论篇第十七[一]

按：本篇论诊脉大法及诊尺肤之法，包括以下内容：诊法之要有二：首先，诊候以虚静为贵："诊法常以平旦，阴气未动，阳气未散，饮食未进，经脉未盛，络脉调匀，气血未乱，故乃可诊有过之脉"，"持脉有道，虚静为保"；其次，诊候当据"切脉动静，视精明，察五色"，以"观（审察）五藏有馀不足、六府强弱、形之盛衰"，并互相参照比较，以决死生。举例以陈诊候脏腑气血盛衰与决死生之法。脉合阴阳，四变之动，脉与之上下："春日浮，如鱼之游在波"，"夏日在肤"，"秋日下肤"，"冬日在骨"。诊脉有道，从阴阳始："阴阳有时，与脉为期；期而相失，知脉所分；分之有期，故知死时"；"声合五音，色合五行，脉合阴阳"。论占梦以知病。持脉之六大法则。举例言诊脉以决死生之法。举例说明"知病乍在内奈何"，"知病之所变奈何"，"知病乍在外奈何"。四时之病，以其胜治之。尺肤诊分部及各部所候脏腑形体。举例以论如何诊脉以辨病。

自"黄帝问曰诊法何如"至"病名曰关格"见于《太素》卷十六《杂诊》；自"帝曰脉其四时动奈何"至"此六者持脉之大法"见于《太素》卷十四《四时脉诊》；自"心脉搏坚而长"至"至今不复也"见于《太素》卷十五《五藏脉诊》；自"帝曰诊得心脉而急"至"病之变化不可胜数"见于《太素》卷十六

《杂诊》；自“帝曰诸痈肿”至“以其胜治之愈也”见于《太素》卷二十六《痈疽》；自“帝曰有故病五藏”至“腰脊痛而身有痹也”见于《太素》卷十五《五藏脉诊》。本篇又分别见于《甲乙经》卷一第十五、卷四第一中、卷四第一下、卷六第十一、卷十一第二、卷十一第五、卷十一第六、卷十一第九下。《脉经》1-2-1、1-13-3、5-4-69至5-4-73、6-1-1、6-1-3、6-3-4、6-3-7、6-5-5、6-6-3、6-6-6、6-7-4、6-9-4有与本篇相关内容。本篇部分内容又见敦煌文献伯三二八七。

黄帝问曰[1]：诊法何如？岐伯对曰：诊法[2]常以平旦[3]，阴气未动，阳气未散，饮食未进，经脉未盛，络脉调匀[4]，气血未乱，故乃可诊有过之脉[二][5]。

切脉动静，而视精明，察五色，观五藏有馀不足、六府强弱、形之盛衰，以此参伍，决死生之分[三]。

【原注】

[一]新校正云：按：全元起本在第六卷。

[二]动，谓动而降卑。散，谓散布而出也。过，谓异于常候也。◎新校正云：按：《脉经》及《千金方》“有过之脉”作“过此非也”，王注“阴气未动”谓“动而降卑”。按：《金匮真言论》云：“平旦至日中，天之阳，阳中之阳也。”则“平旦”为一日之中纯阳之时，阴气未动耳，何有“降卑”之义？

[三]切，谓以指切近于脉也。精明，穴名也，在明堂左右两目内眦也，以近于目，故曰精明。言以形气盛衰、脉之多少、视精明之间气色、观藏府不足有馀，参其类伍，以决死生之分。

【校注】

[1]以下内容见敦煌文献伯三二八七。

[2]伯三二八七“诊法”作“凡诊脉之法”五字。

[3]伯三二八七“常以平旦”下有以下一段文字：“师以己息用候病人之气脉也，脉竟，还取病者气息投数，然后以决生死者，何？岐伯曰：所以常用平旦者，以病人”。

[4]《太素》“匀”作“均”。

[5] 伯三二八七“阴气未动，阳气未散，饮食未进，经脉未盛，络脉调匀，气血未乱，故乃可诊有过之脉”作“阴阳气□，血脉常行，藏府调均，饮食未进，声色未乱，是故吉凶见矣”。紧接其下的文字是言如何据脉色以决死生，文繁不录。

夫脉者，血[1]之府也[一]。长，则气治；短，则气病；数，则[2]烦心；大，则病进[二]；上盛，则气高[三]；下盛，则气胀；代，则气衰；细，则气少[四]；濇，则心[3]痛[五]，浑浑革至如涌泉，病进而（色）[危]，弊[弊]绵绵其去如弦绝[4]，死[六]。

【原注】

[一]府，聚也。言血之多少皆聚见于经脉之中也。故《刺志论》曰：“脉实，血实；脉虚，血虚。此其常也，反此者病。”由是故也。

[二]夫脉长为气和，故治。短为不足，故病。数急为热，故烦心。大为邪盛，故病进也。长脉者，往来长。短脉者，往来短。数脉者，往来急速。大脉者，往来满大也。

[三]新校正云：按：全元起本“高”作“鬲”。

[四]新校正云：按：《太素》“细”作“滑”。

[五]上，谓寸口。下，谓尺中。盛，谓盛满。代脉者，动而中止，不能自还。细脉者，动如莠蓬。濇脉者，往来时不利而蹇濇也。

[六]浑浑，言脉气浊乱也。革至者，谓脉来弦而大，实而长也。如涌泉者，言脉汩汩，但出而不返也。绵绵，言微微似有而不甚应手也。如弦绝者，言脉卒断，如弦之绝去也。若病候日进而色弊恶，如此之脉，皆必死也。◎新校正云：按：《甲乙经》及《脉经》作“浑浑革革至如涌泉，病进而危矣[5]，弊弊绰绰，其去如弦绝者，死。”

【校注】

[1]《甲乙经》“血”下有“气”字。

[2]《太素》“则”下有“为”字。

[3] 金本“心”作“气”。

[4]《太素》“色”作“绝”，明蓝格钞本《甲乙经》作“危”，当据明蓝格

钞本《甲乙经》作“危”，读断。《太素》、明蓝格钞本《甲乙经》“弊”作“弊弊”，《甲乙经》“弊”下有“之”字，盖重文符号误录。“弊弊“同“潎潎”，漂浮游动的样子，这里形容脉来飘浮不定，瞬间即失之象。《脉经》卷四《辨三部九候脉证第一》第21条云：“寸口脉潎潎如羹上肥，阳气微；连连如蜘蛛丝，阴气衰。”《素问·大奇论》：“脉至如火薪然，是心精之予夺也，草干而死。”王注：“薪然之火焰瞥瞥不定其形而便绝也。”作“弊弊”义长，当据《太素》等补，二字属下句。绵绵，脉微欲绝的样子。参上所引《脉经》卷四《辨三部九候脉证第一》第21条文。“弦”盖“悬”之音误，明蓝格钞本《甲乙经》“弦”作“悬”。

[5] 顾本“危”误作“色”，下无“矣”字。

夫精明五色者，气之华也[一]。赤，欲如白[1]裹朱，不欲如赭；白，欲如鹅羽[2]，不欲如盐[二][3]；青，欲如苍[4]璧之泽，不欲如蓝[5]；黄，欲如罗裹雄黄，不欲如黄土；黑，欲如重漆色，不欲如（地）[炲]苍[三][6]。五色精微象见矣，其寿不久也[四]。

夫精明者，所以视万物，别白黑，审短长。以长为短，以白为黑，如是则精[7]衰矣[五]。

【原注】

[一]五气之精华者，上见为五色，变化于精明之间也。《六节藏象论》曰：“天食人以五气。五气入鼻，藏于心肺，上使五色修明。”此则明察五色也。

[二]新校正云：按：《甲乙经》作“白欲如白璧之泽，不欲如垩”，《太素》两出之。

[三]新校正云：按：《甲乙经》作“炭色”。

[四]赭色、盐色、蓝色、黄土色、地苍色见者，皆精微之败象，故其寿不久。

[五]诫其误也。夫如是者，皆精明衰乃误也。

【校注】

[1] 朝鲜活字本“白”作“帛”，《太素》作“以帛”。

[2]《太素》、《甲乙经》“鹅羽”作“白璧之色”。

[3]《太素》“盐”作“坚也”。

[4]《太素》、明蓝格钞本《甲乙经》“苍”作“青”。

[5]《太素》“蓝”下有“青也”二字。

[6]《太素》、《甲乙经》“地苍”作“炭”。按：“地”当作“炧”，字之误也。炧音谢，是火把烧完后的余烬，色灰黑无泽。

[7]《太素》“则精”二字互乙。

五藏者，中之守也[一]。中盛藏[1]满，气胜。伤恐者，声如从室中言，是中气之湿[2]也[二]。言而微，终日乃复言者，此夺气也[三]。衣被[3]不敛，言语善恶不避亲疏者，此神明之乱也。仓廪不藏者，是门户不要也[四]。水泉不止者，是膀胱不藏也[五]。得守者生，失守者死[六]。

【原注】

[一]身形之中，五神安守之所也。此皆[4]明观五藏也。◎新校正云：按：《甲乙经》及《太素》“守”作“府”。

[二]中，谓腹中。盛，谓气盛。藏，谓肺藏。气胜，谓胜于呼吸而喘息变易也。夫腹中气盛，肺藏充满，气胜息变，善伤于恐，言声不发如在室中者，皆腹中有湿气乃尔也。

[三]若言音微细、声断不续，甚夺其气乃如是也。

[四]仓廪，谓脾胃。门户，谓魄门。《灵兰秘典论》曰：“脾胃者，仓廪之官也。”《五藏别论》曰：“魄门亦为五藏使，水谷不得久藏也。”魄门，则肛门也。要，谓禁要。

[五]水泉，谓前阴之流注也。

[六]夫如是仓廪不藏、气胜伤恐、衣被不敛、水泉不止者，皆神气得其所[5]守则生，失某所守则死也。夫何以知神气之不守（即）[耶][6]？衣被不敛、言语善恶不避亲疏，则乱之证也，乱甚则不守于藏也。

【校注】

[1]《太素》无“藏”字。

[2]“湿“与“埝”、“隰”声同义通。埝、隰为低洼之地，湿为低下潮湿，义相引申，都有低下的意思。“中气之湿”，就是中气虚弱。《论衡卷一·气寿

篇》："儿生号啼之声鸿朗高畅者寿，嘶喝湿下者夭。""湿下"同义复用。说详《校补》。

[3]《甲乙经》"被"作"破"。

[4] 顾本"皆"作"则"。

[5] 顾本"其所"作"居而"。

[6] 顾本"即"作"耶"，义长，据改。

夫五藏者，身之强也[一]。头者，精明之府，头倾[1]视深，精神[2]将夺矣。背者，胸中之府，背曲肩随，府将坏矣。腰者，肾之府，转摇不能，肾将惫矣。膝者，筋之府，屈伸不能，行则偻附[二]，筋将惫矣。骨者，髓之府[3]，不能久立，行则振掉，骨将惫矣[三]。得强则生，失强则死[四]。

【原注】

[一]藏安则神守，神守则身强，故曰身之强也。

[二]新校正云：按：别本"附"一作"俯"，《太素》作"跗"。

[三]皆以所居所由而为之府也。

[四]强，谓中气强固以镇守也。

【校注】

[1]《太素》"倾"作"惫"。

[2]《太素》无"神"字。

[3]《太素》"骨者髓之府"作"髓者骨之府也"。

岐伯曰[一]：反四时者，有馀为精，不足为消。应大过，不足为精；应不足[1]，有馀为消。阴阳不相应，病名曰关格[二]。

【原注】

[一]新校正云：详此"岐伯曰"前无问。

[二]广陈其脉应也。夫反四时者，诸不足皆为血气消损，诸有馀皆为邪气胜精也。阴阳之气不相应合，不得相营，故曰关格[2]。

【校注】

[1]《太素》无"应不足"三字。

[2] 顾本"关格"下有"也"字。

帝曰：脉其四时动奈何？知病之所在奈何？知病之所变奈何？知病乍在内奈何？知病乍在外奈何？请问此五者可得闻乎[一]？

歧伯曰[二]：请言其与天运转大[1]也[三]。万物之外，六合之内，天地之变，阴阳之应。彼春之暖，为夏之暑；彼秋之忿[2]，为冬之怒。四变之动，脉与之上下[四]。以春应中规[五]，夏应中矩[六]，秋应中衡[七]，冬应中权[八]。是故冬至四十五日，阳气微上，阴气微下；夏至四十五日，阴气微上，阳气微下[3]。阴阳有时，与脉为期；期而相失，如[4]脉所分；分之有期，故知死时[九]。微妙在脉，不可不察；察之有纪，从阴阳始[十]；始之有经，从五行生；生之有度，四时为宜[十一][5]。补写[6]勿失，与天地如一[十二]。得一之情[7]，以知死生[十三]。是故声合五音，色合五行，脉合阴阳[十四]。

【原注】

[一]言欲顺四时及阴阳相应之状候也。

[二]新校正云：详此对与问不甚相应。脉四时动、病之所在、病之所变，按文颇对。病在内在外之说，后文殊不相当。

[三]指可见阴阳之运转，以明阴阳之不可见也。

[四]六合，谓四方上下也。春暖为夏暑，言阳生而至盛；秋忿为[8]冬怒，言阴少[9]而之壮也。"忿"一为"急"，言秋气劲急也。◎新校正云：按：全元起本注[10]"暖"作"缓"。

[五]春脉耎弱，轻虚而滑，如规之象，中外皆然，故以春应中规。

[六]夏脉洪大，兼之滑数，如矩之象，可正平之，故以夏应中矩。

[七]秋脉浮毛，轻濇而散，如秤衡之象，高下必平，故以秋应中衡。

[八]冬脉如石，兼沉而滑，如秤权之象，下远于衡，故以冬应中权也。以秋中衡、冬中权者，言脉之高下异处如此尔。此则随阴阳之气，故有斯四应不同也。

[九]察阴阳升降之准[11]，则知经脉递迁之象。审气候递迁之失，则知气血分合之期。分期不差，故知人死之时节。

[十]推阴阳升降精微妙用，皆在经脉之气候，是以不可不察，故始以阴阳为察候之纲纪。

[十一]言始所以知有经脉之察候司应者何哉？盖从五行衰王而为准度也。征求太过不及之形诊[12]，皆以应四时者为生气所宜也。◎新校正云：按：《太素》“宜”作“数”。

[十二]有馀者写之，不足者补之，是则应天地之常道也。然天地之道，损有馀而补不足，是法天地之道也。写补之宜，工切审之，其治气亦然。

[十三]晓天地之道，补写不差。既得一情，亦可知生死之准的。

[十四]声表宫商角徵羽，故合五音。色见青黄赤白黑，故合五行。脉彰寒暑之休王，故合阴阳之气也。

【校注】

[1]“大”，读若“代”。《尔雅》卷一《释诂》：“鸿、昏、於、显、间，代也。”郭璞注云：“鸿鴈知运代。”邢昺疏：“皆谓更代也。注云‘鸿雁知运代’者，鸿雁之属，九月而南，正月而北，是知其时运而更代南北也。”

[2]《太素》“忿”作“急”。

[3]《太素》“阴气微上，阳气微下”二句乙作“阳气微下，阴气微上”。

[4]顾本“如”作“知”。

[5]《太素》“宜”作“数”。

[6]《太素》“补写”作“循数”。

[7]古林书堂本、道藏本、熊本、吴本、赵本、詹本、朝鲜活字本、朝鲜小字本“情”作“精”，《太素》“情”作“诚”。

[8]顾本“为”作“而”。

[9]顾本“少”作“小”。

[10]顾本“本注”互乙。

[11]金本“准”作“进”。

[12]古林书堂本“诊”作“证”。

是知[1]阴盛，则梦涉大水[2]恐惧[一]；阳[3]盛，则梦大火燔灼[二][4]；阴阳俱盛，则梦相杀毁伤[三][5]；上盛，则梦飞[6]；下盛，则梦堕[四][7]；甚饱，则梦予[五]；甚饥，则梦取[六]；肝气盛，则梦怒[七]；肺气盛，则梦哭[八][8]；短虫多，则梦聚众[九]；长虫多，则梦相击毁[9]伤[十]。

【原注】

[一]阴为水，故梦涉水而恐惧也。《阴阳应象大论》曰："水为阴。"

[二]阳为火，故梦大火而燔灼也。《阴阳应象大论》曰："火为阳。"

[三]亦类交争之气象也。

[四]气上则梦上，故飞。气下则梦下，故堕。

[五]内有馀故。

[六]内不足故。

[七]肝在志为怒。

[八]肺声哀，故为哭。◎新校正云：详"是知阴盛则梦涉大水恐惧"至此，乃《灵枢》之文误置于斯，仍[10]少心脾肾气盛所梦，今具《甲乙经》中。

[九]身中短虫多，则梦聚众。

[十]长虫动则内不安，内不安则神躁扰，故梦是矣。◎新校正云：详此二句亦不当出此，应他经脱简文也。

【校注】

[1]《太素》"是知"作"是故"。

[2]《灵枢·淫邪发梦第四十三》"大水"下有"而"字。

[3]《灵枢·病传第四十二》"阳"作"阳气。"

[4]《灵枢·病传第四十二》"灼"作"焫"，明蓝格钞本《甲乙经》作"爇"。

[5]《灵枢·病传第四十二》无"毁伤"二字。

[6]《太素》"飞"作"飞（杨）[扬]"。

[7]《太素》"堕"下有"坠"字。

[8]《太素》"哭"作"哀"。

[9]《太素》"毁"作"破"。

[10]古林书堂本"仍"作"乃"。

是故持脉有道，虚静为保[一]。春日[1]浮，如鱼之游，在波[二][2]；夏日在肤，泛泛乎万物有馀[三]；秋日下肤，蛰虫将去[四]；冬日在骨，蛰虫周[3]密，君子居室[五]。故曰：知内者，按而纪之[六]；知外者，终而始之[七]。此六者，持脉之大法[八]。

【原注】

[一]前明脉应，此举持脉所由也。然持脉之道，必虚其心，静其志，乃保定盈虚而不失。◎新校正云：按：《甲乙经》“保”作“宝”。

[二]虽出，犹未全浮。

[三]泛泛，平貌。阳气大盛，脉气亦象万物之有馀，易取而洪大也。

[四]随阳气之渐降，故曰下肤。何以明阳气之渐降？蛰虫将欲藏去也。

[五]在骨，言脉深沈也。蛰虫周密，言阳气伏藏。君子居室，此[4]人事也。

[六]知内者，谓知脉气也，故按而为之纲纪。

[七]知外者，谓知色象，故以五色终而复始。

[八]见[5]是六者，然后可以知脉之迁变也。◎新校正云：详此前对帝问“脉其四时动奈何”之事。

【校注】

[1]明蓝格钞本《甲乙经》“日”作“曰”，下“夏日”、“秋日”、“冬日”同，不复出校。

[2]《太素》“波”作“皮”。

[3]《太素》“周”作“固”。

[4]金本“此”作“比”。

[5]金本“见”作“具”。

心脉搏[1]坚而长，当病舌卷不能言[一]；其耎而散者，当消，环自已[二][2]。

肺脉搏坚而长，当病唾血[三]；其耎而散者，当病灌汗至令[3]不复散发也[四]。

肝脉搏坚而长，色不青，当病坠若搏，因血在胁下，令人喘逆[五]；其[4]耎而散，色泽者，当病溢饮。溢饮者，渴，暴多饮，而易入肌皮肠胃之外也[六]。

胃脉搏坚而长，其色赤，当病折髀[七]；其耎[5]而散者，当病食痹[八][6]。

脾脉搏坚而长，其色黄，当病少气[九]；其耎而散，色不泽者，当病足胻[7]肿若水状也[十]。

肾脉搏坚而长，其色黄而赤者，当病折腰[十一]；其耎而散者，当病少血，至令[8]不复也[十二]。

【原注】

[一]搏，谓搏击于手也。诸脉搏坚而长者，皆为劳心而藏脉气虚极也。心手少阴脉从心系上侠咽喉，故令舌卷(知)[短][9]而不能言也。

[二]诸脉耎散皆为气实血虚也。消，谓消散。环，谓环周。言其经气如环之周，当其火王，自消散也。◎新校正云：按：《甲乙经》"环"作"渴"。

[三]肺虚极则络逆，络逆则血泄，故唾出也。

[四]汗泄玄府，津液奔凑。寒水灌洗，皮密汗藏。因灌汗藏，故言灌汗至令[10]不复散发也。灌，谓灌洗，盛暑多为此也。◎新校正云：详下文诸藏各言色，而心肺二藏不言色者，疑阙文也。

[五]诸脉见本经之气而色不应者，皆非病从内生，是外病来胜也。夫肝藏之脉端直以长，故言曰色不青，当病坠[11]若搏也。肝主两胁，故曰因血在胁下也。肝厥阴脉布胁肋，循喉咙之后；其支别者，复从肝别贯鬲，上注肺。今血在胁下，则血气上熏于肺，故令人喘逆也。

[六]面色浮泽，是为中湿。血虚中湿，水液不消，故言当病溢饮也。以水饮满溢，故渗溢易而入肌皮肠胃之外也。◎新校正云：按：《甲乙经》"易"作"溢"。

[七]胃虚色赤，火气救[12]之。心象于火，故色赤也。胃阳明脉从气冲下髀抵伏兔，故病则髀如折也。

[八]痹，痛也。胃阳明脉其支别者从大迎前下人迎，循喉咙入缺盆，下鬲，属胃络脾，故食则痛闷而气不散也。◎新校正云：详谓痹为痛义其[13]则未通。

[九]脾虚则肺无所养，肺主气，故少气也。

[十]色气浮泽，为水之候。色不润泽，故言若水状也。脾大阴脉自上[14]内踝前廉，上踹[15]内，循胻骨后，交出厥阴之前，上循膝(胎)[股][16]内前廉入腹，故病足胻肿也。

[十一]色气黄赤，是心脾干肾。肾受客阳，故腰如折也。腰为肾府，故

病发于中。

［十二］肾主水，以生化津液，今肾气不化，故当病少血，至令[17]不复也。

【校注】

[1]《太素》"搏"作"揣"。下诸"搏"同，不复出校。

[2]《太素》"当消环自已"作"当消渴，自已"；《甲乙经》作"病消渴，自已"，夹注："《素》作'烦'"。

[3] 顾本"令"误作"今"。

[4]《太素》"其"作"若"。

[5] 明蓝格钞本《甲乙经》"耎"作"软"。

[6]《太素》"食痹"下有"髌痛"二字，《甲乙经》"食痹"下有"痛髀"二字。

[7] 金本、古林书堂本、道藏本、熊本、吴悌本、赵本、詹本、朝鲜活字本、朝鲜小字本、《太素》、《甲乙经》"骱"并作"胻"。顾本"胻"作"骱"。在表人体部位名称时，"骨"旁、"肉"旁往往换用。"骱"、"胻"同。馀或同，不复出校。

[8] 顾本"令"误作"今"。

[9] 顾本"知"作"短"，据改。

[10] 顾本"令"误作"今"。

[11] 金本"坠"作"堕"。

[12] 顾本"救"作"牧"。

[13] 顾本无"其"字。

[14]《素问校讹》："古钞本'上'作'足'。"

[15]"踹"，"腨"的换旁俗字。"腨"位于足部，故俗书或更换义符作"踹"，与训足踵之字同形。《龙龛手镜·足部》："踹，胫腸（肠）也。"《慧琳音义》卷六十二"足踹"注引《考声》云："踹，腓肠也。《说文》作腨。"字或换声作"踌"。说详《校补》。

[16] 顾本"胎"作"股"，据改。

[17] 顾本"令"误作"今"。

帝曰[一]：诊得心脉而急，此为何病？病形何如？岐伯曰：病名心疝，少腹当有形也[二]。

帝曰：何以言之？岐伯曰：心为牡藏，小肠为之使，故曰少腹当有形也[三]。

帝曰：诊得胃脉，病形何如？岐伯曰：胃脉实，则胀；虚，则泄[四]。

【原注】

[一]新校正云：详“帝曰”至“以其胜治之愈”，全元起本在《汤液篇》。

[二]心为牡藏，其气应阳，今脉反寒，故为疝也。诸脉劲急者皆为寒。形，谓病形也。

[三]少腹，小肠[1]也。《灵兰秘典论》曰：“小肠者，受盛之官。”以其受盛，故形居于内也。

[四]脉实者，气有馀，故胀满。脉虚者，气不足，故泄利。◎新校正云：详此前对帝问“知病之所在”。

【校注】

[1] 金本“肠”作“腹”。

帝曰：病成而变，何谓？岐伯曰：风成，为[1]寒热[一]；瘅成，为消中[二]；厥成，为巅[2]疾[三]；久风，为飧泄[四]；脉[3]风成，为疠[五]。病之变化，不可胜数[六]。

【原注】

[一]《生气通天论》曰：“因于露风，乃生寒热。”故风成为寒热也。

[二]瘅，谓湿热也。热积于内，故变为消中也。消中之证，善食而瘦。◎新校正云：详王注以“善食而瘦”为“消中”。按：本经“多食数溲”为之“消中”，“善食而瘦”乃是“食㑊”之证，当云“善食而溲数”。

[三]厥，谓气逆也。气逆上而不已，则变为上巅之疾也。

[四]久风不变，但在胃中，则食不化而泄利也。以肝气内合而乘胃，故为是病焉。《阴阳应象大论》曰：“风气通于肝。”故内应于肝也。

[五]经《风论》曰：“风寒客于脉而不去，名曰疠风。”又曰：“疠者，有荣气热胕[4]，其气不清，故使其鼻柱坏而色败，皮肤疡溃。”然此则癞也。夫

如是者，皆脉风成结变而为也。

［六］新校正云：详此前对帝问“知病之所变奈何”。

【校注】

[1]《甲乙经》“为”上有“则”字。

[2] 詹本、《太素》、《甲乙经》“巅”作“癫”。馀或同，不复出校。

[3]《太素》“脉”作“贼”。

[4] 顾本“胕”作“附”。

帝曰：诸痈肿筋挛骨痛，此皆安生[一]？岐伯曰：此寒气之肿，八风之变也[二]。

帝曰：治之奈何？岐伯曰：此四时之病，以其胜治之，愈也[三]。

【原注】

［一］安，何也。言何以生之。

［二］八风，八方之风也。然痈肿者，伤东南西南风之变也。筋挛骨痛者，伤东风北风之变也。《灵枢经》曰：风从东方来，名曰婴儿风，其伤人也，外在筋纽。风从东南来，名曰弱风，其伤人也，外在于肌。风从西南来，名曰谋风，其伤人也，外在于肉。风从北方来，名曰大刚风，其伤人也，外在于骨。由此四风之变而三病乃生，故下问对是也。

［三］胜，谓胜克也。如金胜木，木胜土，土胜水，水胜火，火胜金，此则相胜也。

帝曰：有故病五藏，发动，因伤，脉色各何以知其久暴至之病乎[一]？岐伯曰：悉乎哉问也！征其脉小，色不夺者，新病也[二]；征其脉不夺，其色夺者，此久病也[三]；征其脉与五色俱夺者，此久病也[四]；征其脉与五色俱不夺者，新病也[五]。肝与肾脉并至[1]，其色苍赤，当病毁[2]伤不见血；已见血，湿若中水也[六]。

【原注】

［一］重以色气明前五藏坚长之脉有自病故病及因伤候也。

[二]气乏而神犹强也。

[三]神持而邪凌其气也。

[四]神与气俱衰也。

[五]神与气俱强也。

[六]肝色苍，心色赤。赤色见，当脉洪。肾脉见，当色黑。今肾脉来反见心色，故当因伤而血不见也。若已见血，则是湿气及水在腹中也。何者？以心肾脉色中外之候不相应也。

【校注】

[1] 明蓝格钞本《甲乙经》“并至”作“俱者”。

[2]《太素》“毁”作“击”。

尺内两傍，则季胁也[一]。尺外以候肾，尺里以候腹中[二]。附上：左外以候肝，内以候鬲[三]；右外以候胃，内以候脾[四]。上附上：右外以候肺，内以候胸中[五]；左外以候心，内以候膻中[六]。前以候前，后以候后[七]。上竟上者，胸喉中事也；下竟下者，少腹腰股膝胫足中事也[八][1]。

【原注】

[一]尺内，谓尺泽之内也。两傍，各谓尺之外侧也。季胁近肾，尺主之，故尺内两傍则季胁也。

[二]尺外，谓尺之外侧。尺里，谓尺之内侧也。次尺外下两傍，则季胁之分。季胁之上，肾之分。季胁之内，则腹之分也。

[三]肝主贲。贲，鬲也。

[四]脾居中，故以内候之。胃为市，故以外候之。

[五]肺叶垂外，故以外候之。胸中主气管，故以内候之。

[六]心主鬲中也。膻中，则气海也，嗌也。◎新校正云：详王氏以膻中为嗌也，疑误。

[七]上“前”，谓左寸口。下“前”，谓胸之前膺及气海也。上“后”，谓右寸口。下“后”，谓胸之后背及气管也。

[八]上竟上，至鱼际也。下竟下，谓尽尺之脉动处也。少腹，胞。气海，在膀胱。腰、股、膝、胫、足中之气动静，皆分其近远及连接处所名目以候之，

知其善恶也。

【校注】

[1] 以上自“附上左外以候肝，内以候鬲”至“少腹腰股膝胫足中事也”，《太素》作“跗上以候胸中，前候前，后候后。跗上，鬲上也；鬲下者，腹中事也”。

麤大[1]者，阴不足，阳有馀[2]，为热中也[一]。

来疾去徐，上实下虚，为厥巅疾。

来徐去疾，上虚下实，为恶风也[二]。故中恶风者，阳气受也[三][3]。

有脉俱沈细数者，少阴厥也[四]；沈细数散者，寒热也[五]；浮而散者，为眴仆[六]。

诸浮不[4]躁者，皆在阳，则为热；其有[5]躁者在[6]手[七][7]。

诸细而沈者，皆在阴，则为骨痛；其有静者，在足[八]。

数动一代者，病在阳之脉也，泄[8]及便脓血[九]。

诸过者切之：濇者，阳气有馀也；滑者，阴气有馀也[十]。

阳气有馀，为身热无汗；阴气有馀，为多汗身寒[十一]。阴阳有馀，则无汗而寒[十二][9]。

【原注】

[一]麤大，谓脉洪大也。脉洪为热，故曰热中。

[二]亦脉状也。

[三]以上虚，故阳气受也。

[四]尺中之有脉沈细数者，是肾少阴气逆也。何者？尺脉不当见数，有数，故言厥也。俱沈细数者，言左右尺中也。

[五]阳干于阴，阴气不足，故寒热也。《正理论》曰：“数为阳。”

[六]脉浮为虚，散为不足，气虚而血[10]不足，故为头眩而仆倒也。眴音顺[11]。

[七]言大法也。但浮不躁也[12]，病在足阳脉之中；躁者，病在手阳脉之中也，故又曰其有躁者在手也。阳为火气，故为热。

[八]细沈而躁，则病生于手阴脉之中。静者，病生于足阴脉之中也。故又曰其有静者在足也。阴主骨，故骨痛。

［九］代，止也。数动一代，是阳气之生病，故云[13]病在阳之脉。所以然者，以泄利及脓血，脉乃尔。

［十］阳有馀则血少，故脉濇。阴有馀则气多，故脉滑也。◎新校正云：详“气多”疑误，当是“血多”也。

［十一］血少气多，斯可知也。

［十二］阳馀无汗，阴馀身寒，若阴阳有馀，则当无汗而寒也。

【校注】

[1]《太素》“大”作“夭”。

[2]《太素》“有馀”上有“大”字。

[3]《太素》无“故中恶风者阳气受也”九字。

[4]《太素》“不”作“而”。

[5]《太素》“有”作“右”。

[6]《太素》“在”下有“左”字。

[7]《太素》“其有躁者在手”作“其右躁者在左手”。

[8] 顾本“洩”作“泄”。《太素》、明蓝格钞本《甲乙经》“泄”作“溏泄”二字。

[9]《太素》无“阴阳有馀则无汗而寒”九字。

[10]《〈素问校讹〉校补》：“古钞本、元椠本‘血’作‘上’。”

[11] 顾本作“眴音荀，又音舜。”

[12] 顾本“也”作“则”，属下读。

[13] 顾本“云”作“言”。

推而外之，内而不外，有心腹积也[一]。

推而内之，外而不内，身有热也[二]。

推而上之，上而不下，腰足清也[三][1]。

推而下之，下而不上，头项痛也[四]。

按之至骨，脉气少者，腰脊痛而身[2]有痹也[五]。

【原注】

［一］脉附臂筋，取之不审，推筋令远，使脉外行，内而不出外者，心腹

中有积乃尔。

[二]脉远臂筋，推之令近，远而不近，是阳气有馀，故身有热也。

[三]推筋按之，寻之而上，脉上涌盛，是阳气有馀，故腰足冷也。◎新校正云：按：《甲乙经》“上而不下”作“下而不上”。

[四]推筋按之，寻之而下，脉沈下掣，是阳气有馀，故头项痛也。新校正云：按：《甲乙经》“下而不上”作“上而不下”。

[五]阴气大过故尔。

【校注】

[1]《太素》“清”字旁改“凊”字。俞樾：“‘清’当为‘凊’。《说文·冫部》：‘凊，寒也。’故王注云‘腰足冷。’”明蓝格钞本《甲乙经》“足清也”作“清至足”。

[2]《太素》“身”下有“寒”字。

平人气象论篇第十八[一]

按：本篇包括以下内容：平人及其脉候：“平人者，不病也”，“人一呼脉再动，一吸脉亦再动（呼吸定息，脉五动，闰以太息）命曰平人”。如何诊平人之脉：“常以不病调病人，医不病，故为病人平息以调之”。举例言不平之脉及所主之病。死脉。脉以有胃气为本：“春胃微弦”，“夏胃微钩”，“长夏胃微耎弱”，“秋胃微毛”，“冬胃微石”。脉少胃气则病，或至所当之令病，或至克我之时病，或即病。脉无胃气则死。四时之中，五脏各藏其气。虚里是胃之大络，是胃气所聚之处，其动与脉相应，是一身之气运动的起点、主持者：“胃之大络，名曰虚里，贯鬲络肺，出于左乳下，其动应衣（於）脉，宗气也”。举例言脉来异常及所应之病。举例言寸口太过不及诸脉所主之病。脉之顺逆与疾病预后：“脉从阴阳，病易已”，“脉逆阴阳，病难已”，“脉得四时之顺，曰病无他”，“脉反四时及不间藏，曰难已”。举例言诸脉、尺候主病。诊五脏真脏脉以决死生时日。举例言水、黄疸、胃疸诸病及妊子的脉、候特点。脉有逆从。举例言逆从之脉及预后。人以水谷为本，脉以胃气为本。举三阳之脉，言脉贵顺四时之气。论五藏平脉、病脉、死脉。

自“黄帝问曰平人何如”至“阳明脉至浮大而短”见于《太素》卷十五《尺寸诊》；自“夫平心脉来”至“辟辟如弹石曰肾死”见于《太素》卷十五《五藏脉诊》。

本篇又分别见于《甲乙经》卷四第一上、卷四第一中、卷十二第十。《脉经》1-13-3、3-1-2、3-1-4、3-1-6、3-2-4、3-2-6、3-4-4、3-4-5、3-5-4、3-5-6、4-1-6、4-1-7、4-1-8、4-1-9、4-1-13、5-2-2、5-2-3、5-2-4、9-1-1 有与本篇相关内容。

黄帝问曰：平人何如[二]？歧伯对曰：人一呼脉再动，一吸脉亦再动，呼吸定息脉五动，闰以太息[1]，命曰平人。平人者，不病也[三]。常以不病调[2]病人[3]。医不病，故为病人平息以调之。

【原注】

[一]新校正云：按：全元起本在第一卷。

[二]平人，谓气候平调之人也。

[三]经脉一周于身，凡长十六丈二尺。呼吸脉各再动，定息脉又一动，则五动也，计二百七十定息气可[4]环周。然尽五十营，以一万三千五百定息，则气都行八百一十丈。如是则应天常度，脉气无不及太过，气象平调，故曰平人也。

【校注】

[1]《太素》无“呼吸定息脉五动闰以太息”十一字。

[2]“调”，合；比照。音条。这里指诊。说详《校补》。

[3]《太素》无“常以不病调病人”七字，《甲乙经》“常以不病”下有“之人以”三字。

[4]赵本“可”作“行”。

为[1]法：人一呼脉一动，一吸脉一动[2]，曰少气[一]。人一呼脉三动，一吸脉三动而躁：尺热，曰病温[3]；尺不热，脉滑，曰病风；脉[4]濇，曰痹[二]。人一呼脉四动[5]以上，曰死；脉绝不至，曰死；乍疏乍数，曰死[三]。

【原注】

[一]呼吸脉各一动，准候，减平人之半，计二百七十定息气凡行八丈一尺，以一万三千五百定息，气都行四百五丈。少气之理，从此可知。

[二]呼吸脉各三动，准，过平人之半，计二百七十息气凡行二十四丈三尺。病生之兆，由斯著矣。夫尺者，阴分位也；寸者，阳分位也。然阴阳俱热，是则为温；阳独躁盛，则风中阳也。《脉要精微论》曰："中恶风者，阳气受也。"滑为阳盛，故病为风。濇为无血，故为瘴痹也。躁，谓烦躁。◎新校正云：按：《甲乙经》无"脉濇曰痹"一句，下文亦重。

[三]呼吸脉各四动，准候，过平人之倍，计二百七十息气凡行三十二丈四尺，况其以上耶？脉法曰："脉四至，曰脱精；五至，曰死。"[6]然四至以上，亦近五至也，故死矣。然脉绝不至，天真之气已无；乍数乍疏，胃谷之精亦殲，此[7]皆死之候，是以下文曰。◎新校正云：按：别本"殲"一作"败"。

【校注】

[1]《太素》"调之为"三字作"论"一字。

[2]《太素》、《甲乙经》"动"下有"者"字。

[3] 周本"病温"二字互乙。

[4]《太素》无"脉"字。

[5]《〈素问校讹〉校补》："古钞本'动'作'至'。"《太素》"动以上"作"至"。

[6] 顾观光校："《难经·十四难》文。"

[7] 顾本"此"作"故"。

平人之常气禀于胃。胃者，平人之常气也[一]。人无胃气曰逆，逆者死[二]。

春胃微弦，曰平[三]；弦多胃少，曰肝病；但弦无胃[1]，曰死[四]；胃而有毛，曰秋病[五]；毛甚，曰今病[六]。藏真散于肝，肝藏筋膜之气也[七]。

夏胃微钩[2]，曰平；钩多胃少，曰心病；但钩无胃，曰死[八]；胃而有石，曰冬病[九]；石甚，曰今病[十]。藏真通于心，心藏血脉之气也[十一]。

长夏胃微耎弱，曰平；弱多胃少，曰脾病；但代无胃，曰死[十二]；耎弱[3]有石，曰冬病[十三]；弱甚，曰今病[十四]。藏真濡[4]于脾，脾藏肌肉之气也

[十五]。

秋胃微毛，曰平；毛多胃少，曰肺病；但毛无胃，曰死[十六]；毛而有弦，曰春病[十七]；弦甚，曰今病[十八]。藏真高于肺，以行荣卫阴阳也[十九]。

冬胃微石，曰平；石多胃少，曰肾病；但石无胃，曰死[二十]；石而有钩，曰夏病[二十一]；钩甚，曰今病[二十二]。藏真下于肾，肾藏骨髓之气也[二十三]。

【原注】

[一]常平之气，胃海致之。《灵枢经》曰：胃为水谷之海也。《正理论》曰："谷入于胃，脉道乃行。"

[二]逆，谓反平人之候也。◎新校正云：按：《甲乙经》云："人常禀气于胃，脉以胃气为本，无胃气曰逆，逆者死。"

[三]言微似弦，不谓微而弦也。钩及耎弱、毛、石义并同。

[四]谓急而益劲，如新张弓弦也。

[五]毛，秋脉，金气也。

[六]木受金邪，故今病。

[七]象阳气之散发，故藏真散也。《藏气法时论》曰："肝欲散，急食辛以散之。"取其顺气。

[八]谓前曲后居，如操带钩也。

[九]石，冬脉，水气也。

[十]火被水侵，故今病。

[十一]象阳气之炎盛也。《藏气法时论》曰："心欲耎，急食咸以耎之。"取其顺气。

[十二]谓动而中止，不能自还也。

[十三]石，冬脉，水气也。次其胜克，石当为弦。长夏土绝，故云石也。

[十四]弱甚为土气不足，故今病。◎新校正云：按：《甲乙经》"弱"作"石"。

[十五]以含藏水谷，故藏真濡也。

[十六]谓如物之浮，如风吹毛也。

[十七]弦，春脉，木气也。次其乘克，弦当为钩。金气逼肝，则脉弦来见，故不钩而反弦也。

[十八]木气逆来乘金，则今病。

[十九]肺处上焦，故藏真高也。《灵枢经》曰："荣气之道，内谷为(实)[宝][5]。谷入于胃，气传与肺，流溢于中，布[6]散于外。精专者，行于经隧。"[7]以其自肺宣布，故云以行荣卫阴阳也。◎新校正云：按：别本"实"一作"宝"。

[二十]谓如夺索，辟辟如弹石也。

[二十一]钩，夏脉，火兼土气也。次其乘克，钩当云弱。土王长夏，不见正形，故石而有钩，兼其土也。

[二十二]水受火土之邪，故今病。

[二十三]肾居下焦，故云藏真下也。肾化骨髓，故藏骨髓之气也。

【校注】

[1]《〈素问校讹〉校补》："古钞本'胃'下有'气'字。"

[2]《太素》"钩"作"勾"。馀"钩"或同，不复出校。

[3]明蓝格钞本《甲乙经》"耎弱"作"弱而"。

[4]《太素》"濡"作"传"。

[5]"宝"，据新校正引别本及《灵枢》改。

[6]顾本"布"作"而"。

[7]《灵枢·营气第十六》云："营气之道，内谷为宝。谷入于胃，乃传之肺。流溢于中，布散于外。精专者，行于经隧。"

胃之大络[1]，名曰虚里，贯鬲[2]络肺，出于左乳下，其动应衣[3]脉，宗气也[一]。盛喘数绝者，则病在中[二]；结而横，有积矣；绝不至，曰死[三]。乳之下，其动应衣，宗气泄也[四][4]。

【原注】

[一]宗，尊也，主也，谓十二经脉之尊主也。贯鬲络肺出于左乳下者，自鬲而出于乳下，乃络肺也。

[二]绝，谓暂断绝也。

[三]皆左乳下脉动状也。中，谓腹中也。

[四]泄，谓发泄。◎新校正云：按：全元起本无此十一字，《甲乙经》亦无。详上下文义，多此十一字，当去。

【校注】

[1]《太素》"络"作"路"。"路"为"络"的换旁俗字。馀或同，不复出校。

[2]《甲乙经》"鬲"作"膈"。

[3]"衣"，"於"之音误。罗常培《唐五代西北方音》自序："在韵母一方面，我们可以看见：鱼韵字大部分变入止摄。"S.2614 敦煌变文《大目乾连冥间救母变文》："不问贫富坊巷，行衣匝合（周遍），总不见阿孃。"P.2319、北京盈字 76、霜字 89"衣"字并作"於"，这里读若"已"。参张涌泉，黄征《敦煌变文校注》P1068[四八七]校语。

[4]《太素》"乳之下其动应衣，宗气泄也"十一字在下"寸口之脉中手短者曰头痛"句下。

欲知寸口大过与不及：寸口之脉中手短者，曰头痛；寸口脉中手长者，曰足胫痛[一][1]；寸口脉中手促上击[2]者，曰肩背痛[二]。寸口脉[3]沈而坚[4]者，曰病在中；寸口脉[5]浮而盛者，曰病在外[三]。寸口脉沈而弱，曰寒热及疝瘕少腹痛[四]；寸口脉沈而横[6]，曰胁[7]下有积，腹中有横积痛[五]；寸口脉沈而喘，曰寒热[六][8]。脉[9]盛滑坚者，曰病在外；脉小实而坚者，病[10]在内[七]。脉[11]小弱以濇，谓之久病[八]；脉滑浮而疾者[12]，谓之新病[九]。脉急者，曰疝瘕少腹痛[十]；脉滑曰风；脉濇曰痹[十一]；缓而滑，曰热中[13]；盛而紧，曰胀[十二]。

【原注】

[一]短为阳气不及，故病于头。长为阴气大过，故病于足。

[二]阳盛于上，故肩背痛。

[三]沈坚为阴，故病在中。浮盛为阳，故病在外也。

[四]沈为寒，弱为热，故曰寒热也。又沈为阴盛，弱为阳馀，馀盛相薄，正当寒热，不当为疝瘕而少腹痛，应古之错简尔。◎新校正云：按：《甲乙经》无此十五字，况下文已有"寸口脉沈而喘，曰寒热；脉急者，曰疝瘕少腹痛"。此文衍，当去。

[五]亦阴气内结也。

[六]喘为阳吸，沈为阴争，争吸相薄，故[14]寒热也。

[七]盛滑为阳，小实为阴，阴病病在内，阳病病在外[15]。

[八]小为气虚，濇为无血。血气虚弱，故云久远之病也。

[九]滑浮为阳足，脉疾为气全，阳足气全，故云新浅之病也。

[十]此覆前疝瘕少腹痛之脉也。言沈弱不必为疝瘕，沈急乃与诊相应。

[十一]滑为阳，阳受病则为风。濇为阴，阴受病则为痹。

[十二]缓，谓纵缓之状，非动之迟缓也。阳盛于中，故脉滑缓。寒气否满，故脉盛紧也。盛紧，盛满也。

【校注】

[1]《太素》"足胫痛"下有"喘数绝不至曰死"七字。

[2]《太素》"上击"上有"如从中"三字。明蓝格钞本《甲乙经》"击"作"数"，注："《素问》作'紧'。"

[3]《太素》"脉"下有"中手"二字。

[4]《太素》"坚"作"紧"。

[5]明蓝格钞本《甲乙经》"脉"下有"中手"二字。

[6]《太素》"横"下有"坚"字。

[7]《太素》"胁"作"胠"。按："胁"即"胠"之换声符字。说详《校补》。

[8]《太素》"寸口脉沈而喘曰寒热"九字在"脉急者曰疝瘕少腹痛"下。

[9]《太素》"脉"上有"寸口"二字。

[10]《素问校讹》："古钞本'病'上有'曰'字。"金本、明蓝格钞本《甲乙经》同。

[11]《太素》"脉"上有"有胃气而和者病曰无他"十字。

[12]《太素》"脉滑浮而疾者"作"脉濇浮而大疾者"，《甲乙经》作"脉滑浮而实大"。

[13]《太素》无"缓而滑曰热中"六字。

[14]周本"故"下有"为"字。

[15]顾本"外"下有"也"字。

脉从阴阳，病易已；脉逆阴阳，病难已[一]。脉[1]得四时之顺，曰病无他[2]；脉反四时及不间藏，曰[3]难已[二]。

【原注】

［一］脉病相应谓之从，脉病相反谓之逆。

［二］春得秋脉，夏得冬脉，秋得夏脉，冬得四季脉，皆谓反四时。气不相应，故难已也。

【校注】

[1]《甲乙经》"脉"作"按寸口"。

[2]《太素》无"脉得四时之顺曰病无他"十字。

[3]《太素》无"及不间藏曰"五字。

臂多青脉，曰脱血[一]。

尺脉缓濇，谓之解㑊[二][1]。

安卧，脉盛，谓之脱血[三]。

尺濇脉滑，谓之多汗[四]。

尺寒脉细，谓之后泄[五]。

脉尺麤常热者，谓之热中[六]。

【原注】

［一］血少脉空，客寒因入，寒汁凝血[2]，故脉色青也。

［二］尺为阴部，腹肾主之。缓为热中，濇为无血，热而无血，故解㑊而[3]不可名之。然寒不寒，热不热，弱不弱，壮不壮，儜[4]不可名，谓之解㑊也。《脉要精微论》曰："尺外以候肾，尺里以候腹中。"则腹肾主尺之义也。儜音能，困弱也[5]。

［三］卧久伤气，气伤则脉诊应微。今脉盛而不微，则血去而气无所主乃尔。盛，谓数急而大鼓也。

［四］谓尺肤濇而尺脉滑也。肤濇者，荣血内涸。脉滑，为阳气内馀。血涸而阳气尚馀，多汗而脉乃如是也。

［五］尺主下焦，诊应肠腹，故肤寒脉细，泄利乃然。脉法曰："阴微即下。"言尺气虚少。

［六］谓下焦中也。

【校注】

[1]“㑊”即“痑”、“瘅”、“惰”、“伿”的转语。说详《校补》。

[2]“汁”，据文意，疑当作“沍”。

[3] 顾本“而”作“并”。

[4] 顾本“儜”作“㑊”。

[5] 顾本作“儜，女耕切”。

肝见，庚辛死[一]；心见，壬癸死[二]；脾见，甲乙死[三]；肺见，丙丁死[四]；肾见，戊己死[五]。是谓真藏见，皆死[六]。

【原注】

[一]庚辛为金，伐肝木也。

[二]壬癸为水，灭心火也。

[三]甲乙为木，克脾土也。

[四]丙丁为火，铄肺金也。

[五]戊己为土，刑肾水也。

[六]此亦通明《三部九候论》中。真藏脉见者，胜死也。尺麤而藏见亦然。

颈脉动喘疾咳[1]，曰水[一]。

目裹[2]微肿，如卧蚕[3]起之状，曰水[二]。

溺黄赤[4]，安卧者，黄疸[三][5]。

已食如饥者，胃疸[四]。

面肿，曰风[五]。

足胫肿，曰水[六]。

目黄者，曰黄疸[七]。

妇人[6]手少阴[八]脉动甚者，任[7]子也[九]。

【原注】

[一]水气上溢，则肺被热熏。阳气上逆，故颈脉盛鼓而咳喘也。颈脉，

谓耳下及结喉傍人迎脉者[8]也。

［二］《评热病论》曰："水者，阴也。目下，亦阴也。腹者，至阴之所居也，故水在腹中者，必使目下肿也。"

［三］疸，劳也。肾劳胞热，故溺黄赤也。《正理论》曰："谓之劳瘅，以女劳得之也。"◎新校正云：详王注以疸为劳，义非。若谓女劳得疸则可，若以疸为劳，则[9]非矣。

［四］是则胃热也。热则消谷，故食已如饥也。

［五］加之面肿，则胃风之诊也。何者？胃阳明脉起于鼻，交頞中，下循鼻外故尔。

［六］是谓下焦有水也。肾少阴脉出于足心，上循胫，过阴股，从肾上贯肝鬲。故下焦有水，足胫肿也。

［七］阳怫于上，热积胸中，阳热[10]上燔，故目黄也。《灵枢经》曰：目黄者，病在胸[11]。

［八］新校正云：按：全元起本作"足少阴"。

［九］手少阴脉，谓掌后陷者中，当小指动而应手者也。《灵枢经》曰：少阴无输，心不病乎？歧伯云[12]：其外经病而藏不病，故独取其经于掌后锐骨之端。[13]。此之谓也。动，谓动脉也。动脉者，大如豆，厥厥动摇也。《正理论》曰："脉阴阳相薄，名曰动也。"又，《经脉别论》曰："阴薄阳别，谓之有子。"◎新校正云：按：《经脉别论》中无此文[14]。

【校注】

[1]《太素》"动喘疾咳"作"动疾喘咳"。

[2] 金本、古林书堂本、道藏本、熊本、赵本、吴悌本、朝鲜小字本"裹"并作"裹"。《太素》作"果"，省借。"目裹"，眼睛周围。顾本"裹"误作"裹"。

[3]"蚕"，读若"纔"，用为"才"字。《灵枢经》卷九《水胀第五十七》作"新"，义同。说详《校补》。《太素》无"蚕"字。

[4]《太素》无"赤"字。

[5] 顾本"疸"误作"疸"。俗书且、旦相乱。金本、古林书堂本、道藏本、熊本、吴悌本、詹本、周本、朝鲜活字本、朝鲜小字本"疸"作"疸"。下王注及《新校正》云"若以疸为劳"之"疸"同。

[6]《太素》“妇人”作“女子”。

[7] 顾本“任”作“姙”。

[8] 古林书堂本无“者”字。

[9] 顾本“非”上无“则”字。

[10] 顾本“热”作“气”。

[11]《灵枢·经脉第十》云：“心手少阴之脉……是主心所生病者，目黄，胁痛。”“心主手厥阴心包络之脉……是动，则病手心热，臂肘挛急，腋肿，甚则胸胁支满，心中憺憺大动，面赤，目黄，喜笑不休。”

[12] 古林书堂本“云”作“曰”。

[13]《灵枢·邪客第七十一》云：“黄帝曰：少阴独无腧者，不病乎？岐伯曰：其外经病而藏不病，故独取其经于掌后锐骨之端。”

[14] 顾观光校：“此《阴阳别论》文，传写误耳。‘薄’字误，当依彼文作‘搏’。”

脉有逆从。四时未有藏形：春夏而脉（瘦）[廋][一][1]，秋冬而脉[2]浮大，命曰逆四时也[二][3]。风[三]热而脉静，泄而脱血脉实[四]，病在中脉虚，病在外[五]脉濇坚者[六]，皆难治[七]。命曰反四时也[八]。

【原注】

[一]新校正云：按：《玉机真藏论》“瘦”作“沈濇”。

[二]春夏脉瘦，谓沈细也。秋冬浮大，不应时也。大法：春夏当浮大而反沈细，秋冬当沈细而反浮大，故曰不应时也。

[三]新校正云：按：《玉机真藏论》“风”作“病”。

[四]新校正云：按：《玉机真藏论》篇注[4]作“泄而脉大，脱血而脉实”。

[五]新校正云：按：《玉机真藏论》作“脉实坚病在外”。

[六]新校正云：按：《玉机真藏论》作“脉不实坚者”。

[七]风热当脉躁而反静，泄而脱血当脉虚而反实，邪气在内当脉实而反虚，病气在外当脉虚滑而反坚濇，故皆难治也。

[八]皆反四时之气，乃如是矣。◎新校正云：详“命曰反四时也”此六字应古错简，当去。自前“未有藏形春夏”至此五十三字，与后《玉机真藏论》文相重。

【校注】

[1]“廋”，据文意改。俗书疒旁、广旁混用不分。《方言》卷三：“廋，隐也。”郭璞注：“谓隐匿也。”说详《校补》。

[2]《太素》无“而脉”二字。

[3]《太素》无“命曰逆四时也”六字。

[4]顾本“玉机真藏论”下无“篇注”二。

人以水谷为本。故人绝水谷，则死；脉无胃气，亦死。所谓无胃气者，但得真藏脉，不得胃气也。所谓脉不得胃气者[1]，肝不弦，肾不石也[一]。

【原注】

[一]不弦、不石，皆谓不微似也。

【校注】

[1]《太素》无“脉不得胃气者”六字。

太阳脉至，洪[1]大以长[一]；少阳脉至，乍数乍疏，乍短乍长[二]；阳明脉至，浮大而短[三][2]。

【原注】

[一]气盛，故能尔。◎新校正云：按：扁鹊阴阳脉法云：“太阳之脉，洪大以长，其来浮于筋上，动摇九分，三月四月甲子王。”吕广云：“大阳王五月六月，其气大盛，故其脉洪大而长也。”

[二]以气有畅未畅者也。◎新校正云：按：扁鹊阴阳[脉][3]法云：“少阳之脉，乍小乍大，乍长乍短，动摇六分，王十一月甲子夜半，正月二月甲子王。”吕广云：“少阳王正月二月，其气尚微，故其脉来进退无常。”

[三]谷气满盛故也。◎新校正云：详无三阴脉，应古文阙也。按：《难经》云：“太阴之至，紧大而长。少阴之至，紧细而微。厥阴之至，沈短以敦。”吕广云：“阳明王三月四月，其气始萌未盛，故其脉来浮大而短。”扁鹊阴阳脉法云：“少阴之脉紧细，动摇六分，王五月甲子日中，七月八月王。太阴之脉，

紧细以长，乘于筋上，动摇九分，九月十月甲子王。厥阴之脉，沈短以紧，动摇三分，十一月十二月甲子王也[4]。”

【校注】

[1]《太素》“洪”作“鸿”。

[2]《太素》“浮大而短”下有“是谓三阳脉也”六字。

[3]《〈素问校讹〉校补》:“古钞本‘阴阳’下有‘脉’字。”据补。

[4] 顾本“王”下无“也”字。

夫平心脉来，累累[1]如连珠，如循琅玕[2]，曰心平[一]。夏以胃气为本[二]。病心脉来，喘喘[3]连属，其中微曲，曰心病[三]。死心脉来，前曲[4]后居[5]，如操带钩，曰心死[四]。

平肺脉来，厌厌聂聂，如落榆荚[6]，曰肺平[五]。秋以胃气为本[六]。病肺脉来，不止[7]不下，如循鸡羽，曰肺病[七]。死肺脉来，如物之浮，如风吹毛，曰肺死[八]。

平肝脉来，耎[8]弱招招，如揭长竿末梢，曰肝平[九]。春以胃气为本[十]。病肝脉来，盈实而滑，如循长竿，曰肝病[十一]。死肝脉来，急[9]益劲，如新张弓[10]弦，曰肝死[十二]。

平脾脉来，和柔相离[11]，如鸡[12]践地，曰脾平[十三]。长夏以胃气为本[十四]。病脾脉来，实而盈数，如鸡举足，曰脾病[十五]。死脾脉来，锐坚[13]如乌[14]之喙[十六][15]，如鸟之距，如屋之漏，如水之流，曰脾死[十七]。

平肾脉来，喘喘累累如钩[16]，按之而坚，曰肾平[十八]。冬以胃气[17]为本[十九]。病肾脉来，如引葛，按之[18]益坚，曰肾病[二十]。死肾脉来，发如夺索，辟辟如弹石，曰肾死[二十一]。

【原注】

[一]言脉满而盛，微似[19]珠形之中手。琅玕，珠之类也。

[二]脉有胃气，则累累而微似连珠也。

[三]曲，谓中手而偃曲也。◎新校正云：详越人云“啄啄连属，其中微曲，曰肾病”，与《素问》异。

[四]居，不动也。操，执持也。钩，谓革带之钩。

[五]浮薄而虚者也。◎新校正云：详越人云："厌厌[20]聂聂，如循榆荚[21]，曰春平脉。蔼蔼如车盖，按之益大，曰秋平脉。"与《素问》之说不同。张仲景云："秋脉蔼蔼如车盖者，名曰阳结。春脉聂聂如吹榆荚者，名曰数。"恐越人之说误也。

[六]脉有胃气，则微似榆荚之轻虚也。

[七]谓中央坚而两傍虚。

[八]如物之浮瞥瞥然，如风吹毛纷纷然也。◎新校正云：详越人云："按之消索，如风吹吹[22]毛，曰死。"

[九]如竿末梢，言长耎也。

[十]脉有胃气，乃长耎如竿之末梢矣。

[十一]长而不耎，故若循竿。

[十二]劲，谓劲强，急之甚也。

[十三]言脉来动数相离，缓急和而调。

[十四]胃少则脉实数。

[十五]胃少，故脉实急矣。举足，谓如鸡走之举足也。◎新校正云：详越人以为心病。

[十六]新校正云：按：《千金方》作"如鸡之啄也[23]"。

[十七]乌喙鸟距，言锐坚也。水流屋漏，言其至也。水流，谓平至不鼓。屋漏，谓时动复住。

[十八]谓如心脉而钩，按之小坚尔。◎新校正云：按：越人云："其来上大下兑，濡滑如雀之喙，曰平。"吕广云："上大者，足大阳；下兑者，足少阴。阴阳得所，为胃气强，故谓之平。雀喙者，本大而末兑也。"

[十九]胃少，则不按亦坚也。

[二十]形如引葛，言不按且坚，明按之则尤甚也。

[二十一]发如夺索，犹蛇[24]之走。辟辟如弹石，言促又坚也。

【校注】

[1]《甲乙经》"累累"作"累然"。

[2]按："如连珠，如循琅玕"，当是下"平肾脉"象，平心脉当作"如钩"。

[3]《甲乙经》"喘喘"作"累累"。

[4]《甲乙经》"曲"作"钩"。

[5] 詹本“居”作“倨”。

[6]《甲乙经》“英”作“叶”。

[7] 顾本“止”作“上”。

[8]《太素》“耎”作“濡”。

[9]《太素》、《甲乙经》“急”下有“而”字。

[10]《太素》无“弓”字。

[11]“离”，读若“丽”，偕也。

[12]《甲乙经》“鸡”下有“足”字。

[13]《太素》、《甲乙经》“锐坚”作“坚兑”。

[14]《素问校讹》:“古钞本‘乌’作‘鸟’，下注同。”熊本、吴本、赵本、詹本、朝鲜活字本同。

[15] 道藏本“喙”作“啄”，朝鲜小字本、《甲乙经》、明蓝格钞本《甲乙经》右从“豕”，为“啄”之俗。

[16] 按:“如钩”，当是上“平心脉”象，平肾脉当作“如连珠，如循琅玕”。《太素》“钩”作“旬”。“旬”，读若“环”。肾脉与冬脉相应，此言“如旬”，《玉机真藏论篇第十九》言“如营”，一也。

[17]《太素》无“气”字。

[18]《太素》“之”下有“而”字。

[19] 古林书堂本“似”作“以”。按:“以”、“似”古今字。下“微似”同。

[20] 金本“厌厌”作“压压”。

[21] 顾本“英”作“叶”。

[22]《素问校讹》:“衍一‘吹’字。”古林书堂本无下一“吹”字。

[23]《〈素问校讹〉校补》:“古钞本‘喙’作‘践地’。”顾本“啄”作“喙”，下无“也”字。

[24] 金本“蛇”作“虵”。

新刊黄帝内经素问卷第五

新刊黄帝内经素问卷第六

启玄子次注林亿孙奇高保衡等奉敕校正孙兆重改误

玉机真藏论　三部九候论

玉机真藏论篇第十九[一]

按：本篇包括以下内容：春（肝）、夏（心）、秋（肺）、冬（肾）、脾五脉的常候及太过、不及之象，以及太过、不及之象所反映的疾病与病状。赞颂诊法之学是极其高深精微的学问："至数之要，迫近以微"。强调诊候之时当精神专注，方不致出现差错："神转不回，回则不转，乃失其机"。疾病在体内的传变规律：有逆传，有顺传，有不以次传；外邪内传之次。论死候及真藏脉。论如何通过望诊、切诊等诊法以决死生。五实，五虚的具体内容及其死生之候。

自"黄帝问曰春脉如弦"至"每旦读之名曰玉机"见于《太素》卷十四《四时脉诊》；自"大骨枯槁大肉陷下"至"诸真藏脉见者皆死不治也"见于《太素》卷十四《真藏脉形》；自"黄帝曰见真藏曰死"至"病胜藏也故曰死帝曰善"见于《太素》卷六《藏府气液》；自"黄帝曰凡治病察其形气"至"脉不实坚者皆难治"见于《太素》卷十四《四时脉诊》；自"黄帝曰余闻虚实以决死生"至"则实者活此其候也"见于《太素》卷十六《虚实脉诊》。

本篇又分别见于《甲乙经》卷四第一上、卷四第一下、卷六第十、卷八第一上。《脉经》3-1-5、3-2-3、3-2-5、3-3-1、3-4-3、3-4-5、3-5-3、3-5-5 有与本篇相关内容。

黄帝问曰：春脉如弦，何如而弦？岐伯对曰：春脉者，肝也[1]，东方木也，万物之所以始生也，故其气来耎弱轻虚而滑[2]，端直以[3]长，故曰弦[二]。反此者病[三]。

帝曰：何如而反？岐伯曰：其气来实而强，此谓大过，病在外；其气来不实而微，此谓不及，病在中[四]。

帝曰：春脉太过与不及，其病皆何如？岐伯曰：太过，则令人善忘忽忽，眩冒而巅疾；其不及，则令人胸痛[4]引背，下则两胁胠满[五]。

帝曰：善。夏脉如钩，何如而钩？岐伯曰：夏脉者，心也，南方火也，万物之所以盛长也，故其气来盛去衰，故曰钩[六]。反此者病。

帝曰：何如而反？岐伯曰：其气来盛去亦盛，此谓大过，病在外[七]；其气来不盛去反盛，此谓不及，病在中[八]。

帝曰：夏脉大过与不及，其病皆何如？岐伯曰：大过，则令人身热而肤痛，为浸淫；其不及，则令人烦心，上见咳[5]唾，下为气泄[九][6]。

帝曰：善。秋脉如浮，何如而浮？岐伯曰：秋脉者，肺也，西方金也，万物之所以收成[7]也，故其气来轻虚以浮，来[8]急去散，故曰浮[十]。反此者病。

帝曰：何如而反？岐伯曰：其气来毛而中央坚，两傍虚，此谓大过，病在外；其气来毛而微，此谓不及，病在中。

帝曰：秋脉大过与不及，其病皆何如？岐伯曰：大过，则令人逆气而背痛愠愠[9]然；其不及，则令人喘，呼吸少气[10]而咳上气，见血，下闻病音[十一]。

帝曰：善。冬脉如营[11]，何如而营[十二]？岐伯曰：冬脉者，肾也，北方水也，万物之所以合藏[12]也，故其气来沉以搏，故曰营[十三]。反此者病。

帝曰：何如而反？岐伯曰：其气来如弹石者，此谓大过，病在外；其[13]去如数[14]者，此谓不及，病在中。

帝曰：冬脉大过与不及，其病者何如？岐伯曰：大过，则令人解㑊[十四]，脊脉痛而少气不欲言；其不及，则令人心悬如病饥，眇[15]中清，脊中痛，少腹满，小便变[十五][16]。

帝曰：善。

【原注】

[一]新校正云：按：全元起本在第六卷。

［二］言端直而长，状如弦也。◎新校正云：按：越人云："春脉弦者，东方木也，万物始生，未有枝叶，故其脉来濡弱而长。"《四时经》"轻"作"宽"。

［三］反谓[17]反常平之候。

［四］气馀，则病形于外；气少，则病在于中也。◎新校正云：按：吕广云："实强者，阳气盛也。少阳当微弱，今更实强，谓之大过。阳处表，故令病在外。厥阴之气养于筋，其脉弦。今更虚微，故曰不及。阴处中，故令病在内。"

［五］忽忽，不爽也。眩，谓目眩，视如转也。冒，谓冒闷也。胠，谓腋下胁也。"忘"当为"怒"，字之误也。《灵枢经》曰："肝气实则怒。"[18]肝厥阴脉自足而上，入毛中，又上贯鬲，布胁肋，循喉咙之后，上入颃颡，上出额，与督脉会于巅，故病如是。◎新校正云：按：《气交变大论》云："木大过，甚则忽忽善怒，眩冒巅疾。"则"忘"当作"怒"。

［六］言其脉来盛去衰，如钩之曲[19]也。◎新校正云：按：越人云："夏脉钩者，南方火也，万物之所盛，垂枝布叶皆下曲如钩，故其脉来疾去迟。"吕广云："阳盛，故来疾；阴虚，故去迟。脉从下上至寸口疾，还尺中迟也。"

［七］其脉来盛去盛，是阳之盛也，心气有馀，是为大过。

［八］新校正（天）［云］[20]：详越人肝心肺肾四藏脉俱以强实为大过、虚微为不及，与《素问》不同。

［九］心少阴脉起于心中，出属心系，下鬲，络小肠；又从心系却上肺。故心大过，则身热肤痛而浸淫流布于形分；不及，则心烦，上见咳唾，下为气泄。

［十］脉来轻虚，故名浮也。来急，以阳未沈下。去散，以阴气上升也。◎新校正云：按：越人云："秋脉毛者，西方金也，万物之所终，草木华叶皆秋而落，其枝独在，若毫毛也，故其脉来轻虚以浮，故曰毛。"

［十一］肺太阴脉起于中焦，下络大肠，还循胃口，上鬲属肺，从肺系横出腋下，复藏气，为咳，主喘息。故气盛，则肩背痛，气逆；不及，则喘息变易，呼吸少气而咳，上气见血也。下闻病音，谓喘息则肺中有声也。

［十二］脉沉而深，如营动也。◎新校正云：详"深"一作"濡"，又作"搏"。按：本经下文云"其气来沉以搏"，则"深"（深）［字］[21]当为"搏"。又按：《甲乙经》"搏"字为"濡"，当从《甲乙经》为得[22]。何以言之？脉沉而濡，"濡"，古"软"字，乃冬脉之平调脉。若沉而搏击于手，则冬脉之大过

脉也。故言当从《甲乙经》“濡”字。

［十三］言沉而搏击于手也。◎新校正云：按《甲乙经》，“搏”当作“濡”，义如前说。又，越人云：“冬脉石者，北方之[23]水也，万物之所藏，盛冬之时，水凝如石，故其脉来沈濡而滑，故曰石也。”

［十四］新校正云：按：解㑊之义具第五卷注。

［十五］肾少阴脉自股内后廉贯脊，属肾络膀胱；其直行者，从肾上贯肝鬲，入肺中，循喉咙，侠舌本；其支别者，从肺出络心，注胸中。故病如是也。眇者，季胁之下侠脊两傍空软处也。肾外当眇，故眇中清冷也。

【校注】

[1]《太素》“肝也”作“肝脉也”。下“心也”、“肺也”、“肾也”之“也”上并有“脉”字。

[2]《太素》“耎弱轻虚”作“濡弱软虚”。

[3] 朝鲜活字本“以”作“而”。

[4]《甲乙经》“痛”作“满”。

[5]《太素》“咳”作“嗌”。

[6]《太素》无“泄”字。

[7]《太素》无“成”字。

[8]《太素》、明蓝格钞本《甲乙经》“来”上有“其气”二字。

[9]《太素》“愠愠”作“温温”。

[10]《太素》“呼”连上读，无“吸少气”三字。

[11]“营”，读若“环”。曾运乾《喻母分隶牙舌音》(《喻母古读考》)云：“古读营如环。”

[12]“合”，读若“盖”。“合藏”同“去藏”。《太素》无“合”字。

[13]《太素》“其”下有“气”字。

[14]《太素》“数”作“毛”。

[15] 原本从“目”，俗误。据顾本录正。下或同，不复出校。

[16]《甲乙经》“小便变”下夹注：“赤黄”。

[17] 顾本“谓”作“为”。

[18]《灵枢·本神第八》云：“肝气虚则恐，实则怒。”

[19]《素问校讹》：“古钞本‘曲’上有‘偃’字。”

[20] 顾本“天”作“云”，据改。

[21] 古林书堂本作重文符。顾本“深”作“字”，据改。

[22]《〈素问校讹〉校补》：“古钞本、元椠本‘濡’作‘得’。”

[23] 顾本无“之”字。

帝曰：四时之序，逆从之变异也[一]，然脾脉独何主[二]？岐伯曰：脾脉[1]者，土也，孤藏，以灌四傍者也[三][2]。

帝曰：然则脾善恶可得见之乎[3]？岐伯曰：善者不可得[4]见，恶者可见[四]。

帝曰：恶者何如可见[5]？岐伯曰：其来如水之流者，此谓大过，病在外；如乌[6]之喙[7]者，此谓不及，病在中[五]。

帝曰：夫子言脾为孤藏、中央土、以灌四傍，其太过与不及其病皆何如？岐伯曰：大过，则令人四支不举[六]；其不及，则令人九窍不通，名曰重强[七]。

【原注】

[一]脉春弦、夏钩、秋浮、冬营，为逆顺之变见异状也。

[二]主，谓主时月。

[三]纳水谷，化津液，溉灌于肝心肺肾也。以不正主四时，故谓之孤藏。溉，古代切。

[四]不正主时，寄王于四季，故善不可见，恶可见也。

[五]新校正云：按：《平人气象论》云“如乌之喙”，又，别本“喙”作“啄”。

[六]以主四支，故病不举。

[七]脾之孤藏，以灌四傍，今病，则五藏不和，故九窍不通也。《八十一难经》曰：“五藏不和，则九窍不通。”重，谓藏气重叠。强，谓气不和顺。

【校注】

[1]《太素》无“脉”字。

[2]“孤”，独尊。“灌”，读若“贯”，总领。詹本“灌”作“贯”。

[3]《太素》“然则脾善恶可得见之乎”作“然则脾之善恶亦可得见乎”。

[4]《太素》、《甲乙经》无“得”字。

[5]《太素》“可见”下有“也”字。

[6] 顾本“乌”作“鸟”。

[7]《太素》“喙”作“啄”。

帝瞿[1]然而起，再拜而稽首，曰：善，吾得脉之大要，天下至数。五色[2]脉变，揆度、奇恒，道在于一[一]。神转[3]不回，回则不转，乃失其机[二]。至数之要，迫近以微[三]。著之玉版，藏之藏府[4]，每旦读之，名曰玉[5]机[四]。

【原注】

[一] 瞿然，忙[6]貌也。言以太过不及而一贯之，揆度、奇恒皆通也。

[二] 五气循环，不愆时叙，是为神气流转不回。若却行衰王反天之常气，是则却回而不转。由是，却回不转乃失生气之机矣。

[三] 得至数之要道，则应用切近以微妙也。迫，切也。

[四] 著之玉版，故以为名。言是玉版生气之机。◎新校正云：详“至数”至“名曰玉机”与前《玉版论要》文相重，彼注颇详。

【校注】

[1]《太素》“瞿”作“惧”。

[2]《太素》无“五色”二字。

[3]《太素》“神转”下有“而”字。

[4]《太素》“藏之藏府”作“藏之於府”。

[5]《太素》“玉”作“生”。

[6]《集韵·唐韵》：“忙，心迫也。”忙、慌古今字。

五藏受气于其所生，传之于其所胜，气舍于其所生，死于其所不胜。病之且死，必先传行至其所不胜，病[1]乃死[一]。此言气之逆行也，故死[二]。

肝受[2]气于心，传之于脾，气舍于肾，至肺而死。

心受气于脾，传之于肺，气舍于肝，至肾而死。

脾受气于肺，传之于肾，气舍于心，至肝而死。

肺受气于肾，传之于肝，气舍于脾，至心而死。

肾受气于肝，传之于心，气舍于肺，至脾而死。

此皆逆死也。一日一夜五分之，此所以占死生之早暮也[三]。

【原注】

［一］受气所生者，谓受病气于已之所生者也。传所胜者，谓传于已之所克者也。气舍所生者，谓舍于生己者也。死所不胜者，谓死于克己者之分位也。所传不顺，故必死焉。

［二］所为逆者，次如下说。

［三］肝死于肺，位秋庚辛。馀四仿此。然朝主甲乙，昼主丙丁，四季（上）［土］[3]主戊己，晡主庚辛，夜主壬癸。由此，则死生之早暮可知也。◎新校正云：按：《甲乙经》"生"作"者"字，云"占死者之早暮"。详此经文专为言气之逆行也故死，即不言生之早暮，王氏改"者"作"生"，义不若《甲乙经》中《素问》本文。

【校注】

[1]《甲乙经》无"病"字。

[2]"受"，授。

[3]《素问校讹》谓古钞本"上"作"土"。据改。

黄帝曰：五藏相通，移皆有次。五藏有病，则各传其所胜[一]。不治，法三月若六月，若三日若六日，传五藏而当死。是顺传所胜之次[二]。故曰：别于阳者，知病从来；别于阴者，知死生之期[三]。言知至其所困而死[四][1]。

【原注】

［一］以上文逆传而死，故言是逆传所胜之次也。◎新校正云：详"逆传所胜之次"，"逆"当作"顺"。上文既言"逆传"，下文所言乃"顺传"之次也。

［二］三月者，谓一藏气之迁移。六月者，谓至其所胜之位。三日者，三阳之数以合日也。六日者，谓兼三阴以数之尔。《热论》曰：伤寒一日，巨阳受；二日，阳明受；三日，少阳受；四日，太阴受；五日，少阴受；六日，厥阴受。则其[2]义也。◎新校正云：详上文"是顺传所胜之次"七字乃是次前注，误在此经文之下，不惟无义，兼校之全元起本《素问》及《甲乙经》并无此七字。直去之，虑未达者致疑，今存于注。

［三］主辩[3]三阴三阳之候，则知中风邪气之所不胜矣。故下曰。◎新校正云：详旧既[4]段注写作经，今故[5]为注。又按：《阴阳别论》云："别于阳者，知病处也；别于阴者，知死生之期。"又云："别于阳者，知病忌时；别于阴者，知死生之期。"义同此。

［四］困，谓至所不胜也。上文曰："死于其所不胜。"

【校注】

[1]《甲乙经》"死"下有"者也"二字。

[2] 顾本"义"上无"则"字。

[3] 顾本"辩"作"辨"。

[4] 顾本"既"作"此"。

[5] 顾本"今故"作"合改"。

是故风者，百病之长也[一]。今风（客寒）[寒客][1]于人，使人毫毛毕直，皮肤闭而为热[二]。当是之时，可汗而发也[三]。或痹、不仁、肿痛[四]，当是之时，可汤熨及火灸刺而去之[五]。弗治，病入舍于肺，名曰肺痹，发咳上气[六]。弗治，肺即传而行之肝，病名曰肝痹，一名曰厥，胁痛，出食[七]，当是之时，可按若刺耳。弗治，肝传之脾，病名曰脾风，发瘅，腹中热，烦心，出黄[八]。当此之时，可按可药可浴。弗治，脾传之肾，病名曰疝瘕，少腹冤热[2]而痛，出白，一名曰蛊[九]。当此之时，可按可药。弗治，肾传之心，病筋脉相引而急，病名曰瘛[十]，当此之时，可灸可药。弗治，满十日，法当死[十一]。肾因传之心，心即复反传而行之肺，发寒热，法当三岁死[十二]。此病之次也[十三]。

【原注】

［一］言先百病而有之。◎新校正云：按：《生气通天论》云："风者，百病之始。"

［二］客，谓客止于人形也。风击皮肤，寒胜腠理，故毫毛毕直，玄府闭密而热生也。

［三］邪在皮毛，故可汗泄也。《阴阳应象大论》曰："善治者治皮毛。"此之谓也。

［四］病生而变，故如是也。热中血气，则㾓痹不仁。寒气伤形，故为肿

痛。《阴阳应象大论》云："寒伤形，热伤气。气伤痛，形伤肿。"

[五]皆谓释散寒邪，宣扬正气。

[六]邪入诸阴，则病而为痹，故入于肺名曰痹焉。《宣明五气论》曰："邪入于阳，则狂；邪入于阴，则痹。"肺在变动为咳，故咳则气上，故上气也。

[七]肺金伐木，气不入肝，故曰弗治行之肝也。肝气通胆，胆善为怒，怒者气逆，故一名厥也。肝厥阴脉从少腹属肝络胆，上贯鬲，布胁肋，循喉咙之后，上入颃颡，故胁痛。而食入腹则出，故曰出食。

[八]肝气应风，木胜脾土，土受风气，故曰脾风。盖为风气通肝而为名也。[脾][3]之为病，善发黄瘅，故发瘅也。脾太阴脉入腹属脾络胃，上鬲侠咽，连舌本，散舌下；其支别者，复从胃别上鬲，注心中。故腹中热而烦心，出黄色于便写之所也。

[九]肾少阴脉自股内后廉贯脊，属肾络膀胱。故少腹冤热而痛，溲出白液也。冤热内结，消铄脂肉，如蛊之食，日内损削，故一名曰蛊。

[十]肾不足则水不生，水不生则筋燥急，故相引也。阴气内弱，阳气外燔，筋脉受热而自跳掣，故名曰瘛。

[十一]至心而气极，则如是矣。若复传行，当如下说。

[十二]因肾传心，心不受病，即而复反传与肺金，肺已再伤，故寒热也。三岁者，肺至肾一岁，肾至肝一岁，肝至心一岁，火又乘肺，故云三岁死。

[十三]谓传胜之次第。

【校注】

[1] 顾本"客寒"互乙，义长，据乙正。

[2]《甲乙经》"冤热"作"烦冤"。按：冤，从宀，免声，与悗、闷、懑音同义通。

[3] "脾"，原本阙，据顾本补。

然其卒发者，不必以[1]于传[一]，或其传化有不以次。不以次入者，忧恐悲喜怒令不得以其次，故令人有大病矣[二]。因而喜，大虚，则肾气乘矣[三]；怒，则肝气乘矣[四]；悲，则肺气乘矣[五]；恐，则脾气乘矣[六]；忧，则心气乘矣[七]。此其道也[八]。故病有五，五五二十五变，及[2]其传化[九]。传，乘之名也[十]。

【原注】

［一］不必依传之次，故不必以传治之。

［二］忧恐悲喜怒发无常分，触遇则发，故令病气亦不次而生。

［三］喜则心气移于肺，心气不守，故肾气乘矣。《宣明五气篇》曰："精气并于心则喜。"

［四］怒则气逆，故肝气乘脾。

［五］悲则肺气移于肝，肝气受邪，故肺气乘矣。《宣明五气篇》曰："精气并于肺则悲。"

［六］恐则肾气移于心，肾气不守，故脾气乘矣。《宣明五气篇》曰："精气并于肾则恐。"

［七］忧则肝气移于脾，肝气不守，故心气乘矣。《宣明五气篇》曰："精气并于肝则忧。"

［八］此其不次之常道。

［九］五藏相并而各五之，五而乘之，则二十五变也。然其变化以胜相传，传而不次，变化多端。◎新校正云：按：《阴阳别论》云："凡阳有五，五五二十五阳。"义与此通。

［十］言传者何？相乘之异名尔。

【校注】

[1] 顾本"以"作"治"。

[2]《〈素问校讹〉校补》："古钞本、元椠本'及'作'反'。"道藏本、熊本、吴悌本、詹本、朝鲜活字本、朝鲜小字本同。

大骨枯槀，大肉陷下，胸中气满，喘息不便，其气动形，期六月死。真藏脉[1]见，乃予之期日[一]。

大骨枯槀[2]，大肉陷下，胸中气满，喘息不便，内痛引肩项，期一月死。真藏见，乃予之期日[二]。

大骨枯槀，大肉陷下，胸中气满，喘息不便，内痛引肩项，身热，脱肉破䐃，真藏见，十月[3]之内死[三]。

大骨枯槀，大肉陷下，肩髓内消[4]，动作益衰，真藏（来）[未][5]见，期一岁死。见其真藏，乃予之期日[四]。

大骨枯槀，大肉陷下，胸中气满，腹内痛，心中不便，肩项身热，破䐃脱肉，目匡[6]陷，真藏见，目不见人，立死；其见人者，至其所不胜之时则[7]死[五]。

【原注】

[一]皮肤干著，骨间肉陷，谓大骨枯槀，大肉陷下也。诸附骨际及空窳处亦同其类也。胸中气满喘息不便，是肺无主也。肺司治节，气息由之，其气动形，为无气相接，故耸举肩背，以远求报气矣。夫如是，皆形藏已败，神藏亦伤。见是证者，期后一百八十日内死矣。候见真藏之脉，乃与死日之期尔。真藏脉诊，下经备矣。此肺之藏也。窳音愈。

[二]火精外出，阳气上燔，金受火灾，故内痛肩项。如是者，期后三十日内死。此心之藏也。

[三]阴气微弱，阳气内燔，故身热也。䐃者，肉之标。脾主肉，故肉如脱尽，䐃如破败也。见斯证者，期后三百日内死。䐃，谓肘膝后肉如块者。此脾之藏也。䐃，渠殒切。

[四]肩髓内消，谓缺盆深也。衰于动作，谓交接渐微。以馀藏尚全，故期后三百六十五日内死。此肾之藏也。◎新校正云：按：全元起本及《甲乙经》“真藏未见”作“来见”，“来”当作“未”，字之误也[8]。

[五]木生其火，肝气通心，脉抵少腹，上布胁肋，循喉咙之后，上入颃颡，故腹痛心中不便，项肩[9]身热，破䐃脱肉也。肝主目，故目匡陷及不见人立死也。不胜之时，谓于庚辛之月。此肝之藏也。

【校注】

[1]《太素》无“脉”字。

[2]赵本“槀”作“藁”，詹本、《甲乙经》作“槁”。

[3]顾观光校：“马注云‘月’当作‘日’。”

[4]《太素》“髓”作“随”，周本、明蓝格钞本《甲乙经》“内”作“肉”。

[5]“未”，据新校正按改。

[6]詹本、《甲乙经》“匡”作“眶”。

[7]《甲乙经》“则”作“而”。

[8]《素问校讹》:“古钞本‘未’‘来’二字互换。”

[9] 顾本“项肩”二字互乙。

急虚，身中卒至，五藏绝闭，脉道不通，气不往来，譬於堕溺[1]，不可为期[一]。

其脉绝不来，若人一息五六至，其形肉不脱，真藏虽不见，犹死也[二]。

【原注】

[一]言五藏相移，传其不胜，则可待真藏脉见，乃与死日之期。卒急虚邪中于身内，则五藏绝闭，脉道不通，气不往来，譬于堕坠没溺，不可与为死日之期也。

[二]是则急虚卒至之脉。◎新校正云：按：人一息脉五六至，何得为死？必“息”字误，“息”当作“呼”乃是。

【校注】

[1]《太素》“譬”作“辟”，“堕”作“随”;《甲乙经》“於”作“之”。

真肝脉至，中外急，如循刀刃责责[1]然，如按琴[2]瑟弦，色青白，不泽，毛折，乃死。

真心脉至，坚而搏[3]，如循薏苡[4]子累累然，色赤黑，不泽，毛折，乃死。

真肺脉至，大而虚，如以[5]毛羽中人肤[6]，色白赤，不泽，毛折，乃死。

真肾脉至，搏而绝，如指[7]弹石辟辟然，色黑黄，不泽，毛折，乃死。

真脾脉至，弱而乍数乍疏，色黄青，不泽，毛折，乃死。

诸真藏脉[8]见者，皆死，不治也[一]。

【原注】

[一]新校正云：按：杨上善云：“无餘物和杂，故名真也。”五藏之气，皆胃气和之，不得独用[9]，如至刚不得独用，独用则折，和柔用之即固也。五藏之气和于胃气，即得长生；若真独见，必死。欲知五藏真见为死、和胃为生者，于寸口诊即可知见者。如弦是肝脉也，微弦为[10]平和。微弦，谓二分胃气一分弦气俱动为微弦，三分并是弦而无胃气，为见真藏。餘四藏准此。

【校注】

[1]“责责”，读若“刺刺”。《慧琳音义》卷二十五“刺刺”条引《广雅》云：“刺，以刃撞也。”

[2]《太素》无“琴”字。

[3]《甲乙经》“坚”作“紧”；《太素》“搏”作“揣”，下诸“搏”字同；明蓝格钞本《甲乙经》“搏”作“抟”。

[4]《太素》“苡”作“苣”。

[5]《太素》无“以”字。

[6]《太素》“肤”下有“然”字。

[7]《太素》“指”作“循”。

[8]《太素》无“脉”字。

[9]《素问校讹》：“坊本无‘不得独用’四字。”

[10] 古林书堂本“为”作“於”。

黄帝曰：见真藏曰死，何也？歧伯曰：五藏者，皆禀气于胃。胃者，五藏之本也[一]。藏气者[1]，不能自致于手太阴，必因于胃气，乃[2]至于手太阴也[二]。故五藏各以其时自为而至于手太阴也[三]。故邪气胜者，精气衰也。故病甚者，胃气不能与之俱至于手太阴，故真藏之气独见。独见者[3]，病胜藏也，故曰死[四]。

帝曰：善[五]。

【原注】

[一]胃为水谷之海，故五藏禀焉。

[二]平人之常禀气于胃。胃气者，平人之常气。故藏气因胃乃能至于手太阴也。◎新校正云：详“平人之常”至下“平人之常气”本《平人气象论》文，王氏引注此经。按：《甲乙经》云：“人常禀气于胃，脉以胃气为本。”与此小异，然《甲乙》之义为得。

[三]自为其状至于手太阴也。

[四]是所谓脉无胃气也。《平人气象论》曰：“人无胃气曰逆，逆者死。”

[五]新校正云：详自“黄帝问”至此一段[4]，全元起本在第四卷《太阴

阳明表里篇》中，王冰移于此处。必言此者，欲明王氏之功于《素问》多矣。

【校注】

[1]《太素》“藏气者”作“五藏”。

[2]《太素》、《甲乙经》“乃”下有“能”字。

[3]《太素》“者”下有“为”字。

[4] 顾本“段”作“叚”。按：俗书“叚”、“段”相乱故也。

黄帝曰：凡治病，察其形气色泽、脉之盛衰、病之新故，乃治之，无后其时[一]。形气相得，谓之可治[二]；色[1]泽以浮，谓之易已[三]；脉从四时，谓之可治[四]；脉弱以滑，是有胃气，命曰易治。取之以时[五][2]。形气相失，谓之难治[六]；色夭不泽，谓之难已[七]；脉实以坚，谓之益甚[八]；脉逆四时，为不可治[九][3]。必察四难而明告之[十][4]。

【原注】

[一]欲必先时而取之。

[二]气盛形盛，气虚形虚，是相得也。

[三]气色浮润，血气相营，故易已。

[四]脉春弦夏钩秋浮冬营，谓顺四时。从，顺也。

[五]候可取之时而取之，则万举万全。当以四时血气所在而为疗尔。◎新校正云：详“取之以时”，《甲乙经》作“治之趋之，无后其时”，与王氏之义两通。

[六]形盛气虚，气盛形虚，皆相失也。

[七]夭，谓不明而恶。不泽，谓枯燥也。

[八]脉实以坚，是邪气盛，故益甚也。

[九]以气逆，故疾。上四句是谓四难，所以下文曰。

[十]此四，粗之所易语，工之所难为。

【校注】

[1]《太素》“色”上有“脉”字。

[2]《太素》“取”作“趣”，《甲乙经》“取之以时”作“治之趋之无后其时”八字。

[3]《太素》、《甲乙经》“为”作“谓之”，无“可”字。

[4]《太素》“告之”下有“勿趣以时”四字，《甲乙经》无“必察四难而明告之”八字。

所谓逆四时者，春得肺脉，夏得肾脉，秋得心脉，冬得脾脉，其至皆悬绝沉濇者，命曰逆四时[一]。未有藏形，于春夏而脉沉濇[二]，秋冬而脉浮大，名曰逆四时也[三]。

【原注】

[一]春得肺脉，秋来见也。夏得肾脉，冬来见也。秋得心脉，夏来见也。冬得脾脉，(上)[春][1]来见也。悬绝，谓如悬物之绝去也。

[二]新校正云：按：《平人气象论》云“而脉瘦”，义与此同。

[三]未有，谓未有藏脉之形状也。

【校注】

[1]顾本“上”作“春”，义长，据改。

病热脉静[1]，泄而脉大，脱血而脉实，病在中[2]脉实坚，病在外[3]脉不实坚者，皆[4]难治[一]。

【原注】

[一]皆难治者，以其与证不相应也。◎新校正云：按：《平人气象论》云“病在中脉虚，病在外脉濇坚”，与此相反。此经误，彼论为得。自“未有藏形春夏”至此，与《平人气象论》相重，注义备于彼。

【校注】

[1]《太素》“静”作“清静”二字。

[2]《太素》、《甲乙经》“中”下有“而”字，连下读。

[3]《太素》、《甲乙经》“外”下有“而”字，连下读。

[4]《太素》、《甲乙经》“皆”作“为”。

黄帝曰：余闻虚实以决死生，愿闻其情。岐伯曰：五实死，五虚死[一]。

帝曰：愿闻[1]五实五虚。岐伯曰：脉盛，皮热，腹胀，前后不通，闷瞀，此谓五实[二]。脉细，皮寒，气少，泄利前后，饮食不入，此谓五虚[三]。

帝曰：其时有生者，何也？岐伯曰：浆粥入胃，泄注[2]止，则虚者活；身汗，得后利，则实者活。此其候也[四]。

【原注】

[一]五实，谓五藏之实。五虚，谓五藏之虚。

[二]实，谓邪气盛实。然脉盛，心也；皮热，肺也；腹胀，脾也；前后不通，肾也；闷瞀，肝也。瞀，莫候切。

[三]虚，谓真气不足也。然脉细，心也；皮寒，肺也；气少，肝也；泄利前后，肾也；饮食不入，脾也。

[四]全注：饮粥得入于胃，胃气和调，其利渐止，胃气得实，虚者得活。言实者得汗外通，后得便利，自然调平。

【校注】

[1]《太素》"愿闻"作"何谓"。

[2]《〈素问校讹〉校补》："古钞本'注'作'利'。"

三部九候论篇第二十[一]

按：本篇主要论三部九候诊法及决死生之法，包括以下内容：强调人与天地四时之道相应，其理极高深极重要。人应天地之数九，故有三部九候，"以决死生，以处百病，以调虚实，而除邪疾"。三部九候诊法及其具体内容。诊候、治疗的原则："必先度其形之肥瘦，以调其气之虚实，实则泻之，虚则补之"，"必先去其血脉而后调之，无问其病，以平为期"。决死生之术：形体、脉候、临床表现、三部九候之脉相得则生，相失则或病、或死；死时；其他死生之候。经病、孙络病、血病身有痛者、其病者在奇邪之脉、留瘦不移、上实下虚诸病刺法。举例言决死生之要："瞳子高者，太阳不足；戴眼者，太阳已绝；此决死生之要，不可不察也”。

全篇除篇首二十九字外，见于《太素》卷十四首篇。本篇又见于《甲乙经》卷四第三。《脉经》4-1-2有与本篇相关内容。本篇部分内容又见于敦煌文献伯三二八七。

黄帝问曰：余闻九针于夫子，众多博大，不可胜数。余愿闻要道，以属子孙，传之后世，著之骨髓，藏之肝肺，歃血而受，不敢妄泄[二]，令合天道[三]，必有终始，上应天光星辰历纪，下副四时五行。贵贱更立[1]，冬阴夏阳，以人应之奈何？愿闻其方[四]。岐伯对曰：妙乎哉问也！此天地之至数[五]。

【原注】

[一]新校正云：按：全元起本在第一卷，篇名《决死生》。

[二]歃血，饮血也。歃，所甲切[2]。

[三]新校正云：按：全元起本云“令合天地”。

[四]天光，谓日月星也。历纪，谓日月行历于天二十八宿三百六十五度之分纪也。言以人形血气荣卫周流合时候之迁移，应日月之行道。然斗极旋运，黄赤道差。冬时日依黄道近南，故阴多；夏时（月）[日][3]依黄道近北，故阳盛也。夫四时五行之气以王者为贵、相者为贱也。

[五]道贯精微，故云妙问。至数，谓至极之数也。

【校注】

[1]“立”，道藏本、吴悌本、赵本、詹本、朝鲜活字本、朝鲜小字本同。顾本“立”作“互”。

[2]顾本“所甲切”下有“饮血也”三字注。

[3]顾本“月”作“日”，义长，据改。

帝曰：愿闻天地之至数，合于人形血气，通决[1]死生，为之奈何？岐伯曰：天地之至数，始于一，终于九焉[一]。一者天，二者地，三者人。因而三之，三三者九，以应九野[二]。故人有三部，部有[2]三候，以决死生，以处百病，以[3]调虚实而除邪疾[三]。

【原注】

[一]九，奇数也，故天（也）[地][4]之数斯为极矣。

[二]《尔雅》曰：邑外为郊，郊外为甸，甸外为牧，牧外为林，林外为坰，坰外为野。言其远也。◎新校正云：详王引《尔雅》为证，与今《尔雅》或不同，已具前《六节藏象论》注中。坰，古萤[5]切。

[三]所谓三部者，言身之上中下部，非谓寸关尺也。三部之内，经隧由之，故察候存亡，悉因于是，针之补写，邪疾可除也。

【校注】

[1]《太素》"决"上有"以"字。

[2]《太素》"有"上有"各"字。

[3]《太素》"以"下有"之"字。

[4] 顾本"也"作"地"，义长，据改。

[5] 顾本"萤"作"营"。

帝曰：何谓三部？岐伯曰：有下部，有中部，有上部。部各有三候。三候者，有天，有地，有人也。必指而导之，乃以为真[一][1]。上部天，两额之[2]动脉[二]；上部地，两颊之动脉[三]；上部人，耳前之动脉[四]。中部天，手太阴也[五]；中部地，手阳明也[六]；中部人，手少阴也[七][3]。下部天，足厥阴也[八]；下部地，足少阴也[九]；下部人，足太阴也[十][4]。故[5]下部之天以候肝[十一]，地以候肾[十二]，人以候脾胃之气[十三]。

帝曰：中部之候奈何？岐伯曰，亦有天，亦有地，亦有人。天以候肺[十四]，地以候胸中之气[十五]，人以候心[十六]。

帝曰：上部以何候之？岐伯曰：亦有天，亦有地，亦有人。天以候头角之气[十七]，地以候口齿之气[十八]，人以候耳目之气[十九]。三[6]部者，各有天，各有地，各有人。三而成天[二十]，三而成地，三而成人。三而三之[7]，合则为九。九分为九野[8]，九野为[9]九藏[二十一]。故神藏五，形藏四，合[10]为九藏[二十二]。五藏已败[11]，其色必夭，夭必死矣[二十三]。

【原注】

[一]言必当谘受于师也。《征四失论》曰："受师不卒，妄作杂术，谬言

为[12]道，更名自功，妄用砭石，后遗身咎。”此其诫也。《礼》曰：“疑事无质。”质，成也。

［二］在额两傍，动应于手，足少阳脉气所行也。

［三］在鼻孔下两傍，近于巨髎之分，动应于手，足阳明脉气之所行。

［四］在耳前陷者中，动应于手，手少阳脉气之所行也。

［五］谓肺脉也，在掌后寸口中，是谓经渠，动应于手。

［六］谓大肠脉也，在手大指次指歧骨间合谷之分，动应于手也。

［七］谓心脉也，在掌后锐骨之端神门之分，动应于手也。《灵枢经·持针纵舍论》：问曰：“少阴无输，心不病乎？”对曰：“其外经病而藏不病，故独取其经于掌后锐骨之端。”[13]正谓此也。

［八］谓肝脉也，在毛际外羊(失)［矢］[14]下一寸半陷中五里之分，卧而取之，动应于手也。女子取大冲，在足大指本节后二寸陷中是。

［九］谓肾脉也，在足内踝后跟骨上陷中大溪之分，动应手。

［十］谓脾脉也，在鱼腹上越[15]筋间，直五里下箕门之分，宽巩足单衣，沈取乃得之，而动应于手也。候胃气者，当取足跗之上冲阳之分，穴中脉动乃应手也。◎新校正云：详自“上部天”至此一段，旧在当篇之末，义不相接，此正谓[16]三部九候，宜处于斯。今依皇甫谧《甲乙经》编次例，自篇末移置此[17]。

［十一］足厥阴脉行其中也。

［十二］足少阴脉行其中也。

［十三］足太阴脉行其中也。脾藏与胃以膜相连，故以候脾兼候胃也。

［十四］手太阴脉当其处也。

［十五］手阳明脉当其处也。经云肠胃同候，故以候胸中也。

［十六］手少阴脉当其处也。

［十七］位在头角之分，故以候头角之气也。

［十八］位近口齿，故以候之。

［十九］以位当耳前，脉抵于目外眦，故以候之。

［二十］新校正云：详“三而成天”至“合为九藏”与《六节藏象论》文重，注义具彼篇。

［二十一］以是故应天地之至数。

［二十二］所谓神藏者，肝藏魂，心藏神，脾藏意，肺藏魄，肾藏志也。

以其皆神气居之，故云神藏五也。所谓形藏者，皆如器外张，虚而不屈，合[18]藏于物，故云形藏也。所谓形藏四者，一，头角；二，耳目；三，口齿；四，胸中也。◎新校正云：详注说神藏，《宣明五气篇》文，又与《生气通天论》注、《六节藏象论》注重。

［二十三］夭，谓死色，异常之候也。色者，神之旗[19]；藏者，神之舍；故神去则藏败，藏败则色见异常之候死也。

【校注】

[1] 据王注引《礼》"疑事无质"推之，似王氏所见之本"真"字作"质"。

[2] 敦煌文献伯三二八七无"之"字。

[3] 伯三二八七原注：少阴手心主脉同。

[4] 伯三二八七无"也"字，"足太阴"下有"此名三部九候也。三部者，天地人也；九候者，部各有上中下，故名九也"二十七字。

[5]《甲乙经》无"故"字。

[6]《甲乙经》"三"上有"此"字。

[7]《太素》无"三而三之"四字。

[8] 伯三二八七"九分为九野"作"各别九野"。

[9]《太素》无"为"字。

[10]《太素》"合"作"故"。

[11]《太素》、伯三二八七"已"并作"以"。以，若也，表假设。伯三二八七"五藏已败"句下有"刑藏以竭者"五字。

[12]"为"，伪。

[13]《灵枢·邪客第七十一》云："黄帝曰：少阴独无腧者，不病乎？岐伯曰：其外经病而藏不病，故独取其经于掌后锐骨之端。"

[14] 顾本"失"作"矢"，义长，据改。

[15] 顾本"越"作"趋"。

[16] 顾本"谓"作"论"。

[17] 顾本"此"下有"也"字。

[18] 顾本"合"作"含"。

[19]《〈素问校讹〉校补》："古钞本'旗'作'候'。"

帝曰：以候奈何？岐伯曰：必先度其形之肥瘦，以调[1]其气之虚实。实则写之，虚则补之[一]，必先去[2]其血脉，而后调之，无问其病，以平为期[二]。

【原注】

[一]度，谓量也。实写虚补，此所谓顺天之道也。《老子》曰："天之道，损有馀，补不足也。"

[二]血脉满坚，谓邪留止，故先刺去血，而后乃调之，不当询问病者盈虚，要以脉[3]气平调为之期准尔。

【校注】

[1]"调"，合也，义为比照，这里指诊察。

[2]"去"为"盍"、"盖"之古字，读若"合"，诊也。《尔雅·释诂上》："盍，合也。"郭注："谓对合也。"说详《校补》。

[3]《〈素问校讹〉校补》："古钞本'脉'作'血'。"

帝曰：决死生奈何[一]？岐伯曰：形盛脉细，少气[1]不足以息者，危[二]。形瘦脉大，胸中多气者，死[三]。形气相得者，生[2]。参伍[3]不调者，病[四]。三[4]部九候皆相失者，死[五][5]。上下左右之脉相应如参舂[6]者，病甚[7]。上下左右相失不可数者，死[六]。中部之候虽独调，与众藏相失者，死。中部之候相减者，死[七]。目内陷者，死[八]。

【原注】

[一]度形肥瘦，调气盈虚，不问病人，以平为准，死生之证以决之也。

[二]形气相反，故生气至危。《玉机真藏论》曰："形气相得，谓之可治。"今脉气不足，形盛有馀，证不相扶，故当危也。危者，言其近死，由[8]有生者也。《刺志论》曰："气实形实，气虚形虚，此其常也，反此者病。"今脉细少气，是为气弱；体壮盛，是为形盛；形盛气弱，故生气倾危。◎新校正云[9]：按：全元起注本及《甲乙经》、《脉经》"危"作病"死"字[10]。

[三]是则形气不足，脉气有馀[11]，故死。形瘦脉大，胸中气多，形藏[12]已伤，故云死也。凡如是类，皆形气不相得也。

[四]参，谓参校。伍，谓类伍。参校类伍而有不调，谓不率其常则病也。

［五］失，谓气候不相类也。相失之候，诊凡有七，七诊之状，如下文云。

［六］三部九候，上下左右凡十八诊也。如参舂者，谓大数而鼓，如参舂杵之上下也。《脉要精微论》曰："大则病进。"故病甚也。不可数者，谓一息十至已上也。脉法曰："人一呼[13]脉再至，一吸脉亦再至，曰平[14]；三至，曰离经；四至，曰脱精；五至曰死，六至曰命尽[15]。"今相失而不可数者，是过十至之外也。至五尚死，况至十者乎！

［七］中部左右凡六诊也。上部下部已不相应，中部独调，固非其久[16]。减于上下，是亦气衰，故皆[17]死也。减，谓偏少也。◎新校正[18]详旧（云）［无］[19]"中部之候相减者死"八字，按全元起注本及《甲乙经》添之，且注有解（人）"［减］[20]"之说而经阙其文，此脱在王注之后也。

［八］言太阳也。太阳之脉起于目内眦，目内陷者，太阳绝也，故死。所以言太阳者，太阳主诸阳之气，故独言之。

【校注】

[1] 伯三二八七"少气"作"匈中气少"。按：匈，读若"胸"。

[2] 伯三二八七"生"作"平也"二字。

[3] 古林书堂本、道藏本、熊本、朝鲜小字本"伍"作"五"。

[4]《太素》"三"上有"以"字。

[5] 伯三二八七"三部九候皆相失者死"作"色相得者生相失者死若上［以下残去约十一字］"。

[6]"参"，三。顾本"舂"作"春"。按：俗书"臼"旁或改书便写作"曰"旁。此从古林书堂本录正。下王注"参舂"、"舂杵"同。

[7] 伯三二八七"病"下有"也"字，"甚"作"其"，属下读。

[8] 顾本"由"作"犹"。

[9] 古林书堂本无"云"字。

[10] 顾本无"并"、"也"二字。

[11] 顾本"馀"下有"也"字。

[12]《〈素问校讹〉校补》："古钞本无'藏'字。"

[13] 顾本"呼"下有"而"字。

[14] 顾观光校："《难经·十四难》但云'一呼再至曰平'。"

[15] 顾观光校："《十四难》'尽'作'绝'。"

[16] 古林书堂本“久”作“义”。

[17]《〈素问校讹〉校补》谓古钞本“皆”作“曰”。

[18] 顾本“新校正”作“臣亿等”。

[19] 顾本“云”作“无”，义长，据改。

[20] 顾本“人”作“减”，义长，据改。

帝曰：何以知病之所在？

岐伯曰：察[1]九候：独小者，病；独大者，病；独疾者，病；独迟者，病；独热者，病；独寒者，病；独[2]陷下者，病[一]。

以左手足上上去踝五寸按之，（庶）右手（足）当踝而弹之[二]，其应过五寸以上蠕蠕然者，不病[三]；其应疾，中手（浑浑）[惮惮]然者，病；中手徐徐然者，病[四]；其应上不能至五寸，弹之不应者，死[五][3]。

是以脱肉身不去者，死[六][4]；中部乍疏乍数者，死[七][5]。

其脉代而钩者，病在络脉[八][6]。

九候之相应也[7]，上下若一，不得相失[九]。一候后，则病；二候后，则病甚；三候后，则病危[8]。所谓后者，应不俱也[十][9]。察其府藏，以知死生之期[十一][10]。

必先知经脉，然[11]后知病脉[十二][12]，真藏脉见者，胜死[十三][13]。

足太阳气绝者，其足不可屈伸，死必戴眼[十四][14]。

【原注】

[一]相失之候诊凡有七者，此之谓也。然脉见七诊，谓参伍不调，随其独异以言其病尔。

[二]手足皆取之。然手踝之上，手太阴脉；足踝之上，足太阴脉。足太阴脉主肉，应于下部；手太阴脉主气，应于中部。是以下文云“脱肉身不去者死，中部乍疏乍数者死。”◎新校正[15]按：《甲乙经》及全元起注本并云：“以左手足当[16]（云）[去][17]踝五寸而按之，右手当踝而弹之。”全元起注云：“内踝之上阴交二[18]出[19]。通于膀胱，系于肾。肾为命门，是以取之以明吉凶。”今文少一“之[20]”字，而[21]多一“庶”字及“足”字。王注以手足皆取为解，殊为穿凿，当从全元起注旧本及《甲乙经》为正。

[三]气和故也。

［四］浑浑，乱也。徐徐，缓也。

［五］气绝，故不应也。

［六］谷气外衰，则肉如脱尽。天真内竭，故身不能行。真谷并衰，故死之至矣。去，犹行去也。

［七］乍疏乍数，气之丧乱也，故死。

［八］钩谓[22]夏脉，又夏气在络，故病在络脉也。络脉受邪，则经脉滞（否）［否］[23]，故代止也。

［九］上下若一，言迟速小大等也。

［十］俱，犹同也，一也。

［十一］夫病入府则愈，入藏则死，故死生期准察以知之[24]。

［十二］经脉，四时五藏之脉。

［十三］所谓真藏脉者：真肝脉至，中外急，如循刀刃责责然，如按琴瑟[25]弦。真心脉至，坚而搏，如循薏[26]苡子累累然。真脾脉至，弱而乍数乍疏。真肺脉至，大而虚，如毛羽中人肤。真肾脉至，搏而绝，如指弹石辟辟然。凡此五者，皆谓得真藏脉而无胃气也。《平人气象论》曰："胃者，平人之常气也。人无胃气曰逆，逆者死。"此之谓也。胜死者，谓胜克于己之时则死也。《平人气象论》曰："肝见，庚辛死；心见，壬癸死；脾见，甲乙死；肺见，丙丁死；肾见，戊己死。"是谓胜死也。

［十四］足太阳脉起于目内眦，上额交巅上，从巅入络脑，还出别下项，循肩髆内侠脊抵腰中；其支者，复从肩髆别下贯臀，过髀枢，下合腘中，贯腨循踵[27]，至足外侧。太阳气绝，死如是矣。◎新校正云：按：《诊要经终论》载三阳三阴脉终之证，此独犯足太阳气绝一证[28]，徐应阙文也。又，注"贯臀"，《甲乙经》作"贯胂"，王氏注《厥论》、《刺疟论》各作"贯胂"，又注《刺腰论[29]》作"贯臀"。详《甲乙流注》[30]，"臀"当作"胂"。

【校注】

[1]《太素》"察"下有"其"字。

[2]《太素》、伯三二八七"独"上有"脉"字。

[3] 按：自"以左手足上上去踝五寸按之"至"其应上不能至五寸，弹之不应者死"，《太素》卷十四《诊候之一》作"以左手上去踝五寸而按之，右手当踝而弹之，其应过五寸已上需然者，不病；其应疾，中手浑浑然者病；中手徐

徐者，病；其应上不能至五寸者，弹之不应者，死；脱肉身去者，死。"《甲乙经》卷四《三部九候第三》作"以左手于左足上去踝五寸而按之，以右手当踝而弹之，其应过五寸已上，蠕蠕然者，不病；其应疾，中手浑浑然者，病；中手徐徐然者，病；其应上不能至五寸，弹之不应者，死。"伯三二八七作"以左手去足内踝上五寸，指微案之，以右手指当踝上微而弹之，其脉中气动应过五寸已上需＝然者，不病也（原注：需＝者，来有力）；其气来疾，中手惮＝然者，病也（原注：惮＝者，来无力也）；其气来徐徐，上不能至五寸，弹之不应手者，死也（原注：徐＝者，似有似无也）。"《张家山汉简·脉书》："相脉之道，左□□□□□□案之，右手直踝而簟之。它脉盈，此独虚，则主病；它脉滑，此独涩，则主病；它脉静，此独动，则主病。"马王堆汉墓帛书原命名为《阴阳脉死候》者亦有与此内容相关者。经文即据林亿按及以上各本校改。

[4]《太素》、《甲乙经》无"是以"二字，《太素》"不"作"无"，伯三二八七"是以脱肉身不去者死"作"其肌肉身充，气不去来者，亦死（不去来者，弹之全无）。"

[5] 伯三二八七"中部乍疏乍数者死"作"其中部乍疏乍数者，经乱矣，亦死若也。"

[6] 伯三二八七"其脉代而钩者，病在络脉"作"其上部脉来代而钩者，病在络脉也。"

[7] 伯三二八七"也"作"者"。

[8]《甲乙经》"危"作"死"，夹注："《素问》作'痛危'"。

[9] 伯三二八七"一候后则病，二候后则病甚，三候后则病危。所谓后者，应不俱也"作"一候后者，则病矣；二候后者，则病甚；三候后者，则厄矣。所谓后者，上中下应不俱也。"

[10]《太素》"察其府藏"作"察其病藏"，伯三二八七"察其府藏，以知死生之期"作"察其病藏，而知死期。"

[11]《甲乙经》"然"作"而"。

[12] 伯三二八七"然后知病脉"作"然后知病也脉"，"脉"字属下读。

[13]《太素》"者胜"二字互乙，《甲乙经》"胜"上有"邪"字，伯三二八七"胜"作"亦"。

[14] 伯三二八七"足太阳气绝者，其足不可屈伸，死必戴眼"作"足太阳气绝者，足不可屈申，死必戴眼。"

[15] 顾本“新校正”作“臣亿等”。

[16] 顾本“当”作“上”。

[17] 顾本“云”作“去”，义长，据改。

[18] 顾本“二”作“之”。

[19]《素问校讹》：“古钞本‘之出’作‘二穴’。”古林书堂本“出”作“穴”。

[20] 顾本“之”作“而”。

[21] 顾本“多”上无“而”字。

[22] 顾本“谓”作“为”。

[23] 顾本“吝”作“否”，“否”同“痞”，义长，据改。

[24] 顾本“知之”下有“矣”字。

[25] 古林书堂本“琴瑟”作“琴＝”。

[26] 顾本“薏”作“意”。

[27] 顾本“腫”作“踵”。按：“腫”盖“踵”之换旁俗字，犹“腨”之换旁作“踹”。

[28] 顾本“证”原作“證”，古林书堂本作“訂”，为“證”的换声俗字。馀或同，不复出校。

[29] 顾观光校：“‘论’当作‘痛’”。

[30] 顾本“《甲乙流注》”作“《甲乙经》注”。

帝曰：冬阴夏阳奈何[一]？岐[1]伯曰：九候之脉皆沉细悬绝者，为阴[2]，主冬，故以[3]夜半死。盛[4]躁喘[5]数者，为阳[6]，主夏，故以[7]日中死[二]。是故寒热病者，以平旦死[三][8]。热中及热病者，以[9]日中死[四]。病风[10]者，以[11]日夕死[五]。病水者，以[12]夜半死[六]。其[13]脉乍疏乍数、乍迟乍疾者，日[14]乘四季死[七]。形肉已脱[15]，九候虽调[16]，犹[17]死[八]。七诊[18]虽见，九候皆从[19]者，不死[九]。所[20]言不死者，风气之病及经月[21]之病，似七诊之病而非[22]也，故言不死[十]。若有七诊[23]之病，其脉候亦败者，死矣[十一][24]，必发哕噫[十二][25]。必审问其所始病[十三][26]，与今之所方病[27]，而后各[28]切循其脉，视其经络浮沉，以上下逆从循之。其脉疾者，不病[十四][29]；其脉迟者，病[十五][30]；脉[31]不往来者，死[十六]；皮肤著者，死[十七]。

【原注】

[一]言死时也。

[二]位无常居，物极则反也。乾坤之义，阴极则龙战于野，阳极则亢龙有悔，是以阴阳极脉，死于夜半日中也。

[三]亦物极则变也。平晓木王，木气为风，故木王之时寒热病死。《生气通天论》曰："因于露风，乃生寒热。"由此，则寒热之病风薄所为也。

[四]阳之极也。

[五]卯酉冲也。

[六]水王故也。

[七]辰戌丑未，土寄王之，脾气内绝，故日乘四季而死也。

[八]亦谓形气不相得也。证前脱肉身不去者，九候虽平调，亦死也。

[九]但九候顺四时之令，虽七诊互见，亦生矣。从，谓顺从也。

[十]风病之脉，诊大而数。月经之病，脉小以微。虽候与七诊之状略同，而死生之证乃异，故不死也。

[十一]言虽七诊见、九候从者，不死。若病同七诊之状，而脉应败乱，纵九候皆顺，犹不得生也。

[十二]胃精内竭，神不守心，故死之时发斯哕噫。《宣明五气篇》曰："心为噫，胃为哕"也。

[十三]审[32]，正也。言必当原其始而要终也。

[十四]气强盛故。

[十五]气不足故。

[十六]精神去也。

[十七]骨干枯也。

【校注】

[1] 伯三二八七"歧"作"岐"。

[2] 伯三二八七"阴"下有"也"字。

[3] 伯三二八七无"故以"二字。

[4] 伯三二八七"盛"上有"脉皆"二字。

[5] 伯三二八七"喘"作"奥"。

[6] 伯三二八七"阳"下有"也"字。

[7]《太素》、明蓝格钞本《甲乙经》无“故”字，伯三二八七无“故以”二字。

[8] 伯三二八七“是故寒热病者，以平旦死”作“寒热者，平旦死”。

[9] 伯三二八七无“以”字。

[10]《太素》“病风”作“风病”。

[11] 伯三二八七无“以”字。

[12] 伯三二八七无“以”字。

[13] 伯三二八七无“其”字。

[14]《太素》、《甲乙经》“日”上有“以”字。

[15] 伯三二八七“形”上有“若”字，又“已”作“以”。

[16] 伯三二八七“调”下有“者”字，《甲乙经》同。

[17] 伯三二八七“犹”作“亦”。

[18] 伯三二八七二“七诊”作“上七候”三字。

[19] 伯三二八七“从”作“顺”，与《太素》、《甲乙经》同。

[20] 伯三二八七“所”作“所以”。

[21]《太素》、伯三二八七“月”作“间”。

[22] 伯三二八七“非”下有“七”字。

[23] 伯三二八七“七诊”上有“前”字。

[24] 伯三二八七“死矣”作“则死”。

[25] 伯三二八七“必发哕噫”作”=（死）者必发哕唉也。”

[26]《太素》“必审问其所始病”作“必审问其故所始所病”。

[27] 伯三二八七“必审问其所始病，与今之所方病”作“必须审谛问其所始，若所始之病与今所痛异者，乃定吉凶。”

[28]《太素》、《甲乙经》无“各”字。

[29] 伯三二八七“而后各切循其脉，视其经络浮沈，以上下逆从循之，其脉疾者不病”作“循其脉，视其经浮沈，上下逆顺循之。其脉疾者，不病也。”

[30] 伯三二八七“病”下有“也”字。

[31] 伯三二八七“脉”上有“若”字。

[32] 顾本“审”作“方”。

帝曰：其可治者，奈何？岐伯曰：经病者，治其经[一]；孙络病者，治其孙络血[二]；血病身有痛者，治其经络[三]。其病者在奇邪，奇邪之脉[1]，则缪刺之[四]。留（瘦）[度][2]不移，节而刺之[五]。上实下虚，切而从之，索其结络脉，刺出其血，以见[3]通之[六]。瞳子高者，太阳不足。戴眼者，太阳已绝。此决死生之要，不可不察也[七]。

手指及手外踝上五指留针[八]。

【原注】

[一]求有过者。

[二]有血留止，刺而去之。◎新校正云：按：《甲乙经》云："络病者，治其络血。"无二"孙"字。

[三]《灵枢经》曰："经脉为里，支而横者为络，络之别者为孙络。"[4]由是，孙络则经之别支而横也。◎新校正云[5]：按：《甲乙经》无"血病"二字。

[四]奇，谓奇缪不偶之气，而与经脉缪处也。由是，故缪刺之。缪刺者，刺络脉，左取右，右取左也。

[五]病气淹留，形容减瘦，证不移易，则消息节级，养而刺之。此又重明前经"无问其病以平为期"者也。

[六]结，谓血结于络中也。血去则经隧通矣。前经云："先去血脉，而后调复[6]。"明其结络乃先去也。◎新校正云：详经文"以见通之"，《甲乙经》作"以通其气"。

[七]此复明前太阳气欲绝及已绝之候也。

[八]错简文也。

【校注】

[1]"奇邪之脉"四字盖旁注羼入正文者。

[2]"度"，据文意改。俗书疒旁、广旁混用不别，"度"与"留"义近复用。

[3]《太素》无"见"字。

[4]《灵枢·脉度第十七》云："经脉为里，支而横者为络，络之别者为孙。"

[5]古林书堂本无"云"字。

[6]顾本"复"作"之"。

新刊黄帝内经素问卷第六

新刊黄帝内经素问卷之[1]七

启玄子次注林亿孙奇高保衡等奉敕校正孙兆重改误

经脉别论　藏气法时论　宣明五气篇　血气形志篇

经脉别论篇第二十一[一]

按：本篇包括以下内容：凡人之惊恐恚劳动静，脉皆为变，并举喘、汗之例以说明之。生病与否与个人体质、心理素质密切相关："勇者气行则已，怯者则著而为病"。诊病之道，当全面了解病人的真实情况："观人勇怯、骨肉、皮肤，能（而）知其情，以为诊法也"。食气在体内的化生运行正常状态。水饮在体内的化生运行正常状态。一藏之气独至为病及针刺治疗方法。六经之脉独至之象。

全篇见于《太素》卷十六《脉论》。

黄帝问曰：人之居处动静勇怯，脉亦为之变乎？岐伯对曰：凡人之惊恐恚劳动静，皆为[2]变也[二]。是以夜行则喘[3]出于肾[三]，淫气病肺[四]；有所堕恐，喘出于肝[五]，淫气害[4]脾[六]；有所惊恐[5]，喘出于肺[七]，淫气[6]伤心[八]，度[7]水跌仆，喘出于肾与骨[九]。当是之时，勇者气行则[8]已，怯者则著而为病也[十]。故曰：诊病之道，观人勇怯、骨[9]肉、皮肤，能知其情[10]，以为诊法也[十一]。故饮食饱甚[11]，汗出于胃[十二]；惊而夺精，汗出于心[十三]；持重远行，汗出于肾[十四]；疾走恐惧，汗出于肝[十五]；摇[12]体劳苦，汗出于脾[十六]。故春秋冬夏四时阴阳，生病起于过用。此为常也[十七]。

【原注】

［一］新校正云：按：全元起本在第四卷[13]。

［二］变，谓变易常候。

［三］肾主[14]于夜，气合幽冥，故夜行则喘息内从肾出也。

［四］夜行肾[15]劳，因而喘息，气淫不次，则病肺也。

［五］恐生于肝，堕损筋血，因而奔喘，故出于肝也。

［六］肝木妄淫，害脾土也。

［七］惊则心无所依[16]，神无所归，气乱胸中，故喘出于肺也。

［八］惊则神越，故气淫反伤心矣。

［九］湿气通肾。骨，肾主之。故度水跌仆，喘出肾骨矣。跌，谓足跌。仆，谓身倒也。

［十］气有强弱，神有壮懦，故殊状也。

［十一］通达性怀，得其情状，乃为深识，诊契物宜也。

［十二］饱甚胃满，故汗出于胃也。

［十三］惊夺心精，神气浮越，阳内薄之，故汗出于心也。

［十四］骨劳气越，肾复过疲，故持重远行，汗出于肾也。

［十五］暴役于筋，肝气罢极，故疾走恐惧，汗出于肝也。

［十六］摇体劳苦，谓动作施力，非疾走远行也。然动作用力则谷精四布，脾化水谷，故汗出于脾也。

［十七］不适其性而强云为过[17]，即病生，此其常理。五藏[18]受气盖有常分，用而过耗，是以病生，故下文曰。

【校注】

[1] 顾本“之”作“第”。

[2]《太素》“为”作“以为”。

[3]《太素》“喘”下有重文符。

[4]《太素》杨注“害”作“客”。

[5]《太素》“恐”作“骇”。

[6] 朝鲜小字本“气”作“风”。

[7] 詹本“度”作“渡”。

[8]《太素》无“则”字。

[9]《素问校讹》:“古钞本‘骨’作‘肌’。”

[10]“能”，而。《太素》“情”下有“者”字。

[11]《太素》无上“饮食”二字，“甚”上有“则”字。

[12]“摇”，读若“傜”，役使。说详《校补》。

[13]顾本“第四卷”下有“中”字。

[14]顾本“主”作“王”。

[15]《素问校讹》:“周本‘肾’作‘甚’。”

[16]顾本“依”作“倚”。

[17]“云”盖“之”字之误，“过”下疑夺重文符号，属下读。

[18]顾本“藏”作“脏”。

食气入胃，散精于肝，淫气于筋[一]。食气入胃，浊气归心，淫精于脉[二]；脉气流经，经气归于肺；肺朝百脉，输精于皮毛[三]。毛脉合精，行气于府[四]；府精神明，留于四藏[1]；气归于权衡[五]。权衡以平，气口成；寸，以决死生[六]。

饮[2]入于胃，游溢精气，上输于脾[七]；脾气散精，上归于肺；通调水道，下输膀胱[八]。

水、精四布，五经并行，合于四时五藏阴阳，揆度[3]以[4]为常也[九]。

【原注】

[一]肝养筋，故胃散谷精之气入于肝，则浸淫滋养于筋络矣。

[二]浊气，谷气也。心居胃上，故谷气归心，淫溢精微入于脉也。何者?心主脉故。

[三]言脉气流运，乃为大经；经气归宗，上朝于肺；肺为华盖，位复居高，治节由之，故受百脉之朝会也。《平人气象论》曰:“藏真高于肺，以行荣卫阴阳。”由此，故肺朝百脉，然乃布化精气，输于皮毛矣。

[四]府，谓气之所聚处也，是谓气海，在两乳间，名曰膻中也。

[五]膻中之布气者分为三隧：其下者，走于气街；上者，走于息道；宗气，留于海，积于胸中，命曰气海也。如是分化，乃四藏安定，三焦平均，中外上下各得其所也。

［六］三世脉法皆以三寸为寸关尺之分，故中外高下气绪均平，则气口之脉而成寸也。夫气口者，脉之大要会也，百脉尽朝，故以其分决死生也。

［七］水饮流下，至于中焦。水化精微，上为云雾。云雾散变，乃注于脾。《灵枢经》曰："上焦如雾，中焦如（枢）［沤］[5]。"[6] 此之谓也。

［八］水土合化，上滋肺金，金气通肾，故调水道转注下焦。膀胱禀化，乃为溲矣。《灵枢经》曰："下焦如渎。"[7] 此之谓也。

［九］从是水精布，经气行，筋骨成，血气顺，配合四时寒暑，证符五藏阴阳，睽[8]度盈虚，用为常道。度，量也。以，用也。◎新校正云：按：一本云"阴阳动静"[9]。

【校注】

[1] 顾本"藏"作"臓"。下"合于四时五藏"之"藏"同。

[2]《太素》"饮"作"饮食"。

[3]《太素》"揆度"属上读，义长。此据王注断句。

[4]《太素》"以"上有"此"字。

[5] 顾本"枢"作"沤"，据改。

[6] 见《灵枢·营卫生会第十八》。

[7] 亦见《灵枢·营卫生会第十八》。

[8] 顾本"睽"作"揆"。

[9]《太素》"阴阳"作"阴阳动静"。

太阳藏独至，厥、喘、虚、气逆，是阴不足阳有馀也[一]，表里当俱写，取之下俞[二][1]。

阳明藏独至，是阳气重并也，当写阳补阴，取之下俞[三]。

少阳藏[2]独至，是厥气也，跷[3]前卒大，取之下俞[四]。少阳独至者，一阳之过也[五]。

太阴藏搏者，用心省真[六]，五脉气少，胃气不平，三阴也[七]，宜治其下俞，补阳写阴[八]。

一阳独啸，少阳厥也[九][4]。阳并于上，四[5]脉争张，气[6]归于肾[十]，宜治其[7]经络，写阳补阴[十一]。

一[8]阴至，厥阴之治也，真虚，痟[9]心，厥气留薄，发为白汗[10]。调食和药，治在下俞[十二]。

【原注】

[一]阴，谓肾。阳，谓膀胱也。故下文曰。

[二]阳独至，谓阳气盛至也。阳独至，为阳有馀。阴不足，则阳邪入，故表里俱写，取足六俞也。下俞，足俞也。◎新校正云：详“六”当为“穴”，字之误也。按：府有六俞，藏止五俞，今藏府俱写，不当言六俞，“六俞”则不能兼藏言，“穴俞”则藏府兼举。

[三]阳气重并，故写阳补阴。

[四]跷，谓阳跷脉，在足外踝下。足少阳脉行抵绝骨之端，下出外踝之前，循足跗。然跷前卒大，则少阳之气[11]盛也，故取足俞少阳也。

[五]一阳，少阳也。过，谓大过也。以其大过，故跷前卒大焉。

[六]见太阴之脉伏鼓，则当用心省察之，若是真藏之脉，不当治也。

[七]三阴，太阴脾之脉也。五藏脉少，胃气不调，是亦太阴之过也。

[八]以阴气太过故。

[九]啸，谓耳中鸣如啸声也。胆及三焦脉皆入耳，故气逆上则耳中鸣。◎新校正云：详此上明三阳，此言三阴，今此再言少阳而不及少阴者，疑此“一阳”乃“二阴”之误也。又按：全元起本此为“少阴厥”，显知此即二阴也。

[十]心脾肝肺四脉争张，阳并于上者，是肾气不足，故气归于肾也。

[十一]阴气足，则阳气不复并于上矣。

[十二]“一”或作“二”，误也。厥阴，一阴也。上言二阴至则当少阴治，下言厥阴治则当一阴至也。然三坟之经，俗久沦坠，人少披习，字多传写误。痟，乌玄切，骨节疼矣[12]。

【校注】

[1]《太素》“俞”作“输”。下同。

[2]《太素》无“藏”字。

[3]《太素》“跷”作“乔”。

[4]《太素》“一阳独啸，少阳厥也”作“一阴独啸，独啸，少阴之厥也”。

[5]《太素》“四”作“血”。

[6]《太素》"气"作"阴气"。

[7]《太素》无"其"字。

[8]《太素》"一"作"二"。

[9]《太素》"痟"作"悁"。

[10]"白汗"即大汗，多因劳累、剧痛、恐惧及天热等引起。说详《校补》。

[11] 古林书堂本、元残本"气"作"前"。

[12] 顾本无此条音释。

帝曰：太阳藏何象？岐伯曰：象三阳而浮也。

帝曰：少阳藏何象？岐伯曰：象一阳也[1]。一阳藏者[2]，滑而不实也。

帝曰：阳明藏何象？岐伯曰：象大浮也[一]。太阴藏搏，言[3]伏[4]鼓也。二阴搏至，肾沉不浮也[二]。

【原注】

[一]新校正云：按：《大素》及全元起本云"象心之大浮也"。

[二]明前独至之脉状也。◎新校正云：详前脱"二[5]阴"，此无"一阴"，阙文可知。

【校注】

[1]《太素》无"岐伯曰象一阳也"七字。

[2]《太素》无"藏者"二字。

[3]《太素》"言"下有"其"字。

[4] 朝鲜活字本"伏"作"伏"，《太素》作"状"。

[5] 顾本"二"作"三"。

藏气法时论篇第二十二[一]

按：本篇包括以下内容：人身五脏与天之四时五行相通，医者当根据四时五行生克制化的关系来诊治疾病，判断疾病的预后："合人形以法四时五行而治，以知死生，以决成败，而定五藏之气间甚之时、死生之期也"。五脏系统与四时、五行的联系规律；五脏系统所患之病各有虚实之证，各有针刺、食宜之法；五脏系统之德性，所苦，所欲，以及用来调治（补泻）其病的五味使用原则："肝苦急，急食甘以缓之"，"肝欲散，急食辛以散之，用辛补之，酸写之"；"心苦缓，急食酸以收之"，"心欲耎，急食咸以耎之，用咸补之，甘写之"；"脾苦湿，急食苦以燥之"，"脾欲缓，急食甘以缓之，用苦写之，甘补之"；"肺苦气上逆，急食苦以泄之"，"肺欲收，急食酸以收之，用酸补之，辛写之"；"肾苦燥，急食辛以润之"，"肾欲坚，急食苦以坚之，用苦补之，咸写之"。五脏系统之病，各有间甚之时、死生之期。五味各具其德："辛散，酸收，甘缓，苦坚，咸耎"，"辛酸甘苦咸，各有所利，或散或收，或缓或急，或坚或耎"，"四时五藏病，随五味所宜也"。"毒药攻邪，五谷为养，五果为助，五畜为益，五菜为充，气味合而服之，以补精益气"。

自"肝色青宜食甘"至"病随五味所宜也"见于《太素》卷二《调食》。本篇又分别见于《甲乙经》卷六第九、卷六第十。《脉经》6-1-2、6-1-15、6-1-16、6-3-2、6-3-18、6-5-3、6-5-23、6-7-2、6-7-15、6-9-2、6-9-13 有与本篇相关内容。本篇部分内容又见《辅行诀脏腑用药法要》。

黄帝问曰：合人形以法四时五行而治，何如而从？何如而逆？得失之意，愿闻其事。岐伯对曰：五行者，金木水火土也，更贵更贱，以知死生，以决成败，而定五藏之气间甚之时、死生之期也。

【原注】

［一］新校正云：按：全元起本在第一卷，又于第六卷《脉要》篇末重出。

帝曰：愿卒闻之。

岐伯曰：肝主春[一]，足厥阴、少阳主治[二]，其日甲乙[三]。肝苦急，急食甘以缓之[四]。

心主夏[五]，手少阴、太阳主治[六]，其日丙丁[七]。心苦缓，急食酸以收之[八]。

脾主长夏[九]，足太阴、阳明主治[十]，其日戊己[十一]。脾苦湿，急食苦以燥之[十二]。

肺主秋[十三]，手太阴、阳明主治[十四]，其日庚辛[十五]。肺苦气上逆，急食苦以泄之[十六][1]。

肾主冬[十七]，足少阴、太阳主治[十八]，其日壬癸[十九]。肾苦燥，急食辛[2]以润之。开腠理，致津液，通气也[二十][3]。

【原注】

[一]以应木也。

[二]厥阴，肝脉。少阳，胆脉。肝与胆合，故治同。

[三]甲乙为木，东方干也。

[四]甘性和缓。◎新校正云：按：全元起本[4]云："肝苦急，是其气有馀。"

[五]以应火也。

[六]少阴，心脉。太阳，小肠脉。心与小肠合，故治同。

[七]丙丁为火，南方干也。

[八]酸性收敛。◎新校正云：按：全元起本云："心苦缓，是心气虚。"

[九]长夏，谓六月也。夏为土母，土长于中，以长而治，故云长夏。◎新校正云：按：全元起云："脾王四季，六月是火王之处。盖以脾主中央，六月是十二月之中，一年之半，故脾王[5]六月也。"

[十]大阴，脾脉。阳明，胃脉。脾与胃合，故治同。

[十一]戊己为土，中央干也。

[十二]苦性干燥。

[十三]以应金也。

[十四]太阴，肺脉。阳明，大肠脉。肺与大肠合，故治同。

[十五]庚辛为金，西方干也。

[十六]苦性宣泄，故肺用之。◎新校正云：按：全元起云："肺气上逆，

是其气有馀。”

[十七]以应水也。

[十八]少阴，肾脉。太阳，膀胱脉。肾与膀胱合，故治同。

[十九]壬癸为水，北方干也。

[二十]辛性津润也。然腠理开，津液达，则肺气下流，肾与肺通，故云通气也。

【校注】

[1]《辅行诀脏腑用药法要》乙本作“肺苦气上逆，急食辛以散之，开腠理以通气也。”

[2]《辅行诀脏腑用药法要》“辛”作“咸”。

[3]《辅行诀脏腑用药法要》甲本“开腠理致津液通气也”作“致津液也”四字，“开腠理通气也”在上“肺苦气上逆急食苦以泄之”下。

[4]顾本无“本”字。

[5]古林书堂本、元残本“主”作“王”。顾本“王”作“主”。

病在肝，愈于夏[一]；夏不愈，甚于秋[二]；秋不死，持于冬[三]，起于春[四]。禁当风[五]。

肝病者[1]，愈在丙丁[六]；丙丁不愈，加于庚辛[七]；庚辛不死，持于壬癸[八]，起于甲乙[九]。

肝病者，平旦慧，下晡甚，夜半静[十]。

肝欲散，急食辛以散之[十一]，用辛补之，酸写之[十二]。

【原注】

[一]子制其鬼也。馀愈同。

[二]子休，鬼复王也。馀甚同。

[三]鬼休而母养，故气执持于父母之乡也。馀持同。

[四]自得其位，故复起。馀起同。

[五]以风气通于肝，故禁而勿犯。

[六]丙丁应夏。

[七]庚辛应秋。

［八］壬癸应冬。

［九］应春木也。

［十］木王之时，故爽慧也；金王之时，故加甚也；水王之时，故静退也。馀慧、甚同，其[2]静小异。

［十一］以藏气当[3]散，故以辛发散也。《阴阳应象大论》曰：辛甘发散为阳也。《平人气象论》曰："藏真散于肝。"言其常发散也。

［十二］辛味散，故补。酸味收，故写。◎新校正云：按：全元起本云："用酸补之，辛写之。"自为一义。

【校注】

[1]《素问校讹》："古钞本'肝病者'作'病在肝'，与《甲乙经》合，下同。"

[2]《〈素问校讹〉校补》："古钞本'其'作'甚'。"

[3] 顾本"当"作"常"。

病在心，愈在长夏；长夏不愈，甚于冬；冬不死，持于春，起于夏[一]。禁温食热衣[二]。

心病者，愈在戊己[三]；戊己不愈，加于壬癸[四]；壬癸不死，持于甲乙[五]，起于丙丁[六]。

心病者，日中慧，夜半甚，平旦静[七]。

心欲耎，急食咸以耎之[八]，用咸补之，甘[1]写之[九]。

【原注】

［一］如肝例也。

［二］热则心躁，故禁止之。

［三］戊己应长夏也。

［四］壬癸应冬。

［五］甲乙应春。

［六］应夏火也。

［七］亦休王之义也。

［八］以藏气好耎，故以咸柔耎也。《平人气象论》曰："藏真通于心"。言

其常欲柔耎也。

[九]咸补，取其柔耎。甘写，取其舒缓。

【校注】

[1]《辅行诀脏腑用药法要》“甘”作“苦”。

病在脾，愈在秋；秋不愈，甚于春；春不死，持于夏，起于长夏。禁温食饱食、湿地濡衣[一][1]。

脾病者，愈在庚辛[二]；庚辛不愈，加于甲乙[三]；甲乙不死，持于丙丁[四]，起于戊己[五]。

脾病者，日昳慧，日出甚[六]，下晡静[七]。

脾欲缓，急食甘以缓之[八]，用苦[2]写之，甘补之[九]。

【原注】

[一]温湿及饱，并伤脾气，故禁止之。

[二]应秋气也。

[三]应春气也。

[四]应夏气也。

[五]应长夏也。

[六]新校正云：按：《甲乙经》“日出”作“平旦”。虽“日出”与“平旦”时等，按前文言木王之时皆云“平旦”而不云“日出”，盖“日出”于冬夏之期有早晚，不若“平旦”之为得也。

[七]土王则爽慧，木克则增甚，金扶则静退，亦休王之义也。一本或云“日中持”者，谬也。爰五藏之病皆以胜相加，至其所生而愈，至其所不胜而甚，至于所生而持，自得其位而起。由是，故皆有间甚之时、死生之期也。

[八]甘性和缓，顺其静[3]也。

[九]苦写，取其坚燥。甘补，取其安缓。

【校注】

[1]《甲乙经》“禁温食饱食湿地濡衣”作“禁温衣湿地”。

[2]《辅行诀脏腑用药法要》“苦”作“辛”。

[3] 顾本“静”作“缓”。

病在肺，愈在冬；冬不愈，甚于夏；夏不死，持于长夏，起于秋[一]。禁寒饮食寒衣[二][1]。

肺病者，愈在壬癸[三]；壬癸不愈，加于丙丁[四]；丙丁不死，持于戊己[五]，起于庚辛[六]。

肺病者，下晡慧，日中甚，夜半静[七]。

肺欲收，急食酸以收之[八]，用酸补之，辛[2]写之[九]。

【原注】

[一]例如肝也。

[二]肺恶寒气，故衣食禁之。《灵枢经》曰："形寒寒饮则伤肺。"[3]饮尚伤肺，其食甚焉。肺不独恶寒，亦畏热也。

[三]应冬水也。

[四]应夏火也。

[五]长夏土也。

[六]应秋金也。

[七]金王则慧，水王则静，火王则甚。

[八]以酸性收敛故也。

[九]酸收敛，故补。辛发散，故写。

【校注】

[1]《甲乙经》"禁寒饮食寒衣"作"禁寒衣冷饮食"。

[2]《辅行诀脏腑用药法要》"辛"作"咸"。

[3]见《灵枢·邪气藏府病形第四》。

病在肾，愈在春；春不愈，甚于长夏；长夏不死，持于秋，起于冬[一]。禁犯焠㶸热食温炙衣[二][1]。

肾病者，愈在甲乙[三]；甲乙不愈，甚于戊己[四]；戊己不死，持于庚辛[五]，起于壬癸[六]。

肾病者，夜半慧，四季[2]甚，下晡静[七]。

肾欲坚，急食苦以坚之[八]，用苦补之，咸[3]写之[九]。

【原注】

[一]例如肝也。

[二]肾性恶燥，故此禁之。◎新校正云：按：别本“焠”作“悴”[4]。

[三]应春木也。

[四]长夏土也。

[五]应秋金也。

[六]应冬水也。

[七]水王则慧，土王则甚，金王则静。

[八]以苦性坚燥也。

[九]苦补，取其坚也。咸写，取其耎也。耎，湿土制也，故用写之。

【校注】

[1]《甲乙经》“禁犯焠烪热食温炙衣”作“禁犯焠烪，无食热无温衣”。

[2]《甲乙经》“四季”上有“日乘”二字。

[3]《辅行诀脏腑用药法要》“咸”作“甘”。

[4] 顾本“悴”作“焠”。

夫邪气之客于身也，以胜相加[一]，至其所生而愈[二]，至其所不胜而甚[三]，至于所生而持[四]，自得其位而起[五]。必先定五藏之脉，乃可言间甚之时、死生之期也[六]。

【原注】

[一]邪者，不正之目。风寒暑湿饥饱劳逸皆是邪也[1]，非唯鬼毒疫疠也。

[二]谓至己所生也。

[三]谓至克己之气也。

[四]谓至生己之气也。

[五]居所王[2]处，谓自得其位也。

[六]五藏之脉者，谓肝弦、心钩、肺浮、肾营、脾代，知是，则可言死生间甚矣。《三部九候论》曰：“必先知经脉，然后知病脉。”此之谓也。

【校注】

[1]《素问校讹》:"'皆是邪也',古钞本作'是八邪也'。"

[2] 古林书堂本、元残本"王"作"主"。

肝病者[1]:两胁下痛,引少腹,令人善怒[一];虚,则目䀮䀮[2]无所见,耳无[3]所闻,善恐,如人将捕之[二]。取其经厥阴与少阳[三][4]。气逆,则头痛[5],耳聋不聪,颊肿[四]。取血者[五]。

心病者:胸中痛,胁支满,胁[6]下痛,膺背肩甲[7]间痛,两臂内痛[六];虚,则胸腹大[8],胁下与腰相引而痛[七]。取其经少阴、太阳、舌下血者[八]。其变病[9],刺郄中血者[九]。

脾病者:身重,善肌肉痿,足不收[10],行善瘈[11],脚下痛[十];虚,则腹满,肠鸣,飧[12]泄,食不化[十一]。取其经太阴、阳明、少阴血者[十二]。

肺病者:喘咳逆气,肩背痛[十三],汗出[13],尻[14]、阴、股、膝[十四][15]、髀、腨、胻、足皆痛[十五][16];虚,则少气不能报息,耳聋嗌[17]干[十六]。取其经太阴、足太阳之外、厥阴内血者[十七][18]。

肾病者:腹大,胫肿[十八],喘咳,身重,寝汗出,憎风[十九][19];虚,则胸[20]中痛,大腹小腹痛,清厥,意不乐[二十],取其经少阴、太阳血者[二十一]。

【原注】

[一]肝厥阴脉自足而上,环阴器,抵少腹,又上贯肝鬲,布胁肋,故两胁下痛引少腹也。其气实则善怒。《灵枢经》曰:"肝气实则怒。"

[二]肝厥阴脉自胁肋循喉咙入颃颡,连目系。胆少阳脉其支者从耳后入耳中,出走耳前,至目锐眦后。故病如是也。恐,谓恐惧,魂不安也。

[三]经,谓经脉也。非其络病,故取其经也。取厥阴以治肝气,取少阳以调气逆也。故下文曰。

[四]肝厥阴脉自目系上出额,与督脉会于巅,故头痛。胆少阳脉支别者从耳中出走耳前;又支别者,加颊车。又厥阴之脉支别者从目系下颊里。故耳聋不聪、颊肿也。是以上文兼取少阳也。

[五](胁)[脉][21]中血满,独异于常,乃气逆之诊,随其左右,有则刺之。

［六］心少阴脉支别者循胸出胁。又[22]手心主厥阴之脉起于胸中；其支别者，亦循胸出胁，下掖三寸，上抵掖下，下循臑内，行太阴、少阴之间，入（脉）［肘］[23]中，下循臂行两筋之间。又，心少阴之脉直行者复从心系却上肺，上出掖下，下循臑内后廉，行太阴、心主之后，下肘内，循臂内后廉抵掌后锐骨之端。又小肠太阳之脉自臂臑上绕肩甲，交肩上。故病如是。臑，人朱切。

［七］手心主厥阴之脉从胸中出属心包，下鬲，历络三（信）［焦］[24]；其支别者，循胸出胁。心少阴之脉自心系下鬲络小肠。故病如是也。

［八］少阴之脉从心系上侠咽喉，故取舌本下及经脉血也。

［九］其或呕变，则刺少阴之郄血满者也。手少阴之郄在掌后脉中，去腕半寸，当小指之后。

［十］脾象土而主肉，故身重肉痿也。痿，谓痿[25]无力也。脾太阴之脉起于足大指之端[26]，循指内侧上内踝前廉，上（腨）［腨］[27]内。肾少阴之脉起于足小指之下，斜趋[28]，上腨内，出胀[29]内廉。故病则足不收、行善瘈、脚下痛也，故下取少阴。◎新校正云：按：《甲乙经》作"善饥[30]，肌肉痿。"《千金方》云："善饥，足痿不收。"《气交变大论》云："肌肉萎，足痿不收，行善瘈。"痿，於危切，湿病也，足不能行也。瘈音系，小儿病。又尺制切[31]。

［十一］脾太阴脉从股内前廉入腹，属脾络胃，故病如是。《灵枢经》曰：中气不足，则腹为之善满，肠为之善鸣也[32]。

［十二］少阴，肾脉也。以前病行善瘈、脚下痛，故取之而出血。血满者出之。

［十三］新校正云：按：《千金方》作"肩息背痛。"

［十四］新校正云：按：《甲乙经》、《脉经》作"膝挛"。

［十五］肺藏气而主喘息，在变动为咳，故病则喘咳逆气也。背为胸中之府，肩接近之，故肩背痛也。肺养皮毛，邪盛则心液外泄，故汗出也。肾少阴之脉从（口）［足］[33]下上循腨内出腘内廉，上股内后廉，贯脊属肾络（脉脉）［膀胱］[34]。今肺病，则肾脉受邪，故尻、阴、股、膝、脾[35]、腨、胻、足皆痛，故下取少阴也。尻，苦刀切。腨，时转切，跟也。胻，胡郎切，胫也[36]。

［十六］气虚少，故不足以报入息也。肺太阴之络会于耳中，故聋也。肾少阴之脉从肾上贯肝鬲入肺中，循喉咙侠舌本，今肺虚，则肾气不足以上润于嗌，故嗌干也。是以下文兼取少阴也。

［十七］足太阳之外、厥阴内者，正谓腨内侧内踝后之直上，则少阴脉也。

视左右足脉少阴部分有血满异于常者，即而取之。

[十八]新校正云：按：《甲乙经》云“胫肿痛”。

[十九]肾少阴脉起于足而上循腨，复从横骨中侠齐循腹里上行而入肺，故腹大、胫肿而喘咳也。肾病则骨不能用，故身重也。肾邪攻肺，心气内微，心液为汗，故寝汗出也。胫既肿矣，汗复津泄，阴凝玄府，阳烁上焦，内热外寒，故憎风也。憎风，谓深恶之也。

[二十]肾少阴脉从肺出络心，注胸中。然肾气既虚，心无所制，心气熏肺，故痛聚胸中也。足太阳脉从项下行而至足，肾虚，则太阳之气不能盛行于足，故足冷而气逆也。清，谓气清冷。厥，谓气逆也。以清冷气逆，故大腹小腹痛。志不足则神躁扰，故不乐也。◎新校正云：按：《甲乙经》“大腹小腹”作“大肠小肠”。

[二十一]凡刺之道，虚则补之，实则写之，不盛不虚，以经取之，是谓得道。经络有血，刺而去之，是谓守法。犹当揣形定气，先去血脉，而后乃平有馀不足焉。《三部九候论》曰：“必先度其形之肥瘦，以调其气之虚实。实则写之，虚则补之，必先去其血脉，而后调之。”此之谓也。

【校注】

[1] 以下五藏病之文又见《辅行诀脏腑用药法要》。

[2] 明蓝格钞本《甲乙经》“䀮䀮”作“䀮䀮”。从“亡”得声之字多有“遮覆”、“不明”的意思。盲、茫、汒、荒、慌、䀮、䀮、眖、瞙、芒并声同义通。说详《校补》。

[3]《辅行诀脏腑用药法要》“无”作“有”。

[4]《甲乙经》“少阳”下有“血者”二字。

[5]《辅行诀脏腑用药法要》无“头痛”二字。

[6]《甲乙经》“胁”作“两胠”。

[7] 朝鲜活字本“甲”作“胛”。

[8]《辅行诀脏腑用药法要》无“大”字，连下读。

[9] 明蓝格钞本《甲乙经》“病”作“痛”。《说文·疒部》：“痛，病也。”

[10]《素问校讹》：“周本‘肌’作‘饥’。”朝鲜活字本同。《甲乙经》作“善饑，肌肉痿”。《辅行诀脏腑用药法要》作“虚则身重，苦饥，肉痛，足痿不收。”

[11]《甲乙经》"瘈"下有"疭"字。

[12]《辅行诀脏腑用药法要》"飧"作"溏"。

[13]《辅行诀脏腑用药法要》"汗出"下有"憎风"二字。

[14]顾本"尻"作"尻"。"尻"盖"扂"之俗省。俗书上中下结构的字往往省书中间部分。"扂"同"臀"。《说文·尸部》:"扂,髀也。从尸下丌居几。脽,扂或从肉、隼。臋,扂或从骨,殿声。""脽"字亦作"脽"。《广雅·释亲》:"臀谓之脽。"《马王堆汉墓帛书·足臂十一脉灸经》"足泰阳脉":"脽痛,……要(腰)痛,夹(挟)脊痛。"训"臀"之"尻"或书作"尻",盖欲与训"居"之"尻"相别。《说文·肉部》:"脽,尻也。从肉,隹声。"《马王堆汉墓帛书·阴阳十一脉灸经甲本》"钜阳脉":"其所产病:……北(背)痛,要(腰)痛,尻痛。"《张家山汉墓竹简[二四七号墓]·脉书》"钜阳之脉"亦作"尻痛"。《灵枢·经脉》"膀胱足太阳之脉"作"是动则病脊痛腰似折……项背腰尻腘踹脚皆痛。""尻"之部位并与"脽"相当。"扂"之省形"尻"既改书作"尻",俗遂误读为从"九"之声(苦刀切)。古林书堂本、元残本、道藏本、赵本、詹本、《甲乙经》作"尻"。馀同,不复出校。

[15]《甲乙经》"尻阴股膝"下有"挛"字。

[16]《辅行诀脏腑用药法要》"尻阴股膝髀腨胻足皆痛"句在下"肾病者"条,作"尻阴股膝挛髀胻足皆痛"。

[17]《甲乙经》"嗌"作"喉咙"。《辅行诀脏腑用药法要》"嗌"作"咽"。

[18]《甲乙经》"太阴"作"手太阴","厥阴内"下有"少阴"二字。

[19]《辅行诀脏腑用药法要》"寝汗出,憎风"作"嗜寝","汗出憎风"在上"肺病者"条。

[20]《辅行诀脏腑用药法要》"胸"作"腰"。

[21]顾本"胁"作"脉",义长,据改。

[22]顾本"又"误作"入"。

[23]顾本"脉"作"肘",义长,据改。

[24]顾本"信"作"焦",义长,据改。

[25]顾本"痿"作"萎"。

[26]《素问校讹》:"古钞本'足大指之端'下有'过足下上'四字。"

[27]顾本"朏"作"腨",义长,据改。

[28]顾本"趋"作"趣"。

[29]“胀”为“肠”之换声符俗字。顾本“胀”作“胭”。

[30] 古林书堂本、元残本“饥”作“肌”。

[31] 顾本无此两条音释。

[32] 顾本无“也”字。《灵枢·口问第二十八》云：“中气不足，溲便为之变，肠为之苦鸣。”

[33] 顾本“口”作“足”，义长，据改。

[34] 顾本“脉脉”作“膀胱”，义长，据改。

[35]《素问校讹》：“各本‘脾’作‘髀’。”按：“脾”、“髀”古今字。

[36] 顾本无此三条音释。

肝色青，宜食甘，粳米、牛肉、枣、葵[1]皆甘[一]。

心色赤，宜食酸，小豆[二][2]、犬肉、李、韭[3]皆酸[三]。

肺色白，宜食苦，麦、羊肉、杏、薤[4]皆苦[四]。

脾色黄，宜食咸[5]，大豆、豕肉、栗、藿[6]皆咸[五]。

肾色黑，宜食辛，黄黍、鸡肉、桃、葱[7]皆辛[六]。

辛散，酸收，甘缓，苦坚，咸耎[七][8]。

毒药攻邪[八]，五谷为养[九]，五果为助[十]，五畜为益[十一]，五菜为充[十二][9]，气味合而服之，以补[10]精益气[十三]。

此五[11]者，有辛酸甘苦咸[12]，各有所利，或散或收，或缓或急，或坚或耎[13]，四时五藏，病随五味所宜也[十四]。

【原注】

[一]肝性喜急，故食甘物而取其宽缓也。◎新校正云：详“肝色青”至篇末，全元起本在第六卷，王氏移于此。

[二]新校正云：按：《甲乙经》、《太素》“小豆”作“麻”。

[三]心性喜缓，故食酸物而取其收敛也。

[四]肺喜气逆，故食苦物而取其宣泄也。

[五]究斯宜食，乃调利关机之义也。肾为胃关，脾与胃合，故假咸柔耎以利其关，关利而胃气乃行，胃行而脾气才[14]化，故应脾宜味与众不同也。◎新校正云：按：上文曰：“肝苦急，急食甘以缓之；心苦缓，急食酸以收之；脾苦湿，急食苦以燥之；肺苦气上逆，急食苦以泄之；肾苦燥，急食辛以润

之。”此肝心肺肾食宜皆与前文合，独脾食咸宜[15]不用苦，故王（改物詠）[氏特注][16]其义。

[六]肾性喜燥，故食辛物而取其津润也。

[七]皆自然之气也。然辛味苦味匪唯坚散而已，辛亦能润能散，苦亦能燥能泄，故上文曰："脾苦湿，急食苦以燥之；肺苦气上逆，急食苦以泄之。”则其谓苦之燥泄也。又曰："肾苦燥，急食辛以润之。”则其谓辛之濡润也。耎音软[17]。

[八]药，谓金玉土石、草木菜果、虫鱼鸟兽之类，皆可以祛邪养正者也。然辟邪安正，惟毒乃能，以其能然，故通谓之毒药也。◎新校正云：按：《本草》云："下药为佐使，主治病以应地，多毒，不可久服。欲除寒热邪气、破积聚、愈疾者，本下经。”故云毒药攻邪。

[九]谓粳米、小豆、麦、大豆、黄黍也。

[十]谓桃、李、杏、栗、枣也。

[十一]谓牛、羊、豕、犬、鸡也。

[十二]谓葵、藿、薤、葱、韭也。◎新校正云：按：《五常政大论》曰："大毒治病，十去其六；常毒治病，十去其七；小毒治病，十去其八；无毒治病，十去其九；谷肉果菜，食养尽之。无使过之，伤其正也。”

[十三]气为阳化，味曰阴施，气味合和，则补益精气矣。《阴阳应象大论》曰："阳为气，阴为味。味归形，形归气。气归精，精归化。精食气，形食味。”又曰："形不足者，温之以气；精不足者，补之以味。”由是，则补精益气其义可知。◎新校正云：按：孙思邈云："精以食气，气养精以荣色；形以食味，味养形以生力。精顺五气以为灵也，若食气相恶，则伤精也。形受味以成也，若食味不调，则损形也。是以圣人先用食禁以存性，后制药以防命，气味温补以存精形。”此之谓气味合而服之以补精益气也。

[十四]用五味而调五藏，配肝以甘、心以酸、脾以咸、肺以苦、肾以辛者，各随其宜，欲缓欲收、欲耎欲泄、欲散欲坚而为用，非以相生相养而为义也。

【校注】

[1]《太素》无“葵”字。

[2]《太素》无“小豆”二字。

[3]《太素》无“韭”字。

[4]《太素》无“薤”字。

[5] 上文云 :“脾苦湿，急食苦以燥之”。

[6]《太素》无“藿”字。

[7]《太素》无“葱”字。

[8]《太素》“耎”作“濡”。

[9]《太素》“充”作“埤”，“埤”、“裨”声同通用。

[10]《太素》“补”作“养”。

[11]《太素》“五”下有“味”字。

[12]《甲乙经》无“有辛酸甘苦咸”六字。

[13]《甲乙经》“或散”作“辛散”，“或收”作“酸收”，“或缓”作“甘缓”，“或坚”作“苦坚”，“或耎”作“咸耎”;《太素》“耎”作“濡”;《太素》、《甲乙经》并无“或急”二字。

[14] 顾本“才”作“方”。

[15] 顾观光校 :“‘咸宜’二字似倒。”

[16] 顾本“王改物詠”作“王氏特注”，义长，据改。

[17] 顾无此条音释。

宣明五气篇第二十三[一]

按 : 本篇包括以下内容 : 五味所入之脏 ; 五脏之气所为之病 ; 五精所并之病 ; 五脏所恶四时之气 ; 五脏所化之液 ; 五味所禁 ; 五病所发部位 ; 五邪之乱所生之病 (五邪所乱); 五邪所见之脉 ; 五脏所藏之神 ; 五脏所主之体 ; 五劳所伤 ; 五脉应四时之象。

自“五味所入”至“是谓五入”见于《太素》卷二《调食》; 自“五气所病”至“是谓五液”见于《太素》卷六《藏府气液》; 自“五病所发”至“阴出之阳则怒”见于《太素》卷二十七《邪传》; 自“春得秋脉”至“是谓五邪皆同命死不治”见于《太素》卷十四《四时脉诊》; 自“五藏所藏”至“是谓五主”见于《太素》卷六《藏府气液》; 自“久视伤血”至“久行伤筋”见于《太素》

卷二《顺养》；自“肝脉弦”至“是谓五藏之脉”见于《太素》卷十五《五藏脉诊》。

本篇又分别见于《灵枢·九针论第七十八》、《甲乙经》卷一第一、卷四第一上、卷四第一中、卷六第九、卷十一第七。

五味所入：酸入肝[二]，辛入肺[三]，苦入心[四]，咸入肾[五]，甘入脾[六]。是谓五入[七]。

【原注】

[一]新校正云：按：全元起本在第一卷。

[二]肝合木而味酸也。

[三]肺合金而味辛也。

[四]心合火而味苦也。

[五]肾合水而味咸也。

[六]脾合土而味甘也。◎新校正云：按：《大素》又云“淡入胃”[1]。

[七]新校正云：按：《至真要大论》云：“夫五味入胃，各归所喜，攻[2]，酸先入肝，苦先入心，甘先入脾，辛先入肺，咸先入肾。”

【校注】

[1]《灵枢·九针论第七十八》此节作“五味：酸入肝，辛入肺，苦入心，甘入脾，咸入肾，淡入胃。是谓五味。”“淡入胃”与《太素》同，并在“咸入肾”下。

[2]顾本“攻”作“故”，属下读。

五气所病[1]：心为[2]噫[一]；肺为咳[二]；肝为语[三]；脾为吞[四][3]；肾为欠，为嚏[五][4]；胃为气逆，为哕，为恐[六][5]；大肠小肠为泄；下焦溢为水[七][6]；膀胱不利为癃[7]，不约为遗溺[八]；胆为怒[九][8]。是谓五病。

【原注】

[一]象火炎上，烟随焰出，心不受秽，故噫出之。

[二]象金坚劲，叩[9]之有声，邪击于肺，故为咳也。咳，苦盖切[10]。

［三］象木枝条，而形支别，语宣委曲，故出于肝。

［四］象土包容，物归于内，翕如皆受，故为吞也。翕音吸。

［五］象水下流，上生云雾，气郁于胃，故欠生焉。太阳之气和利而满于心，出于鼻，则生嚏[11]。嚏音帝。

［六］以[12]为水谷之海，肾与为关，关闭不利，则气逆而上行也。以包容水谷，性喜受寒，寒谷相薄，故为哕也。寒盛则哕起，热盛则恐生，何者？胃热则肾气微弱，故为恐也。下文曰：精气并于肾则恐也。哕，呼会切，鸟声也[13]。

［七］大肠为传道之府，小肠为受盛之府，受盛之气既虚，传道之司不禁，故为泄利也。下焦为分注之所，气窒不写，则溢而为水。窒，陟栗切。

［八］膀胱为津液之府，水注由之。然足三焦脉实，约下焦而不通，则不得小便；足三焦脉虚，不约下焦，则遗溺也。《灵枢经》曰：足三焦者，太阳之别也，并太阳之正入络膀胱，约下焦，实则闭癃，虚则遗溺[14]。

［九］中正决断，无私无偏，其性刚决，故为怒也。《六节藏象论》曰："凡十一藏取决于胆也。"

【校注】

[1]《太素》、《灵枢·九针论第七十八》"五气所病"作"五藏气"。

[2]《太素》"为"作"主"。下四"为"同，不复出校。

[3]"吞"，读若"涒"（tūn）。《说文·水部》："涒，食已而复吐之。"

[4]《太素》、《灵枢·九针论第七十八》此节作"五藏气：心主噫，肺主咳，肝主语，脾主吞，肾主欠。"无"为嚏"二字。杨上善注："《素问》'肾主嚏'，不同也。"则《素问》原本无"为欠"二字。

[5]《太素》此节作"六府气：胆为怒，胃为气逆、为哕，小肠大肠为泄，膀胱不约为遗溺，下焦溢为水。"《灵枢·九针论第七十八》作"六府气：胆为怒，胃为气逆、哕，大肠小肠为泄，膀胱不约为遗溺，下焦溢为水。"杨注："《素问》'胃为逆气，为恐。'"则《素问》原本无"为哕"二字。

[6]《太素》"下焦溢为水"在下"膀胱不约为遗溺"句下。

[7]《太素》、《灵枢·九针论第七十八》无"不利为癃"四字。

[8]《太素》"胆为怒"在上"胃为气逆"句上。

[9]顾本"叩"作"扣"。

[10] 顾本无此条切语。

[11] 顾本“嚏”下有“也”字。

[12]《素问校讹》:“周本‘以’作‘胃’。”《〈素问校讹〉校补》:“古钞本亦作‘胃’。”

[13] 顾本无此条切语。

[14]《灵枢·本输第二》云:“三焦者,足少阳太阴之所将,太阳之别也,上踝五寸,别入,贯腨肠,出于委阳,并太阳之正,入络膀胱,约下焦。实则闭癃,虚则遗溺。”

五精所并[1]:精气并于心,则喜[一];并于肺,则悲[二];并于肝,则忧[三];并于脾,则畏[四];并于肾,则恐[五]。是谓五并。虚而相并者也[2]。

【原注】

[一]精气,谓火之精气也。肺虚而心精并之,则为喜。《灵枢经》曰:“喜乐无极则伤魄。”[3]魄为肺神,明心火并于肺金也。

[二]肝虚而肺气并之,则为悲。《灵枢经》曰:“悲哀动中则伤魂。”[4]魂为肝神,明肺金并于肝木也。

[三]脾虚而肝气并之,则为忧。《灵枢经》曰:“愁忧不解则伤意。”[5]意为脾神,明肝木并于脾士也。

[四]一经云饥也。肾虚而脾气并之,则为畏。畏,谓[6]畏惧也。《灵枢经》曰:“恐惧而不解则伤精。”[7]精为肾神,明脾土并于肾水也。

[五]心虚而肾气并之,则为恐。《灵枢经》曰:“怵惕思虑则伤神。”[8]神为心主,明肾水并于心火也。怵惕,惊惧也。此皆正气不足而胜气并之乃为是矣,故下文曰。

【校注】

[1]《太素》、《灵枢·九针论第七十八》“五精所并”作“五并”二字。

[2]《太素》“是谓五并虚而相并者也”作“是谓精气并于藏也”八字。《灵枢·九针论第七十八》作“是谓五精之气并于藏也”十字。

[3]《灵枢·本神第八》云:“肺,喜乐无极则伤魄。”

[4]《灵枢·本神第八》云:“肝,悲哀动中则伤魂。”

[5]《灵枢·本神第八》云："脾，愁忧而不解则伤意。"

[6] 古林书堂本"谓"作"为"。

[7] 见《灵枢·本神第八》。

[8]《灵枢·本神第八》云："是故怵惕思虑者，则伤神。""心，怵惕思虑则伤神。"

五藏所恶[1]：心恶热[一]，肺恶寒[二]，肝恶风[三]，脾恶湿[四]，肾恶燥[五]。是谓五恶[2]。

【原注】

[一] 热则脉溃浊。

[二] 寒则气留滞。

[三] 风则筋燥急。

[四] 湿则肉痿肿。

[五] 燥则精竭涸。◎新校正云：按：杨上善云："若(今)[余][3]则云'肺恶燥'。今此'肺恶寒'、'肾恶燥'者，燥在于秋，寒之始也；寒在于冬，燥之终也。肺在于秋，以肺恶寒之甚，故言其终；肾在于冬，肾恶不甚，故言其始也。"

【校注】

[1]《太素》、《灵枢·九针论第七十八》"五藏所恶"作"五恶"二字。

[2]《太素》"是谓五恶"作"此五藏气所恶"六字。《灵枢·九针论第七十八》作"此五藏气所恶也"七字。

[3] 顾本"今"作"余"，义长，据改。

五藏化液[1]：心为汗[一]，肺为涕[二]，肝为泪[三]，脾为涎[四]，肾为唾[五]。是谓五液。

【原注】

[一] 泄于皮腠也。

[二] 润于鼻窍也。

[三]注于眼目也。

[四]溢于唇口也。

[五]生于牙齿也。

【校注】

[1]《太素》此节作："五液：心主汗，肝主泪，肺主涕，肾主唾，脾主涎。此五液所主。"《灵枢·九针论第七十八》作："五液：心主汗，肝主泣，肺主涕，肾主唾，脾主涎。此五液所出也。"

五味所禁[1]：辛走气，气病无多食辛[一]；咸走血，血病无多食咸；苦走骨，骨病无多食苦[二]；甘走肉，肉病无多食甘；酸走筋，筋病无多食酸[三]。是谓五禁。无令多食[四]。

【原注】

[一]病，谓力少不自胜也。

[二]新校正云：按：皇甫士安云"咸先走肾"，此云"走血"者，肾合三焦，血脉虽属肝心，而为中焦之道，故咸入而走血也。苦走心，此云"走骨"者，水火相济，骨气通于心也。

[三]是皆为行其气速，故不欲多食，多食则病甚[2]，故病者无多食也。

[四]新校正云：按：《太素》"五禁"云："肝病禁辛，心病禁咸，脾病禁酸，肺病禁苦，肾病禁甘，名此为五裁。"杨上善云："口嗜而欲食之，不可多也，必自裁之，命曰五裁。"

【校注】

[1]《灵枢·九针论第七十八》此节作："五裁：病在筋，无食酸；病在气，无食辛；病在骨，无食咸；病在血，无食苦；病在肉，无食甘。口嗜而欲食之，不可多也，必自裁也，命曰五裁。"

[2]《素问校讹》："古钞本'病甚'作'气赢'。"

五病所发[1]：阴病发于骨，阳病发于血，阴病发于肉[一]，阳病发于冬，阴病发于夏[二]。是谓五发。

【原注】

[一]骨肉阴静，故阳气从之。血脉阳动，故阴气乘之。

[二]夏阳气盛，故阴病发于夏。冬阴气盛，故阳病发于冬。各随其少也。

【校注】

[1]《太素》此节作："五发：阴病发于骨，阳病发于血，以味病发于气，阳病发于冬，阴病发于夏。"《灵枢·九针论第七十八》除"以味病发于气"句无"病"字外，馀同《太素》。

五邪所乱[1]：邪入于阳，则狂；邪入于阴，则痹[一]。搏阳，则为巅疾[二][2]；搏阴，则为瘖[三]。阳入之阴，则静；阴出之阳，则怒[四]。是谓五乱。

【原注】

[一]邪居于阳脉之中，则四支热盛，故为狂。邪入于阴脉之内，则六经凝（泣）[冱]而不通，故为痹。泣音涩[3]。

[二]邪内搏于阳，则脉流薄疾，故为上巅之疾。

[三]邪内搏于阴，则脉不流，故令瘖不能言。◎新校正云：按：《难经》云："重阳者狂，重阴者癫。"巢元方云："邪入于阴则为癫。"《脉经》云："阴附阳则狂，阳附阴则癫。"孙思邈云："邪入于阳，则为狂。邪入于阴，则为血痹。邪入于阳，传则为癫痓。邪入于阴，传则为痛瘖。"全元起云："邪已入阴，复传于阳，邪气盛，府[4]藏受邪，使其气不朝，荣气不复周身，邪与正气相击，发动为癫疾。邪已入阳，阳今复传于阴，藏府受邪，故不能言，是胜正也。"诸家之论不同，今具载之。

[四]随所之而为疾也。之，往也。◎新校正云：按：全元起云："阳入阴，则为静；出，则为恐。"《千金方》云："阳入于阴，病静；阴出于阳，病怒。"

【校注】

[1]《太素》此节作"五邪入：邪入于阳，则为狂；邪入于阴，则为血痹。邪入于阳，搏则为癫疾；邪入于阴，搏则为瘖。阳入之于阴，病静；阴出之于

阳，病善怒。"《灵枢·九针论第七十八》作："五邪：邪入于阳，则为狂；邪入于阴，则为血痹。邪入于阳，转则为癫疾；邪入于阴，转则为瘖。阳入之于阴，病静；阴出之于阳，病喜怒。"

[2] 詹本"巅"作"颠"。

[3] 顾本无此条音注。

[4] 顾本"府"作"腑"。

五邪所见[1]：春得秋脉，夏得冬脉，长夏得春脉，秋得夏脉，冬得长夏脉，名曰阴出之阳，病善怒，不治。是谓五邪。皆同命，死，不治[一]。

【原注】

[一]新校正云：按："阴出之阳病善怒"已见前条，此再言之，文义不伦。○[2]古文错简也。

【校注】

[1]《太素》此节作："五邪所见：春得秋脉，夏得冬脉，秋得春脉，冬得夏脉，阴出之阳，阳病善怒，不治。是谓五邪。皆同命，死，不治。"《灵枢·九针论第七十八》无此节。

[2] 顾本"○"作"必"。

五藏所藏[1]：心藏神[一]，肺藏魄[二]，肝藏魂[三]，脾藏意[四]，肾藏志[五]。是谓五藏所藏。

【原注】

[一]精气之化成也。《灵枢经》曰："两精相薄谓之神。"[2]

[二]精气之匡佐也。《灵枢经》曰："并精而出入者谓之魄。"[3]

[三]神气之辅弼也。《灵枢经》曰："随神而往来者谓之魂。"

[四]记而不忘者也。《灵枢经》曰："心有所忆谓之意。"

[五]专意而不移者也。《灵枢经》曰："意之所存谓之志。"肾受五脏六腑之精[4]，元气之本，生成之根，为胃之关，是以志能则命通。◎新校正云：按：杨上善云："肾有二枚，左为肾，藏志；右为命门，藏精也。"

【校注】

[1]《太素》此节作："五藏：心藏神，肺藏魄，肝藏魂，脾藏意，肾藏志。"《灵枢·九针论第七十八》除"肾藏志"作"肾藏精、志也"外，馀同《太素》。

[2]《灵枢·本神第八》作"两精相搏谓之神"。

[3] 见《灵枢·本神第八》。下所引三条《灵枢经》文同。

[4] 古林书堂本、元残本"脏"、"腑"作"藏"、"府"。馀或同，不复出校。

五藏所主[1]：心主脉[一]，肺主皮[二]，肝主筋[三]，脾主肉[四]，肾主骨[五]。是谓五主。

【原注】

[一] 壅遏荣气，应息而动也。

[二] 包裹[2]筋肉，闭[3]拒诸邪也。

[三] 束络机关，随神而运也。

[四] 覆藏[4]筋骨，通行卫气也。

[五] 张筋化髓，干以立身也。

【校注】

[1]《太素》、《灵枢·九针论第七十八》此节作："五主：心主脉，肺主皮，肝主筋，脾主肌，肾主骨。"

[2] 古林书堂本、元残本同。顾本"裹"误作"裹"。

[3] 顾本"闭"作"间"，"间"读若"闲"。《说文·门部》："闲，阑也。从门中有木。"《系传》："止也。"段玉裁注："引申为防闲。""闲拒"同义连用。

[4] 顾本"藏"误作"脏"。

五劳所伤[1]：久视伤血[一]，久卧伤气[二]，久坐伤肉[三]，久立伤骨[四]，久行伤筋[五]。是谓五劳所伤。

【原注】

[一]劳于心也。

[二]劳于肺也。

[三]劳于脾也。

[四]劳于肾也。

[五]劳于肝也。

【校注】

[1]《太素》此节作："久视伤血，久卧伤气，久坐伤肉，久立伤骨，久行伤筋。此久所病也。"《灵枢·九针论第七十八》作："五劳：久视伤血，久卧伤气，久坐伤肉，久立伤骨，久行伤筋。此五久劳所病也。"无"五劳所伤"四字。

五脉应象[1]：肝脉弦[一]，心脉钩[二]，脾脉代[三][2]，肺脉毛[四]，肾脉石[五]。是谓五藏之脉。

【原注】

[一]耎虚而滑，端直以长也。

[二]如钩之偃，来盛去衰也。

[三]耎而弱也。

[四]轻浮而虚，如毛羽也。

[五]沈坚而搏，如石之投[3]也。

【校注】

[1]《太素》无"五脉应象"四字。

[2]"代"，顺着四时阴阳之气的升降开阖而逐渐变化。脉象变化由"钩"至"毛"，前后相续更代，和缓以次，乃有胃气之象。《说文·人部》："代，更也。"朱骏声《说文通训定声》："凡以此易彼，以后续前皆曰代。"《广雅·释诂三》："迭，代也。"王念孙《疏证》："凡更代作必以其次。"

[3]《素问校讹》："活字刊本'投'作'没'。"

血气形志篇第二十四[一]

按：本篇包括以下内容：六经血气多少。六经表里相属。虚实补泻之法："凡治病，必先去其血[脉]，乃去其所苦，伺之所欲，然后写有馀，补不足"。取背俞之法。形志苦乐所生疾病及治疗方法。三阴三阳血气有多少，刺之者出血出气当知其约。

自"夫人之常数"至"此天之常数"见于《太素》卷十《任脉》，部分内容又见于《太素》卷十九《知形志所宜》；自"足太阳与少阴为表里"至"然后写有馀补不足"见于《太素》卷十九《知形志所宜》；自"欲知背俞"至"灸刺之度也"见于《太素》卷十一《气穴》；自"形乐志苦"至"刺厥阴出血恶气也"见于《太素》卷十九《知形志所宜》。又，自"太阳常多血少气"至"为手之阴阳也"、自"形乐志苦"至"是谓形"、自"刺阳明出血气"至"刺厥阴出血恶气也"，见《灵枢·九针论第七十八》。

夫人之常数：太阳常多血少气，少阳常少血多气，阳明常多气多血，少阴常少血多气，厥阴常多血少气，太阴常多气少血[1]。此天之常数[二]。

【原注】

[一]新校正云：按：全元起本此篇并在前篇，王氏分出为别篇。

[二]血气多少，此天之常数。故用针之道，常写其多也。◎新校正云：按：《甲乙经·十二经水篇》云："阳明多血多气，刺深四[2]分，留十呼；太阳多血多气，刺深五分，留七呼；少阳少血多气，刺深四分，留五呼；太阴多血少气，刺深三分，留四呼；少阴少血多气，刺深二分，留三呼；厥阴多血少气，刺深一分，留二呼。"太阳太阴血气多少与《素问》不同。又，《阴阳二十五人形性血气不同篇》与《素问》同。盖皇甫疑而两存之也。

【校注】

[1]《灵枢·九针论第七十八》此节作："阳明，多血多气；太阳，多血少

气；少阳，多气少血；太阴，多血少气；厥阴，多血少气；少阴，多气少血。”

[2] 顾本“四”作“六”。

足太阳与少阴为表里，少阳与厥阴为表里，阳明与太阴为表里。是为足[1]阴阳也。

手太阳与少阴为表里[2]，少阳与心主为表里，阳明与太阴为表里。是为手之阴阳也[3]。

今知手足阴阳所苦[4]，凡治病，必先去其血［脉］[5]，乃[6]去其所苦，伺之所欲，然后写有馀，补不足[一]。

【原注】

[一]先去其血，谓见血脉盛满独异于常者乃去之，不谓常刺则先去其血也。

【校注】

[1]《太素》“足”下有“之”字。

[2]《灵枢·本输第二》：“肾合三焦膀胱”。

[3]《灵枢·九针论第七十八》此节作：“足阳明、太阴为表里，少阳、厥阴为表里，太阳、少阴为表里，是谓足之阴阳也；手阳明、太阴为表里，少阳、心主为表里，太阳、少阴为表里，是谓手之阴阳也。”

[4]《太素》无“今知手足阴阳所苦”句。

[5]《三部九候论第二十》：“必先度其形之肥瘦，以调其气之虚实。实则写之，虚则补之。必先去其血脉，而后调之。无问其病，以平为期。”据补“脉”字。“去”，“盖”之古字，读若“合”，占视；诊视。说详《校补》。

[6]《太素》无“乃”字。

欲知背俞：先度其两乳间，中折之；更以他草度，去半[1]；已，即以两隅相拄也；乃举以度其背，令其一隅居上，齐脊大椎，两隅在下。当其下隅者，肺之俞也[一][2]。复下一度，心之俞也[二]。复下一度：左角，肝之俞也；右角，脾之俞也[3]。复下一度，肾之俞也。是谓五藏之俞，灸刺之度也[三]。

【原注】

[一]度，谓度量也。言以草量其乳间，四分去一，使斜与横等，折为三隅，以上隅齐脊大推，则两隅下当肺俞也。拄[4]，知庾切。

[二]谓以上隅齐脊三椎也。

[三]《灵枢经》及《中诰》咸云：肺俞在三椎之傍，心俞在五椎之傍，肝俞在九椎之傍，脾俞在十一椎之傍，肾俞在十四椎之傍[5]。寻此经草量之法，则合度之人，其初度两隅之下，约当肺俞；再度两隅之下，约当心俞；三度两隅之下，约当七椎。七椎之傍，乃鬲俞之位，此经云"左角肝之俞，右角脾之俞"，殊与《中诰》等经不同。又四度则两隅之下约当九椎，九椎之傍乃肝俞也，经云肾俞，未究其源。

【校注】

[1]《太素》"半"上有"其"字。

[2]以上言取背俞之法：先用一草度两乳间，取与两乳间距离相等长度，对折之，形成等边三角形的两边一角；再用一草取与两乳间距离相等长度，去掉一半，形成等边三角形的另外一边；然后用另一边与上两边之外端相对合，形成一等边三角形；举三角形的一角向上，正对着大椎，另外两角居背部之下；则下面两角所对着的，就是肺俞。将顶角沿大椎下移一度（等于该三角形的高），下面两角所对着的就是心俞。

[3]《太素》"左"、"右"互乙。

[4]顾本"拄"误作"柱"，俗书扌、木相乱故也。

[5]《灵枢·背腧第五十一》云："肺腧，在三（焦）[椎]之间；心腧，在五（焦）[椎]之间；膈腧，在七（焦）[椎]之间；肝腧，在九（焦）[椎]之间；脾腧，在十一（焦）[椎]之间；肾腧，在十四（焦）[椎]之间：皆挟脊相去三寸所。"

形乐志苦[1]，病生于脉，治之以灸刺[一]。形乐志乐，病生于肉，治之以针石[二]。形苦志乐，病生于筋，治之以熨引[三]。形苦志苦，病生于咽嗌[2]，治之以百药[四]。形数惊恐，经络[3]不通，病生於不仁，治之以按摩醪药[五][4]。是谓五形志也[5]。

【原注】

[一]形，谓身形。志，谓心志[6]。细而言之，则七神殊守；通而论之，则约形志以为中外尔。然形乐，谓不甚劳役；志苦，谓结虑深思。不甚劳役，则筋骨平调；结虑深思，则荣卫乖否，气血不顺，故病生于脉焉。夫盛写虚补，是灸刺之道，犹当去其血络而后调之，故上文曰："凡治病，必先去其血，乃去其所苦；伺之所欲，然后写有馀，补不足。"则其义也。

[二]志乐，谓悦怿忘忧也。然筋骨不劳，心神悦怿，则肉理相比，气道满填，卫气怫结，故病生于肉也。夫卫气留满，以针写之；结聚脓血，石而破之。石，谓石针，则砭石也，今亦以鲱针代之。

[三]形苦，谓修业就役也。然修业以为，就役而作，一过其用，则致劳伤。劳用以伤，故病生于筋。熨，谓药熨。引，谓导引。

[四]修业就役，结虑深思，忧则肝气并于脾。肝与胆合，嗌为之使，故病生于嗌也。《宣明五气篇》曰："精气并于肝则忧。"《奇病论》曰："肝者中之将也，取决于胆，咽为之使也。"◎新校正云：按：《甲乙经》"咽嗌"作"困竭"，"百药"作"甘药"。

[五]惊则脉气并，恐则神不收，脉并神游，故经络不通而为不仁之病矣。夫按摩者，所以开通闭塞，导引阴阳；醪药者，所以养正祛邪，调中理气。故方之为用，宜以此焉。醪药，谓酒药也。不仁，谓不应其用，则瘴痹矣。

【校注】

[1]《灵枢·九针论第七十八》此节作："形乐志苦，病生于脉，治之以灸刺；形苦志乐，病生于筋，治之以熨引；形乐志乐，病生于肉，治之以针石；形苦志苦，病生於咽喝，治之以甘药；形数惊恐，筋脉不通，病生於不仁，治之以按摩醪药。是谓形。"

[2]《太素》、《甲乙经》"嗌"作"喝"。

[3]《太素》"经络"作"筋脉"，《灵枢》同。

[4]《甲乙经》"醪药"作"醪醴"。

[5]《太素》无"志也"二字。《甲乙经》"是谓五形志也"作"是谓形"三字。

[6]顾本"志"下原空三字位。《〈素问校讹〉校补》："古钞本、元椠本无空格"。据删。

刺[1]阳明，出血气[2]；刺太阳，出血，恶气；刺少阳，出气，恶血；刺太阴，出气，恶血；刺少阴，出气，恶血；刺厥阴，出血，恶气也[一]。

【原注】

[一]明前三阳三阴血气多少之刺约也。◎新校正云：按:《太素》云："刺阳明出血气，刺太阴出血气。"杨上善注云："阳明太阴虽为表里，其血气俱盛，故并写血气。"如是，则大阴与阳明等，俱为多血多气。前文太阴一云多血少气，一[3]云多气少血，莫可的知。详《太素》血气并写之旨，则二说俱未为得，自与阳明同尔。又，此刺阳明一节，宜续前写有馀补不足下，不当隔在草度法五形志后。

【校注】

[1]《太素》"刺"上有"故曰"二字。

[2]《灵枢·九针论第七十八》此节作："故曰：刺阳明，出血气；刺太阳，出血恶气；刺少阳，出气恶血；刺太阴，出血恶气；刺厥阴，出血恶气；刺少阴，出气恶血也。"又，《灵枢·寿夭刚柔第六》："在内者，五藏为阴，六府为阳；在外者，筋骨为阴，皮肤为阳。故曰：病在阴之阴者，刺阴之荥、输；病在阳之阳者，刺阳之合。病在阳之阴者，刺阴之经；病在阴之阳者，刺络脉。""刺营者，出血；刺卫者，出气。"

[3]顾本"一"误作"二"。

新刊黄帝内经素问卷第七

新刊黄帝内经素问卷第八

启玄子次注林亿孙奇高保衡等奉敕校正孙兆重改误

宝命全形论篇第二十五[一]

按：本篇包括以下内容："宝命全形"之道在治未病。人合天地之道："人以天地之气生，四时之法成"，人与天地之道协调则不病，不协调则生病。摄生之道当"应四时"、"知万物"，"经天地阴阳之化"、"知十二节之理"，"存八动之变"、"达虚实之数"。天地阴阳升降开阖之道虽极隐极微，但可以通过观察物候之象而知之："呿吟至微，秋毫在目"。天地阴阳之道虽极微、万物虽极杂极繁，但可以按五行进行分类研究认识，可以在事物的相互联系（生克制化）中认识之。摄生五箴："一曰治神，二曰知养身，三曰知毒药为（伪）真，四曰制（哲）砭石小大，五曰知府藏血气之诊"。针刺之道的原则："凡刺之真，必先治神"；抓住进出针时机："至其当发，间不容瞚"，"伏如横弩，起如发机"；必候气守气："手动若务"，"经气已至，慎守勿失"。刺虚、刺实之法。针刺深浅、时间要把握准确："深浅在志，远近若一。"必须小心谨慎对待医事："如临深渊，手如握虎"。

全篇见于《太素》卷十九《知针石》，又见于《甲乙经》卷五第四。

黄帝问曰：天覆地载，万物悉备，莫贵于人。人以天地之气生，四时之法成[二]。君王众庶，尽欲全形[三]。形之疾病，莫知其情。留淫日深，著于骨髓，心私虑之[四]。余欲针[1]除其疾病，为之奈何[五]？歧伯对曰：夫盐之味[2]咸者，其气令器津泄[六]；弦绝者，其音嘶败[七]；木（敷）[陈][3]者，其叶[落]发[4][八]。病深者，其声哕[九]。人有此三者，是谓坏府[十]，毒药无治[5]，短针无取。此皆绝皮伤肉，血气争（黑）[异][十一][6]。

【原注】

[一]新校正云：按：全元起注本在第六卷，名《刺禁》。

[二]天以德流，地以气化，德气相合，而乃生焉。《易》曰："天地细缊，万物化醇。"此之谓也。则假以温凉寒暑，生长收藏，四时运行而方成立。

[三]贵贱虽殊，然其宝命一矣，故好生恶死者，贵贱之常情也。

[四]新校正云：按：《太素》"虑"作"患"。

[五]虚邪之中人微，先见于色，不知于身，有形无形，故莫知其情状也。留而不去，淫衍日深，邪气袭虚，故著于骨髓。帝矜不度，故请行其针。◎新校正云：按：别本"不度"作"不庶"。

[六]咸，谓盐之味苦，浸淫而润物者也。夫咸为苦而生，咸从水而有，水也润下而苦泄，故能令器中水津液润渗泄焉。凡虚中而受物者，皆谓之器。其于体外则谓阴囊，其于身中所同则谓膀胱矣。然以病配于五藏，则心气伏于肾中而不去，乃为是矣。何者？肾象水而味咸，心合火而味苦，苦流汗液，咸走胞囊，火为水持，故阴囊之外津润如汗而渗泄不止也。凡咸之为气，天阴则润，在上则浮，在人则囊湿而皮肤剥起。

[七]阴囊津（液）[泄][7]而脉弦绝者，诊当言音嘶嗄，败易旧声尔[8]。何者？肝气伤也。肝气伤则金本缺，金本缺则肺气不全，肺主音声，故言音嘶嗄。嗄，所嫁切。

[八]敷，布也。言木气散布外荣于所部者，其病当发于肺叶之中也。何者？以木气发散故也。《平人气象论》曰："藏真散于肝。"肝又合木也。

[九]哕，谓（有）[声][9]浊恶也。肺藏恶血，故如是。

[十]府，谓胸也，以肺处胸中故也。坏，谓损坏其府而取病也。《抱朴子》云："仲景开胸以纳赤饼。"由此，则胸可启之而取病矣。三者，谓脉弦绝、肺叶发、声浊哕也[10]。

[十一]病内溃[11]于肺中，故毒药无治；外不在于经络，故短针无取。是

以绝皮伤肉，乃可攻之，以恶血久与肺气交争，故当血见而色黑也。◎新校正云：详岐伯之对，与黄帝所问不相当。别按：《太素》云："夫盐之味咸者，其气令器津泄；弦绝者，其音嘶败；木陈者，其叶落［发］[12]。病深者，其声哕。人有此三者，是谓坏府，毒药无[13]治，短针无取。此皆绝皮伤肉，血气争异[14]。"三字与此经不同[15]，而注意大异。杨上善注云："言欲知病微者，须知其候。盐之在于器中，津液泄于外，见（清）［津］[16]而知盐之有咸也。声嘶，知琴瑟之弦将绝。叶落者，知（陨）［陈］[17]木之已尽。举此三物衰坏之微[18]以比声哕，识病深之候。人有声哕同三譬者，是为府坏之候。中府坏者，病之深也。其病既深，故针药不能取，以其皮肉血气各不相得故也。"再详上善作此等注义，方与黄帝上下问荅义相贯穿。王氏解盐咸器津义虽渊微，至于注弦绝音嘶、木敷叶发，殊不与帝问相协，考之，不若杨义之得多也。

【校注】

[1]《太素》"针"上有"以"字。

[2]《太素》无"味"字。

[3]《太素》"敷"作"陈"，义长，据改。说详《校补》。

[4]《太素》"发"上有"落"字，据补。

[5]《太素》"无治"作"毋婴治"。婴，触犯。

[6]《〈素问校讹〉校补》："古钞本、元椠本'黑'作'异'。"元残本、道藏本、熊本、赵本、朝鲜活字本、朝鲜小字本、《太素》并作"异"。作"异"义长，据改。说详《校补》。

[7]顾本"液"作"泄"，"津泄"同义连用。义长，据改。

[8]詹本"尔"作"耳"。

[9]顾本"有"作"声"，义长，据改。

[10]顾本"哕"下无"也"字。

[11]古林书堂本、元残本"溃"作"遗"。

[12]"发"，据《太素》补。

[13]《太素》"无"作"毋"。下同。

[14]《〈素问校讹〉校补》："古钞本、元椠本'黑'作'异'。"元残本、道藏本、熊本、赵本、朝鲜活字本、朝鲜小字本、《太素》并作"异"。作"异"义长。顾本"异"误作"黑"。

[15] 按：三字者，谓“陈”、“落”、“异”也。

[16] 顾本“清”作“津”，义长，据改。

[17] 顾本“陨”作“陈”，义长，据改。

[18]“微”读若“徽”，标识。

帝曰：余念其痛[1]，心为之乱惑，反甚其病，不可更代。百姓闻之，以为残贼，为之奈何[一]？歧伯曰：夫人生于地，悬命[2]于天，天地合气，命之曰人[二]。人能应四时者，天地为之父母[三]；知[3]万物者，谓之天子[四]。天有阴阳，人有十二节[五][4]；天有寒暑，人有虚实[六]。能经天地阴阳之化者，不失四时；知[5]十二节之理者，圣智不能欺也[七]。能存八动之变[6]，五胜更立[7]；能达虚实之数者，独出独入。呿吟[8]至微，秋毫[9]在目[八]。

【原注】

[一]残，谓残害。贼，谓损劫。言恐涉于不仁，致慊于黎庶也。

[二]形假物成，故生于地。命惟天赋，故悬于天。德气同归，故谓之人也。《灵枢经》曰：“天之在我者，德；地之在我者，气。德流气薄，而生者也。”[10]然德者，道之用；气者，生之母也。

[三]人能应四时和气而养生者，天地恒畜养之，故为父母。《四气调神大论》曰：“夫四时阴阳者，万物之根本也，所以圣人春夏养阳，秋冬养阴，以从其根，故与万物沈浮于生长之门也。”

[四]知万物之根本者，天地常育养之，故谓曰天之子。

[五]节，调节气，外所以应十二月，内所以主十二经脉也。

[六]寒暑有盛衰之纪，虚实表多少之殊，故人以虚实应天寒暑也。

[七]经，常也。言能常应顺天地阴阳之道而修养者，则合四时生长之宜；能知十二节气之所迁至者，虽圣智亦不欺侮而奉行之也。

[八]存，谓心存。达，谓明达。呿，谓欠呿。吟，谓吟叹。秋毫在目，言细必察也。八动，谓八节之风变动。五胜，谓五行之气相胜。立，谓当其王时。变，谓气至而变易。知是三者，则应效明著，速犹影响，皆[11]神之独出独入，亦非[12]鬼灵能召遣也。◎新校正云：按：杨上善云：“呿，祛遮切[13]，谓露齿出气。”

【校注】

[1]《太素》“痛”作“病”。

[2] 詹本“悬命”作“命悬”。

[3]《太素》“知”作“荷主”二字。

[4]《灵枢·九针十二原第一》:“所言节者，神气之所游行出入也，非皮肉筋骨也。”

[5]《太素》“知”上有“能”字。

[6]《太素》“变”下有“者”字。八动，八风。

[7]“立”，疑当作“互”，“更互”同义连用。

[8]“呿吟”，犹言开阖，这里指阴阳的升降开阖运动节律。“吟”、“唫”、“噤”同，声符互易尔，皆为闭口。说详《校补》。

[9]“秋毫”，这里比喻随分至启闭阴阳升降开阖运动变化出来的各种物候。

[10]《灵枢·本神第八》云 :“天之在我者，德也 ; 地之在我者，气也。德流气薄，而生者也。”

[11] 顾本“此自”作“皆”。

[12]《〈素问校讹〉校补》:“古钞本无‘非’字。”

[13] 顾本作“丘伽切”。

帝曰 : 人生有形，不离阴阳 ; 天地合气，别为九野，分为四时 ; 月有小大，日有短长 ; 万物并至，不可胜量。虚实呿吟，敢问其方[一]。

岐伯曰 : 木得金而伐，火得水而灭，土得木而达，金得火而缺，水得土而绝[1]。万物尽然，不可胜竭[二]。

【原注】

[一]请说用针之意。

[二]达，通也。言物类虽不可竭尽而数，要之皆如五行之气而有胜负之性分尔。

【校注】

[1]《太素》无“金得火而缺，水得土而绝”二句。

故鍼[1]有悬布天下者五[2]，黔首共[3]馀食[4]，莫知之也[一]：一曰治神[二]，二曰知养身[三]，三曰知毒药[5]为真[四][6]，四曰制砭石小大[五][7]，五曰知府藏血气之诊[六]。五法俱立，各有所先[七]。今末世之刺也，虚者实之，满者泄之，此皆众工所共知也。若夫法天则地，随应而动[8]，和之者若响，随之者若影。道无鬼神，独来独往[八]。

【原注】

[一]言针之道，有若高悬示人，彰布于天下者五矣，而百姓共知馀食，咸弃蔑之，不务于本而崇乎末，莫知真要深在其中。所谓五者，次如下句。◎新校正云：按：全元起本“馀食”作“饱食”，注云：“人愚不解阴阳，不知针之妙，饱食终日，莫能知其妙益。”又，《太素》作“饮食”，杨上善注云：“黔首共服用此道，然不能得其意。”黔，音钤[9]。

[二]专精其心，不妄动乱也。所以云手如握虎，神无营于众物，盖欲调治精神，专其心也。◎新校正云：按：杨上善云：“存生之道知此五者，以为摄养，可得长生也。魂神意魄志以为神[10]主，故皆名神。欲为针者，先须治神。故人无悲哀动中，则魂不伤，肝得无病，秋无难也；无怵惕思虑，则神不伤，心得无病，冬无难也；无愁忧不解，则意不伤，脾得无病，春无难也；无喜乐不极，则魄不伤，肺得无病，夏无难也；无盛怒者，则志不伤，肾得无病，季夏无难也。是以五过不起于心，则神清性明；五神各安其藏，则寿延遐筭也。”

[三]知养己身之法亦如养人之道矣。《阴阳应象大论》曰：“用针者，以我知彼，用之不殆。”此之谓也。◎新校正云：按：《太素》“身”作“形”。杨上善云：“饮食男女节之以限，风寒暑湿摄之以时，有异单豹外凋之害，即内养形也。实慈恕以爱人，和尘劳而不迹，有殊张毅高门之伤，即外养形也。内外之养周备，则不求生而久生，无期寿而长寿，此则针布养形之极也。玄元皇帝曰：太上养神，其次养形。”详王氏之注，专治神养身于用针之际，其说甚狭，不若上善之说为优。若必以此五者解为用针之际，则下文“知毒药为真”王氏亦不专用针为解也。

[四]毒药攻邪，顺宜而用，正真之道，其在兹乎？

[五]古者以砭石为针，故不举九针，但言砭石尔。当制其大小者，随病所宜而用之。◎新校正云：按：全元起云：“砭石者，是古外治之法，有三名：一针石，二砭石，三镵石，其实一也。古来未能铸铁，故用石为针，故名之针

石。言工必砥砺锋利，制其小大之形，与病相当。黄帝造九针以代镵石，上古之治者，各随方所宜，东方之人多痈肿聚结，故砭石生于东方。”

［六］诸阳为府，诸阴为藏。故《血气形志篇》曰：“太阳多血少气，少阳少血多气，阳明多气多血，少阴少血多气，厥阴多血少气，太阴多气少血。是以刺阳明出血气，刺太阳出血恶气，刺少阳出气恶血，刺太阴出气恶血，刺少阴出气恶血，刺厥阴出血恶气也。”精知多少，则补写万全。

［七］事宜则应者先用。

［八］随应而动，言其效也。若影若响，言其近也。夫如影之随形，响之应声，岂复有鬼神之召遣耶？盖由随应而动之自得尔。

【校注】

[1]“鍼”，当作“箴”，箴铭也。以下自“一曰”至“五曰”即箴铭的具体内容，指摄生与防治疾病的具体程序与要求，非指针刺。

[2]《太素》“五”下有“也”字。据文意，自“故鍼有悬布天下者五”以下当是别篇。

[3]“共”，皆；俱。《礼记·内则》：“少事长，贱事贵，共帅时。”郑玄注：“共，皆也。”

[4]“馀食”，食物有馀，即能够饱食。

[5]《太素》“药”下有重文符，盖“之”字之误。

[6]“为”，伪。“为真”，谓药物的性味功效。

[7]“制”，读若“哲”。《方言》卷一：“哲，知也。”“制砭石小大”，谓知道如何正确治疗疾病。

[8]《太素》“动”下有“者”字。

[9]顾本作“音钳”。

[10]顾观光校：“‘为神’二字疑倒。”

帝曰[1]：愿闻其道。歧伯曰：凡刺之真，必先治神[一][2]。五藏已定，九候已备，后乃[3]存针[二]。众脉不见[4]，众凶[5]弗闻。外内相得，无以形先[三]。可玩往来，乃施于人[四]。人有虚实[6]，五虚勿近，五实勿远。至其当发，间不容瞚[五]。手动若务，针耀而匀[六][7]。静意视义，观適[8]之变，是谓冥冥，莫知其形[七]。见其乌乌，见其稷稷[9]，从[10]见其飞，不知[11]其谁[八]。伏[12]如横弩[13]，起如[14]发机[九]。

【原注】

[一]专其精神，寂无动乱，刺之真要，其在斯焉。

[二]先定五藏之脉，备循九候之诊，而有大过不及者，然后乃存意于用针之法。

[三]众脉，谓七诊之脉。众凶，谓五藏相乘。外内相得，言形气相得也。无以形先，言不以己形之衰盛寒温料病人之形气使同于己也。故下文曰。

[四]玩，谓玩弄，言精熟也。《标本病传论》曰："谨熟阴阳，无与众谋。"此其类也。◎新校正云：按：此文出《阴阳别论》，此云《标本病传论》者，误也。

[五]人之虚实，非其远近而有之，盖由血气一时之盈缩尔。然其未发，则如电垂而视之可久；至其发也，则如电灭而指所不及。迟速之殊，有如此矣。◎新校正云：按：《甲乙经》"瞚"作"(瞚)[暄][15]"全元起本及《太素》作"眴"。瞬音舜[16]。

[六]手动用针，心如专务于一事也。《针经》曰："一其形，听其动静，而知邪正。"此之谓也。针耀而匀，谓针形光净而上下匀平也[17]。

[七]冥冥，言血气变化之不可见也。故静意视息，以义斟酌，观所调适经脉之变易尔。虽且针下用意精微而测量之，犹不知变易形容谁为其象也。◎新校正云：按：《八正神明论》云："观其冥冥者，言形气荣卫之不形于外，而工独知之；以日之寒温、月之虚盛、四时气之浮沈参伍相合而调之，工常先见之。然而不形于外，故曰观于冥冥焉。"

[八]乌乌，叹其气至。稷稷，嗟其已应。言所针得失，如从空中见飞鸟之往来，岂复知其所使之元主耶！是但见经脉盈虚而为信，亦不知其谁之所召遣尔。

[九]血气之未应针，则伏如横弩之安静。其应针也，则起如机发之迅疾。

【校注】

[1] 据文体、文意及此下文字在《针解篇第五十四》中推之，以下当是名《针》之别篇。

[2]《素问·针解》："必正其神者，欲瞻病人目制其神，令气易行也。"用

眼睛诱导病人神定，此即催眠术。

[3]《太素》“后乃”作“廼后”。

[4]“脉”，读若“眽”，相视也。《太素》“不”作“弗”。

[5]“凶”，读若“讻”，喧嚷也。

[6]《甲乙经》“人有虚实”作“虚实之要”。

[7]《太素》“耀”作“燿”，“匀”作“眴”。

[8]“观适”同义连用，观察。

[9]“乌乌”、“稷稷”均为象声词，在这里形容针者感觉的经气运行状态。说详《校补》。

[10]于鬯谓“从”盖“徒”字形近之误。可从。

[11]《太素》“知”作“见”，见亦感知也。

[12]“伏”，伺；注意力高度集中地守候。

[13]“横”，读若“彉”。《说文·弓部》：“彉，弩满也。”《甲乙经》“弩”作“努”。

[14]《甲乙经》“如”作“若”。

[15]顾本“瞚”作“暄”，据改。

[16]顾本作“瞚音寅”。

[17]顾本“匀平”下无“也”字。

帝曰：何如而虚，何如而实[一]？岐伯曰：刺虚者须其实，刺实者须其虚[二][1]。经气已[2]至，慎守勿失[三]。深浅在志，远近若一。如临深渊，手如握虎[3]，神无营于众物[四]。

【原注】

[一]言血气既伏如横弩，起如发机，然其虚实岂留呼而可为准定耶？虚实之形，何如而约之？

[二]言要以气至有效而为约，不必守息数而为定法也。

[三]无变法而失经气也。

[四]言精心专一也。所针经脉虽深浅不同，然其补写皆如一。俞[4]之专意，故手如握虎，神不外营焉。◎新校正云：按：《针解论》云：“刺实须其虚者，留针，阴气隆至，乃去针也。刺虚须其实者，阳气隆至，针下热，乃去针

也。经气已至，慎守勿失者，勿变更也。深浅在志者，知病之内外也。远近如一者，深浅其候等也。如临深渊者，不敢堕也。手加握虎者，欲其壮也。神无营于众物者，静志观病人，无左右视也。"

【校注】

[1] 顾观光校："二句误倒，当依《针解》乙转。'实'字与下文'失'、'一'、'物'韵。"

[2]《太素》"已"作"以"。以，若也。

[3]"虎"，虎符。森立之云："握虎"者，如持发兵之符，"为谨严之极也"。

[4]《素问校讹》："古钞本'俞'作'喻'。"

八正神明论篇第二十六[一]

按：本篇论针刺之法的原则，包括以下内容：针刺之法，当效法天地日月星辰、四时八节阴阳的运行节律："法天则地，合以天光"；"凡刺之法，必候日月星辰四时八正之气，气定乃刺之"。人之气血营卫与天地阴阳运行节律的关系："天温日明，则人血淖液而卫气浮，故血易写，气易行；天寒日阴，则人血凝(泣)[冱]而卫气沈；月始生，则血气始精，卫气始行；月郭满，则血气实，肌肉坚；月郭空，则肌肉减，经络虚，卫气去，形独居"。针刺当"因天时而调血气"，不可虚虚实实。观察掌握天地日月星辰运动状态与位置、四时八节的物候变化，以知人之营卫虚实、六气太过不及等阴阳的运行节律，并在摄生、针刺之时正确运用之："八正者，所以候八风之虚邪以时至者也"，"四时者，所以分春秋冬夏之气所在，以时调之也"，"八正之虚邪，而避之勿犯也"。阐释《针经》(《灵枢·官能》)之经文，续论针刺当法日月四时阴阳升降开阖运行节律："先知日之寒温、月之虚盛，以候气之浮沈，而调之于身"，"以日之寒温、月之虚盛、四时气之浮沈参伍相合而调之"；虚邪与正邪；上工因"诊候之术"及工作生活经验以知营卫、气血、疾病变化之"幾"：上工"观其冥冥"，"常先见之"。上工治未病："上工救其萌牙"，"下工救其已成，救其已败"；上工施治必先知营卫、气血、疾病变化之“幾”而正确诊断疾病：“知其所在者，知诊三部九候之病脉，处而治之”。针刺补泻之术：“写必用方”，“补必用员”；“方”、“员”之义：“员与方，非针也”，“方者，以气方盛也，以月方满也，以日方温也，以身方定也，以息方吸而内针，乃复候其方吸而转针，乃复候其方呼而徐引针”，“员者，行也”，“行者，移也”，“刺必中其荣，复以吸排针也”。针刺当知“血气者，人之神，不可不谨养”。阐释针刺治疗中的“形”、“神”两中境界。

自“黄帝问曰用针之服”至“天忌不可不知也帝曰善”见于《太素》卷二十四《天忌》；自“其法星辰者余闻之矣”至“九针之论不必存也”见于《太素》卷二十四《本神论》。

黄帝问曰：用针之服，必有法则焉，今何法何则[二]？歧伯对曰：法天则地，合以天光[三]。

帝曰：愿卒闻之。歧伯曰：凡刺之法，必候日月星辰四时八正之气，气定乃刺之[四]。是故天温日明，则人血淖液而卫气浮，故血易写，气易行；天寒日阴，则人血凝（泣）[冱]而卫气沉[五]。月始生，则血气始精，卫气始行；月郭满，则血气实[1]，肌肉坚；月郭空，则肌肉减，经络虚，卫气去，形独居。是以因天时而调血气也。是以[2]天寒无刺[六]，天温无凝[七][3]，月生无写，月满无补，月郭空无治，是谓得时而调之[八]。因天之序，盛虚之时，移光定位，正立而待之[九]。故（日）[曰][4]：月生而写，是谓藏虚[十]；月满而补，血气扬溢，络有留血[5]，命曰重实[十一]；月郭空而治，是谓乱经。阴阳相错，真邪不别[6]，沉以留止，外虚内乱，淫邪乃起[十二]。

【原注】

[一]新校正云：按：全元起本在第二卷，又与《太素·知官能》篇太意同，文势小异。

[二]服，事也。法，象也。则，准也，约也。

[三]谓合日月星辰之行度。

[四]候日月者，谓候日之寒温，月之空满也。星辰者，谓先知二十八宿之分应水漏刻者也。略而言之：常以日加之[7]于宿上，则知人气在太阳否。日行一舍，人气在三阳与阴分矣。细而言之：从房至毕十四宿，水下五十刻，半

日之度也。从昴至心，亦十四宿，水下五十刻，终日之度也。是故从房至毕者为阳，从昴至心者为阴，阳主昼，阴主夜也。凡日行一舍，故水下三刻与七分刻之四也。《灵枢经》曰："水下一刻，人气在太阳；水下二刻，人气在少阳；水下三刻，人气在阳明；水下四刻，人气在阴分。"[8] 水下不止，气行亦尔。又曰："日行一舍，人气行于身一周与十分身之八；日行二舍，人气行于身三周与十分身之六；日行三舍，人气行于身五周与十分身之四；日行四舍，人气行于身七周与十分身之二；日行五舍，人气行于身九周。"[9] 然日行二十八舍，人气亦行于身五十周与十分身之四。由是，故必候日月星辰也。四时八正之气者，谓四时正气八节之风来朝于太一者也。谨候其气之所在而刺之，气定乃刺之者，谓八节之风气静定，乃可以刺经脉，调虚实也。故历忌云：八节前后各五日不可刺灸，凶。是则谓气未定，故不可刺灸[10]也。◎新校正云：按：八节风朝太一具《天元玉册》中。

［五］(泣)［沍］，谓如水中居雪也。淖，奴教切，多也[11]。

［六］血凝(泣)［沍］而卫气沉也。

［七］血淖液而气易行也。

［八］谓得天时也。

［九］候日迁移，定气所在，南面正立，待气至而调之也。

［十］血气弱也。◎新校正云：按：全元起本"藏"作"减"。"藏"当作"减"。

［十一］"络"亦[12]为"经"，误。血气盛也。"留"，一为"流"，非也。

［十二］气失纪，故淫邪起。

【校注】

[1]《太素》"实"作"盛"。

[2]《太素》"是以"作"是故"。

[3] 顾本"凝"作"疑"。"凝"、"疑"声同通用。

[4] 俞樾："'日'疑'曰'字之误。"按：朝鲜活字本"日"作"曰"，据改。

[5]《太素》"络"作"经"，"血"作"止"。

[6] 詹本"别"作"辨"。

[7] 顾观光校："'加之'二字误倒，当依《灵枢·卫气行》篇乙转。"

[8] 见《灵枢·卫气行第七十六》。

[9]《灵枢·卫气行第七十六》云："是故日行一舍，人气行一周与十分身之八；日行二舍，人气行三周于身与十分身之六；日行三舍，人气行于身五周与十分身之四；日行四舍，人气行于身七周与十分身之二；日行五舍，人气行于身九周。"

[10] 顾本"刺灸"作"灸刺"。

[11] 顾本无此条音释。

[12] 顾本"亦"作"一"。

帝曰：星辰八正[1]何候？岐伯曰：星辰者，所以制日月之行也[一]。八正者，所以候八风之虚邪以时至者也[二]。四时者，所以分春秋冬夏之气所在，以时调之也。八正之[2]虚邪，而避之勿犯也[三]。以身之虚而逢天之虚，两虚相感，其气至骨，入则伤五藏[四]。工候救之，弗能伤也[五]。故曰天忌不可不知也[六]。

【原注】

[一]制，谓制度。[定][3]星辰则可知日月行之制度矣。略而言之：周天二十八宿三十六分，人气行一周天，凡一千八分；周身十六丈二尺，以应二十八宿，合漏水百刻，都行八百一十丈，以分昼夜也。故人十息，气行六尺，日行二分；二百七十息，气行十六丈二尺，一周于身，水下二刻，日行二十分；五百四十息，气行再周于身，水下四刻，日行四十分；二千七百息，气行十周于身，水下二十刻，日行五宿二十分；一万三千五百息，气行五十周于身，水下百刻，日行二十八宿也。细而言之：则常以一十周加之一分又十分分之六，乃奇分尽矣。是故星辰所以制日月之行度也。◎新校正云：详"周天二十八宿"至"日行二十八宿也"，本《灵枢》文，今具《甲乙经》中。

[二]八正，谓八节之正气也。八风者，东方婴儿风，南方大弱风，西方刚风，北方大刚风，东北方凶风，东南方弱风，西南方谋风，西北方折风也。虚邪，谓乘人之虚而为病者也。以时至，谓天应太一移居，以八节之前后风朝中宫而至者也。◎新校正云：详"太一移居"、"风朝中宫"义具《天元（王）[玉][4]册》。

[三]四时之气所在者，谓春气在经脉，夏气在孙络，秋气在皮肤，冬气

在骨髓也。然触冒虚邪，动伤真气，避而勿犯，乃不病焉。《灵枢经》曰：圣人避邪如避矢石[5]。盖以其能伤真气也。

[四]以虚感虚，同气而相应也。

[五]候知而止，故弗能伤之。救，止也。

[六]人忌于天，故云天忌。犯之则病，故不可不知也。

【校注】

[1] 潘本"正"作"政"。

[2]《素问校讹》："古钞本无'之'字。"

[3] 原本无"定"字，据顾本补。

[4] 顾本"王"作"玉"，据改。

[5]《九宫八风第七十七》云："故圣人曰：避虚邪之道，如避矢石然，邪弗能害。"

帝曰：善。其法星辰者，余闻[1]之矣，愿闻法往古者。岐伯曰：法往古者，先知《针经》也；验于来今者，先知日之寒温、月之虚盛，以候气之浮沉，而调之于身，观其立有验也[一]。观其[2]冥冥者，言形气荣卫之不形于外，而工独知之[二]。以日之寒温、月之虚盛、四时气之浮沉参伍相合而调之，工常先见之，然而不形于外，故曰观于冥冥焉[三]。通于无穷者，可以传于后世也。是故[3]工之所以异也[四]。然而不形见于外，故俱不能见也[五]。视之无形，尝之无味，故谓冥冥，若神髣髴[六]。虚邪者，八正之虚邪气也[七]。正邪者，身形[4]若用力，汗出腠理开，逢虚风，其中人也微，故莫知其情，莫见其形[八]。上工救其萌牙[5]，必先见[6]三部九候之气，尽调不败而救之，故曰上工[7]。下工救其已成，救其已败[8]。救其已成者，言不知三部九候之[9]相失，因[10]病而败之也[九]。知其所在者，知诊三部九候之病脉，处而治之，故曰守其门户焉，莫知其情而见邪[11]形也[十]。

【原注】

[一]候气不差，故立有验。

[二]明前篇静意视义，观適之变，是谓冥冥，莫知其形也。虽形气荣卫不形见于外，而工以心神明悟，独得知其衰盛焉，善恶悉可明之。◎新校正云：

按：前篇乃《宝命全形论》。

［三］工所以常先见者，何哉？以守法而神通明也。

［四］法著，故可传后世。后世不绝，则应用通于无穷矣。以独见知，故工所以异于人也。

［五］工异于粗者，以粗俱不能见也。

［六］言形气荣卫不形于外，以不可见，故视无形，尝无味。伏如横弩，起如发机，窈窈冥冥，莫知元主，谓如神运髣髴焉。若，如也。髣音仿，髴音弗。

［七］八正之虚邪，谓八节之虚邪也。以从虚之乡来，袭虚而入为病，故谓之八正虚邪。

［八］正邪者，不从虚之乡来也。以中人微，故莫知其情意，莫见其形状。

［九］义备《离合真邪论》中。

［十］三部九候为候邪之门户也。守门户，故见邪形。以中人微，故莫知其情状也。

【校注】

[1]《太素》"闻"上有"以"字。以，已也。

[2]《太素》"其"作"於"。顾观光校："《灵枢·官能》篇亦作'於'。"

[3] 顾观光校："'故'即'固'字。"

[4]《太素》"形"下有"饥"字。

[5] 朝鲜活字本"牙"作"芽"。牙、芽古今字。

[6]《太素》"见"作"知"。

[7]《太素》无"上工"二字，"故曰"连下读。

[8]《素问校讹》："古钞本无'救其已败'四字。"《太素》无"救其已成救其已败"八字。

[9]《太素》"之"下有"气以"二字。

[10]《太素》"因"上有"有"字。

[11] 赵本"邪"作"其"。

帝曰：余闻补写，未得其意。岐伯曰：写必用方。方者，以气方盛也；以月方满也；以日方温也；以身方定也；以息方吸而内针，乃复候其方吸而转针，乃复候其方呼而徐引针。故曰：写必用方，其气而[1]行焉[一]。补必用员[2]。员者，行也；行者，移也[二]。刺必中其荣[3]，复以吸排针[4]也[三]。故员与方，非针也[四]。故养神者，必知形之肥瘦、荣卫血气之盛衰。血气者，人之神，不可不谨养[五]。

【原注】

[一]方，犹正也。写邪气出，则真气流行矣。

[二]行，谓宣不行之气，令必宣行。移，谓移未复之脉，俾其平复。

[三]针(人)[入][5]至血，谓之中荣。

[四]所言方员者，非谓针形，正谓行移之义也。

[五]神安则寿延，神去则形弊，故不可不谨养也。

【校注】

[1]顾观光校："'而'字文理不顺，《灵枢》作'乃'。"按：《太素》"而"亦作"乃"。而、乃古同音通用。

[2]"员"，读若"运"。针刺之前使用各种手法运行其气，使充盈也。

[3]"荣"，读若"营"，窍。《素问·骨空论篇第六十》："督脉生病，治督脉，治在骨上，甚者在齐下营。"

[4]《太素》无"排针"二字。

[5]顾本"人"作"入"，义长，据改。

帝曰：妙乎哉论也！合人形于阴阳四时，虚实之应，冥冥之期，其非夫子，孰能通之？然夫子数言形与神，何谓神[1]？何谓形[2]？愿卒闻之[一]。歧伯曰：请言形。形乎形，目冥冥[3]。问其所病[二][4]，索之于经；慧然在前，按之不[5]得，不[6]知其情。故曰形[三]。

帝曰：何谓神？歧伯曰：请言神。神乎神，耳不闻[7]；目明心开而[8]志先；慧然独悟[9]，口弗能言；俱视[10]独见，适若昏，昭然独明，若风吹云。故曰神[四]。三部九候为之原，九针之论不必存也[五]。

【原注】

[一]神，谓神智通悟。形，谓形诊可观。

[二]新校正云：按：《甲乙经》作“扪其所痛”，义亦通。

[三]外隐其无形，故目冥冥而不见。内藏其有象，故以诊而可索于经也。慧然在前，按之不得，言三部九候之中卒然逢之，不可为之期准也。《离合真邪论》曰：“在阴与阳，不可为度。从而察之，三部九候。卒然逢之，早遏其路。”此其义也。

[四]耳不闻，言神用之微密也。目明心开而志先者，言心之通如昏昧开卷，目之见如气[11]翳辟明，神虽内融[12]，志已先往矣。慧然，谓清爽也。悟，犹了达也。慧然独悟，口弗能言者，谓心中清爽而了达，口不能宣吐以写心也。俱视独见，适若昏者，叹见之异速也，言与众俱视，我忽独见，适犹若昏昧尔。既独见了，心眼昭然独能明察，若云随风卷，日丽天明，至哉神乎，妙用如是，不可得而言也。

[五]以三部九候经脉为之本原，则可通神悟之妙用，若以九针之论佥议，则其旨（推传）[惟博][13]，其知弥远矣。故曰三部九候为之原，九针之论不必存也。

【校注】

[1] 顾本“神”作“形”。

[2] 顾本“形”作“神”。

[3]《甲乙经》“冥冥”作“瞑瞑”。

[4]《太素》“病”作“痛”。

[5]《甲乙经》“不”作“弗”。

[6]《太素》“不”上有“复”字。

[7]《太素》“耳不闻”作“不耳闻”。

[8]《太素》“而”作“为”。

[9]《甲乙经》“悟”作“觉”。

[10]《太素》“视”作“见”。

[11] 顾本“气”作“氛”。

[12] 古林书堂本“融”作“驻”。

[13] 顾本“推传”作“惟博”，义长，据改。

离合真邪论篇第二十七[一]

按：本篇主要包括以下内容：人之经气盈虚盛衰、运行节律，与天地四时阴阳升降开阖相通，感受外邪之后，人之经气亦因外邪性质不同而发生改变，针刺者当合天地四时阴阳，据三部九候、寸口诊法先作出正确的诊断，然后及时施行治疗。针刺补泻之术的具体操作方法。候真气、邪气未合、已合之法及据以行针刺补泻之术。针刺之道，"以得气为故"。针刺贵在把握行针补泻之时机："方其来也，必按而止之，止而取之，无逢其冲而写之"，"其来不可逢"，"其往不可追"，"待邪之至时而发针"，"若先若后者，血气已尽，其病不可下"。论知三部九候之诊的重要性："不知三部者，阴阳不别，天地不分……刺不知三部九候病脉之处，虽有大过且至，工不能禁"，"不知三部九候，故不能久长"，强调针刺之前必须先据三部九候之诊作出或虚或实的正确诊断，然后进行施治："审扪循三部九候之盛虚而调之"，"察其左右上下相失及相减者，审其病藏以期之"。

全篇见于《太素》卷二十四《真邪补写》，又见于《甲乙经》卷十第二上。

黄帝问曰：余闻《九针》九篇，夫子乃因而九之，九九八十一篇，余尽通其意矣。经言：气之盛衰，左右倾移；以上调下，以左调右；有馀不足，补写于（荣）[荥][1]输。余[2]知之矣。此皆荣卫之倾移，虚实之所生，非邪气从外入于经也。余愿闻邪气之在经也，其病人何如？取之奈何？

岐伯对曰：夫圣人之起度数，必应于天地。故天有宿度，地有经水，人有经脉[二]。天地温和，则经水安静；天寒地冻，则经水凝（泣）[沍]；天暑地热，则经水沸溢[3]；卒风暴起，则经水波涌而陇起[三]。夫邪之入于脉也，寒则血凝（泣）[沍]，暑则气[4]淖泽，虚邪因而入客，亦如经水之得风也。经之动脉，其至也亦时陇起，其行于脉中循循然[四][5]。其至[6]寸口中手[7]也，时大时小，大则邪至，小则平。其行无常处[五]，在阴与阳，不可为度[六]。从[8]而察之，三部九候。卒然逢之，早[9]遏其路[七]。吸则内针，无令气忤；静以久留，无令邪布；吸则转针，以得气为故[10]；候呼引针，呼尽乃去。大气皆出，故命[11]曰写[八]。

【原注】

[一]新校正云：按：全元起本在第一卷，名《经合》；第二卷重出，名《真邪[12]》。

[二]宿，谓二十八宿。度，谓天之三百六十五度也。经水者，谓海水、泾[13]水、渭水、湖水、沔水、汝水、江水、淮水、漯水、河水、漳水、济水也。以其内合经脉，故名之经水焉。经脉者，谓手足三阴三阳之脉。所以言者，以内外参合，人气应通，故言之也。◎新校正云：按：《甲乙经》云："足阳明外合于海水，内属于胃；足太阳外合于泾水，内属膀胱；足少阳外合于渭水，内属于胆；足太阴外合于湖水，内属于脾；足厥阴外合于沔水，内属于肝；足少阴外合于汝水，内属于肾；手阳明外合于江水，内属于大肠；手太阳外合于淮水，内属于小肠；手少阳外合于漯水，内属于三焦；手太阴外合于河水，内属于肺；手心主外合于漳水，内属于心包；手少阴外合于济水，内属于心。"

[三]（大）[人][14]经脉亦应之。

[四]循循然，顺动貌。言随顺经脉之动息，因循呼吸之往来，但形状或异耳。"循循"，一为"輴輴"。輴，敕伦切[15]。

[五]大，谓大常平之形诊。小者，非细小之谓也，以其比大，则谓之小，若无大以比，则自是平常之经气耳[16]。然邪气者，因其阴气则入阴经，因其阳气则入阳脉，故其行无常处也。

[六]以随经脉之流运也。

[七]逢，谓逢遇。遏，谓遏绝。三部之中，九候之位，卒然逢遇，当按而止之，即而写之，径路既绝，则大邪之气无能为也。所谓写者，如下文云。

[八]按经之旨，先补真气，乃写其邪也。何以言之？下文补法：呼尽内针，静以久留。此段写法：吸则内针，又静以久留。然呼尽则次其吸，吸至则不兼呼，内针之候既同，久留之理复一，则先补之义，昭然可知。《针经》云："写曰迎之。迎之意，必持而内之，放而出之。排阳出针，疾气得泄。补曰随之。随之意，若忘[17]之，若行若（海）[悔][18]，如蚊虻止，如留如还。"则补之必（去）[久][19]留也。所以先补者，真气不足，针乃写之，则经脉不满，邪气无所排遣，故先补真气令足，后乃写出其邪矣。引，谓引出。去，谓离穴。候呼而引至其门，呼尽乃[20]离穴户，则经气审以平定，邪气无所拘[21]留，故

大邪之气随针而出也。呼，谓气出。吸，谓气入。转，谓转动也。大气，谓大邪之气，错乱阴阳者也。

【校注】

[1]《太素》“荣”作“荥”，据改。

[2]《太素》“余”下有“皆以”二字。

[3]《太素》无“溢”字。

[4]《太素》“气”下有“血”字。

[5]《太素》“循循然”下有“輑”字。輑音逡。

[6] 赵本“其至”二字互乙。

[7]《太素》无“中手”二字。

[8]《太素》、《甲乙经》“从”作“循”。

[9]《太素》“早”作“蚤”。

[10]“故”，法度。

[11]《甲乙经》“命”作“名”。

[12] 顾本“真邪”下有“论”字。

[13] 顾本“泾”作“渎”。下“泾水”同，不复出校。

[14] 顾本“大”作“人”，义长，据改。

[15] 顾本作“徐伦切”。

[16] 顾本“耳”作“尔”。

[17]“忘”，读若“妄”，放纵也。

[18] 顾本“海”作“悔”，义长，据改。

[19] 顾本“去”作“久”，义长，据改。

[20] 顾本“乃”上有“而”字。

[21] 顾本“拘”作“勾”。

帝曰：不足者补之，奈何？歧伯曰：必先扪而循之，切而散之，推而按之，弹而怒之，抓[1]而下之，通而取之，外引其门，以闭其神[一]。呼尽内针，静以久留，以气至为故[二]。如待所贵，不知日暮[三][2]。其气以[3]至，适而[4]自护[四]。候吸引针，气不得出。各在[5]其处，推阖其门，令神[6]气存。大气留止[7]，故命曰补[五]。

【原注】

[一]扪循，谓手摸。切，谓指按也。扪而循之，欲气舒缓；切而散之，使经脉宣散；推而按之，排蹙其皮也；弹而怒之，使脉气䐜满也；抓而下之，置针准也；通而取之，以常法也。外引其门，以闭其神，则推而按之者也，谓蹙按穴外之皮，令当应针之处，针已放去，则不破之皮。盖其所刺之门，门户[8]不开，则神气内守，故云以闭其神也。《调经[9]论》曰："外引其皮，令当其门户。"又曰："推阖其门，令神气存。"[10]此之谓也。◎新校正云：按：王引《调经论》文，今详非本论之文，傍见《甲乙经·针道》篇。"又曰"已下，乃当篇之文也。扪音门。抓，侧交（坎）[切][11]。

[二]呼尽内针，亦同吸也。言必以气至而为去针之故，不以息之多数而使去针也。《针经》曰："刺之而气不至，无问其数；刺之气至，去之勿复针。"此之谓也。无问息数以为迟速之约，要当以气至而针去，不当以针下气未至而针出乃更为也。

[三]谕人事于候气也。暮，晚也。

[四]适，调适也。护，慎守也。言气已平调，则当慎守，勿令改变使疾更生也。《针经》曰："经气已至，慎守勿失。"此其义也。所谓慎守，当如下说。◎新校正云：详王引《针经》之言，乃《素问·宝命全形论》篇[12]文，兼见于《针解论》耳。

[五]正言也。外门已闭，神气复存，候吸引针，大气不泄，补之为义，断可知焉。然此大气，谓大经之气流行荣卫者。

【校注】

[1]《太素》"抓"作"搔"。

[2]《太素》"暮"作"莫"。莫、暮古今字。

[3]《甲乙经》"以"作"已"。

[4]《太素》"而"作"人"，盖因唐五代西北方音故。《甲乙经》"而"作"以"。

[5]"在"，察也。

[6]《甲乙经》"神"作"真"。

[7]《太素》无"大气留止"句。

[8] 顾本“门”下无“户”字。

[9] 顾本“调经”二字误倒。

[10] 顾观光校：‘外引’二句见《灵枢·官能》篇，惟少一‘户’字耳。彼篇又云：‘盖其外门，真气乃存’，与‘又曰’以下亦相似，王氏盖误引。”

[11] 顾本“坎”作“切”，据改。

[12] 顾本无“篇”字。

帝曰：候气奈何[一]？岐伯曰：夫邪去络入于经也，舍于血脉之中[二]，其寒温未相得[1]，如涌波之起也，时来时去，故不常在[三]。故曰：方其来也，必按而止之，止而取之，无逢其冲而写之。[四]。真气者，经气也。经气大虚，故曰其来不可逢。此之谓也[五]。故曰：候邪不审，大气已过，写之则真气脱，脱则不复，邪气复至，而病益蓄[六][2]。故曰其往不可追。此之谓也[七]。不可挂以发者，待邪之至时而发针写矣[八]。若先若后者，血气已尽，其病不可[3]下[九]。故曰：知其可取如发机，不知其[4]取如扣[5]椎。故曰：知机[6]道者，不可挂以发；不知机者，扣之不发。此之谓也[十][7]。

【原注】

[一] 谓候可取之气也。

[二]《缪刺论》曰：“邪之客于形也，必先舍于皮毛；留而不去，入舍于孙脉；留而不去，入舍于络脉；留而不去，入舍于经脉。”故云去络入于经也。

[三] 以周游于十六丈二尺经脉之分，故不常在于所候之处也[8]。

[四] 冲，谓应水刻数之平气也。《灵枢经》曰：“水下一刻，人气在大阳；水下二刻，人气在少阳；水下三刻，人气在阳明；水下四刻，人气在阴分。”然气在太阳，则太阳独盛；气在少阳，则少阳独盛。夫见独盛者，便谓邪来，以针写之，则反伤真气。故下文曰。

[五] 经气应刻，乃谓为邪，工若写之，则深误也。故曰其来不可逢。

[六] 不悟其邪，反诛无罪，则真气泄脱，邪气复侵，经气大虚，故病弥蓄积。

[七] 已随经脉之流去，不可复追召使还。

[八] 言轻微而有尚且知之，况若涌波，不知其至也？

[九] 言不可取而取，失时也。◎新校正云：按：全元起本作“血气已

虚”。“尽”字当作“虚”，字[9]之误也。

[十]机者，动之微。言贵知其微也。

【校注】

[1]《太素》“未相得”作“未和”。

[2]詹本“蓄”作“畜”，《甲乙经》同。

[3]《太素》、《甲乙经》无“可”字。

[4]《太素》“其”下有“可”字。

[5]《甲乙经》“扣”作“叩”，下“扣”字同。

[6]《太素》“机”下有“之”字。

[7]顾观光校：“自‘方其来也’至此，并释《灵枢·九针十二原》之文。”

[8]顾本“在”下无“于”字，“处”下无“也”字。

[9]顾本“字”属上读，“字”下有“此字”二字。

帝曰：补写奈何？岐伯曰：此攻邪也，疾出以去盛血，而复其真气[一]，此邪新客，溶溶[1]未有定处也，推之则前，引之则止，逆而刺之[2]温[3]血也[二]，刺出其血，其病[4]立已。

【原注】

[一]视有血者乃取之。

[二]言邪之新客，未有定居，推针补之，则随补而前进，若引针致之，则随引而留止也。若不出盛血而反温之，则邪气内胜，反增其害。故下文曰。

【校注】

[1]“溶溶”，周流的样子。《太素》无“溶溶”二字。

[2]《太素》无“逆而刺之”句。

[3]“温”，读若“蕴”。

[4]《太素》“病”作“痛”。

帝曰：善。然[1]真邪以合，波陇不起，候之奈何？岐伯曰：审扪循三部九候之盛虚而调之[一]，察其左右上下相失及相减者，审其病藏以期之[二]。不知三部者，阴阳不别，天地不分。地以候地，天以候天，人以候人。调之中府，以定三部。故曰：刺不知三部九候病脉之处，虽有大过且至，工不能[2]禁也[三]。诛罚无过[3]，命曰大惑，反乱大经，真不可复。用实为虚，以邪为真[4]，用针无义，反为气贼，夺人正气。以从为逆，荣卫散乱，真气已失，邪独内著，绝人长命，予人夭[5]殃。不知三部九候，故不能久长[四]。因不知合之四时五行，因加相胜，释邪攻正，绝[6]人长命[五]。邪之新客来也，未有定处，推之则前，引之则止，逢而写之，其病立已[六]。

【原注】

[一]盛者写之，虚者补之，不盛不虚，以经取之，则其法也。

[二]气之在阴，则候其气之在于阴分而刺之；气之在阳，则候其气之在于阳分而刺之。是谓逢时。《灵枢经》曰：水下一刻，人气在大阳；水下四刻，人气在阴分也[7]。积刻不已，气亦随在，周而复始。故审其病藏，以期其气而刺之。

[三]禁，谓禁止也。然候邪之处尚未能知，（病）[岂][8]复能禁止其邪气耶！

[四]识非精辨，学未该明，且乱大经，又为气贼。动为残害，安可久乎[9]？

[五]非惟昧三部九候之为弊，若不知四时五行之气序，亦足以殒绝其生灵也。

[六]再言之者，其法必然。

【校注】

[1]《太素》无“然”字。

[2]《太素》“能”下有“得”字。

[3]《太素》“无过”作“毋罪”。

[4]《甲乙经》“真”作“正”。

[5]《素问校讹》：“元椠本‘夭’作‘天’。”道藏本、熊本、吴悌本、赵本、朝鲜活字本、朝鲜小字本、明蓝格钞本《甲乙经》并作“夭”。顾本“夭”误作“天”。

[6]《太素》“绝”上有“故”字。

[7] 见《灵枢·卫气行第七十六》。

[8] 顾本“病”作“岂”，义长，据改。

[9] “乎”，古林书堂本、元残本同。顾本“乎”误作“平”。

通评虚实论篇第二十八[一]

按：本篇主要论述虚实及诸病虚实死生之候，包括以下内容：阐明虚实之义为“邪气盛则实，精气夺则虚”。举肺虚一脏的表现与预后以例诸脏虚实。论重实、经络俱实、络虚经实、经虚络实、重虚诸证之脉象、尺候、症状及其治法、死生之分。论气寒而脉实，脉实满、手足寒、头热，脉浮而涩、涩而身有热者诸脉象、尺候死生之分。形满，乳子而病热，乳子中风热喘鸣肩息，肠澼诸证，癫疾，消瘅诸病脉象、尺候、症状及其死生之分。春、夏、秋三时治病各有所宜。治痈之法有三。治腹暴满、霍乱、痫惊诸病针刺之法。凡消瘅，仆击，偏枯，痿厥，气满发逆，隔塞闭绝、上下不通，暴厥而聋、偏塞闭不通，不从内外中风之病及跖跛诸病各有所由，治之皆当知病所由起。黄疸，暴痛，癫疾，厥，狂，五脏不平，头痛、耳鸣、九窍不利诸病皆从内而生，治之亦当知其病所由生者。

自“黄帝问曰何谓虚实”至“可以长久也”见于《太素》卷十六《虚实脉诊》；自“帝曰络气不足”至“刺阴灸阳”见于《太素》卷三十《经络虚实》；自“帝曰何谓重虚”至“冬夏则死”见于《太素》卷十六《虚实脉诊》；“脉浮而涩涩而身有热者死”见于《太素》卷三十《身度》；自“帝曰其形尽满何如”至“病久不可治”见于《太素》卷十六《虚实脉诊》；“帝曰形度骨度脉度筋度何以知其度也”见于《太素》卷三十《身度》；自“帝曰春亟治经络”至“与缨脉各二”见于《太素》卷三十《顺时》；自“掖痈大热”至“大骨之会各三”见于《太素》卷三十《刺腋痈数》；自“暴痈筋緛”至“治在经俞”见于《太素》卷三十《经俞所疗》；自“腹暴满按之不下”至“五用员利针”见于《太素》卷三十《刺腹满数》；“霍乱刺俞傍五足阳明及上傍三”见于《太素》卷三十《刺霍乱数》；自“刺痫惊脉五”至“上踝五寸刺三针”见于《太素》卷三十《刺痫惊数》；自“凡治消瘅”至“跖跛寒风湿之病也”见于《太素》卷三十《病解》；

“黄疸暴痛癫疾厥狂久逆之所生也”见于《太素》卷三十《久逆生病》；“五藏不平六府闭塞之所生也”见于《太素》卷三十《六府生病》；“头痛耳鸣九窍不利肠胃之所生也”见于《太素》卷三十《肠胃生病》。

本篇又分别见于《甲乙经》卷七第一中、卷九第七、卷十一第二、卷十一第四、卷十一第五、卷十一第六、卷十一第九下、卷十二第五、卷十二第十、卷十二第十一。《脉经》1-10-2、1-10-3、4-7-16、4-7-18、4-7-22、4-7-23、4-7-24、4-7-44、4-7-63、7-19-1、7-19-2 有与本篇相关内容。

黄帝问曰：何谓虚实？岐伯对曰：邪气盛则实，精气夺则虚[二]。

帝曰：虚实何如[三]？岐伯曰：气虚者，肺虚也；气逆者，足寒也。非其时则生，当其时则死[四]。馀藏皆如此[五]。

帝曰：何谓重实？岐伯曰：所谓重实者，言大热病气热、脉满，是谓重实。

帝曰：经、络俱实，何如？何以治之？岐伯曰：经、络皆实，是寸脉急而尺缓也，皆当[1]治之。故曰滑则从、濇则逆也[六]。夫虚实者，皆从其物类始[2]，故[3]五藏骨肉滑利，可以长久也[七]。

帝曰：络气不足、经气有馀，何如？岐伯曰：络气不足、经气有馀者，脉口[4]热而尺寒也。秋冬为逆，春夏为从。治主病者[八]。

帝曰：经虚络满，何如？岐伯曰：经虚络满者，尺热满，脉口寒濇也。此春夏死[5]，秋冬生也[九]。

帝曰：治此者奈何？岐伯曰：络满经虚，灸阴刺阳；经满络虚，刺阴灸阳[十]。

帝曰：何谓重虚[十一]？岐伯曰：脉气上[6]虚尺虚，是谓重虚[十二]。

帝曰：何以治[7]之？岐伯曰：所谓气虚者，言无常也；尺虚者，行步恇然[十三]；脉虚者，不象阴也[十四]。如此者，滑则生，濇则死也。

【原注】

[一]新校正云：按：全元起本在第四卷。

[二]夺，谓精气减少，如夺去也。

[三]言五藏虚实之大体也。

[四]非时，谓年直之前后也。当时，谓正直之年也。

[五]五藏同。

[六]脉急，谓脉口也。

[七]物之生，则滑利；物之死，则枯濇。故濇为逆，滑为从。从，谓顺也。

[八]春夏阳气高，故脉口热、尺中寒为顺也。十二经、十五络各随左右而有大过不足，工当寻其至中[8]以施针艾，故云治主病[9]者也。

[九]秋冬阳气下，故尺中热、脉口寒为顺也。

[十]以阴分主络，阳分主经故尔[10]。

[十一]此反问前重实也。

[十二]言尺寸脉俱虚。◎新校正云：按：《甲乙经》作“脉虚气虚尺虚是谓重虚”，此少一“虚”字，多一“上”字。王注言尺寸脉俱虚，则不兼气虚也。详前“热病气热脉满”为重实，此“脉虚气虚尺虚”为重虚，是脉与气俱实为重实，俱虚为重虚，不但尺寸俱虚为重虚也。

[十三]寸虚，则脉动无常[11]；尺虚，则行步恇然不足。◎新校正云：按：杨上善云：“气虚者，胃[12]中气不(定)[足][13]也。”王谓“寸虚则脉动无常”，非也。

[十四]不象太阴之候也。何以言之？气口者，脉之要会，手太阴之动也。

【校注】

[1]《太素》、《甲乙经》“当”下有“俱”字。

[2]《太素》“始”作“终始”。《甲乙经》“始”作“治”。

[3]《太素》无“故”字。

[4]《太素》无“口”字。下“脉口”同。

[5]《甲乙经》无“此”字。《太素》“死”上有“则”字，下“秋冬”同。

[6]《太素》无“上”字。

[7]《太素》“治”作“知”。

[8]顾本“中”作“应”。原本“中”下空阙一字位。

[9]顾本“病”上有“其”字。

[10]古林书堂本、元残本“尔”作“耳”。

[11]张文虎案：“经文明云‘言无常’，何得以‘脉动’解之？‘言无常’谓言语不属，正与下‘行步恇然’相对。”

[12]顾本“胃”作“膻”。

[13]《太素》卷第十六《诊候之三·虚实脉诊》“定”作“足”，义长，据改。

帝曰：寒气暴上，脉满而实，何如[一]？岐伯曰：实而滑，则生[1]；实而逆，则死[二]。

帝曰：脉实满、手足寒、头热，何如？岐伯曰：春秋则生，冬夏则死[三]。脉浮而濇，濇而身有热者，死[四]。

帝曰[2]：其形尽满，何如？岐伯曰：其[3]形尽满者，脉急大坚，尺濇而不应也[五]。如是者，从[4]则生，逆则死。

帝曰：何谓从则生、逆则死？岐伯曰：所谓从者，手足温也；所谓逆者，手足寒也。

【原注】

[一]言气热脉满，已谓重实，滑则从，濇则逆。今气寒脉满，亦可谓重实乎？其于滑濇生死逆从何如？

[二]逆，谓濇也。◎新校正云：详王氏以逆为濇，大非。古文简略，辞多互文。上言滑而下言逆，举滑则从可知，言逆则濇可见，非谓逆为濇也。

[三]大略言之：夏手足寒，非病也，是夏行冬令，夏得则冬死；冬脉实满，头热，亦非病也，是冬行夏令，冬得则夏亡。反冬夏以言之，则皆不死。春秋得之是病，故生死皆在时之孟月也。

[四]新校正云：按：《甲乙经》移续于此，旧在后“帝曰形度骨度脉度筋度何以知其度也”下，对问义不相类，王氏颇知其错简，而不知皇甫士安尝移附[5]此[6]。今去后条，移从于此。

[五]形尽满，谓四形藏尽满也。◎新校正云：按：《甲乙经》、《太素》“濇”作“满”。

【校注】

[1]《太素》“而”作“如”。下“而”字同。《甲乙经》“滑”作“滑顺”。

[2]《太素》此节在“实而滑则生，实而逆则死”句下。

[3]《太素》“其”作“举”。

[4]顾本“从”上有“故”字。

[5] 古林书堂本“附”下有“於”字。

[6] 顾本“此”下有“也”字。

帝曰：乳子[1]而病热，脉悬[2]小者，何如[一]？岐伯曰：手足温则生，寒则死[二]。

帝曰：乳子中风，热[3]，喘鸣[4]肩息者，脉[5]何如？岐伯曰：喘鸣肩息者，脉实[6]大也。缓则生，急则死[三]。

帝曰：肠澼[7]便血，何如？岐伯曰：身热则死，寒则生[四]。

帝曰：肠澼下白沫[8]，何如？岐伯曰：脉沉则生，脉浮则死[五]。

帝曰：肠澼下脓血，何如？岐伯曰：脉悬绝则死，滑大则生。

帝曰：肠澼之属[9]，身不热[10]，脉不悬绝，何如？岐伯曰：滑大者曰生，悬濇者曰死。以藏期之[六]。

帝曰：癫[11]疾何如？岐伯曰：脉搏大滑，久自已；脉小坚急，死，不治[七]。

帝曰：癫疾之脉，虚实何如？岐伯曰：虚则可治，实则死[八]。

帝曰：消瘅，虚实何如？岐伯曰：脉实大，病久，可治[12]；脉悬[13]小坚，病久，不可治[九][14]。

【原注】

[一]悬，谓如悬物之动也。

[二]新校正云：按：《太素》无“手”字，杨上善云：“足温气下，故生；(脉)[足][15]寒气不下者，逆而致死。”

[三]缓，谓如纵缓。急，谓如弦张之急，非往来之缓急也。《正理伤寒论》曰：“缓则中风。”故乳子中风，脉缓则生，急则死。

[四]热为血败，故死；寒为荣气在，故生也[16]。

[五]阴病而见阳脉，与证相反，故死。

[六]肝见，庚辛死；心见，壬癸死；肺见，丙丁死；肾见，戊己死；脾见，甲乙死。是谓以藏期之。

[七]脉小坚急为阴，阳病而见阴脉，故死不治。◎新校正云：按：巢元方云：“脉沈小急实，死，不治；小牢急，亦不可治。”

[八]以反证故。

［九］久病血气衰，脉不当实大，故不可治。◎新校正云：详经言“实大病久可治”，注意以为“不可治”。按：《甲乙经》、《太素》、全元起本并云“可治”。又按：巢元方云：“脉数大者，生；细小浮者，死。”又云：“沈小者，生；实牢大者，死。”瘅，徒丹切，劳病也[17]。

【校注】

[1]“乳”，产。顾观光校：“乳子，言产后以乳哺子之时也。故《甲乙经》以此二条入《妇人杂病》篇中，《脉经》亦云：‘妇人新生，乳子，因得热病’。”

[2] 顾观光校：“《脉经》‘悬’作‘弦’。”

[3]《太素》、《甲乙经》“热”上有“病”字，《太素》“热”下有“者”字。

[4]《甲乙经》“鸣”作“渴”。按：“渴”、“喝”、“吤”音同义通。

[5]《太素》无“脉”字。

[6]《甲乙经》“实”作“急”。

[7]《太素》“澼”作“辟”。馀“肠澼”同，不复出校。

[8] 古林书堂本、《太素》同。顾本“沫”误作“沬”。

[9]《太素》“属”作“病”。

[10] 明蓝格钞本《甲乙经》夹注：“《素问》作‘身热’”。

[11] 吴悌本“癫”作“瘨”。

[12]《〈素问校讹〉校补》：“古钞本‘病久可治’作‘病不可治’。”

[13]《甲乙经》“悬”作“悬绝”。

[14]《太素》“治”下有“死”字。

[15] 顾本“脉”作“足”，义长，据改。

[16] 顾本“生”下有“也”字。

[17] 顾本无此条音释。

帝曰：形度、骨度、脉度、筋度，何以知其度也[一]？

帝曰：春，亟[1]治经络；夏，亟治经俞；秋，亟治六府；冬，则闭塞。闭塞者，用药而少针石[2]也[二]。所谓少针石[3]者，非痈疽之谓也[三]，痈疽不得顷时回[四][4]。

痈不知所，按之不应手，乍来乍已，刺手太阴傍三痏与缨脉[5]各二[五]。

掖痈[6]大[7]热，刺足少阳五。刺[8]而热不止，刺手心主三，刺手太阴经络者大骨之会各三[六]。

暴痈筋緛[9]，随分而痛，魄汗不尽，胞气不足，治在经俞[七]。

【原注】

[一]形度，具《三备经》。筋度、脉度、骨度，并具在《灵枢经》中[10]。此问亦合在彼经篇首，错简也。一经以此问为《逆从论》首，非也。

[二]亟，犹急也。闭塞，谓气之门户闭塞也。

[三]冬月虽气门闭塞，然痈疽气烈，内作大脓，不急写之，则烂筋腐骨，故虽冬月，亦宜针石以开除之。

[四]所以痈疽之病冬月犹得用针石者何？此病顷时回转之间，过而不写，则内烂筋骨，穿通藏府。

[五]但觉似有痈疽之候，不的知发在何处，故按之不应手也。乍来乍已，言不定痛于一处也。手太阴傍，足阳明脉。谓胸[11]部气户等六穴之分也。缨脉，亦足阳明脉也，近缨之脉，故曰缨脉。缨，谓冠带也，以有左右，故云各二。痏音侑[12]。

[六]大骨会，肩也，谓肩贞穴，在肩髃后骨解间陷者中。

[七]痈若暴发，随脉所过筋怒緛急，肉分中痛，汗液渗泄如不尽，兼胞气不足者，悉可以本经脉穴俞补写之。◎新校正云：按：此二条旧散在篇中，今移使相从。

【校注】

[1]《太素》"亟"作"极"。下二"亟"同。

[2]明蓝格钞本《甲乙经》"针石"上有"用"字。

[3]《太素》、明蓝格钞本《甲乙经》"针石"上并有"用"字。

[4]"回"，徊也，彷徨犹豫。《太素》"痈疽不得顷时回"作"痈疽不得须时"。

[5]《太素》无"痏"字，"缨脉"作"婴胳"。《甲乙经》亦无"痏"字。

[6]朝鲜活字本"掖"作"腋"，《甲乙经》同。馀或同，不复出校。《太素》"痈"作"痈"。馀或同，不复出校。

[7]《〈素问校讹〉校补》："古钞本'大'作'而'。"

[8]《太素》"刺"下有"痈"字。

[9]《太素》、《甲乙经》“緛”作“濡”。

[10]《灵枢》有《脉度》、《骨度》、《经筋》，“经筋”盖即“筋度”乎？

[11]《〈素问校讹〉校补》：“古钞本、元椠本‘胃’作‘胸’。”顾本误作“胃”。

[12]顾本作“痏，荣美切”。

腹暴满，按之不下，取太阳[1]经络者胃之募也[一][2]；少阴俞，去脊椎三寸傍，五。用员利针[二]。

霍乱，刺俞傍五[三]、足阳明及上傍三[四]。

刺痫惊脉五[五]：针手[3]大阴各五，刺经太阳[4]五，刺手少阴经络傍者一[5]，足阳明一，上踝五寸刺三针[六]。

【原注】

[一]太阳，为手太阳也。手太阳[6]经络之所生，故取中脘穴，即胃之募也。《中诰》曰：“中脘，胃募也，居蔽骨与齐之[7]中，手太阳少阳足阳明脉所生。”故云经络者胃募也。◎新校正云：按：《甲乙经》云“取太阳经络血者则已”，无“胃之募也”等字。又，杨上善注云“足太阳”。其说各不同，未知孰是。

[二]谓取足少阴俞，外去脊椎三寸两傍穴各五痏也。少阴俞，谓第十四椎下两傍，肾之俞也。◎新校正云：按：《甲乙经》云：“用员利针，刺已如食顷久，立已。必视其经之过于阳者数刺之。”

[三]霍乱者，取少阴俞傍志室穴。◎新校正云：按：杨上善云：“刺主霍乱输[8]傍五取之。”

[四]足阳明，言胃俞也。取胃俞，兼取少阴俞外两傍向上第三穴，则胃仓穴也。

[五]谓阳陵泉，在膝上外陷者中也。

[六]经大阳，谓足太阳也。手大阴五，谓鱼际穴，在手大指本节后内侧散脉。经大阳五，谓承山穴，在足腨肠下分肉间陷者中也。手少阴经络傍者，谓支正穴，在腕后同身寸之五寸，骨上廉肉分间，手大阳络别走少阴者。足阳明一者，谓解溪穴，在足腕上陷者中也。上踝五寸，谓足少阳络光明穴。按：《内经明堂》、《中诰图经》悉主霍乱，各具明文。◎新校正云：按：别本注云

“悉不主霍乱”，未详所谓。又按：《甲乙经》、《大素》“刺痫惊脉五”至此为刺惊痫，王注为刺霍乱者，王注非也。

【校注】

[1] 顾本“太阳”上有“手”字。

[2] 自“腹暴满”至此，《太素》作“腹暴满，按之不下，取太阳经胳。经胳者，则人募者也。”《甲乙经》作“腹暴痛满，按之不下，取太阳经络者则已。”

[3]《甲乙经》“手”作“手足”。

[4] 明蓝格钞本《甲乙经》“刺”作“针”，“太阳”作“太阴”。

[5]《甲乙经》“手”作“手足”，《太素》、明蓝格钞本《甲乙经》“少阴”作“少阳”，《太素》“傍者一”作“者傍一寸”，下“足阳明一”作“足阳明一寸”。

[6] 顾本“手太阳”下衍“太阳”二字。

[7] 顾本“齐”下无“之”字。

[8] 古林书堂本、元残本“输”作“俞”。

凡治：消瘅、仆击、偏枯、痿厥、气满发逆，肥贵人，则高梁[1]之疾也；隔则[2]闭绝，上下不通，则暴忧之病也；暴厥而聋，偏塞闭不通，内气暴薄也；不从内，外中风之病，故（瘦）[廋]留著也[3]；跖跛，寒风湿之病也[一]。

【原注】

[一]消，谓内消。瘅，谓伏热。厥，谓气逆。高，膏也。梁，粱[4]也。跖，谓足也。夫肥者令人热中，甘者令人中满，故热气内薄，发为消渴偏枯气满逆也。逆者，谓违背常候，与平人异也。然愁忧者，气闭塞而不行，故隔塞否闭、气脉断绝、而上下不通也。气固于内，则大小便道偏不得通泄也，何者？藏府气不化，禁固而不宣散故尔[5]。外风中人，伏藏不去，则阳气内受，为热外燔，肌肉消乐[6]，故留薄肉分，消瘦而皮肤著于筋骨也。湿胜于足，则筋不利；寒胜于足，则挛急。风湿寒胜，则卫气结聚；卫气结聚则肉痛，故足跛而不可履也。跖，之石切。

【校注】

[1] 潘本“梁”作“粱”,《太素》、《甲乙经》“高梁”作“膏粱”。

[2] 顾本“则”作“塞”。

[3] “庾”，据文意改。俗书疒、广相乱。按：自“隔塞闭绝，上下不通”至“故瘦留著也”,《太素》作“鬲塞闭绝，上下不通，暴忧之病。暴厥而聋不通，偏塞也，闭内＝不通，风也，内留著也。”

[4] 顾本“梁”下有“字”字。

[5] 顾本“尔”下有“也”字。

[6] 顾本“乐”作“烁”。“乐”、“烁”声同通用。

黄帝曰：黄（疸）[疸][1]、暴痛[2]、癫疾、厥、狂[3]，久逆之所生也；五藏不平，六府闭塞之所生也；头痛、耳鸣、九窍不利，肠胃之所生也[一]。

【原注】

[一]足之三阳从头走足，然久厥逆而不下行，则气怫积于上焦，故为黄疸、暴痛、癫狂气逆矣。食饮失宜，吐利过节，故六府闭塞，而令五藏之气不和平也。肠胃否塞，则气不顺序；气不顺序，则上下中外互相胜负，故头痛耳鸣，九窍不利也。

【校注】

[1] 顾本“疽”作“疸”，据改。

[1]《甲乙经》“痛”作“病”。

[2]《甲乙经》“癫疾厥”作“厥癫疾狂”。

太阴阳明论篇第二十九[一]

按：本篇包括以下内容：足太阴脾与足阳明胃为表里。阴阳异位，性质不同，其经脉起止、为病性质及所伤部位、临床表现各不相同，各具特点：“阳者，天气也，主外”，“阴者，地气也，主内”；“阳道实”，“阴道虚”；“犯贼风虚邪者，阳受之”，“阳受之，则入六府”，“入六府，则身热，不时卧，上为喘呼”；“食饮不节，起居不时者，阴受之”，“阴受之，则入五藏”，“入五藏，则䐜满闭塞，下为飧泄，久为肠澼”；“阳受风气”，“阴受湿气”；“阳气从手上行至头，而下行至足”，“阴气从足上行至头，而下行循臂至指端”；“阳病者，上行极而下”，“阴病者，下行极而上”；“伤于风者，上先受之”，“伤于湿者，下先受之”。论“脾病而四支不用”。论“脾不主时”。“脾与胃以膜相连”，能“为胃行其津液”、“行气于三阴”，“藏府各因其经而受气于阳明”；足阳明胃为“五藏六府之海”，“亦为之行气于三阳”。

全篇见于《太素》卷六《藏府气液》，又分别见于《甲乙经》卷七第一上、卷九第六。

黄帝问曰：太阴阳明为表里，脾胃脉也，生病而异者，何也[二]？岐伯对曰：阴阳异位，更虚更实，更逆更从，或从内，或从外，所从不同，故病异名也[三]。

帝曰：愿闻其异状也。岐伯曰：阳者，天气也，主外；阴者，地气也，主内[四]。故阳道实，阴道虚[五]。故犯贼风虚邪者，阳受之；食饮不节，起居不时者，阴受之[六]。阳受之，则入六府；阴受之，则入五藏。入六府，则身热，不时卧[1]，上为喘呼；入五藏，则䐜满闭塞，下为飧泄，久为肠澼[七]。故喉主天气，咽主地气。故阳受风气，阴受湿气[八]。故阴气从足上行至头，而下行[2]循臂至指端；阳气从手上行至头，而下行至足[九]。故曰：阳病者，上行极而下；阴病者，下行极而上[十]。故伤于风者，上先受之；伤于湿者，下先受之[十一]。

【原注】

[一]新校正云：按：全元起本在第四卷。

[二]脾胃藏府皆合于土，病生而异，故问不同。

[三]脾藏为阴，胃府为阳。阳脉下行，阴脉上行。阳脉从外，阴脉从内。故言所从不同，病异名也。◎新校正云：按：杨上善云：“春夏阳明为实，太阴为虚；秋冬太阴为实，阳明为虚。即更实更虚也。春夏太阴为逆，阳明为从；秋冬阳明为逆，太阴为从。即更逆更从也。”

[四]是所谓阴阳异位也。

[五]是所谓更实更虚也。

[六]是所谓或从内或从外也。

[七]是所谓所从不同，病异名也。

[八]同气相求尔。

[九]是所谓更逆更从也。《灵枢经》曰："手之三阴，从藏走手；手之三阳，从手走头；足之三阳，从头走足；足之三阴，从足走腹。"[3]所行而异，故更逆更从也。

[十]此言其大凡尔。然足少阴脉下行，则不同诸阴之气也。

[十一]阳气炎上，故受风。阴气润下，故受湿。盖同气相合故[4]尔。

【校注】

[1]《甲乙经》"不时卧"作"不得眠"，明蓝格钞本《甲乙经》作"不时眠"。

[2]《太素》无"行"字。下"下行"同，不复出校。

[3]见《灵枢·逆顺肥瘦第三十八》。

[4]顾本"合"下无"故"字。

帝曰：脾病而四支不用，何也？歧伯曰：四支皆禀气于胃，而不得至经[一]，必因于脾，乃得禀也[二]。今脾病不能为胃行其精[1]液，四支不得禀水谷气，[气][2]日以衰，脉道不利[3]，筋骨肌肉皆无气以生，故不用焉。

【原注】

[一]新校正云：按：《太素》"至经"作"径至"。杨上善云："胃以水谷资四支，不能径至四支，要因于脾得水谷津液[4]营卫于四支。"

[二]脾气布化水谷精液，四支乃得[5]以禀受也。

【校注】

[1]古林书堂本、元残本、熊本、吴悌本、赵本、詹本、朝鲜活字本、朝鲜小字本"津"作"精"。顾本"精"作"津"。

[2]顾本"日"上有"气"字。此盖夺去重文符，据补。

[3]《甲乙经》"利"作"通"。

[4] 顾本“液”作“腋”。

[5] 古林书堂本、元残本“得”作“可”。

帝曰：脾不主时，何也[一]？岐伯曰：脾者，土也，治中央[1]，常以四时长四藏，各十八日寄治，不得独主于时也。脾藏[2]者，常著胃[3]土之精也。土者，生万物而法天地，故上下至头足，不得主时也[二]。

【原注】

[一]肝主春，心主夏，肺主秋，肾主冬，四藏皆有正应，而脾无正主也。

[二]治，主也。著，谓常约著于胃也。土气于四时之中各于季终寄王十八日，则五行之气各王七十二日，以终一岁之日矣。外主四季，则在人内应于手足也。

【校注】

[1]《甲乙经》“治中央”作“土者中央”。

[2]《甲乙经》无“藏”字。

[3]《太素》无“胃”字。

帝曰：脾与胃[1]以膜相连耳[一]，而能为之行其[2]津液，何也？岐伯曰：足太阴者，三阴也，其脉贯胃属脾络嗌，故太阴为之行气于三阴；阳明者，表也[二]，五藏六府之海也，亦为之行气于三阳。藏府各因其经而受气于阳明，故为胃行其[3]津液。四支不得禀水谷[4]气，日以益[5]衰，阴道不利，筋骨肌肉无[6]气以生，故不用焉[三]。

【原注】

[一]新校正云：按：《太素》作“以募相逆”。杨上善云：“脾阴胃阳，脾内胃外，其位各异，故相逆也。”

[二]胃是脾之表也。

[三]又复[7]明脾主四支之义也。

【校注】

[1]《太素》"胃"下有"也"字。《甲乙经》"膜"作"募"。

[2]《甲乙经》无"其"字。

[3]《甲乙经》无"其"字。

[4]《太素》"水谷"下有"之"字。

[5]《甲乙经》"日"上重"气"，无"益"字。

[6]《太素》"无"作"皆毋"二字。

[7] 古林书堂本、元残本、道藏本"复"作"覆"。

阳明脉解[1]篇第三十[一]

按：本篇包括以下内容：足阳明脉之病状及各种病状发生原由。阳明脉的生理特点："阳明者，胃脉也"。"阳明主肉"，"血气盛"。"四支者，诸阳之本"。

全篇见于《太素》卷八《阳明脉病》，又见于《甲乙经》卷七第二。

黄帝问曰：足阳明之脉病，恶人与火，闻木音则惕然而惊[2]。鐘[3]鼓不为动，闻木音而惊，何也？愿闻其故[二]。岐伯对曰：阳明者，胃脉也；胃者，土也。故[4]闻木音而惊者，土恶木也[三]。

帝曰：善。其恶火何也？岐伯曰：阳明主肉，其脉[四][5]血气[6]盛，邪客之则热，热甚则恶火。帝曰：其恶人何也？岐伯曰：阳明厥，则喘而惋，惋[7]则恶人[五]。

【原注】

[一]新校正云：按：全元起本在第三卷。

[二]前篇言入六府则身热，不时卧，上为喘呼，然阳明者，胃脉也，今病不如前篇之旨，而反闻木音而惊，故问其异也。

[三]阴阳书曰：木克土。故土恶木也。

[四]新校正云：按：《甲乙经》"脉"作"肌"。

[五]惋热内郁，故恶人烦[8]。◎新校正云：按：《脉解》云："欲独闭户牖而处，何也？阴阳相搏，阳尽阴盛，故独闭户牖而处。"惋，乌贯切。

【校注】

[1]《素问校讹》："古钞本'解'下有'论'字。"

[2]《甲乙经》"闻木音则惕然而惊"下有"欲闭户牖而处"六字。

[3]熊本、吴悌本、赵本、朝鲜活字本、朝鲜小字本、《太素》"鐘"作"锺"。

[4]《甲乙经》无"故"字。

[5]《太素》、《甲乙经》无"脉"字，明蓝格钞本《甲乙经》"脉"作"肌"字。

[6]《太素》无"气"字。

[7]《太素》"惋"作"悗"，《甲乙经》作"闷"。

[8]顾本"烦"作"耳"。

帝曰：或喘而死者，或喘而生者，何也？岐伯曰：厥逆连藏则死，连经则生[一]。

【原注】

[一]经，谓经脉。藏，谓五神藏。所以连藏则死者，神去故也。

帝曰：善。病[1]甚则弃衣而走，登高而歌，或至不食数日，踰垣上屋，所上之处，皆非其素所能也，病反能者，何也[一]？岐伯曰[二]：四支者，诸阳之本也。阳[2]盛则四支实，实则能登高也[三]。

帝曰：其弃衣而走者，何也[四]？岐伯曰：热盛于身，故弃衣欲[3]走也。

帝曰：其妄言[4]骂詈不避亲疏而歌者，何也？岐伯曰：阳盛，则使人妄言骂詈不避亲疏而不欲食[5]；不欲食，故妄走也[五][6]。

【原注】

[一]素，本也。踰垣，谓蓦墙也。怪其稍异于常。踰音予[7]。

[二]◎新校正云：按《脉解》云："阴阳争而外并于阳"。[8]

[三]阳受气于四支，故四支为诸阳之本也。

[四]弃，不用也。

[五]足阳明胃脉下鬲[9]属胃络脾，足太阴脾脉入腹属脾络胃，上鬲侠咽，连舌本，散舌下。故病如是。

【校注】

[1]《太素》"病"上有"阳明"二字。

[2]《太素》、《甲乙经》"阳"作"邪"。

[3]《太素》"欲"作"而"。

[4]《太素》无"言"字。

[5]《太素》无"妄言骂詈不避亲疏而不欲食"十二字。

[6]《太素》"妄走也"作"妄言"，《甲乙经》无"而不欲食不欲食故妄走也"十一字。

[7] 顾本作"踰音于"。

[8] 古林书堂本、元残本同。顾本上十六字在下条"阳受气于四支，故四支为诸阳之本也"后。

[9] 顾本"鬲"作"隔"。下"上鬲"之"鬲"同。

新刊黄帝内经素问卷第八

新刊黄帝内经素问卷[1]九

启玄子次注林亿孙奇高保衡等奉敕校正孙兆重改误

热论　刺热论[2]　评热病论　逆调论

热论篇第三十一[一]

按：本篇主要论述热病的病理与治法，包括以下内容：热病性质："今夫热病者，皆伤寒之类也"。伤寒起于"巨阳"，依次传入阳明、少阳、太阴、少阴、厥阴。六经病证临床特点及病理、预后。六经病证治法："各通其藏脉"；"其未满三日者，可汗而已"；"其满三日者，可泄而已"。热病愈后复发、迁延不愈的原因及治法、禁忌。论"两感于寒"之脉应、病形。"凡病伤寒而成温者：先夏至日者为病温，后夏至日者为病暑"，"暑当与汗皆出，勿止"。

自"黄帝问曰今夫热病者"至"三日其气乃尽故死矣"见于《太素》卷二十五《热病决》；自"凡病伤寒而成温者"至"皆出勿止"见于《太素》卷三十《温暑病》。

本篇又见于《甲乙经》卷七第一上。《伤寒论》卷第二《伤寒例第三》所引《阴阳大论》有与本篇相关内容。

黄帝问曰：今夫热病者，皆伤寒之类也。或愈或死，其死皆以六七日[3]之间，其愈皆以十日已[4]上者，何也？不知其解，愿闻其故[二]。歧伯对曰：巨[5]阳者，诸阳之属也[三]，其脉连[6]于风府[四]，故为诸阳主气也[五]。人之伤于寒也，则为病热，热虽甚，不死[六]；其两感于寒而病者，必不免于死[七]。

【原注】

［一］新校正云：按：全元起本在第五卷。

［二］寒者，冬气也。冬时严寒，万类深藏，君子固密，不伤于寒，触冒之者，乃名伤寒。其伤于四时之气者[7]，皆能为病，以伤寒为毒者，最乘杀厉之气。中而即病，名曰伤寒；不即病者，寒毒藏于肌肤，至夏至前变为温病，夏至后变为热病。然其发起皆为伤寒致之，故曰热病者，皆伤寒之类也。◎新校正云：按：《伤寒论》云："至春，变为温病；至夏，变为暑病。"与王注异。王注本《素问》为说，《伤寒论》本《阴阳大论》为说，故此不同。

［三］巨，大也。大阳之气，经络气血荣卫于身，故诸阳气皆所宗属。

［四］风府，穴名也，在项上入发际同身寸之一寸宛宛中是。

［五］足太阳[8]脉浮气之在头中者凡五行，故统主诸阳之气。

［六］寒毒薄[9]于肌肤，阳气不得散发而内怫[10]结，故伤寒者反为病热。

［七］藏府相应而俱受寒，谓之两感。

【校注】

[1] 顾本"卷"下有"第"字。以下卷九、卷十五至卷二十、卷二十三至卷二十四同，不复出校。

[2] 顾本"论"作"篇"。

[3]《太素》"六七日"上有"病"字。

[4] 顾本"已"作"以"。

[5]《甲乙经》"巨"作"太"。

[6] 吴勉学本"连"作"达"。

[7] 顾本"气"下无"者"字。

[8]"阳"、古林书堂本、元残本同。顾本"阳"误作"阴"。

[9]《〈素问校讹〉校补》："古钞本'薄'作'藏'。"

[10] 元残本"怫"作"佛"。

帝曰：愿闻其状[一]。

岐伯曰：伤寒：一日，巨阳受之[二]，故头项痛，腰脊强[三]。二日，阳明受之[四]。阳明主肉，其脉侠鼻络于目，故身热目疼[1]而鼻干、不得卧也[五]。

三日，少阳受之。少阳主胆[六]，其脉循胁，络于耳，故胸胁痛而耳聋。三阳经、络皆受其[2]病，而未入于藏者，故可汗而已[七]。四日，大阴受之[八]。太阴脉布胃中，络于嗌，故腹满而嗌干。五日，少阴受之。少阴脉贯肾，络于肺，系舌本，故口燥[3]舌干而渴。六日，厥阴受之[4]。厥阴脉循阴器而络于肝，故烦满而囊缩。三阴三阳五藏六府皆受[5]病，荣卫不行，五藏[6]不通，则死矣[九]。

其不两感于寒者：七日，巨[7]阳病衰，头痛少愈[十]。八日，阳明病衰，身热少愈。九日，少阳病衰，耳聋微闻。十日，大阴病衰，腹减[8]如故，则思饮食[9]。十一日，少阴病衰，渴止，不满，舌干已而嚏[10]。十二日，厥阴病衰[11]，囊纵[12]，少腹微下，大气皆去，病日已矣[十一]。

【原注】

[一]谓非两感者之形证。

[二]三阳之气，大阳脉浮。脉浮者，外在于皮毛。故伤寒一日，太阳先受之。

[三]上文云其脉连于风府，略言也。细而言之者：足大阳脉从巅入络脑，还出别下项，循肩髆内侠脊抵[13]腰中。故头项痛，腰脊强。◎新校正云：按：《甲乙经》及《太素》作“头项[14]腰脊皆强[15]。

[四]以阳感热，同气相求，故自太阳入阳明也。

[五]身热者，以肉受邪。胃中热烦，故不得卧。馀随脉络之所生也。

[六]新校正云：按：全元起本“胆”作“骨”，元起注云：“少阳者，肝之表。肝候筋，筋会于骨，是少阳之气所荣，故言主于骨。”《甲乙经》、《太素》等并作“骨”[16]。

[七]以病在表，故可汗也。◎新校正云：按：全元起本[17]“藏”作“府”，元起注云：“伤寒之病，始入[18]皮肤之腠理，渐胜于诸阳，而未入府，故须汗发其寒热而散之。”《大素》亦作“府”[19]。

[八]阳极而阴受也。

[九]死，犹澌也，言精气皆澌也。是以[20]其死皆病六七日间者，此[21]也。澌，息次切[22]。

[十]邪气渐退，经气渐和，故少愈。

[十一]大气，谓大邪之气也。是故其愈皆病十日已上者，以此也。

【校注】

[1]《太素》无“目疼”二字。

[2]《太素》、《甲乙经》无“其”字。

[3]《太素》“燥”作“热”。

[4]《太素》“受之”作“受病”。

[5]《太素》无“受”字。

[6]《太素》“五藏”作“府藏”。

[7]《甲乙经》“巨”作“太”。

[8]《太素》无“减”字。

[9]《太素》“思饮食”作“思食饮欲食”。

[10]《太素》“嚏”作“欬”。《甲乙经》“已而”作“乃已”，无“嚏”字。

[11]《太素》“病衰”作“病愈”。

[12]《太素》“纵”作“从”。

[13] 原本“抵”字误作从“手”从“目”，顾本作“抵”，据录正。

[14] 顾本“头项”下有“与”字。

[15]《太素》“头项痛腰脊强”作“头项腰脊皆痛”。顾本“强”作“痛”。

[16] 顾观光校：“以上文‘阳明主肉’证之，‘骨’字是也。”

[17] 顾本“本”作“云”。

[18] 顾本“入”下有“于”字。

[19]《太素》“而未入于藏者”作“而未入通于府也”。

[20] 顾本“是以”作“是故”。

[21] 顾本“此”上有“以”字。

[22] 顾本无此条音切。

帝曰：治之奈何？岐伯曰：治之：各通其藏脉，病日衰已矣。其未满三日者，可汗而已；其满三日者，可泄而已[一]。

【原注】

[一]此言表里之大体也。《正理伤寒论》曰：“脉大浮数，病为在表，可发其汗；脉细沈数，病为在[1]里，可下之。”由此，则虽日过多，但有表证，

而脉大浮数，犹宜发汗；日数虽少，即有里证，而脉细沉[2]数，犹宜下之。正应随脉证以汗下之。

【校注】

[1] 顾本“在”上无“为”字。

[2] 顾本“沉细”作“沈细”。

帝曰：热病已愈，时有所遗者，何也[一]？岐伯曰：诸遗者，热甚而强食之，故有所遗也。若[1]此者，皆病已衰而热有所藏，因其谷气相薄，两热相合，故有所遗也。

帝曰：善。治遗奈何？岐伯曰：视其虚实，调其逆从，可使必已[2]矣[二]。

帝曰：病热当何禁之？岐伯曰：病热少愈，食肉则复，多食则遗。此其禁也[三]。

【原注】

[一] 邪气衰去不尽，如遗之在人也。

[二] 审其虚实而补写之，则必已。

[三] 是所谓戒食劳也。热虽少愈，犹未尽除，脾胃气虚，故未能消化；肉坚食驻，故热复生。复，谓复旧病也。

【校注】

[1]《太素》无“若”字。

[2]《甲乙经》“必已”作“立已”。

帝曰：其病[1]两感于寒者，其脉应与其病形何如[2]？岐伯曰：两[3]感于寒者：病一日，则巨[4]阳与少阴俱病，则头痛口干而烦满[一]。二日，则阳明与大阴俱病，则腹满身热，不欲[二][5]食，谵言[6]。三日，则少阳与厥阴俱病，则耳聋囊缩而厥，水浆不入，不知人，六日死[三]。

【原注】

[一] 新校正云：按：《伤寒论》云“烦满而渴”。

［二］谵言，谓妄谬而不次也。◎新校正云：按：杨上善云“多言也”。谵，之阎切[7]。

［三］巨阳与少阴为表里，阳明与（人）［太］[8]阴为表里，少阳与厥阴为表里，故两感寒气，同受其邪。

【校注】

[1]《太素》无“病”字。

[2]《太素》“何如”作“如何”。

[3]《甲乙经》“两”上有“其病”二字，明蓝格钞本《甲乙经》“两”上有“其”字。

[4]《甲乙经》“巨”作“太”。

[5]《太素》无“欲”字。

[6]《甲乙经》“言”作“语”。

[7] 顾本“之阎切”下有“多言也”三字。

[8] 顾本“人”作“太”，义长，据改。

帝曰：五藏已伤，六府不通，荣卫不行，如是之[1]后三日乃死，何也？歧伯曰：阳明者，十二经脉[2]之长也，其血气盛，故不知人三日其气乃尽，故死矣[一]。

【原注】

［一］以上承气海，故三日气尽乃死。

【校注】

[1]《甲乙经》无“之”字。

[2]《太素》无“脉”字。

凡病伤寒而成温者：先夏至日者，为病温；后夏至日者，为病暑。暑[1]当与汗皆[2]出，勿止[一]。

【原注】

[一]此以热多少盛衰而为义也。阳热未盛，为寒所制，故为病曰温；阳热大盛，寒不能制，故为病曰暑。然暑病者，当与汗之令愈，勿反止之，令其甚也。◎新校正云：按："凡病伤寒"已下，全元起本在《奇病论》中，王氏移于此。杨上善云："冬伤于寒轻者，夏至以前发为温病；冬伤于寒甚者，夏至以后发为暑病。"

【校注】

[1]《太素》"暑"上有"病"字。

[2]"皆"，偕；同时。

刺热篇第三十二[一]

按：本篇主要论述五脏热病及其刺法，包括以下内容：热病按五脏分为五类。肝热病、心热病、脾热病、肺热病、肾热病各自的临床表现、预后及治疗方法。热病之治未病法："病虽未发，见赤色者，刺之"。诸治热病之法："诸治热病，以饮之寒水，乃刺之，必寒衣之，居止寒处，身寒而止也"。热病始现之症与分经治疗之法及预后。望诊面色变化可以诊断热病所发之经。治热病之气穴。诊面色可以知腹中之病。

自"肝热病者小便先黄"至"病甚者为五十九刺"见于《太素》卷二十五《五藏热病》；自"热病始手臂痛者"至"刺项太阳而汗出止"见于《太素》卷二十五《五藏热病》、卷二十六《寒热杂说》；"热病始于足胫者刺足阳明而汗出止"见于《太素》卷二十六《寒热杂说》；自"热病先身重骨痛"至"颊上者鬲上也"见于《太素》卷二十五《五藏热病》。

本篇又分别见于《甲乙经》卷七第一上、卷七第一中。《脉经》7-13-24至7-13-29、7-20-1有与本篇相关内容。

肝热病者，小便先黄，腹痛，多卧，身热[二]。热争，则狂言及惊，胁满[1]

痛，手足躁，不得[2]安卧[三]。庚辛甚。甲乙大汗。气逆，则庚辛死[四]。刺足[3]厥阴、少阳[五]。其逆，则[4]头痛员员，脉引冲头[5]也[六]。

【原注】

[一]新校正云：按：全元起本在第五卷。

[二]肝之脉环阴器，抵少腹而上，故小便不通，先黄，腹痛，多卧也。寒薄生热，身故热焉。

[三]经络虽已受热，而神藏犹未纳邪，邪正相薄，故云争也。馀争同之。又，肝之脉从少腹上侠胃，贯鬲布胁肋，循喉咙之后，络舌本，故狂言、胁满痛也。肝性静而主惊骇，故病则惊、手足躁扰、卧不得安。

[四]肝主木，庚辛为金，金克木，故甚、死于庚辛也。甲乙为木，故大汗于甲乙。

[五]厥阴，肝脉。少阳，胆脉。

[六]肝之脉自舌本循喉咙之后上出额，与督脉会于巅，故头痛员员然，脉引冲于头中也。员员，谓似急也。

【校注】

[1]《太素》无“满”字。

[2]《太素》无“得”字。

[3]《太素》“足”作“手足”。

[4]《太素》无“逆则”二字。

[5]《甲乙经》“头”下有“痛”字。

心热病者，先不乐，数日乃热[一]。热争，则卒心痛[1]，烦闷[2]，善呕，头痛，面赤，无汗[二]，壬癸[3]甚。丙丁大汗。气逆，则壬癸死[三]。刺手少阴、大阳[四]。

【原注】

[一]夫所以任治于物者谓心。病气入于经络，则神不安治，故先不乐，数日乃热也。

[二]心手少阴脉起于心中；其支别者，从心系上侠咽。小肠之脉直行者

循咽下鬲抵胃；其支别者，从缺盆循颈上颊至目外眦。故卒心痛、烦闷、善呕、头痛、面赤也。心在液为汗，今病热，故无汗以出。◎新校正云：按：《甲乙经》"外眦"作"兑眦"，王注《厥论》亦作"兑眦"。"外"当作"兑"。

［三］心主火，壬癸为水，水灭火，故甚、死于壬癸也。丙丁为火，故大汗于丙丁。气逆之证，经阙其文[4]。

［四］少阴，心脉。大阳，小肠脉。

【校注】

[1]《甲乙经》"卒心痛"作"心"一字，连下读。

[2]《太素》"闷"作上"免"下"心"形，为"悗"之异构。"懑"、"悗"、"闷"同，与"满"同源通用。经籍通作"满"。

[3]《太素》"壬癸"上有"至"字。

[4]古林书堂本、元残本"文"下有"也"字。

脾热病者，先头重，颊[1]痛，烦心[2]，颜青，欲呕[3]，身热[一]。热争，则腰痛不可[4]用俯仰[5]，腹满，泄，两[6]颔[7]痛[二]，甲乙甚。戊己大汗。气逆，则甲乙死[三]。刺足大阴、阳明[四]。

【原注】

［一］胃之脉起于鼻，交頞中，下循鼻外入（主）［上］[8]齿中，还出侠口环唇，下交承浆，却循颐后下廉出大迎，循颊车上耳前，过客主人，循发际至额颅，故先头重、颊痛、颜青也。脾之脉支别者复从胃别上鬲，注心中；其直行者，上鬲侠咽，故烦心、欲呕而身热也。◎新校正云：按：《甲乙经》、《大素》云："脾热病[9]，先头重、（烦）［颜］[10]痛。"无"颜青"二字也。

［二］胃之脉支别者起胃下口，循腹里，下至气街中而合，以下髀。气街者，腰之前，故腰痛也。脾之脉入腹属脾络胃。又，胃之脉自交承浆[11]，却循颐后下廉出大迎，循颊车，故腹满、泄而两颔痛。颔，胡感切。

［三］脾主土，甲乙为木，木伐土，故甚、死于甲乙也。戊己为土，故大汗于戊己。气逆之证，经所未论。

［四］大阴，脾脉。阳明，胃脉。◎新校正云：按：《甲乙经·热病下》篇云："病先头重、颜[12]痛、烦心、身热。热争，则腰痛不可用俯仰，腹满，两

颔痛（其）[甚][13]，暴泄，善饥而不欲食，善噫，热中，足清，腹胀，食不化，善呕，泄有脓血，苦呕无所出。先取三里，后取太白、章门。”

【校注】

[1]《太素》“频”作“颜”。

[2]《太素》“烦心”作“心烦”。

[3]《太素》“呕”作“欧”。馀或同，不复出校。

[4]《太素》无“可”字。

[5]《太素》无“俯仰”二字。

[6]《太素》“两”作“而”。

[7]《甲乙经》夹注：“一本作额”。

[8]顾本“主”作“上”，义长，据改。

[9]古林书堂本、元残本无“者”字。顾本“病”下有“者”字。

[10]仁和寺本《太素》“烦”作“颜”，顾本同《太素》，据改。古林书堂本、元残本作“频”。

[11]《〈素问校讹〉校补》：“‘交承浆’，古钞本作‘交颐下’。”

[12]《素问校讹》：“元椠本‘颜’作‘频’，周本同。”元残本同。

[13]顾观光校：“‘其’字误，当依《甲乙经》作‘甚’。”据改。

肺热病者，先淅[1]然厥[2]，起毫[3]毛，恶风寒[4]，舌上黄，身热[一]。热争，则喘咳，痛[5]走胸膺背，不得大息，头痛不堪[6]，汗出而寒[二]。丙丁甚。庚辛大汗。气逆，则丙丁死[三]，刺手大阴、阳明，出血如大豆，立已[四]。

【原注】

[一]肺主皮肤，外养于毛，故热中之，则先淅然恶风寒，起毫毛也。肺之脉起于中焦，下络大肠，还循胃口，今肺热入胃，胃热上升，故舌上黄而身热。

[二]肺居鬲上，气主胸膺，复在变动为咳，又藏气而主呼吸，背复为胸中之府，故喘咳、痛走胸膺背、不得息[7]也。肺之络脉上会耳中，今热气上熏，故头痛不堪、汗出而寒。

[三]肺主金，丙丁为火，火烁金，故甚、死于丙丁也。庚辛为金，故大

汗于庚辛也。气逆之证，经阙（木）[未][8]书。

[四]大阴，肺脉。阳明，大肠脉。当视其络脉盛者，乃刺而出之。

【校注】

[1]《甲乙经》“淅”作“凄凄”。

[2]《太素》无“厥”字。

[3]《太素》无“毫”字，《甲乙经》“毫”作“皮”。

[4]《太素》无“寒”字。

[5]《太素》“痛”作“痹”。

[6]《太素》“堪”作“甚”，注：“有本为堪”。《甲乙经》亦作“甚”。

[7]顾本“息”上有“大”字。

[8]顾本“木”作“未”，义长，据改。

肾热病者，先腰痛，䯒痠，苦渴，数饮，身热[一]。热争，则项痛而强，䯒寒且痠，足下热，不欲言[二]。其逆，则[1]项痛员员[2]澹澹[3]然[三][4]。戊己甚。壬癸大汗。气逆，则戊己死[四]。刺足少阴、大阳[五]。

【原注】

[一]膀胱之脉从肩髆内侠脊抵腰中。又，腰为肾之府。故先腰痛也。又，肾之脉自循内踝之后，上腨内，出胭内廉；又，直行者，从肾上贯肝鬲，入肺中，循喉咙，侠舌本。故䯒痠、苦渴、数饮、身热。痠音酸。䯒，户当反[5]。

[二]膀胱之脉从脑出（则）[别][6]下项；又，肾之脉起于小指之下，斜趋[7]足心，出于然骨之下，循内踝之后，别入跟中，以上䯒内；又，其直行者从肾上贯肝鬲，入肺中，循喉咙，侠舌本。故项痛而强、䯒寒且痠、足下热、不欲言也。◎新校正云：按：《甲乙经》“然骨”作“然谷”。跟音根。

[三]肾之筋循脊[8]内，侠膂上至项，结于枕骨，与膀胱之筋合。膀胱之脉又并下于项。故项痛员员然也。澹澹，为似欲不定也。

[四]肾主水，戊己为土，土刑水，故甚、死于戊己也。壬癸为水，故大汗于壬癸[9]。

[五]少阴，肾脉。大阳，膀胱脉。

【校注】

[1]《太素》无“逆则”二字。

[2]《太素》“员员”作“贞贞”。据改。

[3]“澹澹”与“沉沉”音同义通。“沉沉”与“几几”同义，本指威严的样子。威严往往身体挺得笔直，所以中医用来形容身体某些部位强直的样子。贞贞、澹澹、沉沉、几几声转义通。说详《校补》。

[4]《太素》无“然”字。

[5]顾本无此条音切。

[6]顾本则作“别”，义长，据改。

[7]古林书堂本、元残本“趋”作“趍”。

[8]顾观光校：“‘脊’、‘膂’二字当依《甲乙经》互易。”

[9]顾本“癸”下有“也”字。

诸[1]汗者，至其所胜日汗出也[一][2]。

【原注】

[一]气王日为所胜。王则胜邪，故各当其王日汗。

【校注】

[1]《甲乙经》“诸”下有“当”字。

[2]《太素》无“诸汗者至其所胜日汗出也”十一字，《甲乙经》“汗出也”作“汗甚”二字。

肝热病者，左颊先赤[一]；心热病者，颜[1]先赤[二]；脾热病者，鼻先赤[三]；肺热病者，右颊先赤[四]；肾热病者，颐先赤[五]。病虽未发，见[2]赤色者，刺之，名曰治未病[六]。热病从部所起者，至期而已[七]。

【原注】

[一]肝气合木，木气应春。南面正理之，则其左[3]也。

[二]心气合火，火气炎上。指象明候，故候于颜。颜，额也。

[三]脾气合土，土王于中。鼻处面中，故占鼻也。

[四]肺气合金，金气应秋。南面正理之，则其右颊也。

[五]肾气合水，水惟润下。指象明候，故候于颐也。

[六](垩)[圣][4]人不治已病治未病，不治已乱治未乱，此之谓也。

[七]期，为大汗日也。如肝甲乙，心丙丁，脾戊己，肺庚辛，肾壬癸，是为期日也。

【校注】

[1]《甲乙经》"颜"作"颜颔"，明蓝格钞本《甲乙经》作"颜颐"。

[2]《太素》"见"下有"其"字。

[3]顾本"左"下有"颊"字。

[4]顾本"垩"作"圣"，义长，据改。

其刺之反者，三周而已[一]。重逆则死[二]。

诸当汗[1]者，至其[2]所胜日汗大出也[三]。

诸治热病，以[3]饮之寒水，乃刺之，必寒衣之，居止[4]寒处，身寒而止也[四]。

热病，先胸胁痛[5]，手足躁，刺足少阳，补足大阴[五][6]。病甚者，为五十九刺[六]。

热病，始手臂痛者，刺[7]手阳明、大阴，而汗出，止[七][8]。

【原注】

[一]反，谓反取其气也。如肝病刺脾，脾病刺肾，肾病刺心，心病刺肺，肺病刺肝者，皆是反刺五藏之气也。三周，谓三周于三阴三阳之脉状也。又，大阳病而刺写阳明，阳明病而刺写少阳，少阳病而刺写太阴，大阴病而刺写少阴，少阴病而刺写厥阴，如此，是为反取三阴三阳之脉气也。

[二]先刺已反，病气流传，又反刺之，是为重逆。一逆刺之，尚至三周乃已，况其重逆，而得生邪?

[三]王则胜邪，故各当其王日汗。◎新校正云：按：此条文注二十四字与前文重复，当[9]删去。《甲乙经》、《大素》亦不重出。

[四]寒水在胃，阳气外盛，故饮寒乃刺。热退则凉生，故身寒而止针。

[五]此则举正取之例。然足少阳木病而写足少阳之木气、补足太阴之土

气者，恐木传于土也。胸胁痛，（血）[丘][10]虚主之。（血）[丘]虚，在足外踝下如前陷者中，足少阳脉之所过也，刺可入同身寸之五分，留七呼，若灸者，可灸三壮。热病手足躁，经无所主治之，自[11]然补足大阴之脉，当于井（荣）[荥]取之也。◎新校正云：详"足大阴"，全元起本及《大素》作"手大阴"。杨上善云："手大阴上属肺，从肺出腋下，故胸胁痛。"又按：《灵枢经》云：热病而胸胁痛，手足躁，取之筋间，以第四针，索筋胁[12]肝，不得索之于金。金，肺也[13]。以此决之[14]，作"手大阴"者为是。

[六]五十九刺者，谓头上五行行五者，以越诸阳之热逆也；大杼、膺俞、缺盆、背俞，此八者，以写胸中之热也；气街、三里、巨虚上下廉，此八者，以写胃中之热也；云门、髃骨、委中、髓空，此八者，以写四支之热也；五藏俞傍五，此十者，以写五藏之热也。凡此五十九穴者，皆热之左右也，故病甚则尔刺之。然头上五行者：当中行谓上星、顖会、前顶、百会、后顶，次两傍谓五处、承光、通天、络却、玉枕，又刺[15]两傍谓临泣、目窗[16]、正营、承灵、脑空也。上星，在颅上，直鼻中央，入发际同身寸之一寸陷者中谷[17]豆，刺可入同身寸之四分。（新校正云：按：《甲乙经》"四分"作"三分"，《水热穴论》注亦作"三分"，详此注下文云：刺如上星法。又云：刺如顖会法。既有二法，则当依《甲乙经》及《水热穴论》注，上星刺入三分，顖会刺入四分。）顖会，在上星后同身寸之一寸陷者[18]，刺如上星法。前顶，在顖会后同身寸之一寸五分骨间陷者中，刺如顖会法。百会，在前顶后同身寸之一寸三[19]分，顶中央旋毛中陷容指，督脉足大阳脉之交会，刺如上星法。后顶，在百会后（后）[20]同身寸之一寸五分枕骨上，刺如顖会法。然是五者，皆督脉气之[21]所发也。上星留六呼，若灸者，并灸五壮。次两傍穴：五处，在上星两傍同身寸之一寸五分；承光，在五处后同身寸之一寸；通天，在承光后同身寸之一寸五分；络却，在通天后同身寸之一寸五分；玉枕，在络却后同身寸之七分。然是五者，并足大阳脉气所发，刺可入同身寸之三分，五处、通天各留七呼，络却留五呼，玉枕留三呼，若灸者，可灸三壮。（新校正云：按：《甲乙经》：承光不可灸，玉枕刺入二分。）又次两傍：临泣，在头直目上入发际同身寸之五分，足大阳少阳阳维三脉之会；目窓、正营，递相去同身寸之一寸；承灵、脑空，递相去同身寸之一寸五分。然是五者，并足少阳阳维二脉之会。脑空一穴，刺可入同身寸之四分，馀并可刺入同身寸之三分，临泣留七呼，若灸者，可灸五壮。大杼，在项第一椎下两傍，相去各同身寸之一寸半陷者中，督脉别络足太

阳手太阳三脉气之会，刺可入同身寸之三分，留七呼，若灸者，可灸五壮。（新校正云：按：《甲乙经》作"七壮"，《气穴》注作"七壮"，《刺疟》注、《热穴》注作"五壮"。）膺俞者，膺中俞也，正名中府，在胸中行两傍，相去同身寸之六寸，云门下一寸，乳上三肋间动脉应手陷者中，仰而取之，手足大阴脉之会，刺可入同身寸之三分，留五呼，若灸者，可灸五壮。缺盆，在肩上横骨陷者中，手阳明脉气所发，刺可入同身寸之三[22]分，留七呼，若灸者，可灸三壮。背俞，当是风门、热府，在第二椎下两傍，各同身寸之一寸半，督脉足太阳之会，刺可入同身寸之五分，留七呼，若灸者，可灸五壮。验今《明堂》、《中诰图经》不言背俞，未详果何处也。（新校正云：按：王注《水热穴论》以风门、热府为背俞，又注《气穴论》以大杼为背俞，此注云未详，盖疑之也[23]。）气街[24]，在腹齐下横骨两端鼠鼷上同身寸之一寸，动应手，足阳明脉气所发，刺可入同身寸之三分，留七呼，若灸者，可灸五壮。三里，在膝下同身寸之三寸，胻外廉两筋肉分间，足阳明脉之所入也，刺可入同身寸之一寸，留七呼，若灸者，可灸三壮。巨虚上廉，足阳明与大肠合[25]，在三里下同身寸之三寸，足阳明脉气所发，刺可入同身寸之八分，若灸者，可灸三壮。巨虚下廉，足阳明与（少阳）[小肠][26]合，在上廉下同身寸之三寸，是[27]阳明脉气所发，刺可入同身寸之三分，若灸者，可灸三壮。云门，在巨骨下，胸中行两傍，（新校正云：按：《气穴论》注"胸中行两傍"作"侠任脉傍横去任脉"，文虽异，穴之处所则同。）相去同身寸之六寸，动脉应手。中府，当其下同身寸之一寸。云门，手大阴脉气所发，举臂取之，刺可入同身寸之七分，若灸者，可灸五壮。验今《明堂》、《中诰图经》不载髃骨穴，寻其穴以写四支之热，恐是肩髃穴，穴在肩端两骨间，手阳明蹻脉之会，刺可入同身寸之六分，留六呼，若灸者，可灸三壮。委中，在足膝后屈处，腘中央约文中动脉，（新校正云：详委中穴与《气穴》注、《骨空》注、《刺疟论》注并此，王氏四处注之，彼（此）[三][28]注无"足膝后屈处"五字，与此注异者，非实有异，盖注有详略尔。）足大阳脉之所入也，刺可入同身寸之五分，留七呼，若灸者，可灸三壮。髓空者，正名腰俞，在脊中第二十一椎节下间，督脉气所发，刺可入同身寸之一[29]分，（新校正云：按：《甲乙经》作"二寸"，《水热穴论》注亦作"二寸"，《气府论》注、《骨空论》注作"一分"。）留七呼，若灸者，可灸三壮。五藏俞傍五者，谓魄户、神堂、魂门、意舍、志室五穴也，在侠脊两傍，各相去同身寸之三寸，并足大阳脉气所发也。魄户，在第三椎下两傍，正坐取之，刺可入同身寸之五分，若灸者，可灸五壮。神堂，在第五椎下两傍，刺可入同身寸之三分，若灸者，可灸五壮。魂门，在第九椎下两傍，正坐取之，刺可入同身寸之五分，若灸者，可灸三壮。意舍，在第十一椎下两傍，正坐取之，刺可入同身寸之五分，若灸者，可灸三壮。志室，在第十四椎下两傍，正坐取之，刺可入同身寸之五分，若灸者，可灸三壮。是所谓此经之五十九刺法也。若《针经》所指五十九刺，则殊与此经不同，虽俱治热病之要穴，然合用之理全向背，犹当以病候形证所应经法，即随所证而刺之。

［七］手臂痛，列缺主之。列缺者，手大阴之络，去腕上同身寸之二[30]寸，别走阳明者也，刺可入同身寸之三分，留三呼，若灸者，可灸五壮。欲出汗，商[31]阳主之。商阳者，手阳明脉之井，在手大指次指内侧，去爪甲角如韭叶，手阳明脉之所出也，刺可入同身寸之一分，若灸者[32]，可灸一[33]壮。

【校注】

[1]《太素》“汗”下有“出”字。

[2]《太素》“其”作“病”。

[3]《太素》、明蓝格钞本《甲乙经》“以”作“已”，《甲乙经》“以”作“先”。

[4]《太素》无“止”字。

[5]《甲乙经》“痛”下有“满”字。

[6]《太素》“补足太阴”作“手太阴”。

[7]《太素》、《灵枢》、《甲乙经》“刺”作“先取”。下同。

[8]《灵枢》、《太素》、《甲乙经》并无“止”字。下同。

[9] 顾本“当”下有“从”字。

[10] 顾本“血”作“丘”，义长，据改。下“丘虚”之“丘”同。

[11] 顾本“自”作“旨”，属上读。

[12] 顾本“胁”作“于”。

[13]《灵枢·热病第二十三》云：“热病，面青，脑痛，手足躁，取之筋间，以第四针。于四逆，筋躄，目浸。索筋于肝，不得索之金。金者，肺也。”

[14] 顾本“之”作“知”。

[15]“刺”，读若“次”。

[16] 古林书堂本、元残本“窗”作“窓”。

[17] 顾本“谷”作“容”。

[18]《〈素问校讹〉校补》:“按 :‘顖会在上星后’，据前后文，此句以下是王冰的注文。”

[19] 顾本“三”作“五”。

[20] 顾本“后”下不重“后”，义长，据删。

[21] 顾本“气”下无“之”字。

[22]“三”，古林书堂本、元残本同。顾本“三”作“二”。

[23] 顾本“盖疑之也”上有“三注不同”三字。

[24]《〈素问校讹〉校补》:“‘气街’，元椠本作‘气冲’。”元残本同。

[25] 元残本“大肠”作“太阳”，古林书堂本、元残本“合”作“入”。

[26] 顾本“少阳”作“小肠”，义长，据改。

[27] 顾本“是”作“足”。

[28] 顾本“此”作“三”，义长，据改。

[29] 顾本“一”作“二”。

[30] 顾本“二”作“一”。

[31] 古林书堂本、元残本“商”作“商”，俗。馀或同，不复出校。

[32] 顾本“若灸者”上有“留一呼”三字。

[33] 顾本“一”作“三”。

热病，始于头首者，刺项大阳，而汗出，止[一]。

热病，始于足胫者，刺足阳明，而汗出，止[二]。

热病[1]，先身重骨痛，耳聋好（暝）[瞑][2]，刺足少阴[三][3]。病甚，为五十九刺[四]。

热病，先眩冒而热，胸胁满，刺足少阴、少阳[五]。

【原注】

[一]天柱主之。天柱，在侠项后发际大筋外廉陷者中，足大阳脉气所发，刺可入同身寸之二分，留六呼，若灸者，可灸三壮。

[二]新校正云 : 按 : 此条《素问》本无，《大素》亦无[4]，今按《甲乙经》添入。

[三]据经无正主穴，当补写井（荣）[荥]尔。◎新校正[5] : 按 :《灵枢经》

云："热病而身重骨痛，耳聋而好瞑，取之骨，以第四针。索骨于［肾］[6]，不得索之土。土，脾也。"[7]

［四］如古[8]法。

［五］亦井（荣）［荥］也。

【校注】

[1]《太素》"热病"下有"者"字。

[2]"瞑"，《广韵·青韵》："瞑，晦瞑也。"《说文·目部》："瞑，翕目也。"徐铉按："今俗别作眠，非是。"俗书日旁、目旁混用不分，此据古林书堂本等录正。

[3]《太素》"少阴"作"少阳"。

[4]按：仁和寺本《太素》卷二十六《寒热杂说》中有此文，原文作"病始足胫者先取足阳明而汗出。"

[5]顾本"新校正"下有"云"字。

[6]"肾"，原本阙，据顾本补。

[7]《灵枢·热病第二十三》云："热病，身重骨痛，耳聋而好瞑，取之骨，以第四针，五十九刺。骨病不食，啮齿耳青。索骨于肾，不得索之土。土者，脾也。"

[8]顾观光校："'古'当作'右'"。

大阳之脉，色荣颧，骨热病也[一]。荣未交[二]，曰：今且得汗，待时而[1]已[三]。与厥阴脉争见者，死，期[2]不过三日[四]。其热病[3]内连肾。少阳之脉色也[五]。

少阳之脉，色荣颊，（前）［筋］[4]热病也[六]，荣未交，曰：今且得汗，待时而已。与少阴[5]脉争见者，死，期不过三日[七][6]。

【原注】

［一］荣，饰也，谓赤色见于颧骨如荣饰也。颧骨，谓目下当外眦也。太阳合火，故见色赤。◎新校正云：按：杨上善云："赤色荣颧者，骨热病也。"与王氏[7]注不同。

［二］新校正云：按：《甲乙经》、《大素》作"荣未夭"。下文"荣未交"

亦作“夭”。

[三]“荣”，一为“营”，字之误也。曰者，引古经法之端由也。言色虽明盛，但阴阳之气不交错者，故法云今且得汗之而已。待时者，谓肝病待甲乙，心病待丙丁，脾病待戊己，肺病待庚辛，肾病待壬癸，是谓待时而已。所谓交者，次如下句。

[四]外见大阳之赤色，内应厥阴之弦脉，然大阳受病，当传入阳明，今反厥阴之脉来见者，是土败而木贼之也，故死。然土气已败，木复狂行，木生数三，故期不过三日。

[五]“病”或为“气”，恐字误也。若赤色气内连鼻两傍者，是少阳之脉色，非厥阴色，何者？肾部近于鼻也。◎新校正云：详或者欲改“肾”作“鼻”。按：《甲乙经》、《大素》并作“肾”。杨上善云：“大阳，水也；厥阴，木也。水以生木，木盛水衰，故大阳水色见时有木争见者，水死。以其热病内连于肾，肾为热伤，故死。”本旧无“少阳之脉色也”六字，乃王氏所添，王注非，当从上善之义。

[六]颊前，即颧骨下近鼻两傍也。◎新校正云：按：《甲乙经》、《大素》“前”字作“筋”。杨上善云：“足少阳部在颊，赤色荣之，即知筋热病也。”[8]

[七]少阳受病，当传入于太阴，今反少阴（少阴）[9]脉来见，亦土败而木贼之也，故死不过三日，亦木之数然。◎新校正云：详或者欲改“少阴”作“厥阴”。按：《甲乙经》、《太素》作“少阴”。杨上善云：“少阳为木，少阴为水，少阳色见之时有少阴争见者，是母胜子，故木死。”王作此注，亦非。旧本及《甲乙经》、《太素》并无“[死][10]期不过三日”六字。此是王氏成足[11]此文也。

【校注】

[1]《甲乙经》“待”作“大”，《太素》、《甲乙经》“而”作“自”。下同。

[2]《甲乙经》“死期”作“其死”。下同。

[3]《太素》、《甲乙经》“病”下有“气”字。

[4]“筋”，据新校正所引《甲乙经》、《太素》改。

[5]《甲乙经》“少阴”上有“手”字。

[6]《太素》无“期不过三日”五字。

[7]顾本“王氏”下有“之”字。

[8] 顾观光校云："'筋'字是。少阳者，肝之表也，肝主筋，故为筋热病。"俗书力旁、刀旁混用，竹头或作草头，因有此误。

[9] 顾本"少阴"下不重"少阴"，据删。

[10]《素问校讹》："古钞本、元椠本'期'上有'死'字。"元残本同。据补。

[11] 古林书堂本、元残本"成足"乙作"足成"。

热病气穴：三椎下间，主胸中热。四椎下间，主鬲中[1]热。五椎下间，主肝热。六椎下间，主脾热。七椎下间，主肾热。荣在骶也[一][2]。项上三椎[3]陷者中也[二]。

颊下逆颧为大瘕[4]。下牙车为腹满。颧后为胁痛。颊上者，鬲上也[三]。

【原注】

[一]脊节之谓椎，脊穷之谓骶。言肾热之气外通尾骶也。寻此文椎间所主神藏之热，又不正当其藏俞，而云主疗，在理未详。

[二]此举数脊之[5]大法也。言三椎下间主胸中热者，何以数之？言皆当以陷者中为气发之所也[6]。

[三]此所以候面部之色，发明腹中之病诊。

【校注】

[1]《甲乙经》"鬲"作"胃"。《太素》无"中"字。

[2]《太素》无"骶也"二字，"荣在"属下句。

[3]《甲乙经》"椎"下有"骨"字。

[4]《太素》"瘕"作"瘦"。

[5] 顾本"之"作"椎"。

[6] 顾本"所"下无"也"字。

评热病论篇第三十三[一]

按：本篇包括以下内容：论阴阳交、风厥的临床表现、病理、治法及预后。论劳风的临床表现、治法及预后。论肾风的临床表现及病理。

自“黄帝问曰有病温者”至“伤肺则死也”见于《太素》卷二十五《热病说》；自“帝曰有病肾风者”至“故月事不来也帝曰善”见于《太素》卷二十九《风水论》。

本篇又分别见于《甲乙经》卷七第一上、卷七第一中、卷八第五。《脉经》7-18-2有与本篇相关内容。

黄帝问曰：有病温者，汗出辄复热，而脉躁疾不为汗衰，狂言，不能食，病名为何？岐伯对曰：病名阴阳交。交者，死也[二]。

帝曰：愿闻其说。岐伯曰：人所以汗出者，皆生于谷，谷生於[1]精[三]。今邪、气交争于骨肉，而得汗者，是邪却[2]而精胜也[四]。精胜，则当能食而不复热。复热者，邪气也；汗者，精气也。今汗出而辄复热者，是邪胜也；不能食者，精无俾也[五][3]。病[4]而留者，其寿可立而倾也[六]。且夫《热论》曰：汗出而脉尚躁盛者，死[七][5]。今脉不与汗相应，此不胜其病也，其死明矣[八]。狂言者，是失志，失志者死[九]。今见三死，不见一生，虽愈，必死也[十]。

【原注】

[一]新校正云：按：全元起本在第五卷。

[二]交，谓交合，阴阳之气不分别也。

[三]言谷气化为精，精气胜乃为汗。

[四]言初汗也。

[五]无俾，言无可使为汗也。谷不化则精不生，精不化流，故无可使。

[六]如是者，若汗出疾速，留著而不去，则其人寿命立至倾危也。◎新校正云：详“病而留者”，按王注，“病”当作“疾”。又按：《甲乙经》作“而热留者”[6]。

［七］《热论》，谓上古《热论》也。凡汗后脉当迟静，而反躁急以盛满者，是真气竭而邪盛，故知必死也。

［八］脉不静而躁盛，是不相应。

［九］志舍于精，今精无可使，是志无所居，志不留居则失志也。

［十］汗出脉躁盛，一死；不胜（月）［其］[7]病，二死；狂言失志者，三死也。

【校注】

[1]《经传释词》卷一："於，犹为也。"

[2]《甲乙经》"却"作"退"。

[3] 顾观光校："《脉经》'俾'作'禆'"。按：明蓝格钞本《甲乙经》"俾"亦作"禆"。《太素》"不能食者精无俾也"作"不能食者，精毋；精毋，痹也。"

[4]《甲乙经》"病"作"热"。

[5] 顾观光校："《灵枢·热病》篇云：'热病已得汗，而脉尚躁盛，此阴脉之极也，死。'未知即此文否？"

[6] 顾观光校："今《甲乙经》'而热留者'作'热而留者'，未知孰是？然文义并不可通，当依《脉经》作'汗出而热留者'。"

[7] 顾本"月"作"其"，义长，据改。

帝曰：有病身热汗出[1]烦满，烦满不为汗解，此为何病？岐伯曰：汗出而身热者，风也；汗出而烦满不解者，厥也。病名曰风厥。

帝曰：愿卒闻之。岐伯曰：巨阳主气[2]，故先受邪。少阴与其为表里也，得热，则上从之，从之则厥也[一]。

帝曰：治之奈何？岐伯曰：表里刺之，饮之服[3]汤[二]。

【原注】

［一］上从之，谓少阴随从于太阳而上也。

［二］谓写大阳，补少阴也。饮之汤者，谓止逆上之肾气也。

【校注】

[1]《甲乙经》"汗出"下有"而"字。

[2]《甲乙经》"巨阳主气"作"太阳为诸阳主气"。

[3] 顾观光校："《脉经》无'服'字，与王注合。"按：《太素》亦无"服"字。

帝曰：劳风为病，何如？岐伯曰：劳风，法在肺下[一]。其为病也，使人强上[1]冥[2]视[二]，唾出若涕，恶风而[3]振寒。此为劳风[三][4]之病。

帝曰：治之奈何？岐伯曰：以救，俯仰[四]，巨[5]阳[6]引，精者三日，中年者五日，不精者七日[五]。咳出青黄涕，其状如脓[7]，大如弹丸，从口中若鼻中[8]出。不出则伤肺，伤肺则死也[六][9]。

【原注】

[一]从劳风生，故曰劳风。劳，谓肾劳也。肾脉者，从肾上贯肝鬲，入肺中。故肾劳风生，上居肺下也。

[二]新校正云：按：杨上善云："强上，好仰也。冥视，谓合眼视不明也。"又，《千金方》"冥视"作"目眩"。

[三]膀胱脉起于目内眦，上额交巅上，入络脑，还出别下项，循肩髆内，侠脊抵腰中，入循膂络肾。今肾精不足，外吸膀胱，膀胱气不能上营，故使人头项强而视不明也。肺被风薄，劳气上熏，故令唾出若鼻涕状。肾气不足，阳气内攻，劳热相合，故恶风而振寒。

[四]救，犹[10]止也。俛仰，谓屈伸也。言止屈伸，(放)[故][11]动作不使劳气滋蔓。

[五]新校正云：按：《甲乙经》作"三日中若五日"。《千金方》作"俟[12]之三日及五日中，不精明者是也。"与此不同。

[六]巨阳者，膀胱之脉也。膀胱与肾为表里，故巨阳引精也。巨，大也。然大阳之脉吸引精气上攻于肺者三日，中年者五日，素不以精气用事也[13]七日，当咳出稠涕，其色青黄如脓状。平调咳者，从咽而上出于口。暴卒咳者，气冲突于蓄门而出于鼻。夫如是者，皆肾气劳竭，肺气内虚，阳气奔迫之所为，故不出则伤肺也。肺伤则荣卫散解，魄不内治，故死。◎新校正云：按：王氏云："卒暴咳者，气冲突于蓄门而出于鼻。"按《难经》(云)[七][14]冲门无"蓄门"之名，疑是"贲门"。杨[玄][15]操云："贲者，鬲也，胃气之所出。胃出谷气，以传于肺，肺在鬲上，故胃为贲门。"[16]

【校注】

[1]“上”，首也，头也。《方言》卷六：“颠、上也。”“强上”，头项强。《甲乙经》“强上”下有“而”字。

[2]《甲乙经》“冥”作“瞑”。

[3]《太素》“而”作“即”。

[4]《太素》“劳风”作“劳中”。

[5]《甲乙经》“巨”作“太”。

[6] 詹本“阳”作“杨”。

[7]《太素》“脓”上有“稠”字。

[8]《太素》“鼻中”作“鼻孔中”，《甲乙经》作“鼻空”。

[9]《甲乙经》“也”作“矣”。

[10] 元残本“犹”作“尤”。

[11] 古林书堂本、元残本“放”作“故”，属下读，据改。顾本“放”作“於”。

[12] 顾本“俟”作“候”。

[13] 顾本“也”作“者”。

[14]“七”，据《难经》改。顾本“七”误作“士”。

[15]“玄”，据文意补。

[16] 顾观光校：“《甲乙经》说营气云：上循喉咙，入颃颡之窍，究于畜门。详其文意，不指胃也。张景岳以为喉鼻相通之窍，盖得之矣。”

帝曰：有病肾风者，面胕，痝然[1]壅，害于言，可刺不[一][2]？岐伯曰：虚，不当刺。不当刺而刺，后五日，其气必至[二]。

帝曰：其至何如？岐伯曰：至必少气时热，时热从胸背上至头，汗出，手热，口干苦[3]渴，小便黄，目下肿，腹中鸣，身重难以[4]行，月事不来，烦而不能食[5]，不[6]能正偃，正偃则咳[7]，病名曰风水，论在《刺法》中[三][8]。

帝曰：愿闻其说。岐伯曰：邪之所凑，其气必虚。阴虚者，阳必凑之，故少气时热而汗出也[9]。小便黄者，少腹[10]中有热也。不能正偃者，胃中不和也。正偃则咳甚，上迫肺也。诸[11]有水气者，微肿先[12]见于目下也。

帝曰：何以言[13]？岐伯曰：水者，阴也；目下，亦阴也；腹者，至阴之所居[14]。故水在腹者，必使目下肿也。真[15]气上逆，故[16]口苦[17]舌干，卧[18]不得正偃，正偃则欬出[19]清水也。诸水病者，故[20]不得卧，卧则惊，惊则欬甚也。腹中鸣者，病本于胃也。薄[21]脾[22]，则烦不能食。食不能[23]下者，胃脘[24]鬲[25]也。身重难以行者，胃脉在足也。月事不来者，胞脉闭也。胞脉者[26]，属心而络[27]于胞中。今气上迫肺，心气[28]不得下通，故月事不来也[四]。

帝曰：善。

【原注】

[一]痝然，肿起貌。壅，谓目下壅如卧蚕形也。肾之脉从肾上贯肝鬲，入肺中，循喉咙侠舌本，故妨害于言语。痝，莫江切。

[二]至，谓病气来至也。然谓藏配一日，而五日至肾。夫肾已不足，风内薄之，谓肿为实，以针大泄，反伤藏气。真气不足，不可复，故刺后五日其气必至也。

[三]《刺法》，篇名。今经亡。

[四]考上文所释之义，未解“热从胸背上至头汗出手热口干苦渴”之义，应古论简脱，而此差谬之尔。如是者何？肾少阴之脉从肾上贯肝鬲，入肺中，循喉咙侠舌本。又，膀胱大阳之脉从目内眦上额交巅上；其支者，从巅至耳上角；其直者，从巅入络脑，还出别下项，循肩髆内侠脊抵腰中，入循膂。今阴不足而阳有馀，故热从胸背上至头，而汗出口干苦渴也。然心者，阳藏也，其脉行于臂手；肾者，阴藏也，其脉循于胸足。肾不足，则心气有馀，故手热矣，又以心肾之脉俱是少阴脉也。

【校注】

[1]《甲乙经》“然”下有“肿”字。

[2]《甲乙经》“不”作“否”。

[3]《太素》“苦”作“舌”。

[4]《甲乙经》无“以”字。

[5]《太素》无“小便黄，目下肿，腹中鸣，身重难以行，月事不来，烦而不能食”二十三字。

[6]《甲乙经》“不”上有“食”字。

[7]《甲乙经》“咳”下有“甚”字。

[8]《太素》、《甲乙经》无“论在《刺法》中”五字。

[9]《太素》无“少气时热而汗出也”八字。

[10]《太素》无“少腹”二字。

[11] 明蓝格钞本《甲乙经》“诸”作“者”。者、诸古今字。

[12]《太素》“微”作“征”，无“胂先”二字。

[13]《甲乙经》“言”下有“之”字。

[14]《太素》“居”下有“也”字。

[15] 朝鲜活字本“真”作“其”。

[16]《太素》无“故”字。

[17] 明蓝格钞本《甲乙经》无“苦”字。

[18]《太素》“卧”作“者故”二字，“者”字属上读。

[19]《太素》无“出”字。

[20]《甲乙经》“故”作“皆”。

[21]《甲乙经》“薄”作“传”。

[22]《太素》“脾”作“肝”。

[23] 顾本无“能”字。

[24]《太素》明蓝格钞本《甲乙经》“脘”作“管”。按：《太素》“胃脘”之“脘”作“管”，“脘”、“管”二字同源通用。馀或同，不复出校。

[25] 顾本“鬲”作“隔”。

[26]《太素》无“也胞脉者”四字。

[27]《太素》“络”作“溢”。

[28]《太素》“气”作“藏”。

逆调论篇第三十四[一]

按：本篇包括以下内容：举“热而烦满”、“寒从中生”、“肉烁”、“骨痹”、“肉苛”、“不得卧”、“喘息”诸病为例，列举阴阳失调的几种类型。论“热而烦满”、“寒从中生”、“肉烁”、“骨痹”、“肉苛”、“喘息”诸病临床表现及病理。

自“黄帝问曰人身非常温也”至“故热而烦满也”见于《太素》卷三十

《热烦》；自“帝曰人身非衣寒也”至“故身寒如从水中出”见于《太素》卷三十《身寒》；自“帝曰人身四支热”至“是人当肉烁也”见于《太素》卷三十《肉烁》；自“帝曰人有身寒”至“人身与志不相有曰死”见于《太素》卷二十八《痹论》；自“帝曰人有逆气”至“主卧与喘也”见于《太素》卷三十《卧息喘逆》。

本篇又分别见于《甲乙经》卷七第一上、卷十第一下、卷十二第三。《脉经》7–12 有与本篇相关内容。

黄帝问曰：人身非常[1]温也，非常热也，为之热而烦满者，何也[二]？岐伯对曰：阴气少而阳气胜，故热而烦满也。

帝曰：人身非衣寒也，中非有寒气[2]也，寒从中生者何[三][3]？岐伯曰：是人[4]多痹气也[5]，阳气少，阴气多，故身寒如从水中出[四][6]。

【原注】

[一]新校正云：按：全元起本在第四卷。

[二]异于常候，故曰非常。◎新校正云：按：《甲乙经》无“为之热”三字。

[三]言不知谁为元主邪。

[四]言自由形气阴阳之为，是非衣寒，而中有寒也。

【校注】

[1]于鬯：“‘常’本‘裳’字。《说文·巾部》云：‘常，下裙也。’或体作‘裳’。是常、裳一字。”

[2]《太素》无“气”字。

[3]《太素》“何”下有“也”字。

[4]《太素》无“人”字。

[5]《太素》“也”作“而”，连下读。

[6]《太素》“出”下有“焉”字。

帝曰：人有四支热，逢风寒如炙如火者，何也[一]？岐伯曰：是人者，阴气虚，阳气盛。四支[1]者，阳也。两阳相得，而阴气虚少[2]，少水不能灭盛火，而阳[3]独治。独治者，不能生长也，独胜[4]而止耳[二]。逢[5]风而如炙如[6]火者，是人当肉烁也[三]。

【原注】

[一]新校正云：按：全元起本无"如火"二字,《大素》云"如炙于火"，当从《大素》云[7]。

[二]水为阴，火为阳。今阳气有馀，阴气不足，故云少水不能灭盛火也。治者，王也。胜者，盛也。故云独胜而止。

[三]烁者[8]，言消也。言久久此人当肉消削也。◎新校正云：详"如炙如火"，当从《大素》作"如炙于[9]火"。

【校注】

[1]《甲乙经》"四支"下有"热"字。

[2]《太素》无"少"字。

[3]《甲乙经》"阳"下有"气"字。

[4]《甲乙经》"胜"作"盛"。

[5]《甲乙经》"逢"上有"故"字。

[6]《太素》无"如"字。

[7]顾本"云"作"之文"二字。

[8]顾本"烁"下无"者"字。

[9]《太素》无"于"字。

帝曰：人有身寒，汤火不能热、厚衣不能温，然不[1]冻慄，是为何病？岐伯曰：是人者，素肾气胜，以水为事，太阳气衰，肾脂枯不长。一水不能胜两火[2]。肾者，水也，而（生）[主]于[3]骨。肾[4]不生，则髓不能满，故寒甚至骨也[一]。所以不能[5]冻慄者，肝，一阳也；心，二阳也；肾，孤藏也，一水不能胜[6]二火，故不能冻慄。病名曰骨痹，是人当挛节也[二]。

【原注】

[一]以水为事，言盛欲也。

[二]肾不生则髓不满，髓不满则筋干缩，故节挛拘。

【校注】

[1] 明蓝格钞本《甲乙经》"不"下有"为"字。

[2] 上七字盖衍文。

[3] 顾观光校："《甲乙经》'生'作'主'，无'于'字。"按：《太素》同，据改。

[4]《太素》"肾"上有"故"字。

[5]"能"，读若"耐"。

[6]《太素》、《甲乙经》"胜"下有"上"字。

帝曰：人之[1]肉苛者[2]，虽近于[3]衣絮，犹尚苛也，是谓[4]何疾[一]？岐伯曰：荣气虚，卫气实也。荣气虚，则不仁[5]；卫气虚，则[6]不用。荣卫俱虚，则不仁且不用，肉如故[7]也。人身与志不相有，曰死[二]。

【原注】

[一]苛，谓痛重。苛，胡歌切。

[二]身用志不应，志为身不(就)[亲][8]，两者似不相有也。◎新校正云：按：《甲乙经》"曰死"作"三十日死也"。

【校注】

[1]《甲乙经》"之"下有"有"字。

[2]《太素》"者"下有"何也"二字。

[3] 顾本无"于"字。

[4]《太素》、《甲乙经》"谓"作"为"。

[5]《太素》无"荣气虚则不仁"六字。

[6]《太素》"虚"下有"不仁而"三字。

[7]《太素》、《甲乙经》"故"作"苛"。

[8] 顾本"就"作"亲"，义长，据改。

帝曰：人有逆气不得卧而息有音者，有不得卧而息无音者，有起居如故而息有音者，有得卧、行而喘者，有不得卧、不能行而喘者，有不[1]得卧、卧而喘者[2]，皆[3]何藏使然？愿闻其故。

岐伯曰：不得卧而有音者，是阳明之逆也。足三阳者，下行，今逆而上行，故息有音也。阳明者，胃脉也；胃者，六府之海[一]，其气亦下行。阳明逆，不得从其道，故不得卧也。《下[4]经》曰：胃不和，则卧不安。此之谓也[二]。夫起居如故而息有音者，此肺[5]之络脉逆也。络脉不得随经上下，故留经而不行。络脉之病人也微，故起居如故而息有音也。夫不得卧、卧则喘者，是水气之客也。夫水者[6]，循津液而流也[7]。肾者，水藏，主津液[8]，主卧与喘也。

帝曰：善[三]。

【原注】

[一]水谷海也。

[二]《下经》，上古经也。

[三]寻经所解之旨，不得卧而息无音、有得卧行而喘、有不得卧不能行而喘，此三义悉阙而未论，亦古之脱简也。

【校注】

[1]《太素》"不"下有"能"字。

[2]《素问校讹》："古钞本上'卧'作'行'。"明蓝格钞本《甲乙经》自"有得卧"至"有不得卧卧而喘者"二十五字作"有得[卧]而喘者，有不得卧、行而喘者，有不得卧、不得行而喘者，有不得行、卧而喘者"。

[3]《甲乙经》"皆"作"此"。

[4]《太素》"下"作"上"。

[5]《太素》"肺"作"脾"。

[6]《甲乙经》"水者"作"水气"。

[7]《太素》"也"作"者也"。《甲乙经》"流也"作"留者"。

[8]《太素》"津液"下重"津液"二字，属下读。

新刊黄帝内经素问卷第九

新刊黄帝内经素问卷第十

启玄子次注林亿孙奇高保衡等奉敕校正孙兆重改误

疟论　刺疟篇　气厥论　咳论

疟论篇第三十五[一]

按：本篇讨论疟，包括以下内容：疟病产生的原因及临床表现特征。疟的两种分类：按发作日期，分为每日疟、间日疟、间二日疟、间数日疟；按寒热症状，分为寒疟、温疟、瘅疟。各类疟病的临床特征及病理、刺法。疟病发作时间有日晏、日早之别的原因。疟病发作或先寒后热、或先热后寒的原因。疟病治疗原则："必须其自衰，乃刺之"，"方其盛时，[勿敢]必毁，因其衰也，事必大昌"，"夫疟之未发也，阴未并阳，阳未并阴，因而调之，真气得安，邪气乃亡"。疟病刺法。疟病未发之时的病形、脉候。疟有四时发者，其病异形，不惟秋始病疟。

自"黄帝问曰夫痎疟"至"其日作者奈何岐伯曰"见于《太素》卷二十五《疟解》；自"风无常府"至"故卫气应乃作"见于《太素》卷二十五《疟解》；自"帝曰疟先寒而后热者"至"故命曰瘅疟帝曰善"见于《太素》卷二十五《三疟》。本篇又见于《甲乙经》卷七第五。《灵枢·岁露论第七十九》有与本篇相关的部分内容。

黄帝问曰：夫痎疟皆生于风。其蓄[1]作有时者，何也[二]？岐伯对曰：疟之始发也，先起于毫毛，伸欠[2]，乃作寒慄[3]鼓颔[三]，腰脊俱痛。寒去则内外皆热，头痛如破，渴欲冷饮[4]。

帝曰：何气使然？愿闻其道。岐伯曰：阴阳上下交争，虚实更作，阴阳相移也[四]。阳并于阴，则阴实而阳[5]虚。阳明虚，则寒慄鼓颔也[五]。巨[6]阳虚，则腰背[7]头项痛[六]。三阳俱虚，则阴气胜；阴气胜，则骨寒而痛。寒生于内，故中外皆寒。阳盛[8]则外热，阴虚则内热，外内皆热，则喘而渴，故欲冷饮也[七]。此皆[9]得之夏伤于暑，热气盛藏[10]于皮肤之内、肠胃之外，此荣气之所舍也[八]，此令人汗空疏[九]，腠理开。因得秋气，汗出遇风，及[11]得之以浴，水气舍于皮肤之内，与卫气并居。卫气者，昼日行于阳，夜行于阴[12]。此气得阳而外[13]出，得阴而内薄，内外相薄[14]，是以日作[十]。

【原注】

[一]新校正云：按：全元起本在第五卷。

[二]痎，犹老也，亦瘦也。◎新校正云：按：《甲乙经》云："夫疟疾皆生于风，其以日作、以时发，何也？"与此文异。《大素》同今文。杨上善云："痞，有云二日一发名[15]痞疟。此经但夏伤于暑至秋为病，或云痞疟，或但云疟，不必以日发、间日以定痞也，但应四时其形有异以为痞尔[16]。

[三]慄，谓战慄。鼓，谓振动。

[四]阳气者下行极而上，阴气者上行极而下，故曰阴阳上下交争也。阳虚则外寒，阴虚则内热；阳盛则外热，阴盛则内寒。由此，寒去热生，则虚实更作，阴阳之气相移易也。

[五]阳并于阴，言阳气入于阴分也。阳明，胃脉也。胃之脉自交承浆，却分行循颐后下廉出大迎；其支别者，从大迎前下人迎。故气不足，则恶寒战慄而颐颔振动也。

[六]巨阳者，膀胱脉。其脉从头别下项，循肩髆内侠脊[17]抵腰中。故气不足，则腰背头项痛也。髆音博[18]。

[七]热伤气，故内外皆热则喘而渴。

[八]肠胃之外，荣气所主，故云荣气所舍也。舍，犹居也。

[九]新校正云：按：全元起本作"汗出空疏"。《甲乙经》、《大素》同[19]。

[十]作，发作也。

【校注】

[1] 周本、《太素》“蓄”作“畜”。

[2]《甲乙经》“伸欠”二字互乙。

[3]《太素》“寒慄”下重“寒慄”二字，明蓝格钞本《甲乙经》“慄”作“慓”，为“慄”之俗误。

[4]《素问校讹》谓古钞本无“如破”二字，“渴”下有“惟”字。

[5]《太素》“阳”下有“明”字，义长。

[6]《甲乙经》“巨”作“太”。

[7]《太素》“背”作“脊”。

[8]《甲乙经》“盛”作“胜”。

[9]《太素》无“皆”字。

[10]《太素》、《甲乙经》“藏”下有“之”字。

[11]《太素》“及”作“乃”。乃，读若“若”，或也。作“乃”义长。

[12]《太素》无“夜行于阴”四字。

[13]《太素》无“外”字。

[14]《太素》无“内外相薄”四字。

[15] 古林书堂本、元残本“名”作“为”。

[16] 古林书堂本、元残本“尔”下有“已”字。

[17] 顾本“脊”作“背”。

[18] 顾本无此条音切。

[19] 古林书堂本、元残本无“并”字。顾本“同”上有“并”字。

帝曰：其间日而作者，何也[一]？岐伯曰：其气之舍深，内薄于阴。阳气独发，阴邪内著，阴与阳争，不得出，是以间日而作也[二]。

【原注】

[一]间日，谓隔日[1]。

[二]不与卫气相逢会，故隔日发也。

【校注】

[1] 古林书堂本、元残本“日”下有“也”字。

帝曰：善。其作日晏与其日早[1]者，何气使然[一]？岐伯曰：邪气客于风府，循膂而下[二]。卫气一日一夜大会于风府。其明日日下一节，故其作也晏。此先客于脊背也，每至于风府，则腠理开；腠理[2]开，则邪气[3]入；邪气入，则病作。以（比）[此][4]日作稍益晏也[三]。其出于风府，日下一节[5]，二十五日下至骶骨，二十六日入于脊内，注于伏[6]膂之脉[四]。其气上行，九日出于缺盆之中。其气日高，故作[7]日益早也[五]。其间日发者，由邪气[8]内薄于五藏，横连募原也。其道远，其气深，其行迟，不能与卫气俱行，不得皆出[9]，故间日乃作也[六]。

【原注】

[一]晏，犹日暮也。

[二]风府，穴名，在项上入发际同身寸之二寸大筋内宛宛中也。膂，谓脊两傍。

[三]节，谓脊骨之节。然邪气远则逢会迟，故发暮也。

[四]项已下至尾骶凡二十四节，故日下一节，二十五日下至骶骨，二十六日入于脊内，注于伏膂之脉也。伏膂之脉者，谓膂筋之间肾脉之伏行者也。肾之脉循股内后廉，贯脊属肾；其直行者，从肾上贯肝鬲入肺中。以其贯脊，又不（王）[正][10]应行穴，但循膂伏行，故谓之伏膂脉。◎新校正云：按：全元起本“二十五日”作“二十一日”，“二十六日”作“二十二日”。《甲乙经》、《太素》并同。“伏膂之脉”，《甲乙经》作“太冲之脉”，巢元方作“伏冲”[11]。

[五]以肾脉贯脊属肾，上入肺中，肺者，缺盆为之道，其[12]气之行速，故其气上行，九日出于缺盆之中。

[六]募原，谓鬲募之原系。◎新校正云：按：全元起本“募”作“膜”，《大素》、巢元方并同。《举痛论》亦作“膜原”。

【校注】

[1]《太素》“早”作“蚤”。

[2]《太素》无“腠理”二字。

[3]《太素》无“气”字。下“邪气”同，不复出校。

[4] 顾本“比”作“此”，据改。

[5]《太素》“节”作“椎”。

[6]《太素》无“于伏”二字。

[7]《太素》无“作”字。

[8]《太素》无上“间日发者由邪气”七字。

[9]《太素》、《甲乙经》“皆出”作“偕出”。

[10] 顾本“王”作“正”，义长，据改。

[11] 顾观光校：“太冲、伏膂，文异义同。《水热穴论》云：踝上各一行，行六者，此肾脉之下行也，名曰太冲。《阴阳离合论》云：圣人南面而立，前曰广明，后曰太冲，太冲之地，名曰少阴。是肾脉本有太冲之名矣。”

[12] 顾本“其”作“阴”。

帝曰：夫子言卫气每至于风府腠理乃发，发则邪气[1]入，入则病作。今卫气日下一节，其气之发也，不当风（汗）[府][2]，其日作者，奈何？

岐伯曰[一]：此邪气客于头项，循膂而下者也，故虚实不同，邪中异所，则不得当其风府也。故邪中于头项者，气至头项而病；中于背者，气至背而病；中于腰脊者，气至腰脊而病；中于手足者，气至手足而病[二]。卫气之所在，与邪气相合，则病作。故风无常府。卫气之所发[3]，必[4]开其腠理，邪[5]气之所合[6]，则[7]其府也[三][8]。

【原注】

[一]新校正云：按：全元起本及《甲乙经》、《大素》自“此邪气客于头项”至下“则病作故”八十八字并无。

[二]故下篇各以居邪之所而刺之。

[三]虚实不同，邪中异所，卫邪相合，病则发焉，不必悉当风府而发作也。◎新校正云：按：《甲乙经》、巢元方“则其府也”作“其病作”。

【校注】

[1]《太素》、《甲乙经》无“气”字。

[2] 顾本“汗”作“府”，据改。

[3]《太素》“发”下有“也”字。

[4]“必”，若；如果。

[5]《太素》无“邪”字。

[6]《太素》“合”作“舍”。

[7]《太素》“则”作“即”。

[8]《太素》“也”作“高矣”。

帝曰：善。夫风之与疟也，相似[1]同类，而风独常在，疟得有时而[2]休者，何也[一]？岐伯曰：风气留[3]其处，故常在；疟气随[4]经络沉以内薄[二]，故卫气应乃作[三]。

【原注】

[一]风、疟皆有盛衰，故云相似同类。

[二]新校正云：按：《甲乙经》作“次以内传”。

[三]留，谓留止。随，谓随从。

【校注】

[1] 明蓝格钞本《甲乙经》“似”作“与”。

[2]《太素》无“时而”二字。

[3]《太素》无“风气”二字，“留”上有“经”字。《甲乙经》“留”上有“常”字。

[4]《太素》“故常在疟气随”作“卫气相顺”四字。

帝曰：疟先寒而后热者，何也？岐伯曰：夏伤于大暑，其[1]汗大出，腠理开发，因遇夏气凄沧之水寒[一]，藏于腠理皮肤之中，秋伤于风，则病成矣[二]。夫寒者，阴气也；风者，阳气也。先伤于寒而后伤于风，故先寒而后热也。病以时作，名曰寒疟[三][2]。

帝曰：先热而后寒者，何也？岐伯曰：此先伤于风而后伤于寒，故先热而后寒也。亦以时作，名曰温疟[四]。其但热而不寒者，阴气先[3]绝，阳气独发，则[4]少气烦冤，手足热而欲呕，名曰瘅疟[五]。

【原注】

[一]新校正云：按：《甲乙经》、《大素》"水寒"作"小寒迫之"。

[二]暑为阳气。中风者，阳气受之，故秋伤于风，则病成矣。

[三]露形触冒，则风寒伤之。

[四]以其先热，故谓之温。

[五]瘅，热也，极热为之也。瘅，徒干切[5]。

【校注】

[1]《太素》、《甲乙经》无"其"字。

[2]《太素》无"病以时作，名曰寒疟"八字。

[3]《太素》无"先"字。

[4]《甲乙经》"则"下有"热而"二字。

[5] 顾本无此条音切。

帝曰：夫经言有馀者写之，不足者补之。今热为有馀，寒为不足。夫疟者之寒，汤火不能温也；及其热，冰水不能寒也。此皆有馀不足之类。当此之时，良工不能[1]止，必须其[2]自衰乃刺之，其故[3]何也？愿闻其说[一]。

岐伯曰：经言：无刺熇熇之热[二]，无刺浑浑之脉，无刺漉漉之汗[4]。故为其病逆[5]，未可治也[三]。夫疟之始发也，阳气并于阴，当是之时，阳虚而阴盛，外无气，故先寒慄也。阴气逆极，则复出之阳，阳与阴复并于外，则阴虚而阳实，故先[6]热而渴[四]。夫疟气者，并于阳，则[7]阳胜；并于阴，则阴胜。阴胜，则寒；阳胜，则热。疟者，风寒之气不常也，病极则复[五]。至[六][8]病之发也，如火之热，如[9]风雨不可当也[七]。故经言曰：方其盛时，[勿敢]必毁[八][10]；因其衰也，事必大昌。此之谓也[九]。夫疟之未发也，阴未并阳，阳未并阴，因而调之，真气得安，邪气乃亡[十]。故工不能治其已发，为其气逆也[十一]。

【原注】

[一]言何暇不早使其盛极而自止乎？

[二]新校正云：按：全元起本及《太素》"热"作"气"。熇，火沃切。

［三］熇熇，盛热也。浑浑，言无端绪也。漉漉，言汗大出也。漉音鹿。

［四］阴盛则胃寒，故先寒战慄；阳盛则胃热，故先热欲饮也。

［五］复，谓复旧也。言其气发至极，还复如旧。

［六］新校正云：按：《甲乙经》作“疟者，风寒之暴气不常，病极则复至。”全元起本及《太素》作“疟，风寒气也，不常，病极则复至。”“至”字连上句，与王氏之意异。

［七］以其盛炽，故不可当也。

［八］新校正云：按：《太素》云“勿敢必毁”。

［九］方，正也。正盛写之，或伤真气，故必毁。病气衰已，补其经气，则邪气弭退，正气安平，故必大昌也。

［十］所写必中，所补必当，故真气得安，邪气乃亡也。

［十一］真气浸[11]息，邪气大行，真不胜邪，是为逆也。

【校注】

[1]《太素》无“能”字。

[2]《甲乙经》“须”作“待”，无“其”字。

[3]《甲乙经》无“其故”二字。

[4] 顾观光校：“据《灵枢·逆顺》篇所引，则三句系《刺法》文。”

[5]《甲乙经》无“故”字。潘本“为其”二字互乙。

[6]《太素》无“先”字。

[7]《太素》“则”作“而”。

[8] 顾观光校：“以后文‘极则阴阳俱衰’证之，当从王注。”

[9]《太素》无“如”字。

[10] 顾观光校：“此句疑有脱误。《灵枢·逆顺》篇云：方其盛也，勿敢毁伤。”据补。

[11]《〈素问校讹〉校补》：“古钞本、元椠本‘浸’作‘寝’。”元残本同。

帝曰：善。攻[1]之奈何？早晏何如？岐伯曰：疟之且发也，阴阳之且移也，必从四末始也。阳已[2]伤，阴从之，故[3]先其时坚束其处，令邪气不得入，阴气不得出，审候[4]见之在孙络盛坚而血者，皆取之。此真往而[5]未得并者也[一]。

【原注】

[一]言牢缚四支，令气各在其处，则邪所居处必自见之；既见之，则刺出其血尔。往，犹去也。◎新校正云：按：《甲乙经》“真往”作“其往”，《大素》作“直往”。

【校注】

[1]《太素》“攻”作“工”。

[2]《太素》“已”作“以”。

[3]《甲乙经》“故”下有“气未病”三字。

[4]《太素》“审候”作“后”。

[5]《太素》“而”下有“取”字。

帝曰：疟不发，其应何如？岐伯曰：疟气者，必更盛更虚，当[1]气之所在也。病在阳，则热而脉躁；在阴，则寒而脉静[一]。极则阴阳俱衰，卫气相离，故[2]病得休；卫气集，则复病也[二]。

【原注】

[一]阴静阳躁，故脉亦随之。

[二]相薄至极，物极[3]则反，故极则阴阳俱衰。

【校注】

[1]《太素》、《甲乙经》“当”作“随”。

[2]《太素》“故”作“则”。

[3]《素问校讹》：“古钞本无‘物极’二字。”

帝曰：时有间二日或至数日发，或渴或不渴，其故何也？岐伯曰：其间日者，邪气与卫气客于六府，而有[1]时相失，不能相得，故休数日乃作[2]也[一]。疟者，阴阳更胜也，或甚或不甚[3]，故或渴或不渴[二]。

【原注】

[一]气不相会，故数日不能发也。

[二]阳胜阴甚，则渴；阳胜阴不甚，则不渴也。胜，谓强盛于彼之气也。

【校注】

[1]《太素》无“有”字。

[2]《甲乙经》“作”作“发”。

[3]《太素》“阴阳更胜也，或甚或不甚”作“阴阳更胜，胜甚或不甚”。

帝曰：论言夏伤于暑，秋必病[1]疟[一]。今疟不必应者，何也[二]？岐伯曰：此应四时者也。其病异形者，反四时也。其[2]以秋病者，寒甚[三]；以冬病者，寒不甚[四]；以春病者，恶风[五]；以夏病者，多汗[六]。

【原注】

[一]新校正云：按：《生气通天论》并《阴阳应象大论》二论俱云：“夏伤于暑，秋必痎疟。”

[二]言不必皆然。

[三]秋气清凉，阳气下降，热藏肌肉，故寒甚也。

[四]冬气严冽，阳气伏藏，不与寒争，故寒不甚。

[五]春气温和，阳气外泄，内[3]腠开发，故恶于风。

[六]夏气暑热，津液充盈，外泄皮肤，故多汗也。

【校注】

[1]《太素》“病”作“瘖”。

[2]《太素》“其”下有“俱”字。

[3]据文意，“内”当作“肉”，字之误也。

帝曰：夫病温疟与寒疟而[1]皆安舍[2]？舍于[3]何藏[一]？岐伯曰：温疟[4]，得之冬中于风[5]，寒气藏于骨髓之中，至春，则阳气大发，邪气不能自[6]出，因遇大暑，脑髓烁[7]，肌肉消[8]，腠理发泄，或[9]有所用力，邪气与汗皆[10]

出。此病藏于肾，其气先从内出之于外也[二]。如是者[11]，阴虚而阳盛，阳盛[12]则热矣[三]。衰则气复反[13]入，入[14]则阳虚，阳虚则寒矣。故先热而后寒，名曰温疟[四]。

【原注】

[一]安，何也。舍，居止也。藏，谓五神藏也。

[二]肾主于冬，冬主骨髓，脑为髓海，上下相应。厥热上熏，故脑髓销烁；销烁则热气外薄，故肌肉减削而病藏于肾也。

[三]阴虚，谓肾藏气虚。阳盛，谓膀胱太阳气盛。

[四]衰，谓病衰退也。复反入，谓入肾阴脉中。

【校注】

[1]《甲乙经》“而”作“者”。

[2]《太素》“夫病温疟与寒疟而皆安舍”作“夫温疟与寒疟各安舍”。

[3]《甲乙经》“舍于”作“其在”。

[4]顾本“温疟”下有“者”字。

[5]《甲乙经》“风”作“风寒”。

[6]《太素》、《甲乙经》无“自”字。

[7]《太素》、《甲乙经》“烁”作“铄”。

[8]《太素》“消”作“销泽”。

[9]《太素》“或”作“因”。

[10]《太素》“皆”作“偕”，皆、偕声同义通。

[11]《太素》“者”作“则”，属下读。

[12]《太素》不重“阳盛”二字。

[13]《甲乙经》“复反”二字互乙。

[14]《甲乙经》“入”上有“复”字。

帝曰：瘅疟何如？岐伯曰：瘅疟者，肺素有热，气盛于身，厥逆上冲[1]，中气实而不外泄，因有所用力，腠理开，风寒舍于皮肤之内、分肉之间，而发；发则阳气盛，阳[2]气盛而不衰，则病矣。其气不及于阴[一]，故但热而不寒。气内藏于心，而外舍于分肉之间，令人消烁[3]脱肉，故命曰瘅疟。

帝曰：善。

【原注】

[一]新校正云：按：全元起本及《大素》作“不反之阴”[4]，巢元方作“不及之阴”。

【校注】

[1]《甲乙经》“厥逆上冲”作“厥气逆上”，《太素》无“冲”字。

[2]《太素》无“阳”字。

[3]潘本“烁”作“铄”，明蓝格钞本《甲乙经》作“砾”，《太素》“消烁”作“销铄”。

[4]《甲乙经》同全元起本及《太素》。

刺疟篇第三十六[一]

按：本篇论疟病刺法，包括以下内容：疟病按三阴三阳六经分为六类。足太阳疟、足少阳疟、足阳明疟、足太阴疟、足少阴疟、足厥阴疟的临床表现与刺法。疟病按脏腑分为肺疟、心疟、肝疟、脾疟、肾疟、胃疟六类，各类疟病的临床表现与刺法。疟发症状、脉候各异，各有刺法。疟有宜用药而不宜用针者：“疟，脉缓大虚，便宜用药，不宜用针”。刺疟贵在未发之时。“诸疟，而脉不见”者，亦有刺之之法。“十二疟者，其发各不同时”，当“察其病形，以知其何脉之病”，然后曲尽刺之。凡刺疟者，“必先问其病之所先发”者而先刺之。风疟，胻痠痛甚、按之不可，身体小痛，疟不渴间日而作，温疟汗不出诸疟刺法。

自“足太阳之疟”至“刺手阳明太阴足阳明太阴”见于《太素》卷二十五《十二疟》；自“疟脉满大急”至“过之则失时也”见于《太素》卷三十《刺疟节度》；自“诸疟而脉不见”至“温疟汗不出为五十九刺”见于《太素》卷二十五《十二疟》。本篇又见于《甲乙经》卷七第五。

足太阳之疟，令人腰痛头重，寒从背起[二]，先寒后热[1]，熇熇暍暍然[三][2]，热止汗出，难已[四][3]。刺郄[4]中出血[五]。

足少阳之疟，令人身体解㑊[六]，寒不甚，热不甚[七][5]，恶见人，见人[6]心惕惕然[八]。热多，汗出甚[九]。刺足少阳[十]。

足阳明之疟，令人先寒，（洒淅洒淅）[洒洒淅淅][7]。寒甚久乃热，热去汗出，喜见日月光火气乃快然[十一]。刺足阳明跗上[十二]。

足太阴之疟，令人不乐，好大息[十三]，不嗜食，多寒热汗出[十四][8]。病至则善呕，呕已乃衰[十五]。即取之[十六][9]。

足少阴之疟，令人呕吐甚，多寒热，热多寒少[十七][10]，欲闭户牖而处，其病难已[十八]。

足厥阴之疟，令人腰痛，少腹满，小便不利，如癃状，非癃也[11]，数便[12]意，恐惧，气不足，腹中悒悒[十九]。刺足厥阴[二十]。

【原注】

[一]新校正云：按：全元起本在第六卷。

[二]足太阳脉从巅入络脑，还出别下项，循肩髆内侠脊抵腰中；其支别者，从髆内左右别下贯胂[13]，过髀枢。故令腰痛头重，寒从背起。◎新校正云：按：《三部九候论》注“贯胂”作“贯臀”，《刺腰痛》注亦作“贯臀”，《厥论》注作“贯胂[14]”，《甲乙经》作“贯胂[15]”。

[三]熇熇，甚热状。暍暍，亦热盛也。太阳不足，故先寒；寒极则生热，故后热也。暍音谒。

[四]热生是为气虚，热止则为气复，气复而汗反出，此为邪气盛而真不胜，故难已。◎新校正云：按：全元起本并《甲乙经》、《太素》、巢元方并作“先寒后热渴，渴止汗出”，与此文异。

[五]太阳之郄，是谓金门。金门在足外踝下，一名曰关梁，阳维所别属也，刺可入同身寸之三分，若灸者，可灸三壮。《黄帝中诰图经》云“委中主之”，则古法以委中为郄中也。委中，在腘中央约文中动脉，足太阳脉之所入也，刺可入同身寸之五分，留七呼，若灸者，可灸三壮。◎新校正云：详刺“郄中”，《甲乙经》作“腘中”，今王氏两注之，当以“腘中”为正也[16]。

[六]身体解㑊，次如下句。

[七]阳气未盛，故令其然。

［八］胆与肝合，肝虚则其[17]邪薄其气，故恶见人，见人心惕惕然也。

［九］邪盛，则热多。中风，故汗出。

［十］侠溪主之。侠溪，在足小指次指歧骨间本节前陷者中，少阳之荥[18]，刺可入同身寸之三分，留三呼，若灸者，可灸三壮。

［十一］阳虚则外先寒，阳虚极则复盛，故寒甚久乃热也。热去汗已，阴又内强，阳不胜阴，故喜见日月光火气乃快然也。

［十二］冲阳穴也，在足跗上同身寸之五寸骨间动脉，上去陷谷同身寸之三寸，阳明之原，刺可入同身寸之三分，留十呼，若灸者，可灸三壮。跗音付[19]。

［十三］心气流于肺则喜，今脾藏受病，心母救之，火气下入于脾，不上行于肺；又，太阴脉支别者复从胃上鬲注心中。故令人不乐、好大息也。

［十四］脾主化谷，营助四傍，今邪薄之，诸藏无[20]禀。土寄四季，王则邪气交争，故不嗜食、多寒热而汗出。◎新校正云：按：《甲乙经》云“多寒少热”。

［十五］足大阴脉入腹属脾络胃，上鬲侠咽，故病气来至则呕，呕已乃衰退也。

［十六］待病衰去，即而取之，其言衰即取之井俞及公孙也。公孙，在足大指本节后同身寸之一寸，太阴络也，刺可入同身寸之四分，留七呼，若灸者，可灸三壮。

［十七］足少阴脉贯肝鬲入肺中，循喉咙，故呕吐甚、多寒热也。肾为阴藏，阴气生寒。今阴气不足，故热多寒少。◎新校正云：按：《甲乙经》云：“呕吐甚，多寒少热[21]。”

［十八］胃阳明脉病欲独闭户牖而处，今谓胃土病证反见肾水之中，土刑于水，故其病难已也。太钟、太溪悉主之。太钟，在足内踝后街中，少阴络也，刺可入同身寸之二分，留七呼，若灸者，可灸三壮。太溪，在足内踝后跟骨上动脉陷者中，少阴俞也，刺可入同身寸之三分，留七呼，若灸者，可灸三壮[22]。◎新校正云：按：《甲乙经》云：“其病难已，取太溪。”又按：太钟穴，《甲乙经》作“跟后冲中”，《刺腰痛篇》注作“跟后街中动脉”，《水穴》注云“在内踝后”，此注云“内踝后街中”，诸注[23]不同，当以《甲乙经》为正。

［十九］足厥阴脉循股阴入髦中，环阴器，抵少腹，故病如是。癃，谓不得小便也。悒悒，不畅之貌。◎新校正云：按：《甲乙经》“数便意”三字作

“数噫”二字。悒於急切。

［二十］太冲主之，在足大指本节后同身寸之二寸陷者中，厥阴俞也，刺可入同身寸之三分，留十呼，若灸者，可灸三壮[24]。◎新校正云：按：《刺腰痛篇》注云：“在本节后内间动脉应手。”

【校注】

[1]《太素》、《甲乙经》“热”下有“渴”字。

[2]《太素》、《甲乙经》无“熇熇暍暍然”五字。

[3]《甲乙经》“难已”下有“间日作”三字。

[4]《甲乙经》“郄”作“腘”。按：“郄”，《马王堆汉墓帛书·阴阳十一脉灸经甲本》“钜阳脉”条作“郤”。下文“刺郄中盛经出血”，王冰注：“郄中，则委中也。”

[5]《甲乙经》、明蓝格钞本《甲乙经》无“热不甚”三字。

[6]《甲乙经》无“见人”二字。

[7]按：抄本文献省书时使用省略符号，其例颇杂，极易误录。此盖本作“洒＝淅＝”，当读作“洒洒淅淅”，而传抄者不识，误为“洒淅洒淅”。兹据文意录正。

[8]潘本“汗出”作“多汗出”。

[9]《甲乙经》“之”下有“足太阴”三字。

[10]《甲乙经》无“热多寒少”四字。

[11]《太素》“也”作“已”。

[12]《太素》“使”作“小便”。

[13]《〈素问校讹〉校补》：“古钞本‘胂’作‘肺’。”

[14]《〈素问校讹〉校补》：“古钞本‘胂’作‘伸’。”

[15]《〈素问校讹〉校补》：“‘古钞本‘胂’作‘伸’。明钞本《甲乙经》、医统本《甲乙经》‘胂’作‘胛’。”

[16]顾本“正”下无“也”字。

[17]顾本“其”作“恐”。

[18]顾本“荥”误作“荣”。

[19]顾本无此条音切。

[20]顾本“无”误作“元”。

[21] 顾本“热”下无“也”字。

[22] 顾本“三壮”下有“也”字。

[23]《〈素问校讹〉校补》:“古钞本‘注’下有‘经’字。”

[24] 顾本“三壮”下有“也”字。

肺疟者，令人心寒；寒甚，热；热[1]间，善惊，如有所见者。刺手大阴、阳明[一]。

心疟者，令人烦心甚，欲得清水，反寒多，不甚热。刺手少阴[二][2]。

肝疟者，令人色苍苍[3]然，太息，其状若死者。刺足厥阴见血[三]。

脾疟者，令人寒[4]，腹中痛，热则肠中鸣，鸣[5]已汗出。刺足太阴[四]。

肾疟者，令人洒洒然[6]，腰脊痛宛转，大便难，目眴眴[7]然，手足寒。刺足太阳、少阴[五]。

胃疟者，令人且病也善饥而不能食，食而支满腹大[六]。刺足阳明、太阴横脉出血[七]。

【原注】

[一]列缺主之。列缺，在手腕后同身寸之一寸半，手太阴络也，刺可入同身寸之三分，留三呼，若灸者，可灸五壮。阳明穴，合谷主之。合谷，在手大指次指歧骨间，手阳明脉之所过也，刺可入同身寸之三分，留六[8]呼，若灸者，可灸三壮。

[二]神门主之。神门，在掌后锐骨之端陷者中，手少阴俞也，刺可入同身寸之三分，留七[9]呼，若灸者，可灸三壮。◎新校正云：按：《太素》云“欲得清水及寒多，寒不甚热甚”[10]。

[三]中封主之。中封，在足内踝前同身寸之一寸半陷者中，仰足而取之，伸足乃得之，足厥阴经也，刺出血，止。常刺者，可入同身寸之四分，留七呼，若灸者，可灸三壮。

[四]商丘主之。商丘，在足内踝下微前陷者中，足大阴经也，刺可入同身寸之三分，留七呼，若灸者，可灸三壮。

[五]大钟主之，取如前足少阴疟中法。

[六]胃热脾虚，故善饥而不能食，食而支满腹大也。是以下文兼刺太阴。◎新校正云：按：《大素》“且病”作“疸病”[11]。

[七]厉兑、解溪、三里主之。厉兑，在足大指次指之端，去爪甲如韭叶，阳明井也，刺可入同身寸之一分，留一呼，若灸者，可灸一壮。解溪，在冲阳后同身寸之三寸半腕上陷者中，阳明经也，刺可入同身寸之五分，留五呼，若灸者，可灸三壮。三里，在膝下同身寸之三寸，䯒骨外廉两筋肉分间，阳明合也，刺可入同身寸之一寸，留七呼，若灸者，可灸三壮。然足阳明取此三穴，足太阴刺其横脉出血也。横脉，谓足内踝前斜过大脉，则太阴之经脉也。◎新校正云：详“解溪在冲阳后三寸半”，按《甲乙经》“一寸半”，《气穴论》注“二寸半”。

【校注】

[1]《太素》无“热”字。

[2]《甲乙经》“手少阴”下有“是谓神门”四字。

[3]《太素》“苍苍”作“仓仓”。

[4]《太素》“寒”作“疾寒”。《甲乙经》作“病寒”。顾观光校：“《圣济总录》‘寒’下有‘则’字，与下句一例。”

[5]《太素》无“鸣”字。

[6]《太素》无“然”字。赵本“洒洒”作“灑灑”。《甲乙经》“洒洒”作“凄凄”。

[7]《太素》“眴眴”作“询询”。

[8]《〈素问校讹〉校补》：“古钞本‘六’作‘三’。”

[9]《〈素问校讹〉校补》：“古钞本‘七’作‘三’。”

[10]顾本“寒不甚热甚”下有“也”字。

[11]《太素》“且”作“疸”，涉下“病”字类化；杨注作“疸”，云：“疸音旦，内热病也。”

疟[1]发，身方热，刺跗上动脉[一]，开其空，出其血[2]，立寒[二]。

疟，方欲寒，刺手阳明太阴、足阳明太阴[三]。

疟[3]，脉满大急，刺背俞，用中针，傍伍[4]胠俞各一，适肥瘦出其血也[四]。

疟，脉小[5]实急，灸胫少阴，刺指井[五]。

疟，脉满大急，刺背俞，用五[6]胠俞背俞[7]各一，适行[8]于血也[六]。

疟，脉缓大虚，便用药[9]，不宜用针[七]。

凡治疟，先发如食顷[10]乃可以治，过之则失时也[八]。

【原注】

[一]则阳明之脉也。

[二]阳明之脉，多血多气，热盛气壮，故出其血而立可寒也。

[三]亦谓开穴而出其血也。当随井俞而刺之也。

[四]瘦者，浅刺少出血；肥者，深刺多出血。背俞，谓大杼。五胠俞，谓譩譆。胠，去鱼切[11]。

[五]灸胫少阴，是谓复溜。复溜，在内踝上同身寸之二寸陷者中，足少阴经也，刺可入同身寸之三分，留三呼，若灸者，可灸五壮。刺指井，谓刺至阴。至阴，在足小指外侧去爪甲角如韭叶，足大阳井也，刺可入同身寸之一分，留五呼，若灸者，可灸三壮。

[六]谓调适肥瘦、穴度深浅，循《三备法》而行针，令至于血脉也。谓大杼[12]。五胠俞，谓譩譆主之。◎新校正云：详此条从“疟脉满大”至此注终，文注共五十五字，当从删削[13]。经文与次前经文重复，王氏随而注之，别无义例，不若士安之精审。不复出也。

[七]缓者中风，大为气实，虚者血虚。血虚气实，风又攻之，故宜药治以遣其邪，不宜针写而出血也。

[八]先其发时，真邪异居，波陇不起，故可治；过时则真邪相合，攻之则反伤真气，故曰失时。◎新校正云：详从前“疟脉满大”至此，全天起本在第[14]四卷中，王氏移续于此也。

【校注】

[1]《太素》“疟”下有“以”字。

[2]《太素》无“出其血”三字。

[3]《太素》“疟”下有“病”字。

[4]古林书堂本、元残本、道藏本、熊本、吴悌本、赵本、朝鲜活字本、朝鲜小字本、《甲乙经》“伍”作“五”。下文亦同。

[5]《太素》“小”下有“而”字。

[6]《太素》“五”作“第五针”。

[7]《太素》无“背俞”二字。

[8] 顾本“行”下有“至”字。

[9] 顾本“便”下有“宜”字。《太素》本句作“便用药所宜”。

[10]《太素》“食顷”作“食顷前”。

[11] 顾本无此条音切。

[12] 顾本“谓大杼”上有“背俞”二字。

[13] 顾观光校：“今文、注共五十七字，疑正文‘胠俞’五下衍‘背俞’二字。‘用’当作‘及’。”

[14] 古林书堂本、元残本“第”作“弟”。弟、第古今字。

诸疟而[1]脉不见，刺十指间出[2]血，血去必已。先视身之[3]赤如小豆者，尽取之。

【校注】

[1]《甲乙经》“而”作“如”。

[2]《太素》、明蓝格钞本《甲乙经》“出”作“见”。

[3]《太素》“之”下有“热”字。

十二疟者，其发各不同时。察其病形，以知其何脉之病也[一]。先其[1]发时如食[2]顷而刺之，一刺则衰，二刺则知，三刺则已。不已，刺舌下两脉出血[二]。不已，刺郄中盛经出血，又[3]刺项已[4]下侠脊者，必已[三]。舌下两脉者，廉泉也[四]。

【原注】

[一]随其形证，而病脉可知。

[二]释具下文。

[三]并足大阳之脉气也。郄中，委中也。侠脊者，谓大杼、风门、热府穴也。大杼，在项第一椎下两傍相去各同身寸之一寸半陷者中，刺可入同身寸之三分，留七呼，若灸者，可灸五壮。风门、热府在第（七）[二][5]椎下两傍各同身寸之一寸半，刺可入同身寸之五分，留七呼，若灸者，可灸五壮。◎新校正云：详大杼穴“灸五壮”，按《甲乙经》作“七壮”，《气穴论》注作“七

壮”,《刺热论》及《热穴》注[6]作“五壮”。

[四]廉泉，穴名，在颔下结喉上舌本下，阴维任脉之会，刺可入同身寸之三分，留三呼，若灸者，可灸三壮。

【校注】

[1]《太素》“其”下有“病”字。

[2]《甲乙经》“食”作“一食”。

[3]《太素》“又”作“有”。

[4]《太素》“已”作“以”。

[5]顾本“七”作“二”，义长，据改。

[6]顾本“注”下有“并”字。

刺疟者，必先问其病之所先发者，先刺之。

先头[1]痛及重者，先刺头上及两额两眉间出血[一]。

先项背痛者，先刺之[二]。

先腰脊痛者，先刺郄中出血。

先手臂痛者，先刺手少阴阳明[2]十指间[三]。

先足胫[3]瘦[4]痛者，先刺足阳明十指间出血[四]。

【原注】

[一]头上，谓上星、百会。两额，谓悬颅。两眉间，谓攒竹等穴也。

[二]项，风池、风府主之。背，大杼、神道主之。

[三]新校正云：按：别本作“手阴阳”，全本亦作“手阴阳”。

[四]各以邪居之所以[5]脱写之。

【校注】

[1]《太素》“先头”二字互乙。

[2]《太素》“先刺手少阴阳明”作“先刺阴阳”。

[3]《太素》“胫”作“胻”。

[4]《〈素问校讹〉校补》：“古钞本‘瘦’作‘酸’。”

[5]顾本“以”作“而”。

风疟（疟）[之][1]发，则汗出恶风，刺三阳经背俞之血者[一]。

胻[2]痠痛甚，按[3]之不可，名曰胕髓病[4]，以镵针针绝骨出[5]血，立已[二]。

身体小痛，刺至阴[三][6]。

诸阴之井无出血，间日一刺[四]。

疟不渴，间日而作，刺足太阳[五]。渴而间日作，刺足少阳[六]。

温疟，汗不出，为五十九刺[七]。

【原注】

[一]三阳，太阳也。◎新校正云：按：《甲乙经》云“足三阳”。

[二]阳辅穴也。取如《气穴论》中府俞法。胕，洪付切。镵，锄衔切[7]。

[三]新校正云：按：《甲乙经》无“至阴”二字。

[四]诸井皆在指端，足少阴井在足心宛宛中。

[五]新校正云：按：《九卷》云“足阳明”，《大素》同。

[六]新校正云：按：《九卷》云“手少阳”，《大素》同。

[七]自“胃疟”下至此，寻《黄帝中诰图经》所主，或有不与此文同，应古之别法也。

【校注】

[1] 此盖误“之”为重文符。《太素》“疟”作“之”，据改。《甲乙经》无“疟”字。

[2]《甲乙经》“胻”作“胫”。

[3] 原本“按”字从“木”作，俗书木、扌相乱故也。此从顾本录正。

[4]《太素》无“病”字。

[5]《太素》“出”下有“其”字。

[6]《太素》“刺至阴”作“刺之”。

[7] 顾本无此二条音切。

气厥论篇第三十七[一]

按：本篇包括以下内容：五脏、六腑寒热相移。五脏寒之相移所为各病及其临床表现与预后。五脏六腑热之相移所为各病及其临床表现与预后。

自“肾移寒于肝”至“故得之气厥也”见于《太素》卷二十六《寒热相移》。本篇又分别见于《甲乙经》卷六第十、卷十二第四。

黄帝问曰：五藏六府寒热相移者何?

歧伯曰：肾移寒于肝[1]，痈肿少气[二]。

脾移寒于肝，痈肿，筋挛[三]。

肝移寒于心，狂，隔[2]中[四]。

心移寒于肺，肺[3]消。肺消[4]者，饮一溲二，死，不治[五]。

肺移寒于肾，为涌水。涌水者，按腹[5]不坚。水气客于大肠，疾行则鸣濯濯，如囊裹浆[6]。水之病也[六][7]。

脾移热于肝，则为惊、衄[七]。

肝移热于心，则死[八]。

心移热于肺，传为鬲[8]消[九]。

肺移热于肾，传为柔（痓）[痉][十][9]。

肾移热于脾，传为虚；肠澼，死，不可治[十一]。

胞移热于膀胱，则癃、溺血[十二]。

膀胱移热于小肠，鬲[10]肠[11]不便，上为口糜[十三][12]。

小肠移热于大肠，为虙瘕[13]，为沉[十四]。

大肠移热于胃，善食而瘦入[14]，谓之食亦[十五][15]。

胃移热于胆，亦[16]曰食亦[十六][17]。

胆移热于脑，则辛頞[18]，鼻渊[19]。鼻渊者，浊涕下不止也[十七]。传为衄衊、瞑目[十八]。故得之气厥也[十九]。

【原注】

[一]新校正云：按：全元起本在第九卷，与《厥论》相并。

[二]肝藏血，然寒入则阳气不散；阳气不散，则血聚气涩，故为痈肿，又为少气也。◎新校正云：按：全元起本云"肾移寒于脾"，元起注云："肾伤于寒而传于脾，脾[20]主肉，寒生于肉则结为坚，坚化为脓，故为痈也。血伤气少，故曰少气。"《甲乙经》亦作"移寒于脾"[21]王因误本，遂解为肝，亦智者之一失也。

[三]脾藏主肉，肝藏主筋，肉温则筋舒，肉冷则筋急，故筋挛也。肉寒则卫气结聚，故为痈肿。

[四]心为阳藏，神处其中，寒薄之则神乱离，故狂也。阳气与寒相薄，故隔塞而中不通也。

[五]心为阳藏，反受诸寒，寒气不消，乃移于肺，寒随心火内铄金精，金受火邪，故中消也。然肺藏消铄，气无所持，故令饮一而溲二也。金火相贼，故死不能治。

[六]肺藏气，肾主水。夫肺寒入肾，肾气有馀；肾气有馀，则上奔于肺，故云涌水也。大肠为肺之府，然肺肾俱为寒薄，上下皆无所之，故水气客于大肠也。肾受凝寒，不能化液，大肠积水而不流通，故其疾行则肠鸣而濯濯有声，如囊裹浆而为水病也。◎新校正云：按：《甲乙经》"水之病也"作"治主肺者"。

[七]肝藏血，又主惊，故热薄之则惊而鼻中血出。

[八]两阳和合，火木相燔，故肝热入心则当死也。《阴阳别论》曰："肝之心，谓之生阳。生阳之属，不过四日而死。"◎新校正云：按：《阴阳别论》之文义与此殊，王氏不当引彼误文附会此义。

[九]心肺两间，中有斜鬲膜，鬲膜下际，内连于横鬲膜。故心热入肺，久久传化，内为鬲热消渴而多饮也。

[十]柔，谓筋柔而无力。(痓)[痉]，谓骨(痓)[痉]而不随。气骨皆热，髓不内充，故骨(痓)[痉]强而不举，筋柔缓而无力也。痓音炽。

[十一]脾主制水，肾反移热以与之，是脾土不能制水而受病，故久久传为虚损也。肠澼死者，肾主下焦，象水而冷，今乃移热，是精气内消，下焦无主以守持，故肠澼除而气不禁止。

［十二］膀胱为津液之府，胞为受纳之司，故热入膀胱，胞中外热，阴络内溢，故不得小便而溺血也。《正理论》曰："热在下焦，则溺血。"此之谓也。

［十三］小肠脉络心，循咽下隔[22]抵胃属小肠。故受热以下令肠隔塞而不便，上则口生疮而糜[23]烂也。糜，谓烂也。糜，武悲切。

［十四］小肠热已，移入大肠，两热相薄，则血溢而为伏瘕也。血涩不利，则月事沈滞而不行，故云为伏[24]瘕为沈也。"虙"与"伏"同。"瘕"一为"疝"，传写误也。

［十五］胃为水谷之海，其气外养肌肉。热消水谷，又铄肌肉，故善食而瘦入也。食亦者，谓食入移易而过，不生肌肤也。亦，易也。◎新校正云：按：《甲乙经》"入"作"又"，王氏注云"善食而瘦入也"，殊为无义，不若《甲乙经》作"又"读连下文。

［十六］义同上。

［十七］脑液下渗，则为浊涕，涕下不止，如彼水泉，故曰鼻渊也。頞，谓鼻頞也。足太阳脉起于目内眦，上额交巅上，入络脑。足阳明脉起于鼻，交頞中，傍约太阳之脉。今脑热，则足太阳逆，与阳明之脉俱盛薄于頞中，故鼻頞辛也。辛，谓酸痛。故下文曰。

［十八］以足阳明脉交頞中，傍约大阳之脉，故耳热盛则阳络溢，阳络溢则衄出汗血也。衊，谓汗血也。血出甚，阳明太阳脉衰，不能荣养于目，故目瞑。瞑，暗也。衊，莫结切。

［十九］厥者，气逆也。皆由气逆而得之。

【校注】

[1] 据上下文意，"肝"当作"脾"。

[2]《甲乙经》"隔"作"鬲"。

[3]《甲乙经》"肺"上有"为"字。

[4]《太素》不重"肺消"二字。

[5]《甲乙经》"腹"上有"其"字。

[6]《太素》"囊裹浆"作"裹壶"二字。

[7]《太素》"水之病也"作"治肺者"。

[8]《甲乙经》"鬲"作"膈"。

[9]《太素》、明蓝格钞本《甲乙经》"痓"作"痉"。作"痉"义长，据改。

馀或同，不复出校。

[10]《太素》、《甲乙经》“鬲”作“隔”。

[11]“肠”当作“胀”，此盖回改而误。俗书“肠”或作“胀”。

[12] 顾本“糜”作“麋”。《太素》作“靡”。

[13]《太素》“虑瘕”作“密疝”。

[14] 顾观光校：“《圣济总录》‘入’作‘人’。”此据王注断句。

[15]“亦”，读若“㑊”，《甲乙经》作“㑊”。“㑊”、“伿”、“惰”、“㾾”、“㿄”声转义同。说详《校补》。

[16]《太素》“亦”作“名”。

[17]《甲乙经》“亦”作“㑊”。

[18]《太素》“頞”作“烦”。

[19]《太素》“渊”作“淟”，馀或同。杨注：“淟，他典切，垢浊也。”

[20] 古林书堂本、元残本“脾”作“胃”。

[21]《太素》亦作“移寒于脾”。

[22] 古林书堂本“隔”作“膈”。

[23] 顾本“糜”作“麋”。下“糜”同。

[24] 顾本“伏”作“虑”。

咳论篇第三十八[一]

按：本篇论咳之分类、病机、治法，包括以下内容：论“五藏六府皆令人咳，非独肺也”及其道理。肺咳的病理。肺咳、心咳、肝咳、脾咳、肾咳等五脏咳的临床症状特点。五脏久咳，乃移于相表里之六腑，“久咳不已，则三焦受之”，然皆“聚于胃，关于肺”。胃咳、胆咳、大肠咳、小肠咳、膀胱咳、三焦咳等六腑咳的临床症状特点。治咳之法：“治藏者治其俞，治府者治其合，浮肿者治其经”。

全篇见于《太素》二十九卷《咳论》，又见于《甲乙经》卷九第三。

黄帝问曰：肺之令人咳，何也？岐伯对曰：五藏六府皆令人咳，非独肺也。

帝曰：愿闻其状。岐伯曰：皮毛者，肺之合也。皮毛[1]先受邪气，邪气以[2]从其合也[二]。其寒饮食[3]入胃，从肺脉上至[4]于肺[5]，则[6]肺寒；肺寒，则[7]外内合，邪因而客之，则为肺咳[三]。五藏各以其时受病。非其时，各传以与之[四]。人与天地相参，故五藏各以[8]治时感于寒则受病[9]。微则为咳，甚者[10]为泄为痛[五]。乘秋，则[11]肺先受邪；乘春，则肝先受之；乘夏，则心先[12]受之；乘至阴，则脾先受之；乘冬，则肾先受之[六]。

【原注】

[一]新校正云：按：全元起本在第九卷。

[二]邪，谓寒气。

[三]肺脉起于中焦，下络大肠，还循胃口，上鬲属肺，故云"从肺脉上至于肺"也。

[四]时，谓王月也。非王月则不受邪，故各传以与之。

[五]寒气微，则外应皮毛，内通肺，故咳。寒气甚，则入于内，内裂[13]则痛。入于肠胃，则泄痢。

[六]以当用事之时，故先受邪气。◎新校正云：按：全元起本及《大素》无"乘秋则"三字，疑此文误多也。

【校注】

[1]《太素》无"皮"字。明蓝格钞本《甲乙经》"毛"作"肤"。

[2]《太素》无"邪气以"三字。

[3]《太素》重"饮食"二字。

[4]《太素》"上至"作"上注"。

[5]《甲乙经》"肺"下有"气"字。

[6]《太素》无"则"字。

[7]《太素》无"肺寒则"三字。

[8]《太素》无"以"字。

[9]《甲乙经》"病"下有"也"字。

[10]《甲乙经》"甚者"作"甚则"。

[11]《太素》无"乘秋则"三字。

[12]《太素》无"先"字。下二"先"字同，不复出校。

[13]“裂”，疑当作“袭”，字之误也。

帝曰：何以异之[一]？

岐伯曰：肺咳之状：咳而喘息有音，甚则唾血[二]。

心咳之状：咳则心痛，喉中介介[1]如梗状，甚则咽肿喉痹[三][2]。

肝咳之状：咳则两胁下痛[3]，甚则不可以转，转则两胠下满[四][4]。

脾咳之状：咳则[5]右胁[6]下痛阴阴，引肩背，甚则不可以动，动则咳剧[五][7]。

肾咳之状：咳则腰背相引而痛，甚则咳涎[六][8]。

【原注】

[一]欲明其证也。

[二]肺藏气而应息，故咳则喘息而喉中有声。甚则肺络逆，故唾血也。

[三]手心主脉起于胸中，出属心包。少阴之脉起于心中，出属心系；其支别者，从心系上（性）[侠][9]咽喉。故（青）[病][10]如是。◎新校正云：按：《甲乙经》“介介如梗状”作“喝喝”。又少阴之脉上侠“咽”，不言侠“喉”。

[四]足厥阴脉上贯鬲，布胁[11]肋，循喉咙之后。故如是。胠，亦胁也。

[五]足太阴脉上贯鬲，侠咽；其支别者，复从胃别上鬲。故病如是也。脾气连肺，故痛引肩背也。脾气主右，故右胠下阴阴然深慢痛也。剧音极[12]。

[六]足少阴脉上股内后廉，贯（者）[脊][13]属肾络膀胱；其直行者，从肾上贯肝鬲入肺中，循喉咙侠舌本。又，膀胱脉从肩髆内别下侠脊抵腰中，入循膂络肾。故病如是。

【校注】

[1]《甲乙经》“介介”作“喝喝”。

[2]《太素》“咽”作“咽喉”，无“喉痹”二字。

[3]《太素》“胁”作“胠”，《甲乙经》“咳则两胁下痛”作“咳则胠痛”。

[4]《甲乙经》“胠”作“胁”，《太素》“满”上有“以”字。

[5]《太素》“则”下有“在”字。

[6]《素问校讹》：“元椠本‘胁’作‘胠’，与注合。”道藏本、熊本、吴悌本、赵本、詹本、朝鲜活字本、朝鲜小字本、《甲乙经》并同。

[7]《太素》无“剧”字。

[8]《太素》“涎”作“演”，明蓝格钞本《甲乙经》作“延”。

[9] 顾本“性”作“侠”，义长，据改。

[10] 顾本“膏”作“病”，义长，据改。

[11]《〈素问校讹〉校补》：“元椠本‘胁’作‘胠’。”元残本同。

[12] 顾本无此条音切。

[13] 顾本“者”作“脊”，义长，据改。

帝曰：六府之咳奈何？安所受病？

歧伯曰：五藏之[1]久咳，乃移于六府。

脾咳不已，则胃受之。胃咳之状：咳而呕，呕甚则长虫出[一]。

肝咳不已，则胆受之。胆咳之状：咳，呕胆汁[二]。

肺咳不已，则大肠受之。大肠咳状：咳而遗（失）[矢][三][2]。

心咳不已，则小肠受之。小肠咳状：咳而失气[3]，气与咳俱失[四][4]。

肾咳不已，则膀胱受之。膀胱咳状：咳而遗溺[五][5]。

久咳不已，则三焦[6]受之。三焦咳状：咳而腹满，不欲食饮。

此皆聚于胃[7]，关[8]于肺，使人多涕唾而（而）[面][9]浮肿、气逆也[六]。

【原注】

[一]脾与胃合。又，胃之脉循喉咙入缺盆，下鬲属胃络脾。故脾咳不已，胃受之也。胃寒则呕，呕甚则肠气逆上，故蚘出。蚘音回。

[二]肝与胆合。又，胆之脉从缺盆以下胸中，贯鬲络肝。故肝咳不已，胆受之也。胆气好逆，故呕温[10]苦汁也。

[三]肺与大肠合。又，大肠脉入缺盆络肺。故肺咳不已，大肠受之。大肠为传送之府，故寒入则气不禁焉。◎新校正云：按：《甲乙经》“遗失”作“遗矢”[11]。

[四]（咳）[心][12]与小肠合。又，小肠脉入缺盆络心。故心咳不已，小肠受之。小肠寒盛，气入大肠。咳则小肠气下奔，故失气也。

[五]肾与膀胱合。又，膀胱脉从肩髆内侠脊抵腰中，入循膂络肾属膀胱。故肾咳不已，膀胱受之。膀胱为津液之府，是故遗溺。

[六]三焦者，非谓手少阳也，正谓上焦中焦耳。何者？上焦者，出于胃

上口，并咽以上，贯鬲，布胸中，走腋。中焦者，亦至于胃口，出上焦之后；此所受气者，泌糟粕，蒸津液，化其精微，上注于肺脉，乃化而为血。故言皆聚于胃、关于肺也。两焦受病，则邪气熏肺而肺气满，故使人多涕唾而面浮肿气逆也。腹满不欲食者，（肾）［胃］[13]寒故也。胃脉者，从缺盆下乳内廉，下循腹至膀胱[14]；其小[15]者，复从胃下口循腹里，至气街中而合。今胃受邪，故病如是也。何以明其不谓下焦？然：下焦者，别于回肠，注于膀胱，故水谷者常并居于胃中，盛糟粕而俱下于大肠，泌[16]别汁，循下焦而渗入膀胱。寻此行化，乃与胃口悬远，故不谓此也。◎新校正云：按：《甲乙经》胃脉"下循腹"作"下侠脐"。

【校注】

[1]《甲乙经》无"之"字。

[2]《太素》"失"作"矢"。

[3]《太素》"失气"作"气者"。按："者"读若"诸"，属下读。

[4]《太素》"失"作"出"。

[5]《甲乙经》"溺"作"尿"。

[6]《太素》"焦"作"膲"。馀或同，不复出校。

[7]《太素》"胃"作"胃管"。

[8]"关"，通也。

[9] 顾本"而"作"面"，据改。

[10]"温"，读若"嗢"（wà），呕吐。

[11] 顾观光校："'矢'字是。"据改。

[12] 顾本"咳"作"心"，义长，据改。

[13] 顾本"肾"作"胃"，义长，据改。

[14] 顾本"膀胱"作"气街"。

[15] 顾本"小"作"支"。

[16] 顾观光校："《灵枢·营卫生会》篇'泌'上有'济'字。"

帝曰：治之奈何？岐伯曰：治藏者，治其俞；治府者，治其合；浮肿者，治其经[一]。

帝曰：善。

【原注】

[一]诸藏俞者，皆脉之所起第三穴。诸府合者，皆脉之所起第六穴也。经者，藏脉之所起第四穴，府脉之所起第五穴。《灵枢经》曰：脉之所注为俞，所行为经，所入为合[1]。此之谓也。

【校注】

[1]《灵枢·九针十二原第一》云："所注为腧，所行为经，所入为合。"

新刊黄帝内经素问卷第十

新刊黄帝内经素问卷第十一

启玄子次注林亿孙奇高保衡等奉敕校正孙兆重改误

举痛论　腹中论　刺腰痛篇

举痛论篇第三十九[一]

按：本篇论诸痛的病机、临床表现、诊法，包括以下内容：论“五藏卒痛”等诸痛病理：诸痛者多因于寒，“寒气入经而稽迟，(泣)[冱]而不行，客于脉外则血少，客于脉中则气不通，故卒然而痛”；唯“痛而闭不通”者因“热气留于小肠”。诸痛因邪客部位不同，而临床表现各异。论望诊、切诊等诊法：“五藏六府，固尽有部”，“视其五色：黄赤为热，白为寒，青黑为痛”；“视其主病之脉，坚而血及陷下者，皆可扪而得也”。百病生于气：“怒则气上，喜则气缓，悲则气消，恐则气下，寒则气收，炅则气泄，惊则气乱，劳则气耗，思则气结”，九气所生之病病形各异，病理各别。

自“黄帝问曰余闻善言天者”至“皆可扪而得也帝曰善”见于《太素》卷二十七《邪客》，部分内容又见于《太素》卷十《冲脉》；自“余知百病生于气也”至“故气结矣”见于《太素》卷二《九气》。本篇又见于《甲乙经》卷一第一。

黄帝问曰：余闻善言天者，必有验于人；善言古者，必有合于今；善言人者，必有[1]厌[2]于己。如此，则道不惑而要数极，所谓明明[3]也[二]。今余问于夫子，令言而可知[4]，视而可见，扪而可得，令验于己，如[5]发蒙解惑，可得而闻乎[三]？

岐伯再拜稽首，对曰：何道之问也[四]？

【原注】

[一]新校正云：按：全元起本在第三卷，名《五藏举痛》。所以名“举痛”之义未详。按：本篇乃黄帝问五藏卒痛之疾，疑“举”乃“卒”字之误也。

[二]善言天者，言天四时之气温凉寒暑生长收藏，在人形气五藏参应可验而指示善恶，故曰必有验于人。善言古者，谓言上古圣人养生损益之迹，与今养生损益之理可合而与论成败，故曰必有合于今也。善言人者，谓言形骸骨节更相支[6]拄[7]、筋脉束络、皮肉包裹，而五藏六府次居其中，假七神五藏而运用之，气绝神去，则之于死，是以知彼浮形不能坚久，静虑于己，亦与彼同，故曰必有厌于己也。夫如此者，是知道要数之极，悉无疑惑、深明至理而乃能然矣[8]。

[三]言如发开童蒙之耳，解于疑惑者之心，令一一[9]条理，而目视手循，验之可得。扪，犹循也。

[四]请示起[10]端也。

【校注】

[1]《太素》无“有”字。

[2]于鬯：“厌当训合。”

[3]顾本“明”下不重“明”字。

[4]《太素》“言而可知”作“可言而知也”。

[5]顾本“如”作“而”。

[6]顾本“支”作“枝”。

[7]金本、元残本“拄”作“柱”。俗书扌、木二旁相乱。

[8]金本“矣”作“也”。

[9]金本“一一”作“一二”。

[10]顾本“起”作“问”。

帝曰：愿闻人之五藏卒痛，何气使然？岐伯对曰：经脉流行不止，环周不休。寒气入经而稽迟[1]，（泣）[沍]而不行。客于脉外则血少，客于脉中则气不通，故卒然而痛[2]。

【校注】

[1]《太素》“寒气入经而稽迟”作“寒气入焉经血稽迟”八字。

[2]《太素》“故卒然而痛”作“故卒痛矣”。

帝曰：其痛或卒然而止者，或痛[1]甚不休者，或痛甚不可按者，或按之而痛止者，或按之[2]无益者，或喘动应手者，或心与背相引[3]而痛者，或胁肋[4]与少腹相引而痛者，或腹痛引阴股者，或痛宿昔而成积者，或卒然痛死不知人、少[5]间[6]复生者，或痛而[7]呕者，或腹痛而后[8]泄者，或痛而闭不通者。凡此诸痛，各不同形，别之奈何[一]？

岐伯曰：寒气客于脉[9]外则脉寒，脉寒则缩踡[10]，缩踡则脉绌急，绌急[11]则外引小络，故卒然而痛；得炅[12]，则痛立止[二][13]；因重中于寒，则痛久矣[三]。寒气客于经脉之中，与炅气相薄，则脉满；满，则痛而不可按也[四]。寒气稽留，炅气从上[14]，则脉充大而血气乱，故痛甚[15]不可按也[五]。

寒气客于肠胃之间、膜[16]原之下，血不得散，小络急引，故痛；按之则血[17]气散，故按之痛止[六][18]。

寒气客于侠脊之脉，则深按之不能及，故按之无益也[七]。

寒气客于冲脉。冲脉起于关元，随腹直上。寒气客[19]则脉不通，脉[20]不通则气因之，故喘动应手矣[八]。

寒气客于背俞之脉，则血脉[21]（泣）[沍]，脉（泣）[沍]则血虚，血[22]虚则痛。其俞注于心，故相引而痛。按之，则热气至；热气[23]至，则痛止矣[九]。

寒气客于厥阴之脉。厥阴之脉者，络阴器，系于肝。寒气客于脉中，则血（泣）[沍]脉急，故胁肋与少腹相引痛[24]矣[十]。

厥气客于阴股，寒气上及少腹，血（泣）[沍]，在下相引，故腹[25]痛引阴股[十一][26]。

寒气客于小肠、膜原[27]之间络血之中，血（泣）[沍]，不得注于大经，血气稽留不得行，故宿昔而[28]成积矣[十二]。

寒气客于五藏，厥逆上泄，阴气竭[29]，阳气未入，故卒然痛死不知人、气复反则生矣[十三]。

寒气客于肠胃，厥逆上出，故痛而呕也[十四]。

寒气客于小肠，小肠[30]不得成聚，故后泄腹痛矣[十五]。

热气留于小肠，肠中痛[31]，瘅热焦渴[32]，则坚干不得出[33]，故痛而闭不通矣[十六][34]。

【原注】

[一]欲明异候之所起。

[二]脉左右环，故得寒则缩踡[35]绌急，缩踡绌急则卫气不得流通[36]，故外引于小络脉也。卫气不入，寒内薄之，脉急不纵，故痛生也。得热，则卫气复行，寒气退辟，故痛止。炅，热也。止，已也。绌，丁骨反。

[三]重寒难释，故痛久不消。

[四]按之痛甚者。其义具下文。

[五]脉既满大，血气复乱，按之则邪气攻内，故不可按也。

[六]膜，谓鬲间之膜。原，谓鬲肓之原。血不得散，谓鬲膜之中小络脉内[37]血也。络满则急，故牵引而痛生也。手按之，则寒气散、小络缓，故痛止。

[七]侠脊之脉者，当中之[38]督脉也。次两傍，足大阳脉也。督脉者，循脊里。大阳者，贯膂筋。故深按之不能及也。若按当中，则脊[39]节曲；按两傍，则膂筋蹙合。曲与蹙合，皆卫气不得行过，寒气益聚而内畜，故按之无益。

[八]冲脉，奇经脉也。关元，穴名，在齐下三寸。言起自此穴，即随腹而上，非生出于此也。其本生出，乃起于肾下也。直[40]者，谓[41]行会于咽喉也。气因之，谓冲脉不通，足少阴气因之上满。冲脉与少阴并行，故喘动而应手也矣[42]。

[九]背俞，谓心俞脉，亦足大阳脉也。夫俞者，皆内通于藏，故曰其俞注于心、相引而痛也。按之，则温气入；温气入，则心气外发，故痛止。

[十]厥阴者，肝之脉，入髦[43]中，环阴器，抵少腹，上贯肝鬲，布胁肋。故曰络阴器系于肝、脉急引胁与少腹痛也。

[十一]亦厥阴肝脉之气也。以其脉循阴股入毛[44]中、环阴器上抵少腹，故曰厥气客于阴股、寒气上及于少腹也。

[十二]言血为寒气之所凝结而乃成积。

[十三]言藏气被寒拥(胃)[冒][45]而不行，气复得通则已也。◎新校正云：详注中“拥胃”当疑作“拥冒”。

［十四］肠胃客寒留止，则阳气不得下流而反上行，寒不去则痛生，阳上行则呕逆[46]，故痛而呕也。

［十五］小肠为受盛之府。中满，则寒邪不居，故不得结聚而传下入于回肠。回肠，广肠也，为传导之府，物不得停留，故后泄而痛。

［十六］热渗[47]津液，故便坚也。

【校注】

[1]《太素》“痛”上有“常”字。

[2]《太素》“之”下有“而”字。

[3]《太素》“引”作“应”。

[4]《太素》“胁肋”上有“心”字。

[5]《太素》无“少”字。

[6] 顾本“少间”上有“有”字。

[7]《太素》“痛”上有“腹”字，“而”下有“悗悗”二字

[8]《太素》“后”作“复”。

[9]《太素》“脉”作“膓”。“膓”者，“肠”之俗字。下三“脉”同。

[10]《太素》“踡”作“卷”。

[11] 顾本夺去“绌急”，盖重文符而夺去也。

[12]《通雅卷首一·音韵通别不紊说》云：“《灵》《素》之‘炅’，当与‘热’同。”

[13]《太素》“止”下有“矣”字。

[14] 郑邦本谓“上”为“之”字之误。

[15]《太素》无“甚”字。

[16]《太素》“膜”作“募”。

[17]《太素》无“血”字。

[18]《太素》“故按之痛止”作“故痛止矣”。

[19]《太素》无“寒气客”三字。

[20]《太素》无“脉”字。

[21] 顾本无“血”字。《太素》无“脉”字。

[22]《太素》无“血”字。

[23]《太素》无“热气”二字。

[24]《太素》“故胁肋与少腹相引痛”作“引胁与少腹”。

[25]《太素》无“腹”字。

[26]《太素》无“引阴股”三字。

[27]《太素》“小肠膜原”作“肠募关元”。

[28]《太素》“宿昔而”作“卒然”。

[29] 李今庸谓“竭”读若“遏”，阻塞。

[30]《太素》不重“小肠”二字。

[31]《太素》“肠中痛”作“小肠中”，连下句读。

[32]《太素》“焦渴”作“燋竭”。按：《说文·水部》：“渴，尽也。从水，曷声。”段注：“渴、竭古今字。古水竭字多用渴。”

[33]《太素》“则”下有“故”字，“出”下有“矣”字。

[34]《太素》无“故痛而闭不通矣”七字。

[35] 顾本“缩踡”下有“而”字。

[36] 顾本“流通”二字互乙。

[37]《〈素问校讹〉校补》：“古钞本、元椠本‘内’作‘肉’。”元残本同。

[38] 顾本“中”下无“之”字。

[39] 顾本“脊”作“膂”。

[40] 顾本“直”下有“上”字。

[41] 顾本“谓”下有“上”字。

[42] 顾本“故喘动而应手也矣”作“故喘动应于手也”。

[43]《〈素问校讹〉校补》：“‘元椠本‘髦’作‘毛’。下同”。

[44] 顾本“毛”作“髦”。

[45]“胃”当作“冒”。俗书“冒”作“胃”，因误为“胃”。据新校正说改。

[46] 顾本“逆”从“口”，因上“呕”字类化加旁。此据古林书堂本、元残本、金本录正。

[47]“渗”当作“澡”，读若“燥”。俗书参、喿相乱。

帝曰：所谓言而可知者也。视而可见奈何[一]？岐伯曰：五藏六府固尽有部[二]。视其五色：黄赤为热[三]，白为寒[四]，青黑为痛[五]。此所谓视而可见者也。

帝曰：扪[1]而可得奈何[六]？岐伯曰：视其主病之脉，坚而血[2]及陷下者，皆可扪而得也。

【原注】

[一]谓候色也。

[二]谓面上之分部[3]。

[三]中热则色黄赤。

[四]阳气少，血不上荣于色，故白。

[五]血凝[4]（泣）[冱]则变恶，故色青黑则痛。

[六]扪，摸也，以手循摸也。

【校注】

[1]《太素》“扪”作“闻”。“闻”、“扪”声同通用。下同。

[2]“血”盖“洫”之省借，“洫”、“溢”古书或通用。这里是充盈的意思。

[3]金本“分部”二字互乙。

[4]古林书堂本“凝”作“热”，属上读。

帝曰：善。余知[1]百病生于气也[一]：怒则气上，喜则气缓，悲则气消，恐则气下，寒则气收[2]，炅则[3]气泄[4]，惊则气乱[二]，劳则气耗，思则气结。九气不同，何病之生？

岐伯曰：怒则气逆，甚则呕血及飧泄[三]，故气上矣[四][5]。

喜则气和志达，荣卫[6]通利，故气缓矣[五][7]。

悲则心系急，肺布叶举，而上焦不通，荣卫不散，热气在中，故气消矣[六]。

恐则精[8]却，却则上焦闭，闭则气还，还则下焦胀，故气不行矣[七]。

寒则腠理闭，气不行，故气收矣[八][9]。

炅[10]则腠理开，荣卫通，汗大泄，故气泄矣[九][11]。

惊则心无所倚[12]，神无所归，虑无所定，故气乱矣[十]。

劳则喘息[13]汗出，外内皆越，故气耗矣[十一]。

思则心[14]有所存，神有所归，正气留而不行[15]，故气结矣[十二]。

【原注】

[一]夫气之为用，虚实逆顺缓急皆能为病，故发此问端。

[二]新校正云：按:《大素》"惊"作"忧"。

[三]新校正云：按:《甲乙经》及《太素》"飧泄"作"食而气逆"。

[四]怒则阳气逆上而肝气乘脾，故甚则呕血及飧泄也。何以明其然？怒则面赤，甚则色苍。《灵枢经》曰："盛怒而不止，则伤志。"明怒则气逆上而不下也。

[五]气脉和调，故志达畅。荣卫通利，故气徐缓。

[六]布叶，谓布盖之大叶。◎新校正云：按:《甲乙经》及《大素》"而上焦不通"作"两焦不通"。又，王注"肺布叶举"谓"布盖之大叶"，疑非。全元起云："悲则损于心，心系急则动于肺，肺气系诸经，逆故肺布而叶举。"安得谓"肺布"为"肺布盖之大叶"？

[七]恐则阳精却上而不下流，故却则上焦闭也。上焦既闭，气不行流，下焦阴气亦还回不散，而聚为胀也。然上焦固禁，下焦气还，各守一处，故气不行也。◎新校正云：详"气不行"当作"气下行"也。

[八]腠，谓津液渗泄之所。理，谓文理逢会之中。闭，谓密闭。气，谓卫气。行，谓流行。收，谓收敛也。身寒则卫气沈，故皮肤文理及渗泄之处皆闭密而气不流行，卫气收敛于中而不发散也。◎新校正云：按:《甲乙经》"气不行"作"营卫不行"。

[九]人在阳则舒，在阴则惨。故热则肤腠开发，荣卫大通，津液外渗，而汗大泄[16]。

[十]气奔越，故不调[17]理。◎新校正云：按:《大素》"惊"作"忧"字[18]。

[十一]疲力役则气奔速，故喘息。气奔速则阳外发，故汗出。然喘且汗出，内外皆踰越于常纪，故气耗损也。

[十二]系心不散，故气亦停留。◎新校正云：按:《甲乙经》"归正"二字作"止"字[19]。

【校注】

[1]《太素》"知"作"闻"。

[2]《太素》"收"下有"聚"字。

[3]《太素》“则”下有“腠理开”三字。

[4]詹本“泄”作“消”。

[5]《太素》“飧泄故气上矣”作“食而逆气。逆，上也”七字，《甲乙经》作“食而气逆，故气上”。

[6]《太素》“卫”下有“行”字。

[7]《太素》“矣”作“焉”。

[8]《甲乙经》“精”作“神”。

[9]古林书堂本、《太素》“收”下有“聚”字。又，《太素》“寒则腠理闭气不行故气收矣”十二字在下“炅则腠理开荣卫通汗大泄”句下。

[10]《〈素问校讹〉校补》：“古钞本‘炅’作‘热’。”《太素》、《灵枢》、《甲乙经》、明蓝格钞本《甲乙经》、正统本《甲乙经》并同。

[11]顾本无“矣”字。《太素》、《甲乙经》无“故气泄”三字。

[12]《太素》“倚”作“寄”。

[13]《〈素问校讹〉校补》：“元椠本‘息’作‘且’。”元残本、金本、道藏本、赵本、詹本、《甲乙经》、明蓝格钞本《甲乙经》同。《太素》“喘息”作“喘喝”。

[14]《太素》“心”作“身心”。

[15]《甲乙经》“留”作“流”。

[16]顾本“泄”下有“也”字。

[17]金本“调”作“条”。

[18]顾本“忧”下无“字”字。

[19]《太素》同《甲乙经》，“止”属上读。

腹中论篇第四十[一]

按：本篇包括以下内容：论鼓胀，血枯，伏梁，热中、消中，厥逆诸病的病理、临床表现及治疗、禁忌、预后。论怀子将生之脉：“身有病而无邪脉”。论“病热而有所痛者”之病形、脉候及病理。

自“黄帝问曰有病心腹满”至“故当病气聚于腹也”见于《太素》卷

二十九《胀论》；自“帝曰有病胸胁支满者”至“及伤肝也”见于《太素》卷三十《血枯》；自“帝曰有病少腹盛”至“为水溺涩之病”见于《太素》卷三十《伏梁病》；自“有病膺肿”至“可使全也帝曰善”见于《太素》卷二十六《痈疽》；“何以知怀子之且生也岐伯曰身有病而无邪脉也”见于《太素》卷十六《杂诊》；自“帝曰病热而有所痛者”至“而头痛也帝曰善”见于《太素》卷三十《热痛》。

本篇又分别见于《甲乙经》卷七第一中、卷八第二、卷八第四、卷十一第六、卷十一第七、卷十一第九下、卷十二第十。《素问·奇病论第四十七》有与本篇相关内容。

黄帝问曰：有病心腹满，旦食则不能暮食，此为何病？岐伯对曰：名为皷[1]胀[二]。

帝曰：治之奈何？岐伯曰：治之以鸡矢[2]醴。一剂[3]知，二剂已[三]。

帝曰：其时有复发者，何也[四]？岐伯曰：此饮食不节，故时有病也[4]。虽然，其病且已。时故当病[5]气聚于腹也[五]。

【原注】

[一]新校正云：按：全元起本在第五卷。

[二]心腹胀满，不能再食，形如鼓胀，故名鼓胀也。◎新校正云：按：《大素》“鼓”作“穀”[6]。

[三]按：古《本草》“鸡矢”并不治鼓胀，惟大利小便，微寒。命[7]方制法当取用处汤渍服之。

[四]复，谓再发，言如旧也。

[五]饮食不节则伤胃。胃脉者，循腹里而下行。故饮食不节、时有病者复病气聚于腹中也。

【校注】

[1]顾本“皷”作“鼓”。

[2]《太素》无“矢”字。

[3]《太素》“剂”作“齐”。下“二剂”之“剂”同。

[4]《太素》“病也”作“痛”。《说文·疒部》：“痛，病也。”

[5]《太素》“时故当病”作“故时痛”，《甲乙经》作“因当风”。

[6] 顾本“穀”下无“字”字。按：《太素》作“鼓脉胀”，“脉”字盖“胀”字误书而未删者。

[7] 顾本“命”作“今”。

帝曰：有病胸胁支满者，妨于食，病至，则先闻腥臊臭，出清液，先唾血，四支清，目眩，时时前后血，病名为何？何以得之[一]？岐伯曰：病名血枯。此得之年[1]少时有所大脱[2]血，若醉[3]入房中，气竭肝伤，故[4]月事衰少不来也[二]。

帝曰：治之奈何？复[5]以何术？岐伯曰：以四乌鲗骨一藘茹[6]二物并合之[7]，丸以[8]雀卵，大如小豆[9]，以五丸为后饭，饮以[10]鲍鱼汁，利肠[11]中[三]及伤肝也[四]。

【原注】

[一]清液，清水也，亦谓之清涕。清涕者，谓从窈漏中漫液而下，水出清冷也。眩，谓目视眩转也。前后血，谓前阴后阴出血也。

[二]出血多者，谓之脱血，漏下[12]、鼻衄、呕吐、出血皆同焉。夫醉则血脉盛，血脉盛则内热，因而入房，髓液皆下，故肾中气竭也。肝藏血，以少大脱血，故肝伤也。然于丈夫，则精液衰乏；若女[13]子，则月事衰少而不来。

[三]新校正云：按：别本一作“伤中”。鲗，昨则切。藘茹，上力居切，下音如字[14]。

[四]饭后药先，谓之后饭。按：古《本草经》云乌鲗鱼骨、芦茹等并不治血枯，然经法用之，是攻其所生所起尔。夫醉劳力以入房，则肾中精气耗竭；月事衰少不至，则中有恶血淹留。精气耗竭，则阴萎不起而无精；恶血淹留，则血痹著中而不散。故先兹四药用入方焉。古《本草经》曰：乌鲗鱼骨味咸冷平无毒，主治女子血闭。藘茹味辛寒平有小毒，主散恶血。雀卵味甘温平无毒，主治男子阴萎不起，强之令热，多精有子。鲍鱼味辛臭，温平无毒，主治瘀血血痹在四支不散者。寻文会意，方义如此，而处治之也。◎新校正云：按：《甲乙经》及《大素》“藘茹”作“蕳茹”。详王注性味乃蕳茹，当改“藘”作“蕳”。又按：《本草》乌鲗鱼骨“冷”作“微温”，雀卵“甘”作“酸”，与王注异。

【校注】

[1]《太素》无“年”字。

[2]《甲乙经》“脱”作“夺”。

[3] 顾本“醉”下有“已”字。《太素》、《甲乙经》“醉”下有“以”字。

[4]《太素》、《甲乙经》“故”下有“使”字。

[5]《太素》无“复”字。

[6]《太素》无“以”字，“乌鲗”作“乌贼鱼”；《甲乙经》无“四”、“一”二字。

[7]《太素》“之”作“三合”，《甲乙经》无“之”字。

[8] 金本“以”作“如”。

[9] 明蓝格钞本《甲乙经》“小豆”下有“大”字。

[10]《太素》无“饮以”二字。

[11]《甲乙经》“利肠”上有“以饮”二字。

[12]《〈素问校讹〉校补》：“元椠本‘下’作‘中’。”元残本同。

[13] 顾本“女”上无“若”字。

[14] 顾本“如”下无“字”字。

帝曰：病有少腹盛，上下左右皆有根，此为何病？可治不？岐伯曰：病名曰伏梁[一]。

帝曰：伏梁何因而[1]得之？岐伯曰：裹大[2]脓血居肠胃之外，不可治；治之，每[3]切按之，致死。帝曰：何以然？岐伯曰：此下则因阴，必下脓血；上则迫胃脘，生[4]鬲，侠胃脘[5]内痈[二]，此久病也，难治。居齐[6]上为逆，居齐下为从，勿动亟[7]夺[三]。论在《刺法》中[四]。

【原注】

[一]伏梁，心之积也。◎新校正云：详此伏梁与心积之伏梁大异。病有名同而实异者非一，如此之类是也。

[二]正当冲脉带脉之部分也。带脉者，起于季胁，回身一周，横络于齐下。冲脉者，与足少阴之络起于肾，下出于气街，循阴股；其上行者，出齐下同身寸之三寸关元之分，侠齐直上，循腹各行，会于咽喉。故病当其分，则少腹盛、上下左右皆有根也。以其上下坚盛，如有潜梁，故曰病名伏梁不可治也。

以裹大脓血居肠胃之外，按之痛闷不堪，故每切按之致死也。以冲脉下行者络阴，上行者循腹故也。上则迫近于胃脘，下则因薄于阴器也。若因薄于阴，则便下脓血；若迫近于胃，则病气上出于鬲，复侠胃脘内长其痈也。何以然哉？以本有大脓血在肠胃之外故也。“生”当为“出”，传文误也。◎新校正云：按：《大素》“侠胃”作“使胃”。

［三］若裹[8]大脓血居齐上，则渐伤心藏，故为逆。居齐下，则去心稍远，犹得渐攻，故为从。从，顺也。亟，数也。夺，去也。言不可移动，但数数去之则可矣。

［四］今经亡。

【校注】

[1]《太素》“而”作“如”。

[2]《太素》无“大”字。

[3]《太素》“每”作“毋”。

[4]《太素》“生”作“出”。

[5]明蓝格钞本《甲乙经》“脘”作“筦”。

[6]吴勉学本、朝鲜活字本、《甲乙经》“齐”作“脐”。馀或同，不复出校。

[7]此次所用朝鲜小字本改“亟”为“无”。

[8]元残本“裹”亦作“裹”。顾本“裹”误作“裹”。

帝曰：人[1]有身体髀[2]股胻皆肿，环齐而痛，是为[3]何病？岐伯曰：病名伏梁[一]。此风根也[二]。其气溢[4]于大肠而著于肓，肓之原[5]在齐下，故环齐而痛也。不可动之，动之为水、溺濇之病[三]。

【原注】

［一］此二十六字错简在《奇病论》中，若不有此二十六字，则下文无据也。◎新校正云：详此并无注解，尽在下卷《奇病论》中。

［二］此四字此篇本有，《奇病论》中亦有之。

［三］亦冲脉也。齐下，谓脖胦[6]，在齐下同身寸之一[7]寸半。《灵枢经》曰：肓之原，名曰脖胦[8]。脖，蒲没切。胦，乌朗切[9]。

【校注】

[1]《甲乙经》“人”作“病”。

[2]《甲乙经》“髀”作“腰”。

[3]《甲乙经》“为”作“谓”。

[4]《甲乙经》夹注:“《素问》作‘泄’”。

[5]《太素》“原”作“源”，明蓝格钞本《甲乙经》“肓之原”作“肓下”。

[6]《素问校讹》:“古钞本‘齐下谓脖胦’下有‘也脖胦’三字，宜从增。”金本同。

[7]顾本“一”作“二”。

[8]《九针十二原第一》云:“肓之原，出于脖胦。”

[9]顾本“乌”误作“鸟”。

帝曰：夫子数言热中、消中不可服高梁[1]、芳草、石药，石药发瘨[2]，芳草发狂[一]。夫热中、消中者，皆富贵人也。今禁高梁，是不合其心；禁芳草、石药，是病不愈。愿闻其说[二]。歧伯曰：夫芳草之气美[3]，石药之气悍，二者其气急疾坚劲，故非缓心和人，不可以服此二者[三]。

帝曰：不可以服此二者，何以然？歧伯曰：夫热气慓悍，药气亦然，二者相遇，恐内伤脾[四]。脾者，土也，而恶木。服此药者，至甲乙日更论[五][4]。

【原注】

[一]多饮数溲，谓之热中。多食数溲，谓之消中。多喜曰瘨。多怒曰狂。芳，美味也。

[二]热中、消中者，脾气之上溢，甘肥之所致，故禁食高梁芳美之草也。《通评虚实论》曰:“凡治消瘅甘肥贵人，则高梁之疾也。”又，《奇病论》曰:“夫五味入于口，藏于胃，脾为之行其精气。津液在脾，故令人口甘，此肥美之所发也。此人必数食甘美而多肥也。肥者令人内热，甘者令人中满，故其气上溢，转为消渴。”此之谓也。夫富贵人者，骄恣纵欲，轻人而无能禁之，禁之则逆其志，顺之则加其病，帝思难诘，故发问之。高，膏。梁，米也。石药，英乳也。芳草，浓美[5]也。然此五者富贵人常服之，难禁也。

[三]脾气溢而生病，气美则重盛于脾，消热之气躁疾气悍，则又滋其热。若人性和心缓，气候舒匀，不与物争，释然宽泰，则神不躁迫，无惧内伤。故

非缓心和人，不可以服此二者。悍，利也。坚，定也，固也。劲，刚也。言其芳草石药之气坚定固久[6]刚烈而卒不歇灭，此二者是也。

[四]慓，疾也。

[五]热气慓盛，则木气内馀。故心非和缓，则躁怒数起；躁怒数起，则热气因木以伤脾。甲乙为木，故至甲乙日更论脾病之增减也。

【校注】

[1]《甲乙经》"高梁"作"膏梁"、明蓝格钞本《甲乙经》作"膏粱"。下"高梁"同，不复出校。

[2]《甲乙经》"瘨"作"疽"，义长。

[3]《校注》引孙鼎宜说："美"为"羙"字之误。《说文·火部》："羙，小爇也。"

[4]"论"当作"愈"，字之误也。《甲乙经》"更论"作"当愈甚"，明蓝格钞本《甲乙经》作"当更愈甚"。

[5]《校注》引柯逢时说："浓美"当作"农果"，一名防葵。

[6]《〈素问校讹〉校补》："古钞本'久'作'又'。"

帝曰：善。有病膺肿[一]、颈痛、胸满、腹胀，此为何病？何以得之[二]？岐伯曰：名厥逆[三]。

帝曰：治之奈何？岐伯曰：灸之则瘖，石之则狂。须其气并，乃可治也[四]。

帝曰：何以然？岐伯曰：阳气重上，有馀于上。灸之则阳气入阴，入[1]则瘖；石之则阳气虚[2]，虚则狂[五]。须其气并而治之，可使全也[六][3]。

【原注】

[一]新校正云：按：《甲乙经》作"痈肿"。

[二]膺，胸傍也。颈，项前也。胸，(腹)[膺][4]间也。

[三]气逆所生，故名厥逆。

[四]石，谓以石针开破之。

[五]灸之，则火气助阳；阳盛，故入阴。石之，则阳气出；阳气出，则内不足，故狂。

［六］并，谓并合也。待自并合则两气俱全，故可治。若不尔而灸石之，则偏致胜负，故不得全而瘖狂也。

【校注】

[1]《太素》无“入”字。

[2] 元残本“气虚”作“出内”，道藏本、朝鲜小字本同。

[3]《甲乙经》“可使全也”作“使愈”二字。

[4] 顾本“腹”作“膂”，义长，据改。

帝曰：善。何以知怀子之且生也？岐伯曰：身有病而无邪脉也［一］。

【原注】

［一］病，谓经闭也。《脉法》曰：“尺中之脉来而断绝者，经闭也。月水不利若尺中脉绝者，经闭也。”今病经闭，脉反如常者，妇人姙[1]娠之证，故云身有病而无邪脉。

【校注】

[1] 金本“姙”作“任”。

帝曰：病热而有所痛者，何也？岐伯曰：病热者，阳脉也。以三阳之动[1]也，人迎一盛[2]，少阳；二盛，太阳；三盛，阳明。入阴也。夫[3]阳入于阴，故病[4]在头与腹，乃䐜胀而头痛也。

帝曰：善［一］。

【原注】

［一］新校正云：按：《六节藏象论》云：“人迎一盛，病在少阳；二盛，病在太阳；三盛，病在阳明。”与此论同。又按：《甲乙经》“三盛阳明”无“入阴也”三字。

【校注】

[1]《甲乙经》“动”作“盛”。

[2]《甲乙经》“盛”下有“在”字。下“二盛”、“三盛”句同。

[3]《太素》“入阴也夫”作“在太阳□太”。

[4]《太素》“病”作“痛”。

刺腰痛篇第四十一[一]

按：本篇论腰痛刺法，包括以下内容：足太阳、足少阳、足阳明、足少阴、足厥阴诸脉以及解脉、同阴之脉、阳维之脉、衡络之脉、会阴之脉、飞阳之脉、昌阳之脉、散脉、肉里之脉皆有腰痛之病，其病形各异，各有刺之之法。腰痛有见“侠脊而痛至头，几几然，目䀮䀮，欲僵仆”等症者，所见之病形不同，各有刺之之法。

自“足太阳脉令人腰痛”至“发针立已”见于《太素》卷三十《腰痛》，部分内容又见于《太素》卷十《阴阳维脉》。本篇又分别见于《甲乙经》卷九第八、卷十二第十。

足太阳脉令人腰痛，引项脊尻背如重[1]状[二]。刺其郄中太阳正[2]经出[3]血。春无见血[三]。

少阳令人腰痛，如以针刺其皮中，循循然[4]不可以俯仰，不可以顾[四]。刺少阳成[5]骨之端出血。成骨在膝外廉之骨独起者[6]。夏无见血[五]。

阳明令人腰痛，不可以[7]顾，顾如有见者，善悲[六]。刺阳明于䯒前三痏，上下和之出血。秋无见血[七]。

足少阴令人腰痛，痛引脊内廉[八]。刺少阴于内踝上[8]二痏。春无见[9]血。出血大多[10]，不可复也[九]。

厥阴[11]之脉令人腰痛，腰中如张弓弩弦[十]。刺厥阴之脉。在腨踵[12]鱼腹之外，循之累累然，乃刺[13]之[十一]。其病令人善言[14]，默默[15]然不慧。刺之三痏[十二]。

【原注】

[一]新校正云：按：全元起本在第六卷。

［二］足太阳脉别下项，循肩髆内侠脊抵腰中，别下贯臀，故令人腰痛引项脊尻背如重状也。◎新校正云：按：《甲乙经》“贯臀”作“贯胂”，《刺（瘧）［疟］[16]》注亦作“贯胂”，《三部九候》注作“贯臀”。尻，口熬切[17]。

［三］郄中，委中也，在膝后屈处腘中央约文中动脉，足太阳脉之所入也。刺可（郄）［入］[18]同身寸之五分，留七呼，若灸者，可灸三壮。太阳合肾，肾王于冬、水衰于春，故春无见血也。

［四］足少阳脉绕髦际，横入髀厌中，故令腰痛如以针刺其皮中，循循然不可俯仰。少阳之脉起于目锐眦，上抵头角，下耳后，循颈行手阳明[19]之前，至肩上，交出手少阳之后；其支别者，目锐眦下[20]大迎，合手少阳于䪼，下加颊车，下颈合缺盆。故不可以顾。◎新校正云：按：《甲乙经》“行手阳明之前”作“行手少阳之前”也。

［五］成骨，谓膝外近下、胻骨上端两起骨相并间陷容指者也。胻骨所成柱膝髀骨，故谓之成骨也。少阳合肝，肝主[21]于春，木衰于夏，故无见血也。

［六］足阳明脉起于鼻，交頞中，下循鼻外入上齿中，还出侠口环唇，下交承浆，却循颐后下廉出大迎；其支别者，从大迎前下人迎，循喉咙入缺盆；又其支别者起胃下口，循腹里至气街中而合，以下髀。故令人腰痛不可顾，顾如有见者。阳虚，故悲也。

［七］按《内经中诰流注图经》阳明脉穴俞之所主此腰痛者，悉刺胻前三痏，则正三里穴也。三里穴在膝下同身寸之三寸、胻骨外廉两筋肉分间，刺可入同身寸之一寸，留七呼，若灸者，可灸三壮。阳明合脾，脾王长夏，土衰于秋，故秋无见血。◎新校正云：按：《甲乙经》“胻”作“骭”[22]。

［八］足少阴脉上股内后廉，贯脊属肾，故令人腰痛、痛引脊内廉也。◎新校正云：按：全元起本“脊内廉”作“脊内痛”，《太素》亦同。此前少足太阴腰痛证并刺足太阴法，应古文脱简也。

［九］按《内经中诰流注图经》少阴脉穴俞所主此腰痛者，当刺内踝上，则正复溜穴也。复溜在[23]内踝后上同身寸之二寸动脉陷者中，刺可入同身寸之三分，留三呼，若灸者，可灸五壮。

［十］足厥阴脉自阴股环阴器抵少腹；其支别者，与太阴少阳结于腰髁下侠[24]脊第三第四骨空中，其穴即中髎、下髎。故腰痛则中如张弓弩之弦也。如张弦者，言强急之甚。

［十一］腨踵者，言脉在腨外侧，下当足跟也。腨形势如卧鱼之腹，故曰

鱼腹之外也。循其分肉，有血络累累然，乃刺出之。此正当蠡沟穴分，足厥阴之络，在内踝上五寸别走少阳者，刺可入同身寸之二分，留三呼，若灸者，可灸三壮。厥阴，一经作“居阴”，是传写草书厥字为居也。◎新校正[25]：按：经云[26]厥阴之脉令人腰痛，次言刺厥阴之脉，注言刺厥阴之络，经注相违，疑经中“脉”字乃“络”字之误也。

［十二］厥阴之脉循喉咙之后，上入颃[27]颡，络于舌本。故病则善言。风盛则昏冒，故不爽慧也。三刺其处，腰痛乃除。◎新校正云：按：经云善言嘿嘿[28]然不慧，详善言[29]嘿嘿二病难相兼，全元起本无“善”字，于义为允。又按：《甲乙经》厥阴之脉不络舌本，王氏于《素问》之中五处引注，而注《厥论》与《刺热》及此三篇皆云络舌本，注《风论》注《痹论》二篇不言络舌本，盖王氏亦疑而两言之也。

【校注】

[1] 顾本“尻”作“尻”。《甲乙经》“重”作“肿”。

[2]《〈素问校讹〉校补》：“古钞本‘正’作‘二’。”

[3]《甲乙经》“出”作“去”。

[4]《太素》“循循然”作“循然”。

[5]《甲乙经》“成”作“盛”。

[6] 顾观光校：“沈果堂云：膝之上下内外皆以膑为断，成骨傍骱骨之端，不至上傍膝，‘膝’乃‘骱’之误也。”

[7]《太素》无“以”字。

[8]《甲乙经》“少阴”上有“足”字。

[9]《太素》“见”作“出”。

[10]《甲乙经》“出”上有“若”字。又《太素》“多”作“虚”，《甲乙经》作“多虚”。

[11]《太素》“厥阴”作“居阴”。下“厥阴”同。

[12]《甲乙经》“踵”作“腫”，为“踵”之换旁俗字。

[13]《太素》“刺”上有“针”字。

[14]“善”，喜。此句当与下句连读。“言默默”即“沉默寡言”。此从王注断句。《太素》无“善”字。

[15]《〈素问校讹〉校补》：“古钞本、元椠本‘默’作‘嘿’，与《释音》

合。”金本、元残本、道藏本、熊本、吴悌本、詹本、朝鲜活字本、朝鲜小字本、《太素》并作“嘿嘿”。

[16] 顾本“瘗”作“痓”，义长，据改。

[17] 顾本无此条音切。

[18] 顾本“郄”作“入”，义长，据改。

[19] 顾观光校 :“《厥论》注‘阳明’作‘少阳’，与《甲乙经》合，此传写误。”

[20] 顾本“下”下有“入”字。

[21] 顾本“主”作“王”。

[22] 顾观光校 :“‘骭’即‘胻’也，文异而义不殊。”

[23] 古林书堂本、元残本“在”作“见”。

[24] 古林书堂本、元残本同。顾本“侠”误作“狭”。

[25] 顾本“新校正”下有“云”字。

[26] 金本“云”作“言”。

[27] “顽”，金本、古林书堂本、元残本同。顾本“顽”误作“硕”。

[28] 顾本“嘿嘿”作“默默”。按 : 嘿嘿，心情郁闷，不得意的样子。《慧琳音义》卷二十“嘿然”注 :“嘿,《古今正字》: 亦作默。应劭云 : 嘿然，自不得意也。”又引《考声》云 :“嘿，或作默。嘿然，志不遂也。”详参王泗原《古语文例释》158 则“默默非沉默不言”条。

[29] 顾本“言”下有“与”字。

解脉令人腰痛，痛而[1]引肩[2]，目䀮䀮[3]然，时遗溲[一]。刺解脉。在膝[4]筋肉分间、郄外廉之横脉。出血，血变而止[二]。

解脉令人腰痛，如引带[5]，常如折腰[三][6]状，善恐[7]。刺解脉。在郄中结络如黍米。刺之血射以[8]黑，见赤血而[9]已[四]。

同阴之脉令人腰痛，痛如小锤居其中，怫[10]然肿[五]。刺同阴之脉。在外踝上绝骨之端。为三痏[六]。

阳维之脉令人腰痛，痛上怫然肿[七][11]，刺阳维之脉。脉与太阳合腨下间、去地一尺所[八][12]。

衡络[13]之脉令人腰痛，不可以俯仰[14]，[俯仰][15]则恐仆。得之举重伤腰，衡络[16]绝，恶血归之[九]。刺之。在郄阳筋之[17]间、上郄数寸衡居。为二痏，出血[十]。

会阴之脉令人腰痛，痛上漯漯[18]然汗出，汗干令人欲饮，饮[19]已欲走[十一]。刺直阳之脉上三[20]痏。在跷上郄下五寸[21]横居。视其盛者出血[十二]。

飞阳之脉令人腰痛，痛上怫怫[22]然，甚则悲以恐[十三]。刺飞阳之脉。在内踝上五[23]寸[十四]、少阴之前、与阴维之[24]会[十五]。

昌阳之脉令人腰痛，痛引膺，目䀮䀮然，甚则反折，舌卷不能言[十六]。刺内筋为二痏。在内踝上[25]、大筋前、太阴后、上踝二寸所[十七]。

散脉令人腰痛而热，热甚生[26]烦，腰下如有横木居其中，甚则遗溲[十八]。刺散脉。在膝前骨[27]肉分间、络外廉束脉。为三痏[十九]。

肉里之脉令人腰痛，不可以咳，咳则筋缩急[二十][28]。刺肉里之脉为二痏。在太阳之外、少阳绝骨之后[二十一][29]。

【原注】

[一]解脉，散行脉也，言不合而别行也。此足太阳之经起于目内眦，上额交巅上，循肩髆[30]侠脊抵腰中，入循膂[31]络肾属膀胱，下入腘中，故病斯候也。又其支别者从髆内别下贯胂[32]，循髀外后廉而下合于腘中。二[33]脉如绳之解股，故名解脉也。

[二]膝后两傍大筋双上、股之后两筋之间横文之处努[34]肉高起，则郄中之分也。古《中诰》以腘中为太阳之郄，当取郄外廉有血络横见、迢然紫黑而盛满者，乃刺之，当见黑血。必候其血色变赤乃止。血不变赤，极而写之，必行血色变赤乃止。此太阳中经之为腰痛也。

[三]足太阳之别脉自肩而别下，循背脊至腰而横入髀外后廉，而下合腘中，故若引带、如折腰之状。◎新校正云：按：《甲乙经》“如引带”作“如裂”，“善恐”作“善怒”[35]。

[四]郄中，则委中穴，足太阳合也，在膝后屈处腘中央约文中动脉，刺可入同身寸之五分，留七呼，若灸者，可灸三壮。此经刺法也。今则取其结络太如黍米者，当黑血箭射而出，见血变赤，然可止也。◎新校正云：按：全元起云：“有两解脉，病源各异，恐误，未详。”[36]

[五]足少阳之别络也，并少阳经上行，去足外踝上同身寸之五寸，乃别走厥阴，并经，下络足跗，故曰同阴脉也。怫[37]，怒也，言胂如嗔怒也。◎新校正云：按：《大素》“小锤”作“小针”。怫音弗[38]。

［六］绝骨之端，如前同身寸之三分，阳辅穴也，足少阳脉所行，刺可入同身寸之五分，留七呼，若灸者，可灸三壮。

［七］阳维起于阳，则大阳之所生。奇经八脉，此其一也。

［八］大阳所主，与正经并行而上，至腨下复与大阳合而上也。腨下去地正同身寸之一尺，是则承山[39]穴，在锐腨肠[40]下肉分间陷者中，刺可入同身寸之七分，若灸者，可灸五壮。以其取腨肠下肉分间，故云合腨下间。◎新校正云：按：穴之所在乃承山穴，非承光也。“山”字误为“光”。

［九］衡，横也，谓大阳之外[41]。络自腰中横入髀外后廉，而下与中经合于腘中者。今举重伤腰，则横络绝，中经独盛，故腰痛不可以俯仰矣。一经作“行[42]绝之脉”，传写鱼鲁之误也。若是行脉，《中诰》不应取大阳脉委阳、殷门之穴也。

［十］横居二穴，谓委阳、殷门，平视横相当也。郄阳，谓浮郄穴上侧委阳穴也。筋之间，谓膝后腘上两筋之间殷门穴也。二穴各去臀下横文同身寸之六寸，故曰上郄数寸也。委阳，刺可入同身寸之七分，留五呼，若灸者，可灸三壮。殷门，刺可入同身寸之五分，留七呼，若灸者，可灸三壮。故曰行[43]居为二痏。◎新校正云：详王氏云“浮郄穴上侧委阳穴也”。按：《甲乙经》委阳在浮郄穴下一寸，不得言“上侧”也。

［十一］足太阳之中经也，其脉循腰下会于后阴，故曰会阴之脉。其经自腰下行至足。今阳气大盛，故痛上漯漯然[44]汗出。汗液既出，则肾燥阴虚，故汗干令人欲饮水以救肾也。水入腹已，肾气（复）［后］[45]生，阴气流行，太阳又盛，故饮水已反[46]欲走也。

［十二］直阳之脉，则大阳之脉，侠脊下行贯臀，下至腘中，下循腨过外踝之后，条直而行者，故曰直阳之脉也。跷为阳跷所生申脉穴，在外踝下也。郄下，则腘下也。言此刺处在腘下同身寸之五寸，上承郄中之穴，下当申脉之位，是谓承筋穴，即腨中央如外陷者中也，太阳脉气所发，禁不可刺，可灸三壮。今云刺者，谓刺其血络之盛满者也。两腨皆有太阳经气下行，当视两腨中央有血络盛满者乃刺出之，故曰视其盛者出血。◎新校正云：详上云“会阴之脉令人腰痛”，此云“刺直阳之脉”者，详此“直阳之脉”即“会阴之脉”也，文变而（写）［事］[47]不殊。又，承筋穴注云“腨中央如外”，按：《甲乙经》及《骨空论》注无“如外”二字。

［十三］是阴维之脉也，去内踝上同身寸之五寸腨分中，并少阴经而上也。

少阴之脉前，则阴维脉所行也。足少阴之脉从肾上贯肝鬲，入肺中，循喉咙侠舌本；其支别者，从肺出络心，注胸中。故甚则悲以恐也。恐者生于肾，悲者生于心。

[十四]新校正云[48]按:《甲乙经》作“二寸”。

[十五]内踝后上同身寸之五寸复溜穴，少阴脉所行，刺可入同身寸之三分。内踝之后筑宾穴，阴维之郄，刺可入同身寸之三分，若灸者，可灸五壮。少阴之前，阴维之会，以三脉会在此穴分位[49]也，刺可入同身寸之三分，若灸者，可灸五壮。今《中诰经》文正同此法。◎新校正云:按《甲乙经》:足太阳之络别走少阴者，名曰飞扬[50]，在外踝上七寸。又云:“筑宾，阴维之郄，在内踝上腨分中。”“复溜穴，在内踝上二寸。”今此经注都与《甲乙》不合者，疑经注中“五寸”字当作“二寸”，则《素问》与《甲乙》相应矣。

[十六]阴跷脉也。阴跷者，足少阴之别也，起于然骨之后，上内踝之上，直上循阴股入阴，而循腹上入胸里，入缺盆，上出人迎之前，入頄[51]内廉，属目内眦，合于太阳阳跷而上行，故腰痛之状如此。

[十七]内筋，谓大筋之前分肉也。太阴后太筋前，即阴跷之郄交信穴也，在内踝上同身寸之二寸、少阴前、太阴后筋骨之间陷者之中，刺可入同身寸之四分，留五呼，若灸者，可灸三壮。今《中诰经》文正主此。

[十八]散脉，足太阴之别[52]也，散行而上，故以名焉。其脉循股内入腹中，与少阴少阳结于腰髁下骨空中。故病则腰下如有横木居其中，甚乃遗溲也。

[十九]谓膝前内侧也。骨肉分，谓膝内辅骨之下，下廉腨肉[53]之两间也。络外廉，则太阴之络，色青而见者也。辅骨之下，后有大筋，撷束膝胻之骨令其连属，取此筋骨系束之处脉，以去其病，是曰地机，三刺而已，故曰束脉为之三痏也。

[二十]肉里之脉，少阳所生，则阳维之脉气所发也。里，裹也。

[二十一]分肉主之。一经云“少阳绝骨之前”，传写误也。绝骨之前，足少阳脉所行；绝骨之后，阳维脉所过。故指曰在太阳之外、少阳绝骨之后也。分肉穴，在足外踝直上绝骨之端，如后同身寸之二分筋肉分间，阳维脉气所发，刺可入同身寸之五分，留十呼，若灸者，可灸三[54]壮。◎新校正云:按:分肉之穴，《甲乙经》不见，与《气穴》注两出，而分寸不同，《气穴》注“二分”作“三分”，“五分”作“三分”，“十呼”作“七呼”。

【校注】

[1] 顾本无“而”字。

[2]《太素》“肩”作“膺”字。

[3]《太素》“晾晾”作“眊＝”。

[4]《太素》“膝”作“引”。

[5]《太素》“引带”作“别”。

[6]《太素》、《甲乙经》“腰”下有“之”字。

[7]《太素》“恐”作“怒”。

[8]《太素》“以”作“似”。

[9]《甲乙经》“而”作“乃”。

[10]《太素》“怫”作“弗”。

[11]《太素》“怫”作“弗”,《甲乙经》“肿”作“种”。

[12] 此次所用朝鲜小字本“一尺所”旁注“承山之穴”。

[13]《太素》“络”作“绝”。

[14]《太素》“不可以俯仰”作“不可以俯不可以仰”,《甲乙经》作‘得俯不得仰”。

[15]“俯仰”,据文意补。此盖夺去重文符也。顾本只作一“仰”,盖亦夺去一重文符矣。

[16]《太素》无“络”字。

[17]《甲乙经》“筋之”二字互乙。

[18]“漯漯”,同“濕濕”(濕音tà)。《说文·水部》“濕”字下段注云:“汉隶以濕为燥溼字,乃以漯为泲濕字。”《诗·小雅·无羊》:“谁谓尔无羊,三百维群。谁谓尔无牛,九十其犉。尔羊来思,其角濈濈。尔牛来思,其耳濕濕。”揣诗之意,濈濈、溼溼皆言其多也。医经多用来形容汗出盛貌。濈濈、濕濕同。《甲乙经》“漯漯”作“濈”一字。

[19]《〈素问校讹〉校补》:“古钞本少一‘饮’字。”古林书堂本、《太素》同。

[20]《太素》“三”作“二”。

[21]《太素》“跷”作“乔”,“五寸”作“三寸所”。明蓝格钞本《甲乙经》“跷”作“桥”。

[22] 顾本“怫怫”作“拂拂”。《太素》作“弗＝”。

[23]《太素》"五"作"二"。
[24]《太素》、《甲乙经》无"之"字。
[25]《太素》无"上"字。
[26]《甲乙经》"生"作"而"。
[27]《太素》无"骨"字。
[28]《太素》"缩"作"挛",《甲乙经》"缩急"作"挛"一字。
[29]《甲乙经》"之后"作"之端"。
[30] 金本"髆"作"背"。馀"髆"字同,不复出校。
[31] 金本"膂"上有"脊"字。
[32]《〈素问校讹〉校补》:"古钞本'肿'作'伸'。"
[33] 顾本"二"作"两"。
[34] 顾本"弩"作"努"。
[35] 顾本"善怒"下有"也"字。
[36]《甲乙经》夹注云:"全元起云:有两解脉,病原各异,疑误,未详。"
[37] 顾本"怫"作"佛"。
[38] 顾本无此条音切。
[39] 顾本"山"作"光"。
[40] "肠",疑当作"腹"。下"腨肠"同。
[41] 顾本"外"下有"也"字。
[42] 顾本"行"作"衡"。
[43] 古林书堂本、元残本'衡'作'行'。
[44] 顾本"漯漯然"作"漯然"字。
[45] 顾本"复"作"后",义长,据改。
[46]《〈素问校讹〉校补》:"古钞本无'反'字。"
[47] 顾本"写"作"事",义长,据改。
[48] 顾本"新校正云"作"臣亿等"。
[49] 顾本"分位"作"位分"。
[50] 元残本"扬"作"阳"。
[51] 古林书堂本、元残本"頄"作"颃"。
[52] 金本"别"作"脉"。
[53]《〈素问校讹〉校补》:"古钞本'肉'作'骨'。"

[54]《〈素问校讹〉校补》："古钞本'三'作'二'。"

腰痛：侠脊而痛至头[1]，几几[2]然，目𥇒𥇒[3]，欲僵仆[4]。刺足太阳郄中，出血[一][5]。

腰痛[6]：上寒，刺[7]足太阳阳明；上[8]热，刺足厥阴；不可以俯仰，刺足少阳；中热而[9]喘，刺足少阴。刺[10]郄中，出血[二][11]。

腰痛[12]：上寒，不可顾[13]，刺足阳明[三][14]；上[15]热，刺足太阴[四][16]；中热而喘，刺足少阴[五][17]；大便难，刺足少阴[六]；少腹满，刺足厥阴[七]；如折，不可以俯仰，不可举[18]，刺足太阳[八]；引脊内廉，刺足少阴[九]。

腰痛，引少腹控眇，不可以[19]仰[十]，刺腰尻[20]交者，两髁[21]胂上，以月生死[22]为痏数，发针，立已[十一]。左取右，右取左[十二]。

【原注】

[一]郄中，委中。◎新校正云：按：《大素》作"头沉沉然"。

[二]此法玄妙，《中诰》不同，莫可窥测，当用知其应，不[23]尔，皆应先去血络，乃调之也。

[三]上寒，阴市主之。阴市，在膝上同身寸之三寸、伏兔[24]下陷者中，足阳明脉气所发，刺可入同身寸之三分，留七呼，若灸者，可灸二壮。不可顾，三里主之。三里，在膝下同身寸之三寸、胻[25]外廉两筋肉分间，足阳明脉之所入也，刺可入同身寸之三[26]寸，留七呼，若灸者，可灸三壮。

[四]地机主之。地机，在膝下同身寸之五寸，足太阴之郄也，刺可入同身寸之三分，若灸者，可灸三壮。◎新校正云：按：《甲乙经》作"五壮"。

[五]涌[27]泉、大钟悉主之。涌泉，在足心陷者中，屈足卷指宛宛中，足少阴脉之所出，刺可入同身寸之三分，留三呼，若灸者，可灸三壮。大钟，在足跟后（街）[冲][28]中动脉，足少阴之络，刺可入同身寸之二分，留七呼，若灸者，可灸三壮。◎新校正云：按：《刺疟》注大钟在内踝后街中，《水穴论》注在内踝后，此注在跟后街中动脉。三注不同。《甲乙经》亦云在[29]跟后冲中，当从《甲乙经》为正。

[六]涌泉主之。

[七]太冲主之，在足大指本节后内间同身寸之二寸陷者中，脉动应手，足厥阴脉之所注也，刺可入同身寸之三分，留十呼，若灸者，可灸三壮。

［八］如折，束骨主之。不可以俯仰，京骨、昆仑悉主之。不可举，申脉、仆参悉主之。束骨，在足小指外侧本节后赤白肉际陷者中，足太阳脉之所注也，刺可入同身寸之三分，留三呼，若灸者，可灸三壮。京骨，在足外侧大骨下赤白肉际陷者中，按而得之，足太阳脉之所过也，刺可入同身寸之三分，留七呼，若灸者，可灸三壮。昆仑，在足外踝后跟骨上陷者中，细脉动应手，足太阳脉之所行也，刺可入同身寸之五分，留十呼，若灸者，可灸三壮。申脉，在外踝下同身寸之五分容爪甲，阳跷之所生也，刺可入同身寸之六分，留十呼，若灸者，可灸三壮。仆参，在跟骨下陷者中，足太阳阳跷二脉之会，刺可入同身寸之三分，留七呼，若灸者，可灸三壮。◎新校正云：按：《甲乙经》申脉在外踝下陷者中，无“五分”字，刺入“六分”作“三分”，“留十呼”作“留六呼”，《气穴》注作“七呼”。仆参留“七呼”，《甲乙经》作“六呼”。

［九］复溜主之。取同飞阳。注从“腰痛上寒不可顾”至此件经语，除注，并合朱书。◎新校正云：按：全元起本及《甲乙经》并《大素》自“腰痛上寒”至此并无，乃王氏所添也。今注云“从腰痛上寒”至“并合朱书”十九字非王冰之语，盖后人所加也。

［十］新校正云：按：《甲乙经》作“不可以俯仰”字[30]。

［十一］此邪客于足太阴之络也。控，通引也。眇，谓季胁下之空软处也。腰尻交者，谓髁下尻骨二[31]傍四骨空，左右八穴，俗呼此骨为八髎[32]骨也。此腰痛取腰髁下第四髎，即下髎穴也。足太阴厥阴少阳三脉左右交结于中，故曰腰尻交者也。两髁胂，谓两髁骨下坚起肉也。胂上非胂之上巅，正当刺胂肉矣，直刺胂肉，即胂上也。何者？胂之上巅，别有中膂肉俞、白环俞，虽并主腰痛，考其形证，经不相应矣。髁骨，即腰脊两傍起骨（之）［也］[33]。侠脊两傍，腰髁之下，各有胂肉陇起而斜趣于髁骨之后，内承其髁，故曰两髁胂也。下承髁胂肉，左右两胂，各有四骨空，故曰上髎、次髎、中髎、下髎。上髎当髁骨下陷者中，馀三髎少斜下，按之陷中是也。四空悉主腰痛，惟[34]下髎所主文与经同，即太阴厥阴少阳所结者也。刺可入同身寸之二寸，留十呼，若灸者，可灸三壮。以月生死为痏数者，月初向圆为月生，月半向空为月死，死月刺少，生月刺多。《缪刺论》曰：“月生一日，一痏；二日，二痏；渐多之，十五日，十五痏。十六日，十四痏；渐少之。”其痏数多少，如此即知之[35]。髁，苦瓦切。髎音辽。

［十二］痛在左，针取右；痛在右，针取左。所以然者，以其脉左右交结

于尻骨之中故也。◎新校正云：详此“腰痛引少腹”一节与《缪刺论》重。

【校注】

[1]《甲乙经》“头”作“头项”。

[2]“几几”，身体挺直，威武庄严的样子。字亦作“己己”、“掔掔”、“巹巹”，音转为“沉沉”、“眈眈”、“湛湛”、“耽耽”、“躭躭”、“澹澹”、“贞贞”、“岑岑”。说详《校补》。

[3] 金本、《太素》“晾晾”作“眐眐”。

[4]《灵枢》“欲僵仆”作“腰脊强”，《甲乙经》作“欲腰脊强”，《太素》作“欲僵”。

[5]《太素》“太阳”作“阳明”；《灵枢》“郄”作“腘”，“出血”作“血络”。

[6] 明蓝格钞本《甲乙经》“痛”下重“痛”，属下读。

[7]《甲乙经》“刺”作“取”。以下“刺足厥阴”、“刺足少阳”、“刺足少阴”三“刺”字并同，不复出校。

[8]《甲乙经》“上”上有“痛”字。

[9]《太素》“而”作“如”。

[10]《甲乙经》无“刺”字。

[11]《甲乙经》无“出”字。

[12]《太素》“痛”下有重文符。属下读。

[13]《太素》无上“不可顾”。

[14]《太素》“阳明”作“太阳”。

[15]《太素》“上”上有“痛”字。

[16]《太素》“太阴”作“厥阴”。

[17]《太素》“足少阴”下有“腘中血胳”四字。

[18]《太素》无“如折”、“不可举”五字。

[19]《太素》无“以”字。

[20] 顾本“尻”作“尻”。

[21]《太素》无“髁”字，《甲乙经》“髁”作“踝”，盖“髁”之换旁俗字。

[22]《甲乙经》“生死”作“死生”。

[23] 金本“不”作“否”。

[24] 元残本“兔”作“菟”。

[25] 金本“胻”作“骱”。

[26] 顾本“三”作“一”。

[27] 金本“涌”作“湧”。

[28] “冲”，从新校正改。

[29] 顾本“云”下无“在”字。

[30] 顾本“不可以俯仰”下无“字”字。

[31] 顾本“二”作“两”。

[32]《〈素问校讹〉校补》:“古钞本‘髎’作‘髁’。”

[33] 顾本“之”作“也”，义长，据改。

[34] 顾本“惟”作“唯”。

[35] 顾本“之”作“也”。

新刊黄帝内经素问卷十一

新刊黄帝内经素问卷第十二

启玄子次注林亿孙奇高保衡等奉敕校正孙兆重改误

风论　痹论　痿论　厥论

风论篇第四十二[一]

按：本篇主要论风所为病，包括以下内容：风之伤人，因所伤部位、时令、身体状况不同，为病各异，各有病名。风之特点："风者，善行而数变"。风之所为各病的病理及临床表现。肺风、心风、肝风、脾风、肾风等"五藏风"的病形、诊候所应部位及其所应之色。胃风、首风、漏风、泄风等风病各自的病形。

自"黄帝问曰风之伤人也"至"然致有风气也"见于《太素》卷二十八《诸风数类》；自"帝曰……愿闻其诊"至"身体尽痛则寒"见于《太素》卷二十八《诸风状诊》。本篇又见于《甲乙经》卷十第二上。

黄帝问曰：风之伤人也，或为寒热，或为热中，或为寒中，或为疠[1]风，或为偏枯，或为风也。其病各异，其名不同。或内至五藏六府。不知其解，愿闻其说[二]。

【原注】

[一]新校正云：按：全元起本在第九卷。

[二]伤，谓人自中之。

【校注】

[1]《甲乙经》“疠”作“厉”。下同，不复出校。

岐伯对曰：风气藏于皮肤之间，内不得通，外不得泄[一]。风[1]者，善行而数变。腠理开，则洒[2]然寒；闭，则热而闷[二]。其寒也，则衰食饮；其热也，则消[3]肌肉。故[4]使人怢慄而[5]不能食。名曰寒热[三]。

风气与阳明入胃，循脉而上至目内[6]眦。其人肥，则风气不得外泄，则为热中而目黄；人瘦，则外泄而寒，则为寒中而泣出[四]。

风气与太[7]阳俱入，行诸脉俞，散于分肉[8]之间，与[9]卫气相干，其道不利，故使肌肉愤[10]䐜而有疡，卫气有所凝而不行，故其肉有不仁也[五]。

疠者，有荣气[11]热胕[12]，其[13]气不清[14]，故使其鼻柱坏而色败，皮肤疡[15]溃[六]。

风寒客于脉而不去，名曰疠风，或名曰寒热[七]。以春甲乙伤于风者为肝风，以夏丙丁伤于风者为心风，以季夏戊己伤于邪者为脾风，以秋庚辛中[16]于邪者为肺风，以冬壬癸中于邪者为肾风[八]。

风[17]中五藏六府之俞，亦为藏府之风。各入其门户，所[18]中，则为偏风[九]。

风气循风府而上，则为脑风[19]。

风入系头，则为目风眼寒[十]。

饮酒中风，则为漏[20]风[十一]。

入房汗出中风，则为内风[十二]。

新沐中风，则为首风[十三]。

久风入中，则为肠风飧泄[十四]。

外[21]在腠理，则为泄风[十五]。

故风者，百病之长也，至其变化，乃[22]为他病也，无常方，然致[23]有风气也[十六]。

【原注】

[一]腠理开疏，则邪风入；风气入已，玄府闭封，故内不得通，外不得

泄也。

[二]洒然，寒皃[24]。闷，不爽皃。腠理开则风飘扬，故寒。腠理闭则风混乱，故闷。

[三]寒风入胃，故食饮衰。热气内藏，故消肌肉。寒热相合，故怢慄而不能食。名曰寒热也。怢慄，卒振寒皃。◎新校正云：详“怢慄”，全元起本作“失味”，《甲乙经》作“解㑊”。

[四]阳明者，胃脉也。胃脉起于鼻，交頞中，下循鼻外入上齿中，还出侠口环唇，下交承浆，却循颐后下廉，循喉咙入缺盆，下鬲属胃，故与阳明入胃，循脉而上至目内眦也。人肥，则腠理密致，故不得外泄，则为[25]热中而目黄；人瘦，则腠理开疏，风得外泄，则寒中而泣出也。

[五]肉分之间，卫气行处，风与卫气相薄，俱行于肉分之间，故气道涩而不利也。气道不利，风气内攻，卫气相持，故肉愤䐜而疮出也。疡，疮也。若卫气被风吹之，不得流转，所在偏并，凝而不行，则肉有不仁之处也。不仁，谓㾃而不知寒热痛痒。

[六]此[26]则风入于经脉之中也。荣行脉中，故风入脉中，内攻于血，与荣气合，合热而血胕坏也。其气不清，言溃乱也。然血脉溃乱，荣复挟风，阳脉尽上于头，鼻为呼吸之所，故鼻柱坏而色恶，皮肤破而溃烂也。《脉要精微论》曰：“脉风盛为厉[27]。”溃，胡对切。

[七]始为寒热，热成曰厉风。◎新校正云：按：别本“成”一作“盛”。

[八]春甲乙木，肝主之；夏丙丁火，心主之；季夏戊己土，脾主之；秋庚辛金，肺主之；冬壬癸水，肾主之。

[九]随俞左右而偏中之，则为偏风。

[十]风府，穴名，正入项发际一寸太筋内宛宛中，督脉阳维之会。自风府而上，则脑户也。脑户者，督脉足太阳之会。故循风府而上，则为脑风也。足大阳之脉[28]，起于目内眦，上额交巅上，入络脑，还出。故风入系头，则为目风眼寒也。

[十一]热郁腠疏，中风汗出，多如液漏，故曰漏风。经具名曰酒风。

[十二]内耗其精，外开腠理，因内风袭，故曰内风。经具名曰劳风。

[十三]沐发中风，舍于头，故曰首风。

[十四]风在肠中，上熏于胃，故食不化而下出焉。飧泄者，食不化而出也。◎新校正云：按：全元起云：“飧泄者，水谷不分为利。”

[十五]风居腠理，则玄府开通，风薄汗泄，故云泄风。

[十六]长，先也，先百病而有也。◎新校正云：按：全元起本及《甲乙经》“致”字作“故[29]”。

【校注】

[1]《甲乙经》“风”作“风气”。

[2]《甲乙经》“洒”作“凄”。

[3]《太素》“消”作“销”。

[4]《甲乙经》无“故”字。

[5]《甲乙经》“而”上有“闷”字。

[6]《太素》无“内”字。

[7]《太素》“太”作“巨”。

[8]《太素》“肉”作“理”。

[9]《太素》“与”上有“冲气淫耶”四字，《甲乙经》“与”上有“卫气悍邪时”五字。

[10]《太素》“愤”作“贲”，《甲乙经》作“膹”，“愤”、“贲”、“膹”声同义通。

[11]《太素》无“有”字。古林书堂本、詹本“气”作“卫”。

[12]朝鲜小字本“胕”作“腑”，《甲乙经》作“浮”。“胕”、“腑”、“浮”并读若“腐”。

[13]明蓝格钞本《甲乙经》无“其”字。

[14]《太素》“清”作“精”。

[15]《太素》“疡”作“伤”。

[16]《甲乙经》“中”作“伤”。下“中”字同，不复出校。

[17]《太素》、《甲乙经》“风”下有“气”字。

[18]《甲乙经》“所”上有“风之”二字。

[19]本次所用朝鲜小字本“脑风”旁注“头痛”二字。

[20]明蓝格钞本《甲乙经》“漏”作“脑”。

[21]《甲乙经》“外”上有“而”字。

[22]《太素》无“乃”字。

[23]《太素》、《甲乙经》“致”作“故”。

[24] 顾本“皃”作“貌”。“皃”、“貌”古今字。下或同，不复出校。

[25] 金本“为”作“谓”。

[26] “此”，金本、古林书堂本、元残本同。顾本误作“吹”。

[27] 元残本“厉”作“疠”。

[28] 顾本“脉”下有“者”字。

[29] 顾本“故”下有“攻”字。

帝曰：五藏风之形状不同者何？愿闻其诊及其病能[一]。

岐伯曰：肺风之状：多汗恶风，色皏[1]然白，时咳，短气，昼日则差，暮则甚。诊在眉上，其色白[二]。

心风之状：多汗恶风，焦绝，善怒嚇[2]，赤色[3]，病甚则言不可快[4]。诊在口，其色赤[三]。

肝风之状：多汗恶风，善悲，色微苍，嗌干，善怒，时憎女子。诊在目下，其色青[四]。

脾风之状：多汗恶风，身体怠惰[5]，四支不欲动，色薄微黄，不嗜食。诊在鼻上，其色黄[五]。

肾风之状：多汗恶风，面痝[6]然浮[7]肿，脊[8]痛不能正立，其[9]色炲，隐曲不利。诊在（肌）[颐][10]上，其色黑[六]。

胃风之状：颈多汗、恶风，食饮[11]不下，鬲塞不通，腹善满，失衣则䐜胀，食寒则泄。诊[12]形瘦而[13]腹大[七]。

首风之状：头[14]面多汗、恶风，当先[15]风一日则病甚，头痛不可以[16]出内；至其风日，则病少愈[八]。

漏风之状：或多汗，常不可单衣，食则汗出，甚则身汗[17]，喘息，恶风，衣常[18]濡，口干善渴，不能[19]劳事[九]。

泄风之状：多汗，汗出泄衣上，口中干[20]，上渍，其[21]风，不能劳事，身体尽痛则寒[十]。

帝曰：善。

【原注】

[一]诊，谓可言之证。能，谓内作病形。

[二]凡内多风气，则热有馀；热，则腠理开，故多汗也。风薄于内，故

恶风焉。皏，谓薄白色也。肺色白，在变动为咳，主藏气，风内迫之，故色皏然白，时咳短气也。昼则阳气在表，故差；暮则阳气入里，风内应之，故甚也。眉上，谓两眉间之上阙庭之部，所以外司肺候，故诊在焉。白，肺色也。

［三］焦绝，谓唇焦而文理断绝也。何者？热则皮剥故也。风薄于心则神乱，故善怒而吓人也。心脉支别者从心系上侠咽喉而主舌，故病甚则言不可快也。口唇色赤，故诊在焉。赤者，心色[22]。◎新校正云：按：《甲乙经》无“吓”字。

［四］肝病，则心藏无养；心气虚，故善悲。肝合木，木色苍，故色微苍也。肝脉者，循股阴入髦中，环阴器，抵少腹，侠胃属肝络胆，上贯鬲，布胁肋，循喉咙之后入颃[23]颡，上出额，与督脉会于巅；其支别者，从目系下。故嗌干善怒[24]，时憎女子，诊在目下也。青，肝色也。

［五］脾脉起于足，上循胻骨，又上膝股内前廉，入腹属脾络胃，上鬲侠咽，连舌本，散舌下；其支别者，复从胃别上鬲，注心中。心脉出于手，循臂。故身体怠堕[25]，四支不欲动而不嗜食。脾气合土，主中央，鼻于面部亦居中，故诊在焉。黄，脾色也。◎新校正云：按：王注脾风不当引“心脉出于手循臂”，七字于义无取。脾主四支，脾风则四支不欲动矣。

［六］痝然，言肿起也。炲，黑色也。肾者阴也，目下亦阴也，故肾藏受风，则面痝然而浮肿。肾脉者，起于足下，上循腨内出腘内廉，上股内后廉，贯脊。故脊痛不能正立也。隐曲者，谓隐蔽委曲之处也。肾藏精，外应交接，今藏被风薄，精气内微，故隐蔽委曲之事不通利所为也。《阴阳应象大论》曰：“气归精，精食气。”今精不足，则气内归精。气不注[26]皮，故肌皮上黑也。黑，肾色也。

［七］胃之脉支别者，从颐后下廉过人迎，循喉咙入缺盆，下鬲属胃络脾；其直行者，从缺盆下乳内廉，下侠齐入气街中；其支别者，起胃下口，循腹里，至气街中而合。故颈多汗，食饮不下，鬲塞不通，腹善满也。然失衣则外寒而中热，故腹䐜胀。食寒则寒物薄胃而阳不内消，故泄利。胃合脾而主肉，胃气不足则肉不长，故瘦也。胃中风气稸[27]聚，故腹大也。◎新校正云：按：孙思邈云：“新食竟取风为胃风。”

［八］头者，诸阳之会。风客之，则使[28]腠疏，故头面多汗也。夫人阳气外合于风，故先当风一日则病甚。以先风甚，故亦先衰，是以至其风日则病少愈。内，谓室屋之内也。不可以出屋屋[29]之内者，以头痛甚而不喜外风故也。

◎新校正云：按：孙思邈云："新沐浴竟取风为首风。"

［九］肺[30]胃风热，故不可单衣。腠理开疏，故食则（已）［汗］[31]出。甚则风薄于肺，故身汗、喘息、恶风、衣裳濡、口干善渴也。形劳则喘息，故不能劳事。◎新校正云：孙思邈云："因醉取风为漏风，其状：恶风多汗，少气，口干善渴，近衣则身热如火，临食则汗流如雨，骨节懈惰[32]，不欲自劳。"

［十］上渍，谓皮上湿如水渍也，以多汗出故尔。汗多则津液涸，故口中干。形劳则汗出甚，故不能劳事。身体尽痛，以其汗多，汗多则亡阳，故寒也。◎新校正云：按：孙思邈云："新房室竟取风为内风，其状：恶风，汗流沾衣裳。"疑此泄风乃内风也。按：本论前文先云漏风、内风、首风，次言入中为肠风，在外为泄风，今有泄风而无内风，孙思邈载内风乃此泄风之状，故知[33]此"泄"字"内"之误也。

【校注】

[1]《广雅·释器》："皏（běng），白也。"

[2]《太素》"㖔"作"赫者"。

[3]《甲乙经》"赤色"二字互乙。

[4]《太素》"病甚则言不可快"作"瘁甚则不可快"，"瘁"盖"心风"之"风"的加旁换声俗字。《甲乙经》无"可"字。

[5]詹本"堕"作"惰"，明蓝格钞本《甲乙经》作"憧"。

[6]《太素》"痝"作"瘫"，旁注"蒲让反"。《甲乙经》亦作"瘫"。

[7]《太素》"浮"作"胕"。

[8]《太素》"脊"上有"膂"字。"膂"同"腰"。

[9]《甲乙经》无"其"字。

[10]《太素》"肌"作"颐"，《针灸甲乙经校注》谓当作"颐"，据改。

[11]明蓝格钞本《甲乙经》"饮"作"欲"。

[12]顾观光校："《圣济总录》'诊'作'注'，属上句。"

[13]《太素》无"形"字，"而"下有"膜"字。

[14]《甲乙经》"头"下有"痛"字。

[15]《太素》、《甲乙经》"当先"作"先当"。

[16]《太素》无"以"字。

[17]顾观光校："《圣济总录》'汗'作'寒'。"

[18] 金本、道藏本“常”作“裳”，《太素》同。

[19]“能”，读若“耐”。

[20]《甲乙经》“口中干”作“咽干”。

[21]“其”，读若“忌”。《说文·心部》：“忌，憎恶也。”说详《校补》。

[22] 顾本“色”下有“也”字。

[23]“頄”，金本、古林书堂本同。顾本误作“頑”。

[24] 顾本“怒”下空一字位，《〈素问校讹〉校补》：“古钞本、元椠本无空格。”金本同。据录正。

[25]“惰”，金本同，古林书堂本作“惰”，顾本作“堕”。

[26] 金本“注”作“主”。

[27] 金本“稸”作“搐”。

[28] 顾本“使”作“皮”。

[29] 据上文“内谓室屋之内也”，“屋屋”当作“室屋”。

[30]“肺”，金本、古林书堂本同。顾本作“脾”。

[31] 顾本“已”作“汗”，义长，据改。

[32] 顾本“惰”作“惰”。

[33] 顾本“知”作“疑”。

痹论篇第四十三[一]

按：本篇论痹的分类、病理、临床表现及刺法，包括以下内容：痹病形成的原因。痹的分类：按病因及临床表现特点，分为行痹、痛痹、着痹；按发病时令，分为骨痹、筋痹、脉痹、肌痹、皮痹。“五藏皆有合”，痹病“久而不去者，内舍于其合”，而为五脏、六腑痹。肺痹、肾痹、肝痹、心痹、脾痹等五脏痹及肠痹、胞痹各自的临床表现。气之妄行，各随脏之所主而为痹，其见有死、疼久、易已之分。“阴气者，静则神藏，躁则消亡”；“饮食自倍，肠胃乃伤”；“诸痹不已，亦益内也”。六腑痹形成的原因。诸痹的针刺之法。荣卫及其与痹病发生与否的关系。痹病者，“或痛，或不痛，或不仁，或寒，或热，或燥，或湿”，各有其故。“凡痹之类，逢寒则虫，逢热则纵”。

自“黄帝问曰痹之安生”至“其时重感于风寒湿之气也”见于《太素》卷二十八《痹论》；自“凡痹之客五藏者”至“肌绝痹聚在脾”见于《太素》卷三《阴阳杂说》；自“诸痹不已亦益内也”至“则纵帝曰善”见于《太素》卷二十八《痹论》。本篇又分别见于《甲乙经》卷十第一上、卷十第一下。

黄帝问曰：痹之[1]安生[二]？岐伯对曰：风寒湿三气杂至，合而为痹也[三][2]。其风气胜者，为行痹；寒气胜者，为痛痹；湿气胜者，为著痹也[四]。

【原注】

[一]新校正云：按：全元起本在第八卷。

[二]安，犹何也。言何以生。

[三]虽合而为痹，发起亦殊矣。

[四]风则阳受之，故为痹行；寒则阴受之，故为痹痛；湿则皮肉筋脉受之，故为痹著而不去也。故乃痹从风寒湿之所生也。

【校注】

[1]“之”，者。唐五代西北方音遇摄读同止摄，“者”读近“之”。

[2]《甲乙经》“杂”、“合”互乙。

帝曰：其有[1]五者，何也[一]？岐伯曰：以冬遇此者，为骨痹；以春遇此者，为筋痹；以夏遇此者，为脉痹；以至阴遇此者，为肌痹；以秋遇此者，为皮痹[二]。

【原注】

[一]言风寒湿气各异则三，痹生有五，而[2]何气之胜也？

[二]冬主骨，春主筋，夏主脉，秋主皮，至阴主肌肉，故各为其痹也。至阴，谓戊己月及土寄王月也。

【校注】

[1]《太素》无“有”字。

[2]顾本“何”上无“而”字。

帝曰：内舍五藏六府，何气使然[一]？岐伯曰：五藏皆有合，病久而不去者，内舍于其合也[二]。故[1]骨痹不已，复感于邪，内舍于肾；筋痹不已，复感于邪，内舍于肝；脉痹不已，复感于邪，内舍于心；肌痹不已，复感于邪，内舍于脾；皮痹不已，复感于邪，内舍于肺。所谓痹者，各以其时重感于风[2]寒湿之气也[三]。

【原注】

[一]言皮肉筋[骨][3]脉痹，以五时之外，遇[4]然内居藏府，何以致之？

[二]肝合筋，心合脉，脾合肉，肺合皮，肾合骨。久病不去，则入于是。

[三]时，谓气王之月也。肝王春，心王夏，肺王秋，肾王冬，脾王四季之月。感，谓感应也。

【校注】

[1]《太素》"故"下有"曰"字。

[2]《太素》无"风"字。

[3]《素问校讹》："古钞本、元椠本'筋'下有'骨'字。"金本、元残本同。据补。

[4]"遇"、"偶"声同通用。《尔雅·释言》："遇，偶也。"郭璞注："偶尔相值遇。"

凡痹之客五藏者：肺痹者，烦满，喘而呕[一]。

心痹者，脉不通，烦则心下鼓，暴上气而喘，嗌干，善噫，厥气上则恐[二]。

肝痹者，夜卧则惊，多饮，数小便，上为引如怀[三]。

肾痹者，善胀，尻[1]以代踵，脊以代头[四]。

脾痹者，四支解墯，发欬[2]，呕汁，上为大塞[五]。

肠痹者，数饮而出[3]不得，中气喘争，时发飧泄[六]。

胞痹者，少腹膀胱按之内痛，若沃以汤，涩于小便，上为清涕[七]。

阴气者，静则神藏，躁则消亡[八]。

饮食自倍，肠胃乃伤[九]。

淫气喘息，痹聚在肺；淫气忧思，痹聚在心；淫气遗溺[4]，痹聚在肾；淫气乏竭[5]，痹聚在肝；淫气肌绝，痹聚在[6]脾[十]。诸痹不已，亦益内也[十一]。

其风气胜者，其人易已也。

帝曰：痹[7]，其时有死者，或疼久者，或易已者，其故何也？岐伯曰：其入藏者，死；其留连筋骨间者，疼久；其留[8]皮肤间者，易已[十二]。

【原注】

[一]以藏气应息，又其脉还循胃口，故使烦满喘而呕。

[二]心合脉，受邪则脉不通利也。邪气内扰，故烦也。手心主心包之脉起于胸中，出属心包，下鬲。手少阴心脉起于心中，出属心系，下鬲络小肠；其支别者，从心系上侠咽喉；其直者，复从心系却上肺。故烦则心下鼓满、暴上气而喘、嗌干也。心主为噫，以下鼓满，故噫之以出气也。若是逆气上乘于心，则恐畏也，神惧凌弱故尔。

[三]肝主惊骇，气相应，故中夜卧则惊也。肝之脉循股阴入髦中，环阴器，抵少腹，侠胃属肝络胆，上贯鬲，布胁肋，循喉咙之后上入颃颡。故多饮水，数小便，上引少腹（痛）[如][9]怀任[10]之状。

[四]肾者，胃之关，关不利，则胃气不转，故善胀也。尻以代踵，谓足挛[11]急也。脊以代头，谓身蹝屈也。踵，足跟也。肾之脉起于足小指之下，斜趋[12]足心，出于然骨之下，循内踝之后别入跟中，以上腨内，出腘内廉，上股内后廉，贯脊属肾络膀胱；其直行者，从肾上贯肝鬲，入肺中。气不足而受邪，故不伸展。◎新校正云：详"然骨"一作"然谷"。

[五]土王四季，外主四支，故四支解堕[13]；又以其脉起于足，循腨胻上膝股也。然脾脉入腹属脾[14]络胃，上鬲侠咽，故发欬呕汁。脾气养肺，胃复连咽，故上为大塞也。

[六]大肠之脉入缺盆络肺，下鬲属大肠。小肠之脉又入缺盆络心，循咽下鬲抵胃属小肠。今小肠有邪，则脉不下鬲；脉不下鬲，则肠不行化而胃气稸热，故多饮水[15]而不得下出也。肠胃中阳气与邪气奔喘交争，得时通利，以肠气不化，故时或得通则为飧泄。

[七]膀胱为津液之府，胞内居之，少腹处关元之中，内藏胞器。然膀胱之脉起于目内眦，上额交巅上，入络脑，出[16]别下项，循肩髆内侠脊抵腰中，

入循膂络肾属膀胱；其支别者，从腰中下贯臀，入腘中。今胞受风寒湿气，则
[17]膀胱太阳之脉不得下流于足，故少腹膀胱按之内痛，若沃以汤，涩于小便也。小便既涩，太阳之脉不得下行，故上烁其脑而为清涕出于鼻窍矣。沃，犹灌也。◎新校正云：按：全元起本"内痛"二字作"两髀"。

［八］阴，谓五神藏也。所以说神藏与消亡者，言人安静不涉邪气，则神气宁以内藏；人躁动触冒邪气，则神被害而离散，藏无所守，故曰消亡。此言五藏受邪之为痹也。

［九］藏以躁动致伤，府以饮食见损，皆谓过用越性则受其邪。此言六府受邪之为痹也。

［十］淫气，谓气之妄行者各随藏之所主而入为痹也。◎新校正云：详从上"凡痹之客五藏者"至此，全元起本在《阴阳别论》中，此王氏之所移也。

［十一］从外不去，则益深至于身内。

［十二］入藏者死，以神去也。筋骨疼久，以其定也。皮肤易已，以浮浅也。由斯深浅，故有是不同。

【校注】

[1] 顾本"尻"作"尻"。

[2]"欬"，当读"於犗切"，俗称打嗝。详参《校补》。

[3]《太素》"而出"二字互乙。

[4]《太素》"遗溺"作"欧唾"。

[5]《太素》"乏竭"作"渴乏"。古书在传抄的过程中，文字往往被当代化。在竭尽意义上，"渴"为本字，"竭"为后来用字。

[6]《太素》"痹聚在"下有"胃淫气痈塞痹聚在"八字，当据补。

[7]《太素》、《甲乙经》无"痹"字。

[8]《太素》"留"作"流"，《甲乙经》"留"下有"留连"二字。

[9] 顾本"痛"作"如"，义长，据改。

[10] 顾本"任"作"姙"。

[11] 古林书堂本、元残本"挛"作"恋"。

[12] 元残本"趋"作"趣"。

[13] 金本、古林书堂本、元残本"堕"作"墯"。

[14]"脾"，古林书堂本、元残本同。顾本误作"肾"。

[15]《〈素问校讹〉校补》:“古钞本‘水’作‘食’。”

[16] 顾本“出”上有“还”字。

[17]“则”古林书堂本、元残本同。顾本误作“刞”。

帝曰：其[1]客于六府者，何也[2]？岐伯曰：此亦其食饮居处为其病本也[一][3]。六府亦[4]各有俞，风寒湿气中其俞，而食饮应之，循俞而入，各舍其府也[二]。

【原注】

[一]四方虽土地温凉高下不同，物性刚柔食居不[5]异，但动过其分，则六府致伤。《阴阳应象大论》曰：“水谷之寒热，感则害[6]六府。”◎新校正云：按：《伤寒论》曰：“物性刚柔，飡[7]居亦异。”

[二]六府俞，亦谓背俞也。胆俞，在十椎之傍；胃俞，在十二椎之傍；三焦俞，在十三椎之傍；大肠俞，在十六椎之傍；小肠俞，在十八椎之傍；膀胱俞，在十九椎之傍。随形分长短而取之如是，各去脊同身寸之一寸五分，并足太阳脉气之所发也。◎新校正云：详六府俞并在本椎下两傍，此注言在椎之傍者，文略也。

【校注】

[1]《太素》无“其”字。

[2]《甲乙经》“何也”作“何如”。

[3]《太素》“此亦其食饮居处为其病本也”作“此亦由其食饮居处而为病本”。

[4]《太素》、《甲乙经》无“亦”字。

[5] 金本“不”作“亦”。

[6] 金本“害”下有“于”字。

[7]“飡”，顾本作“食”。赵开美本《伤寒论》作“飡”。

帝曰：以针治之，奈何？岐伯曰：五藏有俞，六府有合，循脉之分，各有所发，各随其过[一]，则病瘳也[二][1]。

【原注】

[一]新校正云：按：《甲乙经》"随"作"治"[2]。

[二]肝之俞曰太冲，心之俞曰大陵，脾之俞曰太白，肺之俞曰大渊，肾之俞曰大溪，皆经脉之所注也。大冲，在足大指间本节后二寸陷者中。（新校正云：按：《刺腰痛》注云："太冲在足大指本节后内间二寸陷者中，动脉应手。"）刺可入同身寸之三分，留十呼，若灸者，可灸三壮。大陵，在手掌后骨两筋间陷者中，刺可入同身寸之六分，留七呼，若灸者，可灸三壮。太白，在足内侧核骨下陷者中，刺可入同身寸之三分，留七呼，若灸者，可灸三壮。太渊，在手掌后陷者中，刺可入同身寸之二分，留二呼，若灸者，可灸三壮。太溪，在足内踝后跟骨上动脉陷者中，刺可入同身寸之三分，留七呼，若灸者，可灸三壮[3]。胃合入于三里，胆合入于阳陵泉，大肠合入于曲池，小肠合入于小海，三焦合入于委阳，膀胱合入于委中。三里，在膝下三寸、胻外廉两筋间，刺可入同身寸之一寸，留七[4]呼，若灸者，可灸三壮。阳陵泉，在膝下一寸，胻外廉陷者中，刺可入同身寸之六分，留十呼，若灸者，可灸三壮。小海，在肘内大骨外、去肘端五分陷者中，屈肘乃得之，刺可入同身寸之二分，留七呼，若灸者，可灸五壮。曲池，在肘外辅，屈肘曲骨之中，刺可入同身寸之五分，留七呼，若灸者，可灸三壮。委阳，在足腘中外廉两筋间，刺可入同身寸之七分，留五呼，若灸者，可灸三壮，屈伸而取之。委中，在腘中央约文中动脉，刺可入同身寸之五分，留七呼，若灸者，可灸三壮。（新校正云：按：《刺热》注："委中在足膝后屈处。"馀并同此。）故经言循脉之分，各有所发，各随其过，则病瘳也。过，谓脉所经过处。（新校正云：详王氏以委阳为三焦[5]合。按：《甲乙轻》云："委阳，三焦下辅俞也，足太阳之别络。"三焦之合，自在手少阳经天井穴，为少阳脉之所入为合。详此六府之合俱引本经所入之穴，独三焦不引本经所入之穴者，王氏之误也。王氏但见《甲乙经》云"三焦合于委阳"，彼说自异。彼又以大肠合于巨虚上廉，小肠合于下廉，此以曲池、小海易之，故知当以天井穴为合也。）

【校注】

[1]《甲乙经》"也"作"矣"字。

[2]《太素》"随"亦作"治"。

[3]顾本"壮"下有"也"字。

[4] 古林书堂本、元残本“七”作“十”。

[5] 顾本“三焦”下有“之”字。

帝曰：荣卫之气亦令人痹乎？岐伯曰：荣者，水谷之精气也，和调于五藏，洒陈于六府，乃能入于脉也[一]。故循脉上下，贯五藏，络六府也[二]。卫[1]者，水谷之悍气也，其气慓[2]疾滑利，不[3]能入于脉也[三]，故循皮肤之中、分肉之间，熏于肓膜[4]，散[5]于胸腹[四]。逆其气则病[6]，从其气则愈，不与风寒湿[7]气合，故不为痹。

【原注】

[一]《正理论》曰：“谷入于胃，脉道乃行。水入于经，其血乃成。”又，《灵枢经》曰：“荣气之道，内谷为（实）[宝][8]。”◎新校正云：按：别本“实”作“宝”。谷入于胃，气传与肺，精专者上行经隧。由此，故水谷精气合荣气运行而入于脉也。

[二]荣行脉内，故无所不至。

[三]悍气，谓浮盛之气也。以其浮盛之气，故慓疾滑利，不能入于脉中也。

[四]皮肤之中、分肉之间，谓脉外也。肓[9]膜，谓五藏之间鬲中膜也。以其浮盛，故能布散于胸腹之中空虚之处，熏其肓膜，令气宣通也。肓音荒。

【校注】

[1]《太素》“卫”下有“气”字。

[2]《甲乙经》“慓”作“剽”。

[3]《太素》“不”上有“其”字。

[4]《太素》“膜”作“募”。

[5]《甲乙经》“散”作“聚”。

[6]《太素》“病”作“疾”。

[7]《太素》“风寒湿”作“寒湿风”。

[8]“宝”，据新校正云所引别本及《灵枢·营气第十六》改。

[9]“肓”，古林书堂本同。顾本误作“盲”。俗书月、目混用故也。下“肓膜”及注音之“肓”同。

帝曰：善。痹，或痛，或不痛，或不仁，或寒，或热，或燥[1]，或湿[2]，其故何也？

岐伯曰：痛者，寒气多也，有[3]寒[4]，故[5]痛也[一]。

其不痛、不仁者，病久入深，荣卫之行濇[6]，经络时疏，故不通[二][7]；皮肤不营，故为不仁[三]。

其寒者，阳气少，阴气多，与病相益，故寒也[四]。

其热者，阳气多，阴气少，病气胜，阳遭阴，故为痹热[五]。

其多汗[8]而濡者，此其逢湿甚也。

阳气少，阴气盛，两气相感，故[9]汗出而濡也[六]。

【原注】

[一]风寒湿气客于肉分之间，追切而为沫[10]，得寒则聚，聚则排分肉，肉裂则痛，故有寒则痛也。

[二]新校正云[11]：按：《甲乙经》"不通"作"不痛"。详《甲乙经》此条论不痛与不仁两事，后言不痛，是载[12]明不痛之为重也。

[三]不仁者，皮顽不知有无也。

[四]病本生于风寒湿气，故阴气益之也。

[五]遭，遇也。言遇于阴气，阴气不胜，故为热。◎新校正云：按：《甲乙经》"遭"作"乘"。

[六]中表相应，则相感也。

【校注】

[1]《素问校讹》："古钞本无'或燥'二字，宜从删。"

[2]《甲乙经》"湿"下有"者"字。

[3]杨上善训"有"为复，是读"有"为"又"。

[4]《太素》"寒"上有"衣"字。

[5]《太素》"故"下有"为"字。

[6]"濇"盖"泣"字之回改，据文意，当作"冱"。

[7]《太素》"通"作"痛"。于鬯："'通'即读为'痛'。"

[8]《太素》、《甲乙经》"多"下有"寒"字，《甲乙经》"汗"下有

"出"字。

[9]《太素》、《甲乙经》"故"下有"寒"字。

[10] 顾本"沫"误作"沬"。

[11] 元残本无"云"字。

[12] 顾本"载"作"再"字。

帝曰：夫痹之为病不痛，何也？岐伯曰：痹在于骨，则重；在于脉，则血凝而不流；在于筋，则屈不伸；在于肉，则不仁；在[1]皮，则寒。故具此五者，则不痛也。

凡痹之类，逢寒则虫[2]，逢热则纵[3]。

帝曰：善[一]。

【原注】

[一]虫，谓皮中如虫行。纵，谓纵缓不相就。◎新校正云：按：《甲乙经》"虫"作"急"[4]。

【校注】

[1] 顾本"在"下有"于"字。

[2]《太素》"虫"作"急"。孙诒让："'虫'当为'痋'之借字。'痋'即'疼'字"。按："虫"疑读若"挏"。《广韵·东韵》："挏，引也。"

[3]《太素》"逢热则纵"作"逢湿则从"。

[4] 顾观光校："'急'字是。马注云：风胜为行痹，非逢寒也。"

痿论篇第四十四[一]

按：本篇主要论痿病的分类、临床表现、病理、刺法，包括以下内容：五脏所主："肺主身之皮毛，心主身之血脉，肝主身之筋膜，脾主身之肌肉，肾主身之骨髓"。痿的分类：按五脏所主及临床表现特征，分为痿躄、脉痿、筋痿、肉痿、骨痿五类。痿病发生的原因及其传变。"治痿者独取阳明"及其原因：

“阳明者，五藏六府之海，主闰宗筋”，“故阳明虚则宗筋纵、带脉不引，故足痿不用也”。痿病治法：“各补其荥而通其俞，调其虚实，和其逆顺，筋脉骨肉各以其时受月，则病已矣”。

全篇见于《太素》卷二十五《五藏痿》，部分内容又见于《太素》卷十《带脉》。本篇又见于《甲乙经》卷十第四。

黄帝问曰：五藏使人痿，何也[二]？

歧伯对曰：肺主身之皮毛，心主身之血脉，肝主身之筋膜[三]，脾主身之肌肉，肾主身之骨髓[四]。

故肺热[1]叶[2]焦，则[3]皮（毛）[4]虚[5]弱[6]急薄著[7]，则生痿躄[8]也[五]。

心气热，则下脉厥而上，上则下脉虚，虚则生脉痿。枢折挈[9]，胫纵[10]而不任地也[六]。

肝气热，则胆泄口苦，筋膜干；筋膜干，则筋急而挛[11]，发为筋痿[七]。

脾气热，则胃干而渴，肌肉不仁，发为肉痿[八]。

肾气热，则腰脊不举，骨枯而髓减，发为骨痿[九]。

【原注】

[一]新校正云：按：全元起本在第四卷。

[二]痿，谓痿弱无力以运动。

[三]新校正云：按：全元起本[12]云：“膜者，人皮下肉上筋膜也。”

[四]所主不同，痿生亦各归其所主。

[五]躄，谓挛躄，足不得伸以行也。肺热则肾受热气故尔。躄，必亦切。

[六]心热盛则火独光，火独光则内炎上。肾之脉常下行，今火盛而上炎用事，故肾脉亦随火炎烁而逆上行也。阴气厥逆，火复内燔，阴上隔阳，下不守位，心气通脉，故生脉痿。肾气主足，故膝腕枢纽如折去而不相提挈，胫筋纵缓而不能任用于地也。

[七]胆约肝叶而汁味至苦，故肝热则胆液渗泄，胆病则口苦。今胆液渗泄，故口苦也。肝主筋膜，故热则筋膜干而挛急，发为筋痿也。《八十一难经》曰：胆在肝短叶间下。

[八]脾与胃以膜相连。脾气热则胃液（渗）[澡]（泄）[涸][13]，故干而[14]渴也。脾主肌肉，今热薄于内，故肌肉不仁而发为肉痿。

［九］腰为肾府，又肾脉上股内贯脊属肾，故肾气热则腰脊不举也。肾主骨髓，故热（热）[15]则骨枯而髓减，发则为骨痿也[16]。

【校注】

[1]《太素》、《甲乙经》"肺热"并作"肺气热"。

[2]《甲乙经》"叶"上有"则"字。

[3]《甲乙经》"则"上有"焦"字。

[4]"毛"字盖误书未删而衍者。说详《校补》。

[5]《太素》"虚"作"肤"。肤、虚声同通用。

[6]"弱"，读若"约"，缩也。

[7]"薄著"，附著；紧贴着。

[8]《太素》"躄"作"辟"。

[9]"挈"，读若"轫"，断绝。

[10]《太素》"纵"作"疭"。

[11]《太素》两"筋"字均无。

[12]金本无"本"字。

[13]"澡涸"，俗书"喿"、"条（参）"相乱，"渗"当作"澡"，用为"燥"。金刻本"泄"作"涸"，义长，据改。"燥涸"即干枯。说详《校补》。

[14]顾本"而"下有"且"字。

[15]顾本"热"下不重"热"字，义长，据删。

[16]顾本"痿"下无"也"字。

帝曰：何以得之？

岐伯曰：肺者，藏之长也，为心之盖也[一]。有所失亡，所求不得，则发肺鸣，鸣[1]则肺热叶焦[二]。故曰五藏因肺热叶焦[2]发为痿躄[3]。此之谓也[三][4]。

悲哀太甚，则胞络绝；胞络绝，则阳气内动，发则心下崩数溲血也[四]。故《本病》曰：大经空虚，发为肌[5]痹，传为脉痿[五]。

思想无穷，所愿不得，意淫于外，入房大甚，宗筋弛[6]纵，发为筋痿，及为白淫[六]。故《下经》曰：筋痿者，生于肝[7]。使内也[七]。

有渐于湿，以水为事，若有所留，居处相湿[8]，肌肉濡渍[9]，痹而不仁，发为肉痿[八]。故《下经》曰：肉痿者，得之湿地也[九]。

有所远行劳倦，逢[10]大热而渴，渴则阳[11]气内伐，内伐则热舍于肾，肾者，水藏也，今水不胜火，则骨枯而髓虚[12]，故足不任身，发为骨痿[十]。故《下经》曰：骨痿者，生于大热也[十一]。

【原注】

[一]位高而布叶于胸中，是故为藏之长、心之盖。

[二]志若[13]不畅，气郁故也。肺藏气，气郁不利，故喘息有声而肺热叶焦也。

[三]肺者，所以行荣卫、治阴阳，故引曰五藏因肺热而发为痿躄也。

[四]悲则心系急，肺布叶举，而上焦不通，荣卫不散，热气在中，故胞络绝而阳气内鼓动，发则心下崩、数溲血也。心下崩，谓心包内崩而下血也。溲，谓溺也。◎新校正云：按：杨上善云："胞络者，心上胞络之脉也。"详经注中"胞"字俱当作"包"。全本"胞"又作"肌"也[14]。

[五]《本病》，古经论篇名也。大经，谓大经脉也。以心崩溲血，故大经空虚，脉空则热内薄，卫气盛，荣气微，故发为肌痹也。先见肌痹，后渐脉痿，故曰传为脉痿也。

[六]思想所愿，为祈欲也，施写劳[15]损，故为筋痿及白淫也。白淫，谓白物淫衍如精之状，男子因[16]溲而下，女子阴器中绵绵[17]而下也。

[七]《下经》，上古之经名也。使内，谓劳役阴力，费竭精气也。

[八]业惟近湿，居处泽下，皆水为事也。平者久而犹殆[18]，感之者尤甚矣。肉属于脾，脾气恶湿。湿著于内，则卫气不荣，故为肉[19]痿也。

[九]《阴阳应象大论》曰："地之湿气，感则害皮肉筋脉。"此之谓害肉也。

[十]阳气内伐，谓伐腹中之阴气也。水不胜火，以热舍于肾中也。

[十一]肾性恶燥，热反居中，热薄骨干，故骨痿无力也。

【校注】

[1]《太素》两"鸣"字作"喝="。

[2]《甲乙经》无"故曰五藏因肺热叶焦"九字。

[3]《太素》"躄"作"辟"。

[4]《甲乙经》无"此之谓也"四字。

[5]《太素》、明蓝格钞本《甲乙经》“肌”作“脉”。

[6] 顾本“弛”作“弛”，为“弛”之俗字。

[7]《太素》无“肝”字。

[8]“相”，读若“瀼”。《集韵·养韵》：“瀼，水淤也。”相湿，指低洼潮湿之地。说详《校补》。

[9]《〈素问校讹〉校补》：“元椠本‘渍’作‘溃’。”元残本、《甲乙经》同。

[10]《太素》“逢”上有“而”字。

[11]《太素》“阳”作“阳明”。

[12]《甲乙经》“虚”作“空”。

[13] 顾本“若”作“苦”。

[14] 金本无“也”字。

[15]《〈素问校讹〉校补》：“古钞本‘劳’作‘房’。”

[16] 元残本“因”作“溺”。

[17] 顾本“绵绵”作“緜緜”。

[18] 顾本“殆”作“怠”。

[19] 顾本“为肉”二字互乙。

帝曰：何以别之？岐伯曰：肺热者，色白而毛败；心热者，色赤而络脉溢；肝热者，色苍而爪枯；脾热者，色黄而肉蠕[1]动；肾热者，色黑而齿槁[一][2]。

【原注】

[一] 各求藏色及所主养而命之，则其应也。

【校注】

[1]《太素》、詹本“蠕”作“濡”。

[2] 吴悌本“槁”作“稿”，《太素》作“熇”。

帝曰：如夫子言，可矣！论言：治痿者独取阳明。何[1]也？岐伯曰：阳明者，五藏六府之海[一]，主闰[2]宗筋，宗筋[3]主束骨而利机关也[二]。冲脉者，经脉[4]之海也[三]，主渗灌溪谷，与阳明合于宗[5]筋[四]。阴阳[6]揔[7]宗筋之会，会于气街[8]，而阳明为之长，皆属于带脉而络于督脉[五]。故阳明虚则宗筋纵、带脉不引，故足痿不用也[六]。

【原注】

[一]阳明，胃脉也。胃为水谷之海[9]。

[二]宗筋，谓阴髦中横骨上下之竖[10]筋也。上络胸腹，下贯髋尻，又经于背腹上头项，故云宗筋主束骨而利机关也。然腰者，身之大关节，所以司屈伸，故曰机关。髋音宽。尻，枯敖[11]切。

[三]《灵枢经》曰："冲脉者，十二经之海。"[12]

[四]寻此，则横骨上下齐两傍竖筋正宗筋也。冲脉循腹侠齐傍各同身寸之五分而上，阳明脉亦侠齐傍各同身寸之一寸五分而上，宗筋脉于中，故云与阳明合于宗筋也。以为十一[13]经海，故主渗灌溪谷也。肉之大会为谷，小会为溪。◎新校正云：详"宗筋脉于中"一作"宗筋纵于中"。

[五]宗筋聚会，会于横骨之中，从上而下，故云阴阳揔宗筋之会也。宗筋侠齐下合于横骨，阳明辅其外，冲脉居其中，故云会于气街而阳明为之长也。气街，则阴髦两傍[14]脉动处也。带脉者，起于季胁，回[15]身一周而络于督脉也。督脉者，起于关元，上下循腹。故云皆属于带脉而络于督脉也。督脉、任脉、冲脉三脉者，同起而异行，故经文或参差而引之。

[六]阳明之脉从缺盆下乳内廉，下侠齐至气街中；其支别者，起胃下口，循腹里，下至气街中而合，以下髀，抵伏兔，下入膝髌中，下循胻外廉，下足跗，入中指内间；其支别者，下膝三寸而别，以下入中指外间。故阳明虚则宗筋纵缓、带脉不引，而足痿弱不可用也。引，谓牵引。膑音牝。

【校注】

[1]《甲乙经》"何"作"何谓"。

[2]"闰"，读若"润"。顾观光校："'闰'即'润'字。"《太素》、《甲乙经》"闰"并作"润"。

[3]《太素》、《甲乙经》"宗筋"下有"者"字。

[4]《太素》无"脉"字。

[5]《太素》无"宗"字。

[6]《太素》"阴"字属上读，无"阳"字。

[7]“揔”，古林书堂本、元残本、熊本、朝鲜活字本、朝鲜小字本作“緫”，道藏本、吴悌本、赵本、潘本作“緦”，《太素》作“捴”。“揔”、“緫”、“緦”、“捴”并同“总”。

[8]《甲乙经》“气街”作“气冲”。

[9] 顾本“海”下有“也”字。

[10] 金本“竖”作“豎”。馀或同，不复出校。

[11] 顾本“敖”作“熬”。

[12]《灵枢·海论第三十三》作“冲脉者，为十二经之海。”

[13] 顾本“十一”作“十二”。

[14] 金本“傍”作“旁”。

[15] 金本“回”作“迴”。

帝曰：治之奈何？岐伯曰：各补其荥[1]而通其俞，调其虚实，和其逆顺，筋[2]脉骨肉各以其时受月[3]，则病已矣。

帝曰：善[一]。

【原注】

[一]时受月，谓受气时月也。如肝王甲乙，心王丙丁，脾王戊己，肺王庚辛，肾王壬癸，皆王气法也。时受月，则正谓五常受气月也。

【校注】

[1]《太素》、金本、道藏本“荥”作“荣”，《甲乙经》作“营”。

[2]《太素》“筋”上有“则宗”二字。

[3]《太素》“月”作“日”。

厥论篇第四十五[一]

按：本篇主要论厥与厥逆的分类、临床表现、病理、刺法。包括以下内容：厥的分类：按病的寒、热性质，分为寒厥、热厥；按六经表现，分为巨阳、阳明、少阳、太阴、少阴、厥阴“六经脉之厥”。热厥、寒厥各自的临床表现、病理、发生原因。巨阳、阳明、少阳、太阴、少阴、厥阴“六经脉之厥状病能”。六经脉之厥刺法：“盛则写之，虚则补之，不盛不虚，以经取之”。“厥或令人腹满，或令人暴不知人，或至半日远至一日乃知人”的原因。足太阴、少阴、厥阴、太阳、少阳、阳明，手太阴、心主、少阴、太阳、阳明、少阳手足六经“厥逆”病状及治疗。“前阴者，宗筋之所聚，太阴阳明之所合也”。“春夏则阳气多而阴气少，秋冬则阴气盛而阳气衰”。“脾主为胃行其津液者也”。

自“黄帝问曰厥之寒热者”至“则不知人也帝曰善”见于《太素》卷二十六《寒热厥》；自“愿闻六经脉之厥状”至“嗌肿痓治主病者”见于《太素》卷二十六《经脉厥》。本篇又分别见于《甲乙经》卷四第一中、卷七第三。

黄帝问曰：厥之寒热者，何也[二]？岐伯对曰：阳气衰于下，则为寒厥；阴气衰于下，则为热厥[三]。

帝曰：热厥之为热也，必起于足下者，何也[四]？岐伯曰：阳气起于足五指之表，阴脉者[1]集于足下而聚[2]于足心，故阳气胜则足下热也[五]。

帝曰：寒厥之为寒也，必从[3]五指而上于膝者，何也[六]？岐伯曰：阴气起于五指之里，集于膝下而聚于膝上，故阴气胜则从五指至膝上寒，其寒也不从外，皆从内[4]也[七]。

【原注】

［一］新校正云：按：全元起本在第五卷。

［二］厥，谓气逆上也。世谬传为脚气，广饰方论焉。

［三］阳，谓足之三阳脉。阴，谓足之三阴脉。下，谓足也。

［四］阳主外而厥在内，故问之。

[五]大约而言之。足太阳脉出于足小指之端外侧，足少阳脉出于足小指次指之端，足阳明脉出于足中指及大指之端，并循足阳而上；肝脾肾脉集于足下，聚于足心。阴弱，故足下热也。◎新校正云：按：《甲乙经》"阳气起于足"作"走于足"。"起"当作"走"。

[六]阴主内而厥在外，故问之。

[七]亦大约而言之也。足太阴脉起于足大指之端内侧，足厥阴脉起于足大指之端三毛中，足少阴脉起于足小指之下，斜趣足心，并循足阴而上循股阴入腹，故云集于膝下，而聚于膝之上也。

【校注】

[1]《太素》无"阴脉者"三字。

[2]《太素》"聚"作"热"。

[3]《甲乙经》"必从"作"起于"。

[4]《太素》"内"下有"寒"字。

帝曰：寒厥何失而然也？岐伯曰：前阴者，宗筋之所聚[1]，太阴阳明之所合也[一]。春夏则阳气多而阴气少[2]，秋冬则阴气盛而阳气衰[二]。此人者质壮，以秋冬夺于所用，下气上争，不[3]能复。精气溢下，邪气因从之而上也[三]，气因于中[四]，阳气衰，不能渗营其经络。阳气日损，阴气独在，故手足为之寒也。

帝曰：热厥何如而然也[五][4]？岐伯曰：酒入于胃，则络脉满而经脉虚。脾主为胃行其津液者也。阴气虚则阳气入，阳气入则胃不和，胃不和[5]则精气竭，精气竭则不营[6]其四支也[六]。此人必数醉若饱以[7]入房，气聚于脾中不[8]得散，酒气与谷气相薄[9]，热盛[10]于中，故热遍于身，内热而溺赤也。夫酒气盛而慓悍，肾气日[11]衰，阳气独胜，故手足为之热也[七]。

【原注】

[一]宗筋侠齐下合于阴器，故云前阴者宗筋之所聚也。太阴者，脾脉。阳明者，胃脉。脾胃之脉，皆辅近宗筋，故云太阴阳明之所合。◎新校正云：按：《甲乙经》"前阴者宗筋之所聚"作"厥阴者众筋之所聚"，全元起云："前阴者，厥阴也。"与王注义异，亦自一说。

[二]此乃天之常[12]道。

[三]质，谓形质也。夺于所用，谓多欲而夺其精气也。

[四]新校正云：按：《甲乙经》“气因于中”作“所中”。

[五]源其所由尔。

[六]前阴为太阴阳明之所合，故胃不和则精气竭也。内精不足，故四支无气以营之。

[七]醉饱入房，内亡精气，中虚热入，由是肾衰。阳盛阴虚，故热生于手足也。

【校注】

[1]《太素》“聚”下有“也”字。

[2]《太素》“少”作“衰”。

[3]《太素》“不”作“未”。

[4]《太素》、《甲乙经》无“而然也”三字。

[5]《太素》不重“胃不和”三字。

[6]《甲乙经》“营”作“荣”。

[7]《太素》“以”作“已”。

[8]《太素》“不”作“未”。

[9]《太素》“薄”作“搏”。薄、搏均读若“傅”，附著。

[10]《太素》无“盛”字。

[11] 顾本“日”作“有”。

[12] 顾本“常”作“当”。

帝曰：厥，或令人腹满，或令人暴不知人，或至半日远至一日乃知人者，何也[一]？岐伯曰：阴气盛于上，则下虚；下虚，则腹胀满。阳气盛于上，则下气重上而邪气逆；逆，则阳气乱；阳气乱，则不知人也[二]。

【原注】

[一]暴，犹卒也。言卒然冒闷不醒觉也。不知人，谓闷甚不知识人也，或谓尸厥。

[二]阴，谓足太阴气[1]。◎新校正云：按：《甲乙经》“阳气盛于上”五

字作“腹满”二字，当从《甲乙经》之说。何以言之？别按《甲乙经》云：“阳脉下坠，阴脉上争，发尸厥。”焉有阴气盛于上而又言阳气盛于上？又按张仲景云：“少阴脉不至，肾气微，少精血，奔气促迫，上入胸鬲，宗气反聚，血结心下，阳气退下，热归阴股，与阴相动，令身不仁，此为尸厥。”仲景言“阳气退下”，则是阳气不得盛于上，故知当从《甲乙经》也。又，王注“阴谓足太阴”亦为未尽。按《缪[2]刺论》云：“邪客于手足少阴、太阴、足阳明之络，此五络皆会于耳中，上络左角。五络俱竭，令人身脉皆动而形无知，其状若尸，或曰尸厥。”焉得专解阴为太阴也？

【校注】

[1] 顾本“谓足太阴气”下有“也”字。

[2] 古林书堂本、元残本“缪”作“谬”。

帝曰：善。愿闻六经脉之厥状病能也[一]。

岐伯曰：巨[1]阳之厥，则肿首，头重，足不能行，发为眴[2]仆[二]。

阳明之厥，则癫疾，欲走呼，腹满不得[3]卧，面赤而热，妄见而妄言[三]。

少阳之厥，则暴聋，颊肿而热，胁痛，胻不可以运[四]。

太阴之厥，则腹满䐜胀，后不利，不欲食，食则呕，不得卧[五]。

少阴之厥，则口干，溺赤，腹满，心痛[六]。

厥阴之厥，则少腹肿[4]痛，腹[5]胀，泾[6]溲不利，好卧屈膝，阴缩肿[7]，胻[8]内热[七]。

盛则写之，虚则补之，不盛不虚，以[9]经取之[八]。

【原注】

[一]为前问解，故请备闻诸经厥也。

[二]巨阳，太阳也。足太阳脉起于目内眦，上额交巅上；其支别者，从巅至耳上角；其直行者，从巅入络脑，还出别下项，循肩髆内侠脊抵腰中，入循膂络肾属膀胱；其支别者，从腰中下贯臀，入腘中；其支别者，从髆内左右别下贯胂，过髀枢，循髀外后廉下合腘中，以下贯腨内，出外踝之后，循京骨至小指之端外侧。由是，厥逆外形斯证也。“肿”或作“踵”，非。

[三]足阳明脉起于鼻，交頞中，下循鼻外入上齿中，还出侠口环唇，下

交承浆，却循颐后下廉出大迎，循颊车上耳前，过客主人，循发际至额颅；其支别者，从大迎前下人迎，循喉咙入缺盆，下鬲属胃络脾；其直行者，从缺盆下乳内廉，下侠齐入气街中；其支别者，起胃下口，循腹里，下至气街中而合，以下髀，抵伏兔，下入膝髌中，下循胻外廉，下足跗，入中指内间；其支别者，下膝三寸而别，以下入中指外间；其支别者，跗上入大指间出其端。故厥如是也。“癫”一为“巅”，非。

[四]足少阳脉起于目锐眦，上抵头角，下耳后，循颈行手少阳之前，至肩上，交出手少阳之后，入缺盆；其支别者，从耳后入耳中，出走耳前，至目锐眦后；其支别者，目锐眦下大迎，合手少阳于頔，下加颊车，下颈，合缺盆以下胸中，贯鬲络肝属胆，循胁里，出气街，绕髦际，横入髀厌中；其直行者，从缺盆下掖，循胸过季胁，下合髀厌中，以下循髀阳出膝外廉，下入外辅骨之前，直下抵绝骨之端，下出外踝之前，循足跗出小指次指之端。故厥如是。

[五]足太阴脉起于大指之端，上膝股内前廉，入腹属脾络胃，上鬲侠咽，连舌本，散舌下；其支别者，复从胃别上鬲，注心中。故厥如是。

[六]足少阴脉上股内后廉，贯脊属肾络膀胱；其直行者，从肾上贯肝鬲，入肺中，循喉咙侠舌本；其支别者，从肺出络心，注胸中。故厥如是。

[七]足厥阴脉去内踝一寸，上踝八寸，交出太阴之后，上腘内廉，循股阴入髦中，下环阴器，抵少腹，侠胃属肝络胆，上贯鬲，故厥如是矣。“胻内热”，一本云“胻外热”，传写行书“内”、“外”误也。

[八]不盛不虚，谓邪气未盛，真气未虚，如是，则以穴俞经法留呼多少而取之。

【校注】

[1]《甲乙经》“巨”作“太”。

[2]《甲乙经》“眴”作“眩”。

[3]《太素》“得”作“能”。

[4]朝鲜活字本“肿”作“瘇”，为“肿”字涉下类化换旁俗字。

[5]《太素》、《甲乙经》“腹”作“膜”。

[6]“泾”当作“经”，盖因受下文“溲”字的影响而类化为“泾”。经，常也。说详《校补》。《太素》无“泾”字。

[7]《甲乙经》无“肿”字。

[8]《太素》“骱”作“胫”。

[9]《太素》“以”上有“则”字。

太阴[1]厥逆，胻急挛，心痛引腹。治主病者[一]。

少阴厥逆，虚满，呕变，下泄清[2]。治主病者[二]。

厥阴厥逆，挛，腰痛，虚满，前闭[3]，谵言[三][4]。治主病者[四]。

三阴俱逆，不得前后，使人手足寒，三日死[五]。

太阳厥逆，僵仆，呕血，善衄。治主病者[六]。

少阳厥逆，机关不利。机关不利[5]者，腰不可以行，项不可以顾[七]。发肠痈，不可治，惊者，死[八]。

阳明厥逆，喘咳，身热，善惊，衄，呕血[九][6]。

手太阴[7]厥逆，虚满而咳，善呕[8]沫。治主病者[十]。

手心主[9]、少阴厥逆，心痛引喉，身热，死，不可治[十一][10]。

手太阳厥逆，耳聋，泣出，项不可以顾，腰不可以俯仰。治主病者[十二]。

手阳明、少阳厥逆，发喉痹，嗌肿，（痓）[痉][11]。治主病者[十三]。

【原注】

[一]足太阴脉起于大指之端，循指内侧上内踝前廉，上腨内，循胻骨后，上膝股内前廉，入腹；其支别者，复从胃别上鬲，注心中。故胻急挛，心痛引腹也。太阴之脉，行有左右，候其有过者当发取之，故言治主病者。◎新校正云：详从“大阴厥逆”至篇末，全元起本在第九卷，王氏移于此。

[二]以其脉从肾上贯肝鬲，入肺中，循喉咙，故如是。

[三]新校正云：按：全元起云：“谵言者，气虚独言也。”讝音俨。

[四]以其脉循股阴入髦中，环阴器，复上循喉咙之后络舌本，故如是。◎新校正云：按：《甲乙经》厥阴之经不络舌本，王氏注《刺热篇》、《刺腰痛篇》并此三注俱云络舌本。又注《风论》、《痹论》各不云络舌本，王注自有异同，当以《甲乙经》为正。

[五]三阴绝，故三日死。

[六]以其脉起目内眦，又循脊络脑，故如是。僵，居良切。仆音付[12]。

[七]以其脉循颈下绕髦际，横入髀厌中，故如是。

[八]足少阳脉贯鬲络肝属胆，循胁里出气街。发肠痈则经气绝，故不可

治、惊者死也。

[九]以其脉循喉咙入缺盆，下鬲属胃络脾，故如是。

[十]手太阴脉起于中焦，下络大肠，还循胃口，上鬲属肺，故如是。

[十一]手心主脉起于胸中，出属心包；手少阴脉其[13]支别者，从心系上侠咽喉。故如是。

[十二]手太阳脉支别者，从缺盆循颈上颊，至目锐眦，却入耳中；其支别者，从颊上颇抵鼻，至目内眦。故耳聋、泣出、项不可以顾也。腰不可以俯仰，脉不相应，恐古错简文。

[十三]手阳明脉支别者从缺盆上颈；手少阳脉支别者从膻中上出缺盆，上项。故如是。◎新校正云：按：全元起本"痓"作"痉"。

【校注】

[1]《太素》"太阴"作"足太阴脉"。以下厥逆之证诸经之前并有"足"字，不复出校。

[2]《太素》"清"作"青"。按："清"、"青"并当作"清"。泄清即飧泄，所泄之物清冷，完谷不化。

[3]《〈素问校讹〉校补》："古钞本无'前闭'二字。"

[4]《甲乙经》"谵言"作"谰语"。

[5]《太素》不重"机关不利"四字。

[6]《甲乙经》"衄"作"衄血"；《太素》"呕血"下有"不可治"三字，《甲乙经》更有"惊者死"三字。

[7]《太素》"手太阴"下有"脉"字。以下手阴阳诸经同，不复出校。

[8]《太素》"呕"作"呕唾"，《甲乙经》作"呕吐"。

[9]《太素》无"主"字。

[10]《太素》"不可治"作"不热可治"。

[11]"痓"为"痉"之俗误。《太素》、《甲乙经》"痓"亦作"痉"。据改。

[12]顾本"付"作"赴"。

[13]金本无"其"字。

新刊黄帝内经素问卷第十二

新刊黄帝内经素问卷第十三

启玄子次注林亿孙奇高保衡等奉敕校正孙兆重改误

病能论　奇病论　大奇论　脉解篇

病能论篇第四十六[一]

按：本篇包括以下内容：论胃脘痈、人有卧而有所不安者、人之不得偃卧者诸病诊候、脉象及病理。论腰痛的脉候、顺逆及病理。论颈痈有"同名异等者"，当"同病异治"。论阳厥怒狂的病理、脉候及治法。论酒风的临床表现及治法。释诸诊法术语："所谓深之细者，其中手如针也"；"摩之，切之"；"聚者，坚也"；"博者，大也"。述诸古医经及其内容。

自"黄帝问曰人病胃脘痈者"至"故胃脘痈也帝曰善"见于《太素》卷十四《人迎脉口诊》；自"人有卧而有所不安者"至"脉大则不得偃卧"见于《太素》卷三十《卧息喘逆》；自"论在奇恒阴阳中"至"故肾为腰痛之病也帝曰善"见于《太素》卷十六《杂诊》；自"有病颈痈者或石治之"至"此所谓同病异治也"见于《太素》卷十九《知针石》；自"帝曰有病怒狂者"至"夫生铁洛者下气疾也帝曰善"见于《太素》卷三十《阳厥》；自"有病身热解墯汗出"至"合以三指撮为后饭"见于《太素》卷三十《酒风》；自"所谓深之细者其中手如针也"至"以四时度之也"见于《太素》卷三十《经解》。

本篇又分别见于《甲乙经》卷九第八、卷十第二上、卷十第二下、卷十一第二、卷十一第八、卷十一第九下、卷十二第三。

黄帝问曰：人病胃脘痈者，诊当何如？岐伯对曰：诊此者，当候[1]胃脉，其脉当沉细。沉细者气逆[二]，逆者[2]人迎甚盛，甚盛则热[三]。人迎者，胃脉也[四]，逆而盛，则热聚于胃口而不行，故胃脘为痈也[五]。

【原注】

[一]新校正云：按：全元起本在第五卷。

[二]胃者水谷之海，其血盛气壮，今反脉沉细者，是逆常平也。◎新校正云：按：《甲乙经》"沉细"作"沉濇"，《大素》作"沉细"。

[三]沉细为寒。寒气格阳，故人迎脉盛。人迎者，阳明之脉，故盛则热也。人迎，谓结喉傍脉动应手者。

[四]胃脉循喉咙而入缺盆，故云人迎者胃脉也。

[五]血气壮盛而热内薄之，两气合热，故结为痈也。

【校注】

[1]《太素》"候"作"得"。

[2]《太素》"逆"作"气逆"，《甲乙经》"者"下有"则"字。

帝曰：善。人有卧而有所不安者，何也？岐伯曰：藏有所伤，及精有所之[1]寄，则安，故人不能[2]悬[3]其病[4]也[一]。

【原注】

[一]五藏有所伤损，及之水谷精气有所之寄扶其下，则卧安。以伤及于藏，故人不能悬其病处于空中也。◎新校正云：按：《甲乙经》"精有所之寄则安"作"情有所倚则卧不安"，《大素》作"精有所倚则不安"。

【校注】

[1]《太素》"之"作"乏"。

[2]《太素》"不能"下有"往"字。

[3]"悬"，测知。

[4]《太素》"病"作"痾"。

帝曰：人之不得偃卧者，何也[一]？岐伯曰：肺者，藏之盖也[二]。肺气盛，则脉大；脉大，则不得偃卧[三]。论在《奇恒》、《阴阳》中[四]。

【原注】

[一]谓不得仰卧也。

[二]居高布叶，四藏下之，故言肺者藏之盖也。

[三]肺气盛满，偃卧则气促喘奔，故不得偃卧也。

[四]《奇恒》、《阴阳》，上古经篇名，世本阙。

帝曰：有病厥[1]者，诊右脉沉而紧[2]、左脉[3]浮而迟[4]，不然[5]病主安在[一]？岐伯曰：冬诊之，右脉固当沉紧[6]，此应四时；左脉[7]浮而迟，此逆四时。在左，当主病[8]在肾，颇关在肺，当腰痛也[二]。

帝曰：何以言之？岐伯曰：少阴脉贯肾[9]络肺。今得肺脉，肾为之病，故肾[10]为腰痛之病也[三][11]。

【原注】

[一]不然，言不沉也。◎新校正云：按：《甲乙经》"不然"作"不知"。

[二]以冬左脉浮而迟，浮为肺脉，故言颇关在肺也。腰者，肾之府，故肾受病则腰中痛也。

[三]左脉浮迟，非肺来见，以左肾不足而脉不能沈，故得肺脉肾为病也。

【校注】

[1]《太素》"厥"作"瘚"。俗书疒、厂相乱。

[2]《太素》无"而紧"二字，《甲乙经》"紧"作"坚"。

[3]《甲乙经》"左脉"作"左手"。

[4]《太素》无"浮而迟"三字。

[5]"然"，知晓；明白。

[6]《甲乙经》"紧"作"坚"。

[7]《太素》无"脉"字。

[8]《太素》"病"作"病诊"。

[9]《太素》"贯肾"下有"上胃肓"三字。

[10]《甲乙经》无“肾”字。

[11]《太素》、《甲乙经》无“之病也”三字。

帝曰：善。有病颈痈者，或石治之，或针灸[1]治之，而皆已，其真安在[一][2]？岐伯曰：此同名[3]异等者也[二]。夫痈气之息者，宜以针开除去[4]之；夫气盛血聚者，宜石而写之。此所谓同病[5]异治也[三][6]。

【原注】

[一]言所攻则异，所愈则同，故问[7]真法何所在也。

[二]言虽同曰颈痈，然其皮中别异不一等也，故下云。

[三]息，瘜也，死肉也。石，砭石也，可以破大痈出脓，今以铍针代之。

【校注】

[1]《太素》、《甲乙经》“针灸”上有“以”字。

[2]《甲乙经》“真”作“治”，“安在”作“何在”。

[3]《甲乙经》“同名”下有“而”字。

[4]“去”字疑衍。《通评虚实论篇第二十八》王注“所谓少针石者，非痈疽之谓也”云：“冬月虽气门闭塞，然痈疽气烈，内作大脓，不急写之，则烂筋腐骨，故虽冬月，亦宜针石以开除之。”说详《校补》。

[5]《甲乙经》“同病”下有“而”字。

[6]《太素》、《甲乙经》“也”上有“者”字。

[7]顾本“故问”作“欲闻”。

帝曰：有病怒狂者[一]，此病安生？岐伯曰：生于阳也。

帝曰：阳何以使人狂[二]？岐伯曰：阳气者，因暴折而难决，故善怒也，病名曰阳厥[三]。

帝曰：何以知之？岐伯曰：阳明者常动，巨[1]阳少阳不动，不动[2]而动大疾，此其候也[四]。

帝曰：治之奈何？岐伯曰：夺其食即已。夫食入于阴，长气[3]於[4]阳，故夺其[5]食即已[五]。使之[6]服以生铁洛[六][7]为饮。夫生铁洛者，下气疾也[七]。

【原注】

[一]新校正云：按:《太素》“怒狂”作“善怒”[8]。

[二]怒不虑祸，故谓之狂。

[三]言阳气被折郁不散也。此人多怒，亦曾因暴折而心不疏畅故尔。如是者，皆阳逆躁极所生，故病名阳厥。

[四]言颈项之脉皆动不止也。阳明常动者，动于结喉傍[9]，是谓人迎、气舍之分位也。若以[10]少阳之动，动于曲颊下，是谓天窻[11]、天牖之分位也。若巨阳之动，动于项两傍大筋前陷者中，是谓天柱、天容之分位也。不应常动而反动甚[12]，动当病也。◎新校正云：详王注以天窻为少阳之分位，天容为大阳之分位。按:《甲乙经》天窻乃大阳脉气所发，天容乃少阳脉气所发，(一)[二][13]位交互，当以《甲乙经》为正也[14]。

[五]食少则气衰，故节去其食即病自止。◎新校正云：按:《甲乙经》“夺”作“衰”,《太素》同也[15]。

[六]新校正云：按:《甲乙经》“铁洛”作“铁落”，“为饮”作“为后饭”。

[七]“之”或为“人”，传文误也。铁洛味辛微温平，主治下气，方俗或呼为铁浆，非是生铁液也。

【校注】

[1]《甲乙经》“巨”作“太”。

[2]《太素》不重“不动”二字。

[3]《甲乙经》“长气”二字互乙。

[4]“於”，为也。

[5]《太素》“其”作“之”。

[6]《甲乙经》“使之”作“使人”。

[7]《太素》“洛”作“落”。下同。

[8]《太素》“怒狂”作“喜怒”。

[9]金本“傍”作“旁”。馀或同，不复出校。

[10]顾本“以”字位空阙。

[11]金本“窻”作“牕”，古林书堂本作“窓”。按:“窻”、“牕”、“窓”、“窗”并同。馀或同，不复出校。

[12] 顾本“甚”下有“者”字。

[13] 顾本“一”作“二”，义长，据改。

[14] 金本无“也”字。

[15] 金本无“也”字。

帝曰：善。有病身热[1]解墯，汗出如浴，恶风少气，此为何病？歧伯曰：病名曰酒风[一]。

帝曰：治之奈何？歧伯曰：以泽泻、朮[2]各十分，麋[3]衔五分[4]合，以三指撮，为后饭[二]。

【原注】

[一]饮酒中风者也。《风论》曰：“饮酒中风，则为漏风。”是亦名漏风也。夫极饮者，阳气盛而腠理疏，玄府开发。阳盛则筋痿弱，故身体解墯也。腠理疏则风内攻，玄府发则气外泄，故汗出如浴也。风气外薄，肤腠理[5]开，汗多内虚，瘅热熏肺，故恶风少气也。因酒而病，故曰酒风。解音介。墯，徒卧切。

[二]朮，味苦温平，主治大风，止汗。麋衔，味苦寒平，主治风湿筋痿。泽泻，味甘寒平，主治风湿，益气。由此功用，方故先之。饭后药先谓之后饭。

【校注】

[1]《太素》“身热”作“身体”。

[2] 顾本“朮”作“木”，此从古林书堂本录正。

[3]《甲乙经》“麋”作“糜”。

[4]《太素》无“分”字。

[5] 顾本“理”作“复”。

所谓深之细者，其中手如针也。摩之，切之。聚者，坚也。博者，大也。《上经》者，言气之通天也。《下经》者，言病之变化也。《金匮》者，决死生也。《揆度》者，切度之也。《奇恒》者，言奇病也。所谓奇者，使奇病不得以四时死也；恒者，得以四时死也[一]。所谓揆者，方[1]切求之也，言切求其脉理也[2]；度者，得其病处，以四时度之也[二]。

【原注】

［一］新校正云：按：杨上善云："得病传之，至于胜[3]时而死，此为恒。中生喜[4]怒，今病次传者[5]，此为奇。"

［二］凡言所谓者，皆释未了义。今此所谓，寻前后经[6]文，悉不与此篇义相接，似今数句少成文义者，终是别释经文，世本既阙第七二篇，应彼阙经错简文也。古文断裂，谬[7]续于此。

【校注】

[1]"方"，广泛。

[2]《太素》无"言切求其脉理也"七字。

[3]金本"胜"作"券"。

[4]《素问校讹》："古钞本'喜'作'善'。"

[5]《素问校讹》："各本'今'作'令'。"顾观光校："以《玉机真藏论》证之，当云'令病不以次传者'"。

[6]《素问校讹》："古钞本无'经'字。"

[7]顾本"谬"作"缪"。

奇病论篇第四十七[一]

按：本篇包括以下内容：论"人有重身，九月而瘖"的原因及处理。论息积、伏梁、疹筋、厥逆头痛、脾瘅、胆瘅、厥、巅疾、肾风诸病的临床表现、病理及治法、预后。论"五有馀、二不足"的临床表现、病理及其预后。

自"黄帝问曰人有重身"至"故曰疹成也"见于《太素》卷三十《重身病》；自"帝曰病胁下满气逆"至"药不能独治也"见于《太素》卷三十《息积病》；自"帝曰人有身体"至"动之为水溺涩之病也"见于《太素》卷三十《伏梁病》；自"帝曰人有尺脉数甚"至"黑色见则病甚"见于《太素》卷三十《疹筋》；自"帝曰人有病头痛"至"故令头痛齿亦痛"见于《太素》卷三十《头齿痛》；自"帝曰有病口甘者"至"治之以兰除陈气也"见于《太素》卷三十《脾

痺消渴》；自“帝曰有病口苦”至“治在阴阳十二官相使中”见于《太素》卷三十《胆痺》；自“帝曰有癃者一日数十溲”至“亦正死明矣”见于《太素》卷三十《厥死》；自“帝曰人生而有病”至“故令子发为巅疾也”见于《太素》卷三十《癫疾》；自“帝曰有病痝然如有水状”至“心气痿者死帝曰善”见于《太素》卷二十九《风水论》。

本篇又分别见于《甲乙经》卷四第二上、卷八第二、卷八第五、卷九第一、卷九第五、卷九第十一、卷十一第二、卷十一第六、卷十二第十。《素问·腹中论篇第四十》有与本篇相关内容。

黄帝问曰：人有重身，九月而瘖，此为何也[二]？岐伯对曰：胞之络脉绝也[三]。

帝曰：何以言之？岐伯曰：胞络者，系于肾。少阴之脉，贯肾，系舌本。故不能言[四]。

帝曰：治之奈何？岐伯曰：无治也，当十月复[五]。刺[1]法曰：无损不足、益有馀以成其[2]疹[六]。然后调之[七]。所谓无损[3]不足者，身羸瘦，无用镵石也[八]；无益其[4]有馀者，腹中有形而泄之，泄之则精出而病独擅中。故曰疹成也[九][5]。

【原注】

[一]新校正云：按：全元起本在第五卷。

[二]重身，谓身中有身，则怀任[6]者也。瘖，谓不得言语也。任娠九月，足少阴脉养胎，约气断，则瘖不能言也。

[三]绝，谓脉断绝而不通流，而不能言，非天真之气断绝也。

[四]少阴，肾脉也。气不营养，故舌不能言。

[五]十月胎去，胞络复通，肾脉上营，故复旧而言也。

[六]疹，谓久病[7]。反法而治，则胎死不去，遂成久固之疹病[8]。

[七]新校正云：按：《甲乙经》及《大素》无比四字。按全元起注云：“所谓不治者，其身九月而瘖，身重，不得为治，须十月满生后复如常也，然后调之。”则此四字本全元起注文，误书于此，当删去之。

[八]任娠九月，筋骨瘦劳，力少身重，又拒于谷，故身形羸瘦，不可以镵石伤也。镵，锄衔切。

[九]胎约胞络肾气不通，因而泄之，肾精随出，精液内竭，胎则不全。胎死腹中，著而不去，由此独擅，故疹成焉。

【校注】

[1]《甲乙经》“刺”作“治”。

[2]《太素》无“其”字。

[3]《太素》、《甲乙经》无“无损”二字。

[4]《太素》、明蓝格钞本《甲乙经》无“其”字。

[5]《甲乙经》“疹成也”作“成辜”二字。

[6]“任”，古林书堂本作“妊”，顾本作“姙”。下“姙娠”之“姙”同，不复出校。

[7] 古林书堂本同。顾本“病”下有“也”字。

[8] 顾本“病”下有“也”字。

帝曰：病胁下满，气逆[1]，二三岁不已，是为何病？岐伯曰：病名曰息积[2]。此不妨于食，不可灸[3]刺，积[4]为导引、服药，药不能独治也[一]。

【原注】

[一]腹中无形，胁下逆满，频岁不愈，息且形之，气逆息难，故名息积也。气不在胃，故不妨于食也。灸之则火热内烁，气化为风；刺之则必写其经，转成虚败。故不可灸刺。是可积为导引，使气流行，久[5]以药攻，内消瘀稸，则可矣。若独凭其药，而不积为导引，则药亦不能独治之也。

【校注】

[1]《太素》、《甲乙经》“逆”下有“行”字。

[2]《甲乙经》“积”作“贲”。顾观光校：“‘积’字误，当依《甲乙经》作‘贲’。”

[3] 明蓝格钞本《甲乙经》“灸”作“久”。“久”、“灸”古今字。

[4]《太素》“积”作“精”。

[5] 金本“久”作“又”。

帝曰：人有身体髀股胻[1]皆肿，环齐而痛，是为何病？岐伯曰：病名曰伏梁[一]。此风根也。其气溢于大肠而著于肓，肓之原[2]在齐下，故环齐[3]而痛也[二][4]。不可动之，动之为水溺濇之病也[三]。

【原注】

[一]以冲脉病，故名曰伏梁。然冲脉者，与足少阴之络起于肾下，出于气街，循阴股内廉斜入腘中，循胻骨内廉并足少阴经下入内踝之后，入足下；其上行者，出齐下同身寸之三寸关元之分，侠齐直上，循腹各行，会于咽喉。故身体髀皆肿、绕齐而痛名曰伏梁。环，谓圆绕如环也。

[二]大肠，广肠也。经说大肠，当言回肠也。何者？《灵枢经》曰：回肠当齐右环，回周葉[5]积而下。广肠附脊，以受回肠，左[6]环葉积上下辟大[7]。寻此，则是回肠，非应言大肠也。然大肠、回肠俱与肺合，从合而命，故通曰大肠也。

[三]以冲脉起于肾下，出于气街，其上行者，起于胞中，上出齐下关元之分，故动之则为水而溺濇也。动，谓齐其毒药而击动之，使其大下也。此一问荅之义与《腹中论》同，以为奇病，故重出于此。

【校注】

[1]《太素》"胻"作"胫"。

[2]詹本"原"作"源"。

[3]吴勉学本、朝鲜活字本"齐"作"脐"。馀或同，不复出校。

[4]《太素》无上四句二十字。

[5]"葉"，读若"叠"。

[6]金本"左"作"右"。

[7]顾观光校："《灵枢·肠胃》篇云'上下辟，大八寸'，'大'字属下读。此并引之误矣。"按：《灵枢·肠胃第三十一》云："回肠当脐左环，回周葉积而下，回运还反十六曲，大四寸，径一寸寸之少半，长二丈一尺。广肠（传）[傅]脊，以受回肠，左环葉脊，上下辟，大八寸，径二寸寸之太半，长二尺八寸。"

帝曰：人有尺脉[1]数甚，筋急而见，此为何病[一]？岐伯曰：此所谓疹筋，是人[2]腹必急，白色、黑色见，则病甚[二]。

【原注】

[一]筋急，谓掌后尺中两筋急也。《脉要精微论》曰："尺外以候肾，尺里以候腹中。"今尺脉数急，脉数为热，热当筋缓，反尺中筋急而见，腹中筋当急，故问为病乎。《灵枢经》曰："热即筋缓，寒即[3]筋急。"

[二]腹急，谓侠齐肾[4]筋俱急。以尺里候腹中，故见尺中筋急，则必腹中拘急矣。色见，谓见于面部也。夫相五色者：白为寒，黑为寒。故二色见，病弥甚也。

【校注】

[1]《太素》无"脉"字，《甲乙经》"尺脉"作"尺肤"。

[2]《太素》无"人"字。

[3]顾本"即"作"则"。

[4]金本、顾本"肾"作"竖"。

帝曰：人有病头痛，以[1]数岁不已，此安得之？名为何病[一]？岐伯曰：当有所犯大寒，内至骨髓。髓者，以脑为主。脑逆，故令头痛，齿亦[2]痛[二]。病名曰厥逆。

帝曰：善[三]。

【原注】

[一]头痛之疾，不当踰月。数年不愈，故怪而问之[3]。

[二]夫脑为髓主，齿是骨馀，脑逆反寒，骨亦寒（人）[入][4]，故令头痛齿亦痛。

[三]全注：人先生於脑，缘有脑则有骨髓。齿者，骨之本也。

【校注】

[1]《甲乙经》无"以"字。

[2]《太素》"亦"下有"当"字。

[3]金本、古林书堂本同，顾本"之"下有"也"字。

[4]顾本"人"作"入"字，义长，据改。

帝曰：有病口甘者，病名为何？何以得之？岐伯曰：此五气[1]之溢[2]也，名曰脾瘅[一]。夫五味入口，藏于胃，脾为之行其精气。津[3]液在脾，故令人口甘也[二]。此肥美之所发也[三]。此人必数食甘美而多肥也。肥者令人内热，甘者令人中[4]满，故其气上溢，转为消渴[四]。治之以兰[5]，除陈气也[五]。

【原注】

[一]瘅，谓热也。脾热，则四藏同禀，故五气上溢也。生因脾热，故曰脾瘅。

[二]脾热内渗[6]，津液在脾，胃谷化馀，精气随溢，口通脾气，故口甘。津液在脾，是脾之湿。

[三]新校正云：按：《大素》“发”作“致”[7]。

[四]食肥则腠理密，阳气不得外泄，故肥令人内热。甘者，性气和缓而发散逆，故甘令人中满。然内热则阳气炎上，炎上则欲饮而嗌干；中满则陈气有馀，有馀则脾气上溢。故曰其气上溢转为消渴也。《阴阳应象大论》曰：“辛甘发散为阳。”《灵枢经》曰：“甘，多食之令人闷。”[8]然从中满以生之。◎新校正云：按：《甲乙经》“消渴”作“消瘅”。

[五]兰，谓兰草也。《神农》曰：“兰草：味辛热平，利水道，辟不祥、胸中痰澼也。”除，谓去也。陈，谓久也。言兰除陈久甘肥不化之气者，以辛能发散故也。《藏气法时论》曰：“辛者，散也。”◎新校正云：按本草，兰性[9]平，不言热[10]。

【校注】

[1]顾观光校：“‘五气’当谓五味之气。”

[2]吴悌本“溢”作“益”。益、溢古今字。

[3]《太素》无“津”字。

[4]《太素》无“中”字。

[5]《太素》“兰”下重“兰”字，属下读。

[6]“渗”，当作“澡”，读若“燥”。俗书参、喿相乱，且受下“津液”类化，故有此误。

[7] 按：仁和寺本《太素》仍作“发”。

[8]《灵枢·五味论第六十三》云：“甘走肉，多食之，令人悗心。”

[9] 顾本无“性”字。

[10] 顾本“热”下有“也”字。

帝曰：有病（口苦取阳陵泉）[1] 口苦者，病名为何？何以得之？岐伯曰：病名曰胆瘅[一]。夫肝者，中之将也，取决于胆，咽为之使[二]。此人者，数谋虑不决，故胆虚[2] 气上溢而口为之苦。治之以胆募俞[三]。治[3] 在《阴阳十二官相使》中[四]。

【原注】

[一] 亦谓热也。胆汁味苦，故口苦。◎新校正云：按：全元起本及《太素》无“口苦取阳陵泉”六字。详前后文势，疑此为误。

[二]《灵兰秘典论》曰：“肝者，将军之官，谋虑出焉。胆者，中正之官，决断出焉。”肝与胆合，气性相通，故诸谋虑取决于胆。咽胆相应，故咽为使焉。◎新校正云：按：《甲乙经》曰[4]：“胆者，中精之府。五藏取决于胆，咽为之使。”疑此文误。

[三] 胸腹曰募，背脊曰俞。胆募在乳下二肋外期门下同身寸之五分，俞在脊第十椎下两傍相去各同身寸之一寸半。

[四] 言治法具于彼篇。今经已亡。

【校注】

[1]“口苦取阳陵泉”六字据新校正删。

[2]《甲乙经》无“虚”字。

[3]《太素》、《甲乙经》无“治”字。

[4] 金本“曰”作“云”。

帝曰：有癃者：一日数十溲，此不足也。身热如炭[1]，颈膺如格，人迎躁盛，喘息气逆，此有馀也[一]。大阴脉细微[2] 如发者，此不足也。其病安在？名为何病[二]？

岐伯曰：病在太阴，其盛在胃，颇在肺，病名曰厥，死，不治[三]。此所谓

[3]得五有馀、二不足也。

帝曰：何谓五有馀、二不足？岐伯曰：所谓五有馀者，五病之气有馀也；二不足者，亦病气之[4]不足也。今外得五有馀，内得二不足，此其身[5]不表不里，亦正死明[6]矣[四]。

【原注】

[一]是阳气大盛于外，阴气不足，故有馀也。◎新校正云：详此十五字，旧作文写。按：《甲乙经》、《太素》并无此文。再详，乃是全元起注，后人误书于此，今作注书。

[二]癃，小便不得也。溲，小便也。颈膺如格，言颈与胸膺如相格拒不顺应也。人迎躁盛，谓结喉两傍脉动盛满急数，非常躁速也，胃脉也。太阴脉微细[7]如发者，谓手大指后同身寸之一寸骨高脉动处脉，则肺脉也。此正手太阴脉气之所流，可以候五藏也。

[三]病癃数溲，身热如炭，颈膺如格，息气逆者，皆手太阴脉当洪大而数，今太阴脉反微细如发者，是病与脉相反也。何以致之？肺气逆陵于胃，而为是上使人迎躁盛也，故曰病在太阴，其盛在胃也。以喘息气逆，故云颇亦在肺也。病因气逆，证[8]不相应，故病名曰厥、死不治也。

[四]外五有馀者：一，身热如炭；二，颈膺[9]如格；三，人迎躁盛；四，喘息；五，气逆也。内二不足者：一，病癃，一日数十溲；二，太阴脉微细如发。夫如是者，谓其病在表，则内有二不足；谓其病在里，则外得五有馀。表里既不可冯[10]，补写固难为法，故曰此其身不表不里、亦正死明矣。

【校注】

[1]《太素》"炭"作"炭火"。

[2]顾本"细微"作"微细"。《甲乙经》"太阴脉微细"作"太阴脉微"，上有"阴气不足则"五字。

[3]《太素》、《甲乙经》无"所谓"二字。

[4]《太素》"病气之"作"二病之气"。

[5]《甲乙经》无"身"字。

[6]《太素》"正死明"作"明死"。

[7]古林书堂本"微细"二字互乙。

[8] 金本"证"作"之"。

[9] 顾本"膺"作"肤"。

[10] 金本"冯"作"凭"。

帝曰：人生而有病巅疾者，病名曰何？安所[1]得之[一]？岐伯曰：病名为胎病。此得之在母腹中时其母有所大惊，气上而不下，精气[2]并居，故令子发为巅疾也[二]。

【原注】

[一]夫百病者，皆生于风雨寒暑阴阳喜怒也。然始生有形，未犯邪气，已有巅疾，岂邪气素伤邪？故问之。巅，谓上巅，则头首也。

[二]精气，谓阳之精气也。

【校注】

[1]《太素》无"所"字。

[2] 此次所用朝鲜小字本"精气"旁注"阴阳"二字。

帝曰：有病痝然如有水[1]状，切其脉大紧，身无痛者，形不瘦，不能食，食少，名为何病[一]？岐伯曰：病生在肾，名为肾风[二]。肾风而不能食，善惊，惊已[2]，心气[3]痿者，死[三]。

帝曰：善。

【原注】

[一]痝然，谓面目浮起而色杂也。大紧，谓如弓弦也。大即为气，紧即为寒，寒气内薄，而反无痛，与众别异常[4]，故问之也。

[二]脉如弓弦，大而且紧，劳气内稸，寒复内争，劳气薄寒，故化为风，风胜于肾，故曰肾风。

[三]肾水受风，心火痿弱，火水俱困，故必死。

【校注】

[1]《太素》、《甲乙经》"水"作"水气"。

[2]《甲乙经》"惊已"作"不已",《太素》"已"作"以"。

[3]《太素》无"气"字。

[4]顾观光校:"'常'当作'帝'。"

大奇论篇第四十八[一]

按:本篇主要论述如何从脉象、临床表现上辨别诸病及决其死期,包括以下内容:肝、肾、肺经之满者,其脉实,身肿。肺、肝、肾之雍者,各有病形。心、肝二经皆能成痫、瘛、筋挛之证,然其脉不同。肝脉骛暴迅疾太过者,为有所惊骇;脉不至若瘖,不治病自已。肾、肝之脉小、急,心脉小、急、不鼓者,皆为瘕。肾、肝病石水、风水、死、欲惊者,其脉或相同。心疝、肺疝其脉同中有异,可诊而别之。疝、瘕脉虽同急,而有膀胱与脾之分:"三阳急为瘕,三阴急为疝"。痫、厥与惊脉虽同急,而有心经与胃之分:"二阴急为痫、厥,二阳急为惊"。肠澼有属脾、属肝、属肾、属心者,皆有死生之分,可以脉、症验之。偏枯有属胃、属心之异,有死生之分,可以脉别之。血衄、暴厥、暴惊诸脉常候、死征。经气不足,心、肝、肾、胃、胆、胞、太阳、肌、十二俞、大肠、小肠诸气不足,五脏积热而寒热独并于肾者,皆有脉象以决死期。

自"肝满肾满肺满"至"不鼓皆为瘕"见于《太素》卷十五《五藏脉诊》;自"肾肝并沈为石水"至"并小弦欲惊"见于《太素》卷二十六《寒热相移》;自"肾脉大急沈"至"肺脉沈搏为肺疝"见于《太素》卷十五《五藏脉诊》;自"三阳急为瘕"至"二阳急为惊"见于《太素》卷二十六《寒热相移》;自"脾脉外鼓沈为肠澼"至"季秋而死"见于《太素》卷十五《五藏脉诊》。

本篇又分别见于《甲乙经》卷四第一下、卷十一第八。《脉经》5-5-31有与本篇相关内容。

肝满、肾满、肺满,皆实,即为肿[二][1]。

肺之雍[2],喘而两胠[3]满[三]。

肝雍，两胠[4]满，卧则惊，不得小便[四][5]。

肾雍，脚下至少腹满[五]，胫有大小，髀胻[6]大[7]，跛易偏枯[六]。

【原注】

[一]新校正云：按：全元起本在第九卷。

[二]满，谓脉气满实也。肿，谓痈肿也。藏气满，乃如是。

[三]肺藏气而外主息，其脉支别者从肺系横出（肺）[腋][8]下，故喘而两胠满也。◎新校正云：详"肺雍"、"肝雍"、"肾雍"，《甲乙经》俱作"痈"。

[四]肝之脉循股阴入髦中，环阴器，抵少腹，上贯肝鬲，布胁肋，故胠满不得小便也。肝主惊骇，故卧则惊。

[五]新校正云：按：《甲乙经》"脚下"作"胠下"。"脚"当作"胠"，不得言"脚下至少腹"也[9]。

[六]冲脉者，经脉之海，与少阴之络俱起于肾下，出于气街，循阴股内廉斜入腘中，循胻骨内廉并少阴之经，下入内踝之后，入足下；其上行者，出齐下同身寸之三寸。故如是。若血气变易，为偏枯也。

【校注】

[1]《太素》"即"作"皆"。《甲乙经》"即"作"则"，"肿"作"瘇"。

[2]《太素》"雍"作"癕"。下诸"雍"同，不复出校。

[3]此次所用朝鲜小字本"胠"字旁注"上"字，谓胁上也。《太素》"胠"作"胁"。

[4]此次所用朝鲜小字本"胠"字旁注"下"字，谓胁下也。《甲乙经》作"胁下"。

[5]此次所用朝鲜小字本"不得小便"旁注"肝主前阴"四字。

[6]《甲乙经》"胻"作"胫"。

[7]《甲乙经》无"大"字。顾观光校："《甲乙经》无'大'字，王注亦无释，疑衍。"

[8]顾本"肺"作"腋"，义长，据改。

[9]《太素》"脚"亦作"胠"。据改。

心脉满大，痫瘛[1]筋挛[一]。

肝脉小急，痫瘛筋挛[二]。

肝脉骛暴，有所惊骇[三]。脉不至，若[2]瘖，不治自已[四]。

肾脉小急，肝脉小急，心脉小急[3]，不鼓，皆为瘕[五]。

肾肝并沉[4]，为石水[六]；并浮，为风水[七]；并虚，为死[八]；并小弦，欲惊[九][5]。

肾脉大急沉，肝脉大急沉，皆为疝[十]。

心脉搏[6]滑急，为心疝。

肺脉沉搏，为肺疝[十一]。

三阳急，为瘕。三阴急，为疝[十二]。

二阴急，为痫厥。二阳急，为惊[十三]。

【原注】

[一]心脉满大，则肝气下流，热气内薄，筋干血涸，故痫瘛而筋挛。

[二]肝养筋，内藏血，肝气受寒，故痫瘛而筋挛。脉小急者，寒也。

[三]骛，谓驰骛，言其迅急也。阳气内薄，故发为惊也。

[四]肝气若厥，厥则脉不通，厥退则脉复通矣。又其脉布胁肋，循喉咙之后，故脉不至若瘖，不治亦自已。

[五]小急为寒甚，不鼓则血不流，血不流而寒薄，故血内凝而为瘕也。

[六]肝脉入阴内贯小[7]腹，肾脉贯脊中络膀胱，两藏并藏气熏冲脉自肾下络于胞，今水不行化，故坚而结。然肾主水，水冬冰，水宗于肾，肾象水而沉，故气并而沉，名为石水。◎新校正云：详“肾肝并沉”至下“并小弦欲惊”，全元起本在《厥论》中，王氏移于此。

[七]脉浮为风，下焦主水，风薄于下，故名风水。

[八]肾为五藏之根，肝为发生之主，二者不足，是生主[8]俱微，故死。

[九]脉小弦为肝肾俱[9]不足，故尔。

[十]疝者，寒气结聚之所为也。夫脉沉为实，脉急为痛，气实寒薄聚，故为绞痛，为疝。

[十一]皆寒薄于藏故也。

[十二]太阳受寒，血凝为瘕。太阴受寒，气聚为疝。

[十三]二阴，少阴也。二阳，阳明也。◎新校正云：详“三[10]阳急为瘕”至此，全元起本在《厥论》，王氏移于此。

【校注】

[1]《甲乙经》"瘛"作"(痓)[痉]"。下"痫瘛"同。

[2]《太素》"若"作"苦"。

[3]《太素》"心脉"下无"小急"二字。

[4]《甲乙经》"肾肝"作"肝肾脉"。熊本、吴悌本、周本、吴勉学本、朝鲜活字本、朝鲜小字本、《甲乙经》"沈"作"沉",馀或同,不复出校。

[5]《〈素问校讹〉校补》:"古钞本无'欲'字。"《甲乙经》"惊"上有"为"字。

[6]《太素》、《甲乙经》"搏"作"揣"。馀或同,不复出校。

[7]顾本"少"作"小"。

[8]张文虎:"'生主'当作'根主'"。

[9]顾本无"俱"字。

[10]顾本误作"二"。

脾脉外鼓沉,为肠澼,久自已[一]。

肝脉小缓,为肠澼,易治[二]。

肾脉小搏沉,为肠澼下血[三]。血温身热者,死[四]。

心肝澼,亦下血[五]。二藏同病者,可治[六]。其脉小沈濇,为肠澼[七][1],其身热者,死。热见[2]七日,死[八]。

胃脉沉[九]鼓濇,胃外鼓大,心脉小坚急,皆鬲偏枯。男子发左,女子发右[十]。不瘖舌转,可治,三十日起[十一]。其从者,瘖,三岁起[十二]。年不满二十者,三岁死[十三]。

脉至而搏,血衄[3],身热者,死[十四]。脉来悬钩浮,为常脉[十五][4]。

脉至如喘[十六][5],名曰暴厥[6]。暴厥者,不知与人言[十七]。

脉至如[7]数,使人暴惊[十八],三四日自已[十九]。

【原注】

[一]外鼓,谓鼓动于臂外也。

[二]肝脉小缓为脾乘肝,故易治。

[三]小为阴气不足,搏为阳气乘之,热在下焦,故下血也。

[四]血温身热，是阴气丧败，故死。

[五]肝藏血，心养血，故澼皆下血也。

[六]心火肝木，木火相生，故可治之[8]。

[七]心肝脉小而沉濇者，澼也。

[八]肠澼下血而身热者，是火气内绝，去心而归于外也，故死。火成数七，故七日死。

[九]外鼓，谓不当尺寸而鼓击于臂外侧也。

[十]阳主左，阴主右，故尔。《阴阳应象大论》曰："左右者，阴阳之道路。"此其义也。

[十一]偏枯之病，瘖不能言，肾与胞脉内绝也。胞脉系于肾，肾之脉从肾上贯肝鬲入肺中，循喉咙侠舌本，故气内绝则瘖不能言也。

[十二]从，谓男子发左、女子发右也。病顺左右而瘖不能言，三岁治之乃能起。

[十三]以其五藏始定，血气方刚。藏始定则易伤，气方刚则甚费，易伤甚费，故三岁死[9]。

[十四]血衄为虚，脉不应搏，今反脉搏，是气极乃然，故死。

[十五]以其[10]为血衄者之常脉也。

[十六]喘，谓[11]卒来盛急，去而便衰，如人之喘状也。

[十七]所谓暴厥之候如此。

[十八]脉数为热，热则内动肝心，故惊。

[十九]数为心脉，木被火干，病非肝生，不与邪合，故三日后四日自除。所以尔者，木生数三也。

【校注】

[1]《太素》无"其脉小沈濇为肠澼"八字。

[2]《甲乙经》"热见"作"热甚"。

[3]《甲乙经》"血衄"二字互乙。

[4]《太素》"为常脉"作"为脉鼓"，《甲乙经》作"为热"。

[5]《甲乙经》"如喘"作"而揣"。

[6]《太素》"暴厥"作"气厥"。

[7]《甲乙经》"如"作"而"。

[8] 金本无“之”字。

[9] 金本、古林书堂本同。顾本“死”下有“也”字。

[10] 金本“其”作“是”。

[11]《〈素问校讹〉校补》:“古钞本、元椠本‘谓’作‘暴’。”

脉至浮合[一]，浮合如数，一息十至以上，是[1]经气予不足也，微见九十日死。

脉至如火薪然[2]，是心精之予夺也，草干而死[二]。

脉至如散叶，是肝气予虚也，木叶落而死[三]。

脉至如省客。省客者，脉塞而[3]鼓。是肾气予不足也，悬[4]去枣华而死[四]。

脉至如丸泥，是胃精予不足也，榆荚落而死[五]。

脉至如横格，是胆气予不足也，禾熟而死[六]。

脉至如弦缕，是胞精予不足也，病善言，下霜而死；不言，可治[七]。

脉至如交漆[5]。交漆者，左右傍至也。微见三十日死[八]。

脉至如涌[6]泉，浮鼓[7]肌中，太阳气予不足也，少气味，韭英[8]而死[九]。

脉至如颓[9]土之状，按之不得[10]，是肌气予不足也，五色先见[11]黑白，垒[12]发，死[十]。

脉至如悬雍[13]。悬雍者，浮揣切之益大。是十二俞之[14]予不足也，水凝[15]而死[十一][16]。

脉至如偃刀。偃刀者，浮之小急，按之坚大急[17]。五藏菀熟[18]寒热独并于肾也。如此，其人不得坐，立春[19]而死[十二]。

脉至如丸，滑不直[20]手。不直手者[21]，按之不可[22]得也。是大肠气[23]予不足也，枣叶生而死。

脉至如华[24]者，令人善恐，不欲坐卧，行立常听，是小肠气予不足也，季秋而死[十三]。

【原注】

[一]如浮波之合，后至者凌前，速疾而动，无常候也。

[二]新[25]然之火焰，瞥瞥不定其形而便绝也。焰，弋念切。

[三]如散叶之随风，不常其状。◎新校正云：按：《甲乙经》“散叶”作

“丛棘”。

[四]脉塞而鼓，谓才见不行，旋复去也。悬，谓如悬物，物动而绝去也。

[五]如珠之转，是谓丸泥。

[六]脉长而坚，如横木之在指下也。

[七]胞之脉系于肾，肾之脉侠舌本，今[26]气不足者，则当不能言，今反善言，是真气内绝，去肾外归于舌也，故死。

[八]左右傍至，言如历[27]漆之交，左右反戾。◎新校正云：按：《甲乙经》“交漆”作“交棘”。

[九]如水泉之动，但出而不入。

[十]颓土之状，谓浮之大而虚（而大）[耎][28]，按之则无。◎新校正云：按：《甲乙经》“颓土”作“委土”。

[十一]如颡中之悬雍也。◎新校正云：按：全元起本“悬雍”作“悬离”。元起注云：“悬离者，言脉与肉不相得也。”

[十二]菀，积也。熟，热也。

[十三]脉至如华，谓似华虚弱，不可正取也。小肠之脉上入耳中，故常听也。

【校注】

[1]《太素》“是”下有“与”字。

[2]《素问校讹》：“古钞本‘薪’作‘新’，宜改从。注‘薪然’各本亦作‘新然’。”《太素》“薪然”作“新燃”。

[3]《太素》“而”作“如”。

[4]“悬”，量度；测知。《论衡》卷十一《答佞篇》：“斗斛之量多少，权衡之县轻重也。”说详《校补》。

[5]《太素》“漆”作“荚”，注：“兼牒反”。按：“漆”、“荚”并读若“睫”。交睫，俗称眨眼。“左右傍至”，正交睫之象。

[6]《太素》无“涌”字。

[7]“鼓”，动。“浮”，义同《诗》“江汉浮浮”之“浮”，盛也。《诗·大雅·江汉》：“江汉浮浮，武夫滔滔。匪安匪游，淮夷来求。”浮浮、滔滔互文同义。毛传：“浮浮，众强貌。滔滔，广大貌。”朱熹《集传》：“浮浮，水盛貌。”

[8]《太素》、《甲乙经》“韭”作“韮”，为“韭”之加旁俗字。馀或同，不复出校。《太素》“英”作“华”，《甲乙经》作“花生”。

[9] 顾本“颓”作“頺”，为“颓”之俗，据金本、古林书堂本录正。《太素》作“委”。

[10]《甲乙经》“不得”作“不足”。

[11]《甲乙经》无“先”字。《太素》无“见”字。

[12]《太素》、《甲乙经》“垒”作“累”。

[13] 朝鲜小字本“癃”作“拥”，《甲乙经》作“痈”。下“悬癃”同。按：“癃”，读若“瓮”。

[14]《甲乙经》“之”下有“气”字。

[15]《甲乙经》“凝”作“涷”，俗书冫氵混用，“涷”为“冻”之俗。

[16]《太素》“死”作“亟”。

[17]《太素》、《甲乙经》无“急”字。

[18]《太素》“菀”作“宛”。熟，读若“蓄”。

[19]《〈素问校讹〉校补》：“古钞本无‘春’字。”

[20]《甲乙经》“直”作“著”。

[21]《甲乙经》“不直手”作“丸滑不著”，明蓝格钞本《甲乙经》作“丸滑不著手”。《太素》无“不直手者”四字。

[22]《太素》无“可”字。

[23]《太素》“是大肠气”作“胆气”。

[24]《甲乙经》“华”作“春”。

[25] 顾本“新”作“薪”。

[26] 顾本“今”作“人”。

[27] 顾本“历”作“沥”。

[28] 顾本“而大”作“奭”，义长，据改。

脉解篇第四十九[一]

按：本篇主要包括以下内容：论足太阳、少阳、阳明、太阴、少阴、厥阴六经所为诸病之理。论诸经之病与四时十二节阴阳升降开阖相应之理。

全篇见于《太素》卷八《经脉病解》。本篇又见于《甲乙经》卷七第二。《灵枢·九针十二原第一》、《经脉第十》、马王堆汉墓帛书《阴阳十一脉灸经》、张家山汉墓竹简［二四七号墓］之《脉书》并有与本篇相关内容。

太阳所谓肿腰脽痛者[1]，正月太阳寅。寅，太阳也[二]。正月阳气出在上而阴气盛，阳未得自次也[三]，故肿腰脽痛也[四]。

病偏虚为跛者[2]，正月阳气东[3]解地气而[4]出也。所谓偏虚者，冬寒颇有不足者，故偏虚为跛也[五]。

所谓强上引背[5]者[6]，阳气大上而争，故强上也[六]。

所谓耳鸣者，阳气万物盛上而跃[7]，故耳鸣也[七]。

所谓甚则狂巅[8]疾者，阳尽在上，而阴气从下，下虚上实，故狂[9]巅疾也[八]。

所谓浮为聋者[10]，皆在气也[九]。

所谓入中为瘖者，阳盛已衰，故为瘖也[十]。内夺而厥，则为瘖俳[11]。此肾虚也[十一]。少阴不至者，厥也[十二]。

【原注】

［一］新校正云：按：全元起本在第九卷。

［二］脽，谓臀肉也。（左）［正］[12]月三阳生，主建寅，三阳谓之太阳，故曰寅大阳也。

［三］正月虽三阳生，而天气尚寒，以其尚寒，故曰阴气盛阳未得自次。次，谓立王之次也。

［四］以其脉抵腰中入贯臀过髀枢故尔。

［五］以其脉循股内后廉合腘中、下循腨过外踝之后、循京骨至小指外侧

故也。◎新校正云[13]：详王氏云[14]“其脉循股内”殊非。按：《甲乙经》太阳流注不到股内，“股内”乃“髀外”之误，当云“髀外后廉”。

［六］强上，谓颈项禁[15]强也，甚则引背矣。所以尔者，以其脉从脑出别下项背故也。

［七］以其脉支别者从巅至耳上角故尔。

［八］以其脉上额交巅上，入络脑还出，其支别者从巅至耳上角，故狂巅疾也。项上曰巅。

［九］亦以其脉至耳故也。

［十］阳气盛，入中而薄于胞肾，则胞络肾络气不通，故瘖也。胞之脉系于肾，肾之脉侠舌本，故瘖不能言[16]。

［十一］俳，废也。肾之脉与冲脉并出于气街，循阴股内廉斜入腘中，循胻骨内廉[17]及内踝之后入足下，故肾气内夺而不顺则舌瘖足废，故云此肾虚也。◎新校正云：详王注云“肾之脉与冲脉并出”。按：《甲乙经》是“肾之络”，非“肾之脉”，况王注《痿论》[18]并《奇病论》、《大奇论》并云“肾之络”，则此“脉”字当为“络”。

［十二］少阴，肾脉也。若肾气内脱，则少阴脉不至也。少阴之脉不至，则[19]太阴之气逆上而行也。

【校注】

[1]《马王堆汉墓帛书·足臂十一脉灸经》：“足泰阳脉”：“脽痛，……要（腰）痛，夹（挟）脊痛。”《马王堆汉墓帛书·阴阳十一脉灸经甲本》“钜阳脉”：“是动则病：……脊痛。其所产病：……北（背）痛，要（腰）痛，尻痛。”张家山汉墓竹简［二四七号墓］《脉书》“钜阳之脉”：“是动则病：冲头，目以（似）脱，项以（似）伐，胸痛，要（腰）以（似）折，脾（髀）不可以运，胠如结，腨如裂，此为踵厥，是钜阳之脉主治。其所之病：头痛，耳聋，项痛，灊强，疟，北（背）痛，要（腰）痛，尻痛，痔，胠痛，腨痛，足小指（踝）〈痹〉。”《灵枢·经脉》“膀胱足太阳之脉”：“是动则病脊痛腰似折……项背腰尻腘踹脚皆痛。”

[2]《马王堆汉墓帛书·足臂十一脉灸经》：“足泰阳脉”：“其病：病足小指废，膞（腨）痛，胳（脚）［挛手］（挛）。”《马王堆汉墓帛书·阴阳十一脉灸经甲本》“钜阳脉”：“是动则病：……脾（髀）不可以运，腘如结，腨如裂，

此为踝蹶（厥）。……其所产病：……郄痛，腨痛，足小指痹。”《灵枢·经脉》“膀胱足太阳之脉”：“是动则病……髀不可以曲，腘如结，踹如裂，是为踝厥……项背腰尻腘踹脚皆痛，小指不用。”

[3] 顾本“东”作“冻”。《太素》“冻”作“涷”。俗书氵、冫混相乱。

[4]“而”，乃。

[5]《太素》无“背”字。

[6]《马王堆汉墓帛书·足臂十一脉灸经》“足泰阳脉”：“要（腰）痛，夹（挟）脊痛，□痛，项痛。”《马王堆汉墓帛书·阴阳十一脉灸经甲本》“钜阳脉”：“是动则病：……头痛，□□□□脊痛，要（腰）以（似）折……其所产病：……项痛……北（背）痛。”《灵枢·经脉》“膀胱足太阳之脉”：“是动则病……项如拔脊痛腰似折……项背腰尻腘踹脚皆痛。”

[7]“万”，读若“励”，使振作。而，如。《太素》无“盛”字。

[8]《甲乙经》“巅”作“颠”。《太素》、《灵枢·经脉》“膀胱足太阳之脉”条作“癫”，《马王堆汉墓帛书·足臂十一脉灸经》“足泰阳脉”条作“瘨”。王注云：“项上曰巅”。巅、颠、癫、瘨声同义通。大概因为是头部的病，所以或加“疒”旁。

[9]《太素》无“狂”字。

[10]《马王堆汉墓帛书·足臂十一脉灸经》：“足泰阳脉”：“产聋。”《马王堆汉墓帛书·阴阳十一脉灸经甲本》“钜阳脉”：“其所产病：……耳聋。”《灵枢·经脉》“膀胱足太阳之脉”无“浮为聋”之病。

[11]《太素》“俳”作“痱”。《马王堆汉墓帛书·足臂十一脉灸经》“足泰阳脉”：“其病：病足小指废，膞（腨）痛，郄（脚）【挛手】（挛），脽痛，产寺（痔），要（腰）痛，夹（挟）脊痛，□痛，项痛，手痛。”《马王堆汉墓帛书·阴阳十一脉灸经甲本》“钜阳脉”：“是动则病……脊痛，要（腰）以（似）折，脾（髀）不可以运，腘如结，腨如裂。……其所产病：……北（背）痛，要（腰）痛，尻痛，……郄痛，腨痛，足小指痹。”《灵枢·经脉》“膀胱足太阳之脉”：“是动则病冲头痛，目似脱，项如拔，脊痛，腰似折，髀不可以曲，腘如结，踹如裂，是为踝厥。是主筋所生病者。痔，疟，狂，癫疾，头顖、项痛，目黄，泪出，鼽衄，项背腰尻腘踹脚皆痛，小指不用。”

[12] 顾本“左”作“正”，义长，据改。

[13] 古林书堂本无“云”字。

[14] 古林书堂本无“云”字。

[15] 金本“颈项”作“头项”。顾本“禁”作“噤”。

[16] 古林书堂本同。顾本“言”下有“也”字。

[17] 顾本“廉”下空三字位。《〈素问校讹〉校补》:“古钞本、元椠本无空格。”金本同。据录正。

[18] 顾观光校 :“《痿论》注无此文，当云《骨空论》。”

[19] 顾本“则”上有“是”字。

少阳所谓心胁痛者[1]，言少阳（盛）[戌][2]也，（盛）[戌]者，心之所表也[一]。九月阳气[3]尽而阴气盛，故心胁痛也[二]。

所谓不可反侧者[4]，阴气藏物也。物藏则不动，故[5]不可反侧也。

所谓甚则跃[6]者[三][7]，九月万物尽衰，草木毕落而堕，则气去阳而之阴，气盛[8]而阳之下长，故谓跃[四]。

【原注】

[一]心气逆，则少阳盛，心气宜木，外铄肺金，故（盛）[戌]者心之所表也。

[二]足少阳脉循胁里出气街，心主脉循胸出胁故尔。火墓于戌，故九月阳气尽而阴气盛也。

[三]跃，谓跳跃也。

[四]亦以其脉循髀阳出膝外廉，下入外辅之前，直下抵绝骨之端，下出外踝之前，循足跗，故气盛则令人跳跃也。

【校注】

[1]《马王堆汉墓帛书·足臂十一脉灸经》“足少阳脉”:“胁痛。”《马王堆汉墓帛书·阴阳十一脉灸经甲本》“少阳脉”:“是动则病 : 心与胁痛。……其所产病 :……胁痛。”《灵枢·经脉》“胆足少阳之脉”:“心胁痛”。

[2]《太素》“盛”作“戌”，下“盛”同。许学东云 : 衡之上下文例，当作“戌”。据改。

[3]《太素》无“气”字。

[4]《马王堆汉墓帛书·阴阳十一脉灸经甲本》“少阳脉”:“是动则病 :……

不可以反稷（侧）。"《灵枢·经脉》"胆足少阳之脉"："是动则病不能转侧"。

[5]《太素》"故"下有"曰"字。

[6]"跃"、"䠧"音同义通，跛行。《说文·尣部》："䠧，行不正也。从尣，艮声。读若耀。"

[7]《马王堆汉墓帛书·足臂十一脉灸经》"足少阳脉"："其病：病足小指次[指]废，胻外兼（廉）痛，胻寒，膝外兼（廉）痛，股外兼（廉）痛，脾（髀）外兼（廉）痛。"《马王堆汉墓帛书·阴阳十一脉灸经甲本》"少阳脉"："是动则病：……甚则无膏，足外反。……其所产病：……节尽痛，脾（髀）外廉痛，□痛，鱼股痛，膝外廉痛，振寒，足中指（踝）〈痹〉。"张家山汉墓竹简[二四七号墓]《脉书》"少阳之脉"："是动则病：心与胁痛，不可以反侧。甚则无膏，足外反，此为阳厥。……[其所之病]：……项痛，胁痛，疟，汗出，节尽痛，脾（髀）廉痛，鱼股痛，膝外廉痛，晨（振）寒，足中指（踝）〈痹〉。"《灵枢·经脉》"胆足少阳之脉"："是动则病……甚则面微有尘，体无膏泽，足外反（热）（马王堆汉墓帛书整理小组："热"字应为衍文。外反，即外翻。）。"

[8]《太素》无"气盛"二字。

阳明所谓洒洒振寒者[1]，阳明者，午也，五月盛阳之阴也[一]。阳盛而阴气加之，故洒洒振寒也[二]。

所谓胫肿而股不收者[2]，是五月盛阳之阴也。阳者，衰于五月，而一阴气上[3]，与阳始争，故胫肿而股不收也[三]。

所谓上喘而为水者[4]，阴气下[5]而复上，上则邪客于藏府间，故为水也[四]。

所谓胸痛少气者[6]，水气[7]在藏府也。水者，阴气也。阴气在中，故胸痛[8]少气也[五]。

所谓甚则厥、恶人与火、闻木音则惕然而惊者[9]，阳气与阴气相薄，水火相恶，故惕然而惊也。

所谓欲[10]独闭户牖而处者[11]，阴阳相薄也。阳尽而阴盛，故欲独闭户牖而居[六]。

所谓病[12]至则欲乘高而歌、弃衣而走者[13]，阴阳复争而外并于阳，故使之弃衣而走也[七]。

所谓客孙脉则头痛、鼻鼽、腹肿者[14]，阳明并于上，上者，则其孙络[15]太阴也，故头痛、鼻鼽、腹肿也。

【原注】

[一]阳盛以明，故云午也。五月夏至，一阴气上，阳气降下，故云盛阳之音[16]也。

[二]阳气下，阴气升，故云阳盛而阴气[17]加之也。

[三]以其脉下髀抵伏兔[18]，下入膝髌中，下循胻外廉下足跗，入中指内间；又，其支别者下膝三寸而别，以下入中指外间。故尔。

[四]藏，脾也。府，胃也。足太阴脉从足走腹，足阳明脉从头走足，今阴气微下而太阴上行，故云阴气下而复上也。复上，则所下之阴气不散，客于脾胃之间，化为水也。

[五]水停于下，则气郁于上，气郁于上，则肺满，故胸痛少气也。

[六]恶喧故尔。

[七]新校正云：详"所谓甚则厥"至此，与前《阳明脉解论》相通。

【校注】

[1]《马王堆汉墓帛书·阴阳十一脉灸经甲本》"阳明脉"："是动则病：洒洒病寒。"张家山汉墓竹简[二四七号墓]《脉书》"阳明之脉"同。《灵枢·经脉》"胃足阳明之脉"："是动，则病洒洒振寒。"

[2]《马王堆汉墓帛书·足臂十一脉灸经》"足阳明脉"："其病：病足中指废，胻痛，膝中穜（肿）。"《马王堆汉墓帛书·阴阳十一脉灸经甲本》"阳明脉"："其所产病：……膝跳，付（跗）□□。"张家山汉墓竹简[二四七号墓]《脉书》"阳明之脉""其所产病：……膝外（？）柎（跗）上（踝）〈痹〉。"《灵枢·经脉》"胃足阳明之脉"："膝膑肿痛……骭外廉足跗上皆痛，中指不用。"

[3]《太素》"上"作"下"，义长。

[4]《马王堆汉墓帛书·阴阳十一脉灸经甲本》"阳明脉"："是动则病：……病[穜]（肿）。其所产病：……腹外穜（肿）。"张家山汉墓竹简[二四七号墓]《脉书》"阳明之脉"病同。《灵枢·经脉》"胃足阳明之脉"："大腹水肿。"

[5]《太素》"下"下有重文符，属下读。

[6]《马王堆汉墓帛书·足臂十一脉灸经》"足阳明脉"："乳内兼（廉）

痛。”张家山汉墓竹简[二四七号墓]《脉书》“阳明之脉”：“其所之病：……乳痛。”《马王堆汉墓帛书·阴阳十一脉灸经甲本》“阳明脉”：“是动则病：喜(龙)〈伸〉，娄(数)吹(欠)。其所产病：……心与胠痛。”张家山汉墓竹简[二四七号墓]《脉书》“阳明之脉”：“是动则病：……喜信(伸)，数吹(欠)。……其所之病：……心与胠痛。”《灵枢·经脉》“胃足阳明之脉”：“循膺、乳、气街、股、伏兔、骭外廉、足跗上，皆痛。”

[7]《太素》无“气”字。

[8]《太素》无“胸痛”二字。

[9]《太素》无“则”字。《马王堆汉墓帛书·阴阳十一脉灸经甲本》“阳明脉”：“是动则病：……病至则恶人与火，闻木音则惕然惊。”张家山汉墓竹简[二四七号墓]《脉书》“阳明之脉”：“是动则病：……至则恶人与火，闻木音则狄(惕)然惊。”《灵枢·经脉》“胃足阳明之脉”：“病至，则恶人与火，闻木声则惕然而惊，心欲动。”

[10]《太素》“欲”上有“志”字。

[11]《马王堆汉墓帛书·阴阳十一脉灸经甲本》“阳明脉”：“是动则病：……病至则……心肠(惕)，欲独闭户牖而处。”张家山汉墓竹简[二四七号墓]《脉书》“阳明之脉”：“是动则病：……心惕然，欲独闭户牖而处。”《灵枢·经脉》“胃足阳明之脉”：“独闭户塞牖而处。”

[12]《太素》“病”作“病重”。

[13]《马王堆汉墓帛书·阴阳十一脉灸经甲本》“阳明脉”：“是动则病：……病甚则欲[登]高而歌，弃衣而走。”张家山汉墓竹简[二四七号墓]《脉书》“阳明之脉”：“是动则病：……病甚则欲乘高而歌，弃衣而走。”《灵枢·经脉》“胃足阳明之脉”：“病至，……甚则欲上高而歌，弃衣而走。”

[14]《马王堆汉墓帛书·足臂十一脉灸经》“足阳明脉”：“腹穜(肿)，……頯痛，尪(鼽)汭(衄)。”《马王堆汉墓帛书·阴阳十一脉灸经甲本》“阳明脉”：“其所产病：颜痛，鼻肍(鼽)，领〈颔〉痛……腹外穜(肿)。”张家山汉墓竹简[二四七号墓]《脉书》“阳明之脉”：“是动则病：……病穜(肿)……其所之病：颜痛，鼻肍(鼽)，领〈颔〉痛……腹外穜(肿)。”《灵枢·经脉》“胃足阳明之脉”：“大腹水肿。”

[15]《〈素问校讹〉校补》：“古钞本‘络’作‘脉’。”

[16]“音”，读若“阴”。顾本作“阴”。

[17] 金本无“气”字。

[18] 金本、古林书堂本“兔”作“菟”。

太阴所谓病胀者[1]，太阴[2]，子也，十一月万物气皆藏于中，故曰病胀[一]。

所谓上走心为噫者[3]，阴[4]盛而上走于阳明[5]，阳明络属心，故曰上走心为噫也[二]。

所谓食则呕者[6]，物盛满而上溢，故呕也[三]。

所谓得后与气则快然如[7]衰者[8]，十一[9]月阴气下衰而阳气且出，故曰得后与气则快然如[10]衰也。

【原注】

[一] 阴气大盛，太阴始于子，故云子也。以其脉入腹属脾络胃，故病胀也。

[二] 按：《灵枢经》说足阳明流注并无至心者[11]，太阴脉说云“其支别者，复从胃别上鬲[12]注心中。”法应以此络为阳明络也。◎新校正云：详王氏以“足阳明流注并无至心者”，按《甲乙经》阳明之(止)[正][13]上通于心，循咽出于口，宜其经言“阳明络属心为噫”，王氏安得谓之无?

[三] 以其脉属脾络胃上鬲侠咽故也。

【校注】

[1]《马王堆汉墓帛书·足臂十一脉灸经》“足泰阴脉”：“腹张（胀）。”《马王堆汉墓帛书·阴阳十一脉灸经甲本》“太阴脉”：“是动则病：……使复（腹）张（胀）。……其所产病：……心痛与复（腹）张（胀），死。”张家山汉墓竹简[二四七号墓]《脉书》“泰阴之脉”：“是动则病：上走心，使腹张（胀）……其所产病：独心烦，死；[心痛与]腹张（胀），死；不能食，者〈耆〉卧，强吹（欠），此三者同则死；唐（溏）泄，死；水与闭同，则死。为十病。”《灵枢·经脉》“脾足太阴之脉”：“是动则病……腹胀。”

[2]《太素》“太阴”作“曰太阴者”四字。

[3]《马王堆汉墓帛书·足臂十一脉灸经》“足泰阴脉”：“善意（噫）。”《马王堆汉墓帛书·阴阳十一脉灸经甲本》“太阴脉”：“是动则病：上当走心，……

善噫。"《灵枢·经脉》"脾足太阴之脉"："是动则病……善噫。"

[4]《太素》"阴"作"曰阴气"三字。

[5]《太素》"明"下作"阳者"二字。

[6]《马王堆汉墓帛书·足臂十一脉灸经》"足泰阴脉"："不耆（嗜）食。"《马王堆汉墓帛书·阴阳十一脉灸经甲本》"太阴脉"："是动则病：……食欲欧（呕）。……其所产病：……不能食。"《灵枢·经脉》"脾足太阴之脉"："是动则病……食则呕。"

[7]《太素》"如"作"而"。

[8]《马王堆汉墓帛书·阴阳十一脉灸经甲本》"太阴脉"："是动则病：……得后与气则怢（快）然衰。"《灵枢·经脉》"脾足太阴之脉"："得后与气，则快然如衰。"

[9] 十一：古林书堂本、道藏本、熊本、吴悌本、赵本、詹本、周本、朝鲜活字本、《太素》同。顾本误作"十二"。

[10]《太素》"如"作"而"。

[11] 按：《灵枢·经别第十一》云："足阳明之正，上至髀，入于腹里，属胃，散之脾，上通于心，上循咽出于口，上頞䪼，还系目系，合于阳明也。"

[12] 顾本"鬲"作"膈"。

[13] 顾本"止"作"脉"。《素问校讹》："古钞本'脉'作'正'。"作"正"义长，据改。

少阴所谓腰痛者[1]，少阴者，肾也，（十）[七][2]月万物阳气皆伤，故腰痛也[一]。

所谓呕欬上气喘者[3]，阴气在下，阳气在上，诸阳气浮，无所依从，故呕欬上气喘也[二]。

所谓（色色）[邑邑][三]不能久立久[4]坐，起则目䀮䀮无所见者[5]，万物阴阳不定，未有主也。秋气始至，微霜始下，而方杀万物，阴阳内夺，故[6]目䀮䀮无所见也。

所谓少气善怒者[7]，阳气[8]不治。阳气不治，则[9]阳气不得出，肝气当治而未得，故善怒。善怒[10]者，名曰煎[11]厥。

所谓恐如人将捕之者[12]，秋气万物未有[13]毕去，阴气少，阳气入[14]，阴阳相薄，故恐也。

所谓恶闻食臭者[15]，胃无气，故恶闻食臭也。

所谓面黑如（地）[炧][16]色者，秋气内夺，故变于色也。

所谓咳则有血者[17]，阳脉伤也。阳气未盛于上，而脉[18]满，满则咳[19]，故血见于鼻也。

【原注】

[一]少阴者，肾脉也。腰为肾府，故腰痛也。

[二]以其脉从肾上贯肝鬲入肺中，故病如是[20]。

[三]新校正云：详“色色”字疑误[21]。

【校注】

[1]《马王堆汉墓帛书·足臂十一脉灸经》“足少阴脉”：“脊内兼（廉）痛。”张家山汉墓竹简[二四七号墓]《脉书》“少阴之脉”：“是动即病：悒悒如乱，坐而起，则目睆如无见，心如县（悬），病饑，气不足，善怒，心狄（惕）狄（惕）恐人将捕之，不欲食，面黯如炧色，欬则有血，此为骨蹶，是少阴之脉主治。其所产病：口热，舌坼，嗌干，上气，饐（噎），嗌中痛，瘅，者〈耆〉卧，欬，音（瘖），为十病。”《灵枢·经脉》“肾足少阴之脉”：“脊股内后廉痛。”

[2]《太素》“十”作“七”。顾观光校：“‘十月’当作‘七月’，观下文秋气始至可见。此以三阳配寅午戌，三阴配申子辰，与术家三合之说同。”

[3]《马王堆汉墓帛书·足臂十一脉灸经》“足少阴脉”：“尚（上）气□□数（喝）。”《马王堆汉墓帛书·阴阳十一脉灸经甲本》“少阴脉”：“是动则病：怊怊（喝）（喝）如喘。……其所产病：……上气，……欬。”《灵枢·经脉》“肾足少阴之脉”：“欬唾则有血喝喝而喘。”

[4]《太素》无“久”字。

[5]《马王堆汉墓帛书·足臂十一脉灸经》“足少阴脉”：“牧牧（默默）者（嗜）卧。”《马王堆汉墓帛书·阴阳十一脉灸经甲本》“少阴脉”：“是动则病：……坐而起则目瞙（瞠）如毋见。……其所产病：……瘅，者（嗜）卧。”《灵枢·经脉》“肾足少阴之脉”：“坐而欲起目睆睆如无所见。”

[6]《太素》“故”下有“曰”字。

[7]《马王堆汉墓帛书·阴阳十一脉灸经甲本》“少阴脉”：“是动则病：……

气不足，善怒。”

[8]《太素》“气”下有“热”字。

[9]《太素》无上“阳气不治则”五字。

[10]《太素》“善怒”二字不重。

[11]《太素》“煎”作“前”。

[12]《马王堆汉墓帛书·阴阳十一脉灸经甲本》“少阴脉”：“是动则病：……心肠〈惕〉，恐人将捕之。”《灵枢·经脉》“肾足少阴之脉”：“气不足，则善恐，心惕惕，如人将捕之，是为骨厥。”

[13]《太素》“有”作“得”。

[14]《太素》无“入”字。

[15]《马王堆汉墓帛书·阴阳十一脉灸经甲本》“少阴脉”：“是动则病：……不欲食。”《灵枢·经脉》“肾足少阴之脉”：“是动，则病饥不欲食。”

[16]“地”，当作“灺”（xiè），灰烬。《说文·火部》：“灺，烛𤉡也。从火，也声。”《马王堆汉墓帛书·阴阳十一脉灸经甲本》“少阴脉”条作“面黭若[炭也]色”，张家山汉墓竹简《脉书》“少阴脉”条作“面黯若灺色。”《灵枢·经脉》“肾足少阴之脉”条作“面如漆柴”，《甲乙经》作“黑如炭色”。说详《校补》。

[17]《马王堆汉墓帛书·阴阳十一脉灸经甲本》“少阴脉”：“是动则病：……欬则有血。”《灵枢·经脉》“肾足少阴之脉”：“是动，则病……欬唾则有血。”

[18]《太素》“脉”作“腹”。

[19]《太素》“咳”作“引”。

[20]顾本“是”下有“也”字。

[21]按：《太素》“色色”作“邑邑”。顾观光校：“张景岳云：‘色色’当作‘邑邑’。”据改。俗书方口尖口不分，“口”旁往往书作“厶”旁，故“邑”或误作“色”。“邑”与“喝”、“遏”、“悒”声近义通，义为郁塞不畅。叠之则为“邑邑”、“喝喝”、“介介”、“悒悒”。说详《校补》。《马王堆汉墓帛书·足臂十一脉灸经》“足少阴脉”：“尚（上）气□□数（喝）。”《马王堆汉墓帛书·阴阳十一脉灸经甲本》“少阴脉”：“是动则病：恂恂（喝）（喝）如喘。”《灵枢·经脉》“肾足少阴之脉”：“喝喝而喘。”

厥阴所谓癞[1]疝、妇[2]人少腹肿者[3]，厥阴者，辰也，三月，阳中之阴，邪在中，故曰癞疝、少腹肿也[一]。

所谓腰脊痛不可以俯仰者[4]，三月一振，荣华，万物[5]一俯而不仰也。所谓癞癃疝[6]、肤胀者[7]，曰阴亦[8]盛而脉[9]胀不通[10]，故曰癞癃疝也[11]。

所谓甚则嗌干热中者[12]，阴阳相薄而热[13]，故[14]嗌干也[二]。

【原注】

[一]以其脉循阴股[15]入髦中，环阴器，抵少腹故尔。

[二]此一篇殊与前后经文不相连接，别释经脉发病之源，与《灵枢经》流注略同[16]，所指殊异。◎新校正云：详此篇所解，多《甲乙经》是动所生之病，虽复少有异处，大概则不殊矣。

【校注】

[1]《太素》"癞"作"颓"。馀或同，不复出校。

[2]潘本"妇"作"媍"。

[3]《马王堆汉墓帛书·阴阳十一脉灸经甲本》"厥阴脉"："是动则病：丈夫隤（癞）山（疝），妇人则少腹穜（肿）。……其所产病：……降（癃），隤（癞），扁（偏）山（疝）。"张家山汉墓竹简［二四七号墓］《脉书》"厥阴之脉"："是动则病：丈夫则穨（癞）山（疝），妇人则少腹穜（肿），要（腰）痛，不可以印（仰），则嗌干，面骊，是蹶（厥）阴之脉主治。其所产病：热中，癃穨（癞），扁（偏）山（疝）。为五病。"《灵枢·经脉》"肝足厥阴之脉"："是动，则病……妇人少腹肿。"

[4]《马王堆汉墓帛书·足臂十一脉灸经》"足厥阴脉"："疾畀（痹）。"《马王堆汉墓帛书·阴阳十一脉灸经甲本》"厥阴脉"："是动则病：……要（腰）痛，不可以印（仰）。"《灵枢·经脉》"肝足厥阴之脉"："是动，则病腰痛不可以俯仰。"

[5]《太素》"万物"上有"而"字。

[6]《太素》"癞"作"钉"，无"疝"字。"疝"字盖旁注羼入正文者。

[7]《马王堆汉墓帛书·足臂十一脉灸经》"足厥阴脉"："足柎（胕）穜（肿）。"《马王堆汉墓帛书·阴阳十一脉灸经甲本》"厥阴脉"："是动则病：丈夫隤（癞）山（疝）。……其所产病：降（癃），隤（癞），扁（偏）山（疝）。"

《灵枢·经脉》“肝足厥阴之脉”：“……丈夫㿗疝，妇人少腹肿。”

[8]《太素》“亦”作“一”。

[9]《太素》无“脉”字。

[10]《太素》“不通”上有“阴脉”二字。

[11]《太素》无“疝也”二字。

[12]《马王堆汉墓帛书·阴阳十一脉灸经甲本》“厥阴脉”：“是动则病：……甚则嗌干。……其所产病：热中。”《灵枢·经脉》“肝足厥阴之脉”：“甚则嗌干，面尘，脱色。”

[13]《太素》“热”下有“则干”二字。

[14]《太素》“故”下有“曰”字。

[15]顾本“阴股”二字互乙。

[16]参《灵枢·经脉第十》。

新刊黄帝内经素问卷第十三

新刊黄帝内经素问卷第十四

启玄子次注林亿孙奇高保衡等奉敕校正孙兆重改误

刺要论　刺齐论　刺禁论　刺志论　针解[1]　长刺节论[2]

刺要论篇第五十[一]

按：本篇主要论针刺要法，包括以下内容：总论病有浮沈，刺有浅深，刺之当各守其理，无过其道；过之则内伤，不及则生外壅，壅则邪从之，内动五藏，后生大病。举病有在毫毛腠理者，有在皮肤者，有在肌肉者，有在脉者，有在筋者，有在骨者，有在髓者为例，言当各守其刺要："刺毫毛腠理无伤皮"，"刺皮无伤肉"，"刺肉无伤脉"，"刺脉无伤筋"，"刺筋无伤骨"；若刺过其所，则内伤与其对应之脏，至其脏当王之时因发为诸脏之病。

本篇见于《甲乙经》卷五第一下。

黄帝问曰：愿闻刺要。歧伯对曰：病有浮沉，刺有浅深[3]，各至[4]其理，无过其道[二]。过之，则内伤；不及，则生外壅；壅，则邪从之[三]。浅深不得，反为大贼，内动[5]五藏，后生大病[四]。故曰：病有在毫毛腠理者，有在皮肤者，有在肌肉者，有在脉者，有在筋者，有在骨者，有在髓者[五]。是故刺毫毛腠理无伤皮，皮伤则内动肺，肺动则秋病温疟[6]，（泝泝）[淅淅][7]然寒慄[六]。刺皮无伤肉，肉伤则内动脾，脾动则七十二日四季之月病腹胀烦[8]，不嗜食[七]。刺肉无伤脉，脉伤则内动心，心动则夏病心痛[八]。刺脉无伤筋，筋伤则内动肝，肝动则春病热而筋弛[九][9]。刺筋无伤骨，骨伤则内动肾，肾动则冬病胀腰痛[十]。刺骨无伤髓，髓伤则销铄[10]胻酸，体解㑊然不去矣[十一]。

【原注】

[一]新校正云：按：全元起本在第六卷《刺齐篇》中。

[二]道，谓气所行之道也。

[三]过之内伤，以太深也。不及外壅，以妄益他分之气也。气益而外壅，故邪气随虚而从之也。

[四]贼，谓私害。动，谓动乱。然不及则外壅，过之则内伤，既且外壅内伤，是为大病之阶渐尔，故曰后生大病也。

[五]毛之长者曰毫。皮之文理曰腠理。然二者皆皮之可见者[11]。

[六]《针经》曰："凡刺有五，以应五藏：一曰半刺，半刺者，浅内而疾发针，令针伤多，如拔发状，以取皮气，此肺之应也。"然此其浅以应于肺，腠理毫毛由[12]应更浅，当取发根浅深之半尔。肺之合皮，王于秋气，故肺动则秋病温疟，(泝泝)[淅淅]然寒慄也。泝音素。

[七]脾之合肉，寄王四季。又，其脉从股内前廉入腹属脾络胃，上鬲侠咽，连舌本，散舌下；其支别者，复从胃别上鬲，注心中。故伤肉则(痛)[动][13]脾，脾动则四季之月腹[14]胀烦而不嗜食也。七十二日四季之月者，谓三月、六月、九月、十二月各十二日后，土寄王十八日也。

[八]心之合脉，王于夏气。真心少阴之脉起于心中，出属心系。心包心主之脉起于胸中，出属心包。《平人气象论》曰："藏真通于心"。故脉伤则动心，心动则夏病心痛。

[九]肝之合筋，王于春气。《针经》曰："热则筋缓"[15]。故筋伤则动肝，肝动则春病热而筋弛缓。弛，犹纵缓也。弛，施是反[16]。

[十]肾之[17]合骨，王于冬气。腰为肾府，故骨伤则动肾，肾动则冬病腰痛也。肾之脉直行者，从肾上贯肝鬲，故胀也。

[十一]髓者，骨之充。《针经》曰："髓海不足，则脑转耳鸣，胻酸眩冒。"故髓伤则脑髓销铄胻酸体解㑊然不去也。销铄，谓髓脑销铄。解㑊，谓强不强，弱不弱，热不热，寒不寒，解解㑊㑊然不可名之也。脑髓销铄，骨空之所致也。铄，诗若反[18]。眩音县。

【校注】

[1]《素问校讹》:“古钞本子目‘《针解》’下有‘论’字。”

[2]《素问校讹》:“古钞本子目‘《长刺节》’下无‘论’字。”

[3]《〈素问校讹〉校补》:“古钞本‘浅深’作‘深浅’。”

[4]“至”,读若“侄”。坚守。说详《校补》。

[5]《甲乙经》“动”作“伤”。

[6]《甲乙经》“温疟”下有“热厥”二字。

[7] 詹本、潘本作“沂沂”,“沂沂”即“淅淅”之俗省。俗书末笔加点与否甚随意,“泝泝”即“沂沂”之俗。又,俗书左中右结构或上中下结构的字,往往省去中间部分。另,俗书木旁往往写作扌旁,故《甲乙经》作“淅”字。

[8]《甲乙经》“烦”下有“满”字。

[9] 詹本、潘本“弛”作“弛”,《甲乙经》同。

[10]《甲乙经》“销铄”作“消泺”。

[11] 顾本“者”下有“也”字。

[12] 顾本“由”作“犹”。

[13] 顾本“痛”作“动”,义长,据改。

[14]《〈素问校讹〉校补》:“古钞本、元椠本‘腹’上有‘病’字。”

[15]《灵枢·经筋第十三》作“热则筋纵。”

[16] 顾本“反”作“切”。

[17] 顾本“之”作“亦”。

[18] 顾本“反”作“切”。

刺齐论篇第五十一[一] [1]

按:本篇续论针刺浅深要法,包括以下内容:论针刺浅深之分:“刺骨者无伤筋,刺筋者无伤肉,刺肉者无伤脉,刺脉者无伤皮,刺皮者无伤肉,刺肉者无伤筋,刺筋者无伤骨”;论针刺浅深之分的具体操作方法。

本篇见于《甲乙经》卷五第一上。

黄帝问曰：愿闻刺浅深之分[一]。岐伯对曰：刺骨者无伤筋，刺筋者无伤肉，刺肉者无伤脉，刺脉者无伤皮，刺皮者无伤肉，刺肉者无伤筋，刺筋者无伤骨[2]。

【原注】

[一]新校正云：按：全元起本在第六卷。

[二]谓皮肉筋脉骨之分位也。

【校注】

[1]张文虎："此与上篇本当为一篇，盖后人妄分。"

[2]张文虎：上篇"刺皮无伤肉"云云，诫其太过，已言之矣。此又云"刺骨者无伤筋"，则恐刺深者误伤其浅也。然文似有倒乱，当云："刺骨者无伤筋，刺筋者无伤脉，刺脉者无伤肉，刺肉者无伤皮。"

帝曰：余未[1]知其所谓，愿闻其解。岐伯曰：刺骨无伤筋者，针至筋而去，不及骨也。刺筋无伤肉者，至肉而去，不及筋也。刺肉无伤脉者，至脉而去，不及肉也。刺脉无伤皮者，至皮而去，不及脉也[一][2]。所谓刺皮无伤肉者，病在皮中，针入皮中，无伤[3]肉也；刺肉无伤筋者，过肉中筋也；刺筋无伤骨者，过筋中骨也[4]。此谓之[5]反也[二]。

【原注】

[一]是皆谓遣邪也。然筋有寒邪，肉有风邪，脉有湿邪，皮有热邪，则如是遣之。所谓邪者，皆言其非顺正气而相干犯也。◎新校正云：详此谓刺浅不至所当刺之处也，下文则诫其大深也。筋音巾。鍼音针[6]。

[二]此则诫过分大深也。◎新校正云：按：全元起云："刺如此者，是谓伤，此皆过，过必损其血气，是谓逆也，邪必因而入也。"

【校注】

[1]周本"未"作"不"，《甲乙经》同。

[2]张文虎：当云"刺骨无伤筋者，针至骨而去，不及筋也；刺筋无伤脉

者，至筋而去，不及脉也；刺脉无伤肉者，至脉而去，不及肉也；刺肉无伤皮者，至肉而去，不及皮也。”

[3]《甲乙经》“伤”作“中”。

[4] 张文虎：当云“刺脉伤筋者，过脉中筋也；刺筋伤骨者，过筋中骨也；刺骨伤髓者，过骨中髓也。”

[5] 顾本“谓之”作“之谓”。

[6] 顾本无此两条音切。

刺禁论篇第五十二[一]

按：本篇主要论述禁针之处、禁针之人及误刺之害，包括以下内容：“藏有要害，不可不察”，五脏在内，各有部次，“从之有福，逆之有咎”，误针则内生灾害。历举误刺之部及所为伤害，或有死日及死候。无刺大醉、大怒、大劳、新饱、大饥、大渴、大惊之人。

自“黄帝问曰愿闻禁数”至“从之有福逆之有咎”见于《太素》卷十九《知针石》。本篇又分别见于《甲乙经》卷五第一上、卷五第四。

黄帝问曰：愿闻禁数。岐伯对曰：藏有要害，不可不察。肝生于左[二]，肺藏于右[三]，心部于表[四]，肾治于里[五]，脾谓[1]之使[六]，胃为之市[七]。鬲[2]肓之上，中有父母[八]。七节之傍，中有小[3]心[九]。从之有福，逆之有咎[十]。

【原注】

[一]新校正云：按：全元起（在）[本][4]在第六卷。

[二]肝象木，王于春，春阳发生，散生于左也。

[三]肺象金，王于秋，秋阴收杀，故藏于右也。◎新校正云：按：杨上善云：“肝为少阳，阳长之始，故曰生。肺为少阴，阴藏之初，故曰藏。”

[四]阳气主外，心象火也。

[五]阴气主内，肾象水也。◎新校正云：按：杨上善云：“心为五藏部主，故得称部。肾间动气，内治五藏，故曰治。”

[六]营动不已，糟粕水谷，故使者也。

[七]水谷所归，五味皆入，如市杂，故为市也。

[八]鬲肓之上，气海居中。气者生之原，生者[5]命之主，故气海为人之父母也。◎新校正云：按：杨上善云："心下鬲上为肓。心为阳父也，肺为阴母也，肺主于气，心主于血，共荣[6]卫于身，故为父母。"

[九]小心，谓真心神灵之宫室。◎新校正云：按：《大素》"小心"作"志心"。杨上善云："脊有三七二十一节，肾在(不)[下][7]七节之傍，肾神曰志，五藏之灵皆名为神，神之所以任得名为志者，心之神也。"

[十]从，谓随顺也。八者，人之所以生，形之所以成，故顺之则福延，逆之则咎至。

【校注】

[1]顾本"谓"作"为"。

[2]《甲乙经》"鬲"作"膈"。

[3]《甲乙经》"小"作"志"。按："志"疑读若"真"。罗常培，周祖谟《汉魏晋南北朝韵部演变研究》(第一分册)中指出：汉代"阳声元部、真部(文部)有些字，齐鲁青徐之间没有韵尾辅音 -n，例如'癣'读为'徙'，'鲜'声近'斯'，'殷'读如'衣'。"(页七十四)汪启明《先秦两汉齐语研究》云："'齐人言殷如衣'，即齐地的一种'阴阳对转'现象，不是个别的字，而是相当一部分字的群体现象。它从殷商时代末年一直延续到东汉末年达千年之久。""真、文、元、耕这几部齐语中相混的字与之、脂、支、微这几部的字相混改读。"(页一六一)

[4]顾本"在"作"本"，义长，据改。

[5]《〈素问校讹〉校补》："古钞本无'者'字。"

[6]顾本"荣"作"营"。

[7]顾本"不"作"下"，义长，据改。

刺中心，一日死，其动为噫[一]。

刺中肝，五日死，其动为语[二]。

刺中肾，六日死，其动为嚏[三]。

刺中肺，三日死，其动为咳[四]。

刺中脾，十日死，其动为吞[五]。

刺中胆，一日半死，其动为呕[六][1]。

【原注】

[一]心在气为噫。

[二]肝在气为语。◎新校正云：按：全元起本并《甲乙经》“语”作“欠”。元起云：“肾伤则欠，子母相感也。”王氏改“欠”作“语”。

[三]肾在气为嚏。◎新校正云：按：全元起本及《甲乙经》“六日”作“三日”。

[四]肺在气为咳。

[五]脾在气为吞。◎新校正云：按：全元起本及《甲乙经》“十日”作“十五日”。刺中五藏，与《诊要经（络）[终][2]论》并《四时刺逆从论》相重。此叙五藏相次之法，以所生为次，《甲乙经》以心肺肝脾肾为次，是以所克为次，全元起本旧文则错乱无次矣。

[六]胆气勇，故为呕。◎新校正云：按：《诊要经（络）[终]论》“刺中胆”下又云：“刺中鬲者，为伤中，其病虽愈，不过一岁[3]死。”

【校注】

[1]《甲乙经》“其动为呕”下有“刺中膈为伤中其病虽愈不过一岁必死”十六字。

[2]顾本“络”作“终”，义长，据改。下“经络”之“络”同。

[3]顾本“岁”下有“而”字。

刺跗上中大脉，血出不止，死[一][1]。

刺面中溜[2]脉，不幸为盲[二][3]。

刺头中脑户，入脑，立死[三][4]。

刺舌下中脉大过，血出[5]不止，为瘖[四][6]。

刺足下布[7]络中脉，血不出为肿[五][8]。

刺郄中大脉，令人仆，脱色[六][9]。

刺气街中脉，血不出，为肿鼠仆[七][10]。

刺脊间中髓，为伛[八][11]。

刺乳上中乳房，为肿、根蚀[九][12]。

刺缺盆中内陷，气泄，令人喘咳逆[十][13]。

刺手鱼腹内陷，为肿[十一][14]。

【原注】

[一]跗为足跗。大脉动而不止者，则胃之大经也。胃为水谷之海，然血出不止，则胃气将倾，海竭气亡故死。

[二]面中溜脉者，手太阳任脉之交会。手太阳脉自颧而斜行至目内眦，任脉自鼻鼽两傍上行至瞳子下，故刺面中溜脉不幸为盲。

[三]脑户，穴(中)[名][15]也，在枕骨上，通于脑中。然脑为髓之海，真气之所聚，针入脑则真气泄，故立死。

[四]舌下脉，脾之脉也。脾脉者，侠咽连舌本，散舌下。血出不止，则脾气不能营运于舌，故瘖不能言语。

[五]布络，谓当内踝前足下空处布散之络，正当然谷穴分也。络中脉，则冲脉也。冲脉者，并少阴之经下入内踝之后，入足下也。然刺之而血不出，则肾脉与冲脉气并归于然谷之中，故为肿。

[六]寻此经郄中主治，与《中诰流注经》委中穴正同。应郄中者以经穴为名，委中，处所为名，亦犹寸口脉口气口，皆同一处尔。然郄中大脉者，足太阳经脉也。足太阳之脉起于目内眦，合手太阳。手太阳脉自目内眦斜络于颧。足太阳脉上头下项，又循于足。故刺之过禁，则令人仆倒而面色如脱去也。

[七]气街之中，胆胃脉也。胆之脉循胁里出气街。胃之脉侠齐入气街中；其支别者，起胃下口，循腹里至气街中而合。今刺之而血不出，则血脉气并聚于中，故内结为肿如伏鼠之形也。气街，在腹下侠齐两傍相去四寸、鼠仆上一寸动脉应手也。◎新校正云：按：别本“仆”一作“鼷”。《气府论》注：“气街，在齐下横骨两端鼠鼷上一寸也。”

[八]伛，谓伛偻，身踡[16]屈也。脊间，谓脊骨节间也。刺中髓，则骨精气泄，故伛偻也。

[九]乳之上下，皆足阳明之脉也。乳房之中乳液渗泄，胸中气血皆外凑之。然刺中乳房，则气血[17]交凑，故为大肿。中有脓[18]根，内蚀肌肤，化为脓水，而久故[19]不愈也[20]。

[十]五藏者，肺为之盖，缺盆为之道。肺藏气而主息，又在气为咳，刺

缺盆中内陷，则肺气外泄，故令人喘咳逆也。

[十一]手鱼腹内，肺脉所流，故刺之内陷，则为肿也。◎新校正云：按《甲乙经》，“肺脉所流”当作“留”字。

【校注】

[1]《甲乙经》“血出不止死”下有“刺阴股中大脉血出不止者死”十二字。

[2]《甲乙经》“溜”作“流”。

[3]《甲乙经》“不幸为盲”下有“刺客主人内陷中脉为漏为聋”十二字。

[4]《甲乙经》“立死”下有“刺膝膑出液为跛”七字。

[5]《甲乙经》“血出”作“出血”。

[6]《甲乙经》“为瘖”下有“刺肾中太阴脉出血多立死”十一字。

[7]“布”，大。布、白音转义通。

[8]《甲乙经》“血不出为肿”下有“刺足少阴脉重虚出血为舌难以言”十四字。

[9]《甲乙经》“脱色”下有“刺膺中陷脉为喘逆仰息”十字。

[10]《甲乙经》“为肿鼠僕”下有“刺肘中内陷气归之为不屈伸”十二字。

[11]《甲乙经》“为伛”下有“刺阴股中阴三寸内陷令人遗溺”十三字。

[12]《甲乙经》“根蚀”下有“刺腋下胁间内陷令人欬”十字。

[13]《甲乙经》“令人喘咳逆”下有“刺少腹中膀胱溺出令人少腹满”十三字。

[14]《甲乙经》“为肿”下有“刺腨肠内陷为肿刺匡上陷骨中脉为漏为盲刺关节中液出不得屈伸”二十八字。

[15]顾本“中”作“名”，义长，据改。

[16]顾本“腃”作“踡”。

[17]顾本“血”作“更”。

[18]《素问校讹》：“古钞本‘脓’作‘肿’。”

[19]顾本“久”下无“故”字。

[20]古林书堂本“愈”下有“也”字。顾本“愈”下无“也”字。

无刺大醉，令人气乱[一]。

无刺大怒，令人气逆[二]。

无刺大劳人[三]。

无刺新饱人[四]。

无刺大饑[1]人[五]。

无刺大渴人[六]。

无刺大惊人[七]。

【原注】

[一]脉数过度，故因刺而乱也。◎新校正云：按《灵枢经》，“气乱”当作“脉乱”。

[二]怒者气逆，故刺之益甚。

[三]经气越也。

[四]气盛满也。

[五]气不足也。

[六]血脉干也。

[七]神荡越而气不治也。◎新校正云：详“无刺大醉”至此七条，与《灵枢经》相出入。《灵枢经》云：“新内无刺，已刺无内。大怒无刺，已刺无怒。大劳无刺，已刺无劳。大醉无刺，已刺无醉。大饱无刺，已刺无饱。大饥无刺，已刺无饥。大渴无刺，已刺无渴。大惊、大恐，必定其气，乃刺之也。”

【校注】

[1]《说文·食部》：“饑，谷不孰为饑。从食，幾声。”又：“飢，饿也。从食，几声。”幾声古音在微部，几声古音在脂部。“饑”为五谷不收，粮食缺乏；“飢”为腹中空，二字有别。金本、詹本作“飢”，义长。

刺阴股，中大脉，血出不止，死[一]。

刺客主人，内陷中脉，为内[1]漏，为聋[二]。

刺膝髌，出液，为跛[三]。

刺臂太阴脉，出血多，立死[四]。

刺足少阴脉，重虚出血，为舌[2]难以言[五]。

刺膺中，陷中肺，为喘逆仰息[六]。

刺肘中，内陷，气归之，为不屈伸[七]。

刺阴股下[3]三寸，内陷，令人遗溺[八]。

刺掖下胁间，内陷，令人咳[九]。

刺少腹中膀胱，溺出，令人少腹满[十]。

刺腨肠，内陷，为肿[十一]。

刺匡上陷骨，中脉，为漏，为盲[十二]。

刺关节中，液出，不得屈伸[十三]。

【原注】

[一]阴股之中，脾之脉也。脾者，中央[4]土，孤藏，以灌四傍。今血出不止，脾气将竭，故死。◎新校正云：按："刺阴股中大脉"条，皇甫士安移在前"刺跗上中大脉"下相续，自后至篇末，逐条与前条相间也[5]。

[二]客主人，穴名也，今名上关，在耳前上廉起骨，开口有空，手少阳足阳明脉交会于中。陷脉，言刺大深也。刺大深则交脉破决，故为耳内之漏。脉内漏则气不营，故聋。◎新校正云：详客主人穴与《气穴论》注同。按《甲乙经》及《气穴[6]府论》注云"手足少阳足阳明三脉之会"，疑此脱"足少阳"一脉也。

[三]膝为筋府，筋会于中，液出筋干，故跛。膑音牝。

[四]臂太阴者，肺脉也。肺者，主行荣卫阴阳，治节由之。血出多则荣卫绝，故立死[7]。

[五]足少阴，肾脉也。足少阴脉贯肾络肺系舌本，故重虚出血则舌难言也。

[六]肺气上泄，逆所致也。

[七]肘中，谓肘屈折之中尺泽穴中也。刺过陷脉，恶气归之，气固关节，故不届伸也。

[八]股下三寸，肾之络也。冲脉与少阴之络皆起于肾下，出于气街，并循于阴股；其上行者，出胞中。故刺陷脉，则令人遗溺也。

[九]掖下，肺脉也。肺之脉从肺系横出掖下。真心藏脉直行者，从心系却上掖下。刺陷脉，则心肺俱动，故咳也。

[十]胞气外泄，谷气归之，故少腹满也。少腹，谓齐下也。

[十一]腨肠之中，足太阳脉也。太阳气泄，故为肿。

[十二]匡，目匡也。骨中，谓目匡骨中也。匡骨中脉，目之系，肝之脉

也。刺内陷，则眼系绝，故为目漏、目盲。

[十三]诸筋者，皆属于节。津液渗润之液出，则筋膜干，故不得屈伸也。

【校注】

[1]《甲乙经》无“内”字。

[2]《〈素问校讹〉校补》:“古钞本‘舌’下有‘口’字。”

[3]《甲乙经》“刺阴股下”作“刺阴股中阴”。

[4] 顾本“中”下无“央”字。

[5] 金本无“也”字。

[6] 古林书堂本无“穴”字。

[7] 顾本“死”下有“也”字。

刺志论篇第五十三[一]

按：本篇包括以下内容：论虚实之要：凡气与形、谷与气、脉与血虚实相称者为常，不相称者为反，反者为病。气与形、谷与气、脉与血虚实相反为病的临床表现、脉象。气与形、谷与气、脉与血虚实不相称者产生的原因。气之虚实表现与针刺补泻之法。

全篇见于《太素》卷十六《虚实脉诊》，又见于《甲乙经》卷四第一下。

黄帝问曰：愿闻虚实之要。岐伯对曰：气实形实，气虚形虚，此其常也，反此者病[二]。谷盛气盛，谷虚气虚，此其常也，反此者病[三]。脉实血实，脉虚血虚，此其常也，反此者病[四]。

【原注】

[一]新校正云：按：全元起本在第六卷。

[二]《阴阳应象大论》曰：“形归气。”由是，故虚实同焉。反，谓不相合应，失常平之候也。形气相反，故病生。气，谓脉气。形，谓身形也。

[三]《灵枢经》曰：“荣气之道，内谷为实。谷入于胃，气传与肺，精专

者上行经隧。”由是，故谷气虚实，占必同焉。候不相应，则为病也。◎新校正云：按：《甲乙经》“实”作“宝”。

[四]脉者血之府，故虚实同焉。反不相应，则为病也。

帝曰：如何[1]而反？岐伯曰：气虚身热，此谓反也[一]。谷入多而[2]气少，此谓反也[二]。谷不入而气多，此谓反也[三]。脉盛血少，此谓反也。脉少[3]血多，此谓反也[四]。气盛身寒，得之伤寒。气虚身热，得之伤暑[五]。谷入[4]多而气少者，得之有所脱血，湿居[5]下也[六]。谷入少而气多者，邪在胃及与[6]肺也[七]。脉小血多者，饮中热也[八]。脉大血少者，脉[7]有风气，水浆不入。此之谓也[九]。

【原注】

[一]气虚为阳气不足，阳气不足当身寒。反身热者，脉气当盛。脉不盛而身热，证不相符，故谓反也。◎新校正云：按：《甲乙经》云：“气盛身寒，气虚身热，此谓反也。”当补此四字。

[二]胃之所出者谷气而布于经脉也，谷入于胃，脉道乃散，今谷入多而气少者，是胃气不散，故谓反也。

[三]胃气外散，肺并之也。

[四]经脉行气，络脉受血。经气入络，络受经气，候不相合，故皆反常也。

[五]伤，谓触冒也。寒伤形，故气盛身寒。热伤气，故气虚身热。

[六]脱血则血虚，血虚则气盛内郁，化成津液，流入下焦，故云湿居下也。

[七]胃气不足，肺气下流于胃中，故邪在胃。然肺气入胃，则肺气不自守，气不自守，则邪气从之，故云邪在胃及与肺也。

[八]饮，谓留饮也。饮留脾胃之中，则脾气溢，脾气溢，则发热中。

[九]风气盛满，则水浆不入于脉。

【校注】

[1]《太素》“如何”二字互乙。

[2]《太素》无“多而”二字。

[3]顾观光校：“‘少’当作‘小’，下文不误。”

[4]《太素》无“入”字。

[5]《太素》“湿居”二字互乙。

[6] 于鬯：“及、与二字同义，盖古人自有复语耳。”

[7] 明蓝格钞本《甲乙经》无“脉”字。

夫实者，气[1]入也；虚[2]者，气[3]出也[一]。

气[4]实者，热也；气虚者，寒也[二]。

入实者，左手开针空也；入虚者，左手闭针空[5]也[三]。

【原注】

[一]入为阳，出为阴。阴生于内，故出。阳生于外，故入。

[二]阳盛而阴内拒，故热。阴盛而阳外微，故寒。

[三]言用针之补写也。右手持针，左手捻穴，故实者右[6]手开针空以写之，虚者左手闭针空以补之也。捻音涅。

【校注】

[1] 此次所用朝鲜小字本“气”字旁注“邪”字。

[2]《太素》“虚”上有“夫”字。

[3] 此次所用朝鲜小字本“气”字旁注“正”字。

[4]《太素》“气”作“地”。下“气虚者寒也”同，不复出校。

[5]《太素》无“针空”二字。

[6] 顾本“右”作“左”。

针解[1]篇第五十四[一]

按：本篇主要解释旧经中论针的文字，包括以下内容：解释今在《灵枢·九针十二原第一》、《素问·宝命全形论第二十五》中的部分经文。论三里、巨虚、下廉诸穴取穴之法。论人道与天地四时阴阳之道相合，九针上应天地四时阴阳：“一天、二地、三人、四时、五音、六律、七星、八风、九野”，“身形亦应之，针各有所宜”。

全篇见于《太素》卷十九《知针石》。相关内容又见《灵枢·九针十二原第一》、《素问·宝命全形论第二十五》。

黄帝问曰：愿闻九针之解、虚实之道。

岐伯对曰：刺虚则实之者，针下热也，气实乃热也[2]。满而泄之者，针下寒也，气虚乃寒也[3]。菀[4]陈则除之者，出恶血也[二]。邪盛[5]则虚之者，出针勿按[三]。徐而疾则实者，徐出针而疾按之。疾而[6]徐则虚者，疾出针而徐按之[四]。言实与虚者，寒温气多少也[五]。若无若有[7]者，疾不可知也[六]。察后与先者，知病先后也[七]。为虚与实者，工[8]勿失其法[八]。若得若失者，离其法也[九]。虚实之要、九针最妙者，为其各有所宜也[十]。补写之时者，与气开阖[9]相合也[十一]。九针之名各不同形者，针穷其所[10]当补写也[十二][11]。

刺实须其虚者[12]，留针，阴气隆[13]至乃[14]去针也。刺虚[15]须其实者，阳气隆至，针下热乃去针也[十三]。经气[16]已至、慎守勿失者，勿变更也[十四]。浅深[17]在志者，知病之内外也[十五]。近远如一者，深浅[18]其候等也[十六]。如[19]临深渊者，不敢墯也[十七]。手如握虎者，欲其壮[20]也[十八]。神无营于众物者，静志观病人，无左右视也[十九]。义无邪下者，欲端以正也[二十]。必正[21]其神者，欲瞻病人目，制其神，令气易行也[二十一]。

【原注】

[一]新校正云：按：全元起本在第六卷。

[二]菀，积也。陈，久也。除，去也。言络脉之中血积而久者，针刺而除去之也。

[三]邪者，不正之目，非本经气，是则谓邪，非言鬼毒精邪之所胜也。出针勿按，穴俞且开，故得经虚邪气发泄也。

[四]徐出，谓得经气已久乃出之。疾按，谓针出穴已，速疾按之，则真气不泄，经脉气全，故徐而疾乃实也。疾出针，谓针入穴已，至于经脉，即疾出之。徐按，谓针出穴已，徐缓按之，则邪气得泄，精气复(问)[固][22]，故疾而徐乃虚也。

[五]寒温，谓经脉阴阳之气也。

[六]言其冥昧[23]不可即而知也。夫不可即知，故若无。慧[24]然神悟，故若有也。

[七]知病先后，乃补写之。

[八]《针经》曰："经气已至，慎守勿失。"此之谓也。◎新校正云：按：《甲乙经》云："若存若亡，为虚与实。"

[九]妄为补写，离乱大经。误补实者，转令若得，误写虚者，转令若失，故曰若得若失也。《针经》曰："无实实，无虚虚"。此其诫也。◎新校正云：详自篇首至此，与《大素·九针解》篇经同而解异，二经互相发明也。

[十]热在头身，宜镵针。肉分气满，宜员针。脉气虚少，宜鍉针。写热出血，发泄固病，宜锋针。破痈肿，出脓血，宜铍针。调阴阳，去暴痹，宜员利针。治经络中痛痹，宜毫针。痹深居骨解腰脊节膝[25]之间者，宜长针。虚风舍于骨解皮肤之间，宜大针。此之谓各有所宜也。◎新校正云：按：别本"铍"一[26]作"铍"。鍉音氏[27]。

[十一]气当时刻谓之开，已过未至谓之阖。时刻者，然水下一刻，人气在太阳；水下二刻，人气在少阳；水下三刻，人气在阳明；水下四刻，人气在阴分。水下不已，气行不已。如是则当刻者谓之开，过刻及未至者谓之阖也。《针经》曰："谨候其气之所在而刺之，是谓逢时。"此所谓补写之时也。◎新校正云：详自篇首至此，文出《灵枢经》，《素问》解之，互相发明也。《甲乙经》[28]补写之时以针为之者，此脱此四字[29]。

[十二]各不同形，谓长短锋颖不等。穷其补写，谓各随其疗而用之也。◎新校正云：按：九针之形今具《甲乙经》。

[十三]言要以气至而有效也。

[十四]变，谓变易。更，谓改更。皆变法也。言得气至必宜谨守，无变其法反招损也。

[十五]"志"，一为"意"。志意皆行针之用也。

[十六]言气虽近远不同，然其测候皆以气至而有效也。

[十七]言气候补写，如临深渊，不敢墯慢失补写之法也。

[十八]壮，谓持针坚定也。《针经》曰："持针之道，坚者为实。"则其义也。◎新校正云：按：《甲乙经》"实"字作"宝"。

[十九]目绝妄视，心专一务，则用之必中，无惑误也。◎新校正云：详从"刺实须其虚"至此，(文)[又][30]见《宝命全形论》，此又为之解，亦互相发明也。

[二十]正指直刺，针无左右。

［二十一］检彼精神，令无散越，则气为神使，中外易调也。

【校注】

[1]《素问校讹》："古钞本'解'下有'论'字，宜从补。"

[2]《太素》无"气实乃热也"五字。

[3]《太素》无"气虚乃寒也"五字。

[4]《太素》"菀"作"宛"。

[5] 顾本"盛"作"胜"。

[6]《太素》"而"作"如"。

[7] 顾观光校："《灵枢·九针十二原》篇作'若有若无'。'无'与'虚'韵，此误倒。"

[8]《太素》"工"下有"守"字。

[9]《太素》"阖"作"闭"。

[10]《太素》"所"下有"之"字。

[11] 顾观光校："自篇首至此，并释《灵枢·九针十二原》之文。"

[12]《太素》"刺实"作"刺其实"。自"刺实须其虚者"以下，见《宝命全形论篇第二十五》。

[13]《太素》"隆"作"降"，"隆"、"降"古字通。下"阳气隆"同，不复出校。

[14]《太素》"乃"作"迺"。下"针下热，乃去针也"同，不复出校。

[15]《太素》"刺虚"下有"刺其虚"三字。

[16]《太素》"经气"作"降之"。

[17] 顾本"浅深"二字互乙。

[18] 古林书堂本、道藏本、古钞本"深浅"二字互乙。

[19]《太素》"如"上有"形"字。

[20]"壮"、"庄"声同义通。《尔雅·释言》："齐，壮也。"邵晋涵《正义》："壮，本或作庄。"

[21]《宝命全形论第二十五》"正"作"治"。

[22] 古林书堂本同。顾本"问"作"固"，义长，据改。

[23] 顾本"昧"字左从"月"，《〈素问校讹〉校补》谓古钞本、元椠本作"眛"，俗书日、目、月三旁混用，此据以录正。

[24] 金本“慧”作“惠”。

[25] 金本“腠”下有“理”字，盖旁注而衍。

[26] 金本无“一”字。

[27] 顾本“氐”作“低”。

[28] 顾本“甲乙经”下有“云”字。

[29] 顾本“字”下有“也”字。

[30] 顾本“文”作“又”，义长，据改。

所谓三里者[1]，下膝三寸也。

所谓跗[2]之者[一]，举膝分易见也[二]。

巨虚者，跷[3]足胻独陷者[三][4]。

下廉者，陷下[5]者也[四]。

【原注】

[一]新校正云：按：全元起本“跗之”作“低胻”[6]，《太素》作“付之”，按《骨空论》，“跗之”疑作“跗上”。

[二]三里，穴名，正在膝下三寸胻外两筋肉分间，极重按之，则足跗上动脉止矣，故曰举膝分易见。

[三]巨虚，穴名也。跷，谓举也。取巨虚下廉，当举足取之，则胻外两筋之间陷下也。

[四]欲知下廉穴者，胻外两筋之间独陷下者则其处也。

【校注】

[1] 顾观光校：“自‘所谓三里’以下释《灵枢·邪气藏府病形》篇文。”

[2]《太素》“跗”作“付”。

[3]《太素》“跷”作“摇畜”。

[4] 金本“者”作“也”，《太素》作“者也”。

[5]《太素》无“下”字。

[6] 顾观光校：“《灵枢·邪气藏府病形》云：‘取之三里者，低跗取之。’按：三里穴在膝下三寸骱外廉，则全本为是。”

帝曰：余闻九针上应天地四时阴阳，愿闻其方，令可传于后世，以为常也。

岐伯曰：夫一（人）[天][1]、二地、三人、四时、五音、六律、七星、八风、九野，身[2]形亦应之，针各有所宜，故曰九针[一]。人皮应天[二]，人肉应地[三]，人脉应人[四]，人[3]筋应时[五]，人声应音[六]，人阴阳合气[4]应律[七]，人齿面目应星[八]，人出入气应风[九]，人九窍三百六十五络应野[十]。故一针皮，二针肉，三针脉，四针筋，五针骨，六针调阴阳，七针益精，八针除风，九针通九窍，除[5]三百六十五节气，此之谓各有所主也[十一]。人心意应八风[十二]，人气应天[十三]，人发齿耳目五声应五音六律[十四]，人阴阳脉血气应地[十五]，人肝目应之九[十六]。九窍三百六十五[十七]。

【原注】

[一]新校正云：详此文与《灵枢经》相出入。

[二]覆盖于物，天之象也。

[三]柔厚安静，地之象也。

[四]盛衰变易，人之象也。

[五]坚固贞[6]定，时之象也。

[六]备五音故。

[七]交会气通，相生无替，则律之象。◎新校正云：按：别本"气"一作"度"。

[八]人面应七星者，所谓面有七孔应之也。◎新校正云：详此注乃全元起之辞也。

[九]动出往来，风之象也。

[十]身形之外，野之象也。

[十一]一镵针，二员针，三鍉针，四锋针，五铍针，六员利针，七毫针，八长针，九大针。◎新校正云：按：别本"铍"一作"铍"。

[十二]动静不形，风之象也。

[十三]运行不息，天之象也。

[十四]发齿生长，耳目清通，五声应同，故应五音及六律也。

[十五]人阴阳有交会，生成脉血，气有虚盈盛衰，故应地也。

[十六]肝气通目，木生数三，三而三之，则应之九也。

[十七]新校正云：按：全元起本无此七字。

【校注】

[1] 顾本“人”作“天”，义长，据改。

[2]《太素》“身”作“人”。

[3]《太素》“人”下有“之”字。

[4] 此次所用朝鲜小字本“气”旁注“天”字。

[5]“除”，治也。

[6] 顾本“贞”作“真”。

人一以观动静天二以候五色七星应之以候发母[1]泽五音一以候宫商角徵羽六律有馀不足应之二地一以候高下有馀九野一节俞应之以候闭节三人变一分人候齿泄多血少十分角之变五分以候缓急六分不足三分寒关节第九分四时人寒温燥湿四时一应之以候相反一四方各作解[一]

【原注】

[一] 此一百二十四字，蠹简烂文，义理残缺，莫可寻究，而上古[2]书，故且载之，以佇后之具本也。◎新校正云：详王氏云一百二十四字，今有一百二十三字，又亡一字。

【校注】

[1] 顾本“母”作“毋”。

[2] 金本“上古”下有“之”字。

长刺节论[1]篇第五十五[一]

按：本篇包括以下内容：论头痛、寒热、腐肿、少腹有积、疝、筋痹、肌痹、骨痹、狂、癫病、风且寒且炅、大风诸病的临床表现、针刺之法。

全篇见于《太素》卷二十三《杂刺》。本篇又分别见于《甲乙经》卷七第一中、卷九第九、卷十第一下、卷十第二下、卷十一第二、卷十一第九下。

刺家不诊，听病者言。

在头，头疾痛[2]，为藏针之[二]。刺至骨，病已，（上）[止][3]，无伤骨肉及皮。皮者，道也[三]。

阴刺[4]，入[5]一傍四，处[6]治寒热[四]。深专者，刺大藏[五]。迫藏，刺背。背[7]俞也[六]。刺之迫藏。藏会[七]。腹中寒热[8]去而止[八]。

与[9]刺之要，发针而浅[10]出血[九]。

治腐[11]肿者，刺腐上，视痈小大深浅刺[十][12]。刺大者多血，小者深之[13]，必端内针[14]为故，（正）[止][十一][15]。

病在少腹[16]有积，刺皮髓[17]以下，至少腹而止，刺侠脊两傍四椎间，刺两髂髎[18]季胁肋间，导[19]腹中气热下[20]，已[十二]。

病在少腹，腹痛不得大小[21]便，病名曰疝，得之寒。刺少腹两股间[22]，刺腰髁骨间，刺而多之，尽炅，病已[十三]。

病在筋，筋挛节[23]痛，不可以行，名曰筋痹。刺筋上为故。刺分肉[24]间，不可中骨也[十四]。病起，筋炅[25]；病已，止[十五]。

病在肌肤，肌肤尽痛，名曰肌痹[26]，伤于寒湿。刺大分小分，多发针而深之，以热[27]为故[十六]。无伤筋骨，伤筋骨，痈发若变[十七]。诸分尽热，病已，止[十八]。

病在骨，骨重不可举，骨髓酸[28]痛，寒气至，名曰骨痹。深者，刺无伤脉肉为故。其道[29]大分小分[30]。骨热，病已，止[十九]。

病在诸阳脉且寒且热，诸分且寒且热，名曰狂[二十]。刺之虚[31]脉，视分[32]尽热，病已[33]，止。

病初发，岁一发；不治，月一发；不治，月[34]四五发。名曰癫病。刺诸[35]分诸[36]脉，其无[37]寒者，以针调之，病已[38]，止[二十一]。

病风且寒且（热）[39]炅，汗出，一日数过，先刺诸分理络脉。汗出，且寒且热，三日一刺，百日而已。

病大风，骨节重，须眉堕[40]，名曰大风。刺肌肉为故，汗出百日[二十二]；刺骨髓，汗出百日[二十三]。凡二百日。须眉生而止针[二十四][41]。

【原注】

[一]新校正云：按：全元起本在第三卷。

[二]藏，犹深也。言深刺之，故下文曰。◎新校正云：按：全元起本云"为针之"，无"藏"字。

[三]皮者，针之道，故刺骨无伤骨肉及皮也。

[四]头有寒热，则用阴刺法治之。阴刺，谓卒刺之如此数也。◎新校正云：按：别本"卒刺"一作"平刺"。按《甲乙经》："阳刺者，正内一傍内四。阴刺者，左右卒刺之。"此"阴刺"疑是"阳刺"也。

[五]寒热病气深专攻中者，当刺五藏以拒之。

[六]迫，近也。渐近于藏，则刺背五藏之俞也。

[七]言刺近于藏者何也？以是藏气之会发也。

[八]言刺背俞者，无问其数，要以寒热去乃止针。

[九]若与诸俞刺之，则如此。

[十]腐肿，谓肿中肉腐败为脓血者。痈小者，浅刺之；痈大者，深刺之。◎新校正云：全元起本及《甲乙经》"腐"作"痈"。

[十一]痈之大者，多出血。痈之小者，但直针之而已。◎新校正云：按：《甲乙经》云："刺大者多而深之，必端内针为故正[42]也。"此文云"小者深之"，疑此误[43]。

[十二]少腹积，谓寒热之气结积也。皮髓，谓齐下同身寸之五寸横约文。审刺而勿过深之。《刺禁论》曰："刺少腹中膀胱，溺出，令人少腹满。"由此，故不可深之矣。侠脊四椎之间，据经无俞，恐当云五椎间。五椎之下两傍，正心之俞，心应少腹，故当言之[44]间也。髂谓[45]腰骨。"髎"[45]，一为"髁"[47]，字形相近之误也。髎，谓居膠[48]，腰侧穴也。季胁肋间，当是刺季肋之间京门穴也。◎新校正云：按：释音"皮髓"作"皮骺"[49]，是"骺"误作"髓"也。及遍寻《篇》《韵》，中无"髓"字，只有[50]。"骺，骨端也。"皮骺者，盖谓齐下横骨之端也。全元起本作"皮髓"，元起注云："脐[51]傍埵起也"，亦未为得。髂，口亚反[52]。骺，光抹反。

[十三]厥阴之脉环阴器，抵少腹。冲脉与少阴之络皆起于肾下，出于气街，循阴股；其后行者，自少腹以下骨中央，女子入系廷孔，其络循阴器合篡间，绕篡后，别绕臀至少阴与巨阳中络者，合少阴上股内后廉，贯脊属肾；其

男子，循茎下至篡，与女子等。故刺少腹及两股间，又刺腰髁骨间也。腰髁骨者，腰（房）[尻][53]侠脊平立陷者中，按之有骨处也。疝为寒生，故多刺之，少腹尽热乃止针。炅，热也。◎新校正云：按：别本“篡”一作“基”[54]。又初患反。

[十四]分，谓肉分间有筋维络处也。刺筋无伤骨，故不可中骨也。

[十五]筋（雍）[寒][55]痹生，故得筋热病已乃止。

[十六]大分，谓大肉之分。小分，谓小肉之分。

[十七]《针经》曰：“病浅针深，内伤良肉，皮肤为痈。”又曰：“针太深，则邪气反沈，病益甚。”[56]伤筋骨则针太深，故痈发若变也。

[十八]热可消寒，故病已则止。

[十九]骨痹刺无伤脉肉者何？自刺其气，通肉之大小分中也。

[二十]气狂乱也。

[二十一]新校正云：按：《甲乙经》云：“刺诸分，其脉尤寒，以针补之。”

[二十二]泄卫气之怫[57]热。

[二十三]泄荣气之怫热。

[二十四]怫热屏退，阴气内复，故多汗出、须眉生也。

【校注】

[1]《素问校讹》：“古钞本无‘论’字，宜从删。”

[2]《太素》“头疾痛”作“疾头痛”。

[3]“止”，《素问校讹》：“‘上’当作‘止’。”朝鲜活字本同。据改。《太素》无“上”字。

[4]《太素》“阴刺”作“阳刺”。

[5]“入”，内也。

[6]《太素》无“处”字。

[7]《太素》无下“背”字，疑此盖误认“之”字为重文符号。据删。

[8]《太素》“热”下有“气”字。

[9]“与”，皆；所有的。经典通用“举”字。说详《校补》。

[10]《太素》“浅”作“洩”。

[11]《太素》“腐”作“癕”。下“腐”字同。

[12]《甲乙经》“小大”二字互乙，“刺”下有“之”字。《太素》无“刺”字。

[13]《太素》“刺大者多血，小者深之”作“刺大者，多血深之”。

[14]《太素》“端”作“喘”，“内针”作“内藏”。

[15]顾本“正”作“止”，义长，据改。

[16]《太素》“腹”作“膓”。“膓”同“肠”。下“少腹”、“腹中”同。

[17]《太素》“皮髓”作“腹齐”。“髓”同“腯”，肥满。在表人体部位名称的文字上，骨旁、肉旁可以换用。“齐”、“脐”古今字。

[18]《太素》“髎”作“髀”。

[19]《太素》“导”作“道”。

[20]金本“气热下”作“热气下”，《太素》作“热下气”。

[21]《太素》“大小”二字互乙。潘本无“大”字。

[22]《甲乙经》“刺少腹两股间”作“则少腹胀，两股间冷”。

[23]《太素》“节”上有“诸”字。

[24]《太素》无“肉”字。

[25]《甲乙经》“炅”作“热”。

[26]《太素》“名曰肌痹”作“痛痹”。

[27]《太素》“以热”二字互乙。

[28]《太素》、《甲乙经》“酸”作“痠”。

[29]“道”，疏导。

[30]“其道大分小分”，《太素》作“至其大分小分”，《甲乙经》作“其道大小分”。

[31]朝鲜小字本“虚”字旁注“实”。

[32]《太素》“分”下有重文符，属下读。

[33]《太素》“已”下有“而”字。

[34]《太素》无“月”字。

[35]《太素》“诸”下有“其”字。

[36]《甲乙经》“诸”作“其”。

[37]《甲乙经》无“其”字。《太素》“无”作“尤”。

[38]顾本夺“已”字。金本、古林书堂本、道藏本、詹本、《太素》、《甲乙经》并有“已”字。

[39]《太素》无“热”字。裘锡圭谓“热”乃“炅”之旁注滥入正文而衍。据删。

[40]“憧”，顾本作“堕”。《太素》作“随落”，随、堕、憧声同通用。

[41]《〈素问校讹〉校补》：“古钞本无‘针’字。”《太素》同。

[42]《〈素问校讹〉校补》：“古钞本‘正’作‘止’。”

[43]金本“误”作“悮”。

[44]顾本“之”作“椎”。

[45]顾本“谓”作“为”。

[46]《太素》“髎”作“髀”。

[47]顾本“髁”作“髀”。

[48]“居膠”，《素问校讹》：“古钞本、元椠本‘膠’作‘髎’。”按：在表人体部位名称的文字上，骨旁、肉旁可以换用。此“膠”乃“髎”之换旁俗书，与“膠漆”之字同形，盖欲避复而改用俗字也。

[49]顾本“皮骺”下有“苦末反”三字。

[50]顾本“有”下有“骺字”二字。

[51]顾本“脐”作“齐”。

[52]顾本无此条音切。

[53]“尻”，据文意改。

[54]金本“基”作“篡”。按：作“基”、作“篡”并误。“篡”即肛门。说详《校补》。

[55]顾本“痈”作“寒”，义长，据改。

[56]《灵枢·官针第七》云：“疾浅针深，内伤良肉，皮肤为痈。”《九针十二原第一》云：“针大深，则邪气反沉，病益。”

[57]顾本“拂”作“怫”。下“拂热”之“拂”同。

新刊黄帝内经素问卷十四

新刊黄帝内经素问卷十五

启玄子次注林亿孙奇高保衡等奉敕校正孙兆重改误

皮部论　经络论

气穴论　气府论

皮部论篇第五十六[一]

按：本篇主要论皮部，包括以下内容："皮有分部，脉有经纪，筋有结络，骨有度量，其所生病各异"。皮部"以经脉为纪"，"诸经皆然"。手足三阳三阴十二经皮部所在及名称、功能。外邪入侵人体，由皮毛而络脉、经脉、腑、脏，逐次内移；邪之所在，身形各部应之，各有相应的临床表现。"皮者有分部，不与而生大病"。

全篇见于《太素》卷九《经脉皮部》，又分别见于《甲乙经》卷二第一下、卷六第九。

黄帝问曰：余闻皮有分部，脉有经纪，筋有结络，骨有度量，其所生病各异。别其分部左右上下、阴阳所在，病之始终[1]，愿闻其道。

岐伯对曰：欲知皮部，以经脉为纪者。诸经皆然[二]。

阳明之阳，名曰害蜚[三][2]。上下同法。视其部中有浮络者，皆阳明之络也[四]。其色多青则痛，多黑则痹，黄[3]赤则热，多白则寒。五色皆见，则寒热也。络盛，则入客[4]于经。阳主外，阴主内[五]。

少阳之阳，名曰枢持[六][5]。上下同法。视其部中有浮络[6]者，皆少阳之络也。络盛，则入客于[7]经。故在阳者主内，在阴者主出[8]，以[9]渗于内。诸经皆然[10]。

大阳之阳，名曰关枢[七]。上下同法。视其部中有浮络[11]者，皆太阳之络也。络盛，则入客于经。

少阴之阴，名曰枢儒[八][12]。上下同法。视其部中有浮络者，皆少阴之络也。络盛，则入客于经。其入经也，从阳[13]部注于经。其[14]出者，从阴[15]内[16]注于骨。

心主之阴，名曰害肩[九][17]。上下同法。视其部中有浮络者，皆心主之络也。络盛，则入客于经。

太阴之阴，名曰关蛰[十][18]。上下同法。视其部中有浮络者，皆太阴之络也。络盛，则入客于经[十一]。

凡[19]十二经络[20]脉者，皮之部也[十二]。

是故百病之始生也，必先[21]于皮毛。邪中之，则腠理开；开，则入客于络脉。留而不去，传入于经。留而不去，传入于府，廪于肠胃[十三]。

邪之始入于皮也，（泝）[淅][22]然起毫毛，开腠理[十四]。其入于络也，则络脉盛，色变[十五]。其入客于经也，则感[23]虚，乃陷下[十六]。其留于筋骨之间：寒多，则筋挛骨痛；热多，则筋弛骨消[24]、肉烁䐃破[25]、毛直而败[十七]。

【原注】

[一]新校正云：按：全元起本在第二卷。

[二]循经脉行止所主，则皮部可知。诸经，谓十二经脉也。十二经脉皆同。

[三]蜚，生化也。害，杀气也。杀气行则生化弭，故曰害蜚。蜚，扶沸切。

[四]上，谓手阳明。下，谓足阳明也。

[五]阳，谓阳络。阴，谓阴络。此通言之也，手足身分所见经络皆然。

[六]枢，谓枢要。持，谓执持。

[七]关司外动，以静镇为事，如枢之运，则气和平也。

[八]儒，顺也。守要而顺阴阳开阖之用也。◎新校正云：按：《甲乙经》“儒”作“檽”。

[九]心主脉入掖下，气不和则妨害肩腋[26]之动运。

[十]关闭[27]蛰类，使顺行藏。◎新校正云：按：《甲乙经》“蛰”作

“执”。

［十一］部，皆谓本经络之所部分。浮，谓浮见[28]也。

［十二］列阴阳位，部主于皮，故曰皮之部也。

［十三］廪，积也，聚也。

［十四］泝然，恶寒也。起，谓毛起竖也。腠理，皆谓皮空及文理也。

［十五］盛，谓盛满。变，谓易其常也。

［十六］经虚邪入，故曰感虚。脉虚气少，故陷下也。

［十七］挛，急地。弛，缓也。消，烁也。《针经》曰：寒则筋急，热则筋缓。寒胜为痛，热胜为气消[29]。䐃者，肉之标，故肉消则䐃破毛直而败也。䐃，渠殒反。

【校注】

[1]《太素》“始终”作“终始”，叶韵。

[2]《素问识》：“害蜚”通“阖扉”，王注误。

[3]《太素》“黄”上有“多”字。

[4]《太素》无“客”字。

[5]《甲乙经》“持”作“杼”。

[6]《太素》“络”下有“脉”字。

[7]《太素》无“客于”二字。

[8]《甲乙经》“出”作“外”。

[9]《太素》无“以”字。

[10]《太素》“然”下有“矣”字。

[11]《太素》“络”下有“脉”字。

[12]《太素》“儒”作“擩”。按：“擩”为“檽”之俗，“儒”、“檽”声同通用。

[13] 此次所用朝鲜小字本“阳”字旁注“络”字。

[14]《太素》“其”下有“经”字。

[15]《甲乙经》“阴”下有“部”字。

[16]《太素》无“内”字。

[17] 据文意，“肩”当作“扉”，字之误也。

[18]《太素》“蛰”作“枢”。

[19]《甲乙经》“凡”作“凡此”。

[20]《太素》无“络”字。

[21]《太素》、《甲乙经》“先”下有“客”字。

[22]“泝”为“淅”之俗省。《甲乙经》“泝”作“淅”。

[23]《太素》“感”作“减”，《甲乙经》作“盛”。

[24] 明蓝格钞本《甲乙经》“消”作“肖”。

[25] 按：“胭破”之“胭”疑“踋”之换形符字，字亦作“皲”，义为冻伤皲裂。“胭破”盖同义复用词，亦作“破胭”，指局部皮肤破损。

[26] 顾本“腋”作“掖”。

[27] 金本“闭”作“闲”。

[28]“见”，古林书堂本、金本同。顾本“见”误作“息”。

[29]《灵枢·经筋第十三》云：“经筋之病，寒则反折筋急，热则筋弛纵不收，阴痿不用。”《五癃津液别第三十六》云：“天暑衣厚，则腠理开，故汗出寒留于分肉之间，聚沫则为痛。”

帝曰：夫子言皮之十二部，其生病皆[1]何如？歧伯曰：皮者，脉之部也[一]。邪客于皮，则腠理开；开，则邪入客于络脉；络脉满，则注于经脉；经脉满，则入舍于府藏也。故皮者有分部，不与[2]而生大病也[二]。

帝曰：善。

【原注】

[一]脉气留[3]行，各有阴阳，气随经所过而部主之，故云脉之部。

[二]脉行皮中，各有部分。脉受邪气，随则病生，非由皮气而能生也。◎新校正云：按：《甲乙经》“不与”作“不愈”，全元起本作“不与”。元起云：“言[4]不与经脉和调，则气伤于外，邪流入于内，必生大病也。”

【校注】

[1]《太素》、《甲乙经》无“皆”字。

[2]“与”，读若“举”，拔去之也。

[3]《〈素问校讹〉校补》：“古钞本、元椠本‘留’作‘流’。”金本同。

[4] 顾本“言”作“气”。

经络论篇第五十七[一]

按：本篇包括以下内容：络脉无病之色有常，有病之色无常，皆异于经脉有常之色，可以据络脉五色变化以诊疾病。

全篇见于《太素》卷九《经脉皮部》，又见于《甲乙经》卷二第一下。

黄帝问曰：夫络脉之见也，其五色各异，青黄赤白黑不同，其故何也？岐伯对曰：经有常色而络无常，变也[二]。

帝曰：经之常色何如？岐伯曰：心赤，肺白，肝青，脾黄，肾黑，皆亦应其经脉之色也。

帝曰：络[1]之阴阳，亦应其经乎？岐伯曰：阴络之色应其经，阳络之色变无常，随四时而行也[三]。寒多则凝（泣）[冱]，凝（泣）[冱][2]则青黑。热多则淖泽，淖泽则黄赤。此皆[3]常色，谓之无病。五色具[4]见者，谓之寒热[四]。

帝曰：善。

【原注】

[一]新校正云：按：全元起本在《皮部论》末，王氏分篇[5]。

[二]经行气，故色见常应于时。络主血，故受邪则变而不一矣。

[三]顺四时气化之行止。

[四]淖，湿也。泽，润液也。谓微湿润也。

【校注】

[1]《太素》“络”上有“其”字。

[2]正统本《甲乙经》“泣”作“江”，盖因“冱”之俗书“沍”字而误。

[3]《太素》、《甲乙经》“皆”作“其”。

[4]《太素》无“五”字，“具”作“俱”。

[5]顾本“分”下无“篇”字。

气穴论篇第五十[1]八[一]

按：本篇包括以下内容：人与天地四时阴阳之道相通，人身有气穴、孙络、溪谷三百六十五，以应一岁。藏俞、府俞、热俞、水俞等气穴之数，自头由上而下气穴之数、分布部位及部分气穴名称。部分气穴主治病证。针刺治病即取此气穴补泻之。孙络“以溢奇邪，以通荣卫”，其有邪客为病，则泻之。“肉之大仓为谷”，“肉之小会为溪”，“肉分之间，溪谷之会，以行荣卫，以会大气”；其有邪客为病，则调之。孙络别经，与大络相通，其有血盛当泻者，可从五脏十脉之内泻除之。

全篇见于《太素》卷十一《气穴》，又见于《甲乙经》卷三第一。

黄帝问曰：余闻气穴三百六（一）[十][2]五以应一岁，未知其所[3]，愿卒闻之。岐伯稽首再拜，对曰：窘乎哉问也！其非圣帝，孰能穷其道焉。因[4]请溢意尽言其处[二]。

帝捧手逡巡而却，曰：夫子之开余道也，目未见其处，耳未闻其数，而目以明，耳以聪矣[三]。岐伯曰：此所谓圣人易语，良马易御也。

帝曰：余[5]非圣人之易语也。世言[6]真数开人意，今余所访[7]问者真数[8]，发蒙解惑，未足以论也[四]。然余愿闻[9]夫子溢志尽言其处，令[10]解其意，请藏之金匮，不敢复出[五]。

【原注】

[一]新校正云：按：全元起本在第二卷。

[二]孰，谁也。

[三]目以明耳以聪，言心志通明，迥如意也。

[四]问[11]气穴真数，庶将解彼蒙昧之疑惑，未足以论述深微之意也。

[五]言其处，谓穴俞处所。

【校注】

[1] 原本“十”作“一”，此据顾本录正。

[2] 顾本“一”作“十”，据改。

[3]《太素》“所”下有“谓”字。

[4]《太素》“因”作“固”。

[5]《太素》无“余”字。

[6]《太素》“言”下有“其”字。

[7]《太素》“访”作“方”。“方”、“访”声同通用。

[8]《太素》“真数”作“真此数也”。

[9]《太素》无“闻”字。

[10]《太素》“令”下有“皆”字。

[11]“问”，金本、古林书堂本同。顾本误作“开”。

岐伯再拜而起，曰：臣请言之。

背与心相控而痛，所治天突与十椎及上纪[一][1]。上纪者，胃脘也[二]。下纪者，关元也[三]。背胸[2]邪系阴阳左右如此。其病前后痛濇，胸胁痛而[3]不得息，不得卧，上气，短气，偏痛[四]，脉满起，斜[4]出尻脉，络胸胁[5]，支心贯鬲，上肩加天突，斜下肩交十椎下[五][6]。

藏俞，五十穴[六]。府俞，七十二穴[七]。热俞，五十九穴。水俞，五十七穴[八]。头上五行，行五，五五二十五穴[九]。中𦙶[7]两傍[8]各五，凡十穴[十]。大椎[9]上两傍各一，凡二穴[十一]。目：瞳子、浮白二穴[十二][10]。两髀厌分[11]中，二穴[十三]。犊鼻，二穴[十四]。耳中，多所闻，二穴[十五]。眉本，二穴[十六]。完骨，二穴[十七]。项[12]中央，一穴[十八]。枕骨，二穴[十九]。上关，二穴[二十]。大迎，二穴[二十一]。下关，二穴[二十二]。天柱，二穴[二十三]。巨虚上、下廉[13]，四穴[二十四]。曲牙，二穴[二十五]。天突，一穴[二十六]。天府，二穴[二十七]。天牖，二穴[二十八]。扶突，二穴[二十九]。天窗，二穴[三十]。肩解，二穴[三十一]。关元，一穴[三十二]。委阳，二穴[三十三]。肩贞，二穴[三十四][14]。瘖门，一穴[三十五][15]。齐，一穴[三十六]。胸俞，十二穴[三十七][16]。背俞，二穴[三十八]。膺俞，十二穴[三十九]。分肉，二穴[四十]。踝上横[四十一][17]，二穴[18]。阴阳跷，四穴[四十二]。水俞在诸分[四十三]。热俞在气穴[四十四]。寒热俞在两骸厌中，二穴[四十五]。大禁二十五，在天府下五寸[四十六][19]。凡三百六十五穴，针之所由行也[四十七]。

【原注】

[一]天突，在颈结喉下同身寸之四寸中央宛宛中，阴维任脉之会，低针取之，刺可入同身寸之一寸，留七呼，若灸者，可灸三壮。按：今《甲乙经》、《经脉流注孔穴图经》当脊十椎下并无穴目[20]，恐是七椎也，此则督脉气所主之。上纪之处次如下说。◎新校正云：按：《甲乙经》"天突在结喉下五寸"。

[二]谓中脘也。中脘者，胃募也，在上脘下同身寸之一寸，居心蔽骨与齐之中，手太阳、少阳、足阳明三脉所生，任脉气所发也，刺可入同身寸之一寸二分，若灸者，可灸七壮。◎新校正云：按：《甲乙经》云："任脉之会也。"蔽，必寐反。

[三]关元者，小肠[21]（幕）[募][22]也，在齐下同身寸之三寸，足三阴任脉之[23]会，刺可入同身寸之二寸，留七呼，若灸者，可灸七壮。

[四]新校正云：按：别本"偏"一作"满"。

[五]寻此支络脉流注病形证，悉是督脉支络：自尾骶出，各上行，斜络胁，支心贯鬲，上加天突，斜之肩而下交于十[24]椎。◎新校正云：详自"背与心相控而痛"至此，疑是《骨空论》文简脱误于此。

[六]藏，谓五藏肝心脾肺肾，非兼四形藏也。俞，谓井荥俞经合，非背俞也。然井荥俞经合者：肝之井者[25]，大敦也；荥，行间也；俞，太冲也；经，中封也；合，曲泉也。大敦，在足太指端去爪甲角如韭叶及三毛之中，足厥阴脉之所出也，刺可入同身寸之三分，留十呼，若灸者，可灸三壮。行间，在足大指之间脉动应手陷者中，足厥阴脉之所流也，（新校正云：按：《甲乙经》"（留）[流]"作"（流）[留]"[26]。馀所"流"并作"留"。）刺可入同身寸之三[27]分，留十呼，若灸者，可灸三壮。太冲，在足大指本节后同身寸之二寸陷者中，（新校正云：按：《刺腰痛》注云"本节后内间同身寸之二寸陷者中动脉应手"。）足厥阴脉之所注也，刺可入同身寸之三分，留十呼，若灸者，可灸三壮。中封，在足内踝前同身寸之一寸半（新校正云：按：《甲乙经》云"一寸"。）陷者中，仰足而取之，伸足乃得之，足厥阴脉之所行也，刺可入同身寸之四分，留七呼，若灸者，可灸三壮。曲泉，在膝内辅骨下大筋上小筋下陷者中，屈膝而得之，足厥阴脉之所入也，刺可入同身寸之六分，留十呼，若灸者，可灸三壮。心包之井者，中冲也；荥，劳宫也；俞，大陵也；经，间使也；合，曲泽

也。中冲，在手中指之端去爪甲角如韭叶陷者中，手心主脉之所出也，刺可入同身寸之一分，留三呼，若灸者，可灸一壮。劳宫，在掌中央动脉，手心主脉之所流也，刺可入同身寸之三分，留六呼，若灸者，可灸三壮。大陵，在掌后骨两筋间陷者中，手心主脉之所注也，刺可入同身寸之六分，留七呼，若灸者，可灸三壮。间使，在掌后同身寸之三寸两筋间陷者中，手心主脉之所行也，刺可入同身寸之六分，留七呼，若灸者，可灸七壮。（新校正云：按：《甲乙经》云“灸三壮”。）曲泽，在肘内廉下陷者中，屈肘而得之，手心主脉之所入也，刺可入同身寸之三分，留七呼，若灸者，可灸三壮。脾之井者，隐白也；荥，大都也；俞，太白也；经，商丘也；合，阴陵泉也。隐白，在足大指之端内侧去爪甲角如韭叶，足太阴脉之所出也，刺可入同身寸之一分，留三呼，若灸者，可灸三壮。大都，在足大指本节后陷者中，足太阴脉之所流也，刺可入同身寸之三分，留七呼，若灸者，可灸三壮。太白，在足内侧核骨下陷者中，足太阴脉之所注也，刺可入同身寸之三分，留七呼，若灸者，可灸三壮。商丘，在足内踝下微前陷者中，足太阴脉之所行也，刺可入同身寸之四分，留七呼，若灸者，可灸三壮。阴陵泉，在膝下内侧辅骨下陷者中，伸足乃得之，足太阴脉之所入也，刺可入同身寸之五分，留七呼，若灸者，可灸三壮。肺之井者，少商也；荥，鱼际也；俞，太渊也；经，经渠也；合，尺泽也。少商，在手大指之端内侧去爪甲角如韭叶，手太阴脉之[28]所出也，刺可入同身寸之一分，留一呼，若灸者，可灸三壮。（新校正云：按：《甲乙经》作“一壮”。）鱼际，在手大指本节后内侧散脉，手太阴脉之所流也，刺可入同身寸之二分，留三呼，若灸者，可灸三壮。太渊，在掌后陷者中，手太阴脉之所注也，刺可入同身寸之二分，留二呼，若灸者，可灸三壮。经渠，在寸口陷者中，手太阴脉之所行也，刺可入同身寸之三分，留三呼，不可灸，伤人神明。尺泽，在肘中约上动脉，手大阴脉之所入也，刺可入同身寸之三分，留三呼，若灸者，可灸三壮。肾之井者，涌泉也；荥，然谷也；俞，大溪也；经，复溜也；（新校正云：按：《甲乙经》“溜”作“留”。馀“复溜”字并同。）合，阴谷也。涌泉，在足心陷者中，屈足卷指宛宛中，足少阴脉之所出也，刺可入同身寸之三分，留三呼，若灸者，可灸三壮。然谷，在足内踝前起大骨下陷者中，足少阴脉之所流也，刺可入同身寸之三分，留三呼，若灸者，可灸三壮，刺此多见血，令人立饥欲食。太溪，在足内踝后跟骨上动脉陷者中，足少阴脉之所注也，刺可入同身寸之三分，留七呼，若灸者，可灸三壮。复溜，在足内踝上同身寸之二寸陷者中，（新校正云：按：《刺腰痛篇》注云“在内踝后上二寸动脉”。）足少阴脉之所行也，刺可入同身寸之三分，留三呼，若灸者，可灸五壮。阴谷，在膝下内辅骨之后、大筋之下、小节之上、按之应手，屈膝而得之，足少阴脉之所入也，刺可入同身寸之四分，若灸者，可灸三壮。如是五藏之俞，藏各五穴，则二十五俞，以左右脉具而言之，则五十穴。

［七］府，谓六府，非兼九形府也。俞，亦谓井荥俞原经合，非背俞也。肝之府，胆。胆之井者，窍阴也；(荣)［荥］，侠溪也；俞，临泣也；原，丘虚也；经，阳辅也；合，阳陵泉也。窍阴，在足小指次指之端去爪甲角如韭叶，足少阳脉之所出也，刺可入同身寸之一分，留一呼，（新校正云：按：《甲乙经》作“三呼”。）若灸者，可灸三壮。侠溪，在足小指次指歧骨间本节前陷者中，足少阳脉之所流，刺可入同身寸之三分，留三呼，若灸者，可灸三壮。临泣，在足小指次指本节后间陷者中，去侠溪同身寸之一寸半，足少阳脉之所注也，刺可入同身寸之三分，（新校正云：按：《甲乙经》作“二分”。）留五呼，若灸者，可灸三壮。丘虚，在足外踝下如前陷者中，去临泣同身寸之三寸，足少阳脉之所过也，刺可入同身寸之五分，留七呼，若灸者，可灸三壮。阳辅，在足外踝上（新校正云：按：《甲乙经》云“外踝上四寸”。）辅骨前绝骨之端如前同身寸之三分所，去丘虚同身寸之七寸，足少阳脉之所行也，刺可入同身寸之五分，留七时，若灸者，可灸三壮。阳陵泉，在膝下同身寸之一寸骺外廉陷者中，足少阳脉之所入也，刺可入同身寸之六分，留十呼，若灸者，可灸三壮。脾之府，胃。胃之井者，厉兑也；荥[29]，内庭也；俞，陷谷也；原，冲阳也；经，解溪也；合，三里也。厉兑，在足大指次指之端去爪甲角如韭叶，足阳明脉之所出也，刺可入同身寸之一分，留一呼，若灸者，可灸一壮。内庭，在足大指次指外间陷者中，足阳明脉之所流也，刺可入同身寸之三分，留十呼，（新校正云：按：《甲乙经》云作[30]“二十呼”。）若灸者，可灸三壮[31]。陷谷，在足大指次指外间本节后陷者中，去内庭同身寸之二寸，足阳明脉之所注也，刺可入同身寸之五分，留七呼，若灸者，可灸三壮。冲阳，在足跗上同身寸之五寸骨间动脉，上去陷谷同身寸之三寸，足阳明脉之所过也，刺可入同身寸之三分，留十呼，若灸者，可灸三壮。解溪，在冲阳后同身寸之二寸半（新校正云：按：《甲乙经》作“一寸半”，《刺疟》注作“三寸半”，《素问》二注不同，当从《甲乙经》之说。）腕上陷者中，足阳明脉之所行也，刺可入同身寸之五分，留五呼，若灸者，可灸三壮。三里，在膝下同身寸之三寸骺骨外廉两筋肉分间，

足阳明脉之所入也，刺可入同身寸之一寸，留七呼，若灸者，可灸三壮。肺之府，大肠。大肠之井者，商阳也；荥，二间也；俞，三间也；原，合谷也；经，阳溪也；合，曲池也。商阳，在手大指次指内侧去爪甲角如韭叶，手阳明脉之所出也，刺可入同身寸之一分，留一呼，若灸者，可灸三壮。二间，在手大指次指本节前内侧陷者中，手阳明脉之所流也，刺可入同身寸之三分，留六呼，若灸者，可灸三壮。三间，在手大指次指本节[32]内侧陷者中，手阳明脉之所注也，刺可入同身寸之三分，留三呼，若灸者，可灸三壮。合谷，在手大指次指歧骨之间，手阳明脉之所过也，刺可入同身寸之三分，留六呼，若灸者，可灸三壮。阳溪，在腕中上侧两节间陷者中，手阳明脉之所行也，刺可入同身寸之三分，留七呼，若灸者，可灸三壮。曲池，在肘外辅屈肘两骨之中，手阳明脉之所入也，以手拱胸取之，刺可入同身寸之五分，留七呼，若灸者，可灸三壮。心之府，小肠。小肠之井者，少泽也；荥，前谷也；俞，后溪也；原，腕骨也；经，阳谷也；合，少海也。少泽，在手小指之端去爪甲下同身寸之一分陷者中，手太阳脉之所出也，刺可入同身寸之一分，留二呼，若灸者，可灸一壮。前谷，在手小指外侧本节前陷者中，手太阳脉之所流也，刺可入同身寸之一分，留三呼，若灸者，可灸三壮。后溪，在手小指外侧本节后陷者中，手太阳脉之所注也，刺可入同身寸之一分，留二呼，若灸者，可灸一壮。腕骨，在手外侧腕前起骨下陷者中，手太阳脉之所过也，刺可入同身寸之二分，留三呼，若灸者，可灸三壮。阳谷，在手外侧腕中锐骨之下陷者中，手太阳脉之所行也，刺可入同身寸之二分，留三呼，（新校正云：按：《甲乙经》作“二呼”。）若灸者，可灸三壮。少海，在肘内大骨外去肘端同身寸之五分陷者中，屈肘乃得之，手太阳脉之所入也，刺可入同身寸之二分，留七呼，若灸者，可灸五壮。心包之府，三焦。三焦之井者，关冲也；荥，液门也；俞，中渚也；原，阳池也；经，支沟也；合，天井也。关冲，在手小指次指之端去爪甲角如韭叶，手少阳脉之所出也，刺可入同身寸之一分，留三呼，若灸者，可灸三壮。液门，在手小指次指间陷者中，手少阳脉之所流也，刺可入同身寸之二分，若灸者，可灸三壮。中渚，在手小指次指本节后间陷者中，手少阳脉之所注也，刺可入同身寸之二分，留三呼，若灸者，可灸三壮。阳池，在手表腕上陷者中，手少阳脉之所过也，刺可入同身寸之二分，留六呼，若灸者，可灸三壮。支沟，在腕后同身寸之三寸两骨之间陷者中，手少阳脉之所行也，刺可入同身寸之二分，留七呼，若灸者，可灸三壮。天井，在肘外大骨之后同身寸之一寸两筋间陷者中，屈肘得之，手少阳脉之所入也，刺可入同身寸之一寸，留七呼，若灸者，可灸三壮。肾之府，膀胱。膀胱之井者，至阴也；荥，通谷也；俞，束骨也；原，京骨也；经，昆仑也；合，委中也。至阴，在足小指外侧去爪甲角如韭叶，足大阳脉之所出也，刺可入同身寸之一分，留五呼，若灸者，可灸三壮。通谷，在足小指外侧本节前陷者中，太阳脉之所流也，刺可入同身寸之二分，留五呼，若灸者，可灸三壮。束骨，在足小指外侧本节后赤白肉际陷者中，足太阳脉之所注也，刺可入同身寸之三[33]分，留三呼，若灸者，可灸三壮。京骨，在足外侧大骨下赤白肉际陷者中，按而得之，足太阳脉之所过也，刺可入同身寸之三分，留七呼，若灸者，可灸三壮。昆仑，在足外踝后腿[34]骨上陷者中细脉动应手，足太阳脉之所行也，刺可入同身寸之五分，留十呼，若灸者，可灸三壮。委中，在腘中央约文中动脉，（新校正云：详“委中”穴与《甲乙经》及《刺疟篇》注、《痹论》注同。又，《骨空论》云：“在膝解之后曲脚之中，背面取之。”又，《热穴论》注、《刺热篇》注云：“在足膝后屈处”。）足太阳脉之所入也[35]，刺可入同身寸之五分，留七呼，若灸者，可灸三壮。如是六府之俞，府各六穴，则三十六俞。以左右脉俱[36]而言之，则七十二穴。

［八］并具《水热穴论》中。◎新校正云：按：“热俞”又见《刺热篇》注。

［九］此亦热俞之五十九穴也。

［十］谓五藏之背俞也。肺俞，在第三椎下两傍；心俞，在第五椎下两傍；肝俞，在第九椎下两傍；脾俞，在第十一椎下两傍；肾俞，在第十四椎下两傍。此五藏俞者，各侠脊相去同身寸之一寸半，并足太阳脉之会，刺可入同身寸之三分，肝俞留六呼，馀并留七呼，若灸者，可灸三壮。侠脊数之，则十穴也。

［十一］今《甲乙经》、《经脉流注孔穴图经》并不载，未详何俞也。◎新校正云：按：大椎上傍无穴，大椎下傍穴名大杼，后有，故王氏云未详。

［十二］瞳子髎，在目外去眦同身寸之五分，手太阳手足少阳三脉之会，刺可入同身寸之三分，若灸者，可灸三壮。浮白，在耳后入发际同身寸之一寸，足太阳少阳二脉之会，刺可入同身寸之三分，若灸者，可灸三壮。左右言之，各二，为四也。

［十三］谓环铫穴也，在髀枢后，足少阳太阳二脉之会，刺可入同身寸之一寸，留二[37]呼，若灸者，可灸三壮。◎新校正云：按：王氏云“在髀枢后”，按《甲乙经》云“在髀枢中”，“后”当作“中”。灸“三壮”，《甲乙经》作“五壮”。

［十四］在膝髌下胻上侠[38]解大筋中，足阳明脉气所发，刺可入同身寸之六分，若灸者，可灸三壮。

［十五］听宫穴也，在耳中珠子大如赤小豆，手足少阳手太阳三脉之会，刺可入同身寸之一分，若灸者，可灸三壮。◎新校正云：按：《甲乙经》云“刺可入三分”。

［十六］攒竹穴也，在眉头陷者中，足太阳脉气所发，刺可入同身寸之三分，留六呼，若灸者，可灸三壮。

［十七］在耳后入发际同身寸之四分，足太阳少阳之会，刺可入同身寸之三分，留七呼，若灸者，可灸三壮。◎新校正云：按：《甲乙经》云“刺可入三[39]分，灸七壮”。

［十八］风府穴也，在项[40]上入发际同身寸之一寸大筋内宛宛中，督脉阳维二经之会。疾言，其肉立起；言休，其肉立下。刺可入同身寸之四分，留三呼，灸之不幸，使人瘖。

［十九］窍阴穴也，在完骨上、枕骨下，摇动应手，足太阳少阴之会，刺可入同身寸之三分，若灸者，可灸三壮。◎新校正云：按：《甲乙经》云“刺可入四分，灸可五壮”。

［二十］《针经》所谓刺之则欬不能欠者也，在耳前上廉起骨，开[41]口有空，手少阳足阳明之会，刺可入同身寸之三分，留七呼，若灸者，可灸三壮。刺深，令人耳无所闻。

［二十一］在曲颔前同身寸之一寸三分骨陷者中动脉，足阳明脉气所发，刺可入同身寸之三分，留七呼，若灸者，可灸三壮。

［二十二］《针经》所谓刺之则欠不能欬者也，在上关下耳前动脉下廉，合口有空，张口而闭，足阳明少阳二脉之会，刺可入同身寸之三分，留七呼，若灸者，可灸三壮。耳中有干擿之[42]，不得灸也。◎新校正云：按：《甲乙经》“擿之”作“擿抵”。擿音摘。欬，丘庶切[43]。

［二十三］在侠项后发际大筋外廉陷者中，足太阳脉气所发，刺可入同身寸之二分，留六呼，若灸者，可灸三壮。

［二十四］上廉，足阳明与（太阳）［大肠］[44]合也，在膝犊鼻下骱外廉同身寸之六寸，足阳明脉气所发，刺可入同身寸之八分，若灸者，可灸三壮。下廉，足阳明与（少阳）［小肠］[45]合也，在上廉下同身寸之三寸，足阳明脉气所发，刺可入同身寸之三分，若灸者，可灸三壮。◎新校正云：按：《甲乙经》

并[46]《刺热篇》注、《水热穴》注“上廉”在“三里下三寸”，此云“犊鼻下六寸”者，盖“三里”在犊鼻下三寸，“上廉”又在“三里”下三寸，故云六寸也。

[二十五]颊车穴也，在耳下曲颊端陷者中，开口有空，足阳明脉气所发，刺可入同身寸之三分，若灸者，可灸三壮[47]。

[二十六]已前释也。

[二十七]在掖[48]下同身寸之三寸臂臑内廉动脉，手太阴脉气所发，禁不可灸，刺可入同身寸之四分，留三呼。臑，奴到反。

[二十八]在颈筋间缺盆上天容后天柱前完骨下发际上，手少阳脉气所发，刺可入同身寸之一寸，留七呼，若灸者，可灸三壮。

[二十九]在颈当曲（颓）[颊][49]下同身寸之一寸人迎后，手阳明脉气所发，仰而取之，刺可入同身寸之四分，若灸者，可灸三壮。

[三十]在曲（颓）[颊][50]下扶突后动脉应手陷者中，手太阳脉气所发，刺可入同身寸之六分，若灸者，可灸三壮。

[三十一]谓肩井也，在肩上陷解中缺盆上大骨前，手足少阳阳维之仓，刺可入同身寸之五分，若灸者，可灸三壮。◎新校正云：按：《甲乙经》“灸五壮”。

[三十二]新校正云：详此已前释，旧当篇再注，今去之。

[三十三]三焦下辅俞也，在腘中外廉两筋间，此足太阳之别络，刺可入同身寸之七分，留五呼，若灸者，可灸三壮。屈伸[51]而取之。

[三十四]在肩曲甲下两骨解间肩髃后陷者中，手太阳脉气所发，刺可入同身寸之八分，若灸者，可灸三壮。

[三十五]在项发际宛宛中，入系舌本，督脉阳维二经之会，仰头取之，刺可入同身寸之四分，不可灸，灸之令人瘖。◎新校正云：按：《气府》注云“去风府一寸”。

[三十六]齐中也。禁不可刺，刺之使人齐中恶疡；溃，矢出者，死，不可治。若灸者，可灸三壮。

[三十七]谓俞府、或中、神藏、灵墟、神封、步廊，左右则十二穴也。俞府，在巨骨下侠任脉两傍横去任脉各同身寸之二寸陷者中，下五穴递相去同身寸之一寸六分陷者中，并足少阴脉气所发，仰而取之，刺可入同身寸之四分，若灸者，可灸五壮。

[三十八]大杼穴也，在脊第一椎下两傍相去各同身寸之一寸半陷者中，督脉别络手足太阳三脉气之会，刺可入同身寸之三分，留七呼，若灸者，可灸七壮。

[三十九]谓云门、中府、周荣、胸卿[52]、天溪、食窦，左右则十二穴也。（新校正云：按：《甲乙经》作"周荣[53]、胸卿"。）云门，在巨骨下侠任脉傍横去任脉各同身寸之六寸（新校正云：按：《水热穴》注作"胸中行两傍"，与此文虽异，处所无别。）陷者中，动脉应手。云门、中府相去同身寸之一寸，馀五穴递相去同身寸之一寸六分陷者中，并手太阴脉气所发。云门、食窦举臂取之，馀并仰而取之。云门刺可入同身寸之七分，太深令人逆息。中府刺可入同身寸之三分，留五呼。馀刺可入同身寸之四分。若灸者，可灸五壮。（新校正云：详王氏以此十二穴并手太阴。按：《甲乙经》云门乃手太阴，中府乃手足太阴之会，周荣已下乃足太阴，非十二穴并手太阴也。）

[四十]在足外踝上绝骨之端同身寸之三分筋肉分间，阳维脉气所发，刺可入同身寸之三分，留七呼，若灸者，可灸三壮。◎新校正云：按：《甲乙经》无分肉穴，详处所，疑是阳辅，在足外踝上辅骨前绝骨端如前三分所。又按：《刺腰痛》注作"绝骨之端如后二分，刺入五分，留十呼"，与此注小异。

[四十一]内踝上者，交信穴也。交信去内踝上同身寸之二寸少阴前太阴后筋骨间，足阴跷之郄，刺可入同身寸之四分，留五呼，若灸者，可灸三壮。外踝上，附阳穴也。附阳去外踝上同身寸之三寸太阳前少阳[54]后筋骨间，阳跷之郄，刺可入同身寸之六分，留七呼，若灸者，可灸三壮。◎新校正云：按：《甲乙经》"附阳"作"付阳"。

[四十二]阴跷穴，在足内踝下，是谓照海，阴跷所生，刺可入同身寸之四分，留六呼，若灸者，可灸三壮。阳跷穴，是谓申脉，阳跷所生，在外踝下陷者中（新校正云：按：《刺腰痛篇》注作"在外踝下五分"，《缪刺论》注云"外踝下半寸"。）容爪甲，刺可入同身寸之三[55]分，留七呼，若灸者，可灸三壮。（新校正云：按：《甲乙经》留"七呼"作"六呼"，《刺腰痛篇》注作"十呼"。）

[四十三]分，谓肉之分理间，治水取之。

[四十四]写热则取之。

[四十五]骸厌，谓膝外侠膝之骨厌中也。

[四十六]谓五里穴也。所以谓之大禁者，谓其禁不可刺也。《针经》曰：

“迎之五里，中道而（上）[止][56]，五至而已，五（注）[往][57]据改。而藏之气尽矣，故五五二十五而竭其俞矣。”盖谓此也。又曰：“五里者，尺泽之后五里。”与此文同。

[四十七]新校正云：详自“藏俞五十”至此，并重复共得三百六十[58]穴，通前天突、十椎、上纪、下纪，共三百六十五[59]穴，除重复，实有三百一十三穴[60]。

【校注】

[1]《太素》“上纪”下有“下纪”二字。

[2]《太素》无“背胸”二字。

[3]《太素》“痛而”二字互乙。

[4]《太素》“斜”作“耶”，为“邪”之俗。下“斜下肩”同，不复出校。

[5]《太素》无“胁”字。

[6]《太素》“下”下有“藏”字。

[7]“朋”，“吕”之加旁俗字，同“膂”。《说文·吕部》：“吕，脊骨也。”《改并四声篇海·肉部》引《俗字背篇》：“朋，脊也。”

[8]《太素》“傍”下有重文符。

[9]《太素》“椎”作“杼”。

[10]顾观光校：“依前后文例，当云四穴。”

[11]《太素》无“分”字。

[12]“项”，金本、古林书堂本、道藏本、熊本、吴悌本、赵本、詹本、朝鲜活字本、朝鲜小字本、《太素》并同。顾本误作“顶”。

[13]《太素》无“廉”字。

[14]《太素》“肩贞二穴”下有“肩髃二穴”四字。

[15]《太素》无“瘖门一穴”四字。

[16]《太素》“胸俞十二穴”作“肓输二穴”。

[17]《太素》“横”下有“骨”字。

[18]顾观光校：“依前后文例，当云四穴。”

[19]《太素》“水俞在诸分，热俞在气穴，寒热俞在两骸厌中二穴，大禁二十五，在天府下五寸”五句在“凡三百六十五穴，针之所由行也”句下。

[20]顾观光校：“十椎当即《气府论》注之中枢穴。”

[21]“小肠”，古林书堂本同，与《甲乙经》卷三《腹自鸠尾循任脉下行至会阴凡十五穴第十九》云“关元”为“小肠募”合。顾本误作“少阳”。

[22] 顾本“幕”作“募”，义长，据改。

[23] 顾本“之”下衍“之”字。

[24]“十”，古林书堂本、周本同。顾本误作“七”。

[25] 顾本“者”作“也”。

[26] 金本“留”、“流”互乙，据改。

[27] 顾本“三”作“六”。

[28] 顾本“脉”下无“之”字。

[29]“荥”，古林书堂本同。误作“荣”。

[30] 顾观光校：“‘云作’二字当衍其一。”

[31] 顾本此句上与《新校正》接书无空格。《〈素问校讹〉校补》：“‘若灸者，可灸三壮’，据元椠本，此句以下是王注。”

[32] 顾本“节”下有“后”字。

[33]《〈素问校讹〉校补》：“古钞本‘三’作‘二’。”

[34]“腿”盖“跟”之换旁俗书而涉大腿字类化者。按：表示人体肢体名称的字，作为意符，从“肉”、从“骨”是可以互用的。“腨”或作“踹”、“髎”或作“膠”、“腯”或作“䯵”、“踵”或作“腫”、“髀”或作“脾”，皆其比也。《素问校讹》：“古钞本、元椠本‘腿’作‘跟’。”金本同。

[35] 顾本“入”下无“也”字。

[36] 顾本“俱”作“具”。

[37] 顾本“二”下有“十”字。

[38]《〈素问校讹〉校补》：“古钞本‘侠’作‘膝’。”

[39] 顾本“三”作“二”。《〈素问校讹〉校补》：“古钞本‘二’作‘一’。”

[40]“项”，金本、古林书堂本同。顾本误作“顶”。

[41]“开”，顾本误作“关”。《素问校讹》：“古钞本、元椠本‘关’作‘开’，宜从改。”

[42]“擿之”，“玎聍”的转语。罗常培《唐五代西北方音》：梗摄之字在唐五代西北方音里多脱去后鼻音。

[43] 顾本无此条音切。

[44] 顾本“太阳”作“大肠”，义长，据改。

[45] 顾本“少阳”作“小肠”，义长，据改。

[46]“并”，金本、古林书堂本同，顾本误作“井”。

[47] 古林书堂本同。顾本“壮”下有“也”字。

[48] 顾本“掖”作“腋”。下“掖”或同，不复出校。

[49]《素问校讹》谓古钞本“颏”作“頞”。据改。金本作“烦”，亦为“頞”字之误。

[50]《素问校讹》谓古钞本“颏”作“頞”。金本“颏”亦作“頞”。据改。

[51]“伸”，金本、古林书堂本同，顾本作“身”。

[52]“卿”之古文象两人相向而食。《甲乙经》“卿”字左从“乡”作“卿”，乃“卿”之俗（改变字形的一部分作为声符）。

[53] 金本“荥”作“荣”。

[54]“少阳”，金本、古林书堂本同，顾本误作“少阴”。

[55]“三”，金本、古林书堂本同，顾本作“二”。

[56]《素问校讹》：“活字刊本‘上’作‘止’。”金本同。据改。

[57]《素问校讹》：“古钞本、元椠本‘注’作‘往’。”金本同。

[58] 顾观光校：“张景岳以大椎上两傍为大椎穴，连上两傍之二穴共为三穴，则自藏俞五十至此，正得三百六十五穴，与经文合。林说盖脱‘五’字。”

[59] 顾观光校：“‘五’当作‘九’。”

[60] 顾观光校：“今按热俞之三里、委中四穴在府俞中，水俞之气街、志室四穴在热俞中，复溜、阴谷四穴在藏俞中，头上五行之二十五穴，巨虚上下廉四穴并在热俞中，天突、关元二穴在错简文中，背俞之大杼二穴、膺俞之云门、中府四穴并在热俞中，分肉二穴在府俞中，踝上横之交信二穴、阴阳跷之照海二穴并在水俞中，通计重得五十五穴。又热俞五十九穴，原缺髓空一穴，实存三百一十三穴，与林说合。经文明云三百六十五穴，必无一穴而当两数之理，或传写有脱误，未敢定也。”

帝曰：余已[1]知气穴之处，遊[2]针之居，愿闻孙络溪谷亦有所应乎[一]？岐伯曰：孙络[3]三百六十五穴会[4]亦以应一岁，以溢奇邪，以通荣卫。荣卫稽留，卫散荣溢，气竭血著[5]，外为发热，内为少气。疾写无怠，以通荣卫。见而写之，无问所会[二]。

【原注】

[一]孙络，小络也，谓络之支别者。

[二]荣积卫留，内外相薄者，见其血络，当即写之，亦无问其脉之俞会。

【校注】

[1]《太素》“已”作“以”。

[2]《太素》“遊”作“游”。

[3]《甲乙经》“孙络”下有“溪谷”二字。

[4]顾观光校：“张景岳云：穴深在内，络浅在外，内外为会，故曰穴会，非谓气穴之外别有三百六十五络穴也。”

[5]《太素》“以通荣卫，荣卫稽留，卫散荣溢，气竭血著”十六字作“以通营卫稽留，营溢气浊血著”十二字。

帝曰[1]：愿闻溪谷之会也。岐伯曰：肉之大会为谷。肉之小会为溪。肉分之间，溪谷之会，以行荣卫，以会[2]大气[一]。邪溢[3]气壅，脉热肉败，荣卫不行，必将为脓，内销[4]骨髓，外破大（腘）[䐃][二][5]，留于节凑[6]，必将为败[三]。积寒留舍，荣卫不居，卷肉[7]缩筋[四]，（肋）[8]肘[9]不得伸，内为骨痹，外为不仁，命曰不足，大寒留[10]于溪谷也[五]。溪谷三百六十五穴会[11]亦应一[12]岁。其小痹淫溢，循脉往来，微针所及，与法相同[六]。

帝乃辟左右而起，再拜[13]，曰：今日发蒙解惑，藏之金匮，不敢复出。乃藏之金兰之室，署曰《气穴所在》。

【原注】

[一]新校正云：按：《甲乙经》作“以舍大气”。

[二]热过，故致是。

[三]若留于骨节之间，津液所凑[14]之处，则骨节之间髓液皆溃为脓，故必败烂筋骨而不得屈伸矣。

[四]新校正云：按：全元起本作“寒肉缩筋”。

[五]邪气盛甚，真气不荣，髓溢内消，故为是也。不足，谓阳气不足也。寒邪外薄，久积淹留，阳不外胜，内消筋髓，故曰不足。大寒留于溪谷之中也。

[六]若小寒之气流行淫溢，随脉往来为痹病，用针调者，与常法相同尔。

【校注】

[1] 顾本"帝曰"下有"善"字。

[2] 詹本"会"作"舍"，与《甲乙经》同。

[3] 道藏本"溢"作"益"。"益"、"溢"古今字。

[4]《太素》"销"作"消"。

[5]《太素》"胭"作"胭"（胭），义长，据改。

[6]《太素》"凑"作"腠"。

[7]《太素》"卷"作"寒"。金本、古林书堂本、道藏本、赵本、朝鲜活字本、朝鲜小字本"肉"作"内"。

[8] 于鬯："'肋'字误衍。上下文各四字句，不应此独多一字。"按：《太素》无"肋"字，据删。

[9]《太素》"肘"作"时"。

[10] 潘本"留"作"流"。

[11]《太素》无"穴"字。顾观光校："张景岳云：有骨节而后有溪谷，有溪谷而后有穴俞，人身骨节三百六十五，而溪谷穴俞应之，故曰穴会。"

[12] 熊本、吴悌本、潘本、朝鲜活字本、朝鲜小字本无"一"字。

[13]《太素》"而起再拜"乙作"再拜而起"。

[14] 顾本"凑"作"溱"。按："溱"盖"臻"字受上"津液"类化偏旁者。

岐伯曰：孙络之脉，别经者。其血盛而[1]当写者，亦三百六十五脉。并注于络。传注十二[2]络脉，非独十四络脉也[一]。内解写于中者十脉[二]。

【原注】

[一]十四络者，谓十二经络兼任脉督脉之络也。脾之大络起自于脾，故不并言之也。

[二]解，谓骨解之中经络也。虽则别行，然所受邪亦还[3]注写于五藏之脉，左右各五，故十脉也。

【校注】

[1]《太素》"而"下有"盛"字。

[2] 龙伯坚、龙世昭《黄帝内经集解·素问》谓“十二”与下“十四”互误，当据高世栻《素问直解》说乙改。

[3] 顾本“还”作“随”。

气府论篇第五十九[一]

按：本篇论脉气所发者凡三百六十五穴，包括以下内容：按足太阳、足少阳、足阳明、手太阳、手阳明、手少阳、督脉、任脉、冲脉、足少阴、厥阴、手少阴、阴阳跷、手足诸鱼际脉顺序，分经叙述各经脉气所发气穴之数、气穴分布部位、部分气穴名称。本篇与《气穴论》内容有重复，有互补，盖两家同源而别派的医家作品。

全篇除少数内容外，馀均见于《太素》卷十一《气府》。

足太阳脉气所发者七十八[1]穴[二]：两眉头，各一[三]。入发至项三寸半[2]，傍五相去三[3]寸[四]，其浮气在皮中者凡五行，行五，五五二十五[五]。项中大筋两傍，各一[六]。风府两傍，各一[七]。侠背[4]以下至尻尾二十一节十五间，各一[八]。五藏之俞，各五。六府之俞，各六[九][5]。委中以下至足小指傍，各六俞[十]。

【原注】

[一]新校正云：按：全元起本在第二卷。

[二]兼气浮薄相通者言之，当言九十三穴，非七十八穴也。正经脉会发者七十八穴，浮薄相通者一十五穴[6]，则其数也。

[三]谓攒竹穴也。所在刺灸分壮与《气穴》同法。

[四]谓大杼、风门各二穴也。所在刺灸分壮与《气穴》同法。◎新校正云：按：别本云“入发至项[7]三寸”。又，注云：“寸，同身寸也。诸寸同法。”与此注全别。此注谓“大杼、风门各二穴，所在灸刺分壮与此[8]《气穴》同法。”今《气穴》篇中无风门穴，而注言与注[9]同法，此注之非可见。此非王氏之误，误在后人。详此入发至项三寸半傍五相去三寸，盖是说下文浮气之

在皮中五行行五之穴，故王都不解释，直云寸为同身寸也。但以“顶”误作“项”，剩半字耳。所以言入发至顶者，自[10]入发顖会穴至顶百会凡三寸，自百会后至后顶又三寸，故云入发至顶三寸。傍五者，为兼中[11]行傍数有五行也。相去三寸者，盖谓自百会顶中数左右前后各三寸有五行，行五，共二十五穴也。后人误[12]将“顶”为“项”，以为大杼、风门，此甚误也。况大杼在第一椎下两傍，风门又在第（三）[二][13]椎下，上去[14]发际非止三寸半也，其误甚明。顖音信。

[五]浮气，谓气浮而通之可以去热者也。五行，谓头上自发际中同身寸之二[15]寸后至顶之后者也。二十五者：其中行，则顖会、前顶、百会、后顶、强间五，督脉气也。次侠傍两行，则五处、承光、通天、络却、玉枕各五，本经气也。又次傍两行，则临泣、目窻、正営、承灵、脑空各五，足少阳气也。两傍四行各五，则二十穴。中行五，则二十五也。其次[16]灸分壮与《水热穴》同法。

[六]谓天柱二穴也。所在刺灸分壮与《气穴》同法。

[七]谓风池（一）[二][17]穴也。刺灸分壮与《气穴》同法。◎新校正云：按：《甲乙经》风池足少阳阳维之会，非太阳之所发也[18]。经言风府两傍乃天柱穴之分位，此亦复明上项中大筋两傍穴也。此注剩出风池二穴于九十三数外，更剩前大杼、风门及此风池六穴也。

[八]十五间各一者，今《中诰孔穴图经》所存者十三穴，左右共二十六[19]，谓附分、魄户、神堂、譩嘻、鬲关、魂门、阳纲、意舍、胃仓、肓[20]门、志室、胞肓、袟边[21]十三也。附分，在第二椎下附项内廉两傍各相去侠脊同身寸之三寸，足太阳之会，刺可入同身寸之八分，若灸者，可灸五壮。魄户，在第三椎下两傍、上直附分，足太阳脉气所发。下十二穴并同，正坐取之，刺可入同身寸之五分，若灸者，如附分法。神堂，在第五推下两傍、上直魄户，刺可入同身寸之三分，灸同附分法。譩嘻，在第六椎下两傍、上直神堂，（新校正云：按：《骨空论》注云：“以手厌之，令病人呼譩嘻之声，则指下动矣。”）刺可入同身寸之六分，留七呼，灸如附分法。鬲关，在第七椎下两傍、上直譩嘻，正坐开肩取之，刺可入同身寸之五分，若灸者，可灸三壮。（新校正云：按：《甲乙经》云[22]“可灸五壮”。）魂[23]门，在第九椎下两傍、上直鬲关，正坐取之，刺灸分壮如鬲关法。阳纲，在第十椎下两傍、上直魂门，正坐取之，刺灸分壮如魂门法。意舍，在第十一椎下两傍、上直阳纲，正坐取之，刺灸分

壮如阳纲法。胃仓，在第十二椎下两傍、上直意舍，刺灸分壮如意舍法。肓门，在第十三椎下两傍、上直胃仓，刺同胃仓，可灸三十壮。（新校正云：按：肓门“灸三十壮”与《甲乙经》同。《水穴》注作“灸三壮”。）志室，在第十四椎下两傍、上直肓门，正坐取之，刺灸分壮如魄户法。胞肓在第十九椎下两傍、上直志室，伏而取之，刺灸分壮如魄户法。（新校正云：按：志室、胞肓灸如魄户“五壮”，《甲乙经》作“三壮”，《水穴》注亦作“三壮”，《热穴》注[24]志室亦作“三壮”。）秩边，在第二十一椎下两傍、上直胞肓，伏而取之，刺灸分壮如魄户法。譩譆，上衣，下喜。

［九］肺俞，在第三椎下两傍侠脊相去各同身寸之一寸半，刺可入同身寸之三分，留七呼，若灸者，可灸三壮。心俞，在第五椎下两傍，相去及刺[25]如肺俞法，留七呼。肝俞，在第九椎下两傍，相去及刺如心俞法，留六呼。脾俞，在第十一椎下两傍，相去及刺如肝俞法，留七呼。肾俞，在第十四椎下两傍，相去及刺如脾俞法，留七呼。胆俞，在第十椎下两傍，相去及刺[26]如肺俞法，正坐取之，刺可入同身寸之五分，留七呼。胃俞，在第十二椎下两傍，相去及刺如脾俞法，留七呼。三焦俞，在第十三椎下两傍，相去及刺如胆俞法。大肠俞，在第十六椎下两傍，相去及刺如肺俞法，留六呼。小肠俞，在第十八椎下两傍，相去及刺如心俞法，留六呼。膀胱俞，在第十九椎下两傍，相去及刺如肾俞法，留六呼。五藏六府之俞，若灸者，并可灸三壮。◎新校正云：详或者疑经中各五各六，以“各”字为误者，非也。所以言各者，谓左右各五各六，非谓每藏府而各五各六也。

［十］谓委中、昆仑、京骨、束骨、通谷、至阴六穴也。左右言之，则十二俞也。其所在刺灸如《气穴》法。经言脉气所发者七十八穴，今此所有兼亡[27]者九十三穴[28]，由此，则大数差错传写有误也[29]。◎新校正云：详王氏云兼亡者九十三穴，今兼大杼、风门、风池为九十九穴，以此王氏总数考[30]之，明知此三穴后之妄增也[31]。

【校注】

[1]《太素》“七十八”作“七十三”。

[2] 金本“项”作“顶”。《太素》“入发至项三寸半”作“入发项二寸间半寸”。

[3]《太素》“三”作“二”。

[4]《素问校讹》:“古钞本‘背’作‘脊’。”《太素》同。

[5]《太素》无“五藏之俞各五六府之俞各六”十二字。

[6] 顾观光校 :“谓顖会、前顶、百会、后顶、强间五穴与督脉通，临泣、目窗、正营、承灵、脑空十穴与足少阳通。”

[7] 金本“项”作“顶”。

[8]《〈素问校讹〉校补》:“古钞本无‘此’字。”

[9] 顾本“与”下无“注”字。

[10]“自”，金本、古林书堂本同，顾本误作“目”。

[11] 顾本“中”作“四”。

[12] 顾本“误”下有“认”字，属上读。

[13] 顾本“三”作“二”，义长，据改。

[14]“去”，金本同，顾本误作“云”。

[15] 金本“二”作“一”。

[16]“次”，古林书堂本同，顾本“次”作“刺”。“次”、“刺”音同通用。

[17] 顾本“一”作“二”，义长，据改。

[18] 顾观光校 :“古以风池为足太阳之会，经与《甲乙经》不同。《伤寒论》云 :‘太阳病，初服桂枝汤，反烦不解者，先刺风池、风府。’即其证矣。况经文两言各一，安得以一穴解之?”

[19] 顾观光校 :“以前后文考之，此处当有十四穴，左右共二十八。今针灸书魄户下有膏肓二穴，虽不见于《甲乙经》，而用以治病历有明效，不可以晚出而疑之也。当补入注。”

[20]“肓”，金本、古林书堂本同，顾本误作“育”。下“胞肓”之“肓”同，不复出校。

[21]“袟”，顾本作“袂”，《甲乙经》作“秩”。按 :“袂”、“秩”并当作“袟”。俗书“礻”书作“衤”，“衤”、“禾”作为文字构件往往相乱。此据文意录正。

[22] 顾本“甲乙经”下无“云”字。

[23]“魂”，金本、古林书堂本同。据经文、王注及《甲乙经》卷三《背自第二椎两傍侠脊各三寸行至二十一椎下两傍侠脊凡二十六穴第九》，作“魂”是。顾本“魂”误作“魄”。

[24]“注”，古林书堂本同，顾本误作“法”。

[25]“刺”，金本、古林书堂本同。顾本无“刺”字。

[26]“及刺”，古林书堂本同。顾本无“及刺”二字。

[27]“亡”，金本、古林书堂本同，顾本误作“止”。

[28]顾观光校：“今增膏肓二穴，则九十三穴具在。”

[29]顾观光校：“经盖不计浮薄相通之十五穴，非有误也。”

[30]顾本“考”作“计”。

[31]顾观光校：“林亿以十五间为十五穴，然后文胁下至胠八间各一，数之止得六穴，则十五间亦不必十五穴了。大杼、风门四穴固属妄增，若并风池二穴去之，则与经文显相远矣，恶乎可？”

足少阳脉气所发者六十二穴：两角上，各二[一]。直目上发际内，各五[二][1]。耳前角上，各一[三]。耳前角下，各一[四]。锐发下，各一[五]。客主人，各一[六]。耳后陷中，各一[七][2]。下关，各一[八]。耳下牙车之后，各一[九]。缺盆，各一[十]。掖下三寸、胁下至胠八间，各一[十一]。髀枢中，傍各一[十二]。膝以下至足小指次指，各六俞[十三]。

【原注】

[一]谓天冲、曲鬓左右各二也。天冲，在耳上如前同身寸之三分，足太阳少阳二脉之会，刺可入同身寸之三分，若灸者，可灸三[3]壮。曲鬓，在耳上入发际曲（阳）[隅][4]陷者中，鼓颔有空，足太阳少阳二脉之会，刺灸分壮如天冲法。

[二]谓临泣、目窗、正营、承灵、脑空左右是[5]也。临泣，在[6]直目上入发际同身寸之五分，足太阳少阳阳维三脉之会，留七呼。目窗，在临泣后同身寸之一寸，正营，在目[7]窗后同身寸之一寸。承灵，在正营后同身寸之一寸半。脑空，在承灵后同身寸之一寸半，侠枕骨后枕骨上。并足少阳阳维二脉之会，刺可入同身寸之四分，馀并刺可入同身寸之三分，若灸者，并可灸五壮。◎新校正云：按：“脑空”在“枕骨后枕骨上”，《甲乙经》作“玉枕骨下”。

[三]谓颔厌二穴也，在曲角下颞颥之上上[8]廉，手足少阳足阳明三脉之会，刺可入同身寸之七分，留七呼，若灸者，可灸三壮。刺深，令人耳无所闻。颞，仁涉反[9]。颥，汝车反。

[四]谓悬厘二穴也，在曲角上颞颥之下廉，手足少阳阳明四脉之交会，

刺可入同身寸之三分，留七呼，若灸者，可灸三壮。◎新校正云：按：后“手少阳”中云“角上”，此云“角下”，必有一误。

［五］谓和髎二穴也，在耳前锐发下横动脉，手足少阳二脉之会，刺可入同身寸之三分，若灸者，可灸三壮。◎新校正云：按：《甲乙经》云“手足少阳手太阳之会”。

［六］客主人，穴名也，在耳前上廉起骨，开口有空，手足少阳足阳明三脉之会，刺可入同身寸之三分，留七呼，若灸者，可灸三壮。◎新校正云：按：《甲乙经》及《气穴》注、《刺禁》注并云“手少阳足阳明之会”，与此异。

［七］谓翳风二穴也，在耳后陷者中，按之引耳中，手足少阳二脉之会，刺可入同身寸之三分，若灸者，可灸三壮。

［八］下关，穴名也。所在刺灸《气穴》同法[10]。

［九］谓颊车二[11]穴也。刺灸分壮《气穴》同法。

［十］缺盆，穴名也，在肩上横骨陷者中，足阳明脉气所发，刺可入同身寸之二分，留七呼，若灸者，可灸三壮。太深，令人逆息。◎新校正云：按：《骨空》注作“手阳明”。

［十一］掖下三寸，同身寸也。掖下，谓渊掖、辄筋、天池。胁下至胠，则日月、章门、带脉、五枢、维道、居髎九穴也，左右共十八穴也。渊掖，在掖下同身寸之三寸，足少阳脉气所发，举臂得之，刺可入同身寸之三分，禁不可灸。辄筋，在掖下同身寸之三寸复前行同身寸之一寸搓胁，（新校正云：按：《甲乙经》“搓”作“著”。下同。）足少阳脉气所发，刺可入同身寸之六分，若灸者，可灸三壮。天池，在乳后同身寸之二寸（新校正云：按：《甲乙经》作“一寸”。）掖下三寸，搓胁，直掖撅肋间[12]，手心主足少阳二脉之会，刺可入同身寸之三分，（新校正云：按：《甲乙经》作“七分”。）若灸者，可灸三壮。日月，胆募也，在第三肋端[13]横直心蔽骨傍[14]各同身寸之二寸五分、上直两乳，（新校正云：按：《甲乙经》云“日月在期门下五分”。）足太阴少阳二脉之会，刺可入同身寸之七分，若灸者，可灸五壮。章门，脾募也，在季肋端，足厥阴少阳二脉之会，侧卧屈上足伸下足举臂取之，刺可入同身寸之八分，留六呼，若灸者，可灸三[15]壮。带脉，在季肋下同身寸之一寸八分，足少阳带脉二经之会，刺可入同身寸之六分，若灸者，可灸五壮。五枢，在带脉下同身寸之三寸，足少阳带脉二经之会，刺可入同身寸之一寸，若灸者，可灸五壮。维道，在章门下同身寸之五寸三分，足少阳带脉二经之会，刺灸分壮如章门法。

居髎，在章门下同身寸之四寸三分，骼[16]骨上（新校正云：按：《甲乙经》作“监骨上[17]”。）陷者中，阳跷足少阳二脉之会，刺灸分壮如维道法。所以谓之八间者，自掖下三寸至季肋凡八肋骨。

［十二］谓环铫二穴也。刺灸分壮《气穴》同法。◎新校正云：按：《气穴论》云“两髀厌分中”，王注为“环铫穴”。又，《甲乙经》注“环铫在髀枢中”。今云髀枢中傍各一者，盖谓此穴在髀枢中也。傍各一者，谓左右各一穴也，非谓环铫在髀枢中傍也。

［十三］谓阳陵泉、阳辅、丘虚、临泣、侠溪、窍阴六穴也。左右言之，则十二俞也。其所在刺灸分壮《气穴》同法。

【校注】

[1]《太素》无“直目上发际内各五”八字。

[2]《太素》无“耳前角下各一，锐发下各一，客主人各一，耳后陷中各一”二十二字。

[3] 顾本“三”作“五”。

[4] 金本“曲阳”作“曲隅”，义长，据改。

[5]《素问校讹》：“古钞本‘是’作‘十’。”金本作“十”。

[6] 金本“在”下有“头”字。

[7]“目”，古林书堂本同，顾本误作“自”。

[8] 顾观光校：“两上字当衍其一。”《〈素问校讹〉校补》：“古钞本少一‘上’字。”参下文王注“谓悬厘二穴也，在曲角上颞颥之下廉”例，少一“上”字义长。

[9] 顾本作“如辄切”。

[10] 据文意，“所在刺灸”与“《气穴》同法”间当有“与”字，此省言之。下同。

[11]“二”，古林书堂本同，顾本误作“一”。

[12] 顾本“掖下三寸搓胁直掖撅肋间”句紧接上《新校正》文，金本作王注，此据录正。

[13] 顾本“端”作“揣”。

[14] 金本“傍”作“旁”。

[15]《〈素问校讹〉校补》谓古钞本“三”作“七”。

[16]《〈素问校讹〉校补》："元椠本'骼'作'髂'。"金本同。

[17]"监骨上"，金本、古林书堂本同。顾本"监骨"下空一字位，乃分隔新校正与王注。

足阳明脉气所发者六十八穴：额颅发际，傍各三[一]。面鼽骨空，各一[二]。大迎之骨空[1]，各一[三]。人迎，各一[四]。缺盆外骨空，各一[五]。膺中骨间，各一[六]。侠鸠尾之外、当乳下三寸、侠胃脘，各五[七]。侠齐广三寸，各三[八]。下齐二寸侠之，各三[九]。气街动脉，各一[十]。伏菟上，各一[十一]。三里以下至足中指，各八俞。分之所在，穴空[十二]。

【原注】

[一]谓悬颅、阳白、头维左右共六穴也。正面发际横行数之：悬颅，在曲角上颞颥之中，足阳明脉气所发，刺[2]入同身寸之三分，留三呼，若灸者，可灸三壮。阳白，在眉上同身寸之一寸直瞳[3]子，足阳明阴维二脉之会，刺可入同身寸之三分，灸三壮。头维，在额角发际侠本神两傍各同身寸之一寸五分，足少阳阳明二脉之交会，刺可入同身寸之五分，禁不可灸。◎新校正云：按：《甲乙经》："阳白，足少阳阳维之会。"今王氏注云"足阳明阴维之会"。详此在足阳明脉气所发中，则足阳明近是。然阳明经不到此，又不与阴维会，疑王注非，《甲乙经》为得矣[4]。

[二]谓四白穴也，在目下同身寸之一寸，足阳明脉无所发，刺可入同身寸之四分，不可灸。◎新校正云：按：《甲乙经》"刺入三分，灸七壮"。

[三]大迎，穴名也，在曲颔前同身寸之一寸三分骨陷者中动脉，足阳明脉气所发，刺可入同身寸之三分，留七呼，若灸者，可灸三壮。

[四]人迎，穴名也，在颈侠结喉傍大脉动应手，足阳明脉气所发，刺可入同身寸之四分，过深杀人，禁不可灸。

[五]谓天髎二穴也，在肩缺盆中上伏骨之陬陷者中，手足少阳阳维三脉之会，刺可入同身寸之八分，若灸者，可灸三壮。◎新校正云：按：《甲乙经》"伏骨"作"毖骨"。毖音秘。

[六]谓膺窗等六穴也，膺窗，在胸两傍侠中行各相去同身寸之四寸、巨骨下同身寸之四寸八分陷者中，足阳明脉气所发，仰而取之，刺可入同身寸之四分，若灸者，可灸五壮。此穴之上，又有气户、库房、屋翳，下又有乳中、

乳根。气户，在巨骨下，下直膺窗，去膺窗上同身寸之四寸八分。库房，在气户下同身寸之一寸六分。屋翳，在气户下同身寸之三寸二分，下即膺窗也。膺窗之下，即乳中也。乳中穴下同身寸之一寸六分陷者中，则乳根穴也。并足阳明脉气所发，仰而取之。乳中禁不可灸刺，灸刺之不幸，生蚀疮。疮中有清汁脓血者，可治；疮中有瘜肉若蚀疮者，死。馀五穴并刺可入同身寸之四分，若灸者，可灸三[5]壮。◎新校正云：按：《甲乙经》"灸五壮"。

［七］谓不容、承满、梁门、关门、太一五穴也。左右共一（寸）［十］[6]也。侠[7]腹中行两傍相去各同身寸之四寸。（新校正云：按：《甲乙经》云"各二[8]寸"。疑此注剩"各"字。）不容，在第四肋端[9]下至太一各上下相去同身寸之一寸。并足阳明脉气所发，刺可入同身寸之八分，若灸者，可灸三[10]壮。（新校正云：按：《甲乙经》不容"刺入五分"，此云并入"八分"，疑此注误。）

［八］广，谓去齐横广也。广三寸者，各如太一之远近也。各三者，谓滑肉门、天枢、外陵也。滑肉门，在太一下同身寸之一寸。天枢，在滑肉门下同身寸之一寸，正当于齐。外陵，在天枢下同身寸之一寸。并足阳明脉气所发。天枢刺可入同身寸之五分，留七呼。滑肉门、外陵各刺可入同身寸之八分。若灸者，并可[11]五[12]壮。◎新校正云：按：《甲乙经》天枢在齐傍各二寸，上曰滑肉门，下曰外陵，是三穴者，去齐各二寸也。今此经注云"广三寸"，《素问》、《甲乙经》不同。然《甲乙经》分寸与诸书同，特此经为异也。

［九］下齐二寸，则外陵下同身寸之一寸大巨穴也。各三者，谓大巨、水道、归来也。大巨，在外陵下同身寸之一寸，足阳明脉气所发，刺可入同身寸之八分，若灸者，可灸五壮。水道，在大巨下同身寸之三寸，足阳明脉气所发，刺可入同身寸之二寸半，若灸者，可灸五壮。归来，在水道下同身寸之二寸，刺可入同身寸之八分，若灸者，可灸五壮[13]。

［十］气街，穴名也，在归来下鼠鼷上同身寸之一寸脉动应手，足阳明脉气所发，刺可入同身寸之三分，留七呼，若灸者，可灸三壮。◎新校正云：详此注与《甲乙经》同，《刺热》注及《热穴》注云气街在"腹脐下横骨两端鼠鼷上"，《刺禁论》注在"腹下侠齐两傍相去四寸鼠僕[14]上"，《骨空》注云在"毛际两傍鼠鼷上"。诸注不同，今备录之。

［十一］谓髀关二穴也，在膝上伏菟后交分中，刺可入同身寸之六分，若灸者，可灸三壮。

［十二］谓三里、上廉、下廉、解溪、冲阳、陷谷、内庭、厉兑八穴也。

左右言之，则十六俞也。上廉，足阳明与大肠合；下廉，足阳明与小肠合也。其所在刺灸分壮与《气穴》同法。所谓分之所在穴空者，足[15]阳明脉自三里穴分而下行，其直者，循骭过跗入中指出其端，则厉兑也；其支者，与直俱行至足跗上，入中指次间，故云分之所在穴空也。之，往也。言分而各行往指间穴空处也。

【校注】

[1]《太素》"空"作"穴"。

[2] 金本"刺"下有"可"字。

[3] 顾本"瞳"字左从"月"，为"瞳"之俗字。俗书目、月二旁混用。此据文意录正。

[4] 金本无"矣"字。

[5]《〈素问校讹〉校补》："古钞本'三'作'五'。"

[6] 金本"寸"作"十"，义长。据改。

[7] 金本"侠"上有"各"字。

[8] 古林书堂本"二"作"三"。

[9] 顾本此句与上《新校正》文接书，古林书堂本空一格，分属王注。《〈素问校讹〉校补》："据上下文，窃谓此句以下为王注。"，据录正。

[10] 顾本"三"作"五"。

[11] 顾本"可"下有"灸"字。

[12] 顾本"五"作"三"。

[13] 顾本"壮"下有"也"字。

[14]《〈素问校讹〉校补》："古钞本'僕'作'䫃'。《刺禁论》之《新校正》云：'按：别本僕一作䫃'。"

[15] 金本"足"作"别"。

手太阳脉气所发者三十六穴：目内眦，各一[一]。目外，各一[二]。鼽骨下，各一[三]。耳郭上，各一[四]。耳中，各一[五]。巨骨穴，各一[六]。曲掖上骨穴，各一[七]。柱骨上陷者，各一[八]。上天窗[1]四寸，各一[九]。肩解，各一[十]。肩解下三寸，各一[十一]。肘以下至手小指本，各六俞[十二]。

【原注】

［一］谓睛明二穴也，在目内眦，手足太阳足阳明阴跷阳跷五脉之会，刺可入同身寸之一分，留六呼，若灸者，可灸三壮。诸穴有云数脉会发而不于所会刺[2]脉下言之者，出从其正者也。

［二］谓瞳子髎二穴也，在目外去眦同身寸之五分，手太阳手足少阳三脉之会，刺可入同身寸之三分，若灸者，可灸三壮。

［三］谓颧髎二穴也。鼽，頄也。頄，面颧也。在面頄骨下陷者中，手太阳少阳二脉之会，刺可入同身寸之三分。頄音仇。

［四］谓角孙二穴也，在耳上郭表之中间上发际之下，开口有空，手太阳手足少阳三脉之会，刺可入同身寸之三分，若灸者，可灸三壮。◎新校正云：按：《甲乙经》“手太阳”作“手阳明”。

［五］谓听宫二穴也。所在刺灸分壮与《气穴》同法。

［六］巨骨，穴名也，在肩端上行两叉骨间陷者中，手阳明跷脉二经之会，刺可入同身寸之一寸半，若灸者，可灸三壮。◎新校正云：按：《甲乙经》作“五壮”。

［七］谓臑俞二穴也，在肩臑后大骨下胛[3]上廉陷者中，手太阳阳维跷脉三经之会，举臂取之，刺可入同身寸之八分，若灸者，可灸三壮。◎新校正云：按：《甲乙经》作“手足太阳”。

［八］谓肩井二穴也，在肩上陷解中缺盆上大骨前，手足少阳阳维三脉之会，刺可入同身寸之五分，若灸者，可灸三壮。

［九］谓天窗、窍阴四穴也。所在刺灸分壮与《气穴》同法。

［十］谓秉风二穴也，在肩上小髃骨后，举臂有空，手太阳阳明手足少阳四脉之会，举臂取之，刺可入同身寸之五分，若灸者，可灸三壮。◎新校正云：按：《甲乙经》“灸五壮”。

［十一］谓天宗二穴也，在秉风后大骨下陷者中，手太阳脉气所发，刺可入同身寸之五分，留六呼，若灸者，可灸三壮。

［十二］六俞所起于指端，经言至小指本，则以端为本，言上之本也，下文阳明少阳同也。六俞，谓小海、阳谷、腕骨、后溪、前谷、少泽六穴也。左右言之，则十二俞也。其所在刺灸分壮《气穴》同法。◎新校正云：按[4]此手太阳、阳明、少阳三经各言至手某指本，王注“以端为本”者，非也。详手三阳之井穴尽出手某指之端爪甲下际，此言“本”者，是遂指爪甲之本也，安得

以“端”为“本”哉！

【校注】

[1] 道藏本、赵本、潘本“窻”作“窻”，朝鲜活字本“窻”作“窓”。“窻”、“窻”、“窓”并同“窗”。

[2]“刺”，读若“次”。舍止。

[3]“胛”，古林书堂本同，顾本误作“脾”。

[4]“按”，金本、古林书堂本同，顾本作“后”。

手阳明脉气所发者二十二穴：鼻空外廉、项上，各二[一]。大迎骨空，各一[二]。柱骨之会，各一[三]。髃[1]骨之会，各一[四]。肘以下至手大指次指本，各六俞[五]。

【原注】

[一]谓迎香、扶突各二穴也。迎香，在鼻下孔傍，手足阳明二脉之会，刺可入同身寸之三分。扶突，在曲颊下同身寸之二[2]寸人迎后，手阳明脉气所发，仰而取之，刺可入同身寸之四分，若灸者，可灸三壮。

[二]大迎，穴名也，在曲颔前同身寸之一寸三分骨陷者中动脉，足阳明脉气所发，刺可入同身寸之三分，留七呼，若灸者，可灸三壮。◎新校正云：详大迎穴已见前足阳明经中，今又见于此，王氏不注所以，当如顴髎穴两出之义。

[三]谓天鼎二穴也，在颈缺盆上直扶突气舍后同身寸之半寸[3]，手阳明脉气所发，刺可入同身寸之四分，若灸者，可灸三壮。◎新校正云：按：《甲乙经》作“一寸半”。

[四]谓肩髃二穴也。所在刺灸分壮与《气穴》同法。◎新校正云：按：“髃骨”《气穴》注中无，《刺热》注、《水热穴》注、《骨空论》注中有之。

[五]谓三里、阳溪、合谷、三间、二间、商阳六穴也。左右言之，则十二俞也。所在刺灸分壮与《气穴》同法。◎新校正云：按：《气穴论》注有“曲池”而无“三里”。曲池，手阳明之合也，此误出“三里”而遗“曲池”也。

【校注】

[1]《太素》"髃"作"禺"。

[2] 顾本"二"作"一"。

[3] 顾本无"寸"字。

手少阳脉气所发者三十二穴：鼽骨下，各一[一]。眉后，各一[二]。角上，各一[三]。下完骨后，各一[四]。项中足太阳之前，各一[五]。侠[1]扶突，各一[六]。肩贞，各一[七]。肩贞下三寸分间，各一[八]。肘以下至手小指次指本，各六俞[九]。

【原注】

[一]谓颧髎二穴也。所在刺灸分壮与手太阳脉同法。此穴中手少阳太阳脉气俱会于中，等无优劣，故重说于此。下有者同。

[二]谓丝竹空二穴也，在眉后陷者中，手少阳脉气所发，刺可入同身寸之三分，留六呼，不可灸，灸之不幸，使人目小及盲。◎新校正云：按：《甲乙经》"手少阳"作"足少阳"，留"六呼"作"三呼"。

[三]谓悬厘二穴也。此与足少阳脉中同，以是二脉之会也。◎新校正云：按：足少阳脉中言"角下"，此云"角上"，疑此误。

[四]谓天牖二穴也。所在刺灸分壮与《气穴》同[2]。

[五]谓风池二穴也，在耳后陷者中，按之引于耳中，手足少阳脉之会，刺可入同身寸之四分，若灸者，可灸三壮。◎新校正云：按：《甲乙经》："在颞颥后发际，足少阳阳维之会，刺可入三分。"

[六]谓天窗二穴也，在曲颊下扶突后动脉应手陷者中，手太阳脉气所发，刺可入同身寸之六分，若灸者，可灸三壮。

[七]肩贞，穴名也，在肩曲胛下两骨解间肩髃后陷者中，手太阳脉气所发，刺可入同身寸之八分，若灸者，可灸三壮。

[八]谓肩髎、臑会、消泺各二穴也。其穴各在肉分间也。肩髎，在肩端臑上，斜举臂取之，手少阳脉气所发，刺可入同身寸之七分，若灸者，可灸三壮。臑会，在臂前廉去肩端同身寸之三寸，手阳明少阳二络气之会，刺可入同身寸之五分，灸者可灸五壮。消泺，在肩下臂外关[3]掖斜肘分下行间，手少阳脉之会，刺可入同身寸之五分，若灸者，可灸三壮。

[九]谓天井、支沟、阳池、中渚、液门、关冲六穴也。左右言之，则十二俞也。所在刺灸分壮与《气穴》同法。

【校注】

[1]《太素》无“侠”字。

[2]顾本“同”下有“法”字。

[3]《校注》:“关”当作“开”。

督脉气所发者二十八穴[一]：项中央，二[二]。发际后中，八[三]。面中，三[四]。大椎以下至尻尾及傍，十五穴[五]。至骶下，凡二十一节，脊椎法也[六]。

【原注】

[一]今少一穴。◎新校正云：按：会阳二穴，为二十九穴，乃剩一穴，非少也。“少”当作“剩”字[1]。

[二]是谓风府、瘖门二穴也，悉在项中。馀一穴今亡。风府，在项上入发际同身寸之一寸大筋内宛宛中，督脉阳维之会，刺可入同身寸之四分，留三呼，不可妄灸，灸之不幸，令人瘖。瘖门，在项发际宛宛中，去风府同身寸之一寸，督脉阳维二经之会，仰头取之，刺可入同身寸之四分，禁不可灸，灸之令人瘖。◎新校正云：按：王氏云“风府瘖门悉在项中馀一穴今亡”者，非谓此二十八穴中亡[2]一穴也，王氏盖见《气穴论》大椎上两傍各一穴亦在项之穴也，今亡，故云馀一穴今亡也。

[三]谓神庭、上星、顖会、前顶、百会、后顶、强间、脑户八穴也。其正发际之中也。神庭，在发际直鼻，督脉足太阳阳明脉三经之会，禁不可刺，若刺之，令人巅疾，目失睛，若灸者，可灸三壮。上星，在颅上直鼻中央入发际同身寸之一寸陷者中，容[3]豆。顖会，在上星后同身寸之一寸陷者中。前顶，在顖会后同身寸之一寸五分骨间陷者中。百会，在前顶后同身寸之一寸五分顶中央旋毛中陷容指，督脉足太阳之交会。后顶，在百会后同身寸之一寸五分。强间，在后顶后同身寸之一寸五分。脑户，在强间后同身寸之一寸五分，督脉足太阳之会，不可灸。此八者，并督脉气所发也。上星、百会、强间、脑户各刺可入同身寸之三分，上星留六呼，脑户留三呼，馀并刺可入同身寸之四分，若灸者，可灸五壮。◎新校正云：按：《甲乙经》脑户不可灸，《骨空论》

注云不可妄灸[4]。

［四］谓素髎、水沟、龂交三穴也。素髎，在鼻柱上端，督脉气所发，刺可入同身寸之三分。水沟，在鼻柱下人中，直唇取之，督脉手阳明之会，刺可入同身寸之三[5]分，留六呼，若灸者，可灸三壮。龂交，在唇内齿上龂缝，督脉任脉二经之会，可逆刺之，入同身寸之三分，若灸者，可灸三壮。此三者，正居面左右之中也。

［五］脊椎之间有大椎、陶道、身柱、神道、灵台、至阳、筋缩、中枢[6]、脊中、悬枢、命门、阳关、腰俞、长强、会阳十五俞也。大椎，在第一椎上陷者中，三阳督脉之会。陶道，在项大椎节下间，督脉足太阳之会，俯而取之。身柱，在第三椎节下间，俯而取之。神道，在第五椎节下间，俯而取之。灵台，在第六椎节下间，俯而取之。至阳，在第七椎节下间，俯而取之。筋缩，在第九椎节下间，俯而取之。中枢，在第十椎节下间，俯而取之。脊中，在第十一椎节下间，俯而取之，禁不可灸，令人偻。悬枢，在第十三椎节下间，伏而取之。命门，在第十四椎节下间，伏而取之。阳关，在第十六椎节下间，坐而取之。腰俞，在第二十一椎节下间。长强，在脊骶端，督脉别络少阴二脉所结。会阳，穴在阴尾骨两傍。凡此十五者，并督脉气所发。腰俞、长强各刺可入同身寸之二分，（新校正云：按：《甲乙经》作“二寸”，《水穴论》注作“二分”。腰俞穴，《缪刺论》注作“二寸”，《热穴》注作“二寸”，《刺热》注作“二分”。诸注不同。虽《甲乙经》作“二寸”，疑大深。与其失之深，不若失之浅，宜从“二分”之说。）留七呼。悬枢，刺可入同身寸之三分。会阳，刺可入同身寸之八分。馀并刺可入同身寸之五分，陶道、神道各留五呼，陶道、身柱、神道、筋缩可灸五壮，大椎可九壮，馀并可三壮。（新校正云：按：《甲乙经》无灵台、中枢、阳关三（阳）［穴］[7]。）

［六］通项骨三节，即二十四节。

【校注】

[1] 顾本“剩”下无“字”字。

[2] 顾本“亡”下有“其”字。

[3] 顾本“容”作“谷”。

[4] 金本“灸”下有“矣”字。

[5] 顾本“三”作“二”。

[6]《〈素问校讹〉校补》："古钞本'中枢'作'上枢'。下'中枢'亦同。"

[7] 顾本"阳"作"穴"，义长，据改。

任脉之气所发者二十八穴[一]：喉中央，二[二]。膺中骨陷中，各一[三]。鸠尾下三寸，胃脘五寸，胃脘以下至横骨六寸半[四][1]，一[2]。腹脉法也[五]。下阴别，一[六]。目下，各一[七]。下唇，一[八]。龂交，一[九]。

【原注】

[一]今少一穴。

[二]谓廉泉、天突二穴也。廉泉，在颔下结喉上舌本下，阴维任脉之会，刺可入同身寸之三分，留三呼，若灸者，可灸三壮。天突，在颈结喉下同身寸之四寸中央宛宛中，阴维任脉之会，低针取之，刺可入同身寸之一寸，留七呼，若灸者，可灸三壮。

[三]谓璇玑[3]、华盖、紫宫、玉堂、膻中、中庭六穴也。璇玑，在天突下同身寸之一寸。华盖，在璇玑下同身寸之一寸。紫宫、玉堂、膻中、中庭各相去同身寸之一寸六分陷者中，并任脉气所发，仰而取之，各刺可入同身寸之三分，若灸者，可灸五壮。

[四]新校正云：详"一"字疑误。

[五]鸠尾，心前穴名也。其正当心蔽骨之端，言其骨垂下如鸠鸟尾形，故以为名也。鸠尾下有鸠尾、巨阙、上脘、中脘、建里、下脘、水分、齐[4]中、阴交、脖胦、丹田、关元、中极、曲骨十四俞也。鸠尾，在臆前蔽骨下同身寸之五分，任脉之别，不可灸刺，人无蔽骨者，从歧骨际下行同身寸之一寸。(新校正云：按：《甲乙经》云一寸半为鸠尾处也。)下次巨阙[5]、上脘、中脘、建里、下脘、水分递相去[6]同身寸之一寸，上脘则足阳明手太阳之会，中脘则手太阳少阳足阳明三脉所生也。齐中禁不可刺，若刺之，使人齐中恶疡；溃，矢出者，死，不治。阴交，在齐下同身寸之一寸，任脉阴冲之会。脖胦[7]在齐下同身寸之一寸[半][8]。丹田，三焦募也，在齐下同身寸之二寸。关元，小肠募也，在齐下同身寸之三寸，足三阴任脉之会也。中极，在关元下一寸，足三阴之会也。曲骨，在横骨上中极下同身寸之一寸，足厥阴之会。凡此十四者，并任脉气所发。建里、丹田并刺可入同身寸之六分，留七呼。(新校正云：按：《甲乙经》作"五分"、"十呼"。)上脘、阴交并刺可入同身寸之八[9]分，下脘、

水分并刺可入同身寸之一寸，中脘、脖胦并刺可入同身寸之一寸二分，曲骨刺可入同身寸之一寸半，留七呼。馀并刺可入同身寸之一寸二分。若灸者，关元、中脘各可灸七壮，齐中、中极、曲骨各三壮，馀并可五壮。自鸠尾下至阴间，并任脉主之。腹脉法也。（新校正云：据此注云馀并刺入“一寸二[10]分”，关元在中，与《甲乙经》及《气穴》、《骨空[11]》注刺入“二寸”不同，当从《甲乙经》之寸数。）

［六］谓会阴一穴也。自曲骨下至阴，阴之下两[12]阴之间则此穴也，是任脉别络侠督脉者冲脉之会，故曰下阴别一也。刺可入同身寸之二寸，留七呼。若灸者，可灸三壮。◎新校正云：按：《甲乙经》“七呼”作[13]“三呼”。

［七］谓承泣二穴也，在目下同身寸之七分上直瞳子，阳跷任[14]脉足阳明三经之会，刺可入同身寸之三分，不可灸。

［八］谓承浆穴也，在颐前下唇之下，足阳明脉任脉之会，开口取之，刺可入同身寸之二分，留五呼，若灸者，可灸三壮。◎新校正云：按：《甲乙经》作“[15]六呼”。

［九］龂交，穴名也。所在刺灸分壮与脉法同[16]。

【校注】

[1]《太素》“六寸半”作“八寸”。

[2] 顾观光校：鸠尾下三寸，胃脘五寸，胃脘以下至横骨六寸半一，“当云‘五寸，齐；齐以下至横骨六寸半’。《灵枢·骨度》篇云：‘髑骬以下至天枢长八寸，天枢以下至横骨长六寸半’，正与此文合也。‘一’上当脱‘寸’字，寸一，谓每寸一穴也。下冲脉穴正同。”

[3]“璇玑”，金本作“旋玑”，顾本作“旋机”。下“璇玑”同，不复出校。

[4] 金本“齐”作“脐”。馀或同，不复出校。

[5]《〈素问校讹〉校补》：“据上下文，窃谓此句以下为王注。”金本“下次巨阙”上有“○”。

[6]“去”，金本、古林书堂本同，顾本误作“云”。

[7]“胦”，古林书堂本同。顾本“胦”字左从“日”旁，与映照之“映”同形。俗书日、月两旁混用故也。

[8] 金本、古林书堂本“寸”下有“半”字。据《甲乙经》卷三《腹胁下凡八穴第十八》：“气海一名脖胦，一名下肓，在脐下一寸五分。”有“半”义长，

据补。

[9]“八”，金本、古林书堂本同，顾本误作“入”。

[10] 顾本“二”作“一”。

[11] 金本“空”作“穴”。

[12] 古林书堂本“两”作“双”。“双”为“两”之俗字。

[13] 顾本“作”下有“留”字。

[14] 古林书堂本“任”作“壬”。

[15] 顾本“作”下有“留”字。

[16] 顾本“法同”作“同法”。

冲脉气所发者二十二穴：侠鸠尾外各半寸至齐，寸一[一]。侠齐下傍各五分至横骨，寸一。腹脉法也[二]。

【原注】

[一]谓幽门、通谷、阴都、石关、商曲、肓[1]俞六穴，左右则十二穴也。幽门侠巨阙[2]两傍相去各同身寸之半寸陷者中，下五穴各相去同身寸之一寸，并冲脉足少阴二经之会，各刺可入同身寸之一寸，若灸者，可灸五壮。◎新校正云：按：此云各刺入一寸，按《甲乙经》云幽门、通谷刺入五分。

[二]谓中注、髓府、胞门、阴关、下极五穴，左右则十穴也。中注，在肓俞下同身寸之五分上直幽门，下四穴各相去同身寸之一寸，并冲脉足少阴二经之会，各刺可入同身寸之一寸，若灸者，可灸五壮。

【校注】

[1]“肓”，金本同，古林书堂本误作“育”，顾本误作“肾”。《素问校讹》：“‘肾’当作‘肓’”。

[2]“巨阙”，金本同，古林书堂本作“巨厥”。厥、阙声同通用。顾本“阙”误作“关”。

足少阴舌下、厥阴毛中急脉各一[一]。手少阴各一[二]。阴阳跷各一[三]，手足诸鱼际脉气所发者。

凡三百六十五穴也[四]。

【原注】

[一]足少阴舌下二穴，在人迎前陷中动脉前，是日月本[1]，左右二也，足少阴脉气所发，刺可入同身寸之四分。急脉，在阴髦中阴上两傍相去同身寸之二寸半，按之隐指坚然，甚按则痛引上下也。其左者中寒则上引少腹，下引阴丸，善为痛，为小[2]腹急中寒。此两脉皆厥阴之大络通行其中，故曰厥阴急脉即睾之系也。可灸而不可刺。病疝少腹痛，即可灸。◎新校正云：详“舌下毛中之穴”，《甲乙经》无。

[二]谓手少阴郄穴也，在腕后同身寸之半寸，手少阴郄也，刺可入同身寸之三分，若灸者，可灸三壮。左右二也。

[三]阴跷一，谓交信穴也。交信，在足内踝上同身寸之二寸少阴前太阴后筋骨间，阴跷之郄，刺可入同身寸之四分，留五呼，若灸者，可灸三壮。阳跷一，谓附阳穴也。附阳，在足外踝上同身寸之三寸太阳前少阳后筋骨间，谨取之，阳跷之郄刺可入同身寸之六分，留七呼，若灸者，可灸三壮。左右四也。

[四]经之所存者多凡一十九穴[3]。此所谓气府也。然散穴俞，诸经脉部分皆有之，故经或不言，而《甲乙经》、《经脉流注》多少不同者，以此。

【校注】

[1]“是日月本”，疑当作“是曰舌本”。

[2]顾本“小”作“少”。

[3]顾观光校：“依经总数计之，凡三百八十六穴，于三百六十五外多二十一穴。注意不数膏肓二穴，故云十九穴也。然风池二穴，足太阳与手少阳重；大迎二穴，手阳明与足阳明重；颧髎、天窗四穴，手太阳与手少阳重；悬厘二穴，手少阳与足少阳重；龂交一穴，督脉与任脉重。除此十一穴，则仅多八穴耳。此与前篇总数不符，皆传写脱误所致。去古久远，无以定之。”

新刊黄帝内经素问卷十五

新刊黄帝内经素问卷十六

启玄子次注林亿孙奇高保衡等奉敕校正孙兆重改误

骨空论　水热穴论

骨空论篇第六十[一]

按：本篇包括以下内容：论风从外入，大风，恶风，失枕，胸、腰胁、阴卵诸部痛胀，鼠瘘寒热等病的针刺疗法。任脉、冲脉、督脉的起止循行分布，三经为病之状；督脉为病治法。下肢膝胫诸病及针刺疗法。楗、机、骸、连骸、辅、腘、关、枕诸身形所在。水俞五十七穴。周身诸骨空所在。举灸寒热之穴为例，悉言当灸之部二十九处。诸灸不已者，"必视其经之过于阳者，数刺其俞而药之"。

自"黄帝问曰余闻风者"至"取足心者使之跪"见于《太素》卷十一《骨空》，部分内容又见于《太素》卷十《督脉》；自"督脉者起于少腹以下"至"无髓孔易髓无空"见于《太素》卷十一《骨空》，部分内容又见于《太素》卷十《督脉》；自"灸寒热之法"至"数刺其俞而药之"见于《太素》卷二十六《灸寒热法》。本篇又分别见于《甲乙经》卷二第二、卷八第一上。

黄帝问曰：余闻风者百病之始也。以针[1]治之，奈何[二]？

岐伯对曰：风从外入，令人振寒，汗出头痛，身重恶寒[三][2]，治在风府[四]，调其阴阳，不足则补，有馀则写[五]。

大风颈项痛，刺风府。风府在上椎[六]。

大风汗出，灸譩譆。譩譆在背下侠脊傍三寸所，厌[3]之令病者呼譩譆譩譆应手[七]。

从[4]风憎风，刺眉头[八]。

失枕，在肩上横骨间[九]。

折，使揄[5]臂，齐肘正，灸脊中[十]。

眇[6]络季胁引少腹而痛胀，刺譩譆[十一]。

腰痛不可以转摇，急引阴卵，刺八髎[7]与痛上。八髎在腰尻分间[十二]。

鼠瘘寒热，还刺寒府。寒府在附[8]膝外解营[十三]。

取膝上外者，使之拜；取足心者，使之跪[十四]。

【原注】

[一]新校正云：按：全元起本在第二卷，自“灸寒热之法”已下，在第六卷《刺齐》篇末。

[二]始，初也。

[三]风中身形，则腠理闭密，阳气内拒，寒复外胜，胜拒相薄，荣卫失所，故如是。

[四]风府穴也，在项上入发际同身寸之一寸宛宛中，督脉足大阳之会，刺可入同身寸之四分，若灸者，可灸五壮。◎新校正云：按：“风府”注，《气穴论》、《气府论》中各已注，与《甲乙经》同。此注云督脉足大阳之会、可灸五壮者，乃是风门热府穴也，当云“督脉阳维之会，留三呼，不可灸”乃是。

[五]用针之道，必法天常。盛写虚补，此其常也。

[六]上椎，谓大椎上入发际同身寸之一寸。

[七]譩譆穴也，在肩膊内廉侠第六椎下两傍各同身寸之三寸，以手厌之，令病人呼譩譆之声，则指下动矣，足太阳脉气所发，刺可入同身寸之六分，留七呼，若灸者，可灸五壮。譩譆者，因取为名尔。膊音博。

[八]谓攒竹穴也，在眉头陷者中脉动应手，足太阳脉气所发，刺可入同身寸之三分，若灸者，可灸三[9]壮。

[九]谓缺盆穴也，在肩上横骨陷者中，手阳明脉气所发，刺可入同身寸之二分，留七呼，若灸者，可灸三壮。刺入深令[10]人逆息。◎新校正云：按：《气府》注作“足阳明”，此云“手阳明”，详二经俱发于此，故王注两言之。

[十]揄，读为“摇”。摇，谓摇动也。然失枕非独取肩上横骨间，亦[11]

当正形灸脊中也。欲而验之，则使摇动其臂，屈折其肘，自项之下横齐肘端，当其中间，则其处也，是曰阳关，在第十六椎节下间，督脉气所发，刺可入同身寸之五分，若灸者，可灸三壮。◎新校正云：详阳关穴《甲乙经》无。

［十一］胗，谓侠脊两傍空软处也。少腹，齐下也。

［十二］“八”或为“九”，验《真骨》及《中诰孔穴经》，正有八髎，无九髎也。分，谓腰尻筋肉分间陷下处。

［十三］膝外骨间也。屈伸之处，寒气喜中，故名寒府也。解，谓骨解。营，谓深刺而必中其营也。

［十四］拜而取者，使膝外[12]空开也。跪而取之者，令足心宛宛处深定也。

【校注】

[1]《太素》无“针”字。

[2]《太素》“恶寒”下有“恶风寒”三字。

[3]“厌”，压。

[4]“从”，读若“怂”，畏惧。说详《校补》。

[5]“揄”，《太素》、道藏本、吴悌本、周本、吴勉学本同。顾本作“榆”，俗书木、扌相乱故也。《广韵·侯韵》：“揄，垂也。”“折”是折臂即曲肘，“揄臂”即垂臂。“折，使榆臂，齐肘正”，即曲肘垂臂，与肘端平行，正当脊正中之处。说详《校补》。

[6]《太素》“胗”上有“除”字。

[7]《太素》“八髎”作“九窌”。下“八髎”同。

[8]《太素》无“附”字。

[9]《〈素问校讹〉校补》：“古钞本‘三’作‘五’。”

[10]“令”，古林书堂本同，顾本误作“今”。

[11]顾本“亦”作“乃”。

[12]顾本“外”作“穴”。

任脉者，起于中极之下，以上毛际，循腹里上关元，至咽喉，上颐循面入目[一]。

冲脉者，起于气街[1]，并少阴之经[二]侠齐上行，至胸中而散[三]。

任脉为病，男子内结七疝，女子带下瘕聚。

冲脉为病，逆气里急。

督脉为病，脊强反折[四]。

督脉者，起于少腹以下骨中央。女子入系廷[2]孔[五]，其孔，溺孔之端也[六]。其络循阴器合篡间，绕篡[3]后[七]，别绕臀，至少阴与巨阳中络者合少阴上股[4]内后廉，贯脊属肾[八]。与大阳起于目内眦，上额交巅[5]上，入络脑，还出，别下项，循肩髆内，侠脊抵腰中，入循膂络[6]肾[九]。其男子循茎下至篡，与女子等。其少腹直上者，贯齐中央，上贯心，入喉，上颐，环唇，上繫两目之下中央[十]。此生病：从少腹上冲心而痛，不得前后，为冲疝[十一]。其女子不孕[7]，癃，痔，遗溺，嗌干[十二]。

督脉生病，治督脉。治在骨上，甚者在齐下营[十三]。

【原注】

[一]新校正云：按：《难经》、《甲乙经》无“上颐循面入目”六字。

[二]新校正云：按：《难经》、《甲乙经》作“阳明”。

[三]任脉、冲脉，皆奇经也。任脉当齐中而上行，冲脉侠齐两傍而上行。然中极者，谓齐下同身寸之四寸也。言中极之下者，言中极从少腹之内上行，而外出于毛际而上，非谓本起于此也。关元者，谓齐下同身寸之三寸也。气街者，穴名也，在毛际两傍鼠鼷上同身寸之一寸也。言冲脉起于气街者，亦从少腹之内与任脉并行，而至于是乃循腹也。何以言之？《针经》曰：冲脉者，十二经之海，与少阴之络起于肾下，出于气街。”[8]又曰：“冲脉、任脉者，皆起于胞中，上循脊里，为经络之海。其浮而外者，循腹各行，会于咽喉，别而络唇口。血气盛则皮肤热，血独盛则渗灌皮肤，生毫毛。”[9]由此言之，则任脉冲脉从少腹之内上行，至中极之下气街之内明矣。◎新校正云：按：“气街”与《气府论》、《刺热篇》、《水热穴篇》、《刺禁论》等注重，文虽不同，处所无别，备注《气府论》中。

[四]督脉，亦奇经也。然任脉冲脉督脉者，一源而三歧也，故经或谓冲脉为督脉也。何以明之？今《甲乙》及古《经脉流注图经》以任脉循背者谓之督脉，自少腹直上者谓之任脉，亦谓之督脉。是则以背腹阴阳别为名[10]目尔。以任脉自胞上过带脉贯齐而上，故男子为病内结七疝，女子为病则带下瘕聚也。以冲脉侠齐而上，并少阴之经上至胸中，故冲脉为病则逆气里急也。以督脉上

循脊里，故督脉为病则脊强反折也。

［五］起，非初起，亦犹任脉冲脉起于胞中也，其实乃起于肾下，至于少腹，则下行于腰横骨围之中央也。系廷孔者，谓窈漏近所，谓前阴穴也。以其阴廷系属于中，故名之。

［六］孔，则窈漏也。窈漏之中，其上有溺孔焉。端，谓阴廷在此溺孔之上端也，而督脉自骨围中央则至于是。

［七］督脉别络自溺孔之端分而各行，下循阴器乃合篡间也。所谓间者，谓在前阴后阴之两间也。自两间之后已，复分而行绕篡之后。

［八］别，谓别络分而各行之于焦也。足少阴之络者，自股内后廉贯脊属肾。足太阳络之外行者，循髀[11]枢络股阳而下，其中行者，下贯臀，至腘中与外行络合。故言至少阴与巨阳中络合少阴上股内后廉贯脊属肾也。◎新校正云：详“各行于焦”，疑“焦”字误。

［九］接绕臀而上行也。

［十］自“与太阳起于目内眦”下至“女子等”，并督脉之别络也。其直行者，自尻上循脊里而至于鼻人也。自其少腹直上至两目之下中央，并任脉之行，而云是督脉所系，由此言之，则任脉冲脉督脉名异而同一[12]体也。

［十一］寻此生病正是任脉，经云为冲疝者，正明督脉以别主而异目也。何者？若一脉一气而无阴阳之异主，则此生病者当心背俱痛[13]，岂独冲心而为疝乎？

［十二］亦以冲脉任脉并自少腹上至于咽喉，又以督脉循阴器合篡间绕其篡后别绕臀，故不孕、癃、痔、遗溺、嗌干也。所以谓之任脉者，女子得之以任养也，故经云此病其女子不孕也。所以谓之冲脉者，以其气上冲也，故经云此生病从少腹上冲心而痛也。所以谓之督脉者，以其督领经脉之海也。由此三用，故一源三岐，经或通呼，似相谬引，故下文曰。

［十三］此亦正任脉之分也。冲任督三脉异名同体亦明矣。骨上，谓腰横骨上毛际中曲骨穴也，任脉足厥阴之会，刺可入同身寸之一寸半，若灸者，可灸三壮。齐下，谓齐直下同身寸之一寸阴交穴，任脉阴冲之会，刺可入同身寸之八分，若灸者，可灸五壮。

【校注】

[1]《甲乙经》“气街”作“气冲”。

[2] 潘本“廷”作“庭”。

[3]“篡”，肛门。朝鲜小字本、《甲乙经》“篡”作“纂”，篡、纂声同通用。《太素》作“篡”，误。杨注云：“篡音督。”乃改字为“督”，督，屎也。

[4]《太素》“股”作“腹”。

[5]《太素》“巅”作“颠”。

[6]《〈素问校讹〉校补》：“古钞本‘络’作‘结’。”

[7]《太素》“孕”作“字”。

[8]《灵枢·动输第六十二》云：“冲脉者，十二经之海也，与少阴之大络起于肾下，出于气街。”

[9]《灵枢·五音五味第六十五》云：“冲脉、任脉皆起于胞中，上循背里，为经络之海。其浮而外者，循腹右上行，会于咽喉，别而络唇口。血气盛，则充肤热肉；血独盛，则澹渗皮肤，生毫毛。”

[10]“名”，金本、古林书堂本同，顾本作“各”。

[11]“髀”，金本、古林书堂本同，顾本作“滑”。

[12] 顾本无“一”字。

[13] 金本“痛”作“通”。通、痛声同通用。

其上气有音者，治其喉中央。在缺盆中者[一]。

其病上冲喉者，治其[1]渐。渐者，上侠颐也[二]。

蹇，膝伸不屈，治其楗[三]。坐而膝痛，治其机[四]。立而暑解[2]，治其骸关[五][3]。膝痛，痛及拇[4]指，治其腘[六]。坐而膝痛如物隐者[5]，治其关[七]。膝痛不可屈伸，治其背内[八]。连骱若折，治阳明中俞髎[九][6]。若别，治巨阳少阴荥[十]。淫泺胫痠[7]，不能久立，治少阳之维[十一]。在外[踝][8]上五[9]寸[十二]。

辅骨上、横骨下为楗，侠髋为机，膝解为骸[10]关，侠膝之骨为连[11]骸，骸下[12]为辅，辅上为腘，腘上为关，头[13]横骨为枕[十三]。

【原注】

[一]中，谓缺盆两间之中天突穴，在颈结喉下同身寸之四寸中央宛宛中，阴维任脉之会，低针取之，刺可入同身寸之一寸，留七呼，若灸者，可灸三壮。

[二]阳明之脉渐上颐而环唇，故以侠颐名为渐也，是谓大迎。大迎在曲

领前骨同身寸之一寸三分陷中动脉，足阳明脉气所发，刺可入同身寸之三分，留七呼，若灸者，可灸三壮。

［三］蹇膝，谓膝痛屈伸蹇难也。楗，谓髀辅骨上横骨下股外之中，侧立摇动取之，筋动应手。楗音健。

［四］髋骨两傍相接处。

［五］暑，热也。若膝痛立而膝骨解中热者，治其骸关。骸关，谓膝解也。一经云"起而引解"，言膝痛起立，痛引膝骨解之中也。暑、引二字其义则异，起、立二字其意颇同。

［六］腘，谓膝解之后曲脚之中委中穴，背面取之，脉动应手，足太阳脉之所入，刺可入同身寸之五分，留七呼，若灸者，可灸三壮。

［七］关在腘上，当楗之后，背立按之以动摇，筋应手。

［八］谓大杼穴也。所在灸刺分壮与《气穴》同法。

［九］若膝痛不可屈伸，连胻痛如折者，则针阳明脉中俞髎也，是则正取三里穴也。

［十］若痛而膝如别离者，则治足太阳少阴之荥也。足太阳荥，通谷也，在足小指外侧本节前陷者中，刺可入同身寸之二分，留五呼，若灸者，可灸三壮。足少阴荥，然谷也，在足内踝前起大骨下陷者中，刺可入同身寸之三分，留三呼，若灸者，可灸三壮。

［十一］新校正云：按：《甲乙经》外踝上五寸乃足少阳之络，此云"维"者，字之误也。

［十二］淫泺，谓似酸痛而无力也。"五[14]寸"一云"四寸"。《中诰图经》外踝上四寸无穴，五寸是光明穴也。足少阳之络。刺可入同身寸之七分，留十呼。若灸者，可灸五壮。◎新校正云：按：《甲乙经》云刺入六分，留七呼。

［十三］由是，则谓膝辅骨上、腰髋骨下为楗，楗上为机，膝外为骸关，楗后为关，关下为腘，腘下为辅骨，辅骨上为连骸。连骸者，是骸骨相连接处也。头上之横骨为枕骨。

【校注】

[1]《太素》无"其"字。

[2]"暑"，读若"瘏"，疲劳。"解"，同"懈"。"立而暑解"，等于说站立时肢体痿软无力。说详《校补》。

[3]《太素》“骸关”作“厌关”。

[4]《太素》“拇”作“母”。

[5]“如物隐”者，如物自内向外突出也，即异物感。从“㥯”声的字往往有突出义。说详《校补》。

[6]《太素》“俞髎”作“输窌”。

[7]“泝”，读若“䤈”（xuè），酸也。淫，读若“沈”。“淫泝”即酸沉。“䤈”字作“泝”，盖受“淫”字类化所致。“胫酸”盖“淫泝”旁注羼入正文者。《太素》无“胫酸”二字。说详《校补》。

[8] 顾观光校：“《圣济总录》百九十一‘外’下有‘踝’字，此脱去。”按：《太素》“外”下有“踝”字，金本同。据补。

[9]《太素》“五”作“四”。

[10] 朝鲜活字本“骸”作“解”。

[11]《太素》“连”作“患”。

[12] 顾观光校：“沈果堂云：侠膝之骨曰辅骨，内曰内辅，外曰外辅。其专以骸上为辅者，则膝旁不曰辅而曰连骸，骸上者胫之上端也。此‘下’字乃‘上’之讹。”

[13]《太素》“头”作“项”。

[14] 顾本“五”作“三”。审上经文，作“五”义长。

水俞五十七穴者：尻上五行，行五。伏菟上两行，行五。左右各一行，行五。踝上各一行，行六穴[一]。髓空：在脑后五[1]分，在颅际锐[2]骨之下[二]。一在龂基下[三]。一在项后[3]中复骨[4]下[四]。一在脊骨上空，在风府上[五]。脊骨下空，在尻骨下空[六]。数髓空，在面侠鼻[七]。或骨[5]空，在口下当两肩[八]。两髆骨空，在髆中之阳[九]。臂骨空，在臂[6]阳去踝[7]四寸两骨空之间[十]。股骨上空，在股阳出上膝四寸[十一]。䯒骨空，在辅骨之上端[十二][8]。股际骨空，在毛中动[9]下[十三]。尻骨空，在髀[10]骨之后，相去四寸[十四]。扁[11]骨有渗[12]理凑[13]，无髓孔[14]。易髓[15]，无空[十五]。

【原注】

[一]所在刺灸分壮具《水热穴论》中，此皆是骨空，故《气穴篇》内与此重言尔。

[二]是谓风府，通脑中也。

[三]当颐下骨陷中有穴容豆，《中诰图经[16]》名下颐。齗音银[17]。

[四]谓瘖门穴也，在项发际宛宛中，入系舌本，督脉阳维之会，仰头取之，刺可入同身寸之四分，禁不可灸。

[五]上，谓脑户穴也，在枕骨上大羽后同身寸之一寸五分宛宛中，督脉足太阳之会，此别脑之户，不可妄灸，灸之不幸，令人瘖，刺可入同身寸之三分，留三呼。◎新校正云：按：《甲乙经》："大羽者，强间之别名。"《气府》注云："若灸者，可灸五壮。"

[六]不应主疗，经阙其名。◎新校正云：按：《甲乙经》长强在脊骶端，正在尻骨下。王[18]氏云"不应主疗，经阙其名"，得非误乎？

[七]谓颧髎等穴，经不（二）[一一][19]指陈其处，小小者尔。

[八]谓大迎穴也。所在刺灸分壮与前侠颐同法。

[九]近肩髃[20]穴，经无名。

[十]在支沟上同身寸之一寸，是谓通间。◎新校正云：按：《甲乙经》支沟上一寸名三阳络，通间[21]岂其别名欤？

[十一]在阴市上伏菟穴，下在承楗也。

[十二]谓犊鼻穴也，在膝髌下胻骨上侠解大筋中，足阳明脉气所发，刺可入同身寸[22]六分，灸[23]者，可灸三壮[24]。

[十三]经阙其名。

[十四]是谓尻骨上[25]八髎穴也。

[十五]扁骨，谓尻间扁戾骨也。其骨上有渗灌文理归凑之，无别髓孔也。易，亦也。骨有空[26]则髓有孔，骨若无孔，髓亦无孔也。

【校注】

[1]顾本"五"作"三"。

[2]《太素》"锐"作"兑"。

[3]《太素》无"后"字。

[4]顾观光校："张景岳云：'复'当作'伏'。沈果堂云：自颅际锐骨而下，其隐筋肉中者曰伏骨。"

[5]顾观光校："沈果堂云：《说文》'或'即'域'本字，云'或骨'者，以其骨在口颊下，象邦域之回匝也。"

[6]《太素》无“臂”字。

[7]“踝”，尺骨茎突。

[8]《〈素问校讹〉校补》：“古钞本‘上端’作‘上空端’三字。”

[9]《太素》“动”下有“脉”字。

[10] 吴悌本“髀”作“脾”。

[11]《太素》“扁”作“遍”。“遍”、“扁”声同通用。

[12] 赵本“渗”作“参”。“参”、“渗”声同通用。

[13]《太素》无“凑”字。

[14]《太素》“孔”作“空”。

[15]“易”，溢。

[16] 顾本“中诰”下无“图经”二字。

[17] 顾本无此条音切。

[18] 顾本“王”误作“主”。

[19]《素问校讹》：“古钞本‘二’作‘一一’二字，宜从改。”金本同。此误合二字以为一字。据改。

[20]《素问校讹》：“古钞本‘髃’作‘髆’。”

[21]“间”，古林书堂本同，与王注合。顾本误作“问”。

[22] 顾本“寸”下有“之”字。

[23] 顾本“灸”上有“若”字。

[24] 顾本“壮”下有“耳”字。

[25] 顾本无“上”字。

[26] 顾本“空”作“孔”。

灸寒热之法：先灸[1]项大椎，以年为壮数[一]。次灸橛[2]骨，以年为壮数[二]。视背俞陷者，灸之[三]。举[3]臂，肩上陷者，灸之[四]。两季胁之间，灸之[五]。外踝上绝骨之端，灸之[六]。足小指次指间[4]，灸之[七]。腨下陷脉，灸之[八]。外踝后[5]，灸之[九]。缺盆骨上切之坚动[6]如筋者，灸之[十]。膺中陷骨间，灸之[十一]。掌束[7]骨下，灸之[十二]。齐下关元三寸，灸之[十三]。毛际动脉，灸之[十四]。膝下三寸分间，灸之[十五]。足阳明跗上动脉，灸之[十六]。巅上一[8]，灸之[十七]。犬所啮之处，灸之三壮，即以犬伤病法[9]灸之[十八]。

凡当灸二十九处。

伤食，灸之[十九]。不已者，必视其经之过于阳者，数刺其[10]俞而药之。

【原注】

[一]如患人之年数。

[二]尾穷谓之橛骨。

[三]背胛[11]骨际有陷处也。

[四]肩髃穴也，在肩端两骨间，手阳明跷脉之会，刺可入同身寸之六分，留六呼，若灸者，可灸三壮也[12]。

[五]京门穴，肾募也，在髂骨与腰中季胁本侠脊，刺可入同身寸之三分，留七呼，若灸者，可灸三壮。

[六]阳辅穴也，在足外踝上辅骨前绝骨之端如前同身寸之三分所，去丘虚七寸，足少阳脉之所行也，刺可入同身寸之五分，留七呼，若灸者，可灸三壮。◎新校正云：按：《甲乙经》云"在外踝上四寸"。

[七]夹[13]溪穴也，在足小指次指歧骨间本节前陷者中，足少阳脉之所流也，刺可入同身寸之三分，留三呼，若灸者，可灸三壮。◎新校正云：按：《甲乙经》"流"当作"留"字[14]。

[八]承筋穴也，在腨中央陷者中，足太阳脉气所发也，禁不可刺，可[15]灸三壮。◎新校正云：按：《刺腰痛篇》注云"腨中央如外陷者中"。

[九]昆仑穴也，在足外踝后跟骨上陷者中细脉动应手，足太阳脉之所行也，刺可入同身寸之五分，留十呼，若灸者，可灸三壮。

[十]经阙其名，当随其所有而灸之。

[十一]天突穴也。所在灸刺分壮与前缺盆中者同法。

[十二]阳池穴也，在手表腕上陷者中，手少阳脉之所过也，刺可入同身寸之二分，留六呼，若灸者，可灸三壮。

[十三]正在齐下同身寸之三寸也，足三阴任脉之会，刺可[16]入同身寸之二寸，留七呼，若灸者，可灸七壮。◎新校正云：按：《气府》注云"刺可入一寸二分"者，非。

[十四]以脉动应手为处，即气街穴也。

[十五]三里穴也，在膝下同身寸之三寸胻骨外廉两筋肉分间，足阳明脉之所入也，刺可入同身寸之一寸，留七呼，灸[17]者，可灸三壮。

[十六]冲阳穴也，在足跗上同身寸之五寸骨间动脉，足阳明脉之所过也，

刺可入同身寸之三分，留十呼，若灸者，可灸三壮。◎新校正云：按：《甲乙经》及全元起本[18]“足阳明”下有“灸之”二字，并跗上动脉是二穴。今王氏去“灸之”二字，则见二穴；今于注中却存“灸之”二字，以阙疑耳[19]。

［十七］百会穴也，在顶中央旋毛中陷容指，督脉足太阳脉之交会，刺可入同身寸之三分，若灸者，灸[20]五壮。

［十八］犬伤而发寒热者，即以犬伤法三壮灸之。嚙，（古）［若］结反[21]。

［十九］伤食为病，亦发寒热，故灸。◎新校正云：详足阳明不别灸，则有二十八处，疑王氏去上文“灸之”二字者非。

【校注】

[1]《太素》、《甲乙经》“灸”作“取”。

[2]“橛”，读书堂本、熊本、吴悌本、赵本、詹本、周本、朝鲜活字本、朝鲜小字本、《甲乙经》作“撅”，俗书木、扌混用，此从顾本录正。《太素》作“厥”。“厥”、“橛”声同通用。

[3]《太素》“举”作“与”。“与”、“举”声同通用。

[4]《甲乙经》“间”作“之间”。

[5]《太素》“后”作“之后”。

[6]顾本“坚动”作“坚痛”。按：“坚动”疑当作“坚劲”。劲、动俗书形近，动、痛音近。

[7]《太素》“掌束”作“去骭”。

[8]《太素》“巅上一”作“巅上动脉”。

[9]《太素》、明蓝格钞本《甲乙经》“病”作“痛”。痛亦病也。《太素》“法”作“壮数”。

[10]《太素》“其”作“之”。

[11]“胛”，古林书堂本同，顾本误作“胂”。

[12]顾本无“也”字。

[13]顾本“夹”作“侠”。

[14]金本无“字”字。

[15]顾本“可”上有“若灸者”三字。

[16]古林书堂本无“可”字。

[17]顾本“灸”上有“若”字。

[18] 金本“《甲乙经》及全元起本”乙作“全元起本及《甲乙经》”。

[19] 顾本“耳”作“之”。

[20] 顾本“灸”上有“可”字。

[21] 顾本“古结反”作“若结切”，义长，据改。

水热穴论篇[1]六十一[一]

按：本篇包括以下内容：论少阴主肾、肾主水。论肾之聚水为病之理：“肾者，胃之关也，关门不利，故聚水而从其类也”；“肾为水肿者，以其主水故也”。强调肾中阳气的重要。凡阳气不道之处，便是浊阴停留之所。论积水之病与肾、肺相关：“其本在肾，其末在肺”，“肺为喘呼，肾为水肿，肺为逆不得卧，分为相输俱受者，水气之所留也”；“水病下为胕肿大腹，上为喘呼不得卧者，标本俱病”。风水的病理与临床表现。水俞五十七处及其分布。水俞者，“积阴之所聚也，水所从出入”，“皆藏之阴络，水之所客也”。春夏秋冬四时所病，针刺各有所取：春取络脉、分肉，夏取盛经、分腠，秋取经俞，冬取井、荥。治热病五十九俞，各部热俞所除之病。“人伤于寒而传为热”者，“寒盛则生热也”。

自“黄帝问曰少阴何以主肾”至“名曰风水”见于《太素》卷十一《气穴》；“所谓玄府者汗空也”见于《太素》卷三十《温暑病》；自“帝曰水俞五十七处者”至“水之所客也”见于《太素》卷十一《气穴》；自“帝曰春取络脉分肉”至“春不鼽衄此之谓也”见于《太素》卷十一《变输》；自“帝曰夫子言治热病”至“夫寒盛则生热也”见于《太素》卷十一《气穴》。

本篇又分别见于《甲乙经》卷五第一上、卷七第一上、卷七第一中、卷八第五。

黄帝问曰：少阴何以主肾？肾何以主水？岐伯对曰：肾者，至阴也；至阴者，盛水也。肺者，太阴也。少阴者，冬脉也。故其本在肾，其末在肺，皆积水也[二]。

帝曰：肾何以能聚水而生病？岐伯曰：肾者，胃之关[2]也。关门[3]不利，故聚水而从其类也[三]。上下溢于皮肤，故为胕肿。胕肿者，聚水而生病也[四][4]。

帝曰：诸水皆生[5]于肾乎？岐伯曰：肾者，牝藏也[五]。地气上者，属于肾而生水液也，故曰至阴。勇而劳甚，则肾汗出；肾[6]汗出，逢于风，内不得入于藏府[7]，外不得越于皮肤，客于玄[8]府，行于皮里[9]，传为[10]胕肿。本之于肾，名曰风水[六]。所谓玄府者，汗空也[七][11]。

【原注】

[一]新校正云：按：全元起本在第八卷。

[二]阴者，谓寒也。冬月至寒，肾气合应，故云肾者至阴也。水王于冬，故云至阴者盛水也。肾少阴脉从肾上贯肝鬲，入肺中，故云其本在肾、其末在肺也。肾气上逆，则水气客于肺中，故云皆积水也。

[三]关者，所以司出入也。肾主下焦，膀胱为府，主其分注关窍二阴，故肾气化则二阴通，二阴閟则胃填满，故云肾者胃之关也。关闭则水积，水积则气停，气停则水生，水生积[12]则气溢，气水同类，故云关闭不利，聚水而从其类也。《灵枢经》曰："下焦溢为水。"[13]此之谓也。閟音秘。

[四]上，谓肺。下，谓肾。肺肾俱溢，故聚水于腹中而生病也。

[五]牝，阴也。亦主阴位，故云牝藏。

[六]勇而劳甚，谓力房也。劳勇汗出则玄府开，汗出逢风则玄府复闭，玄府闭已则馀汗未出，内伏皮肤，传化为水。从风而水，故名风水。

[七]汗液色玄，从空而出，以汗聚于里，故谓之玄府。府，聚也。

【校注】

[1]顾本"篇"下有"第"字。

[2]《太素》"关"作"关闭"。

[3]《素问校讹》："古钞本'门'作'闭'，与注合，为是。"朝鲜活字本、《太素》同。

[4]《太素》无"胕肿者聚水而生病也"九字。

[5]《甲乙经》"生"作"主"。

[6]《太素》无"肾"字。

[7]《太素》"内不得入于藏府"作"内不得入其藏而"，与下句连读。

[8]《太素》“玄”作“六”。

[9]《太素》“皮里”作“皮肤”。

[10] 古林书堂本、熊本、吴悌本、詹本、朝鲜活字本、朝鲜小字本“为”并作“於”。於、为音转通用。

[11] 汗空，汗腔。《太素》无“所谓玄府者，汗空也”八字。

[12]“积”，金本、道藏本同。顾本作空阙。《〈素问校讹〉校补》：“古钞本、元椠本空格内作‘积’字，且古钞本‘水生’互乙。”

[13] 见《九针论第七十八》。

帝曰：水俞五十七处者，是何[1]主也？岐伯曰：肾俞五十七穴，积阴之所聚也，水所从出入也。尻上五行、行五者，此肾俞[一]。故水病下为胕[2]肿大腹，上为喘呼[二]不得卧者，标本俱病[三]。故肺为喘呼，肾为水肿，肺为逆，不[3]得卧[四]。分为[4]相输俱[5]受者，水气之所留也[五]。伏菟上各二行、行五者，此肾之街[6]也[六]。三阴之所交结于脚也，踝上各一行、行六者，此肾脉之下行也，名曰太冲[七]。凡五十七穴者，皆藏之阴[7]络，水之所客[8]也[八]。

【原注】

[一]背部之俞凡有五行：当其中者，督脉气所发；次两傍四行者，足太阳脉气也。

[二]水下居于肾，则腹至足而胕肿；上入于肺，则喘息贲急而大呼也。

[三]标本者，肺为标，肾为本。如此者，是肺肾俱水为病也。

[四]肺为喘呼气逆不得卧者，以其主呼吸故也。肾为水肿者，以其主水故也。

[五]分其居处以名之，则是气相输应；本其俱受病气，则皆是水所留也。留，力救反[9]。

[六]街，谓道也。腹部正俞凡有五行，侠齐两傍，则肾藏足少阴脉及冲脉气所发，次两傍则胃府足阳明脉气所发，此四行穴则伏菟之上也。菟音兔。

[七]肾脉与冲脉并下行循足，合而盛大，故曰大冲。

[八]经所谓五十七者，然尻上五行、行五，则背脊当中行督脉气所发者，脊[10]中、悬枢、命门、腰俞、长强当其处也。次侠督脉两傍足太阳脉气所发者，有大肠俞、小肠俞、膀胱俞、中胎内俞、白环俞当其处也。又次外侠两傍

足太阳脉气所发者，有胃仓、肓门、志室、胞肓、秩边当其处也。伏菟上各二行、行五者，腹部正俞侠中行任脉两傍冲脉足少阴之会者，有中注、四满、气穴、大赫、横骨当其处也。次侠冲脉足少阴两傍足阳明脉气所发者，有外陵、大巨、水道、归来、气街当其处也。踝上各一行、行六者，足内踝之上有足少阴阴跷脉并循腨上行，足少阴脉有大钟[11]、复溜、阴谷三穴，阴跷脉有照海、交信、筑宾三穴，阴跷既足少阴脉之别，亦可通而主之。兼此数之，犹少一穴[12]。脊中，在第十一椎节下间，俯而取之，刺可入同身寸之五分，不可灸，令人偻。悬枢，在第十三椎节下间，伏而取之，刺可入同身寸之三分，若灸者，可灸三壮。命门，在第十四椎节下间，伏而取之，刺可入同身寸之五分，若灸者，可灸三壮。腰俞，在第二十一椎节下间，刺可入同身寸之二分，（新校正云：按：《甲乙经》及《缪刺论》注并《热穴》注俱云“刺入二寸”，而《刺热》注、《气府》注并此注作“二分”，宜从“二分”之说。）留七呼，若灸者，可灸三壮。长强，在脊骶端，督脉别络少阴所结，刺可入同身寸之二分，留七呼，若灸者，可灸三壮。此五穴者，并督脉气所发也。（新校正云：详王氏云少一穴。按：《气府论》曰[13]十二[14]椎节下有阳关一穴，若通数阳关，则不少矣。）次侠督脉两傍：大肠俞，在第十六椎下侠督脉两傍去督脉各同身寸之一寸半，刺可入同身寸之三分，留六呼，若灸者，可灸三壮。小肠俞，在第十八椎下两傍，相去及刺灸分壮法如大肠俞。膀胱俞，在第十九椎下两傍，相去及刺灸分壮法如大肠俞。中䏿内俞，在第二十椎下两傍，相去及刺灸分壮法如大肠俞，侠脊䏿胂[15]起肉，留十呼。白环俞，在第二十一椎下两傍，相去如大肠俞，伏而取之，刺可入同身寸之五分，若灸者，可灸三壮。（新校正云：按：《甲乙经》云“刺可入八分，不可灸。”）此五穴者[16]，并足太阳脉气所发，所谓肾俞者，则此也。又次外两傍：胃仓，在第十二椎下两傍，相去各同身寸之三寸，刺可入同身寸之五分，若灸者，可灸三壮。肓门，在第十三椎下两傍，相去及刺灸分壮法如胃仓。志室，在第十四椎下两傍，相去及刺灸分壮法如胃仓，正坐取之。胞肓，在第十九椎下两傍，相去及刺灸分壮法如胃仓，伏而取之。秩边，在第二十一椎下两傍，相去及刺灸分壮法如胃仓，伏而取之。此五穴者，并足太阳脉气所发也。次伏菟上两行：中注，在齐下同身寸之五分两傍相去任脉各同身寸之五分。（新校正云：按：《甲乙经》同《气府》注云“侠中行方一寸”，文异而义同。）四满，在中注下同身寸之一寸。气穴，在四满下同身寸之一寸。大赫，在气穴下同身寸之一寸。横骨，在大赫下同身寸之一寸。

各横相去同身寸之一寸。并冲脉足少阴之会，刺可入同身寸之一寸，若灸者，可灸五壮。次外两傍穴：外陵，在齐下同身寸之一寸。（新校正云：按：《气府论》注云“外陵在天枢下一寸”，与此正同。）两傍去冲脉各同身寸之一寸半：大巨，在外陵下同身寸之一寸。水道，在大巨下同身寸之三寸。归来，在水道下同身寸之三[17]寸。气街，在归来下（新校正云：按：《气府》注、《刺热》注、《热穴》注云“在腹齐下横骨两端鼠鼷上一寸”，《刺禁》注云“在腹下侠齐两傍相去四寸鼠仆上一寸动脉应手”，《骨空》注云“在毛际两傍鼠鼷上”，诸注不同，今备录之。）鼠鼷上同身寸之一寸。各横相去同身寸之二寸。此五穴者，并足阳明脉气所发。水道，刺可入同身寸之二寸半，若灸者，可灸五壮。气街，刺可入同身寸之三分，留七呼，若灸者，可灸三壮。馀三穴并刺可入同身寸之八分，若灸者，并可五壮。所谓肾之街者，则此也。踝上各一行、行六者：大钟，在足内踝后街中，（新校正云：按：《甲乙经》云“跟后冲中”，《刺疟》注、《刺腰痛》注作“跟后街中动脉”，此云“内踝后”，此注非。）足少阴络别走太阳者，刺可入同身寸之二分，留三呼，若灸者，可灸三壮。复溜，在内踝上同身寸之二[18]寸陷者中，足少阴脉之所行也，刺可入同身寸之三分，留三呼，若灸者，可灸五壮。照海，在内踝下，刺可入同身寸之四分，留六呼，若灸者，可灸三壮。交信，在内踝上同身寸之二寸少阴前太阴后筋骨间，阴跷之郄，刺可入同身寸之四分，留五呼，若灸者，可灸三壮。筑宾，在内踝上腨分中，阴维之郄，刺可入同身寸之三分，若灸者，可灸五壮。阴谷，在膝下内辅骨之后大筋之下小筋之上，按之应手，屈膝而得之，足少阴脉之所入也，刺可入同身寸之四分，若灸者，可灸三壮。所谓肾经之下行名曰大冲者，则此也。

【校注】

[1]《太素》“何”下有“所”字。

[2] 金本、古林书堂本、道藏本、詹本、朝鲜活字本、朝鲜小字本“胕”并作“胻”。

[3]《太素》“不”上有“故”字。

[4]《太素》“为”作“之”。

[5]《太素》无“俱”字。

[6]《太素》“肾之街”作“肾之所冲”。

[7]《太素》“之阴”二字互乙。

[8] 朝鲜活字本“客”作“容”。

[9] 顾本作“溜，力救切”。

[10]《素问校讹》:“古钞本‘脊’上有‘有’字。”

[11] 顾本“钟”作“冲”。

[12] 顾观光校 :“依注数之，正得五十七穴，不知何以云少一穴。林氏不能是正，又增阳关一穴，则与尻上五行行五之文显然不合矣。”

[13] 顾本“曰”作“注”。

[14] 顾观光校 :“‘十二’当作‘十六’。”

[15] “胂”，金本、古林书堂本同，顾本误作“肺”。

[16] 顾本此句之上不空。金本“此五穴者”上空一字格，此句以下是王注。

[17] 金本“三”作“二”。

[18] 金本“二”作“三”。

帝曰 : 春取络脉、分肉[1]，何也？岐伯曰 : 春者，木始治，肝气始[2]生，肝气急，其风疾，经脉常深，其气少，不能深入，故取络脉、分肉间。

帝曰 : 夏取盛[3]经、分腠[4]，何也？岐伯曰 : 夏者，火始治，心气始长，脉瘦[5]气弱，阳气留[6]溢[一]，热熏[7]分腠，内至于经[8]，故取盛经、分腠。绝肤而病去者，邪居浅也[二]。所谓盛经者，阳脉也。

帝曰 : 秋取经俞，何也？岐伯曰 : 秋者，金始治，肺将收[9]杀[三]，金将胜火，阳气在合[四]，阴气初胜，湿气及体[五]，阴气未盛，未能深入，故取俞以写阴邪，取合以虚阳邪。阳气始衰，故取于合[六]。

帝曰 : 冬取井、(荣)[荥][10]，何也？岐伯曰 : 冬者，水始治，肾方闭，阳气衰少，阴气坚盛[11]，巨阳伏沈，阳脉乃去[七][12]，故取井以下阴逆，取荥以实阳气[八]。故曰 : 冬[13]取井荥，春不鼽衄[九]。此之谓也[十]。

【原注】

[一]新校正云 : 按 : 别本“留”一作“流”。

[二]绝，谓绝破，令病得出也。

[三]三阴已成[14]，故渐将收杀。

[四]金王火衰，故云金将胜火。

[五]以渐于下[15]湿雾露，故云湿气及体。

［六］新校正云：按：皇甫士安云："是谓始秋之治变。"

［七］去，谓下去。

［八］新校正云：按：全元起本"实"作"遣"，《甲乙经》、《千金方[16]》作"通"。

［九］新校正云：按：皇甫士安云："是谓末冬之治变。"

［十］新校正云：按：此与《四时刺逆从论》及《诊要经终论》义颇不同，与《九卷》之义相通。

【校注】

[1]《甲乙经》"分肉"下有"之间"二字。

[2]《太素》无"始"字。

[3] 此次所用朝鲜小字本"盛"字旁注一"阳"字。

[4] 古林书堂本、道藏本、熊本、吴悌本、赵本、詹本、朝鲜活字本、朝鲜小字本"腠"作"凑"。

[5]"瘦"，当作"廋"。俗书疒、广、相乱。

[6]《太素》、《甲乙经》"留"作"流"。

[7]《太素》"热熏"二字互乙。

[8] 此次所用朝鲜小字本"经"字旁注一"阳"字。

[9]《太素》"收"作"初"。

[10] 金本、古林书堂本、道藏本、熊本、吴悌本、赵本、詹本、朝鲜活字本、朝鲜小字本、《太素》"荣"并作"荥"。据改。下同。

[11]《太素》"坚盛"作"紧"。

[12]"去"，藏也。

[13]《太素》无"曰冬"二字。

[14] 顾本"成"作"升"。

[15] 顾本"下"作"雨"。

[16] 金本无"方"字。

帝曰：夫子言治热病五十九俞，余论[1]其意，未能领[2]别其处。愿闻其处，因闻其意。

岐伯曰：头上五行、行五者，以越[3]诸阳之热逆也[一]。

大杼、膺俞、缺盆、背俞，此八者，以写胸中之热[4]也[二]。

气街[5]、三里、巨虚上下廉，此八者，以写胃中之热也[三]。

云门、髃骨、委中、髓空，此八者，以写四支之热也[四]。

五藏俞傍五，此十者，以写五藏之热也[五]。

凡此五十九穴者，皆热之左右也。

帝曰：人伤于寒而传为热，何也？岐伯曰：夫寒盛则生热也[六]。

【原注】

[一]头上五行者：当中行谓上星、顖会、前顶、百会、后顶。次两傍谓五处、承光、通天、络却、玉枕。又次两傍谓临泣、目窗[6]、正营、承灵、脑空也。上星，在颅上直鼻中央入发际同身寸之一寸陷者中容豆，刺可入同身寸之三分。顖会，在上星后同身寸之一寸陷者中，刺可入同身寸之四分。前顶，在顖会后同身寸之一寸五分骨间陷者中，刺如顖会法。百会，在前顶后同身寸之一寸五分顶中央旋毛中陷容指，督脉足太阳脉之交会，刺如上星法。后顶，在百会后同身寸之一[7]寸五分枕骨上，刺如顖会法。然是五者，皆督脉气所发也，上星[8]留六呼，若灸者，并可灸五壮。次两傍穴：五处，在上星两傍同身寸之一寸五分。承光，在五处后同身寸之一寸。通天，在承光后同身寸之一寸五分。络却，在通天后同身寸之一寸五分。玉枕，在络却后同身寸之七分。然是五者，并足太阳脉气所发，刺可入同身寸之三分，五处、通天各留七呼，络却留五呼，玉枕留三呼，若灸者，可灸三壮。（新校正云：按：《甲乙经》承光不灸，玉枕刺入二分。）又刺两傍[9]：临泣，在头直目上入发际同身寸之五分，足太阳少阳阳维三脉之会。目窗、正营递相去同身寸之一寸。承灵、脑空递相去同身寸之一寸五分。然是五者，并足少阳阳维二脉之会。脑空一穴，刺可入同身寸之四分，馀并可刺入同身寸之三分，临泣留七呼，若灸者，可灸五壮。

[二]大杼，在项第一椎下两傍相去各同身寸之一寸半陷者中，督脉别络手足太阳三脉气之会，刺可入同身寸之三分，留七呼，若灸者，可灸五壮。（新校正云：按：《甲乙经》并《气穴》注作“七壮”，《刺疟》注、《刺热》注作“五壮”。）膺俞者，膺中之[10]俞也，正名中府，在胸中行两傍相去同身寸之六寸云门下一寸乳上三肋间动脉应手陷者中，仰而取之，手足太阴脉之会，刺可入同身寸之三分，留五呼，若灸者，可灸五[11]壮。缺盆，在肩上横骨陷者中，手阳明脉气所发，刺可入同身寸之二分，留七呼，若灸者，可灸三壮。背俞，

即风门热府俞也，在第二椎下两傍各同身寸之一寸五[12]分，督脉足太阳之会，刺可入同身寸之五分，留七呼，若灸者，可灸五壮。今《中诰孔穴图经》虽不名之，既曰风门热府，即治热之背俞也。（新校正云：按：王氏注《刺热论》云“背俞未详何处”，注此指名“风门热府”，注《气穴论》以“大杼”为“背俞”，三注[13]不同者，盖亦疑之者[14]也。）

［三］气街，在腹齐下横骨两端鼠鼷上同身寸之一寸动脉应手，足阳明脉气所发，刺可入同身寸之三分，留七呼，若灸者，可灸三壮。（新校正云：按：气街诸注不同，具前《水穴》注中。）三里，在膝下同身寸之三寸骱外廉两筋肉分间，足阳明脉之所入也，刺可入同身寸之一寸，留七呼，若灸者，可灸三壮。巨虚上廉，足阳明与大肠合，在三里下同身寸之三寸，足阳明脉气所发，刺可入同身寸八分，若灸者，可灸三[15]壮。巨虚下廉，足阳明与（少阳）［小肠］[16]合，在上廉下同身寸之三寸，足阳明脉气所发，刺可入同身寸之三分，若灸者，可灸三壮也[17]。

［四］云门，在巨骨下胸中行两傍相去同身寸之六寸动脉应手，足太阴脉气所发也[18]，（新校正云：按：《甲乙经》同，《气穴》注作“手太阴”，《刺热》注亦作“手太阴”[19]。）举臂取之，刺可入同身寸之七分，若灸者，可灸五[20]壮。验今《中诰孔穴图经》无髃骨穴，有肩髃穴，穴在肩端两骨间。手阳明跷脉之会，刺可入同身寸之六分，留六呼，若灸者，可灸三壮。委中，在足膝后屈处腘中央约文中动脉，足太阳脉之所入也，刺可入同身寸之五分，留七呼，若灸者，可灸三壮。按今《中诰孔穴图经》云“腰俞穴一名[21]髓空”，在脊中第二十一椎节下，主汗不出，足清不仁，督脉气所发也，刺可入同身寸之二寸，留七呼，若灸者，可灸三壮。（新校正云：详腰俞刺入“二寸”当作“二分”，已具前《水穴》注中。）

［五］俞傍五者，谓魄户、神堂、魂门、意舍、志室五穴，侠脊两傍各相去同身寸之三寸，并足太阳脉气所发也。魄户，在第三椎下两傍，正坐取之，刺可入同身寸之五分，若灸者，可灸五壮。神堂，在第五椎下两傍，刺可入同身寸之三分，若灸者，可灸五壮。魂门，在第九椎下两傍，正坐取之，刺可入同身寸之五分，若灸者，可灸三壮。意舍，在第十一椎下两傍，正坐取之，刺可入同身寸之五分，若灸者，可灸三壮。志室，在第十四椎下两傍，正坐取之，刺可入同身寸之五分，若灸者，可灸三壮[22]。

［六］寒气外凝，阳气内郁，腠理坚緻，玄[23]府闭封，緻则气不宣通，封

则湿气内结，中外相薄，寒盛热生。故人伤于寒转而为热，汗之而愈，则外凝内郁之理可知。斯乃新病数日者也。緻，驰二反。

【校注】

[1]“论”，知。《淮南子·说山》：“以近论远。”高诱注：“论，知也。”说详《校补》。

[2]《太素》无“领”字。

[3]《广雅·释诂三》：“越，治也。”

[4]《甲乙经》夹注：“一作阳”。

[5]《甲乙经》“气街”作“气冲”。

[6]金本“窻”作“牕”。

[7]顾本“一”作“二”。

[8]“星”，金本、古林书堂本同，顾本误作“骨”。

[9]金本“又刺两傍”句下为王注。《素问校讹》：“古钞本‘刺’作‘次’。”金本同。刺、次音同通用。

[10]金本无“之”字。

[11]《〈素问校讹〉校补》：“古钞本‘五’作‘三’。”

[12]“五”，金本、古林书堂本同。顾本“五”作“三”。

[13]顾本“注”作“经”。

[14]金本无“者”字。

[15]金本“三”作“五”。

[16]顾本“少阳”作“小肠”，义长，据改。

[17]金本“也”作“矣”。

[18]顾本无“也”字。

[19]金本“手太阴”下有“经”字。

[20]金本“五”作“三”。

[21]“名”，古林书堂本同，顾本误作“各”。

[22]顾本“三”作“五”，“壮”下有“也”字。

[23]顾本“玄”作“元”，盖避讳改字。

新刊黄帝内经素问卷十六

新刊黄帝内经素问卷十七

启玄子次注林亿孙奇高保衡等奉敕校正孙兆重改误

调经论篇第六十二[一]

按：本篇主要包括以下内容：有馀、不足及调治原则："有馀写之，不足补之"。神、气、血、形、志五者各有有馀、不足，其气不等，"血气不和，百病乃变化而生"，临床表现各异，刺法当各视其病形虚实补泻之。血气失调而生虚实之病：血气虚实生于"并"；气血、阴阳、上下诸"并"之虚实病状。大厥及其发病原因："血之与气并走于上，则为大厥，厥则暴死。"血气运行与寒热关系："血气者，喜温而恶寒，寒则冱不能流，温则消而去之"。平人："阴与阳，皆有俞会，阳注于阴，阴满之外，阴阳匀平，以充其形，九候若一，命曰平人"。致病之因可分阴、阳两类："邪之生也，或生于阴，或生于阳。其生于阳者，得之风雨寒暑；其生于阴者，得之饮食居处，阴阳喜怒"。风雨、寒湿伤人临床表现特点；喜怒不节、因寒饮食各所生病、临床表现特点及其病理。"阳虚则外寒，阴虚则内热，阳盛则外热，阴盛则内寒"及其病理。阴与阳并、血气以并所生之病及刺法。刺法补虚泻实之具体操作技术。五脏、六腑为表里，"经络支节，各生虚实"，刺法当依"其病所居"，随而调之。针刺补泻"必谨察其九候"。

自"黄帝问曰余闻刺法"至"所乃能立虚帝曰善"见于《太素》卷二十四《虚实补写》；自"余已闻虚实之形"至"针道备矣"见于《太素》卷二十四《虚实所生》。本篇又见于《甲乙经》卷六第三。

黄帝问曰：余闻刺法言：有馀写之，不足补之。何谓有馀？何谓不足？岐伯对曰：有馀有五，不足亦[1]有五，帝欲何问？

帝曰：愿尽闻之。岐伯曰：神有[2]馀有不足，气有馀有不足，血有馀有不足，形有馀有不足，志有馀有不足。凡此十者，其气不等也[二]。

【原注】

[一]新校正云：按：全元起本在第一卷。

[二]神属心，气属肺，血属肝，形属脾，志属肾。以各有所宗，故不等也。

【校注】

[1]《太素》"亦"作"又"。

[2]《甲乙经》"有"下重"有"字。下"气有馀"、"血有馀"、"形有馀"、"志有馀"同，不复出校。

帝曰：人有精、气、津、液、四支、九窍、五藏、十六部、三百六十五节，乃生百病。百病之生，皆有虚实。今夫子乃言有馀有五，不足亦有五，何以生之乎[一]？

岐伯曰：皆生于五藏也[二]。夫心藏[1]神，肺藏气，肝藏血，脾藏肉，肾藏志，而此[2]成形[三]。志意通[3]，内连骨髓，而成形[4]五藏[四][5]。五藏之道，皆出于经隧，以行血气。血气不和，百病乃变化而生[6]。是[7]故守经隧焉[五]。

【原注】

[一]《针经》曰："两神相薄，合而成形，常先身生，是谓精。上焦开发，宣五谷味，熏肤充身泽毛，若雾露之溉，是谓气。腠理发泄，汗出（凑理）[溱溱][8]，是谓津。津[9]之渗于空窍，留而不行者，为液也。"十六部者，谓手足二,九窍九,五藏五，合为十六部也。三百六十五节者，非谓骨节，是神气出入之处也。《针经》曰："所谓节之交，三百六十五会，皆神气出入遊行之所，非骨节也。"言人身所有则多，所举则少，病生之数，何以论之？

[二]谓五神藏也。

[三]言所以病皆生于五藏者，何哉？以内藏五神而成形也。

[四]志意者，通言五神之大凡也。骨髓者，通言表里之成化也。言五神通泰，骨髓化成，身形既立，(及)[乃][10]五藏互相为有矣。◎新校正云：按：《甲乙经》无“五藏”二字。

[五]隧，潜道也。经脉伏行而不见，故谓之经隧焉。血气者，人之神，邪侵之，则血气不正，血气不正，故变化而百病乃生矣。然经脉者，所以决死生、处百病、调虚实，故守经隧焉。◎新校正云：按：《甲乙经》“经隧”作“经渠”，义各通。隧音遂。

【校注】

[1] 道藏本“藏”作“臓”，下四“藏”同，不复出校。

[2]“此”，读若“斯”，乃也。

[3]《甲乙经》“通”作“通达”。

[4] 顾本“形”上有“身”字。

[5]《甲乙经》无“五藏”二字。

[6]《太素》“变化”二字互乙，“生”下有“于血气”三字。

[7]《甲乙经》无“是”字。

[8]“腠理”，顾本作“凑理”。按：《灵枢·决气第三十》：“何谓津？岐伯曰：腠理发泄，汗出溱溱，是谓津。”顾观光校：“‘腠理’二字误，当依《灵枢·决气》作‘溱溱’。”据改。

[9] 顾本“津”作“液”。

[10] 顾本“及”作“乃”，义长，据改。

帝曰：神有馀、不足何如？岐伯曰：神有馀，则笑不休；神[1]不足，则悲[一][2]。血气未并，五藏安定。邪客于形[3]，洒淅起于毫毛，未入于经络[4]也，故[5]命曰神之微[二]。

帝曰：补写奈何？岐伯曰：神有馀，则写其小络之血[6]出血，勿之深斥，无中其大经，神气乃平[三]。神不足者，视其虚络，按[7]而致[8]之，刺而利之，无出其血，无泄其气，以通其经，神气乃平[四]。

帝曰：刺微奈何[五]？岐伯曰：按摩勿释，著针勿斥，移气于不[9]足，神气乃得复[六]。

【原注】

[一]心之藏也。《针经》曰："心藏脉，脉舍神。心气虚则悲，实则笑不休也。""悲"一为"忧"，误也。◎新校正云：详王注云："悲一为忧，误也。"按：《甲乙经》及《太素》并全元起注本并作"忧"。皇甫士安云："心虚则悲，悲则忧；心实则笑，笑则喜。夫心之与肺，脾之与心，互相成也。故喜发于心而成于肺，思发于脾而成于心，一过其节，则二藏俱伤。"杨上善云："心[10]之忧，在心变动也；肺之忧，在肺之志。是则肺主秋，忧为正也；心主于夏，变而生忧也。"

[二]并，谓并合也。未与邪合，故曰未并也。洒淅，寒貌[11]也，始起于毫毛，尚在于小络，神之微病，故命曰神之微也。◎新校正云：按：《甲乙经》"洒淅"作"悽厥"。《大素》作"洫泝"。杨上善云："洫，毛孔也。水逆流曰泝。谓邪气入于腠理，如水逆流于洫[12]。"

[三]邪入小络，故可写其小络之脉出其血，勿深推针，针深则伤肉[13]。以邪居小络，故不欲令针中大经也。络血既出，神气自平。斥，推也。小络，孙络也。《针经》曰："经脉为里，支而横者为络，络之别者为孙络。"平，谓平调也。◎新校正云：详此注引《针经》曰与《三部九候论》注两引之，在彼云《灵枢》，而此曰《针经》，则王氏之意指《灵枢》为《针经》也。按：今《素问》注中引《针经》者多《灵枢》之文，但以《灵枢》今不全，故未得尽知也。

[四]但通经脉令其和利，抑按虚络令其气致，以神不足，故不欲出血及泄气也。◎新校正云：按：《甲乙经》"按"作"切"，"利"作"和"。

[五]覆前初起于毫毛，未入于经络者。

[六]按摩其病处，手不释散，著针于病处，亦不推之，使其人神气内朝于针，移其人神气令[14]自充足，则微病自去，神气乃得复常。◎新校正云：按：《甲乙经》及《大素》云"移气于足"，无"不"字。杨上善云："按摩，使气至于踵也。"

【校注】

[1]《甲乙经》无"神"字。

[2]《太素》、《甲乙经》"悲"作"忧"。于鬯："此'悲'字必以作'忧'为是。'忧'与'休'叶韵，若作'悲'，则失韵矣。盖'忧'字古作'息'，'息

'与'悲'亦形相似而误也。"

[3]《太素》"邪客于形"上有"神不定则"四字。

[4]明蓝格钞本《甲乙经》"经络"作"络"。

[5]明蓝格钞本《甲乙经》无"故"字。

[6]顾观光校:"血"当作"脉","王注亦云'小络之脉'。"

[7]《太素》"按"作"切"。

[8]詹本"致"作"制"。

[9]《太素》无"于不"二字。

[10]"心",金本、古林书堂本同,顾本作"脾"上空一格。《〈素问校讹〉校补》:"古钞本空格内作'心'字,作'心虚之忧'。"

[11]顾本"貌"作"皃"。皃、貌古今字。

[12]张文虎:"'凄厥'亦寒貌,与'洒淅'文异义同。'溘'与'洒'形近而讹,'泝'则'淅'之坏文。《刺要论》云:'泝泝然寒慄。'《皮部论》云:'邪之始入于皮也,泝然起毫毛,开腠理。''泝'皆'淅'之误。杨训'溘'为'毛孔',未知所本,且如其说,则当作'泝溘'矣。"

[13]顾本"肉"下有"也"字。

[14]"令",金本、古林书堂本"令"同,顾本误作"今"。

帝曰:善。气[1]有馀、不足奈何?歧伯曰:气有馀,则喘咳上气;不足,则息利少气[一]。血气未并,五藏安定,皮肤微病,命曰白气微泄[二]。

帝曰:补写奈何?歧伯曰:气有馀,则写其经隧,无伤其经,无出其血,无泄其气;不足,则补其经隧,无出其气[三]。

帝曰:刺微奈何[四]?歧伯曰:按摩勿释,出针视[2]之,曰我[3]将深之,適人必革[4],精气[5]自伏,邪气散乱[6],无所休息,气泄腠理,真气乃相得[五]。

【原注】

[一]肺之藏也。肺藏气,息不利则喘。《针经》曰:"肺气虚,则鼻息利少气;实,则喘喝胸凭仰息也。"

[二]肺合皮[7],其色白,故皮肤微病,命曰白气微泄。

[三]气,谓荣气也。针写若伤其经,则血出而荣气泄脱,故不欲出血泄

气，但写其卫气而已。针补则又宜谨闭穴俞，然其卫气亦不欲泄之。◎新校正云：按：杨上善云："经隧者，手大阴之别。从手大阴走手阳明，乃是手太阴向手阳明之道[8]。欲道[9]藏府阴阳，故补写皆从正经别走之络[10]。写其阴经别走之路，不得伤其正经也[11]。"

[四]覆前白气微泄者。

[五]亦谓按摩其病处也。革，皮也。我将深之、適人必革者，谓其深而浅刺之也。如是胁从，则人怀惧色，故精气潜伏也。以其调適于皮，精气潜伏，邪无所据，故乱散而无所休息，发泄于腠理也。邪气既泄，真气乃与皮腠相得矣。◎新校正云：按：杨上善云："革，改也。夫人闻乐至，则身心忻悦；闻痛及体，情必改异。忻悦，则百体俱纵；改革，则情志必拒，拒则邪气消伏。"

【校注】

[1]"气"，金本、古林书堂本、熊本、吴悌本、赵本、詹本、朝鲜活字本、朝鲜小字本同。顾本无"气"字。

[2]"视"，示；给……看。

[3]《甲乙经》"我"作"故"。

[4]"適"，读若"睼"，这里作示意讲。革，除。《宝命全形论篇》云："凡刺之真，必先治神"，以上盖"治神"之术。所以下文说："精气自伏"。

[5]"精"，神也。《太素》无"气"字。

[6]《太素》、《甲乙经》"散乱"二字互乙。

[7]"皮"，金本、古林书堂本同，顾本误作"脾"。

[8]《太素》杨注"手阳明之道"下有"故曰经隧之道也"七字。

[9]"道"，导。

[10]《太素》杨注"补写"下有"之"字，"从"作"取"，"之络"作"胳之也"。按："胳"为"络"之换旁俗字，"之也"犹"者也"。

[11]"路"当作"胳"或"络"。《太素》杨注此二句作"写其阴经别走之胳，不得伤正经者"，上有"毋伤其经"四字经文，此十四字注文是对上"毋伤其经"四字经文的注释。

帝曰：善。血有馀、不足奈何？岐伯曰：血有馀则怒，不足则恐[一][1]。血气未并，五藏安定，孙络（水）[外][2]溢，则经[3]有留血[二]。

帝曰：补写奈何？岐伯曰：血有馀，则写[4]其盛经出其血；不足，则视[5]其虚经[6]，内针其脉中，久留而视[三]。脉大，疾出其针，无令血泄[四]。

帝曰：刺留血奈何？岐伯曰：视其血络，刺出其血，无令恶血得入于经，以成其疾[五]。

【原注】

[一]肝之藏也。《针经》曰："肝藏血。""肝气虚则恐，实则怒。"◎新校正云：按：全元起本"恐"作"悲"，《甲乙经》及《大素》同[7]。

[二]络有（圣）[邪][8]，盛则入于经，故云孙络外[9]溢，则经有留血。

[三]新校正云：按：《甲乙经》云"久留之血至"。《大素》同[10]。

[四]脉盛满则血有馀，故出之。经气虚则血不足，故无令血泄也。久留疾出，是谓补之。《针解论》曰："徐而疾则实。"义与此同。

[五]血络满者，刺按出之，则恶色之血不得入于经脉。

【校注】

[1]《太素》"恐"作"悲"。

[2]金本、《太素》、《甲乙经》"水"并作"外"。顾观光校："'水'字误，当依《甲乙经》作'外'。"注同。据改。

[3]《甲乙经》"经"作"络"。

[4]《甲乙经》"写"作"刺"。

[5]《太素》"视"作"补"。

[6]《甲乙经》无"经"字。

[7]顾本"同"上有"并"字。

[8]顾本"圣"作"邪"，义长，据改。

[9]"外"，金本、古林书堂本同，顾本误作"水"。

[10]按：《太素》作"久留血至"，无"之"字。据文意，"血至"当属下读。

帝曰：善。形有馀、不足奈何？岐伯曰：形有馀，则腹胀，泾[1]溲不利；不足，则四支不用[一]。血气未并，五藏安定，肌肉蠕动，命曰微风[二]。

帝曰：补写奈何？岐伯曰：形有馀，则写其阳经；不足，则补其阳络[三]。

帝曰：刺微奈何？岐伯曰：取分肉间，无中其经，无伤其络，卫气得复，邪气乃索[四]。

【原注】

[一]脾之藏也。《针经》曰："脾气虚，则四支不用，五藏不安；实，则腹胀，泾溲不利。"泾，大便；溲，小便也。◎新校正云：按：杨上善云："泾"作"经"，女[2]人月经也。

[二]邪薄肉分，卫气不通，阳气内鼓，故肉蠕动。◎新校正云：按：全元起本及《甲乙经》"蠕"作"溢"，《大素》作"濡"。

[三]并胃之经络。

[四]卫气者，所以温分肉而充皮肤，肥腠理而司开阖，故肉蠕动即取分肉间，但开肉分以出其邪，故无中其经，无伤其络，卫气复旧而邪气尽。索，散尽也。

【校注】

[1] 明蓝格钞本《甲乙经》"泾"作"经"。经，常也。《太素》无"泾"字。

[2] 顾本"女"作"妇"。

帝曰：善。志有馀、不足奈何？岐伯曰：志有馀，则腹胀飧泄；不足，则厥[一]。血气未并，五藏安定，骨节有动[二][1]。

帝曰：补写奈何？岐伯曰：志有馀，则写然筋血者[三]；不足，则补其复溜[四]。

帝曰：刺未并奈何？岐伯曰：即取之，无中其经，邪所[2]乃能立虚[五]。

【原注】

[一]肾之藏也。《针经》曰："肾藏精，精舍志。肾气虚则厥，实则胀。"胀，谓胀起。厥，谓逆行上冲也。足少阴脉下行，今[3]气不足，故随冲脉逆行而上冲也。飧音孙。

[二]肾合骨，故骨有邪薄，则骨节㪷动[4]，或骨节之中如有物鼓动之也。

[三]新校正云：按：《甲乙经》及《大素》云："写然筋血者，出其血。"杨上善云："然筋，当是然谷下筋。"再详诸处引然谷者，多云然骨之前血者，

疑少“骨之”二字，“前”字误作“筋”字。

[四]然，谓然谷，足少阴荥[5]也，在内踝之前大骨之下陷者中。血络盛则泄之，其刺可入同身寸之三(寸)[分][6]，留三呼，若灸者，可灸三壮。复溜，足少阴经也，在内踝上同身寸之二寸陷者中，刺可入同身寸之三(寸)[分][7]，留三呼，若灸者，可灸五壮。

[五]不求穴俞，而直取居邪之处[8]，故云即取之。◎新校正云：按：《甲乙经》“邪所”作“以去其邪”。

【校注】

[1]《甲乙经》“动”作“伤”。按：“动”疑当作“劲”。《上古天真论篇第一》：“三八肾气平均，筋骨劲强。”上文泄、厥押韵，此劲、并、定押韵。若作“动”，则失韵矣。说详《校补》。

[2]《太素》“邪所”上有“以邪”二字。

[3]“今”，金本同，顾本误作“令”。

[4]“动”盖亦“劲”字之误。叚劲，坚固也。说详《校补》。

[5]顾本“荥”误作“荣”。

[6]顾本“寸”作“分”，义长，据改。

[7]顾本“寸”作“分”，义长，据改。

[8]金本“处”作“即”，盖“所”之误字。

帝曰：善。余已[1]闻虚实之形，不知其何以生。岐伯曰：气血以并[2]，阴阳相倾，气乱于卫，血逆[3]于经，血气离[4]居，一实一虚[一]。血并于阴，气并于阳，故[5]为惊狂[二]；血并于阳，气并于阴，乃为炅中[三]；血并于上，气并于下，心烦惋[6]善怒；血并于下，气并于上，乱而喜忘[四][7]。

帝曰：血并于阴，气并于阳，如是血气离居，何者为实？何者为虚？岐伯曰：血气者，喜温而恶寒，[寒][8]则(泣)[冱]不能流，温则消而去之[五]。是故气之所并为血虚，血之所并为气虚[六]。

帝曰：人之所有者，血与气耳。今夫子乃言血并为虚，气并为虚，是无实乎？岐伯曰：有者为实，无者为虚[七]。故气并则无血，血并则无气。今血与气相失，故为虚焉[八]。络之与孙脉俱输于经，血与气并，则为实焉。血之与气并走于上，则为大厥，厥则暴死。气[9]复反则生，不反则死。

帝曰：实者何道从来？虚者何道从去？虚实之要，愿闻其故。岐伯曰：夫阴与阳，皆有俞会，阳注于阴，阴满之外，阴阳匀平[10]，以充其形。九候若一，命曰平人[九]。

【原注】

[一]卫行脉外，故气乱于卫。血行经内，故血逆于经。血气不和，故一虚一实。

[二]气并于阳，则阳气外盛，故为惊狂。

[三]气并于阴，则阳气内盛，故为热中。炅，热也。

[四]上，谓鬲上。下，谓鬲下。

[五](泣)[沍]，谓如雪在水中，凝住而不行去也。

[六]气并于血则血少，故血虚。血并于气则气少，故气虚。

[七]气并于血，则血无。血并于气，则气无。

[八]气并于血，则血失其气。血并于气，则气失其血，故曰血与气相失。

[九]平人，谓平和之人。

【校注】

[1]《太素》“已”作“以”。

[2]《甲乙经》“气血”二字互乙。以，若也。赵本、《甲乙经》“以”作“已”。

[3]《太素》“逆”作“留”。

[4]明蓝格钞本《甲乙经》“离”作“杂”。

[5]《太素》“故”作“乃”。

[6]《太素》“惋”作“悗”。《甲乙经》“惋”作“闷”。

[7]《太素》“乱而喜忘”作“气乱心善忘”。

[8]顾本“寒”下重“寒”，此盖夺去重文符，据补。

[9]《太素》无“气”字。

[10]《太素》“匀”作“旬”；《甲乙经》作“紃”，夹注云：“《素问》作‘均平’。”“旬”、“匀”、“紃”音同通用。

夫邪之生[1]也，或生于阴，或生于阳。其生于阳者，得之风雨寒暑；其生于阴者，得之饮食、居处[2]、阴阳、喜怒。

【校注】

[1]《甲乙经》“生”作“所生”。

[2]《甲乙经》“居处”作“起居”，明蓝格钞本《甲乙经》作“起处”。

帝曰：风雨[1]之伤人奈何？岐伯曰：风雨之伤人也，先客于皮肤，传入于孙脉；孙脉满，则传入于络脉；络脉满，则输[2]于大经脉。血气与邪[3]并客于分腠之间，其脉坚大，故曰实。实者，外坚充满，不可按之[4]，按之则痛。

帝曰：寒湿之[5]伤人奈何？岐伯曰：寒湿之中人也，皮肤不收[一]，肌肉坚紧[6]，荣血（泣）[沍]，卫气去，故曰虚。虚者聂辟，气不足[7]，按之则气足以温之，故快然而不痛[二]。

【原注】

[一]新校正云：按：全元起云：“不收，不仁也。”《甲乙经》及《太素》云“皮肤收”，无“不”字。

[二]聂，谓聂皱。辟，谓辟叠也。◎新校正云：按：《甲乙经》作“摄辟”，《太素》作“摄[8]辟”。

【校注】

[1]《太素》“风雨”作“风雨寒暑”。

[2]《太素》、《甲乙经》“则”作“乃”。《甲乙经》“输”作“注”。

[3]《甲乙经》“邪”作“邪气”。

[4]《太素》无“之”字。

[5]《太素》“之”下有“气”字。

[6]《太素》无“紧”字。

[7]《太素》、明蓝格钞本《甲乙经》“气不足”下有“血泣”二字，《甲乙经》作“血濇”。“泣”、“濇”并当作“沍”。

[8]《素问校讹》：“今本《太素》‘摄’作‘慑’。”

帝曰：善。阴之生实奈何[一]？岐伯曰：喜怒不节，则阴气上逆，上逆则下虚，下虚则阳气走之，故曰实矣[二]。

帝曰：阴之生虚奈何[三]？岐伯曰：喜则气下，悲则气消，消则脉虚空[1]，因寒饮食，寒气熏满[四][2]，则血（泣）[冱]气去，故曰虚矣。

【原注】

[一]实，谓邪气盛也。

[二]新校正云：按：《经》云“喜怒不节，则阴气上逆”，疑剩“喜”字[3]。

[三]虚，谓精气夺也。

[四]新校正云：按：《甲乙经》作“动藏”。

【校注】

[1]《太素》无“空”字，《甲乙经》“虚空”二字互乙。

[2]“熏”，读若“浑”。满。《太素》“满”作“藏”。

[3]“喜”，善也；易也。

帝曰：经言：阳虚则外寒，阴虚则内热，阳盛则外热，阴盛则内寒。余已[1]闻之矣，不知其所由然也[一]。岐伯曰：阳受气于上焦，以温皮肤分肉之间。今[2]寒气在外，则上焦不通；上焦[3]不通，则寒气[4]独留于外，故寒慄[二]。

帝曰：阴虚生内热奈何？岐伯曰：有所劳倦，形气衰少，谷气不盛，上焦不行，下脘[5]不通[三]，胃气热，热气[6]熏胸中，故内热[四]。

帝曰：阳盛生外热奈何？岐伯曰：上焦不通利，则皮肤緻密，腠理闭塞，玄府不通[五]，卫气不得泄越，故外热[六]。

帝曰：阴盛生内寒奈何？岐伯曰：厥气上逆，寒气积于胸中而不写，不写则温气去，寒独留，则血凝（泣）[冱][7]，凝[8]则脉不通[七]，其脉盛大以濇[9]，故中寒[八]。

【原注】

[一]经言，谓上古经言也。

[二]慄，谓振慄也。

[三]新校正云：按：《甲乙经》作“下焦不通”。

[四]甚用其力，致劳倦也。贪役[10]不食，故谷气不盛也。

[五]新校正云：按：《甲乙经》及《太素》无“玄府”二字。

[六]外伤寒毒，内薄诸阳，寒外盛则皮肤收，皮肤收则腠理密，故卫气稸聚，无所流行矣。寒气外薄，阳气内争，积火内燔，故生外热也。燔音烦。

[七]新校正云：按：《甲乙经》作“腠理不通”。

[八]温气，谓阳气也。阴逆内满，则阳气去于皮外也。

【校注】

[1]《太素》“已”作“以”。

[2]“今”，金本、古林书堂本、道藏本、熊本、吴悌本、赵本、詹本、朝鲜活字本、朝鲜小字本、《太素》、《甲乙经》同，顾本误作“令”。

[3]《太素》、《甲乙经》无“上焦”二字。

[4]《太素》、《甲乙经》无“气”字。

[5]《太素》“脘”作“腕”。

[6]《太素》“胃气热热气”作“胃热”二字，《甲乙经》无“热气”二字。

[7]朝鲜小字本“泣”作“沍”，“沍”即“冱”字之俗。

[8]《太素》“凝”作“血凝（泣）[冱]”三字。

[9]“脉盛大以濇”不辞。“濇”盖“泣”之回改，此当作“冱”。冱，坚也。

[10]“贪”，当作“贫”，字之误也。贫役，家贫役重。

帝曰：阴与阳并[1]，血气以[2]并，病形以成，刺之奈何？岐伯曰：刺此者，取之经隧，取血于营，取气于卫，用形哉，因四时多少高下[一]。

帝曰：血气以并，病形以成，阴阳相倾，补写奈何？岐伯曰：写实者，气盛乃内针，针与气俱内[3]，以开其门如[4]利其户，针与气俱出，精气不伤，邪气乃下。外门不闭，以出其疾，摇大其道如利其路，是谓大写。必切而出，大气乃屈[二]。

帝曰：补虚奈何？岐伯曰：持针勿置，以定其意。候呼内针，气出[5]针入，针空四塞，精无从去。方实而疾出针，气入针出，热不得还[6]，闭塞其门，邪气布[7]散，精气乃得存。动气候时[三][8]，近气不失，远气乃来，是谓追之[四]。

【原注】

[一]营主血，阴气也。卫主气，阳气也。夫行针之道，必先知形之长短，骨之广狭[9]，循三备法，通计身形，以施分寸，故曰用形也。四时多少高下，具在下篇。

[二]言欲开其穴而泄其气也。切，谓急也。言急出其针也。《针解论》曰："疾而徐则虚者，疾出针而徐按之也。"大气，谓大邪气也。屈，谓退屈也。

[三]新校正云：按：《甲乙经》作"动无后时"。

[四]言但密闭穴俞，勿令其气散泄也。近气，谓已至之气；远气，谓未至之气也。欲动经气而为补补[10]者，皆必候水刻气之所在而刺之，是谓得时而调之。追，言补也。《针经》曰："追而济之，安得无实？"则此谓也。

【校注】

[1]《太素》"阴与阳并"作"阴之与阳"。

[2]《甲乙经》"以"作"已"。下"以"字同。

[3]《素问校讹》："古钞本无'内'字。"

[4]顾观光校："如，而也。《春秋·庄七年》"星陨如雨"，亦以如为而。"

[5]古林书堂本"气出"下空一格，道藏本同，朝鲜小字本作"□"。熊本、吴悌本、赵本、詹本作"内"。

[6]《太素》"还"作"环"。

[7]詹本"布"作"而"。

[8]《太素》"动气候时"作"动无后时"。

[9]金本"狭"作"挟"。

[10]疑衍一"补"字。

帝曰：夫子言虚实者有十，生于五藏。五藏[1]，五脉耳，夫十二经脉皆生其病[一]，今夫子独言五藏。夫十二经脉者，皆络三百六十五节，节有病，必被经脉。经脉之病，皆有虚实，何以合之？

岐伯曰：五藏者，故得六府与[2]为表里，经[3]络支节，各生虚实。其[4]病所居，随而调之[二]。

病在脉，调之血[三]。

病在血，调之络[四][5]。

病在气，调之[6]卫[五]。

病在肉，调之分肉[六]。

病在筋，调之筋[七]。

病在骨，调之骨[八][7]。燔针劫刺其下及与急者[九]。

病在骨，焠[8]针药熨[十]。

病不知所痛，两跷为上[十一][9]。

身形有痛，九候莫病，则缪刺之[十二]。

痛在于左而右脉病者，巨[10]刺之[十三]。

必谨察其九候。针道备矣。

【原注】

[一]新校正云：按：《甲乙经》云“皆生百病”。《太素》同。

[二]从其左右经气支节而调之。

[三]脉者，血之府。脉实血实，脉虚血虚。由此，脉病而调之血也。◎新校正云：按：全元起本及《甲乙经》云：“病在血，调之脉。”[11]。

[四]血病则络脉易，故调之于络也。

[五]卫主气，故气病而调之卫也。

[六]候寒热而取之。

[七]適缓急而刺熨之。

[八]察轻重而调之。

[九]调筋法也。筋急，则烧针而劫刺之。

[十]调骨法也。焠针，火针也。

[十一]两跷，谓阴阳跷脉。阴跷之脉出于照海，阳跷之脉出于申脉。申脉，在足外踝下陷者中容爪甲，（新校正云：按：《刺腰痛》注云“在踝下五分”[12]。）刺可入同身寸之三分，留六呼，若灸者，可灸三壮。照海，在足内踝下，刺可入同身寸之四分，留六呼，若灸者，可灸三壮。

[十二]莫病，谓无病也。缪刺者，刺络脉，左痛刺右，右痛刺左。

[十三]巨刺者，刺经脉。脉左痛刺右，右痛刺左。

【校注】

[1]《甲乙经》无“五藏”二字。

[2]《甲乙经》“六府与”作“与六府”。

[3]《太素》无“经”字。

[4]《太素》、《甲乙经》“其”上有“视”字。

[5]《太素》无“病在血，调之络”六字。

[6]《甲乙经》“之”作“诸”。

[7]《太素》无“病在骨，调之骨”六字。

[8]《太素》“焠”作“卒”。

[9] 顾观光校：“《灵枢·官能》篇云：‘结络坚紧，火之所治，不知所苦，两跷之下’。”

[10]《太素》、《甲乙经》“巨”上有“则”字。

[11]《太素》同。

[12] 顾本“在踝下五分”下空一字格，金本空格作“中”，古林书堂本“在踝下五分”下不空。

新刊黄帝内经素问卷十七

新刊黄帝内经素问卷十八

启玄子次注林亿孙奇高保衡等奉敕校正孙兆重改误

缪刺论　四时刺逆从论　标本病传论

缪刺论篇第六十三[一]

按：本篇主要论缪刺之法，包括以下内容：缪刺之法及适应病证。邪客于足少阴、手少阳、足厥阴、足太阳、手阳明、足阳明、足少阳、足太阴之络及足阳跷之脉诸病状及缪刺之法。缪传引上齿、齿唇寒痛及痹往来行无常处者缪刺之法。堕坠恶血留内，腹中满胀，不得前后的药物治疗及缪刺之法。邪客于手足少阴、太阴、足阳明五络诸病状及针刺之法。耳聋、齿龋诸病刺法。刺经及其适应病证。缪刺与巨刺之别。"凡刺之数，先视其经脉，切而从之，审其虚实而调之；不调者，经刺之；有痛而经不病者，缪刺之；因视其皮部有血络者，尽取之"。

全篇见于《太素》卷二十三《量缪刺》，部分内容又见《太素》卷十《阴阳乔脉》。本篇又分别见于《甲乙经》卷五第三、卷九第二。

黄帝问曰：余闻缪刺，未得其意。何谓缪刺[二]？岐伯对曰：夫邪之客于形也，必先舍于皮毛；留而不去，入舍于孙脉；留而不去，入舍于络脉；留而不去，入舍于经脉，内连五藏，散于肠胃，阴阳俱[1]感，五藏乃伤。此[2]邪之从皮毛而入，极于五藏之次也。如此，则治其经焉。今邪客于皮毛，入舍于孙络，留而不去，闭塞不通，不得入于[3]经，流溢于大络，而生奇病也[三][4]。夫邪客大络者，左注右，右注左，上下左右[5]与经相干，而布于四末，其气无常处，不入[6]于经俞，命曰缪刺[四]。

【原注】

[一]新校正云：按：全元起本在第二卷。

[二]缪刺，言所刺之穴，应用如纰缪纲纪也[7]。

[三]病在血络，是谓奇邪。◎新校正云：按：全元起云[8]："大络，十五络也。"

[四]四末，谓四支也。

【校注】

[1]《太素》"俱"作"更"。

[2]《甲乙经》"此"下有"乃"字。

[3]朝鲜小字本"入于"作"入流"。

[4]《太素》、《甲乙经》"也"作"焉"。

[5]《太素》无"左右"二字。

[6]《甲乙经》"不入"作"不及"。

[7]顾观光校："下文明云：'络病者，其痛与经脉缪处，故命曰缪刺。'安得以纰缪释之？"

[8]金本"云"作"本"。

帝曰：愿闻缪刺以左取右、以右取左奈何[1]？其与巨刺何以别之？岐伯曰：邪客于经，左盛则右病，右盛则左病。亦有移易者[一]，左痛未已，而右脉先病。如此者，必巨刺之，必中其经[2]，非络脉也[二]。故络病者，其痛[3]与经脉缪处，故命[4]曰缪刺[三][5]。

【原注】

[一]新校正云：按：《甲乙经》作"病易且移"。

[二]先病者，谓彼痛未止，而此先病以承之。

[三]络，谓正经之傍支，非正别也，亦兼公孙、飞扬等之别络也。◎新校正云：按：王氏云"非正别也"。按本论"邪客足太阴络，令人腰痛"注引

“从髀合阳明，上络嗌，贯舌中”，乃太阴之正也，亦是[6]兼脉之正，安得谓之(作)[非][7]正别也？

【校注】

[1]《太素》“奈何”作“为之奈何”。

[2]《太素》“必中其经”作“中其中经”。

[3]《太素》“痛”作“病”。

[4]《太素》“命”作“名”。

[5]《甲乙经》夹注：“巨刺者，刺其经；缪刺者，刺其络。王冰《三部九候论》注：‘缪刺者，刺络脉，左痛刺右，右痛刺左。’”。

[6]金本“亦是”二字互乙。

[7]金本“作”作“非”。《素问校讹》：“‘作’，‘非’之误。”据改。

帝曰：愿闻缪刺奈何？取之何如[1]？

岐伯曰：邪客于足少阴之络，令人卒心痛，暴胀，胸[2]胁支满[一]。无积者，刺然骨之前出血[3]，如食顷而已[二]。不已[4]，左取右，右取左[三]。病新发者，取[5]五日已[四]。

邪客于手少阳[6]之络，令人喉痹舌卷，口干心烦，臂外[7]廉痛，手不及头[五]。刺手中指[8]次指爪甲上[9]去端如韭叶各一痏[六]。壮者立已，老者有顷已。左取右，右取左。(比)[此][10]新病，数日已。

邪客于足厥阴之络，令人卒疝暴痛[七]。刺足大指爪甲上与肉交者各一痏[八]。男子立已，女子有顷已[11]。左取右，右取左。

邪客于足太阳之络，令人头项[12]肩痛[九]。刺足小指爪甲上与肉交者各一痏，立已[十]。不已，刺外踝下三痏，左取右，右取左，如食顷已[十一][13]。

邪客于手阳明之络，令人气满胸中，喘息[14]而支胠，胸中热[十二]。刺手大指次指爪甲上去端如韭叶各一痏，左取右，右取左，如食顷已[十三]。

邪客于臂掌之间，不可得屈。刺其踝后[十四]。先以指按之，痛，乃刺之，以月死生为数[15]。月生一日一痏，二日二痏，十五日十五痏[16]，十六日十四痏[十五]。

邪客于足[17]阳跷之脉[18]，令人目痛从内眦始[十六]。刺外踝之下半寸所各二痏[十七]。左刺[19]右，右刺左，如行十里顷而[20]已。

人有所堕坠，恶血留内，腹中满胀，不得前后。先饮利药[21]。此上伤厥阴之脉，下伤少阴之络。刺足内踝之下然骨之前血脉出血[十八]，刺足跗上动脉[十九]。不已，刺三[22]毛上各一痏见血，立已。左刺右，右刺左[二十]。

善悲惊不乐，刺如右方[二十一]。

邪客于手阳明之络，令人耳聋，时不闻音[二十二][23]。刺手大指次指爪甲上去端如韭叶各一痏，立闻[二十三]。不已，刺中指爪甲上与肉交者，立闻[二十四]。其不时[24]闻者，不可刺也[二十五]。

耳中生风者，亦刺之如此数。左刺右，右刺左。

凡痹往来行无常处者，在分肉间痛而刺之，以月死生为数。用针者，随气盛衰以为痏数。针过其日[25]数，则脱气；不及[26]日数，则气不写。左刺右，右刺左。病已，止；不已[27]，复刺之如法[二十六]。月生一日一痏，二日二痏，渐多之[28]，十五日十五痏；十六日十四痏，渐少之[二十七][29]。

邪客于足阳明之经[30]，令人鼽衄，上齿寒[二十八]。刺足[31]中指次指爪甲上与肉交者各一痏。左刺右，右刺左[二十九]。

邪客于足少阳之络，令人胁痛不得息[32]，咳而汗出[三十]。刺足小指次指爪甲上与肉交者各一痏[三十一]，不得息立已，汗出立止，咳者温衣饮食，一日已。左刺右，右刺左，病立已。不已，复刺如法。

邪客于足少阴之络，令人嗌[33]痛不可内食，无故善怒，气上走贲上[三十二]。刺足下中央之脉[34]各三痏，凡六刺，立已。左刺右，右刺左[三十三]。

嗌中肿，不能内唾，时[35]不能出唾者，刺[36]然骨之前出血，立已。左刺右，右刺左[三十四]。

邪客于足大阴之络，令人腰痛，引少[37]腹，控眇，不可以仰息[三十五]。刺腰尻之解。两胂之上，是腰俞[38]。以月死生为痏数。发针，立已。左刺右，右刺左[三十六]。

邪客于足太阳之络，令人拘挛背急，引胁而痛[三十七]。刺之，从项始数脊椎，侠脊疾按之，应手如[39]痛，刺之傍三痏，立已[三十八]。

邪客于足少阳之络，令人留于枢中痛，髀不可[40]举[三十九]。刺枢中以毫针。寒则久留针，以月死生为数[41]，立已[四十]。

治诸经刺之所过者不病[42]，则缪刺之[四十一]。

耳聋，刺手阳明。不已，刺其通脉出耳前者[四十二]。

齿[43]龋，刺手阳明[44]。不已，刺其脉入齿中[45]，立已[四十三]。

邪客于五藏之间，其病也，脉引而痛，时来时止。视其病[46]，缪刺之于手足爪甲上[四十四]。视其脉，出其血。间日一刺。一[47]刺不已，五刺已[四十五]。

缪传引[48]上齿，齿唇寒痛。视其手背脉血者去之[四十六]。足[49]阳明中指爪甲上一痏，手大指次指爪甲上各一痏，立已。左取右，右取左[四十七]。

邪客于手足少阴、太阴[50]、足阳明之络，此五络皆会于耳中，上络左角[四十八]。五络俱竭，令人身脉皆动而形无知也，其状若尸[51]，或曰尸厥[四十九][52]。刺其足大指内侧爪甲上[53]去端如韭叶[五十]，后刺足心[五十一]，后刺足中指爪甲上，各一痏[五十二]；后刺手大指内侧去[54]端如韭叶[五十三]，后刺手心主[五十四][55]、少阴锐[56]骨之端，各一痏。立已[五十五]。不已，以竹管[57]吹其两耳[五十六][58]，鬄其左角之发方一[59]寸，燔（治）[治][60]，饮以美酒一杯[61]。不能[62]饮者，灌之。立已[五十七][63]。

凡刺之数，先视其经脉，切而从[64]之，审其虚实而调之。不调者，经刺之。有痛而经不病者，缪刺之。因视其皮部有血络者，尽取之。

此缪刺之数也。

【原注】

[一]以其络支别者并正经从肾上贯肝鬲，走于心包，故邪客之则病如是。

[二]然骨之前，然谷穴也，在足内踝前起大骨下陷者中，足少阴荥[65]也，刺可入同身寸之三分，留三呼，若灸者，可灸三壮。刺此多见血，令人立饥欲食。

[三]言痛在左，取之右；痛在右，取之左。馀如此例。

[四]素有此病而新发，先刺之，五日乃尽已。

[五]以其脉循手表出臂外、上肩入缺盆、布膻中、散络心包，其支者从膻中上出缺盆上项，又心主其舌，故病如是。

[六]谓关冲穴，少阳之井也，刺可入同身寸之一分，留三呼，若灸者，可灸三壮。左右手皆刺之，故言各一痏。痏，疮也。◎新校正云：按：《甲乙经》关冲穴出手小指次指之端，今言中指者，误也。

[七]以其络去内踝上同身寸之五寸别走少阳，其支别者循胫上睾结于茎，故令[66]人卒疝暴痛。睾，阴丸也。

[八]谓大敦穴，足大指之端去爪甲角如韭叶，厥阴之井也，刺可入同身寸之三分，留十呼，若灸者，可灸三壮。

[九]以其经之正者从脑出别下项，支别者从髆内左右别下，又其络自足上行、循背上头，故项头[67]肩痛也。◎新校正[68]：按：《甲乙经》云："其支者，从巅入络脑，还出，别下项。"王氏云"经之正者"，"正"当作"支"[69]。

[十]谓至阴穴，太阳之井也，刺可入同身寸之一分，留五呼，若灸者，可灸三壮。◎新校正云：按：《甲乙经》云："在足小指外侧去爪甲角如韭叶。"

[十一]谓金门穴，足太阳郄也，在外踝下，刺可入同身寸之三分，若灸者，可灸三壮。

[十二]以其经自肩端入缺盆络（脉）[肺][70]，其支别者从缺盆中直而上颈，故病如是。

[十三]谓商阳穴，手阳明之井也，刺可入同身寸之一分，留一呼，若灸者，可灸一壮。◎新校正[71]：按：《甲乙经》云："商阳在手大指次指内侧去爪甲角如韭叶。"

[十四]新校正云：按：全元起[72]云"是人手之本节踝也"。

[十五]随日数也。月半已前谓之生，月半以后谓之死，亏满而异也。

[十六]以其脉起于足，上行至头而属目内眦，故病令人目痛从内眦始也。何以明之？《八十一难经》曰："阳跷脉者，起于跟中，循外踝上行，入风池。"《针经》曰："阴跷脉入鼽[73]，属目内眦，合于太阳阳跷而上行。"寻此，则至于目内眦也。

[十七]谓申脉穴，阳跷之所生也，在外踝下陷者中容爪甲，刺可入同身寸之三分，留六呼，若灸者，可灸三壮。◎新校正云："按刺腰痛[74]注云"外踝下五分"。

[十八]此少阴之络池。◎新校正云：详"血脉出血"，"脉"字疑是"络"字。

[十九]谓冲阳穴，胃之原也[75]，刺可入同身寸之三分，留十呼，若灸者，可灸三壮。主腹大不嗜食。以腹胀满，故[76]取之。

[二十]谓大敦穴，厥阴之井也。

[二十一]善悲惊不乐，亦如上法刺之。

[二十二]以其经支者从缺盆上颈贯颊，又其络支别者入耳会于宗脉，故病令人耳聋时不闻声音[77]。

[二十三]亦同前商阳穴。

[二十四]谓中冲穴，手心主之井也，在手中指[78]端去爪甲如韭叶陷者

中，刺可入[79]一分，留三呼，灸可[80]三壮[81]。古经脱简，无经[82]可寻[83]，恐是刺小指爪甲[84]与肉交者也。何以言之？下文云：手少阴络会于耳中也。若小指之端，是谓少冲，手少阴之井，刺可入[85]一分，留一呼，灸[86]者，可[87]一壮。◎新校正云：按：王氏云“恐是小指爪甲上少冲穴”，按《甲乙经》：“手心主之正，上循喉咙，出耳后少阳[88]完骨之下。”如是，则安得不刺中冲，而疑为少冲也？

［二十五］不时闻者，络气已绝，故不可刺。

［二十六］言所以约月死生为数者何？以随气之盛衰也。

［二十七］如是刺之，则无过数，无不及也。

［二十八］以其脉起于鼻，交頞中，下循鼻外入上齿中，还出侠口环唇，下交承浆，却循颐后下廉出大迎，循颊车上耳前，故病令人鼽衄上齿寒也。复以其脉左右交于面部，故举经脉之病，以明缪处之类，故下文云。◎新校正云：按：全元起本与《甲乙经》“阳明之经”作“阳明之络”。

［二十九］“中”当为“大”，亦传写“中”“大”之误也。据《灵枢经》、《孔穴图经》中指次指爪甲上无穴，当言“刺大指次指爪甲上”，乃厉兑穴，阳明之井，不当更有“次指”二字也[89]。厉兑者，刺可入同身寸之一分，留一呼，若灸者，可灸一壮。◎新校正云：按：《甲乙经》云“刺足中指爪甲上”，无“次指”二字。盖以大指次指为中指，义与王注同。下文云“足阳明中指爪甲上”，亦谓此穴也。厉兑在足大指次指之端，去爪甲角如韭叶。

［三十］以其脉支别者从目兑[90]眦下大迎，合手少阳于䪼，下加颊车，下颈合缺盆，以下胸中，贯鬲络肝［属］[91]胆，循胁，故令人胁痛、咳而汗出。䪼，之六切[92]。

［三十一］谓窍阴穴，少阳之井也，刺可入同身寸之一分，留一呼，若灸者，可灸三壮。◎新校正云：按：《甲乙经》窍阴“在足小指次指之端去爪甲角如韭叶”。

［三十二］以其经支别者从肺出络心注胸中，又其正经从肾上贯肝鬲入肺中、循喉咙侠舌本，故病令人嗌干痛不可内食、无故善怒、气上走贲上也。贲，谓气奔也。◎新校正云：详王注以“贲上”为“气奔”者，非。按《难经》：“胃为贲门。”杨［玄］[93]操云：“贲，鬲也。”是气上走鬲上也。经既云气上走，安得更以“贲”为“奔上”之解[94]？

［三十三］谓涌[95]泉穴，少阴之井也，在足心陷者中，屈足踡指宛宛中，

刺可入同身寸之三分，留三呼，若灸者，可灸三壮。

［三十四］亦足少阴之络也，以其络并大经［循］[96]喉咙，故尔刺之。此二十九字[97]本错简在“邪客手足少阴太阴足阳明之络”前，今迁于此。◎新校正云：详王注以“其络并大经循喉咙”差互。按：《甲乙经》足少阴之络并经上走心包少阴之经，循喉咙。今王氏之注并经与络交互，当以《甲乙经》为正也[98]。

［三十五］足太阴之络从髀合阳明上贯尻骨中，与厥阴少阳络于下髎，而循尻骨内入腹，上络嗌贯舌中，故腰痛则引少腹、控于䏚中也。䏚，谓季胁下之空软处也。受邪气则络拘急，故不可以仰伸而喘息也。《刺腰痛篇》中无“息”字。◎新校正云：详王注云“足太阴之络”，按《甲乙经》乃“太阴之正”，非络也。王氏谓之络者，未详其旨[99]。

［三十六］腰尻骨间曰解，当中有腰俞，刺可入同身寸之二寸，（新校正云：按：《气府论》注作“二分”，《刺热论》注作“二分”，《水穴篇》注作“二分”，《热穴篇》注作“二寸”，《甲乙经》作“二寸”。）留七呼，注[100]与经同。《中诰孔穴经》云：左取右，右取左。穴当中，不应尔[101]也。次腰下侠尻有骨空各四，皆主腰痛，下髎注[102]与经同，是足太阴厥阴少阳所结，刺可入同身寸之二寸，留十呼，若灸者，可灸三壮。胂，谓两髁胂也。腰俞髁（伸）［胂］[103]，皆当取之也。（新校正云：按：此邪客足太阴之络并刺法一项，已见《刺腰痛篇》中，彼注甚详，此特多“是腰俞”三字耳。别按：全元起本旧无此三字，王氏颇知腰俞无左右取之理而注之，而不知全元起本旧无。）

［三十七］以其经从髆[104]内左右别下，贯胂，合腘中，故病令人拘挛背急、引胁而痛。◎新校正云[105]：按：全元起本及《甲乙经》“引胁而痛”下更云“内引心而痛”[106]。

［三十八］从项始数脊椎者，谓从大椎数之，至第二椎两傍各同身寸之一寸五分、内循脊两傍按之有痛应手，则邪客之处也，随痛应手深浅即而刺之。邪客在脊骨两傍，故言刺之傍也。

［三十九］以其经出气街、绕髦际、横入髀厌中，故痛令人留于髀枢，后痛解不可举也。枢，谓髀枢也。

［四十］髀枢之后，则环铫穴也，正在髀[107]枢后，故言刺髀枢后也。环铫者，足少阳脉气所发，刺可入同身寸之一寸，留二[108]呼，若灸者，可灸三壮。毫针者，第七针也。◎新校正云：按：《甲乙经》环铫在髀枢中，《气穴论》云

在两髀厌分中，此经云“刺枢中”，而王氏以谓“髀枢之后”者，误也。

[四十一]正[109]言也。经不病则邪在络，故缪刺之。若经所过有病，是则经病，不当缪刺矣。

[四十二]手阳明，谓前手大指次指去端如韭叶者也，是谓商阳。据《中诰孔穴图经》，手阳明脉中商阳、合谷、阳溪、偏[110]历四穴并主耳聋。今经所指，谓前商阳，不谓此合谷等穴也。耳前通脉，手阳明脉，正当听会之分，可入[111]同身寸之四分，若灸者，可灸三壮。

[四十三]据《甲乙》、《流注图经》，手阳明脉中商阳，二间、三间、合谷、阳溪、偏历、温留七穴并主齿痛，手阳明脉贯颊入下齿中，足阳明脉循鼻外入上齿中也。龋，丘禹切[112]。

[四十四]各刺其井，左取右，右取左。

[四十五]有血脉者，则刺之如此数。

[四十六]若病缪传而引上齿，齿唇寒痛者，刺手背阳明络也。

[四十七]谓第二指厉兑穴也。手大指次指，谓商阳穴，手阳明井也。《针经》曰：“齿痛，不恶清饮，取足阳明；恶清饮，取手阳明。”◎新校正云：详前文“邪客足阳明刺中指次指爪甲上”，是误剩“次指”二字，当如此只言“中指爪甲上”乃是[113]。

[四十八]手少阴真心脉，足少阴肾脉，手太阴肺脉，足太阴脾脉，足阳明胃脉，此五络皆会于耳中而出络左额角也。

[四十九]言其卒冒闷而如死尸，身脉犹如常人而动也。然阴气盛于上，则下气重[114]上而邪气逆，邪气逆则阳气乱，阳气乱则五络闭结而不通，故其状若尸也。以是从厥而生，故或曰尸厥。

[五十]谓隐白穴，足太阴之井也，刺可入同身寸之一分，留三呼，若灸者，可灸三壮。

[五十一]谓涌泉穴，足少阴之井也，刺同前取涌泉穴法。

[五十二]谓第二指足阳明之井也，刺同前取厉兑穴法。

[五十三]谓少商穴，手太阴之井也，刺可入同身寸之一分，留三呼，若灸者，可灸三壮。

[五十四]谓中冲穴，手心主之井也，刺可入同身寸之一分，留三呼，若灸者，可灸一壮。◎新校正云：按：《甲乙经》不刺手心主，详此五络之数，亦不及手心主，而此刺之，是有六络。未会[115]王冰相随注之不为明辨之旨也。

［五十五］谓神门穴，在掌后锐骨之端陷者中，手少阴之俞也，刺可入同身寸之三分，留三呼，若灸者，可灸三壮。

［五十六］言使气入耳中，内助五络，令气复通也。当内管入耳，以手密擪[116]之，勿令气泄，而极吹之，气蹷然从[117]络脉通也。◎新校正云：按：陶隐居云："吹其左耳极三度，复吹其右耳三度也[118]。"

［五十七］左角之发，是五络血之馀，故鬄之燔（治）[冶][119]，饮之以美酒也。酒者，所以行药势，又炎上而内走于心，心主脉，故以美酒服之。

【校注】

[1]《太素》"何如"二字互乙。

[2]《太素》"胸"作"匈"。

[3]《甲乙经》"骨"作"谷"。《太素》"出血"下有"出其血"三字。

[4]《太素》、《甲乙经》无"不已"二字。

[5]《甲乙经》无"取"字。

[6]《甲乙经》"手少阳"作"手少阴"。

[7]《太素》"外"作"内"。

[8]《太素》"手中指"作"小指"。《甲乙经》夹注："当作'小指'。"

[9]《太素》"上"作"上内"。

[10] 顾本"比"作"此"，义长，据改。

[11]《太素》"已"上有"乃"字。

[12] 太素》"头项"下有"痛"字。

[13]《太素》无"如食顷已"四字。

[14]《甲乙经》"息"作"急"。

[15]《太素》"数"作"痏数"。

[16]《太素》无"十五日十五痏"六字。

[17]《太素》、明蓝格钞本《甲乙经》无"足"字。

[18]《太素》无"之脉"二字。

[19]《甲乙经》"刺"作"取"。下"右刺"、"左刺"同，不复出校。

[20] 詹本"而"作"如"。

[21] 朝鲜活字本"药"作"乐"。"乐"、"药"声同义通。

[22]"三"，读若"毵"。

[23]《太素》无“音”字。

[24]“时”，及时。

[25]《太素》“日”作“月”。下“不及其日”同，不复出校。

[26]《甲乙经》“不及”下有“其”字。

[27]《甲乙经》“病已止不已”作“病如故”。

[28]《太素》无“渐多之”三字。

[29]《太素》无“渐少之”三字。

[30]《太素》“经”作“胳”。“胳”，“络”之俗。

[31]《太素》无“足”字。

[32]《太素》无“不得息”三字。

[33]《甲乙经》“嗌”作“咽”。

[34]《甲乙经》“脉”作“络”。

[35]《甲乙经》无“时”字。

[36]《太素》、《甲乙经》“刺”作“缪刺”。

[37]《太素》无“少”字。

[38]《太素》无“是腰俞”三字。

[39]《太素》、《甲乙经》“如”作“而”。顾观光校：“‘如’作‘而’，古字通。”

[40]《太素》无“可”字，《甲乙经》“可”作“得”。

[41]《太素》“数”作“痏数”。

[42]《甲乙经》无“治”字。《太素》“病”作“痛”。薛福辰谓“刺”字衍。

[43]《太素》无“齿”字。

[44]《甲乙经》“刺手阳明”下有“立已”二字。

[45]《太素》、金本、古林书堂本、詹本、《甲乙经》“入齿中”下有“者”字。

[46]《太素》、《甲乙经》“病”下有“脉”字。

[47]《太素》无“一”字。

[48]《太素》“引”作“剌”。“剌”同“刺”。

[49]《甲乙经》“足”上有“刺”字。

[50]明蓝格钞本《甲乙经》“太阴”作“太阳”。

[51]《太素》“尸”作“尸厥”。

[52]《太素》无“或曰尸厥”四字。

[53]《太素》“上”作“下”。

[54]《甲乙经》“去”作“爪”。

[55]《太素》无“手心主”三字，“后刺”属下读。

[56]《太素》、《甲乙经》“锐”作“兑”。

[57]《太素》、《甲乙经》“管”作“筒”。

[58]《太素》、《甲乙经》“耳”作“耳中”。

[59]《太素》、《甲乙经》无“一”字。

[60]《太素》“治”作“冶”，是。俗书氵、冫相乱。说详《校补》。

[61]《太素》“杯”作“盃”。

[62]“能”，耐。

[63]《太素》“已”作“止”。

[64]《甲乙经》“从”作“循”。

[65] 顾本“荥”误作“荣”。

[66]“令”，金本、古林书堂本同，顾本误作“今”。

[67] 金本“项头”二字互乙，《甲乙经》“项头”下有“痛”字。

[68] 顾本“新校正”下有“云”字。

[69] 顾观光校：“今《甲乙经》‘支’作‘直’，《灵枢·经脉》篇亦作‘直’，即正也。林说甚误。”

[70] 金本“脉”作“肺”，据改。

[71] 顾本“新校正”下有“云”字。

[72] 古林书堂本“全元起”作“全元起本”。

[73] 顾观光校：“今《灵枢·脉度》作‘頄’，用本字，此用假借字。”

[74]“按刺腰痛”，顾本作“详血脉”。《素问校讹》：“古钞本、元椠本‘详血脉’作‘按刺腰’，宜从改。盖涉次条而讹。”

[75] 顾观光校：“与胃无涉，疑是足厥阴之太冲穴。”

[76] 顾本“故”下有“尔”字。

[77] 顾本无“音”字。

[78] 顾本“中指”下有“之”字。

[79] 顾本“入”下有“同身寸之”四字。

[80]“灸可”，古林书堂本作“灸者可”，顾本作“若灸者可灸”五字。

[81]顾观光校：“此四十四字必非王注，当是林氏引别说以解经，而传写脱其姓氏，又误置王注前也。”

[82]顾本“经”作“络”。

[83]顾本“寻”下有“之”字。

[84]顾本“甲”下有“上”字。

[85]顾本“入”上有“同身寸之”四字。

[86]顾本“灸”上有“若”字。

[87]顾本“可”下有“灸”字。

[88]顾本“少阳”上有“合”字。

[89]《灵枢·本输第二》云：“胃，出于厉兑，厉兑者，足大指内次指之端也，为井金。”

[90]顾本“兑”作“锐”。“兑”、“锐”声同义通。

[91]顾观光校：“‘胆’上脱‘属’字，当依《灵枢·经脉》篇补。”据补。

[92]顾本无此条音切。

[93]读书堂本、金本、古林书堂本俱无“玄”字，盖承宋本避讳阙书。顾本有“玄”字，据补。

[94]顾本“解”下有“邪”字。

[95]顾本“涌”作“勇”。

[96]《素问校讹》：“古钞本‘喉’上有‘循’字。”金本同。据补。

[97]顾观光校：“今正文止二十八字。”按：加“循”，正合二十九字之数。

[98]金本无“也”字。

[99]金本“旨”作“理”。

[100]顾本“注”作“主”。

[101]“尔”，如此。

[102]顾本“注”作“主”。

[103]《素问校讹》：“古钞本‘伸’作‘胂’。”据改。

[104]“髆”，金本、古林书堂本同，顾本作“踝”。顾观光校：“‘踝’字误，当依《灵枢·经脉》篇作‘髆’。”

[105]古林书堂本无“云”字。

[106]《太素》同。

[107] 金本“髀”作“脾”。

[108] 顾本“二”下有“十”字。

[109] “正”，古林书堂本同，顾本误作“王”。

[110] “偏”，金本同，顾本作“徧”，俗书亻、彳相乱故也。下“偏历”同。

[111] 顾本“可入”作“刺入”。据上下文例，当作‘刺可入’。”

[112] 顾本无此条音切。

[113] 顾本“是”下有“也”字。

[114] 顾本“重”作“熏”。

[115] “会”，理解。

[116] “擫”，同“擪”（yè）。以指按压。

[117] 顾本“后”作“从”。

[118] 金本无“也”字。

[119] “治”当作“冶”，俗书氵、冫相乱。说详《校补》。

四时刺逆从论[1]第六十四[一]

按：本篇包括以下内容：三阴三阳各有有馀、不足，有滑有涩。有馀者，其病各为阴、皮、肉、筋、脉、骨诸痹及隐轸、寒中、身时热、身重、胁满诸病；不足者，其病各为热、肺、脾、心、肝、肾诸痹。滑者，其病各为狐疝风，肺、脾、心、肾、肝风疝诸病；涩者，其病各为积、溲血、心腹时满、时善惊、时巅疾、时筋急、目痛诸病。春、夏、长夏、秋、冬之气分别在于人身之经脉、孙络、肌肉、皮肤、骨髓及其所以如此之故。“邪气者，常随四时之气血而入客也，至其变化，不可为度”，必从其经气所在辟除其邪；刺逆四时经气所在，则生乱气而各为病。刺必审九候。误刺伤人五藏，必死，其死各有期；依其藏之所变，候知其死。

自“厥阳有馀病阴痹”至“时筋急目痛”见于《太素》卷十六《杂诊》。本篇又分别见于《甲乙经》卷四第一中、卷五第一上。

厥阴有馀，病阴痹[二]；不足，病生热痹[三]。滑，则病[2]狐疝风[3]；濇，则病少腹积气[四][4]。

少阴有馀，病皮痹、隐轸[5]；不足，病肺[6]痹[五]。滑，则病肺[7]风疝；濇，则病积、溲血[六]。

太阴有馀，病肉痹、寒中；不足，病脾病[七][8]。滑，则病脾风疝；濇，则病积、心腹时满[八][9]。

阳明有馀，病脉痹、身时热；不足，病心痹[九]。滑，则病心风疝；濇，则病积、时善惊[十]。

太阳有馀，病骨痹、身重；不足，病肾痹[十一]。滑，则病[10]肾风疝；濇，则病积、善时[11]巅疾[十二]。

少阳有馀，病筋痹[12]、胁满；不足，病肝痹[十三][13]。滑，则病肝风疝；濇，则病积、时筋急、目痛[十四]。

【原注】

[一]新校正云：按："厥阴有馀"至"筋急目痛"，全元起本在第六卷；"春气在经脉"至篇末，全元起本在第一卷。

[二]痹，谓痛也。阴，谓寒也。有馀，谓厥阴气盛满，故阴发于外而为寒痹。◎新校正云：详王氏以"痹"为"痛"，未通。

[三]阴不足则阳有馀，故为热痹。

[四]厥阴脉循股阴入髦中，环阴器，抵少腹，又其络支别者循胫上睾结于茎，或[14]为狐疝少腹积气也。◎新校正云：按：杨上善云[15]："狐夜不得尿，日出方得。人之所病与狐同，故曰狐疝。(狐夜)[一曰][16]孤疝，谓三焦孤府为疝，故曰孤疝。"

[五]肾水逆连于肺母故也。足少阴脉从肾上贯肝鬲入肺中，故有馀病皮痹隐轸，不足病肺痹也。

[六]以其正经入肺贯肾络膀胱，故为肺疝及积溲血也。

[七]脾主肉，故如是。

[八]太阴之脉入腹属脾络胃，其支别者复从胃别上鬲注[17]心中，故为脾疝心腹时满也。

[九]胃有馀，则上归于心，不足，则心下痹，故为是。

[十]心主之脉起于胸中，出属心包，下鬲，历络三焦，故为心疝时善惊。

[十一]太阳与少阴为表里，故有馀不足皆病归于肾也。

［十二］太阳之脉交于巅上，入络脑，下循膂络肾，故为肾风及巅病也。

［十三］少阳与厥阴为表里，故病归于肝[18]。

［十四］肝主筋，故时筋急。厥阴之脉上出额，与督脉会于颠，其支别者从目系下颊里，故目痛。

【校注】

[1] 顾本“论”下有“篇”字。

[2]《太素》无“病”字。

[3] 于鬯：“下文诸言某风疝，则此‘疝风’二字盖倒。”

[4]《太素》“气”作“厥气也”三字。

[5]《甲乙经》“隐轸”作“瘾疹”，明蓝格钞本《甲乙经》作“瘾瘆”。“隐轸”、“瘾疹”、“瘾瘆”音同义通。

[6]《太素》“肺”作“肾”。

[7]《太素》“肺”作“肾”。

[8] 顾本“病”作“痹”。

[9]《太素》“满”作“胀满”。

[10]《太素》“病”作“为”。

[11]《甲乙经》“善时”二字互乙。

[12]《太素》“痹”作“庳”，俗书疒、广相乱，“庳”为“痺”之俗。

[13] 潘本“痹”作“脾”。“脾”、“痹”声同通用。

[14] 顾本“或”作“故”。

[15]“云”，金本、古林书堂本同，顾本误作“六”。

[16] 顾本“狐夜”作“一曰”，义长，据改。

[17] 顾本“注”作“疰”。“疰”、“注”声同通用。

[18]“肝”，金本、古林书堂本同，顾本误作“脾”。

是故春，气在经脉；夏，气在孙络；长夏，气在肌肉；秋，气在皮肤；冬，气在骨髓中。

帝曰：余愿闻其故。

岐伯曰：春者，天气始开，地气始泄，冻解冰释，水行经通，故人气在脉。夏者，经满气溢，入孙络[1]受血，皮肤充实。

长夏者，经络皆盛，内溢肌中。

秋者，天气始收，腠理闭塞，皮肤引急[一]。

冬者盖藏，血气在中，内著骨髓，通于五藏。

是故邪气者，常随四时之气血而入客也，至其变化，不可为度，然必从其经气辟除其邪。除其邪，则乱气不生[二]。

【原注】

[一]引，谓牵引以缩急也。

[二]得气而调，故不乱。

【校注】

[1]“孙络”下疑夺重文符。

帝曰：逆四时而生乱气奈何？

岐伯曰：春刺络脉，血气外溢，令人少气[一]。春刺肌肉，血气环逆，令人上气[二]。春刺筋骨，血气内著，令人腹胀[三]。

夏刺经脉，血气乃竭，令人解㑊[四][1]。夏刺肌肉，血气内却，令人善恐[五]。夏刺筋骨，血气上逆，令人善怒[六]。

秋刺经脉，血气上逆，令人善忘[七]。秋刺络脉，气不外行[八]，令人卧不欲动[九]。秋刺筋骨，血气内散，令人寒慄[十]。

冬刺经脉，血气皆脱，令人目不明[十一]。冬刺络脉，内[2]气外泄，留为大痹。冬刺肌肉，阳气竭绝，令人善忘[十二][3]。

凡此四时刺者[4]大逆之病[十三]，不可不从[5]也。反之则生乱，气相淫病焉[十四]。故刺不知四时之经、病之所生，以从为逆，正气内乱，与精相薄。必审九候，正气不乱，精气不转[十五]。

帝曰：善。

【原注】

[一]血气溢于外则中不足，故少气。◎新校正云：按：自“春刺络脉”至“令人目不明”，与《诊要经终论》义同文异，彼注甚详于此。彼分四时，此分五时，然此有长夏刺肌肉之分，而逐时各阙刺秋分之事。疑此肌（内）[肉]

之分即彼秋皮肤之分也。

[二]血逆气上，故上气。◎新校正云：按：经阙“春刺秋分”。

[三]内著不散，故胀。

[四]血气竭少，故解㑊然不可名之也。解㑊，谓寒不寒，热不热，壮不壮，弱不弱，故不可名之也。

[五]却，闭也。血气内闭，则阳气不通，故善恐。

[六]血气上逆，则怒气相应，故善怒。◎新校正云：按：经阙“夏刺秋分”。

[七]血气上逆，满于肺中，故善忘。

[八]新校正云：按：别本作“血气不行”，全元起本作“气不卫外”，《大素》同。

[九]以虚甚故。◎新校正云：按：经阙“秋刺长夏分”。

[十]血气内散，则中气虚，故寒慄。

[十一]以血气无所营故也。

[十二]阳气不壮，至春而竭，故善忘。◎新校正云：按：经阙“冬刺秋分”。

[十三]新校正云：按：全元起本作“六经之病”。

[十四]淫，不次也。不次而行，如浸淫相染而生病也。

[十五]不转，谓不逆转也。

【校注】

[1] 于鬯：“解㑊即解惰之义。”

[2] 顾观光校：“林校《诊要经终论》引此文‘内’作‘血’。”按：此次所用朝鲜小字本“内”字旁改“血”字。

[3] 顾观光校：“林校《诊要经终论》引此文，‘忘’作‘渴’。”按：“渴”与“泄”、“绝”叶韵。

[4]“者”，读若“诸”。

[5]“从”，读若“怂”。敬畏。说详《校补》。

刺五藏[1]：中心，一日死，其动为噫[一]。中肝，五日死，其动[2]为语[二]。中肺，三日死，其动为咳[三]。中肾，六日死[四]，其动为嚏欠[五]。中脾，十日死[六]，其动为吞[七]。刺伤人五藏，必死。其动，则依其藏之所变候知其死也[八]。

【原注】

[一]《诊要经终论》曰："中心者，环死。"《刺禁论》曰："一日死，其动为噫。"

[二]《诊要经终论》阙而不论。《刺禁论》曰："中肝，五日死，其动为语。"◎新校正云：按：《甲乙经》"语"作"欠"。

[三]《诊要经终论》曰："中（肝）[肺][3]，五日死。"《刺禁论》曰："中肺，三日死，其动为咳。"

[四]新校正云：按：《甲乙经》作"三日[4]。

[五]《诊要经终论》曰："中肾，七日死"。《刺禁论》曰："中肾，六日死，其动为嚏。"◎新校正云：按：《甲乙经》无"欠"字。

[六]新校正云：按：《甲乙经》作"十五日"。

[七]《诊要经终论》曰："中脾，五日死。"《刺禁论》曰："中脾，十日死，其动为吞。"然此三论皆岐伯之言，而死日动变不同，传之误也。

[八]变，谓气动变也。"中心"下至此，并为《逆从》重文也。

【校注】

[1] 张文虎："自此至篇末，与上'帝曰善'三字不相蒙，当有脱文。"

[2] 此次所用朝鲜小字本"动"字旁注"变"字。

[3] 顾本"肝"作"肺"，义长，据改。

[4] 顾本"三日"下有"死"字。"

标本病传论篇第六十五[一]

按：本篇主要论疾病的标本及治疗原则、疾病传变，包括以下内容：病有标本，刺有逆从。凡刺之方，必别阴阳、知逆与从、知标与本。诸病阴阳、逆从、标本之道。凡病当先治其本，惟中满及大小便不利者，则不分为标为本而必先治之。五脏、胃、膀胱之病及诸相传变病状与死期。

本篇见于《甲乙经》卷六第十。又自“先病而后逆者治其本”至“先小大不利而后生病者治其本”，见于《灵枢·病本第二十五》。《素问·至真要大论篇第七十四》、《灵枢·病传第四十二》、《脉经》6–1–3、6–3–3、6–5–4、6–6–7、6–7–3、6–9–3、6–10–3 有与本篇相关内容。

黄帝问曰：病有标本，刺有逆从，奈何？岐伯对曰：凡刺之方，必别阴阳。前后相应，逆从得施，标本相移。故曰：有其在标而求之于标，有其在本而求之于本，有其在本而求之于标，有其在标而求之于本。故治有取标而得者，有取本而得者，有逆取而得者，有从取而得者[二]。故知逆与从，正行无问；知标本者，万举万当[三]；不知标本，是谓妄行[四]。

【原注】

[一]新校正云：按：全元起本在第二卷《皮部论》篇前。

[二]得病之情，知治大体，则逆从皆可，施必中焉。

[三]道不疑惑，识断[1]深明，则无问于人，正行皆当。

[四]识犹褊浅，道未高深，举且见违，故行多妄。

【校注】

[1] 顾本“断”作“既”。

夫阴阳、逆从、标本之为道也，小而大，言一而知百病之害[一]；少而多，浅而博，可以言一而知百也[二]。以浅而知深，察近而知远。言标与本，易而勿及[三][1]。治反为逆，治得为从。

先病而后逆者，治其本。

先逆而后病者，治其本。

先寒而后生病者，治其本。

先病而后生寒者，治其本。

先热而后生病者，治其本。

先热[2]而后生[3]中满者，治其标。

先病而[4]后泄者，治其本。

先泄而后生他病者，治其本。必且[5]调之，乃治其他病。

先病而后生[6]中满者，治其标。

先中满而后烦心者，治其本。

人[7]有客气，有（同）[固][8]气[四]。

小大[9]不利，治其标。小大利，治其本[五]。

病发而有馀，本而标之，先治其本，后治其标。

病发而不足，标而本之，先治其标，后治其本[六]。

谨察[10]间甚，以意[11]调之[七]。间者并行，甚者独行。

先小大不利而后生病[12]者，治其本[八]。

【原注】

[一]著之至也。言别阴阳，知逆顺，法明著，见精微，观其所举则小，寻其所利则大，以斯明著，故言一而知百病之害。

[二]言少可以贯多，举浅可以料大者，何法之明？故非圣人之道，孰能至于是耶[13]？故学之者，犹可以言一而知百病也。博，大也。

[三]虽事极深玄，人非咫尺，略以浅近而悉贯之，然标本之道，虽易可为言，而世人识见无能及者。

[四]新校正云：按：全元起本"同"作"固"。

[五]本，先病；标，后病。必谨察之。

[六]本而标之，谓有先病复有后病也。以其有馀，故先治其本，后治其标也。标而本之，谓先发轻微缓者，后发重大急者。以其不足，故先治其标，后治其本也。

[七]间，谓多也。甚，谓少也。多，谓多形证而轻易。少，谓少形证而重难也。以意调之，谓审量标本不足有馀，非谓舍法而以意妄为调之[14]也。

[八]并，谓他脉共受邪气而合病也。独，为一经受病而无异气相参也。并甚则相传，传急则亦死。

【校注】

[1]许孔璋谓"及"当作"反"。

[2]《灵枢》、《甲乙经》"热"作"病"。

[3]《灵枢》无"生"字。

[4]《灵枢》无“而”字。

[5]明蓝格钞本《甲乙经》“且”作“先”。

[6]“生”金本、古林书堂本、道藏本、熊本、吴悌本、吴勉学本、朝鲜活字本、朝鲜小字本同，顾本误作“先”。

[7]《灵枢》无“人”字。

[8]《甲乙经》无“有”字。“固”，据新校正引全元起本改。

[9]《灵枢》“小大”作“大小便”。下“小大”同。

[10]《灵枢》“察”上有“详”字。

[11]《甲乙经》“以意”作“而”。

[12]《灵枢》、《甲乙经》“病”上有“他”字。

[13]顾本“邪”作“耶”。“耶”者，“邪”之俗。

[14]顾本“为”下无“调之”二字。

夫病传者：心病，先心痛[一]；一日[1]而咳[二]；三日[2]胁支痛[三][3]；五日[4]闭塞不通，身痛[5]体重[四]。三日不已，死[五]，冬夜半，夏日中[六]。

肺病[6]，喘咳[七]；三日[7]而胁支满、痛[八][8]；一日[9]身重体痛[九]；五日[10]而胀[十]。十日不已，死，冬日入，夏日出[十一]。

肝病[11]，头[12]目眩，胁支[13]满[十二]；三日体重身痛[十三][14]；五日[15]而胀[十四][16]；三日[17]腰脊少腹痛，胫[18]痠[十五]。三日不已，死，冬日入[十六]，夏早食[十七]。

脾病[19]，身痛体重[十八]；一日[20]而胀[十九]；二日[21]少腹腰脊痛、胫酸[二十]；三日[22]背䏌[23]筋痛，小便闭[二十一][24]。十日不已，死，冬人定，夏晏食[二十二]。

肾病[25]，少腹腰脊痛，䯒痠[二十三]；三日[26]背䏌筋痛，小便闭[二十四]；三日[27]腹[28]胀[二十五]；三日[29]两胁支痛[二十六]。三日不已，死，冬大晨，夏晏晡[二十七]。

胃病[30]，胀满[二十八]；五日[31]少腹腰脊痛，䯒痠[二十九]；三日[32]背䏌筋痛，小便闭[三十]；五日[33]身体[34]重[三十一]。六日不已，死，冬夜半后，夏日昳[三十二]。

膀胱病，小便闭[三十三]；五日[35]少腹胀，腰脊痛，䯒痠[三十四]；一日腹胀[三十五][36]；一日[37]身体痛[三十六]。二日不已，死，冬鸡鸣，夏下晡[三十七]。

诸病以次（是）[38]相传。如是者，皆有死期，不可刺[三十八]。间一藏止[三十九]，及至三、四藏者，乃可刺也[四十]。

【原注】

[一]藏真通于心，故心先痛。

[二]心火胜金，传于肺也。肺在变动为咳故尔。

[三]肺金胜木，传于肝也。以其脉循胁肋，故如是。

[四]肝木胜土，传于脾也。脾性安镇，木气乘之，故闭塞不通，身痛体重。

[五]以胜相伐，唯弱是从，五藏四伤，岂其能久？故为即死。

[六]谓正子午之时也。或言冬夏有异，非也。昼夜之半，事甚昭然。◎新校正云：按：《灵枢经》：大[39]气入藏，“病先发于心，一日而之肺，三日而之肝，五日而之脾。三日不已，死，冬夜半，夏日中。”[40]《甲乙经》曰：“病先发于心，心痛；一日之肺而咳；三[41]日之肝，（肋）[胁][42]支痛[43]；五日之脾，闭塞不通，身病[44]体重。三日不已，死，冬夜半，夏日中。”详《素问》言其病，《灵枢》言其藏，《甲乙经》（及）[45]并《素问》、《灵枢》二经之文而[46]病与藏兼举之。

[七]藏真高于肺而主息，故喘咳也。

[八]肺传于肝。

[九]肝传于脾。

[十]自传于府。

[十一]孟冬之中，日入于申之八刻二[47]分。仲冬之中，日入于申之七刻三分。季冬之中[48]，入[49]于申与孟月等。孟夏之中，日出于寅之八刻一分。仲夏之中，日出于寅之[50]七[51]刻三分。季夏之中，日出于寅与孟月等也[52]。

[十二]藏真散于肝，脉内连目、胁，故如是。

[十三]肝传于脾[53]。

[十四]自传于府。

[十五]谓胃传于肾。以其脉起于足，循腨内出腘内廉，上股内后廉，贯脊属肾络膀胱，故如是也。腰为肾之府，故腰痛。

[十六]新校正云：按：《甲乙经》作“日中”。

[十七]日入早晏，如冬法也。早食，谓早于食时，则卯正之时也。

［十八］藏真濡于脾而主肌肉故尔。

［十九］自传于府。

［二十］胃传于肾。

［二十一］自传于府，及之䏰也。䏰音吕。

［二十二］人定，谓申后二十五刻。晏食，谓寅后二十五刻。

［二十三］藏真下于肾，故如是。

［二十四］自传于府。◎新校正云：按:《灵枢经》云“之䏰膀胱”，是自传于府及之䏰也。

［二十五］膀胱传[54]小肠。◎新校正云：按:《甲乙经》云:“三日上之心，心胀”。

［二十六］府传于藏。◎新校正云：按:《灵枢经》云“三日之小肠”，“三日上之心”。今云“两胁肢[55]痛”，是小肠府传心藏而发痛也。

［二十七］大晨，谓寅后九刻大明之时也。晏晡，谓申后九刻向昏之时也。

［二十八］以其脉循腹，故如是。

［二十九］胃传于肾。

［三十］自传于府，及之䏰也。

［三十一］膀胱水府传于脾也。◎新校正云：按:《灵枢经》及[56]《甲乙经》各云“五日上之心”，是膀胱传心，为相胜而身体重。今王氏言传脾者，误也。

［三十二］夜半后，谓子后八刻丑正时也。日昳，谓午后八刻未正时也。

［三十三］以其为津液之府故尔。

［三十四］自归于藏。

［三十五］肾复传于小肠。

［三十六］小肠传于脾。◎新校正云：按:《灵枢经》云“一日上之心”，是府传于藏也。《甲乙经》作“之脾”，与王注同。

［三十七］鸡鸣，谓早鸡鸣，丑正之分也。下晡，谓日下于晡时，申之后五刻也。

［三十八］五藏相移皆如此。有缓传者，有急传者。缓者或一岁二岁三岁而死，其次或三月若六月而死，急者一日二日三日四日或五六日而死，则此类也。寻此病传之法，皆五行之气，考其日数，理不相应。夫以五行为纪，以不胜之数传于所胜者，谓火传于金当云一日，金传于木当云二日，木传于土当云

四日，土传于水当云三日，水传于火当云五日也。若以已胜之数传于不胜者，则木三日传于土，土五日传于水，水一日传于火，火二日传于金，金四日传于（水）[木][57]。经之传日，似法三阴三阳之气。《玉机真藏论》曰："五藏相通，移皆有次。不治，三月若六月，若三日若六日，传而当死。"此与同也。虽尔，犹当临病详视日数，方悉是非尔[58]。

[三十九]新校正云：按：《甲乙经》无"止"字。

[四十]间一藏止者，谓隔过前一藏而不更传也，则谓木传土，土传水，水传火，火传金，金传木而止，皆间隔一藏也。及至三四藏者，皆谓至前第三第四藏也。诸至三藏者，皆是其已不胜之气也。至四藏者，皆至已所生之父母也。不胜则不能为害，于彼所生则父子无克伐之期，气顺以行，故刺之可矣。

【校注】

[1]《甲乙经》"一日"下有"之肺"二字。

[2]《甲乙经》"三日"下有"之肝"二字。

[3]《甲乙经》"痛"作"满"。

[4]《甲乙经》"五日"下有"之脾"二字。

[5]《甲乙经》无"痛"字。

[6]《甲乙经》"肺病"作"病先发于肺"。

[7]《甲乙经》"三日"下有"之肝"二字。

[8]《甲乙经》无"痛"字。

[9]《甲乙经》"一日"下有"之脾而"三字。

[10]《甲乙经》"五日"下有"之胃"二字。

[11]《甲乙经》"肝病"作"病先发于肝"。

[12]《甲乙经》"头"下有"痛"字。

[13]《甲乙经》"支"作"多"。"多"、"支"音转通用。

[14]《甲乙经》"三日体重身痛"作"一日之脾而身体痛"。

[15]《甲乙经》"五日"下有"之胃"二字。

[16]《甲乙经》"胀"作"腹胀"。

[17]《甲乙经》"三日"下有"之肾"二字。

[18]《甲乙经》"胫"作"胻"。下"胫痠"同，不复出校。

[19]《甲乙经》"脾病"作"病先发于脾"。

[20]《甲乙经》“一日”下有“之胃”二字。

[21]《甲乙经》“二日”下有“之肾”二字。

[22]《甲乙经》“三日”下有“之膀胱”三字。

[23]《甲乙经》“朋”作“膂”。馀或同，不复一一出校。

[24] 朝鲜活字本“闭”作“闲”。

[25]《甲乙经》“肾病”作“病先发于肾”。

[26]《甲乙经》“三日”下有“之膀胱”三字。

[27]《甲乙经》“三日”下有“而上之心”四字。

[28]《甲乙经》“腹”作“心”。

[29]《甲乙经》“三日”下有“之小肠”三字。

[30]《甲乙经》“胃病”作“病先发于胃”。

[31]《甲乙经》“五日”下有“之肾”二字。

[32]《甲乙经》“三日”下有“之膀胱”三字。

[33]《甲乙经》“五日”下有“上之心”三字。

[34]《甲乙经》无“体”字。

[35]《甲乙经》“五日”下有“之肾”二字。

[36]《甲乙经》“一日腹胀”作“一日之小肠而肠胀”。“肠胀”之“肠”盖“腹”字之讹。

[37]《甲乙经》“一日”作“二日之脾而”。

[38]《素问校讹》：“古钞本无‘是’字。”《甲乙经》亦无“是”字。顾观光校：“‘是’字衍，当依《甲乙经》删。”据删。

[39]“大”，金本、古林书堂本、《灵枢经》、《甲乙经》并同，顾本作“夫”。

[40] 见《灵枢·病传第四十二》。

[41] 顾本“三”作“五”。

[42] 读书堂本“胁”作“肋”，为“脇”之俗省，《甲乙经》作“胁”，据录正。

[43]《甲乙经》“痛”作“满”。

[44] 金本“病”作“痛”。按：金刻本“病”字多作“痛”。《说文·疒部》：“痛，病也。”二字同义。馀或同，不复一一出校。

[45]《素问校讹》：“‘及’，‘乃’之误。”按：“及”盖“并”字旁注衍入正

文者。金刻本无“及”字，据删。

[46]“而”，乃。

[47] 顾本“二”作“三”。

[48] 金本、古林书堂本无“中”字，连下读。

[49] 顾本“入”上有“日”字。

[50] 顾本“寅”下无“之”字。

[51]“七”，金本、古林书堂本同，顾本作“十”。

[52] 金本无“也”字。

[53]“脾”，金本、古林书堂本同，顾本作“肺”。

[54] 顾本“传”下有“于”字。

[55] 顾本“肢”作“支”。

[56] 顾本“及”上空一格，金本、古林书堂本不空。据录正。

[57]《素问校讹》:“古钞本、元椠本‘水’作‘木’。”金本同。据改。

[58] 古林书堂本无“尔”字。

新刊黄帝内经素问卷十八

新刊黄帝内经素问卷十九

启玄子次注林亿孙奇高保衡等奉敕校正孙兆重改误

天元纪大论　五运行大论　六微旨大论

天元纪大论篇第六十六

按：本篇概论五运六气学说，主要包括以下内容：讨论自然气候变化发生的原因及其一般规律。提出了五运六气的一些基本概念和推算之法。

黄帝问曰：天有五行，御五位[1]，以生寒暑燥湿风；人有五藏，化五气，以生喜怒思忧恐[一]。论言：五运相袭而皆治之，终期之日，周而复始。余已知之矣。愿闻其与三阴三阳之候奈何合[2]之[二]。

鬼臾区[3]稽首再拜，对曰：昭乎哉问也！夫五运阴阳者，天地之道也，万物之纲纪，变化之父母，生杀之本始，神明之府也。可不通乎[三]？故物生谓之化，物极谓之变，阴阳不测谓之神，神用无方谓之圣[四]。

夫变化之为用也[五]，在天为玄[六]，在人为道[七]，在地为化[八]。化生五味[九]，道生智[十]，玄生神[十一]。神在天为风[十二]，在地为木[十三]；在天为热[十四]，在地为火[十五]；在天为湿[十六]，在地为土[十七]；在天为燥[十八]，在地为金[十九]；在天为寒[二十]，在地为水[二十一]。故在天为气，在地成形[二十二]，形气相感而化生万物矣[二十三]。

然天地者，万物之上下也[二十四]；左右者，阴阳之道路也[二十五]；水火者，阴阳之征兆也[二十六]；金木者，生成之终始也[二十七]。

气有多少，形有盛衰。上下相召，而损益彰矣[二十八]。

【原注】

[一]御，谓临御。化，谓生化也。天真之气无所不周，器象虽殊，参应一也。◎新校正云：按：《阴阳应象大论》云“喜怒悲忧恐”，二论不同者：思者，脾也，四藏皆受成焉；悲者，胜怒也。二论所以互相成也。

[二]论，谓《六节藏象论》也。运，谓五行应天之五运，各周三百六十五日而为纪者也。故曰终朞之日周而复始也。以六合五，数未参[4]同，故问之也。

[三]道，谓化生之道。纲纪，谓生长化成收藏之纲纪也。父母，谓万物形之先也。本始，谓生杀皆因而有之也。夫有形禀气而不为五运阴阳之所摄者，未之有也。所以造化不极、能为万物生化之元始者，何也[5]？以其是神明之府故也。然合散不测，生化无穷，非神明运为，无能尔也。◎新校正云：详“阴阳者”至“神明之府也”与《阴阳应象大论》同，而两论之注颇异耳[6]。

[四]所谓化变圣神之道也。化，施化也。变，散易也。神，无期也。圣，无思也。气之施化，故曰生。气之散易，故曰极。无期禀候，故曰神。无思测量，故曰圣。由化与变，故万物无能逃五运阴阳，由圣与神，故众妙无能出幽玄之理。深乎！妙用不可得而称之。◎新校正云：按：《六微旨大论》云：“物之生，从于化。物之极，由乎变。变化之相薄，成败之所由也。”又，《五常政大论》云：“气始而生化，气散而有形，气布而蕃育，气终而象变。其致一也。”

[五]应万化之用也。

[六]玄，远也。天道玄远，变化无穷。《传》曰：“天道远，人道迩。”

[七]道，谓妙用之道也。经术政化，非道不成。

[八]化，谓生化也。生万物者，地[7]，非土气孕育，则形质不成。

[九]金石草木、根叶华实、酸苦甘淡辛咸，皆化气所生，随时而有。

[十]智通妙用，唯道所生。

[十一]玄远幽深，故生神也。神之为用，触遇玄通，契物化成，无不应也。

[十二]风者，教之始，天之使也，天之号令也。

[十三]东方之化。

[十四]应火为用。

［十五］南方之化。

［十六］应土为用。

［十七］中央之化。

［十八］应金为用。

［十九］西方之化。

［二十］应水为用。

［二十一］北方之化。神之为用，如上五化。木为风所生，火为热所炽，金为燥所发，水为寒所资，土为湿所全。盖初因而成立也。虽初因之以化成，卒因之以败散尔。岂五行之独有是哉！凡因所因而成立者，悉因所因而散落尔。◎新校正云：详“在天为玄”至此，与[8]《阴阳应象大论》及《五运行大论》文重，注颇异。

［二十二］气，谓风热湿燥寒。形，谓木火土金水。

［二十三］此造化生成之大纪。

［二十四］天覆地载，上下相临，万物化生，无遗略也。由是，故万物自生自长，自化自成，自盈自虚，自复自变也。夫变者何？谓生之气极本而更始化也。孔子曰：“曲成万物而不遗。”

［二十五］天有六气御下，地有五行奉上。当岁者为上，主司天；承岁者为下，主司地。不当岁者，二气居右，北行转之；二气居左，南行转之。金木水火运，北面正之，常左为[9]右，右为左，则左者南行，右者北行而反也。◎新校正云：详上下左右之说，义具《五运行大论》中。

［二十六］征，信也，验也。兆，先也。以水火之寒热，彰信阴阳之先兆也。

［二十七］木主发生，应春，春为生化之始。金主收敛，应秋，秋为成实之终。终始不息，其化常行，故万物生长化成收藏自久。◎新校正云：按：《阴阳应象大论》曰：“天地者，万物之上下也；阴阳者，血气之男女；左右者，阴阳之道路；水火者，阴阳之征兆；阴阳者，万物之能始也。”与此论相出入也。

［二十八］气有多少，谓天之阴阳三等多少不同秩也。形有盛衰，谓五运之气有太过不及也。由是，少多衰盛，天地相召，而阴阳损益昭然彰著可见也。◎新校正云：详阴阳三等之义具下文注中。

【校注】

[1]“位”，气位。“五位”，指一年按五行分成的的五个时间段。

[2]“合”，诊察。

[3]潘本“区”作“枢”。

[4]据文意，“末”当作“未”，“参”当作”齐”。“末”、“未”形近，俗书“齐”或作“垒”，因有此误。

[5]顾本“也”作“哉”。

[6]顾本无“耳”字。

[7]古林书堂本“地”作“也”。

[8]顾本“与”上有“则”字。

[9]“为”，而。

帝曰：愿闻五运之主时也何如[一]？鬼臾区曰：五气运行，各终朞日，非独主时也[二]。

帝曰：请闻其所谓也。鬼臾区曰：臣积考《太始天元册》文曰[三]：太虚廖[1]廓，肇基化元[四]。万物资始，五运终天[五]。布气真灵，总统坤元[六]。九星悬[2]朗，七曜[3]周旋[七]。曰阴曰阳，曰柔曰刚[八]。幽显既位，寒暑弛张[九]。生生化化，品物咸章[十]。臣斯十世，此之谓也[十一]。

【原注】

[一]时，四时也。

[二]一运之日，终三百六十五日四分度之一乃易之，非主一时当其王相囚死而为绝法也。气交之内迢然而别有之也。

[三]《天元册》，所以记天真元气运行之纪也。自神农之世，鬼臾区十世祖始诵而行之，此大古占候灵文。洎乎伏羲之时，已镌诸玉[4]版，命曰《册文》。大古灵文，故命曰《大始天元册》也。◎新校正云：详今世有《天元玉册》，或者以谓即此《太始天元册》文，非是。镌，子泉切。

[四]太虚，谓空玄之境，真气之所充，神明之官[5]府也。真气精微，无远不至，故能为生化之本始，运气之真元矣。肇，始也。基，本也。

[五]五运，谓木火土金水运也。终天，谓一岁三百六十五日四分度之一

也。终始更代，周而复始也。言五运更统于太虚，四时随部而迁复，六气分居而异主，万物因之以化生，非曰自然，其谁能始？故曰万物资始。《易》曰："大哉乾元，万物资始，乃统天。云行雨施，品物流形。"孔子曰："天何言哉，四时行焉，百物生焉。"此其义也。

［六］太虚真气无所不至也。气齐生有，故禀气含灵者，抱真气以生焉。揔统坤元，言天元气常司地气化生之道也。《易》曰：至哉坤元，万物资生，乃顺承天也。

［七］九星，上古之时也。上古世质人淳，归真返[6]朴，九星悬朗，五运齐宣。中古道德稍衰，标星藏曜，故计星之见者七焉。九星，谓天蓬、天内[7]、天冲、天辅、天禽、天心、天任、天柱、天英。此盖从标而为始，遁甲式法，今犹用焉。七曜，谓日月五星。今外蕃多[8]以此历为举动吉凶之信也。周，谓周天之度。旋，谓左循天度而行。五星之行，犹各有进退高下小大矣。

［八］阴阳，天道也。柔刚，地道也。天以阳生阴长，地以柔化刚成也。《易》曰："立天之道，曰阴与阳；立地之道，曰柔与刚。"此之谓也。

［九］幽显既位，言人神各得其序。寒暑弛张，言阴阳不失其宜也。人神各守所居，无相干犯。阴阳不失其序，物得其宜。天地之道且然，人神之理亦犹[9]也。◎新校正云：按：《至真要大论》云："幽明何如？岐伯曰：两阴交尽，故曰幽；两阳合明，故曰明。"幽明之配，寒暑之异也。

［十］上生，谓生之有情有识之类也。下生，谓生之无情无识之类也。上化，谓形容彰显者也。下化，谓蔽匿形容者也。有情有识，彰显形容，天气主之；无情无识，蔽匿形质，地气主之。禀元灵气之所化育尔。《易》曰："天地絪缊，万物化醇。"斯之谓欤！

［十一］传习斯文至鬼臾区，十世于兹，不敢失坠。

【校注】

[1] 熊本、周本"廖"作"瘳"。按：俗书广、疒混用，"瘳"为廖"之俗。

[2] 詹本"悬"作"玄"。

[3] 潘本"曜"作"耀"。

[4] 读书堂本作"王"。《校注》："守校本'王'作'玉'。"按："王"为"玉"之古文。此据守校本录正。

[5] 顾本"官"作"宫"。

[6] 顾本“返”作“反”。反、返古今字。

[7]《素问校讹》:“古钞本‘内’作‘芮’。”

[8] 顾本“多”作“具”。

[9]《素问校讹》:“古钞本‘犹’作‘似’。”

帝曰：善。何谓气有多少、形有盛衰？鬼臾区曰：阴阳之气各有多少，故曰三阴三阳也[一]。形有盛衰，谓五行之治各有大过不及也[二]。故其始也，有馀而往，不足随之；不足而往，有馀从之。知迎知随，气可与期[三]。应天为天符。承岁为岁直。三合为治[四]。

【原注】

[一]由气有多少，故随其升降分为二[1]别也。◎新校正云：按：《至真要大论》云：“阴阳之三也何谓？歧伯曰：气有多少异用。”王冰云：“大阴为正阴，大阳为正阳，次少者为少阴，次少者为少阳，又次为阳明，又次为厥阴。”

[二]太过，有馀也。不及，不足也。气至不足，大过迎之。气至大过，不足随之。天地之气，亏盈如此，故云形有盛衰也。

[三]言亏盈无常，互有胜负尔。始，谓甲子岁也。《六微旨大论》曰：“天气始于甲，地气始于子，子甲相合，命曰岁立。”此之谓也。则始甲子之岁三百六十五日所禀之气当不足也，次而推之，终六甲也，故有馀已则不足，不足已则有馀。亦有岁运非有馀非不足者，盖以同天地之化也。若馀已复馀，少已复少，则天地之道变常，而灾害作、苛疾生矣。◎新校正云：按：《六微旨大论》云：“木运临卯，火运临午，土运临四季，金运临酉，水运临子，所谓岁会，气之平也。”又按：《五常政大论》云：“委和之纪，上角与正角同，上商与正商同，上宫与正宫同。伏明之纪，上商与正商同。卑监之纪，上宫与正宫同，上角与正角同。从革之纪，上商与正商同，上角与正角同。涸流之纪，上宫与正宫同。赫曦之纪，上羽与正徵同。坚成之纪，上徵与正商同。”又，《六元正纪大论》云：“不及而加同岁会，已前诸岁并为正岁，气之平也。”今王注以同天之化为非有馀不足者，非也。

[四]应天，谓木运之岁上见厥阴，火运之岁上见少阳、少阴；土运之岁上见太阴，金运之岁上见阳明，水运之岁上见太阳。此五者，天气下降，如合符运，故曰应天为天符也。承岁，谓木运之岁，岁当亥[2]卯；火运之岁，岁当

寅[3]午；土运之岁，岁当辰戌丑未；金运之岁，岁当巳[4]酉；水运之岁，岁当申[5]子。此五者，岁之所直，故曰承岁为岁直也。三合，谓火运之岁，上见少阴，年辰临午；土运之岁，上见太阴，年辰临丑未；金运之岁，上见阳明，年辰临酉。此三者，天气、运气与年辰俱会，故云三合为治也。岁直亦曰岁位，三合亦为天符。《六微旨大论》曰："天符岁会曰太一天符。"谓天、运与岁俱会也。◎新校正云：按：天符岁会之详具《六微旨大论》中。又详火运，上少阴，年辰临午，即戊午岁也；土运，上太阴，年辰临丑未，即己丑、己未岁也；金运，上阳明，年辰临酉，即乙酉岁也。

【校注】

[1] 顾本"二"作"三"。

[2] 顾本"亥"作"于"。

[3] 顾本"寅"作"于"。

[4] 顾本"巳"作"于"。

[5] 顾本"申"作"于"。

帝曰：上下相召奈何？鬼臾区曰：寒暑燥湿风火，天之阴阳也，三阴三阳上奉之[一]。木火土金水火，地之阴阳也，生长化收藏下应之[二]。天以阳生阴长，地以阳杀阴藏[三][1]。天有阴阳，地亦有阴阳[四]。木火土金水火，地之阴阳也，生长化收藏。故阳中有阴，阴中有阳[五]。所以欲知天地之阴阳者，应天之气动而不息，故五岁而右迁；应地之气静而守位，故六朞而环会[六]。动静相召，上下相临，阴阳相错，而变由生也[七]。

【原注】

[一]太阳为寒，少阳为暑，阳明为燥，太阴为湿，厥阴为风，少阴为火，皆其元在天，故曰天之阴阳也。

[二]木，初气也。火，二气也。相火，三气也。土，四气也。金，五气也。水，终气也。以其在地应天，故云下应也。气在地，故曰地之阴阳也。◎新校正云：按：《六微旨大论》曰："地理之应六节气位何如？岐伯曰：显明之右，君火之位。退行一步，相火治之。复行一步，土气治之。复行一步，金气治之。复行一步，水气治之。复行一步，木气治之。"此即木火土金水火地之阴

阳之义也。

[三]生长者，天之道。藏杀者，地之道。天阳主生，故以阳生阴长。地阴主杀，故以阳杀阴藏。天地虽高下不同，而各有阴阳之运用也。◎新校正云：详此经与《阴阳应象大论》文重，注颇异。

[四]天有阴，故能下降。地有阳，故能上腾。是以各有阴阳也。阴阳交泰，故化变由之成也。

[五]阴阳之气，极则过亢，故各兼之。《阴阳应象大论》曰："寒极生热，热极生寒。"又曰："重阴必阳，重阳必阴。"言气极则变也。故阳中兼阴，阴中兼阳。《易》之卦，离中虚，坎中满[2]。此其义象也。

[六]天有六气，地有五位。天以六气临地，地以五位承天。盖以天气不加君火故也。以六加五，则五岁而馀一气，故迁一位。若以五承六，则常六岁乃备尽天元之气，故六年而环会，所谓周而复始也。地气左行，往而不返。天气东转，常自火运数五岁已，其次气正当君火之[3]上，法不加临，则右迁君火气上，以临相火之上，故曰五岁而右迁也。由斯，动静上下相临，而天地万物之情、变化之机可见矣。

[七]天地之道，变化之微，其由是矣。孔子曰："天地设位，而易行乎其中。"此之谓也。◎新校正云：按：《五运行大论》云："上下相遘，寒暑相临，气相得则和，不相得则病。"又云："上者右行，下者左行，左右周天，馀而复会。"

【校注】

[1]"天"，指春夏。"地"，指秋冬。"杀"，音晒，收敛；减少；衰退。李克绍云：此谓阴阳者，阳为主，阴为从。就是说，如果阳气生发了，则阴亦随阳生而长；如果阳气衰减了，则阴亦必随阳之衰减而伏藏。

[2]顾本"满"作"实"。

[3]顾本"之"上有"气"字。

帝曰：上下周纪，其有数乎？鬼臾区曰：天以六为节，地以五为制。周天气者，六朞为一备；终地纪者，五岁为一周[一]。君火以明[1]，相火以位[二]。五六相合，而七百二十气为一纪，凡三十岁；千四百四十气，凡六十岁而为一周。不及大过，斯皆见矣[三]。

【原注】

［一］六节，谓六气之分。五制，谓五位之分。位应一岁，气统一年，故五岁为一周，六年为一备。备，谓备历天气。周，谓周行地位。所以地位六而言五者，天气不临君火故也。

［二］君火在相火之右，但立名于君位，不立岁气，故天之（以）［六］[2]气，不偶其气以行，君火之正[3]，守位而奉天之命，以宣行火令尔。以名奉天，故曰君火以名。守位禀命，故云相火以位。

［三］历法一气十五日，因而乘之，积七百二十气，即三十年，积千四百四十气，即六十年也。经云：有馀而往，不足随之。不足而往，有馀从之。故六十年中，不及太过斯皆见矣。◎新校正云：按：《六节藏象论》云："五日谓之候，三候谓之气，六气谓之时，四时谓之岁，而各从其主治焉。五运相袭，而皆治之。终朞之日，周而复始。时立（布气）［气布］[4]，如环无端。候亦同法。故曰不知年之所加，气之盛衰，虚实之所起，不可为工[5]矣。"

【校注】

[1] 顾观光校："依注'明'当作'名'。林校《至真要大论》亦引作'名'。"按：朝鲜活字本"明"作"名"，"明"、"名"音同通用。

[2] 顾本"以"作"六"，义长，据改。

[3] 顾本"正"作"政"。

[4] 顾本"布气"作"气布"，据乙正。

[5] "工"，古林书堂本同，顾本误作"立"。

帝曰：夫子之言上终天气，下毕地纪，可谓悉矣。余愿闻而藏之，上以治民，下以治身，使百姓昭著，上下和亲，德泽下流，子孙无忧，传之后世，无有终时，可得闻乎[一]？鬼臾区曰：至数之机，迫迮以微。其来可见，其往可追。敬之者昌，慢之者亡。无道行私，必得天殃[二]。谨奉天道，请言真要[三]。

【原注】

［一］安不忘危，存不忘亡，大圣之至教也。求民之瘼，恤民之隐，大圣之深仁也。

[二]谓传非其人，受[1]于情侠[2]及寄求名利者也。

[三]申誓戒于君主[3]，乃明言天道至真之要旨也。

【校注】

[1] 顾本“受”作“授”。

[2] 顾本“侠”作“押”。“押”当作“狎”，字之误也。情狎，谓私情亲近者。

[3] 顾本“主”作“王”。

帝曰：善言始者，必会于终。善言近者，必知其远[一]。是则至数极而道不惑，所谓明矣。愿夫子推而次之，令有条理，简而不匮，久而不绝，易用难忘，为之纲纪。至数之要，愿尽闻之[二]。鬼臾区曰：昭乎哉问！明乎哉道！如鼓之应桴，响之应声也[三]。臣闻之：甲己之岁，土运统之；乙庚之岁，金运统之；丙辛之岁，水运统之；丁壬之岁，木运统之；戊癸之岁，火运统之[四]。

【原注】

[一]数术明著，应用不差，故[1]远近於言始终无谬。

[二]简，省要也。匮，乏也。久，远也。要，枢纽也。

[三]桴，鼓椎也。响，应声也。

[四]大始天地初分之时，阴阳析位之际，天分五气，地列五行。五行定位，布政于四方；五气分流，散支于十干。当是黄气横于甲己，白气横于乙庚，黑气横于丙辛，青气横于丁壬，赤气横于戊癸。故甲己应土运，乙庚应金运，丙辛应水运，丁壬应木运，戊癸应火运。大古圣人，望气以书天册，贤者谨奉以纪天元，下论文义备矣。◎新校正云：详运有太过、不及、平气。甲庚丙壬戊主大过，乙辛丁癸己主不及，大法如此。取平气之法，其说不一，(其)[具][2]如诸篇。

【校注】

[1] 顾本“故”下衍一“故”字。

[2] 顾本“其”作“具”，义长，据改。

帝曰：其于三阴三阳合之奈何？鬼臾区曰：子午之岁，上见少阴；丑未之岁，上见太阴；寅申之岁，上见少阳；卯酉之岁，上见阳明；辰戌之岁，上见太阳；巳亥之岁，上见厥阴。少阴，所谓标也；厥阴，所谓终也[一]。厥阴之上，风气主之；少阴之上，热气主之；太阴之上，湿气主之；少[1]阳之上，相火主之；阳明之上，燥气主之；太阳之上，寒气主之。所谓本也。是谓六元[二]。

帝曰：光乎哉道！明乎哉论！请著之玉版，藏之金匮，署曰《天元纪》。

【原注】

[一]标，谓上首也。终，谓当三甲六甲之终。◎新校正云：详午未申[2]酉戌亥之岁为正化，正司化令之实；子丑寅[3]卯辰巳之岁为对化，对司化令之虚。此其大法也。

[二]三阴三阳为标，寒暑燥湿风火为本，故云所谓本也。天真元气分为六化，以统坤元生成之用。征其应用则六化不同，本其所生则正是真元之一气，故曰六元也。◎新校正云：按：别本“六元”作“天元[4]”。

【校注】

[1] 顾本“少”作“小”。

[2]“申”，古林书堂本同，顾本误作“寅”。

[3]“寅”，古林书堂本同，顾本误作“申”。

[4] 顾本“天元”下有“也”字。

五运行大论篇第六十七

按：本篇主要讨论五运六气生化大法，包括以下内容：五运六气运动变化本于天地阴阳之道。详细介绍了司天在泉四间气的运行规律及推算方法。天地之间的运动形式是圆运动。六气的作用及其“常”与“变”以及物候之应。“天地阴阳者，不以数推，以象之谓也”。天之六气、地之五行与各种物化现象及人体生理、病理现象之间的联系规律。主气与客气之间的关系及其在发病学上的意义。

黄帝坐明堂，始正天纲，临观八极，考建五常[一]，请天师而问之曰：论言：天地之动静，神明为之纪。阴阳之升降，寒暑彰其兆[二]。余闻五运之数于夫子，夫子之所言，正五气之各主岁耳[1]，首甲定运，余因论之。鬼臾区曰：土主甲己，金主乙庚，水主丙辛，木主丁壬，火主戊癸。子午之上，少阴主之；丑未之上，大阴主之；寅申之上，少阳主之；卯酉之上，阳明主之；辰戌之上，大阳主之；巳亥之上[2]，厥阴主之。不合阴阳，其故何也[三]？

岐伯曰：是明道也，此天地之阴阳也[四]。夫数之可数者，人中之阴阳也。然所合，数之可得者也。夫阴阳者，数之可十，推之可百，数之可千，推之可万。天地阴阳者，不以数推，以象之谓也[五]。

【原注】

[一]明堂，布政宫也。八极，八方目极之所也。考，谓考校。建，谓建立也。五常，谓五气行天地之中者也。端居正气，以候天和。

[二]新校正云：详“论”谓《阴阳应象大论》及《气交变大论》文，彼云：“阴阳之往复，寒暑彰其兆。”

[三]首甲，谓六甲之初，则甲子年也。

[四]上古圣人仰观天象以正阴阳。夫阴阳之道非不昭然，而人昧宗元[3]，迷[4]其本始，则百端疑议从是而生。黄帝恐至理真宗便因诬废，愍念黎庶，故启问曰。天师知道出从真，必非缪述，故对上曰：“是明道也，此天地之阴阳也。”阴阳法曰：“甲己合，乙庚合，丙辛合，丁壬合，戊癸合。”盖取圣人仰观天象之义。不然，则十干之位，各在一方，征其离合，事亦寥阔。呜呼远哉！百姓日用而不知尔。故太上[5]立言曰：“吾言甚易知，甚易行；天下莫能知，莫能行。”此其类也。◎新校正云：详金主[6]乙庚者，乙者庚之柔，庚者乙之刚。大而言之，阴与阳；小而言之，夫与妇。是刚柔之事也。馀并如此。

[五]言智识褊[7]浅，不见源[8]由，虽所指弥远，其知弥近，得其元始，桴鼓非遥。

【校注】

[1]顾本“耳”作“尔”。

[2] 詹本“上”作“岁”。

[3] 顾本“元”作“源”。

[4]“迷”，古林书堂本同，顾本误作“述”。

[5]“太上”，谓老子。

[6] 古林书堂本“主”作“王”。

[7] 顾本“徧”作“偏”。

[8] 顾本“源”作“原”。

帝曰：愿闻其所始也。岐伯曰：昭乎哉问也！臣览《大始天元册》文：丹[1]，天之气经于牛女、戊分[2]；黅，天之气经于心尾、己分；苍，天之气经于危室、柳鬼；素，天之气经于亢氐、昴毕；玄，天之气经于张翼、娄胃。所谓戊己分者，奎壁角轸，则天地之门户也[一][3]。夫候之所始，道之所生，不可不通也。

【原注】

[一] 戊土属乾，己土属巽。遁甲经曰：“六戊为天门，六己为地户。”晨暮占雨，以西北、东南，义取此。雨为土用，湿气生之，故此占焉。

【校注】

[1] 丹，赤色，火气也，主夏。以下“黅”，黄色，土气也，主长夏；“苍”，青色，木气也，主春；“素”，白色，金气也，主秋；“玄”，黑色，水气也，主冬。

[2]“天之气”，四时各节令天象的状态，如太阳、昏、旦中天星宿的状态等。四时各节令的天象状态详参《礼记·月令》、《吕氏春秋》等。以公元200年洛阳（北纬34度、东经112度）的天象为例：初夏4月21日谷雨，旦，“牛、女”中；至6月7日芒种，昏，“轸、角”中，此即“丹，天之气经于牛女、戊分”。

[3] 据双古堆出土西汉六壬式盘，二十八宿在地盘上的方位，奎、壁位居己分，为天门，角、轸位居戊分，为地户。戊、己属土，位于四维，戊在东北、东南，己在西南、西北。东南土斗戊，为地户，西北天豦己，为天门。后世所绘的“五气经天化五运图”误将天门、地户的方位弄反，以致“黅，天之气经

于心尾、己分”的天象无法解释。特此订正。

帝曰：善。论言：天地者，万物之上下。左右者，阴阳之道路。未知其所谓也[一]。岐伯曰：所谓上下者，岁上下见阴阳之所在也。左右者，诸上见厥阴，左少阴、右大阳；见少阴，左大阴、右厥阴；见大阴，左少阳、右少阴；见少阳，左阳明、右大阴；见阳明，左大阳、右少阳；见大阳，左厥阴、右阳明。所谓面北而命其位、言其见也[二]。

【原注】

[一]论，谓《天元纪》及《阴阳应象论》也。

[二]面向北而言之也。上，南也。下，北也。左，西也。右，东也。

帝曰：何谓下？岐伯曰：厥阴在上，则少阳在下，左阳明、右大阴；少阴在上，则阳明在下，左大阳、右少阳；大阴在上，则大阳在下，左厥阴、右阳明；少阳在上，则厥阴在下，左少阴、右大阳；阳明在上，则少阴在下，左大阴、右厥阴；大阳在上，则大阴在下，左少阳、右少阴。所谓面南而命其位、言其见也[一]。上下相遘，寒暑相临。气相得则和，不相得则病[二]。

【原注】

[一]主岁者位在南，故面北而言其左右。在下者，位在北，故面南而言其左右也。上，天位也。下，地位也。面南，左东也，右西也，上下异而左右殊也。

[二]木火相临，金水相临，水木相临，火土相临，土金相临，为相得也。木土[1]相临，土水相临，水火相临，火金相临，金木相临，为不相得也。上临下为顺，下临上为逆，逆[2]亦郁抑而病生，土临相火君火之类者也。

【校注】

[1]顾本“木土”乙作“土木”。

[2]《〈素问校讹〉校补》：“古钞本、元椠本无下‘逆’字。”

帝曰：气相得而病者，何也？岐伯曰：以下临上，不当位也[一]。

【原注】

[一]六位相临，假令土临火，火临木，木临水，水临金，金临土，皆为以下临上，不当位也。父子之义，子为下，父为上，以子临父，不亦逆乎?

帝曰：动静何如[一]？岐伯曰：上者右行，下者左行，左右周天，馀而复会也[二]。

帝曰：余闻鬼臾区曰：应地者静。今夫子乃言下者左行，不知其所谓也，愿闻何以生之乎[三]？岐伯曰：天地动静，五行迁复，虽鬼臾区，其上候而已，犹不能遍明[四]。夫变化之用，天垂象，地成形。七曜纬虚，五行丽地。地者，所以载生成之形类也。虚者，所以列应天之精气也。形精之动，犹根本之与枝叶也。仰观其象，虽远可知也[五]。

【原注】

[一]言天地之行左右也。

[二]上，天也。下，地也。周天，谓天周地五行之位也。天垂六气，地布五行，天顺地而左回，地承天而东转，木运之后，天气常馀，馀气不加于君火，却退一步加临相火之上，是以每五岁已，退一位而右迁，故曰左右周天，馀而复会。会，遇也，合也。言天地之道，常五岁毕，则以馀气迁加，复与五行座位再相会合而为岁法也。周天，谓天周地位，非周天之六气也。

[三]诘异也。◎新校正云：按：鬼臾区言应地者静，见《天元纪大论》中。

[四]不能遍明，无求备也。

[五]观五星之东转，则地体左行之理昭然可知也。丽，著也。有形之物，未有不依据物而得全者也。

帝曰：地之为下否乎[一]？岐伯曰：地为人之下，大虚之中者也[二]。

帝曰：冯[1]乎[三]？岐伯曰：大气举之也[四]。燥以干之，暑以蒸之，风以动之，湿以[2]润之，寒以坚之，火以温之。故风寒在下，燥热在上，湿气在中，火遊行其间，寒暑六入，故令虚而生化[3]也[五]。故燥胜则地干，暑胜则地热，风胜则地动，湿胜则地泥，寒胜则地裂，火胜则地固[4]矣[六]。

【原注】

［一］言转不居，为下乎？为否乎？

［二］言人之所居，可谓下矣，征其至理，则是太虚之中一物尔。《易》曰："坤厚载物，德合无疆。"此之谓也。

［三］言太虚无碍，地体何冯而止住？冯[5]，扶冰切。碍音艾。

［四］大气，谓造化之气，任持太虚者也。所以太虚不屈，地久天长者，盖由造化之气任持之也。气化而变，不任持之，则太虚之器亦败坏[6]矣。夫落叶飞空，不疾而下，为其乘气，故势不得速焉。凡之[7]有形处地之上者，皆有生化之气任持之也。然器有大小不同，坏有迟速之异，及至气不任持，则大小之坏一也。

［五］地体之中，凡有六入：一曰燥，二曰暑，三曰风，四曰湿，五曰寒，六曰火。受燥，故干性生焉；受暑，故蒸性生焉；受风，故动性生焉；受湿，故润性生焉；受寒，故坚性生焉；受火，故温性生焉。此谓天之六气也。

［六］六气之用。

【校注】

[1]"冯"，读若"凭"。

[2]朝鲜活字本"以"作"而"。

[3]古林书堂本、道藏本、熊本、吴悌本、赵本、詹本、周本、吴勉学本、朝鲜活字本、朝鲜小字本"生化"二字互乙。

[4]此次所用吴勉学本"固"字旁添"氵"作"涸"。

[5]顾本"冯"作"凭"。

[6]"坏"，古林书堂本同，顾本误作"环"。下二"坏"同。

[7]"之"，诸。

帝曰：天地之气，何以候之？岐伯曰：天地之气，胜复之作，不形于诊也[一]。脉法曰：天地之变，无以脉诊，此之谓也[二]。

【原注】

［一］言平气及胜复，皆以形证观察，不以诊知也。

［二］天地以气不以位，故不当以脉知之。

帝曰：间气何如？岐伯曰：随气所在，期于左右［一］。

帝曰：期之奈何？岐伯曰：从其气则和，违其气则病［二］。不当其位者病［三］。迭移其位者病［四］。失守其位者危［五］。尺寸反者死［六］。阴阳交者死［七］。先立其年，以知其气，左右应见，然后乃可以言死生之[1]逆顺［八］。

【原注】

［一］于左右尺寸四部分位承之，以知应与不应、过与不过也[2]。

［二］谓当沈不沈，当浮不浮，当濇不濇，当钩不钩，当弦下弦，当大不大之类也。◎新校正云：按：《至真要大论》云："厥阴之至，其脉弦；少阴之至，其脉钩；太阴之至，其脉沈；少阳之至，大而浮；阳明之至，短而濇；大阳[3]之至，大而长。至而和则平，至而甚则病，至而反则病，至而不至者病，未至而至者病，阴阳易者危。"

［三］见于他位也。

［四］谓左见右脉，右见左脉，气差错故尔。

［五］已见于他乡，本宫见贼杀之气，故病危。

［六］子午卯酉四岁有之。反，谓岁当阴在寸脉而反见于尺，岁当阳在尺而脉反见于寸，尺寸俱乃谓反也。若尺独然，或寸独然，是不应气，非反也。

［七］寅申亥巳[4]丑未辰戌八年有之。交，谓岁当阴在右脉反见左，岁当阳在左脉反见右，左右交见，是谓交。若左独然，或右独然，是不应气，非交也。

［八］经言岁气备矣。◎新校正云：详此备《六元正纪大论》中。

【校注】

[1]"之"，与。

[2]顾本"不过"下无"也"字。

[3]顾本"大阳"作"太阴"。

[4]顾本"亥巳"二字互乙。

帝曰：寒暑燥湿风火，在人合之奈何？其于万物何以生化［一］？岐伯曰：

东方生风[二]，风生木[三]，木生酸[四]，酸生肝[五]，肝生筋[六]，筋生心[七]。其在天为玄[八]，在人为道[九]，在地为化[十]。化生五味[十一]，道生智[十二]，玄生神[十三]，化生气[十四]。神在天为风[十五]，在地为木[十六]，在体为筋[十七]，在气为柔[十八]，在藏为肝[十九]。其性为暄[二十]。其德为和[二十一]，其用为动[二十二]，其色为苍[二十三]，其化为荣[二十四]，其虫毛[二十五]，其政为散[二十六]，其令宣发[二十七]，其变摧拉[二十八]，其眚为陨[二十九]，其味为酸[三十]，其志为怒[三十一]。怒伤肝[三十二]，悲胜怒[三十三]。风伤肝[三十四]，燥胜风[三十五]。酸伤筋[三十六]，辛胜酸[三十七]。

【原注】

［一］合，谓中外相应。生，谓承化而生。化，谓成立众象也。

［二］东者，日之初。风者，教之始，天之使也，所以发号施令，故生自东方也。景霁山昏，苍埃际合，崖谷若一，岩岫之风也。黄白昏埃，晚空如堵，独见天垂，川泽之风也。加以黄黑白埃承下，山泽之猛风也。

［三］阳升风鼓，草木敷荣，故曰风生木也。此和气之生化也。若风气施化，则飘扬敷折[1]。其为变极，则木拔草除也。运乘丁卯、丁丑、丁亥、丁酉、丁未、丁巳之岁，则风化不足；若乘壬申、壬午、壬辰、壬寅、壬子、壬戌之岁，则风化有馀于万物也。◎新校正云：详王注以丁壬分运之有馀不足，或者以丁卯、丁亥、丁巳、壬申、壬寅五岁为天符、同天符、正岁会，非有馀不足为平木运，以王注为非，是不知大统也。必欲细分，虽除此五岁，亦未为尽。下文火土金水运等并同此。

［四］万物味酸者，皆始自木气之生化也。

［五］酸味入胃，生养于肝藏。

［六］酸味入肝，自肝藏布化，生成於筋膜也。

［七］酸气荣养筋膜毕已，自筋流化，入乃於心。

［八］玄，谓玄冥也。丑之终，东方白，寅之初，天色反黑，太虚皆闇，在天为玄象可见。◎新校正云：详"在天为玄"至"化生气"七句，通言六气五行生化之大法，非东方独有之也，而王注"玄"谓丑之终，寅之初，天色黑。则专言在东方，不兼诸方，此注未通。

［九］正理之道，生养之政化也。

［十］化，生化也。有生化而后有万物，万物无非化气以生成者[2]。

[十一]金玉土石、草木菜果、根茎枝叶、花壳实核，无识之类，皆地化生也。

[十二]智，正知也，虑远也。知正则不疑于事，虑远则不涉于危，以道处之，理符于智。《灵枢经》曰："因虑而处物谓之智。"[3]

[十三]神用无方，深微莫测，迹见形隐，物鲜能期。由是，则玄冥之中，神明栖据隐而不见，玄生神明也。

[十四]飞走蚑行，鳞介毛倮羽五类变化，内属神机，虽为五味所该，然其生禀则异，故又曰化生气也。此上七句，通言六气五行生化之大法，非东方独[4]有之也。◎新校正云：按：《阴阳应象大论》及《天元纪大论》无"化生气"一句。倮音画。

[十五]鸣紊启坼[5]，风之化也。振拉摧拔，风之用也。岁属厥阴在上，则风化于天；厥阴在下，则风行于地。

[十六]长短曲直，木之体也。干举机发，木之用也。

[十七]维结束络，筋之体也。繻[6]纵卷舒，筋之用也。

[十八]木化宣发，风化所行，则物体柔耎。

[十九]肝有二布[7]叶一小叶，如木甲拆之象也。各有支络[8]，脉遊中，以宣发阳和之气。魂之官也。为将军之官，谋虑出焉。乘丁岁，则肝藏及经络见[9]受邪而为病也。胆府同。

[二十]暄，温也，肝木之性也。

[二十一]敷布和气于万物，木之德也。◎新校正云：按：《气交变大论》云："其德敷和。"

[二十二]风摇而动，无风则万类皆静。◎新校正云：按：木之用为动，火太过之政亦为动，盖火木之主暴速，故俱为动。

[二十三]有形之类乘木之化，则外色皆见薄青之色。今东方之地，草木之上色皆苍。遇丁岁，则苍物兼白及黄，色不纯也。

[二十四]荣，美色也。四时之中，物见华荣、颜色鲜丽者，皆木化之所生也。◎新校正云：按：《气交变大论》云："其化生荣。"

[二十五]万物发生，如毛在皮。

[二十六]发散生气于万物。◎新校正云：按：《气交变大论》云："其政舒启[10]。"详木之政散，平木之政发散，木太过之政散，土不及之气散，金之用散落，木之灾散落。所以为散之异有六，而散之义惟二：一谓发散之散，是

木之气也；二谓散落之散，是金之气所为也。

[二十七]阳和之气，舒而散也。

[二十八]摧，拔成者也。◎新校正云：按：《气交变大论》云："其变振发。"

[二十九]陨，坠也。大风暴起，草泯木坠。◎新校正云：按：《气交变大论》云："其灾散落。"眚，所景切。

[三十]夫物之化之变而有酸味者，皆木气之所成败也。今东方之野，生味多酸。

[三十一]怒，直声也。怒所以威物。

[三十二]凡物之用极皆自伤也。怒发于肝，而反伤肝藏。

[三十三]悲发而怒止，胜之信也。◎新校正云：详五志"悲"当为"忧"，盖忧伤意，悲伤魂，故云"悲伤[11]怒"也。

[三十四]亦犹风之折木也。风生于木而反折之，用极而衰[12]。◎新校正：按：《阴阳应象大论》云："风伤筋。"

[三十五]风自木生，燥为金化。风馀则制之以燥，肝盛则治之以凉。凉清所行，金之气也。

[三十六]酸写肝气，写甚则伤其气。《灵枢经》曰：酸走筋，筋病无多食酸[13]。以此尔。走筋，谓宣行其气速疾也。气血肉骨同。◎新校正云：详注云"《灵枢经》云"，乃是《素问·宣明五气篇》于文[14]。按：《甲乙经》云[15]以此为《素问》，王注[16]云《灵枢经》者，误[17]。

[三十七]辛，金味，故胜木之酸，酸馀故[18]胜之以辛也。

【校注】

[1]《〈素问校讹〉校补》："古钞本、元椠本'折'作'拆'。"俗书末笔加点与否甚随意，"拆"盖"折"之俗误。

[2] 顾本"者"下有"也"字。

[3] 见《灵枢·本神第八》。

[4] 顾本"非东方独"作"非独东方"。

[5] 古林书堂本"坼"作"拆"。

[6]"繻"，当作"緛"，缩也。俗书"耎"、"需"常类化作"需"而同形，传钞者不知，回改时往往易误。

[7]“布”，大。说详《校补》。

[8]“络”，古林书堂本同，顾本误作“给”。

[9]顾本“见”作“先”。

[10]古林书堂本“启”作“卷”。

[11]顾本“伤”作“胜”。

[12]顾本“衰”作“舒”。

[13]《灵枢·九针论第七十八》云：“酸走筋，……病在筋，无食酸。”

[14]“于”，古林书堂本同。顾本“《素问·宣明五气篇》”下空一字位，《素问校讹》谓古钞本“篇”下有“之”字。

[15]顾本“《甲乙经》”下空一字位，《素问校讹》：“古钞本‘经’下有‘云’字。”《〈素问校讹〉校补》：“元椠本亦同。”

[16]顾本无“注”字。

[17]顾本“误”下有“也”字。

[18]顾本“故”作“则”。

南方生热[一]，热生火[二]，火生苦[三]，苦生心[四]，心生血[五]，血生脾[六]。其在天为热[七]，在地为火[八]，在体为脉[九]，在气为息[十]，在藏为心[十一]。其性为暑[十二]，其德为显[十三]，其用为躁[十四]，其色为赤[十五]，其化为茂[十六]，其虫羽[十七]，其政为明[十八]，其令郁蒸[十九]，其变炎烁[二十]，其眚燔焫[二十一]，其味为苦[二十二]，其志为喜[二十三]。喜伤心[二十四]，恐胜喜[二十五]。热伤气[二十六]，寒胜热[二十七]。苦伤气[二十八]，咸胜苦[二十九]。

【原注】

[一]阳盛所生，相火、君火之政也。太虚昏翳，其若轻尘，山川悉然，热之气也。大明不彰，其色如丹，郁热之气也。若彤[1]云暴升，嵸然叶积[2]，乍盈乍缩，崖谷之热也。

[二]热甚之气，火运盛明，故曰热生火。火者，盛阳之生化也。热气施化，则炎暑郁燠。其为变极，则燔灼消[3]融。运乘癸酉、癸未、癸巳、癸卯、癸丑、癸亥岁，则热化不足；若乘戊辰、戊寅、戊子、戊戌、戊申、戊午岁，则热化有馀。火有君火、相火，故曰“热生火”，又云火也。

[三]物之味苦者，皆始自火之生化也。甘物遇火，体焦则苦，苦从火化，

其可征也。

[四]苦物入胃，化入于心，故诸癸岁则苦化少，诸戊岁则苦化多。

[五]苦味自心化已，则布化生血脉。

[六]苦味营血已，自血流化生养脾也。

[七]亦神化气也。暄暑郁蒸，热之化也。炎赫沸腾，热之用也。岁属少阴少阳，在上则热化于天，在下则热行于地也[4]。

[八]光显炳明，火之体也。燔燎焦然，火之用也。

[九]流行血气，脉之体也。壅泄虚实，脉之用也。络脉同。

[十]息，长也。

[十一]心形如未敷莲花，中有九空，以导引天真之气。神之宇也。为君主之官，神明出焉。乘癸岁，则心与经络受邪而为病。小肠府亦然。

[十二]暑，热也。心之气性也。

[十三]明显见象，定而可取，火之德也。◎新校正云：按：《气交变大论》云："其德彰显。"

[十四]火性躁动，不专定也。

[十五]生化之物乘火化者，悉表备赭[5]丹之色。今南方之地，草木之上皆兼赤色。乘癸岁，则赤色之物兼黑及白也。

[十六]茂，蕃盛也。◎新校正云：按：《气交变大论》云："其化蕃茂。"

[十七]参差长短，象火之形。

[十八]明曜彰见，无所蔽匿，火之政也。◎新校正云：按：《气交变大论》云："其政明曜。"又按：火之政明，水之气明，水火异而明同者，火之明明于外，水之明明于内，明虽同而实异也。

[十九]郁，盛也。蒸，热也。言盛热气如蒸也。◎新校正云：详注谓"郁"为"盛"，其义未安。按：王冰注《五常政大论》云："郁，谓郁燠不舒畅也。"当如此解也[6]。

[二十]热甚炎赫，烁石流金，火之极变也。◎新校正云：按：《气交变大论》云："其变销烁。"

[二十一]燔焫山川，旋及屋宇，火之灾也。◎新校正云：按：《气交变大论》云："(具)[其][7]灾燔焫。"眚，所景反。

[二十二]物之化之变而有苦味者，皆火气之所合散也。今南方之野，生物多苦。

［二十三］喜，悦乐也。悦以和志。

［二十四］言其过也。喜发于心而反伤心，亦由风之折木也，过则气竭，故见伤也。

［二十五］恐至则喜乐皆泯，胜喜之理，目击道存。恐则水之气也。

［二十六］天热则气伏不见，人热则气促喘急。热之伤气，理亦可征。此皆谓大热也，小热之气，犹生诸气也。《阴阳应象大论》云[8]："壮火散气，少火生气。"此其义也。

［二十七］寒胜则热退，阴盛则阳衰，制热以寒，是求胜也。

［二十八］大凡如此尔。苦之伤气，以其燥也。若加以热，则伤尤甚也。何以明之？饮酒气促，多则喘急，此其信也。苦寒之物，偏服岁久，益火滋甚，亦伤气也。暂以方治，乃同少火，反生气也。◎新校正云：详此论所伤之旨有三：东方曰风伤肝，酸伤筋；中央曰湿伤肉，甘伤脾；西方曰辛伤皮毛。是自伤者也。南方曰热伤气，苦伤气；北方曰寒伤血，咸伤血。是伤己所胜也。西方曰热伤皮毛，是被胜伤己也。凡此五方所伤之例有三，若《太素》则俱云自伤焉。

［二十九］酒得盐[9]而解，物理昭然。火苦之胜，制以水咸。

【校注】

[1] 顾本"形"作"行"。

[2]"嵸"（zōng），巃（lóng）嵸，山高貌。"蘖"，读若"叠"。

[3] 顾本"消"作"销"。

[4] 顾本无"也"字。

[5] 古林书堂本"赭"作"赪"。

[6] 顾本无"也"字。

[7] 顾本"具"作"其"，义长，据改。

[8] 顾本"云"作"曰"。

[9] 顾本"盐"作"咸"。

中央生湿[一]，湿生土[二]，土生甘[三]，甘生脾[四]，脾生肉[五]，肉生肺[六]。其在天为湿[七]，在地为土[八]，在体为肉[九]，在气为充[十]，在藏为脾[十一]。其性静兼[十二][1]，其德为濡[十三]，其用为化[十四]，其色为黄[十五]，其化为盈[十六]，其虫倮[十七]，其政为谧[十八]，其令云雨[十九]，其变动注[二十]，其眚淫溃[二十一]，其味为甘[二十二]，其志为思[二十三]。思伤脾[二十四]，怒胜思[二十五]。湿伤肉[二十六]，风胜湿[二十七]。甘伤脾[二十八]，酸胜甘[二十九]。

【原注】

［一］中央，土也，高山土湿，泉出地中，水源山隈，云生岩谷，则其象也。夫性内蕴，动而为用，则雨降云腾，中央生湿，不远信矣。故历候记土润溽暑于六月，谓是也。溽音辱。

［二］湿气内蕴，土体乃全，湿则土生，干则土死，死则庶类凋丧，生则万物滋荣，此湿气之化尔。湿气施化，则土宅而云腾雨降。其为变极，则骤注土崩也。运乘己巳、己卯、己丑、己亥、己酉、己未之岁，则湿化不足；乘甲子、甲戌、甲申、甲午、甲辰、甲寅之岁，则湿化有馀也。

［三］物之味甘者，皆始自土之生化也。

［四］甘物入胃，先入于脾，故诸己岁则甘少化，诸甲岁甘多化。

［五］甘味入脾，自脾藏布化长生脂肉。

［六］甘气营肉已，自肉流化乃生养肺藏也。

［七］言神化也。柔润重泽，湿之化也。埃郁云雨，湿之用也。岁属太阴在上，则湿化于天；太阴在下，则湿化于地。

［八］敦静安镇，聚散复形，群品以生，土之体也。含垢匿秽，静而下民，为变化母，土之德也。◎新校正云：详注云“静而下民”为土之德，“下民”之义，恐字误也。

［九］覆裹筋骨，气发其间，肉之用也。疏密不时，中外否闭，肉之动也。

［十］土气施化，则（乃）［万］[2]象盈。

［十一］形象马蹄，内包胃脘，象土形也。经络之气，交归于中，以营运真灵之气。意之舍也。为仓廪之官，化物出焉。乘己岁，则脾及经络受邪而为病。◎新校正云：详肝心肺肾四藏，注各言府同。独此注不言胃府同者，阙文也。

［十二］兼，谓兼寒热暄凉之气也。《白虎通》曰：“脾之为言并也。”谓四气并之也。

［十三］津湿润泽，土[3]之德也。◎新校正云：按：《气交变大论》云：“其德溽蒸。”

［十四］化，谓兼诸四化，并己为五化，所谓风化热化燥化寒化，周万物而为生长化成收藏也。

［十五］物乘土化，则表见黅黄之色。今中央之地，草木之上皆兼黄色。乘己岁，则黄色之物兼仓[4]及黑。黅音今。

［十六］盈，满也。土化所及，则万物盈满。◎新校正云：按：《气交变大论》云："其化丰备。"

［十七］倮露皮革，无毛介也。

［十八］谧，静也。土性安静。◎新校正云：按：《气交变大论》云："其政安静。"详土之政谧。水太过其政谧者，盖水太过而土下承之，故其政亦谧。

［十九］湿气布化之所成。

［二十］动，反静也。地之动，则土失性，风摇不安，注雨久下也。久则垣岸复为土矣。◎新校正云：按：《气交变大论》云："其变骤注。"

［二十一］淫，久雨也。溃，土崩溃也。◎新校正云：按：《气交变大论》云："其灾霖溃。"

［二十二］物之化之变而有甘味者，皆土化之所终始也。今中原之地物味多甘淡。

［二十三］思以成务。◎新校正云：按：《灵枢经》曰："因志而存变谓之思。"

［二十四］思劳于智，过则伤脾。

［二十五］怒则不思，忿而忘祸，则胜可知矣。思甚不解，以怒制之，调性之道也。

［二十六］湿甚为水，水盈则肿，水下去已，形肉已消，伤肉之验，近可知矣。

［二十七］风，木气，故胜土湿。湿甚则制之以风。

［二十八］过节也。◎新校正云：按：《阴阳应象大论》云："甘伤肉。"

［二十九］甘馀则制之以酸，所以救脾气也。

【校注】

[1]"兼"，读若"谦"。

[2] 顾本"乃"作"万"，义长，据改。

[3]"土"，古林书堂本、道藏本同，顾本误作"上"。

[4] 顾本“仓”作“苍”。

西方生燥[一]，燥生金[二]，金生辛[三]，辛生肺[四]，肺生皮毛[五]，皮毛生肾[六]。其在天为燥[七]，在地为金[八]，在体为皮毛[九]，在气为成[十]，在藏为肺[十一]。其性为凉[十二]，其德为清[十三]，其用为固[十四]，其色为白[十五]，其化为敛[十六]，其虫介[十七]，其政为劲[十八]，其令雾露[十九]，其变肃杀[二十]，其眚苍落[二十一]，其味为辛[二十二]，其志为忧[二十三]。忧伤肺[二十四]，喜胜忧[二十五]。热伤皮毛[二十六]，寒胜热[二十七]。辛伤皮毛[二十八]。苦胜辛[二十九]。

【原注】

[一]阳气已降，阴气复升，气爽风劲，故生燥也。夫岳[1]谷青埃，川原[2]苍翠，烟浮草树[3]，远望氤氲，此金气所生，燥之化也。夜起白朦[4]，轻如微雾，遐迩一色，星月皎如，此万物阴成，亦金气所生，白露之气也。太虚埃昏，气郁黄黑，视不见远，无风自行，从阴之阳，如云如雾，此杀气也，亦金气所生，霜之气也。山谷川泽，浊昏如雾，气郁蓬勃，惨然戚然，咫尺不分，此杀气将用，亦金气所生，运之气也。大[5]雨大霖，和气西起，云卷阳曜，太虚廓清，燥生西方，义可征也。若西风大起，木偃云腾，是为燥与湿争，气不胜也，故当复雨。然西风雨晴，天之常气，假有东风雨止，必有西风复雨，因雨而乃自晴。观是之为，则气有往复，动有燥湿，变化之象，不同其用矣。由此，则天地之气，以和为胜；暴发奔骤，气所不胜，则多为复也。

[二]气劲风切，金鸣声远，燥生之信，视听可知，此则燥化能令万物坚定也。燥之施化于物如是，其为变极，则天地悽惨，肃杀气行，人悉畏之，草木凋落。运乘乙丑、乙卯、乙巳、乙未、乙酉、乙亥之岁，则燥化不足；乘庚子、庚寅、庚辰、庚午、庚申、庚戌之岁，则燥化有馀。岁气不同，生化异也。

[三]物之有辛味者，皆始自金化之所成[6]。

[四]辛味入胃，先入于肺，故诸乙岁则辛少化，诸庚岁则辛多化。

[五]辛物入肺，自肺藏布化生养皮毛也。

[六]辛气自入皮毛，乃流化生气入肾藏也。

[七]神化也。雾露清劲，燥之化也。肃杀凋零，燥之用也。岁属阳明在上，则燥化于天；阳明在下，则燥行于地[7]。

[八]从革坚刚，金之体也。锋刃[8]铦利[9]，金之用也。◎新校正云：按：

别本“铦”作“括”。

［九］柔韧包裹，皮毛之体也。渗泄津液，皮毛之用也。

［十］物乘金化则坚成。

［十一］肺之形似人肩，二布叶，数小叶，中有二十[10]四空，行列以分布诸藏[11]清浊之气。主藏魄也。为相傅[12]之官，治节出焉。乘乙岁，则肺与经络受邪而为病也。大肠府亦然。

［十二］凉，清也，肺之性也。

［十三］金以清凉为德化。◎新校正云：按：《气交变大论》云：“其德清洁。”

［十四］固，坚定也。

［十五］物乘金化，则表[13]彰缟素之色。今西方之野，草木之上色皆兼白。乘乙岁，则白色之物兼赤及苍也。

［十六］敛，收也。金化流行，则物体坚敛。◎新校正云：按：《气交变大论》云：“其化紧敛。”详金之化为敛，而木[14]不及之气亦敛者，盖木不及而金胜之，皆[15]敛也。

［十七］介，(中)［甲］[16]也。外被介甲，金坚之象也。

［十八］劲，前锐也。◎新校正云：按：《气交变大论》云：“其政劲切。”

［十九］凉气化生。

［二十］天地惨凄，人所不喜，则其气也。

［二十一］青干而凋落。

［二十二］夫物之化之变而有辛味者，皆金气之所离合也。今西方之野，草木多辛。

［二十三］忧，虑也，思也。◎新校正云：详王注以“忧”为“思”，有害于义。按：本论思为脾之志，忧为肺之志，是“忧”非“思”明矣。又，《灵枢经》曰：愁忧则闭塞而不行。又云：“愁忧而不解，则伤意。”[17]若是，则忧者愁也，非思也。

［二十四］愁忧则气闭塞而不行，肺藏气，故忧伤肺。

［二十五］神悦则喜，故喜胜忧。

［二十六］火有二别，故此再举热伤之形证也。火气薄烁则物焦干，故热气盛则皮毛伤[18]。

［二十七］以阴消阳，故寒胜热。◎新校正云：按：《大素》作“燥伤皮

毛，热胜燥”。

[二十八]过节也。辛热又甚焉。

[二十九]苦，火味，故胜金之辛。

【校注】

[1] 顾本“嵒”作“岩”。

[2] 顾本“原”作“源”。

[3] 顾本“树”作“木”。

[4]“朦”，读若“濛”。

[5] 顾本“大”作“天”。

[6] 顾本“成”下有“也”字。

[7] 顾本“地”下有“者也”二字。

[8] 顾本“刃”作“剑”。

[9] 顾本“利”作“束”。

[10]《素问校讹》:“古钞本‘千’作‘十’。”《〈素问校讹〉校补》:“元椠本亦同。”顾本“十”作“千”。

[11] 古林书堂本“藏”作“脏”。

[12] 古林书堂本“傅”作“传”，俗书二字相乱。

[13] 顾本“表”作“衣”。

[14]“木”，古林书堂本同，顾本误作“本”。

[15] 顾本“皆”作“故为”二字。

[16] 顾本“中”作“甲”，义长，据改。

[17]《灵枢·本神第八》分别云：“愁忧者，气闭塞而不行”，“脾，愁忧而不解则伤意”。

[18] 顾本“伤”下有“也”字。

北方生寒[一]，寒生水[二]，水生咸[三]，咸生肾[四]，肾生骨髓[五]，髓生肝[六]。其在天为寒[七]，在地为水[八]，在体为骨[九]，在气为坚[十]，在藏为肾[十一]。其性为凛[十二]，其德为寒[十三]，其用为□[十四][1]，其色为黑[十五]，其化为肃[十六]，其虫鳞[十七]，其政为静[十八]，其令□□[十九][2]，其变凝[3]冽[二十]，其眚冰雹[二十一]，其味为咸[二十二]，其志为恐[二十三]。恐伤肾[二十四]，思胜恐

[二十五]。寒伤血[二十六]。燥胜寒[二十七]。咸伤血[二十八]，甘胜咸[二十九]。

五气更立[4]，各有所先[三十]。非其位则邪，当其位则正[三十一]。

【原注】

[一]阳气伏，阴气升，政布而大行，故寒生也。太虚澄净，黑气浮空，天色黯然，高空之寒气也。若气似散麻，本末皆黑，微见[黄色][5]，川泽之寒气也。太虚清白，空犹雪映，遐迩一色，山谷之寒气也。太虚白昏，火[6]明不翳，如雾雨气，遐迩肃然，北望色玄，凝雰夜落，此水气所生，寒之化也。太虚凝阴，白埃昏翳，天地一色，远视不分，此寒湿凝结，雪之将至也。地裂水冰，河渠干涸，枯泽浄[7]咸，木敛土坚，是土胜水，水不得自清，水所生寒之用也。

[二]寒资阴化，水所由生，此寒气之生化尔。寒气施化，则水冰雪雰；其为变极，则水涸冰坚。运乘丙寅、丙子、丙戌、丙申、丙午、丙辰之岁，则寒气[8]大行；乘辛未、辛巳、辛卯、辛丑、辛亥、辛酉之岁，则寒化少。

[三]物之有咸味者，皆始自水化之所成结也。水泽枯涸，卤咸乃蓄；沧海味咸，盐从水化。则咸因水产，其事炳然，煎水味咸，近而可见。

[四]咸物入胃，先归于肾，故诸丙岁咸物多化，诸辛岁咸物少化。

[五]咸味入肾，自肾藏布化生养骨髓[9]。

[六]咸气自生骨髓，乃流化生气入肝藏也。

[七]神化也。凝惨冰雪，寒之化也。凛冽霜雹，寒之用也。岁属太阳在上，则寒化于天；太阳在下，则寒行于地。

[八]阴气布化，流于地中，则为水泉。澄澈流衍，水之体也。漂荡没溺，水之用也。

[九]强干坚劲，骨之体也。包裹髓脑，骨之用也。

[十]柔耎之物，遇寒则坚，寒之化也。

[十一]肾藏有二，形如红[10]豆相并而曲附于膂筋，外有脂裹，里白表黑。主藏精也。为作强之官，伎巧出焉。乘辛岁，则肾藏及经络受邪而为病。膀胱府同。

[十二]凛，寒也，肾之性也。

[十三]水以寒为德化。◎新校正云：按：《气交变大论》云[11]："其德凄沧。"

［十四］本阙[12]。

［十五］物禀水成，则表被玄黑之色。今北[13]方之野，草木之上色皆兼黑。乘辛岁，则黑色之物兼黄及赤[14]。

［十六］肃，静也。◎新校正云：按：《气交变大论》云："其化清谧。"详水之化为肃，而金之政太过者为肃、平金之政劲肃、金之变肃杀者，何也？盖水之化肃者，静[15]也；金之政肃者，肃杀也，文虽同而事异者也[16]。

［十七］鳞，谓鱼蛇之族类。

［十八］水性澄澈而清静。◎新校正云：按：《气交变大论》[17]："其政凝肃。"详水之政为静，而平土之政安静、土太过之政亦为静、土不及之政亦为静定，水土异而静同者，非同也。水之静，清净也；土之静，安静也。

［十九］本阙[18]。

［二十］寒甚，故致是。◎新校正云：按：《气交变大论》云"其变凛冽"。

［二十一］非时而有及暴过也。◎新校正云：按：《气交变大论》云："其灾冰雪霜雹。"

［二十二］夫物之化之变而有咸味者，皆水化之所凝散也。今北方川泽，地多咸卤。

［二十三］恐以远祸。

［二十四］恐甚动中则伤肾。《灵枢经》曰："恐惧而不解，则伤精。"肾藏精，故精伤而伤及于肾[19]。

［二十五］思见祸机，故无忧恐。"思"一作"忧"，非也。

［二十六］肾[20]胜心也。寒甚血凝，故伤血也。

［二十七］寒化则水积，燥用则物坚，燥与寒兼，故相胜也。天地之化，物理之常也。

［二十八］味过于咸，则咽干引饮，伤血之义，断可知乎[21]。

［二十九］渴饮甘泉，咽干自已；甘为土味，故胜水咸。◎新校正云：详自上"歧伯曰"至此，与《阴阳应象大论》同，小有增损，而注颇异。

［三十］当其岁时，气乃先也。

［三十一］先立运，然后知非位与当位者也。

【校注】

[1]《〈素问校讹〉校补》："古钞本无'其用为'三字。"

[2]《〈素问校讹〉校补》:“古钞本无‘其令’二字。”

[3]《〈素问校讹〉校补》:“古钞本‘凝’作‘溧’。”

[4]“更立”，疑当作“更互”。俗书“互”字往往误为“立”。说详《校补》。

[5] 顾观光校 :“以《六元正纪大论》考之，此下当有‘黄色’二字。”据补。

[6]《素问校讹》:“古钞本‘火’作‘大’。”

[7] 顾本“净”作“浮”，“浮”盖“沍”之讹字。

[8] 顾本“气”作“化”。

[9] 顾本“骨髓”下有“也”字。

[10] 顾本“红”作“虹”。

[11] 顾本无“云”字。

[12]《〈素问校讹〉校补》:“古钞本无‘本阙’二字。”

[13]“北”，古林书堂本同，顾本误作“比”。

[14] 顾本“赤”下有“也”字。

[15] 顾本“静”上有“肃”字。

[16] 元无“者也”二字。

[17] 顾本“气交变大论”下有“云”字。

[18]《〈素问校讹〉校补》:“古钞本无‘本阙’二字。”

[19] 顾本“肾”下有“也”字。

[20] 顾本“肾”作“明”。

[21] 顾本“乎”作“矣”。

帝曰 : 病生之[1]变何如? 歧伯曰 : 气相得则微，不相得则甚[一]。

【原注】

[一]木居火位，火居土位，土居金位，金居水位，水居木位，木居君位，如是者为相得。又，木居水位，水居金位，金居土位，土居火位，火居木位，如是者虽为相得，终以子僭居父母之位，下陵上[2]，犹为小逆也。木居金土位，火居金水位，土居水木位，金居火木位，水居火土位，如是者为不相得，故病甚也。皆先立运气及司天之气，则气之所在相得与不相得可知矣。

【校注】

[1] 古林书堂本、道藏本、熊本、吴悌本、赵本、周本、朝鲜活字本“生之”二字互乙。

[2] 顾本“上”上有“其”字。

帝曰：主岁何如？岐伯曰：气有馀，则制己所胜而侮所不胜；其不及，则己所不胜侮而乘之，己所胜轻而侮之[一]。侮反受邪[二]。侮而受邪，寡于畏也[三]。

帝曰：善。

【原注】

[一]木馀则制土，轻忽于金，以金气不争，故木恃其馀而欺侮也。又，木少金胜，土反侮木，以木不及，故土妄凌之也。四气卒同。侮，谓侮慢[1]而凌忽之[2]。

[二]或以己强盛，或遇彼衰微，不度卑弱，妄行凌忽，虽侮而求胜，故终必受邪。

[三]受邪，各谓受己[3]不胜之邪也。然舍己宫观，适他乡邦，外强中干，邪盛真弱，寡于敬畏，由是纳邪，故曰寡于畏也。◎新校正云：按：《六节藏象论》云[4]：“未至而至，此谓太过，则薄所不胜，而乘所胜，命曰气淫。至而不至，此谓不及，则所胜妄行，而所生受病，所不胜而薄之，命曰气迫。”即此之义也。

【校注】

[1] 顾本无“侮慢”二字。

[2] 顾本“之”下有“也”字。

[3] 古林书堂本“己”下有“所”字。

[4] 顾本“云”作“曰”。

六微旨大论篇第六十八

按：本篇主要讨论天道六六之节、地理应六节等精微之义，包括以下内容：天道六六之节。六气有常有变，物候之化、人体生理、病理亦应之；“应则顺，否则逆，逆则变生，变则病”；“物，生其应也”，“气，脉其应也”。具体讨论了六气六步的运行次序、不同年度交司时刻。六气变化“亢则制，承乃制，制则生化”。运气同化。“岁会”、“天符”、“太一天符”的具体推算方法。“客主加临”；少阴君火、少阳相火在加临中的位置与顺逆的关系。

黄帝问曰：呜呼远哉，天之道也！如迎浮云，若视深渊。视深渊尚可测，迎浮云莫知其极[一]。夫子数言谨奉天道，余闻而藏之，心私异之，不知其所谓也。愿夫子溢志尽言其事，令终不灭，久而不绝。天之道，可得闻乎[二]？岐伯稽首再拜，对曰：明乎哉问，天之道也。此因天之序盛衰之时也。

【原注】

[一]深渊静滢而澄澈，故视之可测其深浅；浮云飘泊而合散，故迎之莫诣其边涯。言苍天之象如渊，可视乎鳞介；运化之道犹云，莫测其去留。六气深微，其于运化，当如[1]是喻矣。◎新校正云：详此文与《疏五过论》[2]重。

[二]运化生成之道也。

【校注】

[1]“如”，古林书堂本同，顾本误作“知”。

[2]顾本“疏五过论”下有“文”字。

帝曰：愿闻天道六六之节盛衰何也[一]？

岐伯曰：上下有位，左右有纪[二]。故少阳之右，阳明治之；阳明之右，大阳治之；大阳之右，厥阴治之；厥阴之右，少阴治之；少阴之右，大阴治之；大阴之右，少阳治之。此所谓气之标，盖南面而待[1]也[三]。故曰：因天之序盛衰之时，移光定位，正立而待之。此之谓也[四]。

少阳之上，火气治之，中见厥阴[五]。阳明之上，燥气治之，中见大阴[六]。大阳之上，寒气治之，中见少阴[七]。厥阴之上，风气治之，中见少阳[八]。少阴之上，热气治之，中见大阳[九]。大阴之上，湿气治之，中见阳明[十]。所谓本也。本之下，中之见也。见之下，气之标也[十一]。本标不同，气应异象[十二]。

【原注】

[一]六六之节，经已启[2]问，天师未[3]敷其旨，故重问之。

[二]上下，谓司天地之气二也。馀左右四气，在(岁)[气][4]之左右也。

[三]标，末也。圣人南面而立，以阅气之至也。

[四]移光，谓日移光。定位，谓面南观气。正立观岁，数气之至，则气可待之也。

[五]少阳，南方火，故上见火气治之；与厥阴合，故中见厥阴也。

[六]阳明，西方金，故上燥气治之；与太阴合，故燥气[5]之下，中见大阴也。

[七]太阳，北方水，故上寒气治之；与少阴合，故寒气之下，中见少阴也。◎新校正云：按:《六元正纪大论》云:“太阳所至为寒生，中为温。”与此义同。

[八]厥阴，东方木，故上风气治之；与少阳合，故风气之下，中见少阳也。

[九]少阴，东南方君火，故上热气治之；与太阳合，故热气之下，中见太阳也。◎新校正云：按:《六元正纪大论》云:“少阴所至为热生，中为寒。”与此义同。

[十]太阴，西南方土，故上湿气治之；与阳明合，故湿气之下，中见阳明也。

[十一]本，谓元气也。气别[6]为王[7]，则文言著矣。◎新校正云：详注云“文言著矣”，疑误。

[十二]本者，应之元；标者，病之始。病生形用，求之标。方施其用，求之本。标本不同，求之中。见法万全。◎新校正云：按:《至真要大论》云：六气标本不同，气有从本者，有[从][8]标本者，有不从标本者。少阳太阴从

本，少阴太阳从本从标，阳明厥阴不从标本，从乎中。故从本者，化生于本；从标本者，有标本之化；从中者，以中气为化。

【校注】

[1] 古林书堂本、道藏本、熊本、吴悌本、赵本、周本、朝鲜活字本、朝鲜小字本“待”下有“之”字。

[2] 顾本“启”作“荅”。

[3]“未”，古林书堂本同，顾本误作“夫”。

[4]《素问校讹》:“古钞本‘岁’作‘气’。”据改。

[5] 顾本“燥气”作“气燥”。

[6]“别”，古林书堂本同，顾本误作“则”。

[7]“王”，古林书堂本同，顾本作“主”。

[8]《素问校讹》:“古钞本‘标’上有‘从’字。”《〈素问校讹〉校补》:“元椠本亦同。”据补。

帝曰：其有至而至，有至而不至，有至而大过，何也[一]？岐伯曰：至而至者，和；至而不至，来气不及也；未至而至，来气有馀也[二]。

帝曰：至而不至，未至而至，如何[三][1]？岐伯曰：应则顺，否则逆。逆则变生，变生[2]则病[四]。

帝曰：善。请言其应。岐伯曰：物生，其应也。气脉，其应也[五]。

【原注】

[一]皆谓天之六气也。初之气，起于立春前十五日。馀二三四五终气次至而分治六十日馀八十七刻半。

[二]时至而气至，和平之应，此[3]为平岁也。假令甲子岁气有馀，于癸亥岁未当至之期先时[4]而至也；乙丑岁气不足，于甲子岁当至之期后时而至也。故曰来气不及、来气有馀也。言初气之至期如此，岁气有馀，六气之至皆先时；岁气不及，六气之至皆后时。先时后至，后时先至，各差十三[5]日而应也。◎新校正云：按：《金匮要略》云：“有未至而至，有至而不至，有至而不去，有至而太过。……冬至之后得甲子夜半少阳起，少（阴）[阳][6]之时阳始生，天得温和，以未得甲子，天因温和，此为未至而至也；以得甲子，而天未

温和，此为至而不至；以得甲子，而天［大］[7]寒不解，此为至而不去；以得甲子，而天温如盛夏时，此为至而太过。”此亦论气应之一端也。

［三］言太过不及岁当至晚至早之时应也。

［四］当期为应，愆时为否。天地之气生化不息，无止碍也。不应有而有，应有而不有，是造化之气失常，失常则气变，变常则气血纷挠而为病也。天地变而失常，则万物皆病。

［五］物之生荣有常时，脉之至有常期，有馀岁早，不及岁晚，皆依时期[8]至也。

【校注】

[1]《〈素问校讹〉校补》:“元椠本‘如何’作‘何如’。”道藏本、熊本、吴悌本、赵本、詹本、周本、朝鲜活字本、朝鲜小字本同。

[2] 顾本夺“生”。盖漏去重文符。

[3] 顾本“此”下有“则”字。

[4] 古林书堂本“先时”作“先期”。下“先时”同，不复出校。

[5] 顾观光校：“‘十三’当作‘三十’”。

[6] 顾观光校：“‘阴’字误，当依《金匮要略》作‘阳’。”据改。

[7]《素问校讹》:“古钞本‘天’下有‘大’字。”《〈素问校讹〉校补》:“元椠本亦同。”据补。

[8] 顾本“时”作“期”。

帝曰：善。愿闻地理之应六节气位何如？岐伯曰：显明之右，君火之位也。君火之右，退行一步，相火治之［一］。复行一步，土气治之［二］。复行一步，金气治之［三］。复行一步，水气治之［四］。复行一步，木气治之［五］。复行一步，君火治之［六］。相火之下，水气承之［七］。水位之下，土气承之［八］。土位之下，风气承之［九］。风位之下，金气承之［十］。金位之下，火气承之［十一］。君火之下，阴精[1]承之［十二］。

帝曰：何也？岐伯曰：亢则害，承迺制。制则生化[2]，外列盛衰；害则败乱，生化大病［十三］。

【原注】

[一]日出谓之显明，则卯地气分春也。自春分后六十日有奇，斗建卯正；至于巳正，君火位也。自斗建巳正至未之中，三之气分，相火治之，所谓少阳也。君火之位，所谓少阴，热之分也。天度至此，暄淑大行，居热之分，不行炎暑，君之德也。少阳居之，为僭逆，大热早行，疫疠乃生；阳明居之，为温凉不时；太阳居之，为寒雨间热；厥阴居之，为风湿雨生羽虫；少阴居之，为天下疵疫。以其得位，君令宣行故也。太阴居之，为时雨。火有二位，故以君火为六气之始也。相火，则夏至日前后各三十日也，少阳之分，火之位也。天度至此，炎热大行。少阳居之，为热暴至，草萎河干炎亢，湿化晚布。阳明居之，为凉气间发；太阳居之，为寒气间至，热争，冰雹；厥阴居之，为风热大行，雨生羽虫；少阴居之，为大暑炎亢；太阴居之，为云雨雷电。退，谓南面视之在位之右也。一步凡六十日又八十七刻半。馀气同法。

[二]雨之分也，即秋分前六十日而有奇，斗建未正至酉之中，四之气也。天度至此，云雨大行，湿蒸乃作。少阳居之，为炎热沸腾，云雨雷电[3]。阳明居之，为清雨雾露；太阳居之，为寒雨害物；厥阴居之，为暴风雨摧拉，雨生倮虫；少阴居之，为寒热气反用，山泽浮云，暴雨溽蒸；太阴居之，为大雨霪霔[4]。霔音淫。

[三]燥之分也，即秋分后六十日而有奇，自斗建酉正至亥之中，五之气也。天度至此，万物皆燥。少阳居之，为温清更正，万物乃荣；阳明居之，为大凉燥疾；太阳居之，为早寒；厥阴居之，为凉风大行，雨生介虫；少阴居之，为秋湿，热病时行；太阴居之，为时雨沈阴。

[四]寒之分也，即冬至日前后各三十日，自斗建亥[正][5]至丑之中，六之气也。天度至此，寒气大行。少阳居之，为冬温，蛰虫不藏，流水不冰；阳明居之，为燥寒劲切；太阳居之，为大寒凝冽；厥阴居之，为寒风飘[6]扬，雨生鳞虫；少阴居之，为蛰虫出见，流水不冰[7]；太阴居之，为凝阴寒雪，地气湿也。

[五]风之分也，即春分前六十日而有奇也，自斗建丑正至卯之中，初之气也。天度至此，风气乃行，天地神明号令之始也，天之使也。少阳居之，为温疫至；阳明居之，为清风，雾露朦昧；太阳居之，为寒风切冽，霜雪水冰；厥阴居之，为大风发荣，雨生毛虫；少阴居之，为热风伤人，时气流行；太阴

居之，为风雨，凝阴不散。

[六]热之分也，复春分始也，自斗建卯正至巳之中，二之气也。凡此六位，终统[8]一年，六六三百六十日，六八四百八十刻，六七四十二刻，其馀半刻分[9]而为三，约终三百六十五度也。馀奇细分率之可也。

[七]热盛水承，条蔓柔弱，凑润衍溢，水象可见。◎新校正云：按：《六元正纪大论》云："少阳所至为火生，终为蒸溽。"则水承之义可见。又云："少阳所至为摽风燔燎霜凝。"亦下承之水气也。

[八]寒甚物坚，水冰流涸，土象斯见，承下明矣。◎新校正云：按：《六元正纪大论》云[10]："太阳所至为寒雪冰雹白埃。"则土气承之之义也。

[九]疾风之后，时雨乃零，是则湿为风吹，化而为雨。◎新校正云：按：《六元正纪大论》云："太阴所至为湿生，终为注雨。"则土位之下，风气承之而为雨也。又云："太阴所至为雷霆骤注烈[11]风。"则风承之义也。

[十]风动气清，万物皆燥，金承木下，其象昭然。◎新校正云：按：《六元正纪大论》云："厥阴所至为风生，终为肃。"则金承之义可见。又云："厥阴所至为[12]飘怒大凉。"亦金承之义[13]。

[十一]鍜[14]金生热，则火流金，乘火之上，理无妄也。◎新校正云：按：《六元正纪大论》云："阳明所至为散落温。"则火乘之义也。

[十二]君火之位，大热不行，盖为阴精制承其下也。诸以所胜之气乘于下者，皆折其慓[15]盛，此天地造化之大体尔。◎新校正云：按：《六元正纪大论》云："少阴所至为热生，中为寒。"则阴承之义可知。又云："少阴所至为大暄寒。"亦其义也。又按：《六元正纪》云："水发而雹雪，土发而飘骤，木发而毁折，金发而清明，火发而曛昧，何气使然？曰：气有多少，发有微甚。微者当其气，甚者兼其下。征其下气，而见可知也。"所谓征其下者，即此六承气也。

[十三]亢，过极也。物恶其极。

【校注】

[1] 此次所用朝鲜小字本"阴精"旁注"水气"二字。

[2]《素问校讹》："古钞本无'生'字。"按：古林书堂本、道藏本、赵本、周本、朝鲜活字本、朝鲜小字本"制则生化"作"制生则化"。詹本作"生则化"。

[3] 顾本“电”作“雹”。

[4]“霪霔”，盖“淫注”受“雨”字影响而类化加旁者。

[5]《素问校讹》：“古钞本‘亥’下有‘正’字。”据补。

[6] 顾本“飘”作“摽”。“摽”为“飘”字受下“扬”字影响的类化俗字，与训“引击”之“摽”同形。下同，不复出校。

[7]“冰”，“凝”之古文。馀或同，不复出校。

[8] 顾本“统”作“纪”。

[9] 顾本“分”作“积”。

[10] 古林书堂本“云”作“注云”二字。

[11] 顾本“烈”作“列”。“列”、“烈”声同通用。

[12] 顾本“至”下无“为”字。

[13] 顾本“义”下有“也”字。

[14]“鍜”为“煆”字受下文“金”字影响类化的俗字。煆，烧也。

[15] 顾本“慓”作“摽”。按：“摽”、“慓”、“瀌”、“飘”、“飙”并音同义通，盛也。

帝曰：盛衰何如？岐伯曰：非其位则邪，当其位则正。邪则变甚，正则微。帝曰：何谓当位？岐伯曰：木运临卯，火运临午，土运临四季，金运临酉，水运临子。所谓岁会，气之平也[一]。

帝曰：非位何如？岐伯曰：岁不与会也[二]。

【原注】

[一]非太过，非不及也[1]，是谓平运主岁也。平岁之气，物生、脉应皆必会期，无先后也。◎新校正云：详木运临卯，丁卯岁也；火运临午，戊午岁也；土运临四季，甲辰、甲戌、己丑、己未岁也；金运临酉，乙酉岁也；水运临子，丙子岁也。内戊午、己丑、己未、乙酉又为太一天符。

[二]不与本辰相逢会也。

【校注】

[1]顾本无“也”字。

帝曰：土运之岁，上见大阴；火运之岁，上见少阳、少阴[一]；金运之岁，上见阳明；木运之岁，上见厥阴；水运之岁，上见大阳。奈何？岐伯曰：天之与会也[二]。故《天元册》曰天符。天符岁会何如？岐伯曰：大一天符之会也[三]。

帝曰：其贵贱何如？岐伯曰：天符为执法，岁位为行令，大一天符为贵人[四]。

帝曰：邪之中也奈何？岐伯曰：中执法者，其病速而危[五]；中行令者，其病徐而持[六][1]；中贵人者，其病暴而死[七]。

帝曰：位之易也何如？岐伯曰：君位臣，则顺；臣位君，则逆。逆，则其病近，其害速；顺，则其病远，其害微。所谓二火也[八]。

【原注】

[一]少阴少阳皆火气。

[二]天气与运气相逢会也。◎新校正云：详土运之岁，上见太阴，己丑、己未也；火运之岁，上见少阳，戊寅、戊申也；上见少阴，戊子、戊午也；金运之岁，上见阳明，乙卯、乙酉也；木运之岁，上见厥阴，丁巳、丁亥也；水运之岁，上见太阳，丙辰、丙戌也[2]。内己丑、己未、戊午、乙酉又为太一天符。按：《六元正纪大论》云："大过而同天化者三，不及而同天化者亦三。"戊子、戊午太徵上临少阴，戊寅、戊申太徵上临少阳，丙辰、丙戌太羽上临太阳，如是者三；丁巳、丁亥少角上临厥阴，乙卯、乙酉少商上临阳明，己丑、己未少宫上临太阴，如是者三。临者太过不及皆曰天符也[3]。

[三]是谓三合：一者天会，二者岁会，三者运会也。《天元纪大论》曰："三合为治。"此之谓也。◎新校正云：按：太一天符之详具[4]《天元纪大论》注中。

[四]执法犹相辅。行令犹方伯。贵人犹君主。

[五]执法，官人之绳准。自为邪僻，故病速而危。

[六]方伯无执法之权，故无速害，病但执持而已。

[七]义无凌犯，故病则暴而死。

[八]相火居君火，是臣位居君位，故逆也。君火居相火，是君位[5]居臣位，君临臣位，故顺也。远，谓里远。近，谓里近也。

【校注】

[1]“持”，古林书堂本、道藏本、熊本、吴悌本、赵本、詹本、周本、吴勉学本、朝鲜活字本、朝鲜小字本并同，顾本误作“特”。

[2] 顾本无“也”字。

[3] 顾本无“也”字。

[4]“具”，古林书堂本同，顾本误作“其”。

[5] 顾本“君”下无“位”字。

帝曰：善。愿闻其步何如？岐伯曰：所谓步者，六十度而有奇[一]。故二十四步积盈百刻而成日也[二]。

【原注】

[一]奇，谓八十七刻又十分刻之五也。

[二]此言天度之馀也。夫言周天之度者，三百六十五度四分度之一也。二十四步，正四岁也。四分度之一，二十五刻也。四岁气成[1]积已盈百刻，故成一日。度，一日也。

【校注】

[1] 顾本“成”作“乘”。

帝曰：六气应五行之变何如？岐伯曰：位有终始，气有初中，上下不同，求之亦异也[一]。

帝曰：求之奈何？岐伯曰：天气始于甲，地气始于子，子甲相合，命曰岁立。谨候其时，气可与期[二]。

【原注】

[一]位，地位也。气，天气也。气与位互有差移，故气之初，天用事；气之中，地主之。地主，则气流于地；天用，则气腾于天。初与中皆分天步而率刻尔。初中各三十日馀四十三刻四分刻之三也。

[二]子甲相合，命曰岁立，则甲子岁也。谨侯水刻早晏，则六气悉可与期尔。

帝曰：愿闻其岁六气始终早晏何如？岐伯曰：明乎哉问也！甲子之岁：初之气，天数始于水下一刻[一]，终于八十七刻半[二]；二之气，始于八十七刻六分[三]，终于七十五刻[四]；三之气，始于七十六刻[五]，终于六十二刻半[六]；四之气，始于六十二刻六分[七]，终于五十刻[八]；五之气，始于五十一刻[九]，终于三十七刻半[十]；六之气，始于三十七刻六分[十一]，终于二十五刻[十二]。所谓初六，天之数也[十三]。

乙丑岁：初之气，天数始于二十六刻[十四]，终于一十二刻半[十五]；二之气，始于一十二刻六分[十六]，终于水下百刻[十七]；三之气，始于一刻[十八]，终于八十七刻半[十九]；四之气，始于八十七刻六分[二十]，终于七十五刻[二十一]；五之气，始于七十六刻[二十二]，终于六十二刻半[二十三]；六之气，始于六十二刻六分[二十四]，终于五十刻[二十五]。所谓六二，天之数也[二十六]。

丙寅岁：初之气，天数始于五十一刻[二十七]，终于三十七刻半[二十八]；二之气，始于三十七刻六分[二十九]，终于二十五刻[三十]；三之气，始于二十六刻[三十一]，终于一十二刻半[三十二]；四之气，始于一十二刻六分[三十三]，终于水下百刻[三十四]；五之气，始于一刻[三十五]，终于八十七刻半[三十六]；六之气，始于八十七刻六分[三十七]，终于七十五刻[三十八]。所谓六三，天之数也。

丁卯岁：初之气，天数始于七十六刻[三十九]，终于六十二刻半[四十]；二之气，始于六十二刻六分[四十一]，终于五十刻[四十二]；三之气，始于五十一刻[四十三]，终于三十七刻半[四十四]；四之气，始于三十七刻六分[四十五]，终于二十五刻[四十六]；五之气，始于二十六刻[四十七]，终于一十二刻半[四十八]；六之气，始于一十二刻六分[四十九]，终于水下百刻[五十]。所谓六四，天之数也。

次戊辰岁，初之气，复始于一刻。常如是无已，周而复始[五十一]。

【原注】

[一]常起于平明寅初一刻，艮中之南也。◎新校正云：按：戊辰、壬申、丙子、庚辰、甲申、戊子、壬辰、丙申、庚子、甲辰、戊申、壬子、丙辰、庚申岁同此。所谓辰申子岁气会同，阴阳法以是为三合。

[二]子正之中，夜之半也。外十二刻半，入二气之初，诸馀刻同入也。

[三]子中之左也。

[四]戌之后四刻也。外二十五刻，入次三气之初率。

[五]亥初之一刻。

[六]酉正之中也。外三十七刻半差入后。

[七]酉中之北。

[八]未后之四刻也。外五十刻差入后。

[九]申初之一刻。

[十]午正之中，昼之半也。外六十二刻半差入后。

[十一]午中之南[1]。

[十二]辰正之后四刻。外(正)[七][2]十五刻差入后。

[十三]天地之数，二十四气乃大会而同，故命此曰初六天数也。

[十四]巳初之一刻。◎新校正云：按：己巳、癸酉、丁丑、辛巳、乙酉、己丑、癸巳、丁酉、辛丑、乙巳、己酉、癸丑、丁巳、辛酉岁同，所谓巳酉丑岁气会同也。

[十五]卯正之中。

[十六]卯中之南。

[十七]丑后之四刻。

[十八]又寅初之一刻。

[十九]子正之中。

[二十]子中正东。

[二十一]戌后之四刻。

[二十二]亥初之一刻。

[二十三]酉正之中。

[二十四]酉中之北。

[二十五]未后之四刻。

[二十六]一六为初六，二六为六二，名[3]次也。

[二十七]申初之一刻。◎新校正云：按：庚午、甲戌、戊寅、壬午、丙戌、庚寅、甲午、戊戌、壬寅、丙午、庚戌、甲寅、戊午、壬戌岁同，此所谓寅午戌岁气会同。

[二十八]午正之中。

[二十九]午中之西。

[三十]辰后之四刻。

[三十一]巳初之一刻。

［三十二］卯正之中。

［三十三］卯中之南。

［三十四］丑后之四刻。

［三十五］寅初之一刻。

［三十六］子正之中。

［三十七］子中之左。

［三十八］戌后之四刻。

［三十九］亥初之一刻。◎新校正云：按：辛未、乙亥、己卯、癸未、丁亥、辛卯、乙未、己亥、癸卯、丁未、辛亥、乙卯、己未、癸亥岁同，此所谓卯未亥岁气会同。

［四十］酉正之中。

［四十一］酉中之北。

［四十二］未后之四刻。

［四十三］申初之一[4]刻。

［四十四］午正之中。

［四十五］午中之西。

［四十六］辰后之四刻。

［四十七］巳初之一刻。

［四十八］卯正之中。

［四十九］卯中之南。

［五十］丑后之四刻。

［五十一］始自甲子年，终于癸亥岁，常以四岁为一小周，一十五周为一大周。以辰命岁，则气可与期。

【校注】

[1]“南”，古林书堂本同，顾本误作“酉”。

[2] 顾本“正”作“七”，义长，据改。

[3]《〈素问校讹〉校补》：“元椠本‘名’作‘各’。”

[4] 顾本“一”作“二”。

帝曰：愿闻其岁候何如？岐伯曰：悉乎哉问也！日行一周，天气始于一刻

[一]。日行再周，天气始于二十六刻[二]。日行三周，天气始于五十一刻[三]。日行四周，天气始于七十六刻[四]。日行五周，天气复始于一刻[五]。所谓一纪也[六]。是故寅午戌，岁气会同；卯未亥，岁气会同；辰申子，岁气会同；巳酉丑，岁气会同。终[1]而复始[七]。

【原注】

[一]甲子岁也。

[二]乙丑岁也。

[三]丙寅岁也。

[四]丁卯岁也。

[五]戊辰岁也。馀五十五岁循环，周而复始也[2]。

[六]法以四年为一纪，循环不已。馀三岁一会同，故有三合也。

[七]阴阳法以是为三合者，缘其气会同也。不尔，则各在一方，义无由合。

【校注】

[1] 詹本“终”作“周”。

[2] 顾本“也”作“矣”。

帝曰：愿闻其用也。歧伯曰：言天者，求之本；言地者，求之位；言人者，求之气交[一]。

帝曰：何谓气交？歧伯曰：上下之位，气交之中，人之居也[二]。故曰：天枢之上，天气主之；天枢之下，地气主之；气交之分，人气从之，万物由之。此之谓也[三]。

【原注】

[一]本，谓天六气寒暑燥湿风火也，三阴三阳由是生化，故云本，所谓六元者也。位，谓金木火土水君火也。天地之气，上下相交，人之所处也[1]。

[二]自天之下，地之上，则二气交合之分也。人居地上，故气交合之中，人之居也。是以化生变易，皆在气交之中[2]。

[三]天枢，当齐之两傍也，所谓身半矣。伸臂指天，则天枢正当身之半

也。三分折之，上分应天，下分应地，中分应气交。天地之气交合之际，所遇寒暑燥湿风火胜复之变之化，故人气从之，万物生化悉由而合散也。

【校注】

[1] 顾本“也”上有“者”字。

[2] 顾本“中”下有“也”字。

帝曰：何谓初、中？岐伯曰：初凡三十度而有奇。中气同法[一]。

帝曰：初、中何也？岐伯曰：所以分天地也[二]。

帝曰：愿卒闻之。岐伯曰：初者，地气也；中者，天气也[三]。

帝曰：其升降何如？岐伯曰：气之升降，天地之更用也[四]。

帝曰：愿闻其用何如？岐伯曰：升已而降，降者谓天。降已而升，升者谓地[五]。天气下降，气流于地；地气上升，气腾于天。故高下相召，升降相因，而变作矣[六]。

【原注】

[一]奇，谓三十日馀四十三刻又四十分刻之三十也。初中相合，则六十日馀八十七刻半也。以各馀四十分刻之三十，故云中气同法也。

[二]以是知气高下，生人病主之也。

[三]气之初，天用事；天用事，则地气上腾于太虚之内。气之中，地气主之；地气主则天气下降于有质之中。

[四]升，谓上升。降，谓下降。升极则降，降极则升，升降不已，故彰天地之更用也。

[五]气之初，地气升；气之中，天气降。升已而降以下，彰天气之下流；降已而升以上，表地气之上应。天气下降，地气上腾，天地交合，泰之象也。《易》曰：“天地交，泰。”是以天地之气升降，常以三十日半下上，下上不已，故万物生化无有休息而各得其所也。

[六]气有胜复，故变生也。◎新校正云：按：《六元正纪大论》云：“天地之气，盈虚何如？”“曰：天气不足，地气随之；地气不足，天气从之；运居其中，而常先也。恶所不胜，归所和同，随运归从而生其病也。故上胜则天气降而下，下胜则地气迁而上，多少而差其分。微者小差，甚者大差，甚则位易

气交，易则大变生而病作矣。”

帝曰：善。寒湿相遘，燥热相临，风火相值，其有间[1]乎？岐伯曰：气有胜复。胜复之作，有德有化，有用有变，变则邪气居之[一]。

帝曰：何谓邪乎[二]？岐伯曰：夫物之生，从于化；物之极，由乎变。变化之相薄，成败之所由也[三]。故气有往复，用有迟速，四者之有，而化而变，风之来也[四]。

帝曰：迟速往复，风所由生，而化而变，故因盛衰之变耳。成败倚伏遊乎中，何也[五]？岐伯曰：成败倚伏生乎动，动而不已，则变作矣[六]。

帝曰：有期乎？岐伯曰：不生不化，静之期也[七]。

帝曰：不生化乎[八]？岐伯曰：出入废，则神机化灭；升降息，则气立孤危[九][2]。故非出入，则无以生长壮老已；非升降，则无以生长化收藏[十][3]。是以升降出入，无器不有[十一]。故器者，生化之宇；器散，则分之生化息矣[十二]。故无不出入，无不升降[十三]。化有小大，期有近远[十四]。四者之有，而贵常守[十五]。反常，则灾害至矣[十六]。故曰无形无患。此之谓也[十七]。

帝曰：善。有不生不化乎[十八]？岐伯曰：悉乎哉问也！与道合同，惟真人也[十九]。

帝曰：善。

【原注】

[一]夫抚掌成声，沃火生沸，物之交合，象出其间，万类交合，亦由是矣。天地交合，则八风鼓（柝）[拆][4]，六气交驰于其间，故气不能正者，反成邪气。

[二]邪者，不正之目也。天地胜复，则寒暑燥湿风火六气互为邪也。

[三]夫气之有生化也，不见其形，不知其情，莫测其所起，莫究其所止，而万物自生自化，近[5]成无极，是谓天和。见其象，彰其动，震烈刚暴，飘泊骤卒，拉坚摧残，摺拆鼓慄，是谓邪气。故物之生也，静而化成；其毁也，躁而变革。是以生从于化，极由乎变，变化不息，则成败之由常在。生有涯分者，言有终始尔。◎新校正云：按：《天元纪大论》云：物生谓之化，物极谓之变[6]。

[四]天地易位，寒暑移方，水火易处，当动用时，气之迟速往复，故不

常在。虽不可究识意端，然微甚之用，而为化为变，风所由来也。人气不胜，因而感之，故病生焉，风匪求胜于人也。

［五］夫倚伏者，祸福之萌也。有祸者，福之所倚也。有福者，祸之所伏也。由是，故祸福互为倚伏。物盛则衰，乐极则哀，是福之极，故为祸所倚。否极之泰，未济之济，是祸之极，故为福所伏。然吉凶成败，目击道存，不可以终，自然之理，故无尤也。

［六］动静之理，气有常运，其微也为物之化，其甚也为物之变。化流于物，故物得之以生；变行于物，故物得之以死。由是，成败倚伏生于动之微甚迟速尔，岂惟[7]气独有是哉！人在气中，养生之道，进退之用，当皆然也。◎新校正云：按：《至真要大论》云："阴阳之气，清静则生化[8]治，动则苛疾起。"此之谓也。

［七］人之期可见者，二也。天地之期，不可见也。夫二可见者：一曰生之终也，其二曰变易与土[9]同体。然后舍小生化，归于大化。以死后犹化变未已，故可见者二也。天地终极，人寿有分，长短不相及，故人见之者鲜矣。

［八］言亦有不生不化者乎？

［九］出入，谓喘息也。升降，谓化气也。夫毛羽倮鳞介及飞走蚑行，皆生气根于身中，以神为动静之主，故曰神机也。然金玉土石，镕埏草木，皆生气根于外，假气以成立主持[10]，故曰气立也。《五常政大论》曰："根于中者，命曰神机，神去则机息。根于外者，命曰气立，气止则化绝。"此之谓也。故无是四者则神机与气立者生死皆绝。◎新校正云：按：《易》云："本乎天者亲上，本乎地者亲下。"《周礼·大宗伯》有"天产"、"地产"，《大司徒》云"动物"、"植物"，即此神机、气立之谓也。蚑音祁。

［十］夫自东自西、自南自北者，假出入息以为化主[11]，因物以全质者，阴阳[12]升降之气以作生源，若非此道，则无能致是十[13]者也。

［十一］包藏生气者，皆谓生化之器，触物然矣。夫窍横者，皆有出入去来之气。窍竖[14]者，皆有阴阳升降之气往复于中。何以明之？则[15]壁窻户牖，两面伺之，皆承来气冲击于人，是则出入气也。夫阳升则井寒，阴升则水暖。以物投井，及叶坠空中，翩翩不疾，皆升气所碍也。虚管溉满，捻上悬之，水固不泄，为无升气而不能降也。空瓶小口，顿溉不入，为气不出而不能入也。由是观之，升无所不降，降无所不升，无出则不入，无入则不出。夫群品之中，皆出入升降不失常守而云非化者，未之有也。有识无识，有情无情，去出入已

升降而云存者，未之有也。故曰升降出入无器不有。

［十二］器，谓天地及诸身也。宇，谓屋宇也。以其身形包藏府藏，受纳神灵，与天地同，故皆名器也。诸身者，小生化之器宇。太虚者，广生化之器宇也。生化之器，自[16]有小大，无不散也。夫小大器皆生有涯分，散有远近者也[17]。

［十三］真生假立，形器者无不有此二者。

［十四］近者不见远，谓远者无涯。远者无常见近，而叹有其涯矣。既近远不同期，合散殊时节，即有无交竞，异见常乖。及至分散之时，则近远同归于一变。

［十五］四者，谓出入升降也。有出入升降，则为常守。有出无入，有入无出，有升无降，有降无升，即非生之气也。若非胎息道成，居常而生则未之有屏出入息、泯升降气而能存其生化者，故贵常[18]守。

［十六］出入升降，生化之元主[19]，故不可无之。反常之道，则神去其室，生之微[20]绝，非灾害而何哉！

［十七］夫喜于遂，悦于色，畏于难，惧于祸，外恶风寒暑湿，内繁饥饱爱欲，皆以形无所隐，故常婴患累于人间也。若便想慕滋蔓，嗜欲无厌，外附权门，内丰情伪，则动以牢网，坐招燔焫，欲思释缚，其可得乎！是以身为患阶尔。《老子》曰："吾所以有大患者，为吾有身，及吾无身，吾有何患？"此之谓也。夫身形与太虚释然消散，复未知生化之气为有而聚耶？为无而灭乎？

［十八］言人有逃阴阳、免[21]生化而不生不化、无始无终、同太虚自然者乎？

［十九］真人之身，隐见莫测，出入天地内外，顺道至真以生，其为小也入于无间，其为大也过虚空界。不与道如一，其孰能尔乎！

【校注】

[1]"间"，古林书堂本、道藏本、熊本、吴悌本、赵本、詹本、周本、朝鲜活字本、朝鲜小字本并同，顾本误作"闻"。

[2]"立"，居位。立、位古今字。"气立"，本指分至启闭八节之气居位，这里指六气居位。"孤危"，孤独。这里指四时之气不相承。《庄子·缮性》："危然处其所而反其性。"成玄英疏："危，犹独也。"孔融《与曹公论盛孝章书》："其人困于孙氏，妻孥湮没，单子独立，孤危愁苦。"说详《校补》。

[3] 凌耀星云：此两句是互文。文中“生长壮老已”、“生长化收藏”是生物体生长发展的变化过程，前者指动物，后者指植物。“出入”、“升降”是物质运动的基本形式。

[4] 顾本“析”作“折”，据改。

[5]“近”疑“匹”之误。俗书“匚”、“辶”形近。

[6] 顾本“变”下有“也”字。

[7] 顾本“惟”作“唯”。

[8] 顾本“生化”作“化生”。

[9]“土”，古林书堂本同，顾本误作“上”。

[10]“持”，古林书堂本同，顾本误作“特”。

[11]《〈素问校讹〉校补》：“古钞本‘主’作‘生’。”

[12] 守山阁本于“阴阳”上补“承”字。

[13]“十”，谓“生长壮老已、生长化收藏”十者。古林书堂本“十”作“生”。

[14]“竖”，古林书堂本同。“竖”与“横”相对。顾本误作“坚”。

[15]“则”，若。

[16]“自”，虽。《经词衍释》卷八：“自，犹虽也。”

[17] 顾本“也”上无“者”字。

[18] 顾本“常”作“当”。“当”、“常”声同通用。

[19]“主”，古林书堂本同，顾本误作“生”。

[20]“微”，亏损；衰减。

[21]《素问校讹》：“古钞本‘免’作‘逸’。”

新刊黄帝内经素问卷十九

新刊黄帝内经素问卷二十

启玄子次注林亿孙奇高保衡等奉敕校正孙兆重改误

气交变大论　五常政大论

气交变大论篇第六十九[一]

按：本篇主要讨论五运太过不及、德化政令常、变、胜、复为病之事。包括以下内容：介绍了岁运太过、岁运不及之年的不同气候变化特点、物候及疾病之应。太过之年，本气流行，所胜受邪，所不胜来复；不及之年，本气不及，所不胜流行，所不胜之不胜来复。介绍了五运之间在变化中的复杂关系："五运之政，犹权衡也：高者抑之，下者举之，化者应之，变者复之，此生长化成收藏之理，气之常也，失常，则天地四塞矣"。介绍了气候变化、物候变化与天体运行变化之间的联系规律："其不及、太过，上应五星"。

黄帝问曰：五运更治，上应天朞，阴阳往复，寒暑迎随，真邪相薄，内外分离，六经波荡，五气倾移，大过不及，专胜兼并，愿言其始，而有常名，可得闻乎[二]？岐伯稽首再拜，对曰：昭乎哉问也！是明道也。此上帝所贵，先师传之，臣虽不敏，往闻其旨[三]。

帝曰：余闻得其人不教，是谓失道；传非其人，慢泄天宝。余诚菲德，未足以为[1]至道，然而众子哀其不终，愿夫子保于无穷，流于无极，余司其事，则而行之，奈何[四]？岐伯曰：请遂言之也。《上经》曰："夫道者，上知天文，下知地理，中知人事，可以长久。”此之谓也[五]。

【原注】

[一]新校正云：详此论（于）[专][2]明气交之变，乃五运大过五气[3]德化政令灾变胜复为病之事。

[二]碁，三百六十五日四分日之一也。专胜，谓五运主岁太过也。兼（兼）[并][4]，谓主岁之不及也。常名，谓布化于太虚，人身参应，病之形诊也。◎新校正云：按：《天元纪大论》云：“五运相（经）[袭][5]而皆治之，终碁之日，周而复始。”又云：“五气运行，各终碁日。”《太始天元册》文曰：“万物资始，五运终天。”即五运更治上应天碁之义也。

[三]言非已心之所[6]知，所[7]闻先人往古受传之遗旨也。

[四]至道者，非传之难，非（行）[知][8]之艰，行之艰[9]。圣人愍[10]念苍生，同居永寿，而[11]屈身降志，请受于天师。太上贵德，故后己先人。苛非其人，则道无虚授。黄帝欲仁慈惠远，博（文）[爱][12]流行，尊道下身，拯乎黎庶，乃曰余司其事则而行之也。

[五]夫道者，（上）[大][13]无不包，细无不入，故天文地理人事咸通。◎新校正云：详夫道者一节与《著至教论》文重。

【校注】

[1] 顾本“为”作“受”。

[2] 顾本“于”作“专”，义长，据改。

[3] 顾本“五气”作“不及”。

[4] 顾本“兼”作“并”，义长，据改。

[5] 顾本“经”作“袭”，义长，据改。

[6] 顾本“所”作“生”。

[7] 顾本“所”作“备”。

[8] 顾本“行”作“知”，义长，据改。

[9] 顾本“艰”作“难”。

[10] 金本“愍”作“慜”。

[11] 顾本“而”作“故”。

[12] 顾本“文”作“爱”，义长，据改。

[13] 顾本“上”作“大”，义长，据改。

帝曰：何谓也？岐伯曰：本气位也。位天者，天文也；位地者，地理也；通于人气之变化者，人事也。故大过者，先天；不及者，后天。所谓治化而人应之也[一]。

【原注】

[一]三阴三阳、司天司地，以表定阴阳生化之纪，是谓位天位地也。五运居中，司人气之变化，故曰通于人气也。先天后天，谓生化气之变化所主时也。大过，岁化先时至；不及，岁化后时至。

帝曰：五运之化，大过何如[一]？岐伯曰：岁木大过：风气流行，脾土受邪[二]。民病飧泄，食减，体重，烦冤，肠鸣，腹支满。上应岁星[三]。甚则忽忽[1]善怒，眩冒巅疾[四]。化气不政，生气独治。云物飞动，草木不宁，甚而摇落。反胁痛而吐甚。冲阳绝者，死，不治。上应太白星[五]。

【原注】

[一]大过，谓岁气有馀也。◎新校正云：详大过五化具《五常政大论》中。

[二]木馀，故土气卑屈。

[三]飧泄，谓食不化而下出也。脾虚，故食减体重、烦冤、肠鸣，腹支满也。岁木气大盛，岁星光明逆守，星属分[2]皆灾也。◎新校正云：按：《藏气法时论》云：“脾虚，则腹满，肠鸣，飧泄，食不化。”

[四]凌犯大甚，则遇于金，故自病。◎新校正云：按：《玉机真藏论》云：“肝脉大过，则令人善[3]怒忽忽，眩冒巅疾。”为肝实而然，则此病不独木大过遇金自病，肝实亦自病[4]。

[五]诸(阳)[壬][5]岁也，木馀土抑，故不能布政于万物也。生气，木气也。太过，故独治而生化也。风不务德，非分而动，则太虚之中云物飞动，草木不宁；动而不止，金则胜之，故甚则草木摇落也。胁反痛，木乘土也。冲阳，胃脉也。木气胜而土气乃绝，故死也。金复而太白逆守属星者，危也。其灾之发，害于东方。人之内应，则先害于脾，后(复)[伤][6]肝也。《书》曰：“满

招损。”此其类也。◎新校正云：详此太过（三）[五][7]化，言星之例有三：木与土运，先言岁镇，后言胜己之星。火与金运，先言荧惑太白，次言胜己之星，后再言荧惑太白。水运，先言辰星，次言镇星，后再言辰星，兼见己胜之星也。

【校注】

[1]“忽忽”，“匆匆”的加旁俗字。忧虑不安的样子。说详《校补》。

[2]“分”，分野。

[3]顾本“善”作“喜”。

[4]顾本“病”下有“也”字。

[5]顾本“阳”作“壬”，义长，据改。

[6]顾本“复”作“伤”，义长，据改。

[7]顾本“三”作“五”，义长，据改。

岁火大过：炎暑流行，金肺[1]受邪[一]。民病疟，少气，咳喘，血溢，血泄，注下，嗌燥[2]，耳聋，中热，肩背热。上应荧惑星[二]。甚则胸中痛，胁支满，胁痛，膺背肩胛间痛，两臂内痛[三]，身热骨痛而为浸淫[四]。收气不行，长气独明[3]，雨水霜寒[五]。上应辰星[六]。上临少阴少阳，火燔焫，水[4]泉涸，物焦槁[七]。病反谵妄狂越，咳喘息鸣，下甚，血溢泄不已。大渊绝者，死，不治。上应荧惑星[八]。

【原注】

[一]火不以德，则邪害于金；若以德行，则政和平也。

[二]少气，谓气少不足以息也。血泄，谓血利便血也。血溢，谓血上出于七窍也。注下，谓水利也。中热，谓胸心[5]中也。背者[6]，胸中之府，肩接近之，故胸心中及肩背热也。火气太盛，则荧惑光芒逆临，宿属分皆灾也。◎新校正云：详火盛而克金，寒热交争，故为疟。按：《藏气法时论》云：“肺病者，咳喘。”“肺虚者，少气不能报息，耳聋嗌干。”

[三]新校正云：按：《藏气法时论》云：“心病者，胸中痛，胁支满，胁下痛，膺背肩甲间痛，两臂内痛。”

[四]火无德令，纵热害金，水为复雠，故火自病。◎新校正云：按：《玉机真藏论》云：“心脉太过，则令人身热而肤痛，为浸淫”，此云骨痛者，误也。

[五]今详“水”字当作“冰”[7]。

[六]金气退避，火气独行，水气折之，故雨零冰雹及徧[8]降霜寒而杀物也。水复于火，天象应之，辰星逆凌，(及)[乃][9]寒灾于物也。占辰星者，常在日之前后三十度。其灾发之，当至南方。在人之应，则内先伤肺，后反伤心。◎新校正云：按：《五常政大论》“雨水霜寒”作“雨冰霜雹”。

[七]新校正云：按：《五常政大论》云：“赫曦之纪，上徵而收气后。”又，《六元正纪大论》云：戊子、戊午太徵上临少阴。戊寅、戊申太徵上临少阳。临者太过不及皆曰天符。

[八]诸戊岁也。戊午、戊子岁少阴上临，戊寅、戊申岁少阳上临，是谓天符之岁也。太渊，肺脉也。火胜而金绝，故死。火既太过，又火热上临，两火相合，故形斯候。荧惑逆犯，宿属皆危。◎新校正云：详戊辰、戊戌岁上见太阳，是谓天刑运，故当盛而不得盛，则火化减半，非太过又非不及也。

【校注】

[1] 吴悌本“金肺”作“肺金”。顾观光校：“依前后文例，‘金肺’二字应乙转。”

[2] 古林书堂本、道藏本、熊本、吴悌本、赵本、朝鲜小字本“燥”字并作“噪”，盖涉上“嗌”字而类化偏旁。

[3]“明”，盛也。

[4]“水”，古林书堂本、道藏本、熊本、詹本、吴勉学本并同，顾本误作“冰”。

[5] 顾本“心”下有“之”字。

[6]“者”，金本作“为”，顾本作“谓”，属下读。

[7] 金本“冰”下有“字”字。

[8] 顾本“偏”作“徧”，俗书亻、彳相乱故也。作“徧”义长，据改。

[9] 顾本“及”作“乃”，义长，据改。

岁土大过：雨湿流行，肾水受邪[一]。民病腹痛，清厥，意不乐，体重，烦冤。上应镇星[二]。甚则肌肉萎，足萎[1]不收，行善瘈，脚下痛，饮发中满，食减，四支不举[三]。变生得位[四]。藏气伏，化气独治之。泉涌河衍，涸泽生鱼，风雨大至，土崩溃，鳞见于陆。病[2]腹满，溏泄，肠鸣。反下甚而大溪绝者，死，不治。上应岁星[五]。

【原注】

[一]土无德乃尔[3]。

[二]腹痛，谓大腹小腹痛也。清厥，谓足逆冷也。意不乐，如有隐忧也。土来刑水，天象[4]应之，镇星逆犯宿属则灾。◎新校正云：按：《藏气法时论》云："肾病者，身重。""肾虚者，大腹小腹痛，清厥，意不乐。"

[三]脾主肌肉，外应四支，又其脉起于足中指[5]之端，循核骨内侧斜出络跗[6]，故病如是。◎新校正云：按：《藏气法时论》云："脾病者，身重善肌肉萎[7]，足不收，行善瘈，脚下痛。"又，《玉机真藏论》云："脾太过，则令人四支不举。"

[四]新校正云：详太过五化独此言变生得位者，举一而四气可知也。又以土王时月难知，故此详言之也。

[五]诸甲岁也。得位，谓季月也。藏，水气也。化，土气也。土化[8]太过，故水藏伏匿而化气独治。土胜木复，故风雨大至，水泉涌，河渠溢，干泽生鱼。湿既甚矣，风又鼓之，故土崩溃。土崩溃，谓垣颓岸仆[9]，山落地入也。河溢泉涌，枯泽水滋，鳞物丰盛，故见于陆[10]也。太溪，肾脉也。土胜而水绝，故死。木来折[11]土，天象逆临，加其宿属，正可忧也。◎新校正云：按：《藏气法时论》云："脾虚，则腹满，肠鸣，飧泄，食不化[12]"。

【校注】

[1] 顾本"萎"作"痿"。

[2] 詹本"病"作"痛"。

[3]"乃尔"，乃如是。馀或同，不复出注。

[4] 顾本"象"上无"天"字。

[5] 金本"中指"作"大指"。

[6] 古林书堂本"跗"作"胕"。按："胕"盖"跗"之换旁俗字。

[7] 顾本"肌"作"饥"，"萎"作"痿"。顾观光校："今《藏气法时论》'饥'作'肌'，《甲乙经》云'善饥，肌肉痿。'"

[8] 顾本"化"上无"土"字。

[9]"仆"，金本、古林书堂本同，顾本误作"什"。

[10] 顾本“陆”下有“地”字。

[11] “折”、“制”音同义通。

[12] 顾本“化”下有“也”字。

岁金大过：燥气流行，肝木受邪[一]。民病两胁下、少腹痛，目赤痛，眦疡，耳无所闻[二]。肃杀而甚，则体重，烦冤，胸痛引背，两胁满且痛引少腹。上应太白星[三]。甚则喘咳，逆气，肩背痛，尻、阴、股、膝、髀、腨、胻、足皆病。上应荧惑星[四]。收气峻，生气下。草木敛，苍干凋陨。病反暴痛胠胁，不可反侧[五]，咳逆甚而血溢。大冲绝者，死，不治。上应太白星[六]。

【原注】

[一]金暴虐乃尔。

[二]两胁，谓两乳[1]下，胁之下也。少腹，谓齐下两傍髎骨内也。目赤，谓白睛色赤也。痛，谓磣[2]痛也。眦，谓四际脸[3]，睫之本也。脸[4]音捡。

[三]金气已过，肃杀又甚，木气内畏，感而病生。金盛应天，太白明大，加临宿属，必[5]受灾害。◎新校正云：按：《藏气法时论》云：“肝病者，两胁下痛，引少腹。”“肝虚，则目𥌎𥌎无所见，耳无所闻。”又，《玉机真藏论》云：“肝脉不及，则令人胸痛引背，下则两胁胠满[6]。”

[四]火气复之，自生病也。天象示应在荧惑，逆加守宿属，则可忧也。◎新校正云：按：《藏气法时论》云：“肺病者，喘咳逆气，肩背痛，汗出，尻、阴、股、膝、髀、腨、胻、足皆痛。”

[五]新校正云：详此云反暴痛，不言何所痛者，按《至真要大论》云：“心胁暴痛，不可反侧”，则此乃心胁暴痛也。

[六]诸庚岁也。金气峻虐[7]，木气被刑，火未来复，则如是也。敛，谓已生枝叶敛附其身也。太冲，肝脉也。金胜而木绝，故死。当是之候，太白应之，逆守星属，病皆危也。◎新校正云：按：庚子、庚午、庚寅、庚申岁上见少阴、少阳司天，是谓天刑运，金化减半，故当盛而不得盛，非太过又非不及也。

【校注】

[1] 顾本“两乳”下有“之”字。

[2] 顾本“碜”作“渗”。

[3]《〈素问校讹〉校补》：“‘脸’，据《释音》似应作‘睑’。”金本作“睑”。按：俗书“目”旁或作“月”旁，此“脸”即“睑”之俗书，与“面颊”之“脸”同形。《玄应音义》卷四“动脸”注引《字略》云：“脸，眼外皮也。”

[4] 顾本“脸”作“睑”。

[5]“必”，古林书堂本同，顾本误作“心”。

[6] 顾本“满”下有“也”字。

[7] 顾本“虐”作“疟”。

岁水大过：寒气流行，邪害心火[一]。民病身热，烦心，躁悸，阴厥，上下中寒，谵妄，心痛。寒气早至。上应辰星[二]。甚则腹大，胫肿，喘咳，寝[1]汗出，憎风[三]。大雨至，埃雾朦郁。上应镇星[四]。上临大阳，雨冰雪，霜[2]不时降，湿气变物[五]。病反腹满，肠鸣，溏泄，食不化[六]，渴而妄冒。神门绝者，死，不治。上应荧惑、辰星[七]。

【原注】

[一]水不务德，暴虐乃然[3]。

[二]悸，心跳动也。谵，乱语也。妄，妄见闻也。天气水[4]盛，辰星莹明，加其宿属，灾乃至。◎新校正云：按：阴厥在后“金不及复则阴厥”有注。

[三]新校正云：按：《藏气法时论》云：“肾病者，腹大，胫肿，喘咳，身重，寝汗出，憎风。”再详太过五化：木言化气不政，生气独治；火言收气不行，长气独明；土言藏气伏，长气独治；金言收气峻，生气下。水当言“藏气乃盛，长气失政”，今独亡者，阙文也。

[四]水盛不已，为土所乘，故彰斯候。埃雾朦郁，土之气。肾之脉从足下上行入腹，从肾上贯肝鬲，入肺中，循喉咙，故生是病。肾为阴，故寝则汗出而憎风也。卧寝汗出，即其病也。夫土气胜，折水之强，故镇星明盛，昭其应也。

[五]新校正云：按：《五常政大论》云：“流衍之纪，上羽而长气不化。”又，《六元正纪大论》云：丙辰、丙戌太羽上临太阳。临者太过不及皆曰天符。

[六]新校正云：按：《藏气法时论》云：“脾虚，则腹满，肠鸣，飧泄，食不化。”

［七］诸丙岁也。丙辰、丙戌岁太阳上临，是谓天符之岁也。寒气太甚，故雨化为冰雪。雨冰，则雹也。霜不时降，彰其寒也。土复其水，则大雨霖霪，湿气内深，故物皆湿变。神门，心脉也。水胜而火绝，故死。水盛太甚，则荧惑减曜[5]，辰星明莹，加以逆守宿属，则危亡也。◎新校正云：详太过五化[6]独记火水之上临者，火临火、水临水为天符故[7]也。火临水为逆，水临木为顺，火临土为顺，水临土为运胜天，火临金为天刑运，水临金为逆。更不详出也。又，此独言上[8]应荧惑、辰星，举此一例，馀从而可知也。

【校注】

[1] 顾本“寝”作“寖”。下“寝汗”之“寝”同。

[2] 詹本“雪霜”二字互乙，吴勉学本“霜”作“露”。

[3]“乃然”，乃如是。馀或同，不复出注。

[4] 金本无“水”字。

[5] 诸本“曜”字从目。按：俗书日旁、目旁往往混用，此据文意及俗书条例录正。

[6] 顾本无“化”字。

[7]《素问校讹》：“古钞本‘故’作‘政’。”

[8]“上”，古林书堂本同，顾本误作“土”。

帝曰：善。其不及何如[一]？

岐伯曰：悉乎哉问也！岁木不及：燥乃[1]大行[二]，生气失应，草木晚荣[三]，肃杀而甚，则刚木辟著，（悉）[柔][2]萎苍干。上应太白星[四]。民病中清，胠胁痛，少腹痛，肠鸣，溏泄。凉雨时至。上应太白星[五]。其谷苍[六]。上临阳明，生气失政，草木再荣，化气乃急。上应太白、镇星。其主苍早[七]。复则炎暑流火，湿性燥，柔脆草木焦槁，下体再生，华实齐化。病寒热，疮疡，疿胗，痈痤。上应荧惑、太白。其谷白坚[八]。白露早降，收杀气行，寒雨害物，虫食甘黄，脾土受邪，赤气后化，心气晚治，上胜肺金，白气乃屈，其谷不成。咳而鼽。上应荧惑、太白星[九]。

【原注】

［一］谓政化少也。◎新校正云：详不及五化具《五常政大论》中。

［二］清冷时至，加之薄寒，是谓燥气。燥，金气也。

［三］后时之谓失应也。

［四］天地凄沧，日见朦昧，谓雨非雨，谓晴非晴，人意惨然，气象凝敛，是为肃杀甚也。刚，劲硬也。辟著，谓辟著枝茎，干而不落也。柔，耎也。苍，青也。柔木之叶，青色不变而干卷也。木气不及，金气乘之，太白之明光芒而照其空也。

［五］新校正云：按：不及五化民病证中，上应之星皆言运星失色、畏星加临宿属为灾，此独言畏星，不言运星者，经文阙也。当云"上应太白星、岁星。"

［六］金气乘木，肝之病也。乘此气者，肠中自鸣而溏泄也[3]，即无胠胁少腹之痛疾也。微者善之，甚者止之，遇夏之气亦自止也，遇秋之气而复有之。凉雨时至，谓应时而至也。金土齐化，故凉雨俱行。火气来复，则夏雨少。金气胜木，太白临之，加其宿属，分皆灾也。金胜毕岁，火气不复，则苍色之谷不成实也。◎新校正云：详中清、胠胁痛、少腹痛，为金乘木，肝病之状。肠鸣、溏泄，乃脾病之证。盖以木少，脾土无畏，侮反受邪之故也。

［七］诸丁岁也。丁卯、丁酉岁阳明上临，是谓天刑之岁也。金（岁）［气］[4]承天，下胜于木，故生气失政，草木再荣。生气失政，故木华晚启。金气抑木，故秋夏始荣，结实成熟。以化气急速，故晚结成就也。金气胜木，天应同之，故太白之见光芒明盛。木气既少，土气无制，故化气生长急速。木少金胜，天气应之，故镇星、太白润而明也。苍色之物，又早凋落，木少金乘故也。◎新校正云：按：不及五化独纪木上临阳明、土上临厥阴、水上临太阴，不纪木上临厥阴、土上临太阴、金上临阳明者，经之旨各记其甚者也，故于太过运中只言火临火、水临水，此不及运中只言木临金、土临木、水临土，故不言厥阴临木、太阴临土、阳明临金也。

［八］火气复金，夏生大热，故万物湿性时变为燥。流火烁物，故柔脆草木及蔓延之类皆上干死而下体再生，若辛热之草，死不再生也。小热者死少，大热者死多。火大复已，土气间至，则凉雨降，其酸苦甘咸性寒之物乃再发生，新开之与先结者齐承化而成熟。火复其金，太白减曜，荧惑上应，则益光芒，加其宿属，则皆灾也。以火反复，故曰白坚之谷秀而不实。

［九］阳明上临，金自用事，故白露早降。寒凉大至，则收杀气行。以太阳居土湿之位，寒湿相合，故寒雨害物，少于成实。金行伐木，假途于土，子

居母内，虫之象也，故甘物黄物，虫蠹食之。清气先胜，热气后复，复已乃胜，故火赤之气后生化也。赤后化，谓草木赤华及赤实者皆后时而再荣秀也。其五藏则心气晚王，胜于肺。心胜于肺，则金之白气乃屈退也。金谷，稻也。鼽，鼻中水出也。金为火胜，天象应同，故太白芒减，荧惑益明。

【校注】

[1] 金本“迺”作“迺”，詹本作“乃”。馀或同，不复出校。

[2]《〈素问校讹〉校补》：“元椠本‘悉’作‘柔’。”金本、道藏本、熊本、吴悌本、赵本、詹本、吴勉学本、朝鲜活字本、朝鲜小字本同。据改。

[3] 顾本“也”作“者”。

[4] 顾本“岁”作“气”，义长，据改。

岁火不及：寒迺大行，长政不用，物荣而下，凝惨而甚，则阳气不化，迺折荣美。上应辰星[一]。民病胸中痛，胁支满，两胁痛，膺背肩胛间及两臂内痛[二]，郁冒朦昧，心痛，暴瘖，胸腹大，胁下与腰背相引而痛[三]，甚则屈不能伸，髋髀如别。上应荧惑、辰星。其谷丹[四]。复则埃郁，大雨且至，黑气迺辱[1]。病鹜溏，腹满，食饮不下，寒中，肠鸣，泄注，腹痛，暴挛，痿痹，足不任身。上应镇星、辰星。玄谷不成[五]。

【原注】

[一] 火少水胜，故寒乃大行。长政不用，则物容卑下。火气既少，水气洪盛，天象出见，辰星益明。

[二] 新校正云：详此证与火太过、甚则反病之状同，傍见《藏气法时论》。

[三] 新校正云：按：《藏气法时论》云：“心虚，则胸腹大，胁下与腰背[2]”相引而痛。”

[四] 诸癸岁也。患以其脉行于是也。火气不行，寒气禁固，髋髀如别，屈不得伸。水行乘火，故荧惑芒减，丹谷不成，辰星临其宿属之分，则皆灾也。

[五] 埃郁云雨，土之用也。复寒之气必以湿，湿气内淫，则生腹疾身重，故如是也。黑气，水气也。辱，屈辱也。鹜，鸭也。（工）[土][3]复于水，故镇星明润，临犯宿属，则民受病灾也[4]。鹜音木。

【校注】

[1]“辱”，厚也。

[2] 顾观光校：“今《藏气法时论》无‘背’字，《脉经》有。”

[3] 顾本“工”作“土”，义长，据改。

[4] 顾本“也”作“矣”。

岁土不及：风廼大行，化气不令，草木茂荣，飘扬而甚，秀而不实。上应岁星[一]。民病飧泄，霍乱，体重，腹痛，筋骨繇复[1]，肌肉瞤酸，善怒。藏气举事，蛰虫早附。咸病寒中。上应岁星、镇星。其谷黅[二]。复则收政严峻，名木苍凋，胸胁暴痛，下引少腹，善大息，虫食甘黄，气客于脾，黅谷乃减，民食少失味，苍谷廼损[三]。上应太白、岁星[四]。上临厥阴，流水不冰，蛰虫来见，藏气不用，白廼不复。上应岁星。民廼康[五]。

【原注】

[一]木无德也。木气专行，故化气不令。生气独擅，故草木茂荣。飘扬而甚，是木不以德。土气薄少，故物实不成。不实，谓粃恶也。土不及，木乘之，故岁星之见润而明也。

[二]诸己岁也。风客于胃，故病如是。土气不及，水与齐化，故藏气举事，蛰虫早附于阳气之所，人皆病中寒之疾也。繇，摇也。筋骨摇动，已复常则已繇复也。土抑不伸，若岁星临宿属，则皆灾[2]。◎新校正云：详此文云“筋骨繇复”，王氏虽注，义不可解。按：《至真要大论》云“筋骨繇併”，疑此“复”字“併”字之误[3]。

[三]金气复木，故名木苍凋。金入于土，母怀子也，故甘物黄物虫食其中。金入土中，故气客于脾。金气大来，与土仇复，故黅减实、谷不成也。

[四]太白芒盛，岁减明也。一经少此六字，缺文[4]。

[五]己巳、己亥[5]岁，厥阴上临，其岁少阳在泉，火司于地，故蛰虫来见，流水不冰也。金不得复，故岁星之象如常，民康不病。◎新校正云：详木不及上临阳明、水不及上临太阴俱后言复，此先言复而后举上临之候者，盖白乃不复，嫌于此年有复也。

【校注】

[1]“繇”，读与“傜”同，字亦作“傜”。“傜”有缓义。“复”，读若“瘦”。《玉篇·疒部》：“瘦，劳也。亦作复。”“筋骨繇复”者，言筋骨驰缓、疲劳也。详参《校补》。

[2] 顾本“灾”下有“也”字。

[3] 顾本“误”下有“也”字。

[4] 顾本“文”下有“耳”字。

[5] 顾本作“己亥、己巳”。

岁金不及：炎火廼行，生气廼用，长气专胜，庶物以茂，燥烁以行。上应荧惑星[一]。民病肩背瞀重，鼽嚏，血便，注下。收气廼后。上应太白星。其谷坚芒[二]。复则寒雨暴至，廼零冰雹，霜雪杀物。阴厥且格，阳反上行，头脑户痛，延及脑[1]顶发热。上应辰星[三]。丹谷不成。民病口疮，甚则心痛[四]。

【原注】

[一]火不务德而袭金危。炎火既流，则夏生大热，生气举用，故庶物蕃茂。燥烁气至，物不胜之，燥[2]胜之，烁石流金，涸泉焦草，山泽燔燎[3]，雨乃不降。炎火大盛，天象应之，荧惑之见而大明也。

[二]诸乙岁也。瞀，谓闷也。受热邪，故生是病。收，金气也。火先胜，故收气后。火气胜金，金不能盛，若荧惑[4]逆守，宿属之分皆受病。◎新校正云：详其谷坚芒，白色可见，故不云其谷白也。经云“上应太白”，以前后例相照，经脱“荧惑”二字。及详王注言荧惑逆守之事，益知经中之阙也。

[三]新校正云：详不及之运，克我者行胜，我者之子来复，当来复之后，胜星减曜，复星明大。此只言上应辰星，而不言荧惑者，阙文也，当云“上应辰星、荧惑。”

[四]寒气折火，则见冰雹霜雪，冰雹先伤而霜雪后损，皆寒气之常也。其灾害乃伤于赤化也。诸不及而为胜所犯，子气复之者，皆归其方也。阴厥，谓寒逆也。格，至也，亦拒也。水行折火，以救困金，天象应之，辰星明莹。赤色之谷，为霜雹损之。

【校注】

[1] 顾本“脑”作“囟”。

[2] 顾本“燥”作“烁”。

[3] 顾本“燎”作“烁”。

[4]“惑”，古林书堂本同，顾本误作“感”。

岁水不及：湿乃大行，长气反用，其化乃速，暑雨数至。上应镇星[一]。民病腹满，身重，濡泄，寒疡流水，腰股痛发，腘腨股膝不便，烦冤，足痿，清厥，脚下痛，甚则胕[1]肿。藏气不政，肾气不衡。上应辰星。其谷秬[二]。上临大阴，则大寒数举，蛰虫早藏，地积坚冰，阳光不治。民病寒疾于下，甚则腹满浮肿。上应镇星[三]。其主黅谷[四]。复则大风暴发，草偃木零，生长不鲜。面色时变，筋骨并辟，肉瞤[2]瘛，目视䀮䀮，物疏璺，肌肉胗发，气并鬲中，痛于心腹。黄气乃损，其谷不登。上应岁星[五]。

【原注】

[一]湿大行，谓数雨也。化速，谓物早成也。火湿齐化，故暑雨数至。乘水不及而土胜之，镇星之象增益光明，逆凌留犯其又甚矣。

[二]藏气不能申其政令，故肾气不能内致和平。衡，平也。辰星之应当减其明，或遇镇星临属宿者，乃灾。◎新校正云：详经云“上应辰星”，注言“镇星”，以前后例相校，此经阙“镇星”二字。

[三]新校正[3]：详木不及上临阳明，上应太白、镇星，此独言镇星而不言荧惑者，文阙也。盖水不及而又上临太阴，则镇星明盛，以应土气专盛，水既益弱，则荧惑无畏而明大。

[四]诸辛岁也。辛丑、辛未岁，上临太阴，太阳在泉，故大寒数举也。土气专盛，故镇星益明，黅（杀）[谷][4]应天岁成也。

[五]木复其土，故黄气反损，而黅谷不登也，谓实不成，无以登祭器也。木气暴复，岁星下临宿属分者灾。◎新校止云：详此当云“上应岁星、镇星”[5]。璺音问。

【校注】

[1] 顾本"胕"作"跗"。

[2] 顾本"瞤"作"膶"，俗书月、目两旁或相乱故也。

[3] 顾本"新校正"下有"云"字。

[4] 顾本"杀"作"谷"，义长，据改。

[5] 顾本"镇星"下有"尔"字。

帝曰：善。愿闻其时也。

岐伯曰：悉乎[1]哉问也！木不及：春有鸣条[2]律畅之化，则秋有雾露清[3]凉之政。春有惨凄[4]残贼之胜，则夏有炎暑燔烁之复。其眚东[一]。其藏肝。其病内舍胠胁，外在关节[二]。

火不及：夏有炳明光显之化，则冬有严肃霜寒之政。夏有惨凄凝冽之胜，则不时有埃昏大雨之复。其眚南[三]。其藏心。其病内舍膺胁，外在经络[四]。

土不及：四维有埃云润泽之化，则春有鸣条鼓拆[5]之政。四维发振拉飘腾之变，则秋有肃杀霖霪之复。其眚四维[五]。其藏脾。其病内舍心腹，外在肌肉四支[六]。

金不及：夏有光显郁蒸之令，则冬有严凝整肃之应。夏有炎烁燔燎之变，则秋有冰雹霜雪之复。其眚西。其藏肺。其病内舍膺胁肩背，外在皮毛[七]。

水不及：四维有湍润埃云之化，则不时有和风生发之应。四维发埃昏骤注之变，则不时有飘荡振拉之复。其眚北[八]。其藏肾。其病内舍腰脊骨髓，外在溪谷踹膝[九]。

夫五运之政，犹权衡也：高者抑之，下者举之，化者应之，变者复之。此生长化成收藏之理，气之常也。失常，则天地四塞矣[十]。故曰："天地之动静，神明为之纪。阴阳之往复，寒暑彰其兆。"此之谓也[十一]。

【原注】

[一]化，和气也。胜，金气也。复，火气也。火复于金，悉因其木，故灾眚之作皆在东方。馀眚同。◎新校正云：按：木火不及先言春夏之化、秋冬之政者，先言木火之政化，次言胜复之变也。

[二]东方肝[6]之主也。

[三]化，火德也。胜，水虐也。复，土变也。南方，火也。

[四]南方，心之主也。

[五]东南、东北、西南、西北方也。维，隅也。谓日在四隅月也。◎新校正云：详土不及亦先言政化，次言胜复也[7]。

[六]四维，中央脾之主也。

[七]西方，肺之主也。

[八]飘荡振拉，大风所作。◎新校正云：详金水不及先言火土之化令与应，故不当秋冬而言也；次言者，火土胜复之变也。与木火土之例不同者，互文也。

[九]肉之大会为谷，肉之小会为溪。肉分之间、溪谷之会，以行荣卫、以会大气。

[十]失常之理，则天地四时之气闭塞而无所运行，故动必有静[8]，胜必有复，乃天地阴阳之道。

[十一]新校正云：按："故曰"已下，与《五运行大论》同。上两句又与《阴阳应象大论》文重，彼云"阴阳之升降，寒暑彰其兆"也。

【校注】

[1] 顾本"悉"下无"乎"字。

[2] 孙诒让："窃疑'鸣条'当作'鸣璺'。《方言》云：'器破而未离谓之璺。'郭注云：'璺，音问。'与'紊'音同，故讹为'紊'。校写者不解'鸣紊'之义，或又改为'鸣条'。"

[3] 熊本"清"作"凊"。

[4] 顾本"悽"作"凄"。下"惨悽"同，不复出校。

[5]《〈素问校讹〉校补》："古钞本'折'作'拆'。"

[6] "肝"，金本、古林书堂本同，顾本误作"用"。

[7] 顾本无"也"字。

[8] 金本"静"作"净"。馀或同，不复出校。

帝曰：夫子之言五气之变、四时之应，可谓悉矣。夫气之动乱，触遇而作，发无常会，卒然灾合，何以期之？岐伯曰：夫气之动变固不常在，而德化政令灾变不同其候也。

帝曰：何谓也？

岐伯曰：东方生风，风生木，其德敷和，其化生荣，其政舒启，其令风，其变振发，其灾散落[一]。

南方生热，热生火。其德彰显，其化蕃茂，其政明曜，其令热，其变销烁，其灾燔焫[二]。

中央生湿，湿生土，其德溽蒸，其化丰备，其政安静，其令湿，其变骤注，其灾霖溃[三]。

西方生燥，燥生金，其德清洁，其化紧敛，其政劲切，其令燥，其变肃杀，其灾苍陨[四]。

北方生寒，寒生水，其德凄沧[1]，其化清谧，其政凝肃，其令寒，其变溧冽，其灾冰雪霜雹[五]。

是以察其动也，有德有化，有政有令，有变有灾，而物由之，而人应之也[六]。

【原注】

[一]敷，布也。和，和气也。荣，滋荣也。舒，展也。启，开也。振，怒也。发，出也。散，谓物飘零而散落也。◎新校正云：按：《五运行大论》云："其德为和，其化为荣，其政为散，其令宣发，其变摧拉，其眚为陨。"义与此通。

[二]新校正云：详《五运行大论》云："其德为显，其化为茂，其政为明，其令郁蒸，其变炎烁，其眚燔焫。"

[三]溽，湿也。蒸，热也。骤注，急雨也。霖，(及)[久][2]雨也。溃，烂泥也。◎新校正云：按：《五运行大论》云："其德为濡，其化为盈，其政为谧，其令云雨，其变动注，其眚淫溃。"谧音密[3]。

[四]紧，缩也。敛，收也。劲，锐也。切，急也。燥，干也。肃杀，谓风动草树声若干也。杀气太甚，则木青干而落也。◎新校正云：按：《五运行大论》云："其德为清，其化为敛，其政为劲，其令雾露，其变肃杀，其眚苍落。"

[五]凄沧，薄寒也。谧，静也。肃，中外[4]严整也。溧冽，甚寒也。冰雪霜雹，寒气凝结所成。水复火，则非时而有也。◎新校正云：按：《五运行大论》云："其德为寒，其化为肃，其政为静，其变凝冽，其眚冰雹。"

[六]夫德化政令，和气也。其动静胜复，施于万物，皆悉生成。变与灾，杀气也，其用[5]暴速，其动骤急，其行损伤，虽皆天地自为动静之用，然物有

不胜其动者，且损且病且死焉。

【校注】

[1] 顾本“凄滄”作“凄沧”。按：俗书氵、冫相乱，当从读书堂本作“凄滄”。下“凄滄”同，不复出校。

[2] 顾本“及”作“久”，义长，据改。

[3] 顾本“密”作“蜜”。

[4] “外”，金本、古林书堂本同，顾本误作“列”。

[5] 古林书堂本同。顾本“用”作“出”。

帝曰：夫子之言岁候不及其[1]大过而上应五星，今夫德化政令、灾眚变易非常而有也，卒然而动，其亦为之变乎？岐伯曰：承天而行之，故无妄动，无不应也。卒然而动者，气之交变[2]也，其不应焉。故曰“应常不应卒”，此之谓也[一]。

帝曰：其应奈何？岐伯曰：各从其气化也[二]。

帝曰：其行之徐疾逆顺何如？

岐伯曰：以道留久，逆守而小，是谓省下[三]。以道而去，去而速来，曲而过之，是谓省遗过也[四]。久留而环，或离或附，是谓议灾，与其德也[五]。应近则小，应远则大[六][3]。芒而大倍常之一，其化甚；大常之二，其眚即[4]也[七]。小常之一，其化减；小常之二，是谓临视，省下之过，与其德也[八]。德者福之，过者伐之[九]。是以象之见也，高而远则小，下而近则大[十]，故大则喜怒迩，小则祸福远[十一]。岁运大过，则运星北越[十二]。运气相得，则各行以道[十三]。故岁运大过，畏星失色而兼其母[十四]；不及，则色兼其所不胜[十五]。肖者（瞿瞿）[翟翟][5]，莫知其妙。闵闵之当，孰者为良[十六]？妄（行）[言][6]无征，示畏侯（三）[王][十七][7]。

帝曰：其灾应何如？岐伯曰：亦各从其化也。故时至有盛衰，凌犯有逆顺，留守有多少，形见有善恶，宿属有胜负，征应有吉凶矣[十八]。

帝曰：其善恶何谓也？岐伯曰：有喜有怒，有忧有丧，有泽有燥。此象之常也，必谨察之[十九]。

帝曰：六者高下异乎？岐伯曰：象见高下，其应一也，故人亦应之[二十]。

帝曰：善。其德化政令之动静损益皆何如？岐伯曰：夫德化政令灾变，不能相加也[二十一]；胜复盛衰，不能相多也[二十二]；往来小大，不能相过也[二十三]；用之升降，不能相无也[二十四]。各从其动而复之耳[二十五]。

帝曰：其病生何如？岐伯曰：德化者，气之祥。政令者，气之章。变易者，复之纪。灾眚者，伤之始。气相胜者和，不相胜者病，重感于邪则甚也[二十六]。

【原注】

[一]德化政令，气之常也。灾眚变易，气卒交会而有胜负者也。常，谓岁四时之气不差晷[8]刻者。不常，不久也。

[二]岁星之化，以风应之。荧惑之化，以热应之。镇星之化，以湿应之。太白之化，以燥应之。辰星之化，以寒应之。气变则应，故各从其气化也。上文言复胜皆上应之，今经言应常不应卒，所谓无大变易而不应。然其胜复当色有枯燥润泽之异，无见小大以应之。

[三]以道，谓顺行。留久，谓过应留之日数也。省下，谓察天下人君之有德有过者也。

[四]顺行已去，已去辄逆行而速，委曲而经过，是谓遗其过而辄省察之也。行急行缓，住多住少[9]，盖谓罪之有大有小，按其遗而断之。

[五]环，谓如环而[10]绕，盘回而不去也。火议罪，金议杀，土木水议德[11]。

[六]近，谓犯星常在。远，谓犯星去久。大小，谓喜庆及罚罪事。

[七]甚，谓政令大行也。发，谓起也。即，至也。金火有之。

[八]省，谓省察万国人吏侯王有德有过者也。故侯王人吏安可不深思诫[12]慎邪？

[九]有德者[13]，则天降福以应之。有过者，天降祸以淫之。则知祸福无门，惟人所召耳[14]。

[十]见物之理也。

[十一]象见高而小，既未即祸，亦未即福。象见下而大，福既不远，祸亦未遥。但当修[15]德省过，以候厥终。苟未能慎祸，而务求福祐[16]，岂有是者哉！

[十二]火运火星、木运木星之类也。北越，谓北而行也。

[十三]无克伐之嫌，故守常而各行于中道。

[十四]木失色而兼玄[17]，火失色而兼苍，土失色而兼赤，金失色而兼黄，

水失色而兼白，是谓兼其母也。

[十五]木兼白色，火兼玄色，土兼苍色，金兼赤色，水兼黄色，是谓兼不胜也。

[十六]新校正云：详“肖者”至“为良”，与《灵兰[18]秘典论》重，彼有注。

[十七]不识天意，心私度之，妄言灾咎，卒无征验，適足以示畏之兆于侯王，荧惑于庶民矣。

[十八]五星之至：相、王为时盛；囚、死为衰。东行凌犯为顺，灾轻；西行凌犯为逆，灾重。留守日多，则灾深；留守日少则灾浅。星喜润，则为见善；星怒燥[19]忧丧，则为见恶。宿属，谓所生月之属二十八宿及十二辰相分所属之位也。命胜星，不灾不害；不胜星，为灾小重；命与星相得，虽灾无害。灾者，狱讼疾病之谓也。虽五星凌犯之事，时遇星之囚死时月，虽灾不成。然火犯留守逆临，则有诬谮狱讼之忧；金犯，则有刑杀气郁之忧；木犯，则有震惊风鼓之忧；土犯，则有中满下利胕[20]肿之忧；水犯，则有寒气冲穑[21]之忧。故曰征应有吉凶也。

[十九]夫五星之见也，从夜深见之。人见之喜，星之喜也。见之畏，星之怒也。光色微曜[22]，乍明乍暗，星之忧也。光色迥然，不彰不莹，不与众同，星之丧也。光色圆明，不盈不缩，怡然莹然，星之喜也。光色勃然临人，芒彩满溢，其象懔然，星之怒也。泽，洪润也。燥，干枯也。

[二十]观象睹色，则中外之应，人天咸一矣。

[二十一]天地动静，阴阳往复，以德报德，以化报化，政令灾眚及动复亦然，故曰不能相加也。

[二十二]胜盛复盛，胜微复微，不应以盛报微、以化报变，故曰不能相多也。

[二十三]胜复日[23]数多少皆同，故曰“不能相过也”。

[二十四]木之胜，金必报。火土金水皆然，未有胜而无报者。故气不能相使无也。

[二十五]动必有复，察动以言复也。《易》曰：“吉凶悔吝[24]生乎动。”此之谓欤！天虽高不可度，地虽广不可量，以气动复言之，其犹视其[25]掌矣。

[二十六]祥，善应也。章，程也，式也。复纪，谓报复之纲纪也。重感，谓年气已不及，天气又见克杀之气，是为重感。重，谓重累也。

【校注】

[1] 顾观光校："马注云：'其'字当在'不及'上。"

[2]《广韵·肴韵》："交，戾也。""戾"是错乱，"变"为异常。"交变"同义复用。

[3]《素问校讹》："古钞本无二'应'字。"

[4] 顾观光校："依注，则正文当有'发'字，在'即'字上。"

[5]"瞿瞿"为"翟翟"之误，说详《校补》。

[6] 金本"行"作"言"。据注，作"言"义长，据改。

[7] 顾本"三"作"王"，据改。

[8]《素问校讹》："古钞本引一本'晷'作'其'。"

[9]"住"，金本、古林书堂本同，顾本作"往"，俗书亻、彳相乱故也。

[10] 顾本"而"作"之"。

[11] 顾本"德"下有"也"字。

[12]"诚"，金本、古林书堂本同，顾本误作"城"。

[13] 顾本"德"下无"者"字。

[14] 顾本"耳"作"尔"。

[15] 顾本"修"作"脩"。修、脩声同通用。

[16]《素问校讹》："古钞本'祐'作'祜'。"

[17]"玄"，金本、古林书堂本同，顾本误作"火"。

[18] 顾本"灵兰"二字误倒。

[19] 顾本"燥"作"操"。

[20] 顾本"胕"作"跗"。

[21] 金本"稸"作"搐"。

[22] 金本"矅"作"茫"。

[23] 顾本"日"误作"曰"。

[24] 顾本"吝"下有"者"字。

[25] 顾本"视"下有"其"字。

帝曰：善。所谓精光之论，大圣之业，宣明大道，通于无穷，究于无极也。余闻之：善言天者，必应于人；善言古者，必验于今；善言气者，必彰于物；

善言应者，同天地之化；善言化言变者，通神明之理。非夫子，孰能言至道欤[一]？迺择良兆而藏之灵室，每旦读之，命曰《气交变》。非斋[1]戒不敢发，慎[2]传也[二]。

【原注】

[一]太过不及，岁化无穷；气交迁变，流于无极。然天垂象，圣人则之以知吉凶。何者？岁太过而星大或明莹，岁不及而星小或失色，故吉凶可指而见也。吉凶者何？谓物禀五常之气以生成，莫不上参应之，有否有宜，故曰吉凶斯至矣，故曰善言天者必应于人也。言古之道，而今必应之，故曰善言古者必验于今也。化气生成，万物皆禀，故言气应者，以物明之，故曰善言应者必彰于物也。彰，明也。气化之应，如四时行，万物备，故善言应者，必同天地之造化也。物生谓之化，物极谓之变，言万物化变终始必契于神明运为，故言化变者，通于神明之理[3]。圣人智周万物，无所不通，故言必有发，动无不应之也。

[二]灵室，谓灵兰室，黄帝之书府也。◎新校正[4]：详此文与《六元正纪大论》末同。

【校注】

[1 顾本"斋"作"齐"。"齐"、"斋"声同通用。

[2] 古林书堂本、道藏本"慎"右从"贞"。

[3] 金本"理"作"运"。

[4] 顾本"新校正"下有"云"字。

五常政大论篇第七十[一]

按：本篇主要介绍了五运"平气"、"太过"、"不及"的一般变化情况及其气候、物候、疾病之应。详参篇首"新校正云"。

黄帝问曰：大虚寥[1]廓，五运回薄，衰盛不同，损益相从。愿闻平气何如而名，何如而纪也。岐伯对曰：昭乎哉问也！木曰敷和[二]，火曰升[2]明[三]，土曰备化[四]，金曰审平[五]，水曰静顺[六]。

帝曰：其不及奈何？岐伯曰：木曰委和[七]，火曰伏明[八]，土曰卑监[九]，金曰从革[十]，水曰涸流[十一]。

帝曰：大过何谓？岐伯曰：木曰发生[十二][3]，火曰赫曦[十三]，土曰敦阜[十四]，金曰坚成[十五]，水曰流衍[十六]。

【原注】

[一]新校正云：详此篇统论五运有平气不及太过之事；次言地理有四方高下阴阳之异；又言岁有不病而藏气不应，为天气制之而气有所从之说；仍言六气五类相制胜而岁有胎孕不育之理；而后明在泉六化，五味有薄厚之异；而以治法终之。此篇之大概如此，而专名《五常政大论》者，举其所先者言也。

[二]敷布和气，物以生荣。

[三]火气高明。

[四]广被化气，资[4]于群品。

[五]金气清，审平而定。

[六]水体清静[5]，顺于物也。

[七]阳和之气，委屈而少用也。

[八]明曜之气，屈伏不伸[6]。

[九]土虽卑少，犹监万物之生化也。

[十]从顺革易，坚成万物。

[十一]水少，故流注干涸。

[十二]宣发生气，万物以荣。

[十三]盛明也。

[十四]敦，厚也。阜，高也。土馀，故高而厚。

[十五]气爽风劲，坚成庶物。

[十六]衍，泮衍也，溢也。

【校注】

[1] 赵本、朝鲜活字本“寥”作“廖”。盖受下“廓”字类化。

[2] 道藏本“升”作“昇”。馀或同，不复出校。

[3] 朝鲜活字本“生”作“化”。

[4] 顾本“资”作“孙”。

[5] 古林书堂本“静”作“净”。馀或同，不出校。

[6] 顾本“伸”作“申”。申、伸古今字。

帝曰：三气之纪，愿闻其候。

歧伯曰：悉乎哉问也[一]！敷和之纪，木德周行，阳舒阴布，五化宣平[二]。其气端[三]，其性随[四]，其用曲直[五]，其化生荣[六]，其类草木[七]，其政发散[八]，其候温和[九]，其令风[十]，其藏肝[十一]。肝，其畏清[十二]，其主目[十三]，其谷麻[十四]，其果李[十五]，其实核[十六]，其应春[十七]，其虫毛[十八]，其畜犬[十九]，其色苍[二十]，其养筋[二十一]，其病里急支满[二十二]，其味酸[二十三]，其音角[二十四]，其物中坚[二十五]，其数八[二十六]。

【原注】

[一]新校正云：详[1]此论与《五运行大论》及《阴阳应象大论》、《金匮真言论》相通。

[二]自当其位，不与物争，故五气之化，各布政令于四方，无相干犯。◎新校正云：按：王注大过不及各纪年辰，此平木运注不纪年辰者，平气之岁不可以定纪也。或者欲补注云“谓丁巳、丁亥、丁卯[2]、壬寅、壬申岁”者，是未达也。

[三]端，直也，丽也。

[四]顺于物化。

[五]曲直材干，皆应用也。

[六]木化宣行，则物生荣而美。

[七]木体坚高，草形卑下，然各有坚脆刚柔、蔓结条屈者。

[八]春气发散，物禀以生，木之化也。

[九]和，春之气也。

[十]木之令，行以和风。

[十一]五藏之气与肝同。

[十二]清，金令也。木性暄，故畏清。《五运行大论》曰：“木，其性暄。”又曰：“燥胜风。”

［十三］阳升明见，目与同也。

［十四］色苍也。◎新校正云：按：《金匮真言论》云："其谷麦"。与此不同。

［十五］味酸也。

［十六］中有坚核者。

［十七］四时之中，春化同。

［十八］木化宣行，则毛虫生。

［十九］如草木之生，无所避也。◎新校正云：按：《金匮真言论》篇[3]云："其畜鸡。"

［二十］木化宣行，则物浮苍翠也[4]。

［二十一］酸入筋。

［二十二］木气所生。◎新校正云：按：《金匮真言论》云："是以知病之在筋也。"

［二十三］木化敷和，则物酸味厚。

［二十四］调而直也。

［二十五］象土中之有木也。

［二十六］成数也。

【校注】

[1] 顾本"详"作"按"。

[2] 顾本"丁亥"下无"丁卯"二字。

[3] 顾本"金匮真言论"下无"篇"字。

[4] 顾本无"也"字。

升明之纪，正阳而治，德施周普，五化均衡[一]。其气高[二]，其性速[三]，其用燔灼[四]，其化蕃茂[五]，其类火[六]，其政明曜[七]，其候炎暑[八]，其令热[九]，其藏心[十]。心，其畏寒[十一]，其主舌[十二]，其谷麦[十三]，其果杏[十四]，其实络[十五]，其应夏[十六]，其虫羽[十七]，其畜马[十八]，其色赤[十九]，其养血，其病瞤瘛[二十]，其味苦[二十一]，其音徵[二十二]，其物脉[二十三]，其数七[二十四]。

【原注】

[一]均，等也。衡，平也。

[二]火炎上。

[三]火性躁疾。

[四]灼，烧也。燔之与灼，皆火之用。

[五]长气盛，故物大[1]。

[六]五行之气，与火类同。

[七]德合高明，火之政也。

[八]气之至也，以是候之。

[九]热至乃令行。

[十]心气应之。

[十一]寒，水令也。心性暑热，故畏寒。《五运行大论》曰："心，其性暑。"又曰："寒胜热。"

[十二]火以烛幽，舌申明也。

[十三]色赤也。◎新校正云：按：《金匮真言论》云其谷黍。又，《藏气法时论》云麦也。

[十四]味苦也。

[十五]中有支络者。

[十六]四时之气，夏气同。

[十七]羽，火象也。火化宣行，故[2]羽虫生。

[十八]健决躁速，火类同。◎新校正云：按：《金匮真言论》云："其畜羊。"

[十九]色同又明。

[二十]火之性动也。◎新校正云：按：《金匮真言论》云："是以知病之在脉也。"瞤，如匀切。

[二十一]升明气化，则物苦味纯。

[二十二]和而美。

[二十三]中多支脉，火之化也。

[二十四]成数也。

【校注】

[1]“大”，金本、古林书堂本同，顾本误作“火”。

[2]顾本“故”作“则”。

备化之纪，气协天休，德流四政，五化齐脩[一][1]。其气平[二]，其性顺[三]，其用高下[四]，其化丰满[五]，其类土[六]，其政安静[七]，其候溽蒸[八]，其令湿[九]，其藏脾[十]。脾，其畏风[十一]，其主口[十二]，其谷稷[十三]，其果枣[十四]，其实肉[十五]，其应长夏[十六]，其虫倮[十七]，其畜牛[十八]，其色黄[十九]，其养肉[二十]，其病否[二十一]，其味甘[二十二]，其音宫[二十三]，其物肤[二十四]，其数五[二十五]。

【原注】

[一]土之德静，分助四方，赞成金木水火之政。土之气厚，应天休和之气以生长收藏，终而复始，故五化齐脩。

[二]土之生也平而正。

[三]应顺群品，悉化成也。

[四]田土高下，皆应用也。

[五]丰满万物，非土化不可也。

[六]五行之化，土类同。

[七]土体厚，土德静[2]，故政化亦然。

[八]溽，湿也。蒸，热也。

[九]湿化不绝竭，则土令延长。

[十]脾气同。

[十一]风，木令也。脾性虽四气兼并，然其所生，犹畏木也。《五运行大论》云[3]：“脾，其性静兼。”又曰：“风胜湿。”

[十二](上)[土][4]体包容，口(王)[主][5]受纳。

[十三]色黄也。◎新校正云：按：《金匮真言论》作“稷”，《藏气法时论》作“粳”。

[十四]味甘也。

[十五]中有肌肉者。

[十六]长夏，谓长养之夏也，六月气同[6]。◎新校正云：按：王注《藏

气法时论》云："夏为土母，土长于中，以长而治，故云长夏。"又注《六节藏象论》云："所谓长夏者，六月也。土生于火，长在夏中，既长而王，故云长夏。"

［十七］无毛羽鳞甲，土形同。

［十八］成彼稼穑，土之用也。牛之应用，其缓而和。

［十九］土同也。

［二十］所养者厚而静。

［二十一］土性拥碍[7]。◎新校正云：按：《金匮真言论》云："病在舌本。""是以知病之在肉也。"

［二十二］备化气丰，则物味甘厚。

［二十三］大而重。

［二十四］物禀备化之气，则多肌肉。

［二十五］生数也。正土不虚加故也。

【校注】

[1] 道藏本、潘本"脩"作"修"。

[2] 古林书堂本"静"作"笃"。

[3] 金本"云"作"曰"。

[4]"土"，金本、古林书堂本同，顾本误作"上"。

[5] 顾本"王"作"主"，义长，据改。

[6] 顾本"长养之夏"下无"也六月气同"五字。

[7]《素问校讹》："古钞本'碍'作'凝'。"古林书堂本同。

审平之纪，收而不争，杀而无犯，五化宣明[一]。其气洁[二]，其性刚[三]，其用散落[四]，其化坚敛[五]，其类金[六]，其政劲肃[七]，其候清切[八]，其令燥[九]，其藏肺[十]。肺，其畏热[十一]，其主鼻[十二]，其谷稻[十三]，其果桃[十四]，其实壳[十五]，其应秋[十六]，其虫介[十七]，其畜鸡[十八]，其色白[十九]，其养皮毛[二十]，其病咳[二十一]，其味辛[二十二]，其音商[二十三]，其物外坚[二十四]，其数九[二十五]。

【原注】

[一]犯，谓刑犯于物也。收而不争，杀而无犯，匪审平之德，何以能为是哉！

[二]金气以洁白莹明为事。

[三]性刚，故摧缺于物。

[四]金用，则万物散落。

[五]收敛坚强，金之化也。

[六]审平之化，金类同。

[七]化急速而整肃也。劲，锐也。

[八]清，大凉也。切，急也，风声也。

[九]燥，干也。

[十]肺气之用，同金化也。

[十一]热，火令也。肺性凉，故畏火热。《五运行大论》曰："肺，其性凉。"

[十二]肺藏气，鼻通息也。

[十三]色白也。◎新校正云：按：《金匮真言论》作"稻"，《藏气法时论》作"黄黍"。

[十四]味辛也。

[十五]外有坚壳者。

[十六]四时之化，秋气同。

[十七]外被坚甲者。

[十八]性善鬬伤，象金用也。◎新校正云：按：《金匮真言论》云："其畜马。"

[十九]色同也。

[二十]坚同也。

[二十一]有声之病，金之应也。◎新校正云：按：《金匮真言论》云："病在背。""是以知病之在皮毛[1]。"

[二十二]审平化治[2]，则物辛味正。

[二十三]和利而扬。

[二十四]金化宣行，则物体外坚。

［二十五］成数也。

【校注】

[1] 顾本“皮毛”下有“也”字。

[2]《素问校讹》:“古钞本‘治’作‘洽’。”

静顺之纪，藏而勿害，治而善下，五化咸整［一］。其气明［二］，其性下［三］，其用沃衍［四］，其化凝坚［五］，其类水［六］，其政流演［七］，其候凝肃［八］，其令寒［九］，其藏肾［十］。肾，其畏湿［十一］，其主二阴［十二］，其谷豆［十三］，其果栗［十四］，其实濡［十五］，其应冬［十六］，其虫鳞［十七］，其畜彘［十八］，其色黑［十九］，其养骨髓［二十］，其病厥［二十一］，其味咸［二十二］，其音羽［二十三］，其物濡［二十四］，其数六［二十五］。

故生而勿杀，长而勿罚，化而勿制，收而勿害，藏而勿抑，是谓平气［二十六］。

【原注】

［一］治，化也。水之性下，所以德全。江海所以能为百谷王[1]者，以其善下之也。

［二］清净明照[2]，水气所生[3]。

［三］归流于下。

［四］用非静[4]事，故（沫）［沫］[5]生而流溢。沃，（沫）［沫］也。衍，溢也。

［五］藏气布化，则水物凝坚。

［六］静[6]顺之化，水同类。

［七］井泉不竭，河流不息，则流演之义也。

［八］凝，寒也。肃，静也。寒来之气候。

［九］水令宣行，则寒司物化。

［十］肾藏之用，同水化也。

［十一］湿，土气也。肾性凛，故畏土湿。《五运行大论》曰：“肾，其性凛。”

［十二］流注应同。◎新校正云：按：《金匮真言论》曰[7]：“北方黑色，入通于肾，开窍于二阴。”

［十三］色黑也。◎新校正云：按：《金匮真言论》及《藏气法时论》同。

［十四］味咸也。

［十五］中有津液也。

［十六］四时之化，冬气同。

［十七］鳞，水化生。

［十八］善下也。彘，豕也。

［十九］色同也。

［二十］气入也。

［二十一］厥，气逆也，凌上也，倒行不顺也。◎新校正云：按：《金匮真言论》云："病在溪。""是以知病之在骨也。"

［二十二］味同也。

［二十三］深而和[8]。

［二十四］水化丰洽，庶物濡润。

［二十五］成数也。

［二十六］生气主岁，收气不能纵其杀。长气主岁，藏气不能纵其罚。化气主岁，生气不能纵其制。收气主岁，长气不能纵其害。藏气主岁，化气不能纵其抑。夫如是者，皆天气平，地气正，五化之气不以胜克为用，故谓曰平和气也。

【校注】

[1] 顾本"王"作"主"。按：《老子》六十六章："江海所以能为百谷王者，以其善下之，故能为百谷王。"作"王"义长。

[2] 顾本"照"作"昭"。"昭"、"照"声同通用。

[3] 顾本"生"作"主"。

[4] 顾本"静"作"净"。

[5] 据经文及下"沃沫也"注，此"沫"字当作"沬"。沬（huì），盥洗。《说文·水部》："沬，洒面也。"《广雅·释诂二》："沬，洒也。"

[6] 顾本"静"作"净"。

[7] 金本"曰"作"云"。

[8] 顾本"深"下有"也"字。

委和之纪，是谓胜生[一]，生气不政[1]，化气迺扬[二]，长气自平，收令迺早[三]，凉雨时降，风云并兴[四]，草木晚荣，苍干凋落[五]，物秀而实，肤肉内充[六]。其气敛[七]，其用聚[八]，其动緛戾拘缓[九]，其发惊骇[十]，其藏肝[十一]，其果枣李[十二]，其实核壳[十三]，其谷稷稻[十四]，其味酸辛[十五]，其色白苍[十六]，其畜犬鸡[十七]，其虫毛介[十八]，其主雾露凄沧[十九][2]，其声角商[二十]。其病摇动注恐[二十一]。从金化也[二十二]。少角与判商同[二十三]。上角与正角同[二十四]。上商与正商同[二十五]。其病支发[3]痈肿疮疡[二十六]，其甘虫[二十七]。邪伤肝也[二十八]。上宫与正宫同[二十九]。萧飂肃杀，则炎赫沸腾[三十]。眚于三[三十一]。所谓复也[三十二]。其主飞蠹蛆雉[三十三]，迺为雷霆[三十四]。

【原注】

[一]丁卯、丁丑、丁亥、丁酉、丁未、丁巳之岁。

[二]木少，故生气不政。土宽，故化气迺扬。

[三]火无忤犯，故长气自平。木气既少，故收令乃早。

[四]凉，金化也。雨，湿气也。风，木化也。云，湿气也。

[五]金气有馀，木不能胜故也。◎新校正云：详委和之纪木不及而金气乘之，故苍干凋落，非金气有馀，木不能胜也，盖木不足而金胜之也。

[六]岁生虽晚，成者满实，土化气速，故如是[4]。

[七]收敛，兼金气故。

[八]不布散也。

[九]緛，缩短也。戾，了戾也。拘，拘急也。缓，不收也。

[十]木[5]屈卒伸，惊骇象也。

[十一]内应肝。

[十二]枣，土；李，木实也。◎新校正云：详"李木实也"，按火土金水不及之果，"李"当作"桃"，王注亦非。

[十三]核，木。壳，金主。

[十四]金土谷也。

[十五]味酸之物，熟[6]兼辛也。

[十六]苍色之物，熟兼白也。

[十七]木从金畜。

[十八]毛从介。

［十九］金之化也。

［二十］角从商。

［二十一］木受邪也。

［二十二］木不自政[7]，故化从金。

［二十三］少角木不及，故半与商金化同。判，半也。◎新校正云：按：火土金水之文判作少，则此当云“少角与少商同”，不云少商者，盖少角之运共有六年，而丁巳、丁亥，上角与正角同；丁卯、丁酉，上商与正商同；丁未、丁丑，上宫与正宫同。是六年者，各有所同，与火土金水之少运不同，故不云同少商，只大约而言半从商化也。

［二十四］上见厥阴，与敷和岁化同，谓丁亥、丁巳岁上之所见者也。

［二十五］上见阳明，则与平金岁化同。丁卯，丁酉岁上见阳明。

［二十六］金刑木也。

［二十七］子在母中。

［二十八］虽化悉与金同，然其所伤则归于肝木也。

［二十九］土盖其木，与未出等也。木未出土，与无木同。土自用事，故与正土运岁化同也。上见太阴，是谓上宫。丁丑、丁未岁上见太阴，司天化之[8]也。

［三十］萧飋肃杀，金无德也。炎赫沸腾，火之复也。飋音瑟。

［三十一］火为木复，故其眚在东。三，东方也。此言金之物胜也。◎新校正云：按：《六元正纪大论》云灾三宫[9]。

［三十二］复，报复也。

［三十三］飞，羽虫也。蠹，内生虫也。蛆，蝇之生者。此则物内自化尔。雉，鸟耗也。

［三十四］雷，谓大声生于太虚云暝之中也。霆，谓迅雷卒如火之爆者，即霹雳也。

【校注】

[1] 詹本“政”作“正”。

[2] 顾本“凄沧”作“凄沧”。按：俗书氵旁、冫旁相乱，当作“凄沧”。

[3] 顾本“发”作“废”。

[4] 顾本“是”下有“也”字。

[5] 顾本“木”作“大”。

[6] 顾本“熟”作“孰”。“孰”、“熟”声同通用。下“熟兼白”、“成熟”同，不复出校。

[7] 顾本“政”作“攻”。

[8] 古林书堂本“化之”二字互乙。

[9] 顾本“宫”下有“也”字。

伏明之纪，是谓胜长[一]，长气不宣，藏气反布[二]，收气自政，化令廼衡[三]，寒清数举，暑令廼薄[四]，承化物生，生而不长[五]，成实而稚，遇化已老[六]，阳气屈伏，蛰虫早藏[七]。其气郁[八]，其用暴[九]，其动彰伏变易[十]，其发痛[十一]，其藏心[十二]，其果栗桃[十三]，其实络濡[十四]，其谷豆稻[十五]，其味苦咸[十六]，其色玄丹[十七]，其畜马彘[十八]，其虫羽鳞[十九]，其主冰雪霜寒[二十]，其声徵羽[二十一]，其病昏惑悲忘[二十二]。从水化也[二十三]。少徵与少羽同[二十四]。上商与正商同[二十五]。邪伤心也[二十六]。凝惨凓[1]冽，则暴雨霖霪[二十七]。眚于（七）[九][二十八][2]。其主骤注雷霆震惊[二十九]，沈霒[3]淫雨[三十]。

【原注】

[一]藏气胜长也，谓癸酉、癸未、癸巳、癸卯、癸丑、癸亥之岁也。

[二]火之长气不能施化，故水之藏气反布于时。

[三]金（主）[土][4]之义，与岁气素无干犯，故金自行其政，土自平其气[5]。

[四]火气不用故。

[五]火令不政[6]，故承化生之物皆不长也。

[六]物实成孰，苗尚稚短，及遇化气，未长极而气已老矣。

[七]阳不用而阴胜也，若上临癸卯、癸酉岁，则蛰反不藏。◎新校正云：详癸巳、癸亥之岁蛰亦不藏。

[八]郁燠不舒畅。

[九]速也。

[十]彰，明也。伏，隐也。变易，谓不常其象见也。

[十一]痛由心所生。

[十二]岁运之气通于心。

[十三]栗，水；桃，金果也。

[十四]络，支脉也。濡，有汁也。

[十五]豆，水；稻，金谷也。

[十六]苦兼咸也[7]。

[十七]色丹之物，熟兼玄也。

[十八]火从水畜。

[十九]羽从鳞。

[二十]水之气也。

[二十一]徵从羽。

[二十二]火之燥[8]动不拘常律，阴冒阳火，故昏惑不治。心气不足，故喜悲善忘也。

[二十三]火弱水强，故伏明之纪半从水之政化。

[二十四]火少，故半从[9]水化。◎新校正云：详少徵运六年内，癸酉、癸卯[10]同正商，癸巳、癸亥同岁会外，癸未、癸丑二年少徵与少羽同，故不云判羽也。

[二十五]岁上见阳明，则与平金岁化同也。癸卯及癸酉岁上见阳明。◎新校正云：详此不言上宫、上角者，盖宫角于火无大克伐[11]，故经不备言之[12]。

[二十六]受病者心。

[二十七]凝惨凓冽，水无德化也。暴雨霖霪，土之复也。

[二十八](七)[九][13]，南方也。◎新校正云：按：《六元正纪大论》云："灾(七)[九]宫。"

[二十九]天地气争而生是变，气交之内害及粢盛，及伤鳞类。

[三十]沈黔淫雨，湿变所生也。霒，音阴，又音(令)[今][14]。

【校注】

[1] 顾本"凓"字右从"票"，为"凓"之俗书。《〈素问校讹〉校补》："古钞本、元椠本作'凓'。"按：金本、道藏本、熊本、吴悌本、朝鲜活字本、朝鲜小字本亦同，此据录正。詹本作"溧"，俗书氵、冫相乱。周本作"慄"，乃受"惨"字影响而类化偏旁。

[2] 顾本"七"作"九"。作"九"义长，据改。

[3] 顾本“雰”作“阴”。“雰”，从雨，从云，今声，为天阴之“阴”的俗字（加“雨”旁，省“阜”旁，变构）。下或同，不复出校。

[4] 顾本“主”作“土”，义长，据改。

[5] 顾本“气”下有“也”字。

[6] 顾本“政”作“振”。

[7] 金本“也”作“味”。

[8] 顾本“燥”作“躁”。

[9] 顾本“从”作“同”。

[10] 顾本“癸酉、癸卯”作“癸卯、癸酉”。

[11] 顾本“伐”作“罚”。下同，不复出校。

[12] 顾本“言之”作“云”。

[13] 顾本“七”作“九”，义长，据改。下“灾九宫”之“九”同。

[14]“雰”、“阴”并从“今”声。据改。顾本作“雰音（令）[今]”。

卑监之纪，是谓减化[一]，化气不令，生政独彰[二]，长气整，雨乃愆，收气平[三]，风寒并兴，草木荣美[四]，秀而不实，成而粃也[五]。其气散[六]，其用静定[七]，其动疡涌分溃痈肿[八]，其发濡滞[九]，其藏脾[十]，其果李栗[十一]，其实濡核[十二]，其谷豆麻[十三]，其味酸甘[十四]，其色苍黄[十五]，其畜牛犬[十六]，其虫倮毛[十七]，其主飘怒振发[十八]，其声宫角[十九]，其病留满否塞[二十]。从木化也[二十一]。少宫与少角同[二十二]。上宫与正宫同[二十三]。上角与正角同[二十四]。其病飧泄[二十五]，邪伤脾也[二十六]。振拉飘扬，则苍干散落[二十七]。其眚四维[二十八]。其主败折虎狼[二十九]。清气乃用，生政乃辱[三十]。

【原注】

[一]谓化气减少。己巳、己卯、己丑、己亥、己酉、己未之岁也。

[二]土少而木专其用。

[三]不相干犯，则平整。化气减，故雨愆期。

[四]风，木也。寒，水也。土少，故寒气得行。生气独彰，故草木敷荣而端美。

[五]荣秀而美，气生于木。化气不满，故物实中空，是以粃恶。

[六]气不安静，木[1]且乘之，从木之风，故施散也。

[七]虽不能专政于时物，然或举用，则终归土德而静定。

[八]疡，疮也。涌，呕吐也。分，裂也。溃，烂也。痈肿，脓疮也。

[九]土性也。濡，湿也。

[十]主藏病。

[十一]李，木；栗，水果也。

[十二]濡，中有汁者。核，中坚者。◎新校正云：详前后濡实主水，此“濡”字当作“肉”，王注亦非。

[十三]豆，水；麻，木谷也。

[十四]甘味之物，熟兼酸也。

[十五]色黄之物，外兼苍也。

[十六]土从木畜。

[十七]倮从毛。

[十八]木之气用也。

[十九]宫从角。

[二十]土气拥碍故。

[二十一]不胜，故从他[2]化。

[二十二]土少，故半从木化也。◎新校正云：详少宫之运六年内，除己丑、己未与正宫同，己巳、己亥与正角同外，有己卯、己酉二年少宫与少角同，故不云判角也。

[二十三]上见太阴，则与平土运生化同也。己丑、己未，其岁见也。

[二十四]上见厥阴，则悉是敷和之纪也。己亥、己巳，其岁见也。

[二十五]风之胜也。

[二十六]纵诸气金病，即自伤脾。◎新校正云：详此不言上商者，土与[3]金无相克伐，故经不纪之也。又注云“纵诸气金病即自伤脾”也，“金”字疑误。

[二十七]振拉飘扬，木无德也。苍干散落，金之复也。

[二十八]东南、西南、西北、东北[4]，土之位也。◎新校正云：按：《六元正纪大论》云：“灾五宫。”

[二十九]虎狼猴豺豹鹿马獐麂诸四足之兽害于粢盛及生命也。麂音几。

[三十]金气行，则木气屈。

【校注】

[1]“木”，古林书堂本同，顾本误作“水”。

[2] 顾本“他”作“佗”。“佗”、“他”同。

[3] 古林书堂本“与”作“为”。

[4] 顾本“西北、东北”作“东北、西北”。

从革之纪，是谓折收[一]，收气迺后，生气迺扬[二]，长化合德，火政迺宣，庶类以蕃[三]。其气扬[四]，其用躁切[五]，其动铿禁瞀厥[六]，其发咳喘[七]，其藏肺[八]，其果李杏[九]，其实壳络[十]，其谷麻麦[十一]，其味苦辛[十二]，其色白丹[十三]，其畜鸡羊[十四]，其虫介羽[十五]，其主明曜炎烁[十六]，其声商徵[十七]，其病嚏咳鼽衄[十八]。从火化也[十九]。少商与少徵同[二十]。上商与正商同[二十一]。上角与正角同[二十二]。邪伤肺也[二十三]。炎光赫烈，则冰雪霜雹[二十四]。眚于（九）[七][二十五][1]。其主鳞伏彘鼠[二十六]。岁气早至，迺生大寒[二十七]。

【原注】

[一]火折金收之气也，谓乙丑、乙亥、乙酉、乙未、乙巳、乙卯之岁也。

[二]后，不及时也。收气不能以时而行，则生气自应布扬而用之也。

[三]火土之气同生化也。宣，行也。

[四]顺火也。

[五]少虽后用，用则切急，随火躁也。

[六]铿，咳声也。禁，谓二阴禁止也。瞀，闷也。厥，谓气上逆也。铿音坑。瞀音冒。

[七]咳，金之有声。喘，肺藏气也。

[八]主藏病。

[九]李，木；杏，火果也。

[十]外有壳、内有支络之实也。

[十一]麻，木；麦，火谷也。麦色赤也。

[十二]苦味胜辛，辛兼苦也。

[十三]赤加白也。

[十四]金从火土之兼化也[2]。◎新校正云：详火畜马、土畜牛，今言羊，故王注云从火土之兼化为羊也。或者[3]当去注中之“土”字，甚非。

[十五]介从羽。

[十六]火之胜也。

[十七]商从徵。

[十八]金之病也。

[十九]火气来胜，故屈己以从之。

[二十]金少，故半同火化也。◎新校正云：详少商运六年内，除乙卯、乙酉同正商，乙巳、乙亥同正角外，乙丑、乙未[4]二年为少商同少徵，故不云判徵也。

[二十一]上见阳明，则与平金运生化同。乙卯、乙酉，其岁上[5]见也。

[二十二]上见厥阴，则与平木运生化同，乙巳、乙亥，其岁上见也。◎新校正云：详金土无相胜克，故经不言上宫与正宫同也。

[二十三]有邪之胜则归肺。

[二十四]炎光赫烈，火无德也。冰雪霜雹，水之复也。水复之作，雹形如半珠。◎新校正云：详注云"雹形如半珠"，"半"字疑误[6]。

[二十五](九)[七][7]，西方也。◎新校正云：按：《六元正纪大论》云："灾(九)[七]宫。"

[二十六]突戾潜伏，岁主纵之，以伤赤实及羽类也。

[二十七]水之化也。

【校注】

[1] 顾本"九"作"七"，义长，据改。

[2] 顾本无"也"字。

[3]"或者"当作"或云"。或于"或者"下补"云"字。

[4] 顾本"乙丑、乙未"作"乙未、乙丑"。

[5]"上"，金本、古林书堂本同，顾本误作"止"。

[6] 顾观光校："《至真要大论》注亦云'暴雨半珠形雹'。'半'字不误。"

[7] 顾本"九"作"七"，义长，据改。下"灾七宫"之"七"同。

涸流之纪，是谓反阳[一]，藏令不举，化气迺昌[二]，长气宣布，蛰虫不藏[三]，土润，水泉减，草木条茂，荣秀满盛[四]。其气滞[五]，其用渗泄[六]，其动坚止[七]，其发燥槁[八]，其藏肾[九]，其果枣杏[十]，其实濡肉[十一]，其谷黍稷

[十二]，其味甘咸[十三]，其色黅[1]玄[十四]，其畜彘牛[十五]，其虫鳞倮[十六]，其主埃郁昏翳[十七]，其声羽宫[十八]，其病痿厥坚下[十九]。从土化也[二十]。少羽与少宫同[二十一]。上宫与正宫同[二十二]。其病癃閟[二十三][2]，邪伤肾也[二十四]。埃昏骤雨，则振拉摧拔[二十五]。眚于一[二十六]。其主毛显狐狢变化不藏[二十七]。

故乘危而行，不速而至，暴虐无德，灾反及之，微者复微，甚者复甚，气之常也[二十八]。

【原注】

[一]阴气不及[3]，反为阳气代之，谓辛未、辛巳、辛卯、辛酉、辛亥、辛丑之岁也。

[二]少水而土盛。

[三]太阳在泉，经文背也。厥阴、阳明司天，乃如经谓也。

[四]长化之气，丰而厚也。

[五]从土也。

[六]不能流也。

[七]谓便写也。水少不濡，则干而坚止。藏气不能固，则注下而奔速。

[八]阴少而阳盛故尔。

[九]主藏病也。

[十]枣，土；杏，火果也。

[十一]濡，水；肉，土化也。

[十二]黍，火；稷，土谷也。◎新校正云：按：本论上文麦为火之谷，今言黍者，疑“麦”字误为“黍”也。虽《金匮真言论》作“黍”，然本论作“麦”，当从本论[4]之文也[5]。

[十三]甘入于咸，味甘美也。

[十四]黄加黑也。

[十五]水从土畜。

[十六]鳞从倮。

[十七]土之胜也。

[十八]羽从宫。

[十九]水土参并，故如是。

[二十]不胜于土，故从他化。

［二十一］水土各半化也。◎新校正云：详少羽之运六年内，除辛丑、辛未与正宫同外，辛卯、辛酉、辛巳、辛亥四岁为同少宫，故不言判宫也。

［二十二］上见太阴，则与平土运生化同。辛丑、辛未岁上见之。◎新校正云：详此不言上角上商者，盖水于金木无相克伐故也。

［二十三］癃，小便不通。閟，大便干涩不利也。

［二十四］邪胜则归肾。

［二十五］埃昏骤雨，土之虐也。振拉摧拔，木之复也。

［二十六］一，北方也。诸谓方者，国郡州县境之方也。◎新校正云：按：《六元正纪大论》云："灾一宫。"

［二十七］毛显，谓毛虫麋鹿麞麂猯兔虎狼显见伤于黄实，兼害倮虫之长也。变化，谓为魅，狐狸当之。不藏，谓害粢盛，鼠猯兔狸狢当之。所谓毛显不藏也。猯，他端切。

［二十八］通言五行气少而有胜复之大凡也。乘彼孤危，恃乎强盛，不召而往，专肆威刑，怨祸自招，又谁咎也？假令木弱，金气来乘，暴虐苍卒，是无德也。木被金害，火必雠之，金受火燔，则灾及也。夫如是者，刑甚则复甚，刑微则复微，气动之常，固其宜也。五行之理，咸迭然乎！◎新校正云：按：五运不及之详具《气交变大论》中。

【校注】

[1] 顾本"黔"从"令"，此据金本、古林书堂本、道藏本、熊本、吴悌本、赵本、詹本、朝鲜活字本诸本录正。

[2] 按：小便涩滞不畅义当作"淋"。作"癃"者，"淋"之借字。《说文·疒部》："癃，罢病也。"《广雅·释诂二》："淋，渍也。"引申为小便涩滞不畅。又称"淋沥"。《慧琳音义》卷十三"淋沥"注："淋沥，小便难涩病也。"

[3]《素问校讹》："古钞本'及'作'足'。"

[4] 顾本"论"作"篇"。

[5] 顾观光校："此'黍'字不误，林说失之。"

发生之纪，是谓启敕［一］，土疏泄，苍气达［二］，阳和布化，阴气迺随［三］，生气淳化，万物以荣［四］。其化生，其气美［五］，其政散［六］，其令条舒［七］，其动掉眩[1]巅疾［八］，其德鸣（靡）［槃］[2]启拆［九］[3]，其变振拉摧拔

[十]，其谷麻稻[十一]，其畜鸡犬[十二]，其果李桃[十三]，其色青黄白[十四]，其味酸甘辛[十五]，其象春[十六]，其经足厥阴少阳[十七]，其藏肝脾[十八]，其虫毛介[十九]，其物中坚外坚[二十]，其病怒[二十一]。大角与上商同[二十二]。上徵，则其气逆，其病吐利[二十三]。不务其德，则收气复，秋气劲切，甚则肃杀，清气大至，草木凋零，邪廼伤肝[二十四]。

【原注】

[一]物乘木气以发生而启陈其容质也，是谓壬申、壬寅、壬子、壬午、壬辰、壬戌[4]之六岁化也。敶，古"陈"字。

[二]生气上达[5]，是[6]故土体疏泄。木之专政，故苍气上达。达，通也，出也，行也。

[三]少阳先生，发于万物之表。厥阴次随，营运于万象之中也。

[四]岁木有馀，金不来胜，生令布化，故物以舒荣。

[五]木化宣行，则物容端美。

[六]布散生荣，无所不至。

[七]条，直也，理也。舒，启也。端直舒启，万物随之，发生之化，无非顺理者也。

[八]掉，摇动也。眩，旋转也。巅，上首也。疾，病气也。◎新校正云：详王不解"其动"之义。按：后敦阜之纪"其动濡积并稸"，王注云："动谓变动。"又，坚成之纪"其动暴折疡疰"，王注云："动以生病。"盖谓气既变动[7]，因动以生病也，则木火土水金[8]之"动"义皆同也。又按：王注《脉要精微论》云："巅疾，上巅疾也。"又注《奇病论》云："巅，谓上巅，则头首也。"此注云："巅，上首也[9]。疾，病气也。""气"字为衍。

[九]风气所生。◎新校正云：按：《六元正纪大论》云："其化鸣紊启拆[10]。"

[十]振，谓振怒。拉，谓中折。摧，谓仆[11]落。拔，谓出本。◎新校正云：按：《六元正纪大论》同。

[十一]木化齐金。

[十二]齐鸡孕也[12]。

[十三]李齐桃实也。

[十四]青加于黄白，自正也。

［十五］酸入于甘辛，齐化也。

［十六］如春之气，布散阳和。

［十七］厥阴，肝脉。少阳，胆脉。

［十八］肝胜脾。

［十九］木馀，故毛齐介育。

［二十］中坚有核之物齐等于皮壳之类也。

［二十一］木馀故。

［二十二］太过之木气与金化齐等。◎新校正云：按：大过五运独太角言与上商同，馀四运并不言者，疑此文为衍。

［二十三］上见少阴、少阳，则其气逆行。壬子、壬午岁上见少阴；壬寅、壬申岁上见少阳。木馀遇[13]火，故气不顺。◎新校正云：按：《五运行大论》云："气相得而病者，以下临上，不当位也。"不云上羽者，水临木为相得故也。

［二十四］恃已太过，凌犯于土；土气屯极，金为复雠；金行杀令，故邪伤肝木也。

【校注】

[1] 顾本"肱"作"眩"。俗书"月"、"目"相乱故也。"肱"读若"伭"，很戾不顺从也。

[2]"鸣"，读若"萌"，发生。"靡"，当作"糜"，读若"璺"或"衅"，裂开。详参《校补》。

[3] 顾本"折"作"坼"，赵本作"折"。拆、坼古今字。俗书末笔加点与否甚随意，"折"为"拆"之俗省误字。

[4] 顾本"壬申、壬寅、壬子、壬午、壬辰、壬戌"作"壬申、壬午、壬辰、壬寅、壬子、壬戌"。

[5] 顾本"达"作"发"。

[6] 顾本无"是"字。

[7] 顾本无"动"字。

[8] 顾本"水金"二字互乙。

[9] 顾本"巅上首也"作"上也"二字。

[10]《〈素问校讹〉校补》："古钞本'拆'作'折'。"

[11]"仆"，读若"扑"。

[12]《〈素问校讹〉校补》:“据下文之例，当作‘齐孕育也’。”

[13]《素问校讹》:“古钞本‘遇’作‘过’。”

赫曦之纪，是谓蕃茂[一]，阴气内化，阳气外荣[二]，炎暑施化，物得以昌[三]。其化长，其气高[四]，其政动[五]，其令鸣显[六]，其动炎灼妄扰[七]，其德暄暑郁蒸[八]，其变炎烈沸腾[九]，其谷麦豆[十]，其畜羊彘[十一]，其果杏栗[十二]，其色赤白玄[十三]，其味苦辛咸[十四]，其象夏[十五]，其经手少阴大阳[十六]、手厥阴少阳[十七]，其藏心肺[十八]，其虫羽鳞[十九]，其物脉濡[二十]，其病笑，疟，疮疡，血流，狂妄，目赤[二十一]。上羽与正徵同。其收齐。其病(痓)[痉][二十二][1]。上徵而收气后也[二十三]。暴烈其政，藏气乃复，时见凝惨，甚则雨(水)[冰][2]霜雹切寒，邪伤心也[二十四]。

【原注】

[一]物遇太阳，则蕃而茂，是谓戊辰、戊寅、戊子、戊戌、戊申、戊午之岁也。◎新校正云：按：或[3]云注中“太阳”当作“太徵”。详木土金水之太过注俱不言角宫商羽等运，而水太过注云“阴气大行”，此火太过，是物遇太阳也，安得谓之太徵乎?

[二]阴阳之气得其序也。

[三]长气多故尔。

[四]长化行，则物容大。高气达，则物色明。

[五]革易其象不常也。

[六]火之用而有声，火之燔而有焰，象无所隐，则其信也。显，露也。

[七]妄，谬也。扰，挠也。

[八]热化所生，长于物也。◎新校正云：按:《六元正纪大论》云:“其化暄嚣郁燠。”又作“暄曜”。

[九]胜复之有极于是也。

[十]火齐水化也。

[十一]齐孕育也。◎新校正云：按：本论上文马为火之畜，今言羊者，疑“马”字误为“羊”。《金匮真言论》及《藏气法时论》俱作“羊”，然本论作“马”，当从本论之文也。

[十二]等实也。

[十三]赤色加白黑，自正也。

[十四]辛物兼苦与咸，化齐成也。

[十五]如夏气之热也。

[十六]少阴，心脉。太阳，小肠脉。

[十七]厥阴，心包脉。少阳，三焦脉。

[十八]心胜肺。

[十九]火馀，故鳞羽齐化。

[二十]脉，火物。濡，水物。水火齐也。◎新校正云：详脉即络也，文虽殊而义同。

[二十一]火盛故。

[二十二]上见太阳，则天气且制，故太过之火反与平火运生化同也。戊辰、戊戌岁上见之。若平火运同，则五常之气无相凌犯，故金收之气生化同等。

[二十三]上见少阴、少阳，则其生化自政，金气不能与之齐化。戊子、戊午岁上见少阴，戊寅、戊申岁上见少阳。火盛，故收气后化。◎新校正云：按：《气交变大论》云："岁火太过，上临少阴、少阳，火燔焫，水泉涸，物焦槁。"

[二十四]不务其德，轻侮致之也。新校正云：按：《气交变大论》云："雨冰霜寒。"与此互文也。

【校注】

[1] 詹本"痓"字作"痉"。按：俗书构件"至"、"坙"相乱。

[2] 朝鲜活字本"水"作"冰"，义长，据改。

[3] 顾本"或"下有"者"字。

敦阜之纪，是谓广化[一]，厚德清静，顺长以盈[二]，至阴内实，物化充成[三]，烟埃朦郁，见于厚土[四]，大雨时行，湿气乃用，燥政乃辟[五]。其化圆，其气丰[六]，其政静[七]，其令周备[八]，其动濡积并稸[九]，其德柔润重淖[十]，其变震惊飘骤崩溃[十一]，其谷稷麻[十二]，其畜牛犬[十三]，其果枣李[十四]，其色黅玄苍[十五]，其味甘咸酸[十六]，其象长夏[十七]，其经足大阴阳明[十八]，其藏脾肾[十九]，其虫倮毛[二十]，其物肌核[二十一]，其病腹满，四支不举[二十二]。大风迅至，邪伤脾也[二十三]。

【原注】

[一]土馀，故化气广被于物也。是谓甲子、甲戌、甲申、甲午、甲辰、甲寅之岁也。

[二]土性顺用，无与物争，故德厚而不躁，顺火之长育，使万物化气盈满也。

[三]至阴，土积气也。(大)[夫][1]万物所以化成者，皆以至阴之灵气生化于中也。

[四]厚土，山也。烟埃，土气也。

[五]湿气用则燥政辟，自然之理尔。

[六]化气丰圆，以其清静故也。

[七]静而能久，故政常存。

[八]气缓，故周备。

[九]动，谓变动。

[十]静而柔润，故厚德常存。◎新校正云：按：《六元正纪[2]大论》云："其化柔润重泽。"

[十一]震惊，雷霆之作也。飘骤，暴风雨至也。大雨暴注，则山崩土溃，随水流(没)[注][3]。

[十二]土木齐化。

[十三]齐孕育也。

[十四]土齐木化。

[十五]黄色加黑苍，自正也。

[十六]甘入于咸酸，齐化也。

[十七]六月之气，(生)[土][4]化同。

[十八]太阴，脾脉。阳明，胃脉。

[十九]脾胜肾。

[二十]土馀，故毛倮齐化。

[二十一]肌，土；核，木化也。

[二十二]土性静，故病如是。◎新校正云：详此不云上羽、上徵者，徵羽不能亏盈于土，故无他候也。

[二十三]木盛怒，故土脾伤。

【校注】

[1] 顾本“大”作“夫”，义长，据改。

[2] 顾本“纪”误作“经”。

[3] 顾本“没”作“注”，义长，据改。

[4]《素问校讹》：“古钞本引一本‘生’作‘土’。”据改。

坚成之纪，是谓收引[一]，天气洁，地气明[二]，阳气随，阴治化[三]，燥行其政，物以司成[四]，收气繁布，化洽[1]不终[五]。其化成，其气削[六]，其政肃[七]，其令锐切[八]，其动暴折疡疰[九]，其德雾露萧飋[十]，其变肃杀凋零[十一]，其谷稻黍[十二]，其畜鸡马[十三]，其果桃杏[十四]，其色白青丹[十五]，其味辛酸苦[十六]，其象秋[十七]，其经手大阴阳明[十八]，其藏肺肝[十九]，其虫介羽[二十]，其物壳络[二十一]，其病喘喝胸凭[2]仰息[二十二]。上徵与正商同。其生齐。其病咳[二十三]。政暴变，则名木不荣，柔脆焦首，长气斯救，大火流，炎烁且至，蔓将槁，邪伤肺也[二十四]。

【原注】

[一]引，敛也。阳气收，阴气用，故万物收敛，谓庚午、庚辰、庚寅、庚子、庚戌、庚申之岁也。

[二]秋气高洁，金气同。

[三]阳顺（金）[阴][3]而生化。

[四]燥气行化万物，专司其成熟，无遗略也。

[五]收杀气早，土之化不得终其用也。◎新校正云：详“繁”字疑误。

[六]减削也。

[七]肃，清也，静也。

[八]气用不屈，劲而急。

[九]动以生病[4]。

[十]燥之化也。萧飋，风声也。静为雾露，用则风生。◎新校（王）[正][5]云：按：《六元正纪大论》“德”作“化”。

[十一]陨坠于物。

[十二]金火齐化也。◎新校正云：按：本论上文麦为火之谷，当言“其

谷稻麦”[6]。

［十三］齐孕育也。

［十四］金火齐实。

［十五］白加于青丹，自正也。

［十六］辛入酸苦齐化。

［十七］气爽清洁，如秋之化。

［十八］太阴，肺脉。阳明，大肠脉。

［十九］肺胜肝。

［二十］金馀，故介羽齐育。

［二十一］壳，金；络，火化也。

［二十二］金气馀故。

［二十三］上见少阴少阳，则天气见抑，故其生化与平金岁同。庚子、庚午岁上见少阴，庚寅、庚申岁上见少阳。上火制金，故生气与之齐化。火乘金肺，故病咳。◎新校正云：详此不言上羽者，水与金非相胜克故也。

［二十四］变，谓太甚也。政太甚则生气抑，故木不荣，草首焦死。政暴不已，则火气发怒，故火流炎烁至，柔条蔓草脆之类皆干死也。火乘金气，故肺伤也。

【校注】

[1] 吴悌本、朝鲜活字本“洽”作“治”。

[2] “噎”（yē），气塞不畅。凭，读若“畐”，胀满。

[3] 顾本“金”作“阴”。作“阴”义长，据改。

[4] 顾本“生病”二字互乙。

[5] 顾本“王”作“正”，据改。

[6] 顾观光校：“此‘黍’字不误，林说失之。”

流衍之纪，是谓封藏［一］，寒司物化，天地严凝［二］，藏政以布，长令不扬［三］。其化凛，其气坚［四］，其政谧［五］，其令流注［六］，其动漂泄沃涌［七］，其德凝惨寒雰［八］，其变冰雪霜雹［九］，其谷豆稷［十］，其畜彘牛［十一］，其果栗枣［十二］，其色黑丹龄［十三］，其味咸苦甘［十四］，其象冬［十五］，其经足少阴大阳［十六］，其藏肾心［十七］，其虫鳞倮［十八］，其物濡满［十九］，其病胀［二十］。上羽而长气不化也[二十一]。政过，则化气大举，而埃昏气交，大雨时[1]降，邪伤肾也[二十二]。

故曰：不恒其德，则所胜来复；政恒其理，则所胜同化。此之谓也[二十三]。

【原注】

[一]阴气大行，则天地封藏之化也，谓丙寅、丙子、丙戌、丙申、丙午、丙辰之岁。

[二]阴之气也。

[三]藏气用则长化止，故令不发扬。

[四]寒气及物则坚定。

[五]谧，静也。

[六]水之象也。

[七]沃，沫也。涌，溢也。

[八]寒之化也。◎新校正云：按：《六元正纪大论》作"其化凝惨溧[2]冽。"

[九]非时而有。

[十]水齐土化。

[十一]齐孕育也。

[十二]水土齐实。

[十三]黑加于丹黄，自正也。

[十四]咸入于苦甘，化齐焉。

[十五]气序[3]凝肃，似冬之化。

[十六]少阴，肾脉。太阳，膀胱脉也。

[十七]肾胜心。

[十八]水馀，故鳞倮齐育。

[十九]濡，水；满，土化也。◎新校正云：按：土不及作"肉"，土大过作"肌"，此作"(天)[满][4]"，(下)[互][5]相成也。

[二十]水馀也。

[二十一]上见大阳，则火不能布化以长养也。丙辰、丙戌之岁，上见天符水运也。◎新校正云：按：《气交变大论》云："上临太阳，则雨冰雪霜不时降，湿气变物。"不云上徵者，运所胜也。

[二十二]暴寒数举，是谓政过。火被水凌，土来仇复，故天地昏翳，土水气交，大雨斯降，而邪伤肾也。

[二十三]不恒，谓恃已有馀，凌犯不胜。恒，谓守常之化，不肆威刑。如是则克己之气，岁同治化也。◎新校正云：详五运太过之说具《气交变大论》中。

【校注】

[1]《素问校讹》："古钞本'时'作'斯'。"

[2]顾本"溧"作"慄"，为"溧"之俗书且受上"惨"字类化而改换偏旁者。《〈素问校讹〉校补》："古钞本'慄'作'慄'，元槧本作'溧'。"按：金本作"慄"。兹据古林书堂本录正。

[3]《〈素问校讹〉校补》："古钞本'序'作'厚'。"

[4]顾本"天"作"满"，义长，据改。

[5]顾本"下"作"互"，义长，据改。金本"互"作"玄"。

帝曰：天不足西北，左寒而右凉；地不满东南，右热而左温。其故何也[一]？岐伯曰：阴阳之气，高下之理，大小[1]之异也[二]。东南方，阳也。阳者其精降于下，故右热而左温[三]。西北方，阴也。阴者其精奉于上，故左寒而右凉[四]。是以地有高下，气有温凉。高者气寒，下者气热[五]。故适寒凉者，胀；之温热者，疮。下之，则胀已；汗之，则疮已。此凑[2]理开闭之常，大小之异耳[六]。

【原注】

[一]面巽[3]言也。

[二]高下，谓地形。太少，谓阴阳之气盛衰之异。今中原地形西北方高，东南方下，西方凉，北方寒，东方温，南方热，气化犹然矣。

[三]阳精下降，故地气[4]以温而知之于下矣。阳气生于东而盛于南，故东方温而南方热，气之多少明矣。

[四]阴精奉上，故地以寒而知之于上矣。阴气生于西而盛于北，故西方凉而[5]北方寒，君面巽而言，臣面乾而对也。◎新校正云：详天地不足阴阳之说，亦具《阴阳应象大论》中。

［五］新校正云：按：《六元正纪大论》云："至高之地，冬气常在。至下之地，春气常在。"

［六］西北东南，言其大也。夫以气候验之，中原地形所居者，悉以居高则寒，处下则热。尝试观之：高山多雪，平川多雨，高山多寒，平川多热，则高下寒热可征见矣。中华之地，凡有高下之大者，东西南北各三分也。其一者，自汉蜀江南至海也；二者，自汉江北至平遥县也；三者，自平遥北山北至蕃界北海也。故南分大热，中分寒热兼半，北分大寒；南北分外，寒热尤极。大热之分，其寒微；大寒之分，其热微。然而登陟[6]极高山顶，则南面北面寒热悬殊、荣枯倍异也。又，东西高下之别亦三矣。其一者，自汧源县西至沙洲[7]；二者，自开封县西至汧源县；三者，自开封县东至沧海也。故东分大温，中分温凉兼半，西分大凉。大温之分，其寒五分之二；大凉之分，其热五分之二；温凉分外，温凉尤极，变为大暄大寒也。约其大凡如此。然九分之地，寒极于（东）［西］[8]北，热极于（西）［东］南。九分之地，其中有高下不同。地高处则（湿）［燥］[9]，下处则（燥）［湿］，此一方之中小异也。若大而言之，是则高下之有二[10]也。何者？中原地形，西高北高，东下南下。今百川满凑，东之沧海，则东南西北高下可知。一为地形高下，故寒热不同；二则阴阳之气有少有多，故表温凉之异尔。今以气候验之，乃春气西行，秋气东行，冬气南行，夏气北行。以中分校之，自开封至汧源，气候正与历候同。以东行校之，自开封至沧海，每一百里，秋气至晚一日，春气发早一日。西行校之，自汧源县西至蕃界碛[11]石，其以南向及西北东南者，每四十里，春气发晚一日，秋气至早一日；北向及东北西南者，每一十五里，春气发晚一日，秋气至早一日。（西）［南］[12]行校之，（月）［川］[13]形有北向[14]东北西南者，每五百里，（新校正云：按：别本作"十五里[15]。"）阳气行（晚）［早］一日[16]，阴气行（早）［晚］一日；南向及东南西北川，每一十五里，热气至早一日，寒气至晚一日；广平之地，则每五十里[17]，阳气发早一日，寒气至晚一日。北行校之，川形有南向及东南西北者，每二十五里，阳气行晚一日，阴气行早一日；北向及东北西南川，每一十五里，寒气至早一日，热气至晚一日。广平之地，则每二十里，热气行晚一日，寒气至早一日。大率如此。然高处峻处，冬气常在；平处下处，夏气常在。观其雪零草茂，则可知矣。然地土固有弓形川、蛇形[18]川、月形川，地势不同。生杀荣枯，地同而天异。凡此之类：有离向丙向巽向乙向震向[19]处，则春气早至，秋气晚至，早晚校十五日。有丁向坤向庚向兑向辛向乾向

坎向艮向[20]处，则秋气早至，春气晚至，早晚亦校二十日。是所谓带山之地也。审观向背，气候可知。寒凉之地，凑理开少而闭[21]多，闭多则阳气不散，故适寒凉，腹必胀也。湿热之地，凑理开多而闭少，开多则阳气[22]发散，故往温热，皮必疮也。下之则中气不馀，故胀已。汗之则阳气外泄，故疮已[23]。

【校注】

[1] 顾本“大小”作“太少”。下“大小”或同，不复出校。

[2] 吴悌本、朝鲜活字本“凑”作“腠”。

[3]“巽”，八卦之位于东南方者。八卦方位：震东、离南、兑西、坎北、艮东北、巽东南、坤西南、乾西北。

[4] 顾本无“气”字。

[5] 顾本无“而”字。

[6] 顾本“而”作“其”，“陟”作“涉”。

[7] 顾本“洲”作“州”。作“洲”者，盖因上字类化偏旁。

[8] 顾观光校：“‘东’、‘西’二字互误，当依《类经》改。”据改。

[9] 顾观光校：“‘湿’、‘燥’二字互误，当依《类经》改。”据改。

[10] 顾本“二”作“一”。

[11]“碛”盖“积”字受下“石”字类化的俗字。古林书堂本“碛”作“渍”。顾观光校谓当作“积”。

[12] 顾本“西”作“南”，义长，据改。

[13] 顾本“月”作“川”，义长，据改。

[14] 顾本“北向”下有“及”字。

[15] 顾观光校：“以下文校之，当作二十五里。”

[16] 顾观光校：“‘晚’、‘早’二字当互易。”据改。

[17] 顾观光校：“当作‘二十里’，下文不误。”

[18] 金本“蛇”作“虵”，顾本“形”作“行”。

[19] 顾观光校：“‘震向’下脱‘艮向’二字。”

[20] 顾观光校：“此‘艮向’二字衍。”

[21] 古林书堂本“闭”作“闲”。下“闭”字同。

[22] 顾本“阳”下无“气”字。

[23] 顾本“已”作“愈”。

帝曰：其于寿夭何如[一]？岐伯曰：阴精所[1]奉其人寿，阳精所降其人夭[二]。

帝曰：善。其病也[2]，治之奈何？岐伯曰：西北之气，散而寒之；东南之气，收而温之。所谓同病异治也[三]。故曰：气寒气[3]凉，治以寒凉，行水渍之；气温气[4]热，治以温热，强其内守。必同其气，可使平也。假者，反之[四]。

帝曰：善。一州之气，生化寿夭不同，其故何也？岐伯曰：高下之理，地势使然也。崇高，则阴气治之；污下，则阳气治之。阳胜者，先天；阴胜者，后天[五][5]。此地理之常，生化之道也。

帝曰：其有寿夭乎？岐伯曰：高者，其气寿；下者，其气夭。地之小大异也，小者小异，大者大异[六]。故治病者，必明天道地理、阴阳更胜、气之先后、人之寿夭、生化之期，乃可以知人之形气矣[七]。

帝曰：善。其岁有不病而藏气不应不用者，何也？岐伯曰：天气制之，气有所从也[八]。

【原注】

[一]言土地居人之寿夭。

[二]阴精所奉，高之地也。阳精所降，下之地也。阴方之地，阳不妄泄，寒气外持，邪不数中而正气坚守，故寿延。阳方之地，阳气耗散，发泄无度，风湿数中，真气倾竭，故夭折。即事验之，今中原之境，西北方众人寿，东南方众人夭，其中犹各有微甚尔。此寿夭之大异也，异[6]方者审之乎！

[三]西方北方人皮肤闭[7]腠理密，人皆食热，故宜散宜寒。东方南方人皮肤疏，腠理开，人皆食冷，故宜收宜温。散，谓温浴，使中外条达。收，谓温中，不解表也。今土俗皆反之，依而疗之，则反甚矣。◎新校正云：详分方为治，亦具《异法方宜论》中。

[四]寒方以寒，热方以热，温方以温，凉方以凉，是正法也，是同气也。行水渍之，是[8]汤浸[9]渍也。平，谓平调也。若西方北方有冷病，假热方温方以除之，东方南方有热疾，须凉方寒方以疗者，则反上正法以取之。

[五]先天，谓先天时也。后天，谓后天时也。悉言土地生荣枯落之先后也。物既有之，人亦如然。

[六]大，谓东南西北相远万里许也。小，谓居所高下相近二十里[10]三十里或百里许也。地形高下悬倍不相计者，以近为小，则十里二十里。高下平慢气相接者，以远为小，则三百里二百里。地气不同，乃异也。

[七]不明天地之气，又昧阴阳之候，则以寿为夭，以夭为寿，虽尽上圣救生之道，毕经脉药石之妙，犹未免世中之诬斥也。

[八]从，谓从事于彼，不及营于私应用之。

【校注】

[1]《经传释词》卷九："所，犹若也。"

[2] 古林书堂本、道藏本"也"作"者"。

[3]《素问校讹》："古钞本无'气'字。"

[4]《素问校讹》："古钞本无'气'字。"

[5]《素问校讹》："古钞本'阳胜者先天阴胜者后天'作'胜者先天后天'六字。"

[6] 顾本无"异"字。

[7] 顾本无"闭"字。

[8]《素问校讹》："古钞本'是'作'谓'。"金本、古林书堂本亦作"谓"。

[9]"浸"，金本、古林书堂本同，顾本误作"漫"。

[10] 顾本无"里"字。

帝曰：愿卒闻之。

岐伯曰：少阳司天：火气下临，肺气上从，白起金用，草木眚，火见燔焫，革金且耗，大暑以行。咳嚏鼽衄，鼻窒曰疡，寒热胕肿[一]。风行于地，尘沙飞扬。心痛，胃脘痛，厥逆，鬲不通。其主暴速[二]。

【原注】

[一]寅申之岁候也。临，谓御于下。从，谓从事于上。起，谓价高于市。用，谓用行刑罚也。临、从、起、用同之。革，谓皮革，亦谓革易也。金，谓器属也。耗，谓费用也。火气燔灼，故曰生疮。疮，身疮也；疡，头疮也。寒热，谓先寒而后热，则疟疾也。肺为热害，水且救之，水守肺中，故为胕肿。胕肿，谓肿满按之不起。此天气之所生也。◎新校正云：详注云："故曰生疮。

疮，身疮也；疡，头疮也。”今经只言“曰疡”，疑经脱一“疮”字，别本“曰”字作“口”。

［二］厥阴在泉，故风行于地。风淫所胜，故是病生焉。少阳厥阴其化急速，故病气起发疾速而为，故云其主暴速。此地[1]气不顺而生是也。◎新校正云：详厥阴与少阳在泉言“其主暴速”、“其发机速”，故不言甚则某病也。

【校注】

[1] 顾本“地”作“也”。

阳明司天：燥气下临，肝气上从，苍起，木用而立，土廼眚，凄滄数至，木伐草萎，胁痛目赤，掉振鼓慄，筋痿不能久立[一]。暴热至，土廼暑，阳气郁发，小便变，寒热如疟，甚则心痛，火行於槁[1]，流水不冰，蛰虫廼见[二]。

【原注】

［一］卯酉之岁候也。木用，亦谓木功也。凄滄，大凉也。此病之起，天气生焉。

［二］少阴在泉，热盛[2]于地而为是也。病之所有，地气生焉。

【校注】

[1] 顾本“槁”作“稿”。

[2]“盛”，古林书堂本同，顾本误作“监”。

大阳司天：寒气下临，心气上从，而火且明[一]，丹起，金廼眚，寒清时举，胜则水冰，火气高明。心热烦，嗌干，善渴，鼽嚏，喜悲，数欠。热气妄行，寒廼复，霜不时降，善忘，甚则心痛[二]。土廼润，水丰衍，寒客至，沈阴化，湿气变物。水饮内稸，中满不食，皮痹肉苛，筋脉不利，甚则胕肿、身后痈[三]。

【原注】

［一］新校正云：详“火且明”三字当作“火用”二字。

［二］辰戌之岁候也。寒清时举，太阳之令也。火气高明，谓燔灼[1]于物

也。不时，谓太早及偏害不循时令，不普及于物也。病之所起，天气生焉。

[三]太阴在泉，湿盛于地而为是也。病之源始，地气生焉。◎新校正云：详“身后痈”，当作“身后难”。

【校注】

[1] 顾本“灼”作“焫”。

厥阴司天：风气下临，脾气上从，而土且隆，黄起，水廼眚，土用革。体重，肌肉萎，食减口爽。风行大虚，云物摇动，目转耳鸣[一]。火纵其暴，地廼暑，大热消烁，赤沃下，蛰虫数见，流水不冰[二]。其发机速[三]。

【原注】

[一]已亥之岁候也。土隆、土用革，谓土气有用而革易其体，亦谓土功事[1]也。云物摇动，是谓风高。此病所生，天之气也。

[二]少阳在泉，火盛于地而为是也。病之宗兆，地气生焉。

[三]少阳厥阴之气变化卒急，其为疾病速若发机，故曰其发机速。

【校注】

[1] 顾本“事”作“土”。

少阴司天：热气下临，肺气上从，白起金用，草木眚。喘呕寒热，嚏，鼽衄鼻窒。大暑流行[一]。甚则疮疡，燔灼，金烁石流[二]。地廼燥[1]，淒沧数至，胁痛，善大息。肃杀行，草木变[三]。

【原注】

[一]子午之岁候也。热司天气，故是病生，天气之作也。

[二]天之交也。

[三]变，谓变易容[2]质也。胁痛太息，地气生也。

【校注】

[1] 顾本“燥”下有“清”字，为“清”之俗。吴勉学本“燥”下空一

字位。

[2]“容”，金本、古林书堂本同，顾本误作“客”。

大阴司天：湿气下临，肾气上从，黑起水变[一]，埃冒云雨。胸中不利，阴痿[1]，气大衰而不起不用[二]。当其时，反腰脽痛，动转不便也[三]，厥逆[四]。地廼藏阴。大寒且至，蛰虫早附。心下否痛，地裂冰坚。少腹痛，时害于食。乘金则止水增，味廼咸，行水减也[五]。

【原注】

[一]新校正云：详前后文，此少“火廼眚”三字。

[二]新校正云：详“不用”二字当作“水用”。

[三]丑未之岁候也。水变，谓甘泉变咸也。埃，土雾也。冒，不分远也。云雨，土化也。脽，谓臀肉也。病之有者，天气生焉。

[四]新校正云：详“厥逆”二字疑当连上文。

[五]止水，井泉也。行水，河渠流注者也。止水虽长，廼变常甘美而为咸味也。病之有者，地气生焉。◎新校正云：详太阴司天之化不言甚则病某，而云当其时，又云乘金则云云者，与前条互相发明也。

【校注】

[1]金本“痿”作“萎”。

帝曰：岁有胎孕不育，治之不全，何气使然？

岐伯曰：六气五类，有相胜制也。同者盛之，异者衰之。此天地之道，生化之常也。

故厥阴司天，毛虫静，羽虫育，介虫不成[一]；在泉，毛虫育，倮虫耗，羽虫不育[二]。

少阴司天，羽虫静，介虫育，毛虫不成[三]；在泉，羽虫育，介虫耗不育[四]。

大阴司天，倮虫静，鳞虫育，羽虫不成[五]；在泉，倮虫育，鳞虫[六]不成[七]。

少阳司天，羽虫静，毛虫育，倮虫不成[八]；在泉，羽虫育，介虫耗，毛虫不育[九]。

阳明司天，介虫静，羽虫育，介虫不成[十]；在泉，介虫育，毛虫耗，羽虫不成[十一]。

大阳司天，鳞虫静，倮虫育[十二]；在泉，鳞虫耗，倮虫不育[十三]。

诸乘所不成[1]之运，则甚也[十四]。故气主有所制，岁立有所生。地气制己胜，天气制胜己。天制色，地制形[十五]。五类衰盛，各随其气之所宜也[十六]。故有胎孕不育治之不全，此气之常也[十七]。所谓中根也[十八]。根于外者亦五[十九]，故生化之别，有五气、五味、五色、五类、五宜也[二十]。

帝曰：何谓也？岐伯曰：根于中者，命曰神机，神去则机息。根于外者，命曰气立，气止则化绝[二十一]。故各有制，各有胜，各有生，各有成[二十二]。故曰：不知年之所加，气之同异，不足以言生化。此之谓也[二十三]。

【原注】

[一]谓乙巳、丁巳、己巳、辛巳、癸巳、乙亥、丁亥、己亥、辛亥、癸亥之岁也。静，无声也，亦谓静退不先用事也。羽为火虫，气同地也。火制金化，故介虫不成，谓白色有甲之虫少孕育也。

[二]地气制土，黄倮耗损，岁乘木运，其又甚也。羽虫不育，少阳自抑之，是则五寅五申岁也。凡称不育不成，皆谓少，非悉无也。

[三]谓甲子、丙子、戊子、庚子、壬子、甲午、丙午、戊午、庚午、壬午之岁也。静，谓胡越鷰、百舌鸟之类也。是岁黑色毛虫孕育少成。

[四]地气制金，白介虫不育，岁乘火运，斯复甚焉。是则五卯五酉岁也。◎新校正云：详“介虫耗”，以少阴在泉，火克金也；“介虫不育”，以阳明在天自抑之也。

[五]是[2]谓乙丑、丁丑、己丑、辛丑、癸丑、乙未、丁未、己未、辛未、癸未之岁也。倮虫，谓人及虾蟇之类也。羽虫，谓青绿色者，则鹦鹉鴷鸟翠碧鸟之类诸青绿色之有羽者也。岁乘金运，其复甚焉[3]。鴷音列。

[六]新校正云：详此少一“耗”字。

[七]地气制水，黑鳞不育，岁乘土运，而又甚焉[4]！是则五辰五戌岁[5]也。

[八]谓甲寅、丙寅、戊寅、庚寅、壬寅、甲申、丙申、戊申、庚申、壬申之岁也。倮虫，谓青绿色者也。羽虫，谓黑色诸有羽翼者，则越鷰、百舌鸟

之类是也。

［九］地气制金，白介耗损，岁乘火运，其又甚也。毛虫不育，天气制之。是则五巳五亥岁也。

［十］谓乙卯、丁卯、己卯、辛卯、癸卯、乙酉、丁酉、己酉、辛酉、癸酉之[6]岁也。羽为火虫，故蕃育也。介虫，诸有赤色甲壳者也。赤介不育，天气制之[7]。

［十一］地气制木，黑毛虫耗，岁乘金运，损复甚焉。是则五子五午岁也。羽虫不就，以上见少阴也。

［十二］谓甲辰、丙辰、戊辰、庚辰、壬辰、甲戌、丙戌、戊戌、庚戌、壬戌岁[8]也。倮虫育，地气同也。鳞虫静，谓黄鳞不用也。是岁雷霆少举，以天气抑之也。◎新校正云：详此当云“鳞虫不成”。

［十三］天气制胜，黄黑鳞耗，是则五丑五未岁也。◎新校正云：详此当为“鳞虫育，羽虫耗，倮虫不育”。注中“鳞”字亦当作“羽”。

［十四］乘木[9]之运，倮虫不成。乘火之运，介虫不成。乘土之运，鳞虫不成。乘金之运，毛虫不成。乘水之运，羽虫不成。当是岁者，与上文同，悉少能孕育也。斯并运与气同者。运乘其胜，复遇天符及岁会者，十孕不全一二也。

［十五］天气随已不胜者制之，谓制其色也。地气随已所胜者制之，谓制其形也。故又曰天制色，地制形焉。是以天地之间，五类生化，互有所胜，互有所化，互有所生，互有所制[10]。

［十六］宜则蕃息。

［十七］天地之间，有生之物凡此五类也。五，谓毛羽倮鳞介也。故曰：毛虫三百六十，麟为之长。羽虫三百六十，凤为之长。倮虫三百六十，人为之长。鳞虫三百六十，龙为之长。介虫三百六十，龟为之长。凡诸有形：跂行飞走、喘息胎息、大小高下、青黄赤白黑，身被毛羽鳞介者，通而言之，皆谓之虫矣；不具是四者，皆谓倮虫。凡此五物，皆有胎生、卵生、湿生、化生也。因人致问，言及五类也。

［十八］生气之根本发自身形之中。中，根也。非是五类，则生气根系悉因外物以成立，去之则生气绝矣。

［十九］谓五味五色类也。然木火土金水之形类悉假外物色藏乃能生化，外物既去，则生气离绝，故皆是根于外也。◎新校正云：详注中“色藏”二字

当作“已成”。

［二十］然是二十五者根中根外悉有之。五气，谓臊焦香腥腐也。五味，谓酸苦辛咸甘[11]也。五色，谓青黄赤白黑也。五类有二矣，其一者，谓毛羽倮鳞介；其二者，谓燥湿液坚耎也。夫如是等于万物之中互有所宜也[12]。

［二十一］诸有形之类根于中者，生源系天，其所动静皆神气为机发之主，故其所为也物莫之知，是以神舍去则机发动用之道息矣。根于外者，生源系地，故其所生长化成收藏皆为造化之气所成立，故其所出也亦物莫之知，是以气止息则生化结成之道绝灭矣。其木火土金水燥湿液坚柔，虽常性不易，及乎外物去，生气离，根化绝止，则其常体性颜色皆必小变移其旧也。◎新校正云：按：《六[13]微旨大论》云：“出入废，则神机化灭；升降息，则气立孤危。故非出入，则无以生长壮老已；非升降，则无以生长化收藏。”

［二十二］根中根外悉如是。

［二十三］新校正云：按：《六节藏象论》云：“不知年之所加，气之盛衰，虚实之所起，不可以为工矣。”

【校注】

[1] 金本“成”作“胜”。

[2] 顾本无“是”字。

[3] 古林书堂本“焉”作“哉”。

[4] 顾本“焉”作“乎”。

[5] 古林书堂本“岁”作“是”。

[6] 顾本无“之”字。

[7] 顾本“制之”下有“也”字。

[8] 顾本“岁”上有“之”字。

[9]“木”，金本、古林书堂本同，顾本误作“水”。

[10] 顾本“制”下有“矣”字。

[11] 古林书堂本“辛咸甘”作“甘辛咸”。

[12] 顾本无“也”字。

[13] 顾本“六”下衍“元”字。

帝曰：气始而生化，气散而有形，气布而蕃育，气终而象变，其致一也

[一]。然而五味所资，生化有薄厚，成熟有少多，终始不同，其故何也？岐伯曰：地气制之也，非天不生而[1]地不长也[二]。

帝曰：愿闻其道。

岐伯曰：寒热燥湿，不同其化也[三]。

故少阳在泉，寒毒不生，其味辛，其治苦酸，其谷苍丹[四]。

阳明在泉，湿毒不生，其味酸，其气湿[五]，其治辛苦甘，其谷丹素[六]。

大阳在泉，热毒不生，其味苦，其治淡咸，其谷黅秬[七]。

厥阴在泉，清毒不生，其味甘，其治酸苦，其谷苍赤[八]。其气专，其味正[九]。

少阴在泉，寒毒不生，其味辛，其治辛苦甘，其谷白丹[十]。

大阴在泉，燥毒不生，其味咸，其[2]气热，其治甘咸，其谷黅秬[十一]。化淳则咸守，气专则辛化而俱治[十二]。

【原注】

[一]始，谓始发动。散，谓流散于物中。布，谓布化于结成之形。所终极[3]于收藏之用也。故始动而生化，流散而有形，布化而成结，终极而万象皆变也。即事验之，天地之间有形之类，其生也柔弱，其死也坚强。凡如此类，皆谓变易生死之时形质，是谓气之终极。◎新校正云：按：《天元纪大论》云："物生谓之化，物极谓之变。"又《六微旨大论》云："物之生，从于化。物之极，由乎变。变化相薄，成败之所由也。"

[二]天地虽无情于生化，而生化之气自有异同尔。何者？以地体之中有六入故也。气有同异，故有生有化，有不生有不化，有少生少化，有广生广化矣。故天地之间，无必生必化，必不生必不化，必少生少化[4]，必广生广化也[5]，各随其气分所好所恶所异所同也。

[三]举寒热燥湿四气不同，则温清异化可知之矣。

[四]巳亥岁气化也。夫毒者，皆五行标[6]盛暴烈之气所为也。今火在地中，其气正热，寒毒之物，气与地殊，生死不同，故生少也。火制金气，故味辛者不化也。少阳之气上奉厥阴，故其岁化苦与酸也。六气主岁，唯此岁通和，木火相承，故无间气也。苦丹，地气所化；酸，苍天气所生也[7]。馀所生化，悉有上下胜克，故皆有间气矣。

[五]新校正云：详在泉六[8]，惟[9]阳明与太阴在泉之岁云其气湿、其气

热，盖以湿燥未见寒温之气，故再云其气也。

[六]子午岁气化也。燥在地中，其气凉清，故湿温毒药少生化也。金木相制，故味酸者少化也。阳明之气上奉少阴，故其岁化[10]辛与苦也。辛素，地气也。苦丹，天气也。甘，间气也。所以间金火之胜克，故兼治甘。

[七]丑未岁气化也。寒在地中，与热殊[11]化，故其岁物热毒不生。水[12]胜火，味故当苦也。太阳之气上奉太阴，故其气[13]化生淡咸也。大阴土气上主[14]于天，气远而高，故甘之化薄而为淡也。所[15]以淡亦属甘，甘之类也淡。黅，天化也。咸秬，地化也。黅，黄也。◎新校正云：详注云"味故当苦"当作"故味苦者不化"，传写误也。

[八]寅申岁气化也。温在地中，与清殊性，故其岁物清毒不生。木胜其土，故味甘少化也。厥阴之气上合少阳，所合之气既无乖忤，故其治化酸与苦也。酸苍，地化也。苦赤，天化也。气无胜克，故不间气以甘化也。

[九]厥阴少阳在泉之岁，皆气化专一，其味纯正。然馀岁悉上下有胜克之气，故皆有间气间味矣。

[十]卯酉岁气化也。热在地中，与寒殊化，故其岁药寒毒甚微。火气烁金，故味辛少化也。少阴[16]阳明主天主地，故其所治苦与辛焉。苦丹，为地气所育，白辛[17]，为天气所生。甘，间气也，所以间止克伐也。

[十一]辰戌岁气化也。地中有湿，与燥不同，故干毒之物不生化也。土制于(水)[木][18]，故味咸少化也。太阴之气上承太阳，故其岁化甘与咸也。甘黅，地化也。咸秬，天化也。寒湿不为大忤，故间气同而气热者应之。

[十二]淳，和也。化淳，谓少阳在泉之岁也，火来居水而反能化育，是水咸自守不与火争化也。气专，谓厥阴在泉之岁[19]也。木居于水而复下化，金不受害，故辛复生化，与咸俱王也。唯此两岁上下之气无克伐之嫌，故辛得与咸同应王而生化也。馀岁皆上下有胜克之变，故其中间甘味兼化以缓其抑制，馀苦咸酸三味不同其生化也。故天地之间，药物辛甘者多也。

【校注】

[1] 顾本无"而"字。

[2] 顾本"其"衍下一"其"字。

[3] 顾本"极"作"亟"。亟、极声同通用。

[4] 顾本"化"下有"也"字。

[5] 顾本无“也”字。

[6]“标”，读若“熛”，盛也。

[7] 顾本“也”作“矣”。

[8]“六”，金本、古林书堂本同，顾本误作“云”。

[9] 顾本“惟”作“唯”。

[10] 金本“化”作“则”。

[11]“殊”，金本、古林书堂本同，顾本误作“味”。

[12]“水”，金本、古林书堂本同，顾本误作“木”。

[13] 顾本“气”作“岁”。

[14]“主”，金本、古林书堂本同，顾本误作“生”。

[15]“所”，古林书堂本同，顾本误作“味”。

[16] 顾本“少阴”上有“故”字。

[17] 顾本“白辛”二字互乙。

[18] 顾本“水”作“木”，义长，据改。

[19] 顾本“岁”作“气”。

故曰：补上下者从之，治上下者逆之，以所在寒热盛衰而调之[一]。

故曰：上取下取，内取外取，以求其过。能毒者以厚药，不胜毒者以薄药。此之谓也[二]。

气反者：病在上，取之下；病在下，取之上；病在中，傍取之[三]。

治热以寒，温而行之。治寒以热，凉而行之。治温以清，冷而行之。治清以温，热而行之[四]。

故消之削[1]之，吐之下之，补之写之，久新同法[五]。

帝曰：病在中而不实不坚，且聚且散，奈何？岐伯曰：悉乎哉问也！无积者，求其藏，虚则补之[六]，药以祛之，食以随之[七]，行水渍之，和其中外，可使毕已[八]。

【原注】

[一]上，谓司天。下，谓在泉也。司天地气太过，则逆其味以治之。司天地气不及，则顺其味以和之。从，顺也。

[二]上取，谓以药制有过之气也，制而不顺，则吐之。下取，谓以迅疾

之药除下病，攻之不去，则下之。内取，谓食及以药内之，审其寒热而调之。外取，谓药熨，令所病气调适也。当寒反热，以冷调之。当热反寒，以温和之。上盛不已，吐而脱之。下盛不已，下而夺之。谓求得气过之道也。药厚薄，谓气味厚薄者也。◎新校正云：按：《甲乙经》云："胃厚色黑大骨肉肥者，皆胜毒。其瘦而薄胃者，皆不胜毒。"又按：《异法方宜论》云："西方之民，陵居而多风，水土刚强，不衣而褐荐，华食而脂肥，故邪不能伤其形体，其病生于内，其治宜毒药。"

[三]下取，谓寒逆于下而热攻于上，不利于下气盈于上，则温下以调之。上取，谓寒积于下，温之不去，阳藏不足，则补其阳也。傍取，谓气并于左则药熨其右，气并于右则熨[2]其左以和之，必随寒热为适。凡是七者，皆病无所逃，动而必中，斯为妙用矣。

[四]气性有刚柔，形证有轻重，方用有大小，调制有寒温。盛大，则顺气性以取之。小耎，则逆气性以伐之。气殊，则主必不容。力倍，则攻之必胜。是则谓汤饮调气之制也。◎新校正云：按：《至真要大论》云："热因寒用，寒因热用，必[3]。伏[4]其所主而先其所因。其始则同，其终则异。可使破积，可使溃坚，可使气和，可使必已[5]。"

[五]量气盛虚而行其法，病之新久无异道也。

[六]随病所在，命其藏以补之。

[七]食以无毒之药，随汤、丸以追逐之，使其尽也。

[八]中外通和，气无流碍，则释然消散，真气自平。

【校注】

[1] 吴悌本、吴勉学本"削"作"制"。

[2]《素问校讹》："古钞本'熨'上有'药'字。"《〈素问校讹〉校补》："元椠本同，亦有'药'字。"

[3] 顾本"必"上衍"热"字。

[4]"伏"，金本、古林书堂本同，顾本误作"代"。

[5] 顾本"必已"下有"者也"二字。

帝曰：有毒无毒，服有约乎？岐伯曰：病有久新，方有大小，有毒无毒，固宜常制矣。大毒治病，十去其六[一]；常毒治病，十去其七[二]；小毒治病，十去其八[三]；无毒治病，十去其九[四]。谷肉果菜，食养尽之，无使过之，伤其正也[五]。不尽，行复如法[六]。必先岁气，无伐天和[七]。无盛盛，无虚虚，而遗人夭殃[八]。无致邪，无失正，绝人长命[九]。

【原注】

[一]下品药毒，毒之大也。

[二]中品药毒，次于下也。

[三]上品药毒，毒之小也。

[四]上品中品下品无毒药，悉谓之平。

[五]大毒之性烈，其为伤也多。小[1]毒之性和，其为伤也少。常毒之性，减大毒之性一等，加小毒之性一等，所伤可知也。故至约必止之，以待来证尔。然无毒之药，性虽平和，久而多之，则气有偏胜，则有偏绝；久攻之，则藏气偏弱。既困且弱[2]，不可长[3]也。故十去其九而止。服至约已，则以五谷五肉五果五菜随五藏宜者食之，已[4]尽其馀病；药食兼行亦通也。◎新校正云：按：《藏气法时论》云："毒药攻邪，五谷为养，五果为助[5]，五畜为益，五菜为充。"

[六]法，谓前四约也。馀病不尽，然再行之，毒之大小，至约而止，必无过也。

[七]岁有六气分主，有南面北面之政，先知此六气所在，人脉至尺寸应之。太阴所在其脉沉，少阴所在其脉钩，厥阴所在其脉弦，太阳所在其脉大而长，阳明所在其脉短而濇，少阳所在其脉大而浮。如是六脉，则谓天和。不识不知，呼为寒热。攻寒令热，脉不变而热疾已生；制热令寒，脉如故而寒病又起。欲求其适，安可得乎？夭枉之来，率由于此。

[八]不察虚实，但思攻击，而盛者转盛，虚者转虚，万端之病，从兹而甚，真气日消，病势日侵，殃咎之来，苦夭之兴，难可逃也。悲夫[6]！

[九]所谓伐[7]天和也。攻虚谓实，是则致邪。不识藏之虚，斯为失正。气既失，则为死之由矣。

【校注】

[1] 顾本"小"作"少"。

[2] 顾本作"既困且弱"。

[3]“长”，全本、古林书堂本同，顾本误作“畏”。

[4] 顾观光校：“‘已’即‘以’字。”

[5]“助”，全本、古林书堂本同，顾本误作“肋”。

[6]《〈素问校讹〉校补》：“古钞本‘夫’作‘矣’。”

[7]“伐”，古林书堂本同，顾本误作“代”。俗书弋、戈相乱故也。

帝曰：其久病者，有气从不康、病去而瘠，奈何[一]？岐伯曰：昭乎哉，圣人之问也！化不可代，时不可违[二]。夫经络以通，血气以从，复其不足，与众齐同，养之和之，静以待时，谨守其气，无使倾移，其形廼彰，生气以长，命曰圣王[1]。故大要曰：无代化，无违时，必养必和，待其来复。此[2]之谓也。

帝曰：善[三]。

【原注】

[一]从，谓顺也。

[二]化，谓造化也。代大匠斲，犹伤其手，况造化之气，人能以力代之乎？夫生长收藏，各应四时之化，虽巧智者亦无能先时而致之，明非人力所及。由是观之，则物之生长收藏化，必待其时也。物之成败理乱，亦待其时也。物既有之，人亦宜然。或言力必可致，而能代造化、违四时者，妄也。

[三]大要，上古经法也。引古之要旨以明时化之不可违，不可以力代也。

【校注】

[1]《素问校讹》：“古钞本‘王’作‘主’。”《〈素问校讹〉校补》：“元椠本亦同。”

[2] 朝鲜小字本“此”作“时”。

新刊黄帝内经素问卷二十

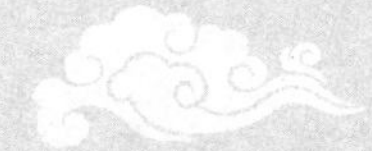

新刊黄帝内经素问卷之[1]二十一

启玄子次注林亿孙奇高保衡等奉敕校正孙兆重改误

六元正纪大论篇第七十一

刺法论篇第七十二[2]

本病论篇第七十三亡[一][3]

【原注】

[一]新校正云：详此二篇亡在王冰之前。按《病能论》篇末（在）[4]王冰注云："世本既阙第七二篇。"谓此二篇也。而今世有《素问》亡篇及《昭明隐旨论》，以谓此亡[5]篇，仍托名王冰为注，辞理鄙陋，无足取者。旧本此篇名在《六元正纪》论[6]后列之，为后人移于此。若以《尚书》亡篇之名皆在前篇之末，则旧本为得。

【校注】

[1] 顾本"之"作"第"。

[2] 顾本"七十二"下有"亡"字。顾观光校："本书《奇病论》引《刺法》曰：'无损不足，益有馀，以成其疹。'《调经论》引《刺法》曰：'有馀泻之，不足补之。'《灵枢·官针》引《刺法》曰：'始刺浅之，以逐阳邪之气；后刺深之，以致阴邪之气；最后刺极深之，以下谷气。'《逆顺》引《刺法》曰：'无刺熇熇之热，无刺漉漉之汗，无刺浑浑之脉，无刺病与脉相逆者。'又本书《评热病论》云：'风水，论在《刺法》中。'《腹中论》云：'伏梁，论在《刺法》中。'《刺法》、《本病》二篇虽已亡佚，而书中犹有引者，宋人伪撰《素问遗篇》不知取为根柢，故备录之。"

[3] 顾观光校："本书《痿论》引《本病》曰：'大经空虚，发为肌痹，传为

脉痿。'《新校正》云：'旧本此篇名在《六元正纪》篇后列之，为后人移于此。'《总目录》尚不误。"

[4]"在"字盖涉上"亡在王冰之前"句衍，顾本无"在"字，义长，据删。

[5]"亡"，古林书堂本、赵本同，顾本误作"三"。

[6]顾本"论"作"篇"。

六元正纪大论篇第七十一

按：本篇主要讨论一周花甲六十年中各年份的气候、物候、疾病变化特点、治疗原则，包括以下内容：以三阴三阳司天为纲，以运、化、病、变为目，分类归纳总结了一周花甲年中各年份的气候、物候、疾病变化特点、治疗原则。按一周花甲年干支结合顺序，对六十年运气变化的常数以及各年份药食之宜进行了系统论述。论述了五郁、五发的气候、物候变化及其与疾病的关系，同时指出五郁治疗原则："木郁达之，火郁发之，土郁夺之，金郁泄之，水郁折之"。论述了六气六步主时中各时令的正常与异常变化，从"时化之常"、"司化之常"、"气化之常"、"德化之常"、"布政之常"、"气变之常"、"令行之常"、"病之常"八个方面，对一年中六气六步主时气候、物候、疾病的常与变进行了比较系统的归类，总结出"风胜则动，热胜则肿，燥胜则干，寒胜则(浮)[冱]，湿胜则濡写"的辨证规律。指出疾病防治中的几个原则：第一，药食要与四时气候、物候相应："热无犯热"，"寒无犯寒"，"用寒远寒，用凉远凉，用温远温，用热远热"，"有假则反"，"有假其气，则无禁也"。第二，预防为主，先期治疗："安其运气，无使受邪，折其郁气，资其化源"。第三，"益其岁气，无使邪胜，食岁谷以全其真，食间谷以保其精"。第四，"大积大聚，其可犯也，衰其大半而止，过者死"。

黄帝问曰：六化、六变、胜复、淫治、甘苦辛咸酸淡先后，余知之矣。夫五运之化，或从五气[一]，或逆天气，或从天气而逆地气，或从地气而逆天气，或相得，或不相得，余未能明其事。欲通天之纪，从地之理，和其运，调其化，使上下合德，无相夺伦，天地升降不失其宜，五运宣行勿乖其政，调之正味从逆，奈何[二]？岐伯稽首再拜，对曰：昭乎哉问也！此天地之纲纪，变化之渊源，非圣帝，孰能穷其至理欤？臣虽不敏，请陈其道，令终不灭，久而不易[三]。

帝曰：愿夫子推而次之，从其类序，分其部主，别其宗司，昭其气数，明其正化，可得闻乎[四]？岐伯曰：先立其年，以明其气金木水火土运行之数、寒暑燥湿风火临御之化，则天道可见，民气可调，阴阳卷舒，近而无惑，数之可数者，请遂言之[五]。

【原注】

[一]新校正云：详“五气”疑作“天气”，则与下文相协[1]。

[二]气同谓之从，气异谓之逆。胜制为不相得，相生为相得。司天地之气更淫胜复，各有主治法则，欲令平调气性，不违忤天地之气以致清静和平也。

[三]气主循环，同于天地，太过不及，气序常然。不言永定之制，则久而更易，去圣辽远，何以明之？

[四]部主，谓分六气所部主者也。宗司，谓配五气运行之位也。气数，谓天地五运气更用之正数也。正化，谓岁直气味所宜，酸苦甘辛咸寒温冷热也。

[五]遂，尽也。

【校注】

[1]赵本“协”作“叶”。

帝曰：大阳之政[1]奈何？

岐伯曰：辰、戌之纪也。

大阳　大角　大阴　壬辰　壬戌　其运风，其化鸣紊[2]启拆[一][3]，其变振拉摧拔[二]，其病眩掉目瞑[三]。

大角初正　少徵　大宫　少商　大羽终

大阳　大徵　大阴　戊辰　戊戌[4]　同正徵[四]。其运热，其化暄暑郁燠[五]，其变炎烈沸腾，其病热郁。

大徵　少宫　大商　少羽终　少角初

大阳　大宫　大阴　甲辰岁会同天符　甲戌岁会同天符[六]其运阴埃[七]，其化柔润[5]重泽[八]，其变震惊飘骤，其病湿下重。

大宫　少商　大羽终　大角初　少徵

大阳　大商　大阴　庚辰　庚戌　其运凉，其化雾露萧飔，其变肃杀凋零，其病燥，背瞀胸满。

大商　少羽终　少角初　大徵　少宫

大阳　大羽[九]大阴　丙辰天符　丙戌天符[十]其运寒[十一]，其化凝惨凓冽[十二]，其变冰雪霜雹，其病大寒留于溪谷。

大羽终　大角[初][6]少徵　大宫　少商

【原注】

[一]新校正云：按：《五常政大论》云："其德鸣靡启拆。"

[二]新校正云：详此"其运"、"其化"、"其变"从太角等运起。

[三]新校正云：详此病证，以运加司[7]天地为言。

[四]新校正云：按：《五常[政][8]大论》云："赫曦之纪，上羽与正徵同。"

[五]新校正云：按：《五常政大论》"燠"作"蒸"。

[六]新校正云：按：《天元纪大论》云："承岁为岁直。"又《六微旨大论》云："木运临卯，火运临午，土运临四季，金运临酉，水运临子，所谓岁会，气之平也。"王冰云："岁直亦曰岁会。"此甲为太宫，辰戌为四季，故曰岁会。又云同天符者，按本论下文云："太过而加同天符。"是此岁一为岁会，又为同天符也。

[七]新校正云：详太宫三运两曰"阴雨"，独此曰"阴埃"，"埃"疑作"雨"。

[八]新校正云：按：《五常政大论》"泽"作"淖"。

[九]新校正云：按：《五常政大论》云："上羽而长气不化。"

[十]新校正云：按：《天元纪[大][9]论》云："应天为天符。"又《六微旨大论》云"土运之岁上见太阴，火运之岁上见少阳少阴，金运之岁上见阳明，木运之岁上见厥阴，水运之岁上见太阳""曰天与之会"，故曰天符。又本论下文云："五运同行天化者，命曰天符。"又云：临者"太过不及"，"皆曰天符"。

[十一]新校正云：详太羽三运此为上羽，少阳少阴司天为太[10]徵，而少阳司天运言"寒肃"，此与少阴司天运言"其运寒"者，疑此太阳司天运合太羽

当言“其运寒肃”，少阳少阴司天运当云“其运寒”[11]。

[十二]新校正云：按：《五常政大论》作“凝惨寒雰”。

【校注】

[1]《素问校讹》：“古钞本‘政’作‘正’，无‘之’字。”《〈素问校讹〉校补》：“元椠本‘政’亦作‘正’。”熊本、道藏本、吴悌本、詹本、朝鲜小字本并作“正”。

[2]“鸣”，读若“萌”，萌生也；“紊”，读若“衅”，裂开。“鸣紊启拆”者，言万物的种子产生裂罅，开始发芽。详参《校补》。

[3]“拆”为“㡿”、“坼”的后出字。《说文·土部》：“㡿，裂也。”《集韵·陌韵》“耻格切”下云：“㡿，或从手。亦作斥、坼、拆、宅。”

[4]顾观光校：“戊戌下当空一格。”据录正。

[5]赵本“润”作“顺”。

[6]“初”字据顾本补。

[7]“司”，古林书堂本同，顾本误作“同”。

[8]“政”，据顾本补。

[9]“大”，据顾本补。

[10]顾观光校：“‘太’当作‘上’。”

[11]顾本“其运寒”下有“也”字。

凡此大阳司天之政，气化运行先天[一]。天气肃，地气静，寒临大虚，阳气不令。水土合德，上应辰星、镇星[二]，其谷玄黅[三]。其政肃。其令徐。寒政大举，泽无阳焰，则火发待时[四]。少阳中治，时雨迺涯，止极雨散，还于大阴，云朝北极，湿化迺布[五]，泽流万物。寒敷于上，雷动于下，寒湿之气，持于气交[六]。民病寒湿，发肌肉萎，足痿[1]不收，濡写，血溢[七]。

【原注】

[一]六步之气，生长化成收藏皆先天时而应至也。馀岁先天同之也。

[二]明而大也。

[三]天地正气之所生长化成也。黅，黄也。

[四]寒甚则火郁，待四时乃发，暴为炎热也。

[五]北极，雨府也。

[六]岁气之大体也。

[七]新校正云：详血溢者，火发待时所为之病也。

【校注】

[1] 古林书堂本、熊本、吴悌本、赵本、周本、朝鲜小字本“瘘”作“萎”。

初之气：地气迁，气廼大温[一]，草廼早荣。民廼厉，温[1]病廼作，身热，头痛，呕吐，肌腠疮疡[二]。

二之气：大凉反至，民廼惨，草廼遇寒，火气遂抑。民病气郁中满，寒廼始[三]。

三之气：天政布，寒气行，雨廼降。民病寒，反热中，痈疽，注下，心热，瞀闷，不治者，死[四]。

四之气：风湿交争，风化为雨，廼长，廼化，廼成。民病大热，少气，肌肉萎[2]，足痿[3]，注下赤白。

五之气：阳复化，草廼长，廼化，廼戌，民廼舒[五]。

终之气：地气正，湿令行，阴凝大虚，埃昏郊野，民廼惨凄。寒风以至，反者孕廼死。

故岁宜苦以燥之、温之[六]。必折其郁气，先资其化原[七][4]，抑其运气，扶其不胜[八]，无使暴过而生其疾，食岁谷以全其真，避虚邪以安其正[九]。適气同异，多少制之。同寒湿者，燥热化；异寒湿者，燥湿化[十]。故同者多之，异者少之[十一][5]。用寒远寒，用凉远凉，用温远温，用热远热。食宜同法。有假者，反常。反是者，病。所谓时也[十二]。

【原注】

[一]畏火致之。

[二]赤班也。是为肤腠中疮，在皮内也。

[三]自[6]凉而又之于寒气，故寒气始来近人也。

[四]当寒反热，是反天常。热起于心，则神之危亟，不急扶救，神必消亡，故治者则生，不治则死。

[五]大火临御，故万物舒荣。

［六］新校正云：详“故岁宜苦[7]以燥之温之”九字当在“避虚邪以安其正”下，错简在此。

［七］化源，谓九月，迎而取之，以补心火。◎新校正云：详水将胜也，先于九月迎取其化源，先写肾之源也。盖以水王十月，故先于九月迎而取之，写[8]水所以补火也。

［八］太角岁，脾不胜；太徵岁，肺不胜；太宫岁，肾不胜；太商岁，肝不胜；太羽岁，心不胜。岁之宜也如此。然太阳司天五岁之气，通宜先助心，后扶肾气。

［九］木过，则脾病生；火过，则肺病生；土过，则肾病生；金过，则肝病生；水过，则心病生。天地之气，过亦然也。岁谷，谓黄色、黑色谷也[9]。虚邪，谓从冲后来之风也。

［十］太宫太商太羽岁同寒湿，宜治以燥热化。太角太徵岁异寒湿，宜治以燥湿化[10]。

［十一］多，谓燥热。少，谓燥湿。气用少多，随其岁也[11]。

［十二］时，谓春夏秋冬及间气所在。同则远之，即虽其时，若六气临御，假寒热温凉以除疾病者，则勿远之。如太阳司天，寒为病者，假热以疗，则热用不远夏。馀气例同。故曰有假反常也，食同药法尔。若无假反法，则为病之媒，非方制养生之道。◎新校正云：按：用寒远寒及有假者反常等事，下文备矣。

【校注】

[1] 周本重一“温”字，分属上下读。

[2] 朝鲜活字本“萎”作“痿”。

[3] 吴悌本、赵本、周本“痿”作“萎”。

[4] 顾本“原”作“源”。原、源古今字。

[5] 故同者多之，异者少之：《〈素问校讹〉校补》：“元椠本无此九字。”道藏本、詹本亦无。

[6] 顾本“自”作“因”。

[7] “苦”，古林书堂本同，顾本误作“若”。

[8] 顾本“写”作“泻”。“写”、“泻”古今字。

[9] 顾本无“谷也”二字。

[10] 顾本“化”下有“也”字。

[11]《〈素问校讹〉校补》:“元椠本无此十六字。”道藏本亦无。

帝曰：善。阳明之政奈何?

岐伯曰：卯、酉之纪也。

阳明　少角　少阴　清热胜复同，同正商[一]。丁卯岁会　丁酉　其运风清热[二]。

少角初正　大徵　少宫　大商　少羽终

阳明　少徵　少阴　寒雨胜复同，同正商[三]。癸卯同岁会　癸酉同岁会[四]　其运热寒雨。

少徵　大宫　少商　大羽终　大角初

阳明　少宫　少阴　风凉胜复同。己卯　己酉　其运雨风凉。

少宫　大商　少羽终　少角初　大徵

阳明　少商　少阴　热寒胜复同，同正商[五]。乙卯天符　乙酉岁会　大一[1]天符[六]。其运凉热寒。

少商　大羽终　大角初　少徵　大宫

阳明　少羽　少阴　雨风胜复同[2]。　辛卯　少宫同[七][3]。辛酉　辛卯[4]　其运寒雨风。

少羽终　少角初　大徵　大宫[5]　大商

【原注】

[一]清胜少角，热复清气，故曰清热胜复同也。馀少运皆同也。同正商者，上见阳明，上商与正商同，言岁木不及也。馀准此。◎新校正云：按：《五常政大论》云：委和之纪，“上商与正商同”。

[二]不及之运，常兼胜复之气言之。风，运气也。清，胜气也。热，复气也。馀少运悉同。

[三]新校正云：按：伏明之纪，上商与正商同。

[四]新校正云：按：本论下文云“不及而加同岁会”，此运少徵为不及，下加少阴，故云同岁会。

[五]新校正云：按：《五常政大论》云：从革之纪，“上商与正商同”。

[六]新校正云：按：《天元纪大论》云“三合为治”。又，《六微旨大论》

云“天符岁会”曰“太一天符”。王冰云：“是谓三合：一者，天会；二者，岁会；三者，运会。”或云此岁三合曰太一天符，不当更曰岁会者，甚不然也。乙酉本为岁会，又为太一天符，岁会之名不可去也。或云己丑、己未、戊午何以不连言岁会而单言太一天符？曰：举一隅不以三隅反。举一则三者可知，去之则是[6]太一天符，不为岁会也[7]，故曰不可去也。

[七]新校正云：按：《五常政大论》云五运不及，除同正角、正商、正宫外，癸丑、癸未当云“少徵与少羽同”，己卯、己[8]酉“少宫与少角同”，乙丑、乙未“少商与少徵同”，辛卯、辛酉、辛巳、辛亥“少羽与少宫同”，合有十年。今此论独于此言“少宫同”者，盖以癸丑、癸未、丑未为土，故不更同少羽；己卯、己酉为金，故不更同少角；辛巳、辛亥为木[9]，故[10]不更同少宫；乙丑、乙未下见太阳为水，故不更同少徵。又，除此八年外，只有辛卯、辛酉二年为少羽同少宫也。

【校注】

[1] 詹本“一”作“乙”。

[2] 顾观光校：“此下当有‘同少宫’三字。”

[3] 顾观光校：“‘少宫同’三字衍。”

[4] 顾观光校：“‘辛卯’二字衍。”按：朝鲜活字本无“辛卯”二字。

[5] 顾观光校：“‘太’当作‘少’。”薛福辰曰：“‘太宫’‘太’字误。此酉卯年客运少羽为初运，次太角，次少徵，次太宫，次少商。因有讹字，无从改而又改，特标于此。”

[6] 顾本“是”作“亦”。

[7] 顾本无“也”字。

[8]“己”，古林书堂本同，顾本误作“乙”。

[9]“木”，古林书堂本同。顾本作“太”，连下“徵”读。

[10]“故”，古林书堂本同。顾本作“徵”，连上“太”读。

凡此阳明司天之政，气化运行后天[一]。天气急，地气明，阳专其令，炎暑大行，物燥以坚，淳风廼治[1]，风燥横运，流于气交。多阳少阴，云趋雨府，湿化廼敷[二]，燥极而泽[三]。其谷白丹[四]。间谷[2]命大者[五]。其耗白甲、品羽[六]。金火合德，上应太白、荧惑[七]。其政切。其令暴。蛰虫廼见，流水不冰。民病咳，嗌塞，寒热，发暴振慄[3]，癃閟。清先而劲，毛虫迺死。热后而暴，介虫迺殃。其发躁[4]，胜复之作，扰而大乱[八]，清热之气，持于气交。

【原注】

[一]六步之气，生长化成，庶务动静，皆后天时而应。馀少岁同。

[二]雨府，太阴之所在也。

[三]燥气欲终，则化为雨泽，是谓[5]三气之分也。

[四]天地正气所化生也。

[五]命太者，谓前文太角商等气之化者，间气化生，故云间谷也。◎新校正云：按：《玄珠》云："岁谷与间谷者何？即在泉为岁谷，及在泉之左右间者皆为岁谷；其司天及运间而化者，名间谷。又别有一名间谷者，是地[6]化不及，即反[7]所胜而生者，故名间谷。即邪气之化，又名并化之谷也，亦名间谷。"与王注颇异。

[六]白色甲虫，多品羽类，有羽翼者耗散粢盛，虫鸟甲兵岁[8]为灾，以耗竭物类。

[七]见大而明。

[八]金先胜，木已承害，故毛虫死。火后胜，金不胜，故介虫复殃。胜而行杀，弱[9]者已亡；复者后来，强者又死。非大乱气，其何谓也[10]？

【校注】

[1] 吴悌本"治"作"洽"。

[2] 顾观光校："张景岳云：本篇不及之岁则言间谷，而太过之岁则无，似以胜制之气为间谷也。如卯酉年，金气不及，则火胜木强，其谷丹苍黑；己亥年，木气不及，则金胜土强，其谷白黄；丑未年，土气不及，则木胜水强，其谷苍黑。"

[3] 顾本"慄"作"溧"。

[4] 古林书堂本、道藏本"躁"作"暴"。熊本、詹本、朝鲜活字本、朝鲜小字本作同。

[5] 古林书堂本"谓"作"为"。

[6]"地"，古林书堂本同，顾本作"也"。

[7] 顾本“反”下衍“有”字。

[8]《素问校讹》:“古钞本引一本‘岁’作‘大’。”

[9]“弱”，古林书堂本同，顾本误作“羽”。

[10]《素问校讹》:“古钞本、元椠本‘其何谓也’作‘其可谓何’。”

初之气：地气迁，阴始凝，气始肃，水乃冰，寒雨化。其病中热胀，面目浮肿，善眠，鼽衄，嚏欠，呕，小便黄赤，甚则淋[一]。

二之气：阳乃布，民乃舒，物乃生荣。厉大至，民善暴死[二]。

三之气：天政布，凉乃行，燥热交合，燥极而泽。民病寒热[三]。

四之气：寒[1]雨降。病暴仆，振慄，谵妄，少气，嗌干，引饮，及为心[2]痛、痈肿、疮疡、疟寒之疾，骨痿，血便[四]。

五之气：春令反行，草乃生荣。民气和。

终之气：阳气布，候反温，蛰虫来见，流水不冰。民乃康平。其病温[五]。

故食岁谷以安其气，食间谷以去其邪。岁宜以咸、以苦、以辛汗之、清之、散之，安其运气，无使受邪，折其郁气，资其化源[六]。以寒热轻重少多其制。同热者多天化，同清者多地化[七]。用凉远凉，用热远热，用寒远寒，用温远温。食宜同法。有假者，反之。此其道也。反是[3]者，乱天地之经，扰阴阳之纪也。

【原注】

[一]太阴之化。◎新校正云：详气肃水冰凝非太阴之化。

[二]臣位君故尔。

[三]寒热疟也。

[四]骨痿无力。

[五]君之化也。

[六]化源，谓六月，迎而取之也。◎新校正云：按：金王七月，故迎[4]于六月写金气。

[七]少角少徵岁同热，用方多以天清之化治之。少宫少商少羽岁同清，用方多以地热之化治之。火在地，故同清者多地化。金在天，故同热者多天化。

【校注】

[1] 潘本“寒”下有“气”字。

[2] 周本无“心”字。

[3] 熊本、吴悌本、赵本、朝鲜小字本“是”作“之”。

[4] 顾本“迎”作“逆”。“迎”、“逆”同源义通。

帝曰：善。少阳之政奈何?

岐伯曰：寅、申之纪也。

少阳　大角[一]　厥阴　壬寅同天符　壬申同天符　其运[1]风鼓[二]，其化鸣紊启拆[三][2]，其变振拉摧拔，其病掉眩，支胁，惊骇。

大角初正　少徵　大宫　少商　大羽终

少阳　大徵[四]　厥阴　戊寅天符　戊申天符　其运暑，其化暄嚣郁[3]燠[五]，其变炎烈沸腾，其病上热郁，血溢，血泄，心痛。

大徵　少宫　大商　少羽终　少角初

少阳　大宫　厥阴　甲寅　甲申　其运阴雨，其化柔润重泽，其变震惊飘骤，其病体重，胕肿，痞饮。

大宫　少商　大羽终　大角初　少徵

少阳　大商　厥阴　庚寅　庚申　同正商[六]。其运凉，其化雾露清切[七]，其变肃杀凋零，其病肩背胸中。

大商　少羽终　少角初　大徵　少宫

少阳　大羽　厥阴　丙寅　丙申　其运寒肃[八]，其化凝惨溧[4]冽[九]，其变冰雪霜雹，其病寒，浮肿。

大羽终　大角初　少徵　大宫　少商

【原注】

[一]新校正云：按：《五常政大论》云：“上徵则其气逆。”

[二]新校正云：详风火合势，故其运风鼓。少阴司天太角运亦同。

[三]新校正云：按：《五常政大论》云：“其德鸣靡启拆[5]。”

[四]新校正云：按：《五常政大论》云：“上徵而收气后。”

[五]新校正云：按：《五常政大论》作“暄暑郁[6]燠”。此变“暑”为

“嚣”者，以上临少阳故也。

［六］新校正云：按：《五常政大论》云：坚成之纪，“上徵与正商同”。

［七］新校正云：按：《五常政大论》云“雾露萧飋”。又，大商三运两言“萧飋”，独此言“清切”。详此下（如）［加］[7]厥阴，当此[8]“萧飋”。

［八］新校正云：详此运不当言“寒肃”，以注太阳司天太羽运中。

［九］新校正云：按：《五常政大论》云作“凝惨寒雰”。

【校注】

[1] 道藏本、吴悌本、朝鲜小字本作“运”作“气”。

[2] 顾本“拆”作“坼”。拆、坼古今字。吴悌本作“折”，为“拆”之俗误。

[3]《〈素问校讹〉校补》：“古钞本‘郁’作‘欝’。”古林书堂本、熊本亦同，朝鲜活字本作“鬱”，朝鲜小字本作“欝”。馀或同，不复出校。

[4] 周本“溧”作“慄”。

[5] 顾本“拆”作“坼”。

[6] 顾本“郁”作“鬯”。“鬯”盖“鬱”、“鬱”的俗省，与“秬鬯”字同形。

[7]《素问校讹》：“古钞本‘如’作‘加’。”据改。

[8]《素问校讹》：“古钞本‘此’作‘作’。”

凡此少阳司天之政，气化运行先天。天气正[一]，地气扰，风廼暴举，木偃沙飞，炎火廼流，阴行阳化，雨廼时应。火、木同德，上应荧惑、岁星[二]。其谷丹苍。其政严。其令扰。故风热参[1]布，云物沸腾，大阴横流，寒廼时至，凉雨并起。民病寒中[2]，外发疮疡，内为泄满。故圣人遇之，和而不争。往复之作，民病寒热，疟，泄，聋，瞑[3]，呕吐，上怫[4]，肿，色变。

【原注】

［一］新校正云：详少阳司天，太阴[5]司地，正得天地之正。又厥阴、少阳司地各云“得其正”者，以地主生荣为言也。本或作“天气止”者，少阳火之性用动躁，云“止”，义不通也。

［二］见明而大。◎新校正云：详六气惟少阳、厥阴司天司地为上下通和，

无相胜克，故言火木同德，馀气皆有胜克，故言合德。

【校注】

[1] 道藏本“参”作“惨”。

[2] 吴勉学本作“寒中”作“寒热”，然有挖改痕迹。

[3] 瞑：顾本左从“月”，为“瞑”之俗。《〈素问校讹〉校补》：“古钞本、元椠本作‘瞑’。”熊本、赵本、詹本、朝鲜活字本、朝鲜小字本、吴悌本、周本亦同。此据录正。馀或同，不复出校。

[4] “上怫”，头部胀闷不适。

[5] 顾观光校：“‘太阴’当作‘厥阴’。”

初之气：地气迁，风胜迺摇，寒迺去，候迺大温，草木早荣，寒来不杀。温病迺起，其病气怫于上，血溢，目赤，咳逆，头痛，血（崩）[崩][一][1]，胁满，肤腠中疮[二]。

二之气：火反郁[三]，白埃四起，云趋雨府，风（下）[不][2]胜湿，雨迺零。民迺康。其病热郁于上，咳逆，呕吐，疮发于中，胸嗌不利，头痛，身热，昏愦[四]，脓疮。

三之气：天政布，炎暑至，少阳临上，雨迺涯。民病热中，聋，瞑，血溢，脓疮，欬呕，鼽衄，渴，嚏欠，喉痹，目赤，善暴死。

四之气：凉迺至，炎暑间化，白露降。民气和平。其病满，身重。

五之气：阳迺去，寒迺来，雨迺降，气门迺闭[五]，刚木早凋，民避寒邪，君子周密。

终之气：地气正，风迺至，万物反生，霿雾[3]以行。其病关[4]闭不禁，心痛，阳气不藏而咳。

抑其运气，赞所不胜。必折其郁气，先取化源[六]，暴过不生，苛疾不起[七]。故岁宜咸、宜[5]辛、宜酸渗之、泄之、渍之、发之，观气寒温，以调其过。同风热者多寒化，异风热者少寒化[八]。用热远热，用温远温，用寒远寒，用凉远凉。食宜同法。此其道也。有假者，反之。反是者，病之阶也。

【原注】

[一]今详“崩”字当作“崩”。

［二］少阴之化。

［三］太阴分故尔。

［四］音会。

［五］新校正云：按：王注《生气通天论》："气门，玄府也。所以发泄经脉荣卫之气，故谓之气门。"

［六］化源，年之前十二月，迎而取之。◎新校正云：详王注"资取化源"俱注云"取"，其意有四等：太阳司天取九月，阳明司天取六月，是二者，先取在天之气也。少阳司天取年前十二月，太阴司天取九月，是二者，乃先时取在地之气也。少阴司天取年前十二月，厥阴司天取四月，义不可解。按《玄珠》之说则不然，太阳、阳明之月与王注合，少阳、少阴俱取三月，太阴取五月，厥阴取年前十二月。《玄珠》之义可解，王注之月疑有误也。

［七］苛，重也。◎新校正云：详此不言食岁谷间谷者，盖此岁天地气正，上下通和，故不言也。

［八］太角大徵岁同风热，以寒化多之。太宫太商太羽岁异风热，以凉调其过也。

【校注】

[1] 吴悌本、周本"萠"作"崩"，据改。

[2] 顾本"下"作"不"，义长，据改。

[3] 詹本、周本"雾"作"露"。

[4] 周本"关"作"开"。

[5] 顾本夺"宜"字。

帝曰：善。大阴之政奈何?

歧伯曰：丑、未之纪也。

大阴　少角　大阳　清热胜复同，同正宫［一］。丁丑　丁未　其运风清热。

少角初正　大徵　少宫　大商　少羽终

大阴　少徵　大阳　寒雨胜复同。　癸丑　癸未　其运热寒雨。

少徵　大宫　少商　大羽终　大角

大阴　少宫　大阳　风清胜复同，同正宫［二］。已丑大一天符　已未大一天符　其运雨风清。

少宫　大商　少羽终　少角初　大徵

大阴　少商　大阳　热寒胜复同。　乙丑　乙未　其运凉热寒。

少商　大羽终　大角初　少徵　大宫

大阴　少羽　大阳　雨风胜复同，同正宫[三]。辛丑同岁会　辛未同岁会　其运寒雨风。

少羽终　少角初　大徵　少宫　大商

【原注】

[一]新校正云：按：《五常政大论》云：委和之纪，“上[1]宫与正宫同”。

[二]新校正云：按：《五常政大论》云：卑监之纪，“上宫与正宫同”。

[三]新校正云：按：《五常政大论》云：涸流之纪，“上宫与正宫同”。或以此二岁为同岁会，为平水运，欲去“同正宫”三字者，非也。盖此岁有二义，而辄去其一，甚不可也。

【校注】

[1]“上”，古林书堂本同，顾本误作“太”。

凡此大阴司天之政，气化运行后天[一]。阴专其政，阳气退辟，大风时起[二]，天气下降，地气上腾，原野昏霿，白埃四起，云奔南极，寒雨数至，物成于差夏[三]。民病寒湿，腹满，身䐜愤，胕肿，痞逆，寒厥，拘急。湿、寒合德，黄黑埃昏，流行气交，上应镇星、辰星[四]。其政肃。其令寂。其谷黅玄[五]。故阴凝于上，寒积于下。寒水胜火，则为冰雹。阳光不治，杀气迺行[六]。故有馀宜高，不及宜下；有馀宜晚，不及宜早。土[1]之利，气之化也，民气亦从之。间谷命其大也[七]。

【原注】

[一]万物生长化成皆后天时而生成也。

[二]新校正云：详此太阴之政，何[2]以言大风时起？盖厥阴为初气，居木位，春气正，风迺来，故言大风时起。

[三]南极，雨府也。差夏，谓立秋之后一[3]十日也。

[四]见而大明。

［五］正气所生成也。

［六］黄黑昏埃，是谓杀气，自北及西，流行于东及南也。

［七］以间气之大者言其谷也。

【校注】

[1] 道藏本“土”上有“有馀”二字。

[2]“何”，古林书堂本同，顾本误作“但”。

[3] 顾观光校：“‘一’字误，当作‘三’。”

初之气：地气迁，寒迺去，春气正，风迺来，生布万物以荣，民气条舒，风湿相薄，雨迺后。民病血溢，筋络拘强，关节不利，身重筋痿。

二之气：大火正，物承化。民迺和。其病温厉大行，远近咸若。湿蒸相薄，雨迺时降［一］。

三之气：天政布，湿气降，地气腾，雨迺时降，寒迺随之。感于寒湿，则民病身重胕肿，胸腹满。

四之气：畏火临，溽蒸化，地气腾，天气否隔，寒风晓暮，蒸热相薄，草木凝烟，湿化不流，则白露阴布，以成秋令［二］。民病腠理热，血暴溢，疟，心腹满热，胪胀，甚则胕肿。

五之气：惨令已行，寒露下，霜迺早降，草木黄落。寒气及体，君子周密。民病皮腠。

终之气：寒大举，湿大化，霜迺积，阴迺凝，水坚冰，阳光不治。感于寒，则病人关节禁固，腰脽痛，寒湿持[1]于气交而为疾也。

必折其郁气，而取化源［三］，益其岁气，无使邪胜。食岁谷以全其真，食间谷以保其精。故岁宜以苦燥之温之；甚者，发之泄之。不发不泄，则湿气外溢，肉溃皮拆而水血交流。必赞其阳火，令御甚寒［四］。从气异同，少多其判也［五］。同寒者以热化，同湿者以燥化［六］。异者少之，同者多之。用凉远凉，用寒远寒，用温远温，用热远热。食宜同法。假者反之。此其道也。反是者，病也。

【原注】

［一］应顺天常，不愆时候，谓之时雨。◎新校正云：详此以少阴居君火之位，故言大火正也。

[二]万物得之以成。

[三]九月化源，迎而取之，以补益也。

[四]冬之分，其用五步，量气用之也。

[五]通言岁运之同异也。

[六]少宫、少商、少羽岁同寒。少宫[2]岁又同湿。湿过，故宜燥；寒过，故宜热。少角、少徵岁平和处之也。

【校注】

[1]"持"，熊本、吴悌本、赵本、朝鲜活字本、朝鲜小字本同，顾本误作"推"。

[2]"宫"，古林书堂本同，顾本误作"官"。

帝曰：善。少阴之政奈何？

岐伯曰：子、午之纪也。

少阴　大角[一]阳明　壬子　壬午　其运风鼓，其化鸣紊启拆[二]，其变振拉摧拔，其病支满。

大角初正　少徵　大宫　少商　大羽终

少阴　大徵[三]阳明　戊子天符　戊午大一天符　其运炎暑[四]，其化暄曜郁燠[五]，其变炎烈沸腾，其病上热血溢。

大徵　少宫　大商　少羽终　少角初

少阴　大宫　阳明　甲子　甲午　其运阴雨，其化柔润时雨[六]，其变震惊飘骤，其病中满身重。

大宫　少商　大羽终　大角初　少徵

少阴　大商　阳明　庚子同天符　庚午同天符　同正商[七]。其运凉劲[八]，其化雾露萧飋，其变肃杀凋零，其病下清。

大商　少羽终　少角初　大徵　少宫

少阴　大羽　阳明　丙子岁会　丙午　其运寒，其化凝惨凓[1]冽[九]，其变冰雪霜雹，其病寒下。

大羽[二十]　大角初　少徵　大宫　少商

【原注】

[一]新校正云：按：《五常政大论》云："上徵则其气逆。"

[二]新校正云：按：《五常政大论》云："其德鸣靡启拆[2]。"

[三]新校正云：按：《五常政大论》云："上徵而收气后。"

[四]新校正云：详太徵运太阳司天曰热，少阳司天曰暑，少阴司天曰炎暑，兼司天之气而言运也。

[五]新校正云：按：《五常政大论》作"暄暑郁燠"，此变"暑"为"曜"者，以上临少阴故也。

[六]新校正云：按：《五常政大论》云"柔润重淖"。又，太宫三运两作"柔润重泽"。此"时雨"二字疑误。

[七]新校正云：按：《五常政大论》云：坚成之纪，"上徵与正商同"。

[八]新校正云：详此以运合在泉，故云凉劲。

[九]新校正云：按：《五常政大论》作"凝惨寒雰"。

【校注】

[1]周本"溧"作"慄"。

[2]赵本"拆"作"圻"，为"坼"之俗误。

凡此少阴司天之政，气化运行先天。地气肃，天气明，寒交暑，热加燥[一]，云驰雨府，湿化迺行，时雨迺降。金、火合德，上应荧惑、太白[二]。其政明，其令切，其谷丹白。水火寒热持于气交而为病始也。热病生于上，清病生于下，寒热凌犯而争于中。民病咳喘，血溢，血泄，鼽嚏，目赤，眦疡，寒厥入胃，心痛，腰痛，腹大，嗌干，肿上。

初之气：地气迁，燥将去[三]，寒迺始，蛰复藏，水迺冰，霜复降，风迺至[四]，阳气郁，民反周密，关节禁固，腰脽痛。炎暑将起，中外疮疡。

二之气：阳气布，风迺行，春气以正，万物应荣，寒气时至，民迺和。其病淋，目瞑目赤，气郁于上而热。

三之气：天政布，大火行，庶类蕃鲜，寒气时至。民病气厥心痛，寒热更作，咳喘目赤。

四之气：溽暑至，大雨时行，寒热互至。民病寒热，嗌干，黄瘅，鼽衄，饮发。

五之气：畏火临，暑反至，阳乃化，万物乃生乃长荣，民乃康。其病温。

终之气：燥令行，馀火内格，肿于上，咳喘，甚则血溢。寒气数举，则雾露[1]翳，病生皮腠，内舍于胁，下连少腹而作寒中，地将易也[五]。

必抑其运气，资其岁胜，折其郁发，先取化源[六]，无使暴过而生其病也。食岁谷以全真气，食间谷以辟虚邪。岁宜咸以耎之而调其上，甚则以苦发之、以酸收之而安其下，甚则以苦泄之，適气同异而多少之。同天气者，以寒清化；同地气者，以温热化[七]。用热远热，用凉远凉，用温远温，用寒远寒。食宜同法。有假则反。此其道也。反是者，病作矣。

【原注】

[一]新校正云：详此云寒交暑者，谓前岁终之气少阳，今岁初之气太阳，太阳寒交前岁少阳之暑也。热加燥者，少阴在上而阳明在下也。

[二]见而明大。

[三]新校正云：按：阳明在泉之前岁为少阳，少阳者暑，暑往而阳明在地。太阳初之气，故上文寒交暑，是暑去而寒始也。此"燥"字乃[2]"暑"字之误也。

[四]新校正云：按：王注《六微旨大论》[3]太阳居木位为"寒风切冽"，此"风乃至"当作"风乃冽"[4]。

[五]气终则迁，何可长也。

[六]先于年前十二月迎而取之。

[七]太角太徵岁同天气，宜以寒清治之。太宫太商太羽岁同地气，宜以温热治之。化，治也。

【校注】

[1]顾本"雾露"二字互乙，詹本"露"作"霜"。

[2]顾本"乃"下有"是"字。

[3]顾本"六微旨大论"下有"云"字。

[4]顾本"寒风切冽"、"风乃冽"两"冽"作"列"。

帝曰：善。厥阴之政奈何？

岐伯曰：巳、亥之纪也。

厥阴　少角　少阳　清热胜复同，同正角[一]。丁巳天符　丁亥天符　其运风清热。

少角初正　大徵　少宫　大商　少羽终

厥阴　少徵　少阳　寒雨胜复同　癸巳同岁会　癸亥同岁会　其运热寒[1]雨。

少徵　大宫　少商　大羽终　大角初

厥阴　少宫　少阳　风清胜复同，同正角[二]。己巳　己亥　其运雨风清。

少宫　大商　少羽终　少角初　大徵

厥阴　少商　少阳　热寒胜复同，同正角[三]。乙巳　乙亥　其运凉热寒。

少商　大羽终　大角初　少徵　大宫

厥阴　少羽　少阳　雨风胜复同。　辛巳　辛亥　其运寒雨风。

少羽终　少角初　大徵　少宫　大商

【原注】

[一]新校正云：按：《五常政大论》云：委和之纪，"上角与正角同"。

[二]新校正云：按：《五常政大论》云：卑监之纪，"上角与正角同"。

[三]新校正云：按：《五常政大论》云：从革之纪，"上角与正角同"。

【校注】

[1] 道藏本"热寒"二字互乙。

凡此厥阴司天之政，气化运行后天。诸同正岁，气化运行同天[一]。天气扰，地气正，风生高远，炎热从之，云趋雨府，湿化乃行。风、火同德，上应岁星、荧惑。其政挠，其令速，其谷苍丹。间谷，言大者。其耗文角、品羽。风燥火热，胜复更作，蛰虫来见，流水不冰。热病行于下，风病行于上，风燥胜复形于中。

【原注】

[一]太过岁运化气行先天时；不及岁化生成后天时；同正岁化生成与天二十四气迟速同，无先后也。◎新校正云：详此注云"同正[1]岁与二十四气"

同，疑非，恐是与大寒日交司[2]气候同。

【校注】

[1]“正”，古林书堂本同，顾本误作“王”。

[2]“司”，古林书堂本同，顾本误作“同”。

初之气：寒始肃，杀气方至。民病寒于右之下。

二之气：寒不去，华雪水冰，杀气施化，霜迺降，名草上焦，寒雨数至，阳复化。民病热于中。

三之气：天政布，风迺时举。民病泣出，耳鸣，掉眩。

四之气：溽暑湿热相薄，争于左之上。民病黄瘅，而为胕肿。

五之气：燥湿更胜，沈阴迺布，寒气及体，风雨迺行。

终之气：畏火司令，阳迺大化，蛰虫出见，流水不冰，地气大发，草迺生，人迺舒。其病温厉。

必折其郁气，资其化源[一]，赞其运气，无使邪胜。岁宜以辛调上，以咸调下，畏火之气，无妄犯之[二]。用温远温，用热远热，用凉远凉，用寒远寒。食宜同法。有假反常。此之道也。反是者病。

【原注】

[一]化源，四月也，迎而取之。

[二]新校正云：详此运何以不言適气同异少多之制者？盖厥阴之政与少阳之政[1]同，六气分政，惟厥阴与少阳之政上下无克罚之异，治化惟一，故不再言“同风热者多寒化，异风热者少寒化”也。

【校注】

[1]《素问校讹》：“古钞本二‘政’字俱作‘正’。”

帝曰：善。夫子言可谓悉矣，然何以明其应乎？岐伯曰：昭乎哉问也！夫六气者，行有次，止有位，故常以正月朔日平旦视之，睹其位而知其所在矣[一]。运有馀，其至先；运不及，其至后[二]。此天之道，气之常也[三]。运非有馀，非不足，是谓正岁，其至当其时也[四]。

帝曰：胜复之气，其常在也，灾眚时至，候也奈何？岐伯曰：非气化者，是谓灾也[五]。

【原注】

[一]阴之所在，天应以云；阳之所在，天应以清净。自然分布，象见不差。

[二]先后者[1]，寅时之先后也。先则丑后，后则卯初。

[三]天道昭然，当期必应，见无差失，是气之常。

[四]当时，谓当寅之正也。

[五]十二变备矣。

【校注】

[1] 顾本“者”作“皆”，属下读。

帝曰：天地之数，终始奈何？岐伯曰：悉乎哉问也！是明道也。数之始，起于上而终于下。岁半之前，天气主之；岁半之后，地气主之[一]；上下交互，气交主之。岁纪毕矣[二]。故曰：位明，气月可知乎！所谓气也[三]。

【原注】

[一]岁半，谓立秋之日也。◎新校正云：详初气交司在前岁大寒日，岁半当在立秋前一气之[1]十五日，不得云立秋之[2]日也。

[二]交互，互体也。上体下体之中有二互体也。

[三]大凡一气主六十日而有奇，以立位数之，位同一气，则月之节气中气可知也。故言天地气者以上下体，言胜复者以气交，言横运者以上下互，皆以节气准之，候之灾眚，变复可期矣。

【校注】

[1] 顾本无“之”字。

[2] 顾本无“之”字。

帝曰：余司其事，则而行之，不合其数，何也？岐伯曰：气用有多少，化洽[1]有盛衰，衰盛多少，同其化也。

帝曰：愿闻同化何如？岐伯曰：风温春化同。热曛昏火夏化同。胜与复同。燥清烟露秋化同。云雨昏暝埃长夏化同。寒气霜雪冰冬化同。此天地五运六气之化，更用盛衰之常也。

【校注】

[1] 道藏本、朝鲜活字本“洽”作“治”。

帝曰：五运行同天化者，命曰天符，余知之矣。愿闻同地化者何谓也？岐伯曰：大过而同天化者三，不及而同天化者亦三。大过而同地化者三，不及而同地化亦三。此凡二十四岁也[一]。

帝曰：愿闻其所谓也。岐伯曰：甲辰、甲戌，大宫下加大阴；壬寅、壬申，大角下加厥阴；庚子、庚午，大商下加阳明。如是者三。癸巳、癸亥，少徵下加少阳；辛丑、辛未，少羽下加大阳；癸卯、癸酉，少徵下加少阴。如是者三。戊子、戊午，大徵上临少阴；戊寅、戊申，大徵上临少阳；丙辰、丙戌，大羽上临大阳。如是者三。丁巳、丁亥，少角上临厥阴；乙卯、乙酉，少商上临阳明；己丑、己未，少宫上临大阴。如是者三。除此二十四岁，则不加不临也。

【原注】

[一] 六十年中，同天地之化者凡二十四岁，馀悉随己多少。

帝曰：加者何谓？岐伯曰：大过而加，同天符；不及而加，同岁会也。

帝曰：临者何谓？岐伯曰：大过不及皆曰天符，而变行有多少，病形有微甚，生死有早晏耳。

帝曰：夫子言用寒远寒、用热远热，余未知其然也，愿闻何谓远？岐伯曰：热无犯热，寒无犯寒，从者和，逆者病，不可不敬畏而远之。所谓时与[1]六位也[一]。

帝曰：温凉何如[二]？岐伯曰：司气以热，用热无犯；司气以寒，用寒无犯；司气以凉，用凉无犯；司气以温，用温无犯。间气同其主，无犯；异其主，则小犯之。是谓四畏，必谨察之。

帝曰：善。其犯者何如[三]？岐伯曰：天气反时，则可依时[四][2]。及胜其主，则可犯[五]。以平为期，而不可过[六]。是谓[3]邪气反胜者[七]。故曰：无失天信，无逆气宜，无翼其胜，无赞其复，是谓至治[八]。

【原注】

[一]四时气王之月，药及食衣寒热温凉同者皆宜避之。差[4]四时同犯，则以水济水，以火助火，病必生也。

[二]温凉减于寒热，可轻犯之乎？

[三]须犯者。

[四]反甚为病，则可依时。

[五]夏寒[5]甚，则可以热犯热。寒气不甚，则不可犯之。

[六]气平则止，过则病生。过而病生，与犯同也。

[七]气动有胜，是谓邪。客胜于主，不可不御也。六步之气于六位中应寒反热，应热反寒，应温反凉，应凉反温，是谓六步之邪胜也。差冬反温，差夏反冷，差秋反热，差春反凉，是谓四时[6]之邪胜也。胜，则反其气以平之。

[八]天信，谓至时必定。翼赞，皆佐之。谨守天信，是谓至真妙理也。

【校注】

[1]“与”，古林书堂本、道藏本、熊本、吴悌本、赵本、詹本、朝鲜活字本、朝鲜小字本同，顾本误作“兴”。

[2]“时”，古林书堂本、道藏本同，顾本误作“则”。

[3]吴悌本“谓”作“为”。下“是谓”同，不复出校。

[4]“差”，当作“若”，字之误也。下“差冬反温，差夏反冷，差秋反热，差春反凉”四“差”字同。

[5]“寒”，古林书堂本同，顾本误作“热”。

[6]《素问校讹》：“古钞本引一本‘时’作‘气’。”《〈素问校讹〉校补》：“元椠本亦同。”

帝曰：善。五运气行主岁之纪，其有常数乎？

岐伯曰：臣请次之。

甲子　甲午岁

上少阴火　中大宫土运　下阳明金

热化，二[一]。雨化，五[二]。燥化，四。所谓正化日也[三]。其化：上咸寒，中苦热，下酸热，所谓药食宜也[四]。

【原注】

[一]新校正云：详对化从标，成数；正化从本，生数。甲子之年，热化七，燥化九。甲午之年，热化二，燥化四。

[二]新校正云：按：本论正文云："太过不及，其数何（始）[如][1]？太过者，其数成；不及者，其数生。土常以生也。"甲年太宫土运太过，故言雨化五。五，土数也。

[三]正气化也。

[四]新校正云：按：《玄珠》云"下苦热"。又按：《至真要大论》云：热淫所胜，"平以咸寒"。"燥淫于内，治以苦温"。此云"下酸热"，疑误也。

【校注】

[1]《素问校讹》："古钞本'始'作'如'。"据改。

乙丑　乙未岁

上大阴土　中少商金运　下大阳水

热化寒化胜复同，所谓邪气化日也。灾七宫[一]。湿化，五[二]。清化，四[三]。寒化，六[四]。所谓正化日也。其化：上苦热，中酸和，下甘热，所谓药食宜也[五]。

【原注】

[一]新校正云：详七宫西室兑位，天（任）[柱][1]司也。灾之方，以运之当方言。

[二]新校正云：详太阴正司于未，对司于丑，其化皆五，以生数也。不以成数者，土王四季，不得正方，又天有九宫，不可至十。

[三]新校正云：按：本论下文云："不及者，其数生。"乙年少商金运不及，故言清化四。四，金生数也。

[四]新校正云：详乙丑寒化六，乙未寒化一。

[五]新校正云：按：《玄珠》（玄）[云][2]："上酸平，下甘温"。又按：

《至真要大论》云：湿淫所胜，“平以苦热”。“寒淫于内，治以甘热”。

【校注】

[1] 顾本“任”作“柱”。《易·乾凿度》：“太一取其数以行九宫。”九宫者，一为天蓬，以制冀州之野；二为天内，以制荆州之野；三为天冲，其应在青；四为天辅，其应在徐；五为天禽，其应在豫；六为天心，七为天柱，八为天任，九为天英，其应在雍、在梁、在扬、在兖。则此“七宫”为“天柱”所司。作“柱”义长，据改。

[2] 顾本“玄”作“云”，据改。

丙寅　丙申岁[一]

上少阳相火　中大羽水运　下厥阴木

火化，二[二]。寒化，六。风化，三[三]。所谓正化日也。其化：上咸寒，中咸温，下辛温，所谓药食宜也[四]。

【原注】

[一]新校正云：详丙申之岁，申金生水，水化之令转盛，司天相火为病减半。

[二]新校正云：详丙寅火化二，丙申火化七。

[三]新校正云：详丙寅风化八，丙申风化三。

[四]新校正云：按：《玄珠》云“下辛凉”。又按：《至真要大论》云：火淫所胜，“平以咸冷”。“风淫于内，治以辛凉”。

丁卯岁会　丁酉岁[一]

上阳明金　中少角木运　下少阴火

清化热化胜复同，所谓邪气化日也。灾三宫[二]。燥化，九[三]。风化，三。热化，七[四]。所谓正化日也。其化：上苦小温，中辛和，下咸寒，所谓药食宜也[五]。

【原注】

[一]新校正云：详丁年正月壬寅为干[1]德符，便为平气，胜复不至，运

同正角，金不胜木，木亦不灾土。又丁卯年得卯木佐之，即上阳明不能灾之。

［二］新校正云：详三宫东室震位，天冲司。

［三］新校正云：详丁卯燥化九，丁酉燥化四。

［四］新校正云：详丁卯热化二，丁酉热化七。

［五］新校正云：按：《至真要大论》云：燥淫所胜，“平以苦温”[2]。“热淫于内，治以咸寒”。又，《玄珠》（玄）［云］[3]“上苦热”[4]。

【校注】

[1] 顾本“干”误作“午”。

[2]“平”，治也。今本作“燥淫于内，治以苦温”。古林书堂本“温”作“热”。

[3] 顾本“玄”作“云”，据改。

[4] 顾本“热”下有“也”字。

戊辰　戊戌岁

上大阳水　中大徵火运[一]下大阴土

寒化，六[二]。热化，七[1]。湿化，五。所谓正化日也。其化：上苦温，中甘和，下甘温，所谓药食宜也[三]。

【原注】

［一］新校正云：详此上见太阳，火化减半。

［二］新校正云：详戊辰寒化六，戊戌寒化一。

［三］新校正云：按：《至真要大论》云：寒淫所胜，“平以辛热”。“湿淫于内，治以苦热”。又《玄珠》云：“上甘温，下[2]酸平。”

【校注】

[1]《〈素问校讹〉校补》：“古钞本‘七’作‘一’。”

[2]“下”，古林书堂本同，顾本误作“不”。

己巳　己亥岁

上厥阴木　中少宫土运[一]下少阳相火

风化清化胜复同，所谓邪气化日也。灾五宫[二]。风化，三[三]。湿化，五。火化，（八）[七][四][1]。所谓正化日也。其化：上辛凉，中甘和，下咸寒，所谓药食宜也[五]。

【原注】

[一]新校正云：详至九月甲戌月，已得甲戌，方还正宫。

[二]新校正云：按：《五常政大论》云："其眚四维。"又按：《天元玉册》云："中室天禽司非离[2]宫，同正宫寄位二宫坤位。"

[三]新校正云：详己巳风化八，己亥风化三。

[四]新校正云：详己巳热化七，己亥热化二[3]。

[五]新校正云：按：《至真要大论》云：风淫所胜，"平以辛凉"。"火淫于内，治以咸冷"。

【校注】

[1] 顾本"八"作"七"，义长，据改。

[2]"离"，古林书堂本同，顾本误作"维"。

[3]《〈素问校讹〉校补》："元椠本'二'作'三'。"道藏本同。

庚午同天符　庚子岁同天符

上少阴火　中大商金运[一]下阳明金

热化，七[二]。清化，九。燥化，九。所谓正化日也。其化：上咸寒，中辛温，下酸温，所谓药食宜也[三]。

【原注】

[一]新校正云：详庚午[1]金令减半，以上见少阴君火、年干[2]亦为火故也。庚子年，子是水，金气相得，与庚午年又异。

[二]新校正云：详庚午年热化二、燥化四，庚子年热化七、燥化九。

[三]新校正云：按：《玄珠》云"下苦热"。又按：《至真要大论》云："燥淫于内，治以苦热。"

【校注】

[1] 顾本"庚午"下有"年"字。

[2]"干"，古林书堂本同，顾本作"午"。

辛未同岁会　辛丑岁同岁会

上大阴土　中少羽水运[一]下大阳水

雨化风化胜复同，所谓邪气化日也。灾一宫[二]。雨化，五。寒化，一[三]。所谓正化日也。其化：上苦热，中苦和，下苦热，所谓药食宜也[四]。

【原注】

[一]新校正云：详此至七月丙申月，水还正羽。

[二]新校正云：详一宫北室坎位，天玄司。

[三]新校正云：详此以运与在泉俱水，故只言寒化一。寒化一者，少羽之化气也。若太阳在泉之化，则辛未寒化一，辛丑[1]寒化六。

[四]新校正云：按：《玄珠》云："上酸和，下[2]甘温。"又按：《至真要大论》云：湿淫所胜，"平以苦热"。"寒淫于内，治以甘热"。

【校注】

[1]"丑"，古林书堂本同，顾本误作"五"。

[2]《〈素问校讹〉校补》："古钞本'下'下有'苦'字。"

壬申同天符　壬寅岁同天符

上少阳相火　中大角木运　下厥阴木

火化，二[一]。风化，八[二]。所谓正化日也。其化：上咸寒，中酸和，下辛凉，所谓药食宜也。

【原注】

[一]新校正云：详壬申热化七，壬寅热化二。

[二]新校正云：详此以运与在泉俱木，故只言风化八。风化八乃大角之运化也。若厥阴在泉之化，则壬申风化三，壬寅风化八。

癸酉同岁会　癸卯岁同岁会

上阳明金　中少徵火运[一]下少阴火

寒化雨化胜复同，所谓邪气化日也。灾九宫[二]。燥化，九[三]。热化，二[四]。所谓正化日也。其化：上苦小温，中咸温，下咸寒，所谓药食宜也[五]。

【原注】

[一]新校正云：详此五月遇戊午月，火还正徵。

[二]新校正云：详九宫离位南室，天英司[1]。

[三]新校正云：详癸酉燥化四，癸卯燥化九。

[四]新校正云：详此以运与在泉俱火，故只言热化二。热化二者，少徵之运化也。若少阴在泉之化，则[2]癸酉热化七，癸卯热化二。

[五]新校正云：按：《玄珠》云"上苦热"。

【校注】

[1]顾本"司"下有"也"字。

[2]顾本无"则"字。

甲戌岁会同大符　甲辰岁岁会同大符

上大阳水　中大宫土运　下大阴土

寒化，六[一]。湿化，五[二]。所谓[1]正化日也。其化：上苦热，中苦温，下苦温，所谓[2]药食宜也[三]。

【原注】

[一]新校正云：详甲戌寒化一，甲辰寒化六。

[二]新校正云：详此以运与在泉俱土，故只言湿化五。

[三]新校正云：按：《玄珠》云："上甘温，下酸平。"又按：《至真要大论》云：寒淫所胜，"平以辛热"。"湿淫[3]于内，治以苦热"。

【校注】

[1]顾本无"所谓"二字。

[2] 顾本无“所谓”二字。

[3]“淫”，古林书堂本同，顾本误作“热”。

乙亥　乙巳岁

上厥阴木　中少商金运[一]下少阳相火

热化寒化胜复同，所谓[1]邪气化日也。灾七宫。风化，八[二]。清化，四。火化，二[三]。正化度也[四]。其化：上辛凉，中酸和，下咸寒，药食宜也。

【原注】

[一]新校正云：详乙亥年三月得庚辰月，见[2]干德符，即气还正商，火未得王而先平，火不胜则水不复，又亥是水得力年，故火不胜也。乙巳岁火来小胜，巳为火，佐[3]于胜也。即于二月中气君火时化日火来行胜，不(得)[待][4]水复，遇三月庚辰月，乙见庚而气自全，金还正商。

[二]新校正云：详乙亥风化三，乙巳风化八。

[三]新校正云：详乙亥热化二。乙巳热化七。

[四]度，谓日也。

【校注】

[1] 顾本无“所谓”二字。

[2] 顾本“见”上有“早”字。

[3]《素问校讹》:“古钞本‘佐’作‘位’。”《〈素问校讹〉校补》:“元椠本亦同。”

[4]《〈素问校讹〉校补》:“元椠本‘待’作‘得’。”顾本“得”作“待”，义长，据改。

丙子岁会　丙午岁

上少阴火　中大羽水运　下阳明金

热化，二[一]。寒化，六。清化，四[二]。正化度也。其化：上咸寒，中咸热，下酸温，药食宜也[三]。

【原注】

[一]新校正云：详丙子岁热化七，金之灾得其半，以运水太过，胜于天令，天令减半。丙午热化二，午为火，少阴君火(同)[司][1]天，运虽水，一水不能胜二火，故异于丙子岁。

[二]新校正云：详丙子燥化九，丙午燥化四。

[三]新校正云：按：《玄珠》云“下苦热”。又按：《至真要大论》云：“燥淫于内，治以苦[2]温。”

【校注】

[1] 顾本“同”作“司”，义长，据改。

[2]“苦”，古林书堂本、道藏本同，顾本作“酸”。

丁丑　丁未岁

上大阴土[一]中少角木运[二]下大阳水

清化热化胜复同，邪气化度也。灾三宫。雨化，五。风化，三。寒化，一[三]。正化度也。其化：上苦温，中辛温，下甘热，药食宜也[四]。

【原注】

[一]新校正云：详此木运平气上刑，天令减半。

[二]新校正云：详丁年正月壬寅为干德符，为正角。

[三]新校正云：详丁丑寒化六，丁未寒化一。

[四]新校正云：按：《玄珠》云：“上酸平，下甘温。”又按：《至真要大论》云：湿淫所胜，“平以苦热”。“寒淫于内，治以甘热”。

戊寅[1]　戊申岁天符[一]

上少阳相[2]火　中大徵火运　下厥阴木

火化，二[二][3]。风化，三[三]。正化度也。其化：上咸寒，中甘和，下辛凉，药食宜也。

【原注】

[一]新校正云：详戊申年与戊寅年小异，申为金，佐于肺，肺[4]受火刑，其气稍实，民病得半。

[二]新校正云：详（大）[天][5]符司天与运合，故只言火化二。火化二者，大徵之运气也。若少阳司天之气，则戊寅火化二，戊申火化七。

[三]新校正云：详戊寅风化八，戊申风化三。

【校注】

[1]《素问校讹》："古钞本此下有'天符'二字注文。"《〈素问校讹〉校补》："元椠本亦同。"道藏本同。

[2]道藏本、熊本、吴悌本、詹本无"相"字。

[3]顾本"二"作"七"。下王注引"新校正云"两"火化二"之"二"同。

[4]《素问校讹》："古钞本'肺'下有'金'字。"

[5]顾本"大"作"天"，义长，据改。

己卯[一]己酉岁

上阳明金　中少宫土运[二]下少阴火

风[1]化清化胜复同，邪气化度也。灾五宫。清化，九[三]。雨化，五。热化，七[四]。正化度也。其化：上苦小温，中甘和，下咸寒，药食宜也。

【原注】

[一]新校正云：详己卯金与运土相得，子临父位，为逆。

[二]新校正云：详复罢土气未正，后九月甲戌月，土还正宫，己酉之年，木胜（小）[火][2]微。

[三]新校正云：详己卯燥化九，己酉燥化四。

[四]新校正云：详己卯热化二，己酉热化七。

【校注】

[1]《〈素问校讹〉校补》："古钞本'风'作'寒'。"

[2] 顾本“小”作“火”，据改。

庚辰　庚戌岁

上大阳水　中大商金运　下大阴土

寒化一[一]，清化，九。雨化，五。正化度也。其化：上苦热，中辛温，下甘热，药食宜也[二]。

【原注】

[一]新校正云：详庚辰寒化六，庚戌寒化一。

[二]新校正云：按：《玄珠》云：“上甘温，下酸平。”又按：《至真要大论》云：寒淫所胜，“平以辛热”。“湿淫于内，治以苦热”。

辛巳　辛亥岁

上厥阴木　中少羽水运[一]下少阳相火

雨化风化胜复同，邪气化度也。灾一宫。风化，三[二]。寒化，一。火化，七[三]。正化度也。[其化：上辛凉，中苦和，下咸寒，药食宜也。][1]

【原注】

[一]新校正云：详辛巳年木复土罢，至七月丙申月，水还正羽。辛亥年为水平气，以亥为水，相佐为正羽，与辛巳年小异。

[二]新校正云：详辛巳风化八，辛亥风化三。

[三]新校正云：详辛巳热化七，辛亥热化二。

【校注】

[1] 读书堂本夺去以上十五字，据顾本补。

壬午　壬子岁

上少阴火　中大角木运　下阳明金

热化，二[一]。风化，八。清化，四[二]。正化度也。其化：上咸寒，中酸凉，下酸温，药食宜也[三]。

【原注】

[一]新校正云：详壬午热化二，壬子热化七。

[二]新校正云：详壬午燥化四，壬子燥化九。

[三]新校正云：按：《玄珠》云“下苦热”。又按：《至真要大论》云：“燥淫于内，治以苦热。”

癸未　癸丑岁

上大阴土　中少徵火运[一]下大阳水

寒化雨化胜复同，邪气化度也。灾九宫。雨化，五，火化，二。寒化，一[二]。正化度也。其化：上苦温，中咸温，下甘热，药食宜也[三]。

【原注】

[一]新校正云：详癸未、癸丑左右二火为间相佐，又五月戊午干德符。癸见戊而气全，水来[1]行胜，为正徵。

[二]新校正云：详癸未寒化一，癸丑寒化六。

[三]新校正云：按：《玄珠》云：“上酸和，下甘温。”又按：《至真要大论》云：湿淫所胜，“平以苦热”。“寒淫于内，治以甘热”。

【校注】

[1]“来”，古林书堂本、道藏本同，顾本作“未”。

甲申　甲寅岁

上少阳相火　中大宫土运[一]下厥阴木

火化，二[二]。雨化，五。风化，八[三]。正化度也。其化：上咸寒，中咸和，下辛凉，药食宜也。

【原注】

[一]新校正云：详甲寅之岁小异于甲申，以寅木可刑土气之平也。

[二]新校正云：详甲申火化七，甲寅火化二。

[三]新校正云：详甲申风化三，甲寅风化八。

乙酉大一天符　乙卯岁天符

上阳明金　中少商金运[一]下少阴火

热化寒化胜复同，邪气化度也。灾七宫。燥化，四[二]。清化，四。热化，二[三]。正化度也。其化：上苦小温，中苦和，下咸寒，药食宜也。

【原注】

[一]新校正云：按：乙酉为正商，以酉金相佐，故得平气。乙卯之年，二之气君火分中，火来行胜，水未行复，其气以[1]平，以三月庚辰，乙得庚合，金运正商，其气乃平。

[二]新校正云：详乙酉燥化四，乙卯燥化九。

[三]新校正云：详乙酉热化七，乙卯热化二。

【校注】

[1]顾观光校："'以'字误，当作'未'。"

丙戌[1]天符　丙辰岁天符

上大阳水　中大羽水运　下大阴土

寒化，六[一]。雨化，五。正化度也。其化：上苦热，中咸温，下甘热，药食宜也[二]。

【原注】

[一]新校正云：详此以运与司天俱水运，故只言寒化六。寒化六者，太羽之运化也。若大阳司天之化，则丙戌寒化一，丙辰寒化六。

[二]新校正云：按：《玄珠》云："上甘温，下酸平。"又按：《至真要大论》云：寒淫所胜，"平以辛热"。"湿淫于内，治以苦热"。

【校注】

[1]"戌"，熊本、吴悌本、赵本、詹本、周本同，顾本误作"戊"。

丁亥天符　丁巳岁天符

上厥阴木　中少角木运[一]下少阳相火

清化热化胜复同，邪气化度也。灾三宫。风化，三[二]。火化，七[三]。正化度也。其化：上辛凉，中辛和，下咸寒，药食宜也。

【原注】

[一]新校正云：详丁年正月壬寅，丁得壬合，为干德符，为正角平气。

[二]新校正云：详此运与司天俱木，故只言风化三。风化三者，少角之运化也。若厥阴司天之化，则丁亥风化三，丁巳风化八。

[三]新校正云：详丁亥热化二，丁巳热化七。

戊子天符　戊午岁大一天符

上少阴火　中大徵火运　下阳明金

热化，七[一]。清化，九[二]。正化度也。其化：上咸寒，中甘寒，下酸温，药食宜也[三]。

【原注】

[一]新校正云：详此运与司天俱火，故只言热化七。热化七者，太徵之运化也。若少阴司天之化，则戊子热化七，戊午热化二。

[二]新校正云：详戊子清化九，戊午清化四。

[三]新校正云：按：《玄珠》云“下苦热”。又按：《至真要大论》云：“燥淫于内，治以苦温。”

己丑大一天符　己未岁大一天符

上大阴土　中少宫土运[一]下大阳水

风化清化胜复同，邪气化度也。灾五宫。雨化，五[二]。寒化，一[三]。正化度也。其化：上苦热，中甘和，下甘热，药食宜也[四]。

【原注】

[一]新校正云：详是岁木得初气而来胜，脾乃病久，土至危，金乃来复，至九月甲戌月，己得甲合，土还正宫。

[二]新校正云：详此运与司天俱土，故只言雨化五。

[三]新校正云：详己丑寒化六，己未寒化一。

［四］新校正云：按：《玄珠》云“上酸平”。又按：《至真要大论》云：湿淫所胜，“平以苦热”。

庚寅　庚申岁

上少阳相火　中大商金运[一]下厥阴木

火化，七[二]。清化，九。风化，三[三]。正化度也。其化：上咸寒，中辛温，下辛凉，药食宜也。

【原注】

［一］新校正云：详庚寅岁为正商，得平气，以上见少阳相火，下克于金运，不能太过。庚申之岁，申金佐之，乃为太商。

［二］新校正云：详庚寅热化二，庚申热化七。

［三］新校正云：详庚寅风化八，庚申风化三。

辛卯　辛酉岁

上阳明金　中少羽水运[一]下少阴火

雨化风化胜复同，邪气化度也。灾一宫。清化，九[二]。寒化，一。热化，七[三]。正化度也。其化：上苦小温，中苦和，下咸寒，药食宜也。

【原注】

［一］新校正云：详此岁七月丙申，水还正羽。

［二］新校正云：详辛卯燥化九，辛酉燥化四。

［三］新校正云：详辛卯热化二，辛酉热化七。

壬辰　壬戌岁

上大阳水　中大角木运　下大阴土

寒化，六[一]。风化，八。雨化，五。正化度也。其化：上苦温，中酸和，下甘温，药食宜也[二]。

【原注】

［一］新校正云：详壬辰寒化六，壬戌寒化一。

[二]新校正云：按：《玄珠》云："上甘温，下酸平。"又按：《至真要大论》云：寒淫所胜，"平以辛热"。"湿淫于内，治以苦热"。

癸巳同岁会　癸亥同岁会

上厥阴木　中少徵火运[一]下少阳相火

寒化雨化胜复同，邪气化度也。灾九宫。风化，八[二]。火化，二[三]。正化度也。其化：上辛凉，中咸和，下咸寒，药食宜也。

凡此定期之纪，胜复正化皆有常数，不可不察。故知其要者，一言而终，不知其要，流散无穷，此之谓也。

【原注】

[一]新校正云：详癸巳正徵火气平，一谓巳为火，亦名岁会；二谓水未得化；三谓五月戊午月[1]，癸得戊合，故得平气。癸亥之岁，亥为水，水得年力，便来行胜，至五月戊午，火还正徵，其[2]气始平。

[二]新校正云：详癸巳风化八，癸亥风化三。

[三]新校正云：详此运与在泉俱火，故只言火化二。火化二者，少徵火运之化也。若少阳在泉之化，则癸巳热化七，癸亥热化二。

【校注】

[1] 顾本"戊午"下有"月"字。

[2] 古林书堂本"其"下有"正"字。

帝曰：善。五运之气，亦复岁乎[一]？岐伯曰：郁极乃发，待时而作也[二]。

帝曰：请问其所谓也。岐伯曰：五常之气，大过不及，其发异也[三]。

帝曰：愿卒闻之。岐伯曰：大过者暴，不及者徐。暴者为病甚，徐者为病持[四]。

【原注】

[一]复，报也。先有胜制，则后必复也。

[二]待，谓五及差分位也。大温发于辰巳，大热发于申未[1]，大凉发于

戌亥，大寒发于丑寅。上件所胜临之，亦待间气而发，故曰待时也。◎新校正云：详注“及”字疑作“气”。

［三］岁太过，其发早；岁不及，其发晚。

［四］持，谓相执持也。

【校注】

[1] 古林书堂本“申未”二字互乙。

帝曰：大过不及，其数何如？岐伯曰：大过者，其数成；不及者，其数生；土常以生也[一]。

【原注】

［一］数，谓五常化行之数也。水数一，火数二，木数三，金数四，土数五。成数，谓水数六，火数七，木数八，金数九，土数五也。故曰“土常以生也”。数生者，各取其生数多少以占，故政令德化胜复之休作日及尺寸分毫并以准之，此盖都明诸用者也。

帝曰：其发也何如？

岐伯曰：土郁之发：岩谷震惊，雷殷气交，埃昏黄黑，化为白气，飘骤高深[一]，击石飞[1]空，洪水乃从，川流漫衍，田牧土驹[二]。化气乃敷，善为时雨，始生始长，始化始成[三]。故民病心腹胀，肠鸣而为数后，甚则心痛胁䐜，呕吐霍乱，饮发注下，胕肿身重[四]。云奔雨府，霞拥朝阳，山泽埃昏，其乃发也，以其四气[五]。云横天山，浮游生灭，怫之先兆[六]。

【原注】

［一］郁，谓郁抑，天气之甚也。故虽天气，亦有涯也。分终则衰，故虽郁者怒发也。土化不行，炎亢无雨，木盛过极，故郁怒发焉。土性静定，至动也，雷雨大作，而木土相持之气乃休解也。《易》曰：“雷雨作，解。”此之谓也。土虽独怒，木尚制之，故但震惊于气交之中，而声尚不能高远也。故曰“雷殷气交”。气交，谓土之上尽山之高也。《诗》云“殷其雷”也。所谓雷雨生于山中者，土既郁抑[2]，天木制之，平川土薄，气常干燥，故不能先发也。山

原土厚，湿化丰深，土厚气深，故先怒发也。

[二]疾气骤雨，岸落山化，大水横流，石迸势[3]急，高山空谷，击石先飞，而洪水随至也。洪，大也。巨川衍溢，流漫平陆，漂荡瘗没于粢盛。大水去已，石土危然，若群驹散牧于田野。凡言土者，沙石同也。

[三]化，土化也。土被制，化气不敷，否极则泰，屈极则伸，处怫[4]之时，化气因之，乃能敷布于庶类，以时而雨，滋泽草木而成也。善，(调)[谓][5]应时也。化气既少，长气已过，故万物始生始长，始化始成。言是四始者，明万物化成之晚也。

[四]脾热之生。

[五]雨府，太阴之所在也。埃，白气似云而薄也。埃固有微甚，微者如纱縠之腾，甚者如薄云雾也。甚者发近，微者发远。四气，谓夏至后三十一日起，尽至秋分日也。

[六]天际云横，山犹冠带，岩谷丛薄，乍灭乍生，有土之见，怫兆已彰，皆平明占之。浮游，以午前候望也。

【校注】

[1] 潘本"飞"作"非"。

[2] 古林书堂本"郁抑"二字互乙。

[3] 古林书堂本"迸势"二字互乙。

[4] 古林书堂本"怫"作"拂"。

[5]《〈素问校讹〉校补》:"古钞本、元椠本'调'作'谓'。"据改。

金郁之发：天洁地明，风[1]清气切，大凉乃举，草树浮烟，燥气以行，霿[2]雾数起，杀气来至，草木苍干，金乃有声[一]。故民病咳逆，心胁满，引少腹，善暴痛，不可反侧，嗌干，面尘[3]色恶[二]。山泽焦枯，土凝霜卤，怫乃发也。其气五[三]。夜零白露，林莽声悽，怫之兆也[四]。

【原注】

[一]大凉，次寒也。举，用事也。浮烟，燥气也。杀气，霜氛。正杀气者，以丑时至，长者亦卯时辰时也。其气之来，色黄赤黑杂而至也。物不胜杀，故草木苍干。苍，薄青色也。

［二］金胜而木病也。

［三］夏火炎亢，时雨既愆，故山泽焦枯，土上凝白咸卤状如霜也。五气，谓秋分后至立冬后五十四[4]日内也。

［四］夜濡白露，晓听风悽，有是乃为金发征也。

【校注】

[1]《〈素问校讹〉校补》："元椠本'风'作'气'。"道藏本、熊本、赵本、詹本并同。

[2] 吴悌本、詹本、周本"霿"作"霜"。

[3]《〈素问校讹〉校补》："元椠本'尘'作'陈'。"道藏本、熊本、吴悌本、赵本、詹本、朝鲜小字本并同。

[4] 顾本"五十四"作"十五"。

水郁之发：阳气乃辟，阴气暴举，大寒乃至，川泽严凝，寒雰结为霜雪[一]，甚则黄黑昏翳，流行气交，乃为霜杀，水乃见祥[二]。故民病寒客心痛，腰脽痛，大关节不利，屈伸不便，善厥逆，痞坚腹满[三]。阳光不治，空积沈阴，白埃昏暝，而乃发也。其气二火前后[四]。大虚深玄，气犹麻散[1]，微见而隐，色黑微黄，怫之先兆也[五]。

【原注】

［一］寒雰[2]，白气也，其状如雾而不流行，坠地如霜雪，得日晞也。

［二］黄黑，亦浊恶气，水气也。祥，（大）［夭］[3]祥，亦谓泉出平（也）［地］[4]。

［三］阴胜阳故。

［四］阴精与水皆上承火，故其发也在君相二火之前后，亦犹辰星迎随日也。

［五］深玄，言高远而黯黑也。气似散麻，薄微可见之也。寅后卯时候之，夏月兼辰前之时亦可候也。

【校注】

[1]"麻"，读若"縻"，与"散"同义复用。《玄应音义》卷八"縻尽"条

注："糜，散也。"

[2] 顾本"寒雰"上有"雰音纷"三字。

[3]"大"，古林书堂本、道藏本作"夭"，义长，据改。顾本作"妖"。"夭"、"妖"声同通用。

[4] 顾本"也"作"地"，义长，据改。

木郁之发：大虚埃昏，云物以扰，大风迺至，屋发折木，木有变[一]。故民病胃脘当心而痛，上支两胁，鬲咽不通，食饮不下，甚则耳鸣眩转，目不识人，善暴僵仆[二]。大虚苍埃，天山一色，或为[1]浊色，黄黑郁若，横云不起雨。而迺发也，其气无常[三]。长川草偃，柔叶呈阴，松吟高山，虎啸岩岫，怫之先兆也[四]。

【原注】

[一] 屋发，谓发鸱吻。折木，谓大树摧拔摺落，悬竿[2]中拉也。变，谓土生异木奇状也。

[二] 筋骨强直而不用，卒倒而无所知也。

[三] 气如尘如云，或黄黑郁然，犹在太虚之间而特异于常，乃其候也。

[四] 草偃，谓无风而自低。柔叶，谓白杨叶也。无风而叶皆背见，是谓呈阴。如是皆通微甚，甚者发速，微者发徐也。山行之候，则以松虎期之。原行，亦以麻黄为候。秋冬，则以梧桐蝉叶候之。

【校注】

[1]"为"，古林书堂本、熊本、道藏本、吴悌本、赵本、詹本、朝鲜小字本、朝鲜活字本同，顾本作"气"。

[2]"竿"，古林书堂本同，顾本误作"辛"。

火郁之发：大虚肿翳，大明不彰[一]，炎火行，大暑至，山泽燔燎，材木流津，广厦腾烟，土浮霜卤，止水迺减，蔓草焦黄，风行惑言，湿化迺后[二]。故民病少气，疮疡痈肿，胁腹胸背面首四支膜愤，胪胀，疡痱[1]，呕逆，瘛瘲，骨痛，节迺有动，注下，温疟，腹中暴痛，血溢，流注，精液迺少，目赤心热，甚则瞀闷懊憹，善暴死[三]。刻（中）[终][2]大温，汗濡玄府。其迺发也，其气四[四]。动复则静，阳极反阴，湿令迺化迺成[五]。华发水凝，山川冰雪，焰阳午泽，怫之先兆也[六]。

有怫之应，而后报也，皆观其极而迺发也。木发无时，水随火也[七]。谨候其时，病可与期。失时反岁，五气不行，生化收藏政无恒也[八]。

【原注】

[一]肿翳，谓赤气也。大明，日也。◎新校正云：详经注中“肿”[3]字疑误。

[二]太阴太阳在上，寒湿流于太虚，心火应天，郁抑而莫能彰显，寒湿盛已，火迺与行，阳气火光，故山[4]泽燔燎，井水减少，妄作讹言雨已愆期也。湿化迺后，谓阳亢主时，气不争长，故先旱而后雨也。

[三]火郁而怒，为土水相持，客主皆然，悉无深犯，则无咎也。但热已胜寒，则为摧敌，而热从心起，是神气孤危，不速救之，天真将竭，故死。火之用速，故善暴死。憹音农[5]。

[四]刻终，谓昼夜水刻终尽之时[6]也。大温，次热也。玄府，汗[7]空也。汗濡玄府，谓早行而身蒸热也。刻尽之时，阴盛于此，反无凉气，是阴不胜阳，热既已萌，故当怒发也。◎新校正云：详二火俱发四气者何？盖火有二位，为水发之所，又大热发于申未，故火郁之发在四气也。

[五]火怒烁金，阳极过亢，畏火求救土中，土救热金，发为飘骤，继为时雨，气迺和平，故万物由是迺生长化成。壮极则反，盛亦何长也。

[六]谓君火王时有寒至也，故岁君火发亦待时也。

[七]应为先兆，发必后至，故先应[8]而后发也。物不可以终壮，观其壮极，则怫气作焉。有郁则发，气之常也[9]。

[八]人失其时，则候无期准也。

【校注】

[1] 熊本、詹本“疿”作“佛”，吴悌本“疿”作“怫”。

[2] 顾本“中”作“终”，义长，据改。

[3] 顾观光校：“《释音》出‘朦’字，疑经注‘肿’字皆‘朦’之误也。观《长刺节论》校语，则《释音》固在林氏前。”

[4] 顾本“山”误作“曰”。

[5] 顾本“音农”作“奴董切”。

[6] 顾本“终尽之时”作“之终尽时”。

[7] 古林书堂本“汗”上有“谓”字。

[8] 顾本“应”上有“有”字。

[9] 顾本无“也”字。

帝曰：水发而雹雪，土发而飘骤，木发而毁折，金发而清明，火发而曛昧，何气使然？岐伯曰：气有多少，发有微甚。微者当其气，甚者兼其下。征其下气，而见可知也[一]。

【原注】

[一]六气之下，各有承气也。则如火位之下，水气承之；水位之下，土气承之；土位之下，木气承之；木位之下，金气承之；金位之下，火气承之；君位之下，阴精[1]承之。各征其下，则象可见矣。故发兼其下，则与本气殊异。

【校注】

[1] 顾本“精”作“清”。

帝曰：善。五气之发不当位者，何也[一]？岐伯曰：命其差[二]。

帝曰：差有数乎[三]？岐伯曰：后皆三十度而有奇也[四]。

【原注】

[一]言不当其正月也。

[二]谓差四时之正月位也。◎新校正云：按：《至真要大论》云：“胜复之作，动不当位，或后时而至，其故何也？岐伯曰：夫气之生化，与其衰盛[1]异也。寒暑温凉，盛衰之用，其在四维。故阳之动，始于温，盛于暑；阴之动，始于清，盛于寒。春夏秋冬，各差其分。故大要曰：彼春之暖，为夏之暑；彼秋之忿，为冬之怒。谨按四维，斥候皆归，其终可见，其始可知。”彼论胜复之不当位，此论五气之发不当位，所论胜复五发之事则异，而命其差之义则同[2]。

[三]言日数也。

［四］后，谓四时之后也。差三十日馀八十七刻半，气犹未[3]去而甚盛也。度，日也。四时之后令当[4]尔。◎新校正云：详注云“八十七刻半”，当作“四十三刻又四十分刻之三十”。

【校注】

[1] 顾观光校：“吴刻‘盛衰’倒，与《至真要大论》合。”

[2] 顾本“同”下有“也”字。

[3] “未”，古林书堂本同，顾本误作“来”。

[4] 顾本“令当”误作“今常”。

帝曰：气至而先后者何[一]？岐伯曰：运大过则其至先，运不及则其至后，此候之常也。

帝曰：当时而至者，何也？岐伯曰：非大过，非不及，则至当[1]时。非是者，眚也[二]。

帝曰：善。气有非时而化者，何也？岐伯曰：大过者，当其时；不及者，归其已胜也[三]。

【原注】

［一］谓未应至而至太早、应至而至反太迟之类也。正谓气至在期先[2]后。

［二］当时，谓应日刻之期也。非应先后至而有先后至者，皆为灾。眚，灾也。

［三］冬雨、春凉、秋热、(冬)［夏］[3]寒之类，皆为归已胜也。

【校注】

[1] 吴悌本“当”下有“其”字。

[2] 顾本“先”作“前”。

[3] “夏”，据守山阁本改。

帝曰：四时之气，至有早晏高下左右，其候何如？岐伯曰：行有逆顺，至有迟速，故大过者化先天，不及者化后天[一]。

帝曰：愿闻其行何谓也？岐伯曰：春气西行，夏气北行，秋气东行，冬气南行[二]。故春气始于下，秋气始于上，夏气始于中，冬气始于标，春气始于左，秋气始于右，冬气始于后，夏气始于前。此四时正化之常[三]。故至高之地，冬气常在；至下之地，春气常在[四]。必谨察之。

帝曰：善[五]。

【原注】

[一]气有馀，故化先；气不足，故化后。

[二]观万物生长收藏，如斯言。

[三]察物以明之，可知也。

[四]高山之巅，盛夏冰雪；污下川泽，严冬草生。常[1]在之义足明矣。◎新校正[2]：按：《五常政大论》云："地有高下，气有温凉，高者气寒，下者气热[3]。"

[五]天地阴阳，视而可见，何必思诸冥昧、演法推求、智极心劳而无所得邪！

【校注】

[1] 顾本"常"作"长"。

[2] 顾本"新校正"下有"云"字。

[3] 顾本"热"作"暑"。

黄帝问曰：五运六气之应见、六化之正、六变之纪何如？岐伯对曰：夫六气正纪，有化有变，有胜有复，有用有病，不同其候，帝欲何乎？

帝曰：愿尽闻之。岐伯曰：请遂言之[一]。夫气之所至也：厥阴所至为和平[二]，少阴所至为暄[三]，大阴所至为埃溽[四]，少阳所至为炎暑[五]，阳明所至为清劲[六]，大阳所至为寒雰[七]。时化之常也[八]。

厥阴所至为风府，为璺启[九]；少阴所至为（大）[1]火府，为舒荣；大阴所至为雨府，为员盈[十]；少阳所至为热府，为行出[十一]；阳明所至为司杀府，为庚苍[十二]；大阳所至为寒府，为归藏[十三]。司化之常也。

厥阴所至为生，为风摇[十四]；少阴所至为荣，为形见[十五]；大阴所至为化，为云雨[十六]；少阳所至为长，为蕃鲜[十七]；阳明所至为收，为雾露[十八]；大阳所至为藏，为周密[十九]。气化之常也。

厥阴所至为风生，终为肃[二十]；少阴所至为热生，中为寒[二十一]；大阴所至为湿生，终为注雨[二十二]；少阳所至为火生，终为蒸溽[二十三]；阳明所至为燥生，终为凉[二十四]；大阳所至为寒生，中为温[二十五]；德化之常也[二十六]。

厥阴所至为毛化[二十七]，少阴所至为羽化[二十八]，大阴所至为倮化[二十九]，少阳所至为羽化[三十]，阳明所至为介化[三十一]，大阳所至为鳞化[三十二]。德化之常也。

厥阴所至为生化[三十三]，少阴所至为荣化[三十四]，大阴所至为濡化[三十五]，少阳所至为茂化[三十六]，阳明所至为坚化[三十七]，大阳所至为藏化[三十八]。布政之常也。

厥阴所至为飘怒大凉[三十九]，少阴所至为大暄寒[四十]，大阴所至为雷霆骤注烈风[四十一]，少阳所至为飘风燔燎霜凝[四十二]，阳明所至为散落、温[四十三]，大阳所至为寒雪冰雹白埃[四十四]。气变之常也[四十五]。

厥阴所至为挠动，为迎随[四十六]；少阴所至为高明焰，为[2]曛[四十七]；大阴所至为沈阴，为白埃，为晦暝[四十八]；少阳所至为光显，为彤云，为曛[四十九]；阳明所至为烟埃，为霜，为劲切，为悽鸣[五十]；大阳所至为刚固，为坚芒，为立[五十一][3]。令行之常也[五十二]。

厥阴所至为里急[五十三]；少阴所至为疡胗身热[五十四]；大阴所至为积饮否隔[五十五]；少阳所至为嚏呕，为疮疡[五十六]；阳明所至为浮虚[五十七]；大阳所至为屈伸不利。病之常也。

厥阴所至为支痛[4]；少阴所至为惊惑，恶寒，战慄[5]，谵妄[五十八]；大阴所至为稸满；少阳所至为惊躁，瞀昧[6]，暴病；阳明所至为鼽，尻阴股膝髀腨䯒足病；大阳所至为腰痛。病之常也。

厥阴所至为緛戾；少阴所至为悲妄衄衊[五十九]；大阴所至为中满，霍乱吐下；少阳所至为喉痹，耳鸣，呕涌[六十]；阳明所至为胁痛[7]、皴揭[六十一]；大阳所至为寝汗，痉[六十二]。病之常也。

厥阴所至为胁痛呕泄[六十三]；少阴所至为语笑；大阴所至为重，胕肿[六十四]；少阳所至为暴注，瞤瘛，暴死；阳明所至为鼽嚏；大阳所至为流泄，禁止。病之常也。

凡此十二变者，报德以德，报化以化，报政以政，报令以令，气高则高，气下则下，气后则后，气前则前，气中则中，气外则外，位之常也[六十五]。故风胜则动[六十六]，热胜则肿[六十七]，燥胜则干[六十八]，寒胜则（浮）[泺][六十九][8]，湿胜则濡泄，甚则水闭胕肿[七十]。随气所在，以言其变耳。

【原注】

[一]遂，尽也。

[二]初之气，木之化。

[三]二之气，君火也。

[四]四之气，土之化。

[五]三之气，相火也。

[六]五之气，金之化。

[七]终之气，水之化。

[八]四时气正化之常候。

[九]璺，微裂也。启，开拆[9]也。

[十]物承土化，质皆[10]盈满。又雨界地绿，文见如环，为员化明矣。

[十一]藏热者，出行也。

[十二]庚，更也，更易也，代也[11]。

[十三]物寒，故归藏也。

[十四]木之化[12]。

[十五]火之化。

[十六]土之化。

[十七]火之化。

[十八]金之化。

[十九]水之化。

[二十]风化以生，则风生也。肃，静也。◎新校正云：按：《六微旨大论》云："风位之下，金气承之。"故厥阴为风生而终为肃也。

[二十一]热化以生，则热生也。阴精承上，故中为寒也。◎新校正云：按：《六微旨大论》云："少阴之上，热气治之，中见太阳。"故为热生而中为寒也。又云："君位之下，阴精承之。"亦为寒之义也。

[二十二]湿化以生，则湿生也。太阴在上，故终为注雨。◎新校正云：按：《六微旨大论》云："土位之下，风气承之。"王注云："疾风之后，雨[13]乃零，湿为风吹，化而为雨。"故太阴为湿生而终为注雨也[14]。

[二十三]火化以生，则火生也。阳在上，故终为蒸溽。◎新校正云：按：

《六微旨大论》云："相火之下，水气承之。"故少阳为火生而终为蒸溽也[15]。

［二十四］燥化以生，则躁生也。阴在上，故终为凉。◎新校正云：详此六气俱先言本化，次言所反之气，而独阳明之化言"燥生终为凉"，未见所反之气。再寻上下文义，当云"阳明所至为凉生，终为燥"，方与诸气之义同贯。盖以金位之下，火气承之，故阳明为清生而终为燥也。

［二十五］寒化以生，则寒生也。阳在内，故中为温。◎新校正云：按：《五运行大论》云："太阳之上，寒气治之，中见少阴。"故为寒生而中为温。

［二十六］风生毛形，热生翮形，湿生倮形，火生羽形，燥生介形，寒生鳞形。六化皆为主岁及间气所在而各化生，常无替也。非德化，则无能化生也。翮[16]，胡革反。

［二十七］形之有毛者。

［二十八］有羽翮[17]飞行之类也。

［二十九］无毛羽鳞甲之类也。

［三十］薄明羽翼蜂蝉之类，非翎羽之羽也。

［三十一］有甲之类。

［三十二］身有鳞也。

［三十三］温化也。

［三十四］暄化也。

［三十五］湿化也。

［三十六］热化也。

［三十七］凉化也。

［三十八］寒化也。

［三十九］飘怒，木也。大凉，下承之金气也。

［四十］太暄，君火也。寒，下承之阴精也。

［四十一］雷霆骤注，土也。烈风，下承之木[18]气也。

［四十二］飘风，旋转风也。霜凝，下承之水气也。

［四十三］散落，金也。温，下承之火气也。

［四十四］霜雪冰雹，水也。白埃，下承之土气也。

［四十五］变，谓变常平之气而为甚用也。用甚不已，则下承之气兼行，故皆非本气也。

［四十六］风之性也。

[四十七]焰，阳焰也。曛，赤黄色也。

[四十八]暗蔽不明也。

[四十九]光显，电也，流光也，明也。彤，赤色也。(彤)[少][19]阴气同。

[五十]杀气也。

[五十一]寒化也。

[五十二]令行，则庶物无违。

[五十三]筋緛[20]缩，故急。

[五十四]火气生也。

[五十五]土气[21]也。

[五十六]火气生也。

[五十七]浮虚，薄肿按之复起也。

[五十八]谵，乱言也。今详“慓”字当作“慄”[22]。

[五十九]衊，污血，亦脂也。

[六十]涌，谓溢食不下也。

[六十一]身皮䴴象。

[六十二]寝汗，谓睡中汗发于胸嗌颈掖之间也。俗误呼为盗汗。痓，臣郢切。

[六十三]泄，谓利也。

[六十四]胕肿，谓肉泥按之不起也。

[六十五]气报德报化，谓天地气也。高下、前后、中外，谓生病所也。手之阴阳其气高，足之阴阳其气下，足太阳气在身后，足阳明气在身前，足少阴、大阴[23]、厥阴气在身中，足少阳气在身侧，各随所在言[24]气变生病象也。

[六十六]不宁也[25]。◎新校正云：详“风胜则动”至“湿胜则濡泄”五句，与《阴阳应象大论》文重，而注[26]不同。

[六十七]热胜气，则为丹熛；胜血，则为痈脓；胜骨肉，则为胕肿按之不起。

[六十八]干于外，则皮肤皴揭[27]；干于内，则精血枯涸；干于气及津液，则肉干而皮著于骨。

[六十九]浮，谓浮起，按之起[28]见也。

[七十]濡泄，水利也。胕肿，肉泥按之陷而不起也。水闭则逸于皮中也。

【校注】

[1] 顾本无“大”字，义长，据删。此盖“火”字误为“大”而未删者。

[2] 于鬯：“‘焰为’二字似当乙。”

[3] 据王注，“立”当作“互”，读若“冱”，寒凝。

[4] 顾本“支痛”下有“支柱妨也”注。

[5]《〈素问校讹〉校补》：“古钞本‘慄’作‘慓’。”道藏本、赵本同。按：“慓”为“慄”之俗。

[6]“昧”，古林书堂本、道藏本、熊本、吴悌本、赵本、朝鲜活字本、朝鲜小字本并同，顾本误作“味”。

[7] 顾本无“为胁痛”三字。

[8]“浮”为“沍”之误，“沍”同“冱”。说详《校补》。

[9] 顾本“拆”作“坼”。

[10] 顾本“皆”作“员”。

[11] 顾本“更易也代也”作“更代也易也”。

[12] 顾本“之化”下有“也”字。下五“之化”下同，不复出校。

[13] 顾观光校：“《六微旨大论》注‘雨’上有‘时’字。”

[14] 顾本“也”下有“矣”字。

[15] 顾本“也”下有“矣”字。

[16] 顾本“翮”误作“融”。

[17] 顾本“翮”作“翼”。

[18] 顾本“木”误作“水”。

[19] 顾本“彤”作“少”，义长，据改。

[20] 顾本“緛”作“缓”。

[21]“气”，古林书堂本、道藏本同，顾本作“碍”。《〈素问校讹〉校补》：“古钞本‘碍’作‘濁’”。

[22] 顾本“慄”下有“字”字。

[23] 顾本“足少阴大阴”作“足太阴少阴”。

[24] 顾本“言”下有“之”字。

[25] 顾本“不宁也”上有“动”字。

[26] 顾本“注”上有“两”字。

[27] 顾本“揭”作“折”。

[28]“起”，古林书堂本、道藏本同，顾本误作“处”。

帝曰：愿闻其用也。岐伯曰：夫六气之用，各归不胜而为化[一]。故大阴雨化，施于大阳；大阳寒化，施于少阴[二]；少阴热化，施于阳明；阳明燥化，施于厥阴；厥阴风化，施于大阴。各命其所在以征之也。

帝曰：自得其位何如？岐伯曰：自得其位，常化也。

帝曰：愿闻所在也。岐伯曰：命其位而方[1]月可知也[三]。

【原注】

[一]用，谓施其化气。

[二]新校正云：详此当云“少阴少阳”。

[三]随气所在以定其方，六分占之，则日及地分无差矣。

【校注】

[1]《〈素问校讹〉校补》：“古钞本‘方’上有‘六’字。”

帝曰：六位之气盈虚何如？岐伯曰：大少异也。大者之至徐而常，少者暴而亡[一]。

【原注】

[一]力强而作，不能久长，故暴而无[1]也。亡，无也。

【校注】

[1] 顾本“无”作“亡”。

帝曰：天地之气盈虚何如？岐伯曰：天气不足，地气随之；地气不足，天气从之；运居其中而常先也[一]。恶所不胜，归所同和，随运归从而生其病也[二]。故上胜则天气降而下，下胜则地气迁而上[三]，胜[1]多少而差其分[四]，微者小差，甚者大差，甚则位易气交易，则大变生而病作矣。大要曰：“甚纪五分，微纪七分，其差可见。”此之谓也[五]。

【原注】

［一］运，谓木火土金水各主岁者也。地气胜则岁运上升，天气胜则岁运[2]下降，上升下降，运气常先迁降也。

［二］非其位则变生，变生则病作。

［三］胜，谓多也。上多则自降，下多则自迁，多少相移，气之常也。◎新校正云：按：《六微旨大论》云："升已而降，降者谓天。降已而升，升者谓地。天气下降，气流于地。地气上升，气腾于天。故高下相召，升降相因，而变作矣。"此亦升降之义也[3]。

［四］多则迁降多，少则迁降少，多少之应，有微有甚之异[4]也。

［五］以其五分七分之，所以知天地阴阳过差矣。

【校注】

[1] 顾本无"胜"字。

[2] 顾本"运"作"气"。

[3] 顾本"也"下有"矣"字。

[4] 顾本"之异"二字互乙。

帝曰：善。论言："热无犯热，寒无犯寒"，余欲不远寒，不远热，奈何？岐伯曰：悉乎哉问也！发表不远热，攻里不远寒[一]。

帝曰：不发不攻而犯寒犯热，何如？岐伯曰：寒热内贼，其病益甚[二]。

帝曰：愿闻无病者何如？岐伯曰：无者生之，有者甚之[三]。

帝曰：生者何如？岐伯曰：不远热，则热至；不远寒，则寒至。寒至，则坚否、腹满、痛急、下利之病生矣[四]。热至，则身热、吐下霍乱、痈疽疮疡、瞀郁、注下、瞤瘛、肿胀、呕、鼽衄、头痛、骨节变、肉痛、血溢、血泄、淋閟之病生矣[五]。

帝曰：治之奈何？岐伯曰：时必顺之。犯者，治以胜也[六]。

【原注】

［一］汗泄，故用热不远热。下利，故用寒不远寒。皆以其不住于中也。如是，则夏可用热，冬可用寒。不发不泄而无畏忌，是谓妄造[1]，法所禁也。

皆谓不获已而用之也。差秋冬亦同法[2]。◎新校正云：按：《至真要大论》云："发不远热，无犯温凉。"

[二]以水济水，以火济火，適足以更生病，岂唯本病之益甚乎？

[三]无病者犯禁，犹能生病，况有病者而求[3]轻减，不亦难乎？

[四]食已不饥，吐利腥秽，亦寒之疾也。

[五]暴瘖冒昧[4]，目不识人，躁扰狂越，妄见妄闻，骂詈惊痫，亦热之病。

[六]春宜凉，夏宜寒，秋宜温，冬宜热，此时之宜用[5]，不可不顺。然犯热治以寒，犯寒治以热，犯春宜用凉，犯秋宜用温，是以胜也。犯热治以咸寒，犯寒治以甘热，犯凉治以苦温，犯温治以辛凉，亦胜之道也。

【校注】

[1]"造"，古林书堂本同，顾本误作"远"。

[2]顾本"秋冬"上无"差"字，"同"下无"法"字。按："差"盖"若"之误。顾观光校："'秋冬'当作'春秋'。"

[3]"求"，古林书堂本同，顾本误作"未"。

[4]读书堂本、古林书堂本"味"作"昧"，为"昧"之俗误，此据文意录正。顾本"昧"误作"味"。

[5]顾本无"用"字。

黄帝问曰：妇人重身，毒之何如？岐伯曰：有故无殒，亦无殒也[一]。

帝曰：愿闻其故何谓也？岐伯曰：大积大聚，其可犯也，衰其大半而止，过者死[二]。

【原注】

[一]故，谓有大坚癥瘕，痛甚不堪，则治以破积愈痛[1]之药。是谓不救必（死）[廼][2]尽死，救之盖存其大也，虽服毒，不死也。上"无殒"，言母必全。"亦无殒"，言子亦不死也。

[二]衰其大半，不足以害生，故衰大半则止其药。若过禁待尽，毒气内馀，无病可攻以当毒药，毒攻不已，则败损中和，故过则死。◎新校正云：详此"妇人身重"（二）[一][3]节，与上下文义不接，疑他卷脱简于此。

【校注】

[1] 顾本“痛”作“瘕”。

[2] 顾本“死”作“遒”，义长，据改。

[3] 顾本“二”作“一”，义长，据改。

帝曰：善。郁之甚者，治之奈何[一]？岐伯曰：木郁达之，火郁发之，土郁夺之，金郁泄之，水郁折之，然调其气[二]。过者，折之以其畏也，所谓写之[三]。

【原注】

[一]天地五行应运，有郁抑不伸之[1]，甚者[2]。

[二]达，谓吐之令其条达也。发，谓汗之令其疏散也。夺，谓下之令无拥碍也。泄，谓渗泄[3]，解表利小便也。折，谓抑之制其冲逆也。通是五法，乃气可平调，后乃观其虚盛而调理之也。

[三]过，太过也。太过者，以其味写之。以咸写肾、酸写肝、辛写肺、甘写脾、苦写心。过者畏写，故谓写为畏也。

【校注】

[1] 顾本“伸”作“申”，下无“之”字。

[2] 顾本“者”下有“也”字。

[3] 顾本“渗泄”下有“之”字。

帝曰：假者何如？岐伯曰：有假其气，则无禁也[一]。所谓主气不足，客气胜也[二]。

【原注】

[一]正气不足，临气胜之，假寒热温凉以资四正之气，则可以热犯热，以寒犯寒，以温犯温，以凉犯凉也。

[二]客气，谓六气更临之气。(王)[主][1]气，谓五藏应四时正王春夏秋冬也。

【校注】

[1] 顾本“王”作“主”，义长，据改。

帝曰：至哉！圣人之道，天地大化运行之节，临御之纪，阴阳之政，寒暑之令[1]，非夫子，孰能通之？请藏之灵兰之室，署曰《六元正纪》，非斋戒不敢示[2]，慎传也[一]。

【原注】

[一]新校正云：详此与《气交变大论》末文重[3]。

【校注】

[1] 顾本“令”误作“今”。

[2]《气交变大论篇第六十九》：“乃择良兆而藏之灵室，每旦读之，命曰《气交变》，非齐戒不敢发，慎传也。”

[3] 顾本“重”作“同”。

新刊黄帝内经素问卷二十一

新刊黄帝内经素问卷第二十二

启玄子次注林亿孙奇高保衡等奉敕校正孙兆重改误

至真要大论篇第七十四

按：本篇系统阐述了中医对病因、病机的认识，疾病诊断治疗的原则和具体运用方法，制方原则，药物性味、归经原理与运用。具体包括以下内容：总结了气候变化与物候、疾病的对应规律。指出不同气候变化有不同病变部位、不同症状和体征，提出“病机十九条”及“各司其属”和“求其属”的疾病诊断治疗原则。气候有太过、不及，五脏、五气病变亦应之。不同气候变化下的物产，同一物产采集时间、气候不同，各具不同之性，运用药食防治疾病，必须根据其性味特点选择使用。提出“五味所入”，指出药物性味与五脏之间的关系。在方剂分类方面，提出了大、小、缓、急、奇、偶、复“七方”。在方剂配伍方面，提出了君臣佐使概念。在药物使用方面，提出了“久而增气，物化之常也”，“气增而久，夭之由也”。指出疾病生于天气之偏，药物性味源于不同气候之偏，故可用药物的性味之偏来纠正因天气之偏所产生的病气之偏。指出气候变化有标本中气之不同，客气、主气的差异，因此气候变化十分复杂，与此相关的疾病变化也因之十分复杂，治疗上或治本，或治标，或治标本，或治中气，或逆治，或从治。

黄帝问曰：五气交合，盈虚更作，余知之矣。六气分治司天地者，其至何如[一]？岐伯再拜，对曰：明乎哉问也！天地之大纪，人神之通应也[二]。

帝曰：愿闻上合昭昭、下合冥冥奈何？岐伯曰：此道之所主[1]，工之所疑也[三]。

【原注】

[一]五行主岁，岁有少多，故曰盈虚更作也。《天元纪大论》曰："其始也，有馀而往，不足随之；不足而往，有馀从之。"则其义也。天分六气，散主[2]太虚，三之气司天，终之气监地，天地生化，是为大纪，故言司天地者，馀四可知矣。

[二]天地变化，人神运为，中外虽殊，然其通应则一也。

[三]不知其要，流散无穷。

【校注】

[1]《〈素问校讹〉校补》："古钞本'主'作'生'。"

[2]"主"，古林书堂本同，顾本误作"生"。

帝曰：愿闻其道也。岐伯曰：厥阴司天，其化以风[一]。少阴司天，其化以热[二]。大阴司天，其化以湿[三]。少阳司天，其化以火[四]。阳明司天，其化以燥[五]。大阳司天，其化以寒[六]。以所临藏位命其病者也[七]。

帝曰：地化奈何？岐伯曰：司天同候，间气皆然[八]。

帝曰：间气何谓？岐伯曰：司左右者，是谓间气也[九]。

帝曰：何以异之？岐伯曰：主岁者纪岁，间气者纪步也[十]。

帝曰：善。岁主奈何？

岐伯曰：厥阴司天为风化[十一]，在泉为酸化[十二]，司气为苍化[十三]，间气为动化[十四]。

少阴司天为热化[十五]，在泉为苦化[十六]，不司气化[十七]，居气为灼化[十八]。

大阴司天为湿化[十九]，在泉为甘化[二十]，司气为黅化[二十一]，间气为柔化[二十二]。

少阳司天为火化[二十三]，在泉为苦化[二十四]，司气为丹化[二十五]，间气为明化[二十六]。

阳明司天为燥化[二十七]，在泉为辛化[二十八]，司气为素化[二十九]，间气为清化[三十]。

大阳司天为寒化[三十一]，在泉为咸化[三十二]，司气为玄化[三十三]，间气为藏化[三十四]。

故治病者必明六化分治、五味五色所生、五藏所宜，迺可以言盈虚病生之绪也[三十五]。

【原注】

[一]飞扬鼓拆，和气发生，万物荣枯，皆因而化变成败也。

[二]炎蒸郁燠，故庶类蕃茂。

[三]云雨润泽，津液生成。

[四]炎炽赫烈，以烁寒灾。

[五]干化以行，物无湿败。

[六]对阳之化也。◎新校正云：详注云“对阳之化”，“阳”字疑误。

[七]肝木位东方，心火位南方，脾土位西方[1]南方及四维，肺金位西方，肾水位北方，是五藏定位。然六气御五运，所至气不相得则病，相得则和，故先以六气所临，后言五藏之病[2]。

[八]六气之本，自有常性，故虽位易，而化治皆同。

[九]六气分化，常以二气司天地为上下吉凶胜复客主之理[3]，岁中悔吝从而明之，馀四气散居左右也。故《阴阳应象大论》曰：“天地者，万物之上下。左右者，阴阳之道路。”此之谓也。

[十]岁，三百六十五日四分日之一。步，六十日馀八十七刻半也。积步之日而成岁也。

[十一]巳、亥之岁，风高气远，云飞物扬，风之化也。

[十二]寅申之岁，木司地气，故物化从酸。

[十三]木运之气，丁壬之岁化。苍，青也。

[十四]偏[4]主六十日馀八十七刻半也。◎新校正云：详丑未之岁，厥阴为初之气，子午之岁为二之气，辰戌之岁为四之气，卯酉之岁为五之气。

[十五]子午之岁，阳光熠耀，暄暑流行，热之化也。熠，羊入切。

[十六]卯酉之岁，火司地气，故物以苦生。

[十七]君不主运。◎新校正云：按：《天元纪大论》云：“君火以名，相火以位。”谓君火不主运也。

［十八］六十日馀八十七刻半也。居本位君火为居，不当间之也。◎新校正云：详少阴不曰间气而云居气者，盖尊君火无所不居，不当间之也。王注云“居本位为居，不当间之”，则居他位不为居，而可间也。寅申之岁为初之气，丑未之岁为二之气，巳亥之岁为四之气，辰戌之岁为五之气[5]。

［十九］丑未之岁，埃郁曚昧，云雨润[6]，湿之化也。

［二十］辰戌之岁也。土司地气，故甘化先焉。

［二十一］土运之气，甲己之岁。黅，黄也。

［二十二］湿化行，则庶物柔耎。◎新校正云：详太阴卯酉之岁为初之气，寅申之岁为二之气，子午之岁为四之气，巳亥之岁为五之气。

［二十三］寅申之岁也。炎光赫烈，燔灼焦然，火之化也。

［二十四］巳亥之岁也。火司地气，故苦化先焉。

［二十五］火运之气，戊癸岁也。

［二十六］明，炳明也，亦谓霞烧。◎新校正云：详少阳辰戌之岁为初之气，卯酉之岁为二之气，寅申之岁为四之气，丑未之岁为五之气。

［二十七］卯酉之岁，清切高明，雾露萧瑟，燥之化也。

［二十八］子午之岁也。金司地气，故辛化先焉。

［二十九］金运之气，乙庚岁也。

［三十］风生高劲，草木清冷，清之化也。◎新校正云：详阳明巳亥之岁为初之气，辰戌之岁为二之气，寅申之岁为四之气，丑未之岁为五之气。

［三十一］辰戌之岁，严肃峻整，惨慄凝坚，寒之化也。

［三十二］丑未之岁，水司地气，故化从咸。

［三十三］水运之气，丙辛岁也。

［三十四］阴凝而冷，庶物敛容，岁之化也。◎新校正云：详子午之岁，太阳为初之气，巳亥之岁为二之气，卯酉之岁为四之气，寅申之岁为五之气[7]。

［三十五］学不厌备习也。

【校注】

[1] 顾本“西”字下空阙，盖挖改之迹。据上下文意，“方”字乃衍文。

[2] 顾本“病”下有“也”字。

[3] 顾本“理”作“事”。

[4] 顾本“偏”误作“徧”。

[5] 顾本"气"下有"也"字。

[6] 顾观光校："'润'下似脱'泽'字。"

[7] 顾本"气"下有"也"字。

帝曰：厥阴在泉而酸化先，余知之矣。风化之行也何如？岐伯曰：风行于地，所谓本也。馀气同法[一]。本乎天者，天之气也。本乎地者，地之气也[二]。天地合气，六节分而万物化生矣[三]。故曰：谨候气宜，无失病机。此之谓也[四]。

【原注】

[一]厥阴在泉，风行于地。少阴在泉，热行于地。太阴在泉，湿行于地。少阳在泉，火行于地。阳明在泉，燥行于地。太阳在泉，寒行于地。故曰馀气同法也。本，谓六气之上元气也。

[二]化于天者，为天气。化于地者，为地气。◎新校正云：按：《易》曰："本乎天者，亲上。本乎地者，亲下。"此之谓也。

[三]万物居天地之间，悉为六气所生化阴阳之用，未尝有逃生化出阴阳也。

[四]病机，下文具矣。

帝曰：其主病何如[一]？岐伯曰：司岁备物，则无遗主矣[二]。

帝曰：先岁物何也？岐伯曰：天地之专精也[三]。

帝曰：司气者何如[四]？岐伯曰：司气者主岁同，然有馀不足也[五]。

帝曰：非司岁物何谓也？岐伯曰：散也[六]，故质同而异等也[七]。气味有薄厚，性用有躁静，治保有多少，力化有浅深，此之谓也[八]。

帝曰：岁主藏害何谓？岐伯曰：以所不胜命之，则其要也[九]。

帝曰：治之奈何？岐伯曰：上淫于下，所胜平之。外淫于内，所胜治之[十]。

【原注】

[一]言采药之岁也。

[二]谨候司天地所生化者，则其味正当其岁也。故彼药工专司岁气，所

收药物则一岁二岁其所主用无遗略也。今[1]详“前”字当作“用[2]”。

［三］专精之气，药物肥浓[3]，又于使用当其正气味也。◎新校正云：详“先岁”疑作“司岁”。

［四］司运气也。

［五］五运主岁者有馀不足，比之岁物，恐有薄、有馀之岁药专精也。

［六］非专精则散气，散气则物不纯[4]。

［七］形质虽同，力用则异，故不尚之。

［八］物与岁不同者何？以此尔。

［九］木不胜金，金不胜火之类是也。

［十］淫，谓行所不胜己者也。上淫于下，天之气也。外淫于内，地之气也。随所制胜而以平治之也。制胜，谓五味寒热温凉随胜用之，下文备矣。◎新校正云：详天气主[5]岁虽有淫胜，但当平调之，故不曰治，而曰平也。

【校注】

[1] 顾本“今”上有一空格将其与上面的文字区别开来。盖旁校文字被录入正文者。《素问校讹》：“案，据例，‘今’上盖脱‘新校正云’四字。”

[2] 顾本“用”误作“则”。

[3] 顾本“浓”作“脓”。

[4] 顾本“纯”下有“也”字。

[5]“主”，古林书堂本同，顾本误作“生”。

帝曰：善。平气何如[一]？岐伯曰：谨察阴阳所在而调之，以平为期。正者，正治；反者，反治[二]。

帝曰：夫子言察阴阳所在而调之，论言：人迎与寸口相应若引绳，小大齐等，命曰平[三]。阴之所在，寸口何如[四]？岐伯曰：视岁南北，可知之矣。帝曰：愿卒闻之？岐伯曰：北政之岁，少阴在泉，则寸口不应[五]；厥阴在泉，则右不应[六]；大阴在泉，则左不应[七]。南政之岁，少阴司天，则寸口不应[八]；厥阴司天，则右不应；大阴司天，则左不应[九]。诸不应者，反其诊则见矣[十]。

帝曰：尺候何如？岐伯曰：北政之岁，三阴在下，则寸不应；三阴在上，则尺不应[十一]。南政之岁，三阴在天，则寸不应；三阴在泉，则尺不应。左右同[十二]。故曰：知其要者，一言而终。不知其要，流散无穷。此之谓也[十三]。

【原注】

[一]平，谓诊平和之气。

[二]知阴阳所在，则知尺寸应与不应；不知阴阳所在，则以得为失，以逆为从。故谨察之也。阴病阳不病，阳病阴不病，是为正病，则正治之，谓以寒治热，以热治寒也。阴位已见阳脉，阳位又[1]见阴脉，是谓反病，则反治之，谓以寒治寒，以热治热也。诸方之制，咸悉不然，故曰反者反治也。

[三]新校正云：详“论言”至“曰平”，本《灵枢经》之文，今出《甲乙经》，云：寸口主中，人迎主外，两者相应，俱往俱来，若引绳小大齐等。春夏人迎微大，秋冬寸口微大者，名[2]曰平也。

[四]阴之所在，脉沈不应，引绳齐等，其候颇[3]乖，故问以明之。

[五]木火金水运，面北受气，凡气之在泉者，脉悉不见，唯其左右之气脉可见之。在泉之气，善则不见，恶者可见，病以气及客主淫胜名之。在天之气，其亦然矣。

[六]少阴在右故。

[七]少阴在左故。

[八]土运之岁，面南行令，故少阴司天则二手寸口不应也。

[九]亦左右义也。

[十]不应皆为脉沉。脉沉下者，仰手而沉，覆其手，则沉为浮，细为大也。

[十一]司天曰上。在泉曰下。

[十二]尺[4]不应寸，左右悉与寸不应义同。

[十三]要，谓知阴阳所在也。知，则用之不惑；不知，则尺寸之气沈浮小大常三岁一差，欲求其意，犹绕树问枝，虽白首区区，尚未知所诣，况其旬月而可知乎?

【校注】

[1]《〈素问校讹〉校补》:“古钞本‘又’作‘已’。”

[2]顾本“名”上有“故”字。

[3]古林书堂本“颇”作“类”。

[4]“尺”，古林书堂本、道藏本同，顾本误作“天”。

帝曰：善。天地之气，内淫而病何如?

岐伯曰：岁厥阴在泉：风淫所胜，则地气不明，平野昧，草迺早秀。民病洒洒振寒，善伸[1]数欠，心痛支满，两胁里急，饮食不下，鬲咽不通，食则呕，腹胀，善噫，得后与气则快然如衰，身体皆重[一]。

岁少阴在泉：热淫所胜，则焰浮川泽，阴处反明。民病腹中常鸣，气上冲胸，喘，不能久立，寒热，皮肤痛，目瞑[2]齿痛䪼肿，恶寒发热如疟，少腹中痛，腹大。蛰虫不藏[二]。

岁大阴在泉：草乃早荣[三]，湿淫所胜，则埃昏岩谷，黄反见黑，至阴之交。民病饮积、心痛，耳聋，浑浑焞焞[3]，嗌肿，喉痹，阴病，血见，少腹痛肿，不得小便，病冲头痛，目似脱，项似拔，腰似折，髀不可以回，胭[4]如结，腨如别[四]。

岁少阳在泉：火淫所胜，则焰明郊野，寒热更至。民病注泄赤白，少腹痛，溺赤，甚则血便。少阴同候[五]。

岁阳明在泉：燥淫所胜，则霿雾清瞑。民病喜呕，呕有苦，善大息，心胁痛，不能反侧，甚则嗌干，面尘，身无膏泽，足外反（热）[六][5]。

岁大阳在泉：寒淫所胜，则凝肃惨慄。民病少腹控睾，引腰脊，上冲心痛，血见，嗌痛，颔肿[七]。

【原注】

[一]谓甲寅、丙寅、戊寅、庚寅、壬寅、甲申、丙申、戊申、庚申、壬申岁也。气不明，谓天围之际气色昏暗，风行地上，故平野皆然。昧，谓暗也。胁，谓两乳之下及胠外也。伸，谓以欲伸努筋骨也。◎新校正云：按：《甲乙经》“洒洒振寒，善伸数欠”为胃病，“食则呕，腹胀，善噫，得后与气则快然如衰，身体皆重”为脾病，“饮食下下，鬲咽[6]不通”，邪在胃管[7]也。盖厥阴在泉之岁，木王而克脾胃，故病如是。又按：《脉解》云：“所谓食则呕者，物盛满而上溢，故呕也。所谓得后与气则快然如衰者，十二月阴气下衰而阳气且出，故曰得后与气则快然如衰也。”

[二]谓乙卯、丁卯、己卯、辛卯、癸卯、乙酉、丁酉、己酉、辛酉、癸酉岁也。阴处，北方也。不能久立，足无力也。腹大，谓心气不足也。金火

相薄而为是也。◎新校正云：按：《甲乙经》“齿痛頔肿”为大肠病，“腹中雷鸣，气常冲胸，喘，不能久立”，邪在大肠也。盖少阴在泉之岁火克金，故大肠病也。

［三］新校正云：详此四字疑衍。

［四］谓甲辰、丙辰、戊辰、庚辰、壬辰、甲戌、丙戌、戊戌、庚戌、壬戌岁也。太阴为土，色见应黄于天中，而反见于北方黑处也。水土同见，故曰至阴之交，合其气色也。冲头痛，谓脑后眉间痛也。腘，谓膝后曲脚之中也。腨，胻后软肉处也。◎新校正云：按：《甲乙经》“耳聋，浑浑焞焞，嗌肿，喉痹”为三焦病，为病“冲头痛，目似脱，项似拔，腰似折，髀不可以回，腘如结，腨如别[8]”为膀胱足太阳病，又“少腹肿痛，不得小便”，邪在三焦。盖太阴在泉之岁，土王[9]克太阳，故病如是也。腘，戈麦切[10]。

［五］谓乙巳、丁巳、己巳、辛巳、癸巳、乙亥、丁亥、己亥、辛亥、癸亥岁也。处寒之时，热更其气，热气既往，寒气后来，故云更至也。馀候与少阴在泉证[11]同。

［六］谓甲子、丙子、戊子、庚子、壬子、甲午、丙午、戊午、庚午、壬午岁也。霿雾，谓霿[12]暗不分，似雾也。清，薄寒也。言雾起霿暗，不辨物形而薄寒也。心胁痛，谓心之傍胁中痛也。面尘，谓面上如有触冒尘土之色也。◎新校正云：按：《甲乙经》“病喜呕，呕有苦，善大息，心胁痛，不能反侧，甚则面尘，身无膏泽，足外反热”为胆病，“嗌干面尘”为肝病。盖阳明在泉之岁，金王克木，故病如是。又按：《脉解》云：“少阳所谓心胁痛者，言少阳（盛）［戌］[13]也。（盛）［戌］者，心之所（衰）表[14]也，九月阳气尽而阴气盛，故心胁痛。所谓不可反侧者，阴气藏物也，物藏则不动[15]，故不可反侧也。”

［七］谓乙丑、丁丑、己丑、辛丑、癸丑、乙未、丁未、己未、辛未、癸未岁也。凝肃，谓寒气霭空，凝而不动，万物静肃其仪形也。惨慄，寒甚也。控，引也。睾，阴丸也。颔，颊车前牙之下也。◎新校正云：按：《甲乙经》“嗌痛颔肿”为小肠病，又“少腹控睾，引腰脊，上冲心肺”，邪在小肠也。盖太阳在泉之岁，水克火，故病如是。

【校注】

[1] 赵本“伸”作“呻”。

[2] 顾本“瞑”作“暝”。下“则霿雾清瞑”之“瞑”同。

[3] 顾本“焞焞”作“焞焞”。按：“浑浑”疑“啴啴”之误。《诗·小雅·采芑》：“戎车啴啴，啴啴焞焞，如霆如雷。”毛传：“啴啴，众也。焞焞，盛也。”郑笺云：“言戎车既众盛，其威又如雷霆。”详参《校补》。

[4] 吴勉学本、潘本“膕”作“国”。

[5] “反”，外翻也。“热”字衍。《马王堆汉墓帛书 [肆]·阴阳十一脉灸经甲本》有与本节相关的文字：“少阳眽（脉）……是动则病：心与胁痛，不可以反稷（侧），甚则无膏，足外反，此为阳蹶（厥）。”《张家山汉墓竹简 [二四七号墓]·脉书》亦作“足外反”。马王堆汉墓帛书整理小组谓“热”字衍。据删。

[6] “咽”，读若“堙”，塞也。《甲乙经》作“塞”。

[7] 顾本“管”作“脘”。

[8] 顾本“别”作“列”。

[9] “王”，古林书堂本同，顾本误作“正”。

[10] 顾本无此条音切。

[11] 顾本“证”作“正”。

[12] 顾本“霿”作“雾”。

[13]《太素》卷八《经脉病解》“盛”作“戌”，下“盛者”之“盛”同。杨注云：“戌为九月，九月阳少，故曰少阳也。”作“戌”义长，据改。

[14]《太素》“衰”作“表”，顾本同《太素》。手少阳脉散络心包，故为心之所表。作“表”义长，据改。

[15] 古林书堂本“则不动”作“不得动”。

帝曰：善。治之奈何？

岐伯曰：诸气在泉：风淫于内，治以辛凉，佐以苦，以甘缓之，以辛散之[一]。

热淫于内，治以咸寒，佐以甘苦，以酸收之，以苦发之[二]。

湿淫于内，治以苦热，佐以酸淡，以苦燥之，以淡泄之[三]。

火淫于内，治以咸冷，佐以苦辛，以酸收之，以苦发之[四]。

燥淫于内，治以苦温，佐以甘辛，以苦下之[五]。

寒淫于内，治以甘热，佐以苦辛，以咸写之，以辛润之，以苦坚之[六]。

【原注】

[一]风性喜温而恶清，故治之[1]凉，是以胜气治之也。佐以苦，随其所利也。木苦急，则以甘缓之；苦抑，则以辛散之。《藏气法时论》曰："肝苦急，急食甘以缓之。肝欲散，急食辛以散之。"此之谓也。食亦音饲，己曰食，他曰饲也。大法正味如此。诸为方者不必尽用之，但一佐二佐，病已则止。馀气皆然。

[二]热性恶寒，故治以寒也。热之大盛，甚于表者，以苦发之；不尽，复寒制之；寒制不尽，复苦发之，以酸收之。甚者再方，微者一方，可使必已。时发时止，亦以酸收之。

[三]湿与燥反，故治以苦热，佐以酸淡也。燥除湿，故以苦燥其湿也。淡利窍，故以淡渗泄也。《藏气法时论》曰："脾苦湿，急食苦以燥之。"《灵枢经》曰：淡利窍也[2]。《生气通天论》曰："味过于苦，脾气不濡，胃气乃厚。"明苦燥也。◎新校正云：按：《六[3]元正纪大论》曰：下太阴，其化下甘温。

[四]火气大行心腹，心怒之所生也，咸性柔耎，故以治之，以酸收之。大法：候其须汗者，以辛佐之，不必要资苦味令其汗也。欲柔耎者，以咸治之。《藏气法时论》曰："心欲耎，急食咸以耎之。心苦缓，急食酸以收之。"此之谓也。

[五]温利凉性，故以苦治之。下，谓利之使不得也。◎新校正云：按：《藏气法时论》曰："肺苦气上逆，急食苦以泄之，用[4]辛写之，酸补之。"又按：下文司天燥淫所胜，"佐以酸辛"。此云"甘辛"者，"甘"字疑当作"酸"。《六元正纪大论》云："下酸热。"与苦温之治又异。又云：以酸收之而安其下，甚则以苦泄之[5]。

[六]以热治寒，是为摧胜，折其气用，令不滋繁也。苦辛之佐，通事行之。◎新校正云：按：《藏气法时论》曰："肾苦燥，急食辛以润之。肾欲坚，急食苦以坚之，用苦补之，咸写之。"旧注引此在"湿淫于内"之下，无义，今移于此[6]。

【校注】

[1]《素问校讹》："古钞本'之'作'以'。"

[2]《灵枢·九针论第七十八》云："淡入胃"，未见"淡利窍也"之文。

[3]“六”，古林书堂本同，顾本误作“天”。下注[五]“六元正纪大论”之“六”同。

[4]顾本“以”作“用”。

[5]顾本“之”下有“也”字。

[6]顾本“此”下有“矣”字。

帝曰：善。天气之变何如？

岐伯曰：厥阴司天：风淫所胜，则大虚埃昏，云物以扰，寒生春气，流水不冰。民病胃脘当心而痛，上支两胁，鬲咽不通，饮食不下，舌本强，食则呕，冷泄，腹胀，溏[1]泄瘕[2]，水闭。蛰虫不去[3]。病本于脾[一]。冲阳绝，死，不治[二]。

【原注】

[一]谓乙巳、丁巳、己巳、辛巳、癸巳、乙亥、丁亥、己亥、辛亥、癸亥岁也。是岁民病集于中也。风自天行，故太虚埃起。风动飘荡，故云物扰也。埃，青尘也。不分远物，是为埃昏。土之为病，其善泄利。若病水，则小便闭而不下。若大泄利，则经水亦多闭绝也。◎新校正云：按：《甲乙经》“舌本强，食则呕，腹胀溏泄瘕，水闭”为脾病。又：“胃病者，腹（脾）[䐜][4]胀，胃管[5]当心而痛，上支两胁，鬲[6]咽不通，食饮不下。”盖厥阴司天之岁，木胜土，故病如是也。

[二]冲阳，在足跗上动脉应手，胃之气也。冲阳脉微，则食饮减少；绝，则药食不入，亦下嗌还出也。攻之不入，养之不生，邪气日强，真气内绝，故其必死不可复[7]。

【校注】

[1]据王注，“溏”当作“唐”，盖涉下“泄”字类化加旁。《说文·口部》：“唐，大言也。”段注：“引伸为大也。”《难经·五十七难》作“大瘕泄”。

[2]《灵枢·经脉第十》、《甲乙经》、《难经·五十七難》“泄瘕”并作“瘕泄”。

[3]“去”，藏。古林书堂本、道藏本、熊本、吴悌本、赵本、朝鲜活字本作“出”，误。

[4]《甲乙经》“脾”作“膜”。《灵枢·邪气藏府病形第四》同。据改。

[5] 顾本“管”作“脘”。

[6]“鬲”，古林书堂本、《甲乙经》同。《灵枢·邪气藏府病形第四》作“膈”，顾本作“隔”。“鬲”与“隔”、“膈”与声同通用。

[7] 顾本“复”下有“也”字。

少阴司天：热淫所胜，怫热至，火行其政。民病胸中烦热，嗌干，右胠满，皮肤痛，寒热，咳喘。大雨且至。唾血血泄，鼽衄嚏呕，溺色变，甚则疮疡，胕肿，肩背臂臑及缺盆中痛，心痛，肺膜，腹大满膨膨而喘咳，病本于肺[一]。尺泽绝，死，不治[二]。

【原注】

[一] 谓甲子、丙子、戊子、庚子、壬子、甲午、丙午、戊午、庚午、壬午岁也。怫热至，是火行其政乃尔。是岁民病集于右，盖以小肠通心故也。病自肺生，故曰病本于肺也。◎新校正云：按：《甲乙经》“溺色变”、肩背臂臑及“缺盆中痛”、“腹[1]胀满膨膨而喘咳”为肺病，“鼽衄”为大肠病。盖少阴司天之岁，火克金，故病如是。又，王注民病集于右以小肠通心故，按《甲乙经》：小肠附脊左环，回肠附（脊）[脐][2]”（右）[左]环[3]。所说不应，得非火胜克金而大肠病欤？

[二] 尺泽，（左）[在][4]肘内廉大文中动脉应手，肺之气也。火烁于金，承天[5]之命，金气内绝，故必危亡。尺泽不至，肺气已绝，荣卫之气宣行无主，真气内竭，生之何有哉？

【校注】

[1] 顾本“腹”作“肺”。

[2] 按：《甲乙经卷二·骨度肠度肠胃所受第七》、《灵枢·肠胃第三十一》并云：“回肠者，外附于脐。”则“脊”当作“脐”。盖俗书“脐”字或作上“文”下“月”，因有此误。据改。

[3] 按：《甲乙经卷二·骨度肠度肠胃所受第七》、《灵枢·肠胃第三十一》并云“回肠当脐左环”。据改。顾本“右”误作“在”。

[4] 顾本“左”作“在”，义长，据改。

[5]“天”，古林书堂本同，顾本误作“大”。

大阴司天：湿淫所胜，则沈阴且布，雨变枯槁。胕肿，骨痛，阴痹。阴痹者，按之不得。腰脊头项痛，时眩，大便难，阴气[1]不用，饥不欲食，咳唾则有血，心如悬。病本于[2]肾[一]。大溪绝，死，不治[二]。

【原注】

[一]谓乙丑、丁丑、己丑、辛丑、癸丑、乙未、丁未、己未、辛未、癸未岁也。沈，久也。肾气受邪，水无能润，下焦枯涸，故大便难也。◎新校正云：按：《甲乙经》“饥不用食，咳唾则有血，心悬如饥状”为肾病。又：“邪在肾，则骨痛阴痹，阴痹者，按之而不得，腹胀腰痛，大便难，肩背颈项强痛，时眩。”盖大阴司天之岁，土克水，故病如是[3]。

[二]太溪，在足内踝后跟骨上动脉应手，肾之气也。土邪胜水而肾气内绝，邪甚正微，故方无所用矣。

【校注】

[1]“气”，读若“器”。

[2]“于”，吴悌本、詹本同，顾本误作“干”。

[3]顾本“是”下有“矣”字。

少阳司天：火淫所胜，则温气流行，金政不平。民病头痛发热恶寒而疟，热上[1]，皮肤痛，色变黄赤，传而为水，身面胕肿，腹满仰息，泄注赤白，疮疡，咳唾血，烦心，胸中热，甚则鼽衄。病本于[2]肺[一]。天府绝，死，不治[二]。

【原注】

[一]谓甲寅、丙寅、戊寅、庚寅、壬寅、甲申、丙申、戊申、庚申、壬申岁也。火来用事，则金气受邪，故曰金政不平也。火炎于上，金肺受邪，客热内燔，水无能救，故化生诸病也。制火之客，则已矣。◎新校正云：按：《甲乙经》：“邪在肺，则皮肤痛，发寒热。”盖少阳司天之岁，火克金，故病如是[3]。

［二］天府，在肘后内[4]侧上、掖下同身寸之三寸动脉应手，肺之气也。火胜而金脉绝，故死。

【校注】

[1] 吴勉学本“上”作“止”。

[2] 赵本“于”作“乎”。

[3] 顾本“是”下有“也”字。

[4] 顾本“内”作“彼”。

阳明司天：燥淫所胜，则木廼晚荣，草廼晚生，筋骨内变。民病左胠胁痛，寒清于中，感而疟。大凉革候。欬，腹中鸣，注泄鹜溏。名木敛生菀于下，草焦上首，心胁暴痛，不可反侧，嗌干，面尘，腰痛，丈夫㿗疝，妇人少腹痛，目昧[1]，眦疡，疮痤痈。蛰虫来见。病本于肝[一]。大冲绝，死，不治[二]。

【原注】

［一］谓乙卯、丁卯、己卯、辛卯、癸卯、乙酉、丁酉、己酉、辛酉、癸酉岁也。金胜，故草木晚生荣也。配于人身，则筋骨内应而不用也。大[2]凉之气变易时候，则人寒清发于中，内感寒气，则为痎疟也。大肠居右，肺气通之，今肺气内淫，肝居于左，故左胠胁痛如刺割也。其岁民自注泄，则无淫胜之疾也。大凉，次寒也。大凉且甚，阳气不行，故木容收敛，草荣悉晚。生气已升，阳不布令，故行[3]积生气而稸于下也。在人之应，则少腹之内痛气居之，发疾于仲夏；疮疡之疾犹及秋中，疮痤之患[4]生于上，痈肿之类[5]生于下。疮色虽赤，中心正白，物气之常也。◎新校正云：按：《甲乙经》腰痛不可以俯仰、丈夫㿗疝、妇人少腹肿、甚则嗌干面尘为肝病。又，胸满洞泄为肝病。又，心胁痛、不能反侧、目兑[6]眥痛、缺盆中肿痛、掖下肿、马刀挟瘿[7]、汗出振寒、疟为胆病。盖阳明司天之岁，金克木，故病如是。又按：《脉解》云：“厥阴所谓㿗疝、妇人少腹肿者，厥阴者，辰也，三月，阳中之阴，邪在中，故曰㿗疝少腹肿也。”痤，殂禾切。

［二］太冲，在足大指本节后二寸脉动应手，肝之气也。金来伐木，肝气内绝，真不胜邪，其死[8]宜也。

【校注】

[1] 吴悌本、朝鲜小字本作“眛”作“眛”。

[2]《〈素问校讹〉校补》：“古钞本‘大’作‘夫’。”

[3] 顾本“行”作“闭”。

[4] 顾本“患”作“类”。

[5] 顾本“类”作“患”。

[6] 顾本“兑”作“锐”。

[7] 顾本“撄”作“瘿”。作“撄”者，盖涉上“挟”字而类化偏旁。

[8] 顾本“其死”二字互乙。

大阳司天：寒淫所胜，则寒气反至，水且冰。血变于中，发为痈疡。民病厥心痛，呕血，血泄，鼽衄，善悲，时眩仆。运火炎烈，雨暴乃雹。胸腹满，手热，肘挛，掖肿[1]，心澹澹大动，胸胁胃脘不安[2]，面赤目黄，善噫，嗌干，甚则色炲，渴而欲饮。病本于心[一]。神门绝，死，不治[二]。

所谓动气知其藏也[三]。

【原注】

[一]谓甲辰、丙辰、戊辰、庚辰、壬辰、甲戌、丙戌、戊戌、庚戌、壬戌岁也。太阳司天，寒气布化，故水且冰而血凝[3]皮肤之间，卫气结聚，故为痈也。若乘火运，而火热[4]炎烈，与水交战，故暴雨半珠形雹也。心气为噫，故善噫。是岁民病集于心胁之中也。阳气内郁，湿气下蒸，故心厥痛而呕血、血泄、鼽衄、面赤目黄、善噫、手热、肘挛、掖肿、嗌干。甚则寒气胜阳，水行凌火，火气内郁，故渴而欲饮也。病始心生，为阴凌犯，故云病本于[5]心也。◎新校正云：按：《甲乙经》手热肘挛掖肿，甚则胸胁支满、心澹澹大动、面赤目黄为手心主病。又：“邪在心，则病心痛善悲，时眩仆。”盖太阳司天之岁，水克火，故病如是。

[二]神门，在手之掌后锐骨之端动脉应手，真心气也。水行胜[6]火，而心气内绝[7]，神气已亡，不死何待？善知其诊，故不治也。

[三]所以诊视而知死者何？以皆是藏之经脉动气，知神藏之存亡尔。

【校注】

[1]“肿”，古林书堂本、道藏本、熊本、吴悌本、赵本、吴勉学本、朝鲜活字本、朝鲜小字本同，顾本作“冲”。按：“冲”、“肿”声同通用。王注作“肿”。

[2] 吴勉学本“安”作“宁”。

[3] 古林书堂本“凝”作“疑”。

[4] 顾本“火”下有“热”字。

[5]“于”，古林书堂本同，顾本误作“手”。

[6] 顾本“胜”作“乘”。

[7] 顾本“绝”作“结”。

帝曰：善。治之奈何[一]？

岐伯曰：司天之气：风淫所胜，平以辛凉，佐以苦甘[1]，以甘缓之，以酸写之[二]。

热淫所胜，平以咸寒，佐以苦甘，以酸收之[三]。

湿淫所胜，平以苦热，佐以酸辛，以苦燥之，以淡泄之[四]。

湿上甚而热，治以苦温，佐以甘辛，以汗为故而止[五]。

火淫所胜，平以酸[2]冷，佐以苦甘，以酸收之，以苦发之，以酸复之。热淫同[六]。

燥淫所胜，平以苦（湿）[温][3]，佐以酸辛，以苦下之[七]。

寒淫所胜，平以辛热，佐以甘苦[4]，以咸写之[八]。

【原注】

[一]谓可攻治者。

[二]厥阴之气，未为盛热，故以[5]凉药平之。夫气之用也，积凉为寒，积温为热。以热少之，其则温也。以寒少之，其则凉也。以温多之，其则热也。以凉多之，其则寒也。各当其分，则寒寒也，温温也，热热也，凉凉也。方书之用，可不务乎？故寒热温凉、迁[6]降多少，善为方者，意必精通。馀气皆然，从其制也。◎新校正云：按：本论上文云：上淫于下，所胜平之。外淫于内，所胜治之。故在泉曰“治”，司天曰“平”也。

[三]热气已退，时发动者，是为心虚气散不敛。以酸收之。虽以酸收，亦兼寒助，乃能殄除其源本矣。热见太甚，则以苦发之。汗已便凉，是邪气尽，勿寒水[7]之。汗已犹热，是邪气未尽，则以酸收之。已又热，则复汗之。已汗复热，是藏虚也，则补其心可矣。法则合尔，诸治热者，亦未必得再三发三治，况四变而反复者乎?

[四]湿气所淫，皆为肿满，但除其湿，肿满自衰。因湿生病，不肿不满者，亦尔治之。湿气在上，以苦吐之，湿气在下，以苦泄之，以淡渗之，则皆燥[8]也。泄，谓渗泄，以利水道、下小便为法。然酸虽热，亦用利小便、去伏水也。治湿之病不下小便，非其法也。◎新校正云：按：湿淫于内，佐以酸淡。此云酸辛者，"辛"疑当作"淡"。

[五]身半以上湿气馀，火气复郁，郁湿相薄，则以苦温甘辛之药解表流汗而祛之，故云以汗为除病之故而已也。

[六]同热淫义。热亦如此法，以酸复其本气也。不复其气，则淫气空虚，招其损。

[七]制燥之胜，必以苦湿，是[9]火之气味也。宜下必以苦，宜补必以酸，宜写必以辛。清甚生寒，留而不去，则以苦湿下之。气有馀，则以辛写之。诸气同。◎新校正云：按：上文"燥淫于内，治以苦温"，此云"苦湿"[10]，"湿"当为"温"。文注中"湿"字三，并当作"温"。又按:《六[11]元正纪大论》亦作"苦小温"。

[八]淫散止之，不可过也。◎新校正云：按：上文"寒淫于内，治以甘热，佐以苦辛"，此云"平以辛热，佐以甘苦"者，此文为误。又按：《六元正纪大论》云：太阳之政，"岁宜苦以燥之[12]"。

【校注】

[1] 吴悌本"苦甘"作"甘苦"。

[2] 古林书堂本、熊本、吴悌本、赵本、詹本、朝鲜活字本、朝鲜小字本"酸"作"咸"。

[3] 诸本作"湿"同，据新校正说改。

[4]《〈素问校讹〉校补》:"古钞本、元椠本'甘苦'互乙。"熊本、吴悌本、赵本、詹本并同。

[5] 顾本"以"作"曰"。

[6] 顾本“迁”作“商”。《素问校讹》:“古钞本‘商’作‘周’，引一本作‘升’。”

[7]《素问校讹》:“古钞本‘水’作‘冰’。”《〈素问校讹〉校补》:“元椠本亦同。”

[8] 古林书堂本“燥”作“臬”。

[9] 顾本“是”下有“以”字。

[10] 顾本“苦湿”下有“者”字。

[11]“六”，古林书堂本同，顾本误作“天”。下“六元正纪大论”之“六”同。

[12] 顾本“燥之”下有“也”字。

帝曰：善。邪气反胜，治之奈何[一]？

岐伯曰：风司于地，清反胜之，治以酸温，佐以苦甘，以辛平之[二]。

热司于地，寒反胜之，治以甘热，佐以苦辛，以咸平之[三]。

湿司于地，热反胜之，治以苦冷，佐以咸甘，以苦平之[四]。

火司于地，寒反胜之，治以甘热，佐以苦辛，以咸平之[五]。

燥司于地，热反胜之，治以平[1]寒，佐以苦甘，以酸平之，以和为利[六]。

寒司于地，热反胜之，治以咸冷，佐以甘辛，以苦平之[七]。

【原注】

[一]不能淫胜于他气，反为不胜之气为邪以胜之。

[二]厥阴在泉，则风司于地，谓五寅岁、五申岁。邪气胜盛，故先以酸写，佐以苦甘。邪气退则正气虚，故以辛补养而平之。

[三]少阴在泉，则热司于地，谓五卯、五酉[2]岁也。先写其邪，而后平其正气也。

[四]太阴在泉，则湿司于地，谓五辰、五戌岁也。补写之义，馀气皆同。

[五]少阳在泉，则火司于地，谓五巳、五亥岁也。

[六]阳明在泉，则燥司于地，谓五子、五午岁也。燥之性，恶热而[3]畏寒，故以冷热和平为方制[4]也。

[七]太阳在泉，则寒司于地，谓五丑、五未岁也。此六气方治与前淫胜法殊贯[5]。其[6]云治者，写客邪之胜气也。云佐者，皆所利所宜也。云平者，补

已弱之正气也。

【校注】

[1]《素问校讹》："古钞本'平'作'辛'。"

[2] 顾本"五酉"下有"之"字。

[3] 顾本"而"作"亦"。

[4] 古林书堂本"制"作"治"。

[5] 古林书堂本"贯"作"异"。

[6] 顾本无"其"字。

帝曰：其司天邪胜何如？

岐伯曰：风化于天，清反胜之，治以酸温，佐以甘苦[一]。

热化于天，寒反胜之，治以甘温，佐以苦酸辛[二]。

湿化于天，热反胜之，治以苦寒，佐以苦酸[三]。

火化于天，寒反胜之，治以甘热，佐以苦辛[四]。

燥化於[1]天，热反胜之，治以辛寒，佐以苦甘[五][2]。

寒化于天，热反胜之，治以咸冷，佐以苦辛[六]。

【原注】

[一]巳、亥[3]岁也。

[二]子、午岁也。

[三]丑、未岁也。

[四]寅、申岁也。

[五]卯、酉岁也。

[六]辰、戌岁也。

【校注】

[1] 詹本"於"作"为"。

[2] 道藏本"苦甘"二字互乙。

[3] 顾本"巳亥"二字互乙。

帝曰：六气相胜奈何[一]？

岐伯曰：厥阴之胜：耳鸣头眩，愦愦欲吐，胃鬲如寒。大风数举，倮虫不滋。胠胁气并，化而为热，小便黄赤，胃脘当心而痛，上支两胁，肠鸣飧泄，少腹痛，注下赤白；甚则呕吐，鬲咽不通[二]。

少阴之胜：心下热，善饥，齐[1]下反动[2]，气遊三焦。炎暑至，木廼津[3]，草廼萎。呕逆，躁烦，腹满痛，溏泄，传为赤沃[三]。

大阴之盛[4]：火气内郁，疮疡于中，流散于外，病在胠胁；甚则心痛热格，头痛，喉痹，项强；独胜，则湿气内郁，寒迫下焦，痛留顶[5]，互引眉间，胃满。雨数至，燥[6]化廼见，少腹满，腰脽重强，内不便，善注泄，足下温，头重，足胫胕肿，饮发于中，胕肿于上[四]。

少阳之胜：热客于胃，烦心，心痛，目赤，欲呕，呕酸，善[7]饥，耳痛，溺赤，善惊，谵妄。暴热消烁，草萎水涸，介虫廼屈。少腹痛，下沃赤白[五]。

阳明之胜：清发于中，左胠胁痛，溏泄，内为嗌塞，外发癫疝。大凉肃杀，华英改容，毛虫廼殃。胸中不便，嗌塞而咳[六]。

大阳之胜：凝溧[8]且至，非时水冰，羽廼后化。痔，疟发。寒厥入胃，则内生心痛，阴中廼疡，隐曲[9]不利，互引阴股，筋肉拘苛，血脉凝（泣）[冱]，络满色变，或为血泄，皮肤否肿，腹满食减。热反上行，头项囟[10]顶脑户中痛，目如脱。寒入下焦，传为濡写[七]。

【原注】

[一]先举其用为胜。

[二]五巳、五亥岁也。心下齐上，胃之分。胃鬲[11]，谓胃脘之上及大鬲之下风寒气所[12]生也。气并，谓偏著一边。鬲咽，谓食饮入而复出也。◎新校正云：按：《甲乙经》胃病者，“胃脘当心而痛，上支两胁，鬲咽不通[13]”。

[三]五子、五午岁也。沃，沫[14]也。

[四]五丑、五未岁也。湿胜于上，则火气内郁；胜于中，则寒迫下焦。水溢河渠，则鳞虫离水也。脽，谓臀肉也。不便，谓腰重、内强直，屈伸不利也。独胜，谓不兼郁火也。胕肿于上，谓首面也。足胫肿，是火郁所生也。◎新校正云：详注云：“水溢河渠，则鳞虫离水也。”王作此注于经文无所解。又按：太阴之复云“大雨时行，鳞见于陆”，则此文于“雨数至”下脱少“鳞见于陆”四字，不然，则王注无因为解也。

［五］五寅、五申岁也。热暴甚，故草萎水涸，阴气消烁。介虫，金化也。火气大胜，故介虫屈伏。酸，醋水也。

［六］五卯、五酉岁也。大凉肃杀，金气胜木，故草木华英为杀气损削，改易形容而焦其上首也。毛虫，木化，气不宜金，故金政大行而毛虫死耗也。肝木之气，下主于阴，故大凉行而㿗疝发也。（胃）［胸］[15]中不便，谓呼吸回转，或痛或缓急而不利便也。气太盛，故嗌塞而咳也。嗌，谓喉之下接连胸中肺两叶之间也[16]。

［七］五辰、五戌岁也。寒气凌逼，阳不胜之，故非寒时而止水冰结也。水气大胜，阳火不行，故诸羽虫生化而后也。拘，急也。苛，重也。络，络脉也。太阳之气，标在于巅，故热反上行于头也。以其脉起于目内眦、上额交巅上、入络脑、还出别下项，故囟顶及脑户中痛、目如欲脱也。濡，谓水利也。◎新校正云：按：《甲乙经》痔疟、头项囟顶[17]脑户中痛、目如脱为太阳经病。

【校注】

[1] 道藏本、吴本"齐"作"脐"。按：齐、脐古今字。

[2]《〈素问校讹〉校补》："元椠本'动'作'痛'。"道藏本、熊本、吴悌本、詹本、朝鲜活字本、朝鲜小字本并同。

[3]"津"有泄漏义，引申为伤损。

[4] 顾本"盛"作"胜"。

[5] 于鬯："'留'字于义可疑，或当'囟'字之形误。痛囟顶，犹下文言'头项、囟顶、脑户中痛'也。"

[6] 顾观光校："张景岳云'燥'当作'湿'。"

[7] 道藏本"善"作"苦"。

[8] 周本"溧"作"慄"。

[9]"隐曲"近义复用，指隐秘之处及与之有关的功能。说详《校补》。

[10] 朝鲜活字本"囟""顖"，为"囟"加旁俗字。

[11] 按：王注乃解"胃鬲如寒"四字，"胃鬲"下当补"如寒"二字。

[12] 顾本无"所"字。

[13] 顾本"鬲咽不通"下有"也"字。

[14] 顾本"沫"误作"洙"。

[15] 顾本“胃”作“胸”，义长，据改。

[16] 顾本“也”上有“者”字。

[17] 古林书堂本“顶”下有“及”字。

帝曰：治之奈何？

岐伯曰：厥阴之胜，治以甘清，佐以苦辛，以酸写之。

少阴之胜，治以辛寒，佐以苦咸，以甘写之。

大阴之胜，治以咸热，佐以辛甘，以苦写之。

少阳之胜，治以辛寒，佐以甘咸，以甘写之。

阳明之胜，治以酸温，佐以辛甘，以苦泄之。

大阳之胜，治以甘热，佐以辛酸，以咸写之[一]。

【原注】

[一]六胜之至，皆先归其不胜己者之[1]。故不胜者，当先写之以通其道，次写所胜之气令其退释也。治诸胜而不写遣之，则胜气浸盛而内生诸病也。◎新校正云：详此为治，皆先写其不胜而后写其来胜，独太阳之胜“治以甘热”为异，疑“甘”字“苦”之误也。若云“治以苦热”，则六胜之治皆一贯也。

【校注】

[1] 顾观光校：“之字衍。”按：“之”盖“云”之误。“云”作句末助词，《太素》杨注经见。

帝曰：六气之复何如[一]？

岐伯曰：悉乎哉问也！

厥阴之复：少腹坚满，里急暴痛。偃木飞沙，倮虫不荣。厥心痛，汗发，呕吐，饮食不入，入而复出，筋骨掉眩[1]，清厥，甚则入脾，食痹而吐[二]。冲阳绝，死，不治[三]。

【原注】

[一]复，谓报复，报其胜也。凡先有胜，后必有复。◎新校正云：按：《玄珠》云：“六气分正化、对化。厥阴正司于亥，对化于巳。少阴正司于午，

对化于子。太阴正司于未，对化于丑。少阳正司于寅，对化于申。阳明正司于酉，对化于卯。太阳正司于戌，对化于辰。正司化令之实，对司化令之虚。对化胜而有复，正化胜而不复。”此注云“凡先有胜，后必[2]复”，似未然。

［二］里，腹胁之内[3]也。木偃沙飞，风之大也。风为木胜，故土不荣。气厥，谓气冲胸胁而凌及心也。胃受逆气而上攻心痛也。痛甚，则汗发泄。掉，谓肉中动也。清厥，手足冷也。食痹，谓食已心下痛阴阴然不可名也，不可忍也，吐出乃止，此为胃气逆而不下流也。食饮不入、入而复出，肝乘脾胃，故令尔也。

［三］冲阳，胃脉气也。

【校注】

[1]“眩”，疑读若“伭”。《说文·人部》：“伭，很也。”伭、弦声同义通。筋骨掉眩，盖谓筋骨掉动强直不遂。

[2] 顾本“必”下有“有”字。

[3] 古林书堂本“内”作“中”。

少阴之复：燠热内作，烦躁，鼽嚏，少腹绞痛。火见燔焫。嗌燥，分注时止，气动于左，上行于右，咳，皮肤痛，暴瘖，心痛，郁冒不知人，洒淅[1]恶寒，振慄[2]，谵妄，寒已而热，渴而欲饮，少气，骨萎[3]，隔肠[4]不便，外为浮肿，哕噫[5]。赤气后化，流水不冰，热气大行，介虫不福[6]。病疿胗疮疡，痈疽痤痔；甚则入肺，咳而鼻渊[一]。天府绝，死，不治[二]。

【原注】

［一］火热之气自小肠从齐下之左入大肠，上行至左胁，甚则上行于右而入肺，故动于左，上行于右，皮肤痛也。分注，谓大小俱下也。骨萎[7]，言骨弱[8]无力也。隔肠，谓肠如隔绝而不便[9]写也，寒热甚则然。阳明先胜，故赤气后化，流水不冰，少阴之本司于地也。在人之应，则冬脉不凝。若高山穷谷，已是至高之处，水亦当冰，平下川流，则如经矣。火气内蒸，金气外拒，阳热内郁，故为疿胗疮疡，胗甚亦为疮也。热少，则外生疿胗；热多，则内结痈痤。小肠有热，则户[10]外为痔。其复热之变，皆病于身后及外侧也。疮疡疿胗生于上，痈疽痤痔生于下，反其处者，皆为逆也。

［二］天府，肺脉气也。◎新校正云：按：上文少阴司天，热淫所胜，尺泽绝，死，不治。少阳司天，火淫所胜，天府绝，死，不治。此云少阴之复，天府绝，死，不治。下文少阳之复，尺泽绝，死，不治。文如相反者，盖尺泽、天府俱手太阴脉之所发动，故此互文也。

【校注】

[1]“淅”，古林书堂本、道藏本、熊本、吴悌本、赵本、朝鲜活字本、朝鲜小字本并同，顾本作“浙”，俗书木、扌相乱故也。

[2] 道藏本、熊本、詹本、朝鲜小字本“慄”作“慓”，为“慄”之俗。

[3] 顾本“萎”作“痿”。

[4]“肠”，当作胀满之“胀”。说详《校补》。

[5] 吴悌本、赵本、詹本“噫”作“嗌”。

[6]“福”，古林书堂本、道藏本、熊本、吴悌本、赵本、詹本、朝鲜活字本、朝鲜小字本并同，顾本作“复”。

[7] 顾本“萎”作“痿”。

[8] 顾本“弱”下有“而”字。

[9] 顾本“不便”下衍“也”字。

[10] 顾本“户”作“中”。

大阴之复：湿变迺举。体重中满，食饮不化；阴气上厥，胸中不便；饮发于中，咳喘有声。大雨时行，鳞见于陆。头顶痛重而掉瘛尤甚，呕而密默，唾吐清液；甚则入肾，窍写无度［一］。大溪绝，死，不治［二］。

【原注】

［一］湿气内逆，寒气不行，太阳上流[1]，故为是病。头顶痛重，则脑中掉瘛尤甚。肠胃寒湿，热无所行，熏[2]灼胸府，故胸中不便，食饮不化，呕而密默欲静定也。喉中恶冷，故唾吐冷液[3]也。寒气易位，上入肺喉，则息道不利，故咳喘而喉中有声也。水居平泽，则鱼遊于市。头顶囟痛，女人亦兼痛于眉间也。◎新校正云：按：上文太阴在泉“头痛项[4]似拔”；又，太阴司天云“头项痛”；“顶”[5]疑当作“项”。

［二］太溪，肾脉气也。

【校注】

[1]《〈素问校讹〉校补》:"古钞本'流'作'留'。"

[2]"熏",古林书堂本同,顾本误作"重"。

[3] 顾本"液"作"水"。

[4]"项",古林书堂本同,顾本误作"顶"。

[5] 顾本"项"上有"此云头项痛"五字。

少阳之复:大热将至,枯燥燔爇,介虫迺耗。惊瘛,咳,衄,心热烦燥[1],便数,憎风;厥气上行,面如浮埃,目乃瞤瘛;火气内发,上为口糜[2],呕逆,血溢血泄,发而为疟,恶寒鼓慄;寒极反热,嗌络焦槁,渴引[3]水浆,色变黄赤,少气,脉萎[4];化而为水,传为胕肿;甚则入肺,咳而血泄[一]。尺泽绝,死,不治[二]。

【原注】

[一]火气专暴,枯燥草木,燔焰自生,故燔爇也[5]。火内炽,故惊瘛咳衄、心热烦燥[6]、便数憎风也。火炎于上,则庶物失色,故如尘埃浮于面而目瞤动也。火烁[7]于内,则口舌糜[8]烂、呕逆,及为血溢血泄。风火相薄,则为温疟。气蒸热化,则为水病,传为胕肿。胕,谓皮肉俱肿,按之陷下泥而不起也。如是之证,皆火气所生也。

[二]尺泽,肺脉气也。

【校注】

[1] 朝鲜活字本、朝鲜小字本"烦"作"燔"。顾本"燥"作"躁"。作"燥"者,盖受"烦"字影响而类化偏旁者。

[2] 顾本"糜"下从"木",此据朝鲜活字本录正。《〈素问校讹〉校补》:"元椠本"糜"作'麋'。"道藏本、熊本、吴悌本、赵本、詹本、朝鲜小字本同。

[3] 道藏本"引"作"饮"。

[4] 朝鲜活字本"萎"作"痿"。

[5] 顾本"故燔爇也"下有"爇音焫"三字。

[6] 顾本“燥”作“躁”。

[7]《〈素问校讹〉校补》:“古钞本‘烁’作‘燥’。”

[8]“糜”，顾本“糜”字所从之“米”作“木”。《〈素问校讹〉校补》:“元椠本作‘糜’。”据录正。

阳明之复：清气大举，森木苍干，毛虫廼厉。病生胠胁，气归于左，善大息；甚则心痛否满，腹胀而泄，呕苦[1]，欬哕[2]，烦心；病在鬲中，头痛；甚则入肝，惊骇筋挛[一]。大冲绝，死，不治[二]。

【原注】

[一]杀气大举，木不胜之，故苍青[3]之叶不及黄而干燥也。厉，谓疵厉，疾疫死也。清甚于内，热郁于外故也。

[二]太冲，肝脉气也。

【校注】

[1] 赵本“苦”作“吐”。

[2]“欬哕”之“欬”同“噫”，读於犗切（音嗳），俗称打嗝。字或作餀、咳。说详《校补》。

[3] 顾本“青”作“清”。

大阳之复：厥气上行，水凝雨冰，羽虫廼死。心胃生寒，胸中[1]不利，心痛否满，头痛善非[2]，时眩仆，食减，腰脽反痛，屈伸不便。地裂冰坚，阳光不治。少腹控睾，引腰脊，上冲心，唾出清水，及为哕噫；甚则入心，善忘善悲[一]。神门绝，死，不治[二]。

【原注】

[一]雨冰，谓雹也。寒而遇雹，死亦其宜。寒化于地，其上复土，故地体分裂，水积冰坚。久而不释，是阳光之气不治寒凝之物也。太阳之复，与不相持，上湿下寒，火无所往，心气内郁，热由是生，火热内燔，故生斯病。◎新校正云：详注云“与不相持”，“不”字疑作“土”。

[二]神门，真心脉气。

【校注】

[1] 顾本“中”作“膈”。

[2] 顾本“非”作“悲”。“非”、“悲”声同通用。

帝曰：善。治之奈何[一]？

岐伯曰：厥阴之复，治以酸寒，佐以甘辛，以酸写之，以甘缓之[二]。

少阴之复，治以咸寒，佐以苦辛，以甘写之，以酸收之，以[1]苦发之，以咸耎之[三]。

大阴之复，治以苦热，佐以酸辛，以苦写之，燥之、泄之[四]。

少阳之复，治以咸冷，佐以苦辛，以咸耎之，以酸收之，辛苦发之。发不远热，无犯温、凉。少阴同法[五]。

阳明之复，治以辛温，佐以苦甘，以苦泄之，以苦下之，以酸补之[六]。

大阳之复，治以咸热，佐以甘辛，以苦坚之[七]。

治诸胜复：寒者热之，热者寒之；温者清之，清者温之；散者收之，抑者散之；燥者润之，急者缓之；坚者耎之，脆者坚之；衰者补之，强者写之。各安其气，必清必静，则病气衰去，归其所宗。此治之大体也[八]。

【原注】

[一]复气倍胜，故先问以治之。

[二]不太缓之，夏犹不已，复重于胜，故治以辛寒也。◎新校正云：按：别本“治以酸寒”作“治以辛寒”也。

[三]不大发汗，以寒攻之，持至仲秋，热内伏结而为心热，少气少力而不能起矣。热伏不散，归于骨也[2]。

[四]不燥泄之，久而为身肿腹满，关节不利，腨及伏兔怫满内作，膝腰胫内侧胕肿病。

[五]不发汗以夺盛阳，则热内淫于四支而为解㑊不可名也。谓热不甚，谓寒不甚，谓强不甚，谓弱不甚，不可以名言，故谓之解㑊，粗医呼为鬼气恶病也。久久不已，则骨热髓涸齿干，乃为骨热病也。发汗夺阳，故无留热。故发汗者，虽热生病，夏月及差，亦用热药以发之。当春秋时，纵火热胜[3]，亦不得以热药发汗，汗不发而药热内甚，助病为疟，逆犯[4]神灵，故曰无犯温、凉。少

阴气热，为疗则同，故云与少阴同法也。数夺其汗，则津液[5]竭涸，故以酸收、以咸润也。◎新校正云：按：《六[6]元正纪大论》云："发表不远热。"

［六］泄，谓渗泄，汗及小便、汤浴皆是也。秋分前后则亦发之，春有胜则依胜法，或不已，亦汤渍和其中外也。怒复之后，其气皆虚，故补之以安全其气。馀复治同。

［七］不坚则寒气内变，止而复发，发而复止，绵历年岁，生大寒疾。

［八］太阳气寒，少阴、少阳气热，厥阴气温，阳明气清，太阴气湿，有胜复则各倍其气以调之，故可使平也。宗，属也。调不失理，则馀之气自归其所属，少之气自安其所居。胜复衰已，则各补养而平定之，必清必静，无妄挠之，则六气循环，五神安泰。若运气之寒热，治之平之，亦各归司天地气也。

【校注】

[1] 顾本"以"作"辛"。

[2 顾本"也"作"矣"。

[3] 古林书堂本"胜"作"盛"。

[4] 顾本"犯"作"伐"。

[5] 顾本无"液"字。

[6] 顾本"六"误作"天"。

帝曰：善。气之上下何谓也？岐伯曰：身半以上，其气三矣，天之分也，天气主之。身半以下，其气三矣，地之分也，地气主之。以名命气，以气命处，而言其病。半，所谓天枢也[一]。故上胜而下俱病者，以地名之；下胜而上俱病者，以天名之[二]。所谓胜至，报气屈伏而未发也。复至，则不以天地异名，皆如复气为法也[三]。

【原注】

［一］身之半，正谓齐中也。或以腰为身半，是以居中为义，过天中也。中原之人悉如此矣。当伸臂指天，舒足指地，以绳量之，中正当齐也，故又曰半，所谓天枢也。天枢，正当齐两傍同身寸之二寸也。其气三者，假如少阴司天，则上有热，中有太阳，兼之三也。六气皆然。司天者其气三，司地者其气三，故身半以上三气、身半以下三气也。以名言其气，以气言其处，以气处寒

热而言其病之形证也。则如足厥阴气居足及股胫之内侧，上行于少腹，循胁；足阳明气在足之上，箭之外，股之前，上行腹齐之傍，循胸乳上面；足太阳气起于目，上额络头，下项背，过腰，横过髀枢股后，下行入腘贯腨，出外踝之后足小指外侧；足太阴气循足及股胫之内侧，上行腹胁之前，足少阴同之；足少阳气循胫外侧上行腹胁之侧，循颊耳至目锐眦，在首之侧。此足六气之部主也。手厥阴、少阴、太阴气从心胸横出，循臂内侧至中指、小指、大指之端；手阳明、少阳、太阳气并起手表，循臂外侧上肩及甲上头。此手六气之部主也。欲知病诊，当随气所在以言之。当阴之分，冷病归之；当阳之分，热病归之。故胜复之作先言病生寒热者，必依此物理也。◎新校正云：按：《六微旨大论》云："天枢之上，天气主之；天枢之下，地气主之；气交之分，人气从之[1]。"

[二]彼气既胜，此未能复，抑郁不畅而无所行，进则困于雠嫌，退则穷于怫塞，故上胜至则下与俱病，下胜至则上与俱病。上胜下病，地气郁也，故从地郁以名地病。下胜上痛，天气塞也，故从天塞以名天病。夫以天名者，方顺天气为制，逆地气而攻之；以地名者，方从天气为制则可。假如阳明司天，少阴在泉，上胜而下俱病者，是怫于下而生也。天气正胜，(天)[未][2]可逆之，故顺天之气方同清也。少阴等司天，上下胜同法。◎新校正云：按：《六元正纪大论》云："上胜则天气降而下，下胜则地气迁而上。"此之谓也。

[三]胜至未复而病生，以天地异名为式。复气已[3]发，则所生无问上胜下胜，悉皆依复气为病寒热之主也。

【校注】

[1] 顾本"之"下有"也"字。

[2]《素问校讹》："古钞本'天'作'未'。"据改。

[3] 顾本"已"作"以"。

帝曰：胜复之动，时有常乎？气有必乎？岐伯曰：时有常位，而气无必也[一]。

帝曰：愿闻其道也。岐伯曰：初气终三气，天气主之，胜之常也。四气尽终气，地气主之，复之常也。有胜则复，无胜则否。

【原注】

[一]虽位有常，而发动有无不必定之也。

帝曰：善。复已而胜何如？岐伯曰：胜至则复，无常数也，衰乃止耳[一]。复已而胜，不复则害，此伤生也[二]。

帝曰：复而反病，何也？岐伯曰：居非其位，不相得也。大复其胜，则主胜之，故反病也[三]。所谓火燥热也[四]。

【原注】

[一]胜微则复微，故复已而又胜。胜甚则复甚，故复已则少有再胜者也。假有胜者，亦随微甚而复之尔。然胜复之道虽无常数，至其衰谢，则胜复皆自止也。

[二]有胜无复，是复气已衰，衰不能复，是天真之气已伤败甚而生意尽。

[三]舍己宫观，适于他邦，己力已衰，主不相得，怨随其后，唯便是求，故力极而复，主反袭之，反自病者也。

[四]少阳，火也。阳明，燥也。少阴，热也。少阴、少阳在泉，为火居水位。阳明司天，为金居火位。金复其胜，则火主胜之。火复其胜，则水主胜之。馀气胜复，则无主胜之病气也。故又曰所谓火燥热也。

帝曰：治之奈何[1]？岐伯曰：夫气之胜也，微者随之，甚者制之。气之复也，和者平之，暴者夺之。皆随胜气，安其屈伏，无问其数，以平为期。此其道也[一]。

【原注】

[一]随，谓随之。安，谓顺胜气以和之也。制，谓制止。平，谓平调。夺，谓夺其胜[2]气也。治此者，不以数之多少，但以气平和为准度尔。

【校注】

[1] 顾本“奈何”作“何如”。

[2] 顾本“胜”作“盛”。

帝曰：善。客主之胜复奈何[一]？岐伯曰：客主之气，胜而无复也[二]。

帝曰：其逆从何如？岐伯曰：主胜逆，客胜从，天之道也[三]。

【原注】

[一]客，谓天之六气；主，谓五行之位也。气有宜否，故各有胜复之者。

[二]客主自有多少，以其为胜与常胜殊。

[三]客承天命，部统其方，主为之下，固宜祇奉天命。不顺而胜，则天命不行，故为逆也。客胜于主，承天而行理之道，故为顺也。

帝曰：其生病何如？

岐伯曰：厥阴司天：客胜，则耳鸣，掉眩，甚则咳；主胜，则胸胁痛，舌难以言[一]。

少阴司天：客胜，则鼽嚏，颈项强，肩背瞀热，头痛，少气，发热，耳聋目瞑，甚则胕肿血溢，疮疡，咳喘；主胜，则心热，烦躁[1]，甚则胁痛支满[二]。

大阴司天：客胜，则首面胕肿，呼吸气喘；主胜，则胸腹满，食已而瞀[三]。

少阳司天：客胜，则丹胗外发，及为丹熛疮疡，呕逆喉痹，头痛嗌肿，耳聋血溢，内为瘛瘲；主胜，则胸满，咳，仰息，甚而有血，手热[四]。

阳明司天：清复内馀，则咳衄嗌塞，心鬲中热。咳不止而白血出[2]者，死[五]。

大阳司天：客胜，则胸中不利，出清涕，感寒则咳；主胜，则喉嗌中鸣[六]。

厥阴在泉：客胜，则大关节不利，内为痉强拘瘛，外为不便；主胜，则筋骨繇併，腰腹时痛[七]。

少阴在泉：客胜，则腰痛，尻股膝髀腨胻足病瞀热以酸，胕肿，不能久立，溲便变；主胜，则厥气上行，心痛，发热，鬲中，众痹皆作，发于胠胁，魄汗[3]不藏，四逆而起[八]。

大阴在泉：客胜，则足痿下重，便溲不时，湿客下焦，发而濡写，及为肿隐曲之疾；主胜，则寒气逆满，食饮不下，甚则为疝[九]。

少阳在泉：客胜，则腰腹痛而反恶寒，甚则下白溺白；主胜，则热反上行而客于心，心痛，发热，格中而呕。少阴同候[十]。

阳明在泉：客胜，则清气动下，少腹坚满而数便写；主胜，则腰重腹痛，少腹生寒，下为鹜溏，则寒厥于肠，上冲胸中，甚则喘，不能久立[十一]。

大阳在泉：寒复内馀，则腰尻痛，屈伸不利，股胫足膝中痛[十二]。

【原注】

[一]五巳、五亥岁也。

[二]五子、五午岁也。

[三]五丑、五未岁也。

[四]五寅、五申[4]岁也。

[五]复，谓复旧居也。白血，谓咳出浅红色血，似肉似肺者。五卯、五酉岁也。◎新校正云：详此不言客胜主胜者，以金居火位，无客胜之理，故不言也。

[六]五辰、五戌岁也。

[七]五寅、五申岁也。大关节，腰膝也。

[八]五卯、五酉岁也。

[九]五辰、五戌岁也。隐曲之疾，谓隐蔽委曲之处病也。

[十]五巳、五亥岁也。

[十一]五子、五午岁也。鹜，鸭也。言如鸭之后也。

[十二]五丑、五未岁也。◎新校正云：详此不言客主胜者，盖太阳以水居水位，故不言也。

【校注】

[1] 道藏本“躁”作“燥”。

[2] 白血出：大出血。白音伯，大也。说详《校补》。

[3]“魄汗”，同“白汗”，大汗。魄、白声同义通。说详《校补》。

[4] 顾本“申”误作“甲”。

帝曰：善。治之奈何？歧伯曰：高者，抑之；下者，举之。有馀，折之；不足者[1]，补之。佐以所利，和以所宜。必安其主客，适其寒温。同者逆之，异者从之[一]。

【原注】

[一]高者抑之，制其胜也。下者举之，济其弱也。有馀折之，屈其锐也。不足补之，全其气也。虽制胜扶弱，而客主须安，一气失所，则矛楯[2]更作，榛棘互兴，各伺其便，不相得志，内淫外并，而危败之由作矣。同，谓寒热温清气相比和者。异，谓水火金木土不比和者。气相得者，则逆所胜之气以治之；不相得者，则顺所不胜气亦治之。治火胜负，欲益者以其味，欲写者亦以其味，胜与不胜皆折其气也。何者？以其性躁动也。治热亦然。

【校注】

[1] 顾本无“者”字。

[2] 读书堂本、古林书堂本“循”并作“揗”。俗书扌旁、木旁混用不分，“揗”即“楯”的俗字，此据文意录正。说详《校补》。顾本“楯”作“循”。

帝曰：治寒以热，治热以寒，气相得者逆之，不相得者从之，余已[1]知之矣。其于正味何如？

岐伯曰：木位之主，其写以酸，其补以辛[一]。

火位之主，其写以甘，其补以咸[二]。

土位之主，其写以苦，其补以甘[三]。

金位之主，其写以辛，其补以酸[四]。

水位之主，其写以咸[2]，其补以苦[五]。

厥阴之客，以辛补之，以酸写之，以甘缓之。

少阴之客，以咸补之，以甘写之，以咸收之[六]。

大阴之客，以甘补之，以苦写之，以甘缓之。

少阳之客，以咸补之，以甘写之，以咸耎之。

阳明之客，以酸补之，以辛写之，以苦泄之。

大阳之客，以苦补之，以咸写之，以苦坚之，以辛润之，开发腠理，致津液，通气也[七]。

【原注】

[一]木位，春分前六十一日，初之气也。

[二]君火之位，春分之后六十一日，二之气也。相火之位，夏至前后各三十日，三之气也。二火之气则殊，然其气用则一矣。

[三]土之位，秋分前六十一日，四之气也。

[四]金之位，秋分后六十一日，五之气也。

[五]水之位，冬至前后各三十日，终之气也。

[六]新校正云：按：《藏气法时论》云："心苦缓，急食酸以收之。""心欲耎，急食咸以耎之。"此云"以咸收之"者，误也。

[七]客之部主各六十一日，居无常所，随岁迁移。客胜则写客而补主，主胜则写主而补客，应随当缓当急以[3]治之。

【校注】

[1]顾本"已"作"以"。"以"、"已"音同通用。

[2]朝鲜活字本、朝鲜小字本"咸"作"醎"，为"咸"的换旁俗字。馀或同，不复出校。

[3]吴勉学本"以"作"而"。

帝曰：善。愿闻阴阳之三也何谓？岐伯曰：气有多少异用也[一]。

帝曰：阳明何谓也？岐伯曰：两阳合明也[二]。

帝曰：厥阴何也？岐伯曰：两阴交尽也[三]。

【原注】

[一]太阴为正阴，太阳为正阳。次少者为少阴，次少者为少阳。又次为阳明，又次为厥阴，厥阴为尽。义具《灵枢·系日月论》[1]中。◎新校正云：按：《天元纪大论》云："何谓气有多少？鬼臾区曰：阴阳之气各有多少，故曰三阴三阳也。"

[二]《灵枢·系日月论》曰："辰者，三月，主左足之阳明；巳者，四月，主右足之阳明。两阳合于前，故曰阳明也。"[2]

[三]《灵枢·系日月论》曰："戌者九月，主右足之厥阴；亥者十月，主

左足之厥阴。两阴交尽，故曰厥阴也。”

【校注】

[1]《灵枢·系日月论》:《灵枢》卷十三第四十一作《阴阳系日月》，王氏此注乃约而言之。

[2]《灵枢·阴阳系日月第四十一》云：“寅者，正月之生阳也，主左足之少阳；未者，六月，主右足之少阳。卯者，二月，主左足之太阳；午者，五月，主右足之太阳。辰者，三月，主左足之阳明；巳者，四月，主右足之阳明。此两阳合于前，故曰阳明。申者，七月之生阴也，主右足之少阴；丑者，十二月，主左足之少阴。酉者，八月，主右足之太阴；子者，十一月，主左足之太阴。戌者，九月，主右足之厥阴；亥者，十月，主左足之厥阴。此两阴交尽，故曰厥阴。”

帝曰：气有多少，病有盛衰[一]，治有缓急，方有大小，愿闻其约奈何？岐伯曰：气有高下，病有远近，证有中外，治有轻重，适其至所为[1]故也[二]。大要曰：君一臣二，奇之制也。君二臣四，偶之制也。君二臣三，奇之制也。君（三）[二][2]臣六，偶之制也[三]。故曰：近者奇之，远者偶之，汗者不以奇，下者不以偶，补上治上制以缓，补下治下制以急，急则气味厚，缓则气味薄，适其至所。此之谓也[四]。病所远，而中道气味之者。食而过之，无越其制度也[五]。是故平气之道，近而奇偶，制小其服也；远而奇偶，制大其服也。大则数少，小则数多。多则九之，少则二之[六]。奇之不去，则偶之，是谓重方。偶之不去，则反佐以取之，所谓寒热温凉反从其病也[七]。

【原注】

[一]新校正云：按：《天元纪大论》曰“形有盛衰”。

[二]藏位有高下，府气有远近，病证有表里，药用有轻重，调其多少，和其紧慢，令药气至病所为故，勿太过与不及也。

[三]奇，谓古之单方；偶，谓古之复方也。单复一制皆有小大，故奇方云君一臣二，君二[3]臣三；偶方云君二臣四，君（三）[二][4]臣六也。病有小大，气有远近，治有轻重所宜，故云[5]制也。

[四]汗药不以偶方，气不足[6]以外发泄。下药不以奇制，药毒攻而致过。

治上补上，方迅急则上[7]不住而迫下。治下补下，方缓慢[8]则滋道路而力又微。制急方而气味薄，则力与缓等。制缓方而气味厚，则势与急同。如是为缓不能缓，急不能急，厚而不厚，薄而不薄，则大小非制，轻重无度，则虚实寒热藏府纷挠无由致理，岂神灵而可望安哉？

［五］假如病在肾而心之气味饲而（冷）［令］[9]足，仍急过之。不饲以气味，肾药凌心，心复益衰。馀上下远近（不）［例］[10]同。

［六］汤丸多少，凡如此也。近远，谓府藏之位也。心肺为近，肾肝为远，脾胃居中。三阳胞脏胆亦有远近。身三分之，上为近，下为远也。或识见高远，权以合宜，方奇而分两偶，方偶而分两奇，如是者近而偶制，多数服之，远而奇制，少数服之，则肺服九、心服七、脾服五、肝服三、肾服一[11]，为常制矣。故曰小则数多、大则数少。◎新校正云：详注云“三阳胞脏胆”，一本作“三肠胞脏胆”。再详“三阳”无义，“三肠”亦未为得。肠有大小，并脏肠为三，今已云胞脏，则不得云三肠，“三”当作“二”。脏，之力切。

［七］方，与其重也，宁轻；与其毒也，宁善；与其大也，宁小。是以奇方不去，偶方主之；偶方病在，则反其[12]一佐，以同病之气而取之也。夫热与寒背，寒与热违。微小之热，为寒所折；微小之冷，为热所消。甚大寒热，则必能与违性者争雄，能与异气者相格，声不同不相应，气不同不相合，如是则且惮而不敢攻之，攻之则病气与药[13]气抗衡[14]，而自为寒热以开[15]闭固守矣。是以圣人反其佐以同其气，令声[16]气应合，复令（其）［寒］[17]热参合，使其终异始同，燥润而败，坚刚必折，柔脆自[18]消尔。脆，须醉切。

【校注】

[1] 道藏本“为”作“谓”。

[2] 顾本“三”作“二”，义长，据改。

[3]《〈素问校讹〉校补》谓古钞本、元椠本“二”作三”。道藏本同。

[4] 顾本“三”作“二”，义长，据改。

[5] 顾本“云”下有“之”字。

[6]《〈素问校讹〉校补》：“古钞本、元椠本‘足’作‘可’。”按：“不足”有“不得”义。

[7]“止”，古林书堂本同，顾本误作“上”。

[8] 顾本“慢”作“僈”。

[9] 顾观光校："'冷'当作'令'。"按：《〈素问校讹〉校补》："古钞本'冷'作'令'。"据改。

[10] 顾本"不"作"例"，义长，据改。

[11] 顾本"一"作"二"。

[12] 顾本无"其"字。

[13]"药"，古林书堂本同，顾本误作"声"。

[14] 顾本"衡"作"行"。

[15] 顾观光校："'开'当作'关'。"

[16] 顾本"身"作"声"。

[17] 顾本"其"作"寒"，义长，据改。

[18] 古林书堂本"自"作"同"。

帝曰：善。病生于本，余知之矣。生于标者，治之奈何？岐伯曰：病反其本，得标之病。治反其本，得标之方[一]。

【原注】

[一]言少阴、太阳之二气。馀四气标本同。

帝曰：善。六气之胜，何以候之？

岐伯曰：乘其至也。清气大来，燥之胜也，风木受邪，肝病生焉[一]。

热气大来，火之胜也，金燥受邪，肺病生焉[二]。

寒气大来，水之胜也，火热受邪，心病生焉[三]。

湿气大来，土之胜也，寒水受邪，肾病生焉[四]。

风气大来，木之胜也，土湿受邪，脾病生焉[五]。

所谓感邪而生病也[六]。乘年之虚，则邪甚也[七]。失时之和，亦邪甚也[八]。遇月之空，亦邪甚也[九]。重感于邪，则病危矣[十]。有胜之气，其必来复也[十一]。

【原注】

[一]流于胆[1]也。

[二]流于回肠大肠。◎新校正云：详注云"回肠大肠"，按：《甲乙经》

“回肠”即“大肠”也[2]。

［三］流于三焦小肠。

［四］流于膀胱。

［五］流于胃。

［六］外有其气而内恶之，中外不喜，因而遂病，是谓感也。

［七］年木不足，外有清邪；年火不足，外有寒邪；年土不足，外有风邪；年金不足，外有热邪；年水不足，外有湿邪。是年之虚也。岁气不足，外邪凑甚也[3]。

［八］六气临统，与位气相克，感之而病，亦随所不胜而与内藏相应，邪复甚也。

［九］谓上弦前、下弦后月轮中空也。

［十］年已不足，邪气大至，是一感也。年已不足，天气克之，此时感邪，是重感也。内气召邪，天气不祐，病不危[4]，可乎？

［十一］天地之气不能相无，故有胜之气，其必来复也。

【校注】

[1] 顾本“胆”作“瞻”，俗书月、目二旁混用故也。

[2] 顾本无“也”字。

[3] 顾本无“也”字。

[4] 顾本“病不危”作“欲病之不危”。

帝曰：其脉至何如？

岐伯曰：厥阴之至，其脉弦[一]。少阴之至，其脉钩[二]。大阴之至，其脉沈[三][1]。少阳之至，大而浮[四]。阳明之至，短而濇[五]。大阳之至，大而长[六]。至而和，则平[七]。至而甚，则病[八]。至而反者，病[九]。至而不至者，病[十]。未至而至者，病[十一]。阴阳易者，危[十二]。

【原注】

［一］耎虚而滑，端直以长，是谓弦。实而强[2]，则病。不实而微，亦病。不端直长，亦病。不当其位，亦病。位不能弦，亦病。

［二］来盛去衰，如偃带钩，是谓钩。来不盛去反盛，则病。来盛去盛，

亦病。来不盛去不盛，亦病[3]。不当其位，亦病。位不能钩，亦病。

［三］沈，下也。按之乃得，下诸位脉也。沈甚，则病。不沈，亦病。不当其位，亦病。位不能沈，亦病。

［四］浮，高也。大，谓稍大诸位脉也。大浮甚，则病。浮而不大，亦病。大而不浮，亦病。不大不浮，亦病。不当其位，亦病。位不能大浮，亦病。

［五］往来不利，是谓濇也。往来不远，是谓短也。短甚，则病。濇甚，则病。不短不濇，亦病。不当其位，亦病。位不能短濇，亦病。

［六］往来远，是谓长。大甚，则病。长甚，则病。长而不大，亦病。大而不长，亦病。不当其位，亦病。位不能长大，亦病。

［七］不[4]太甚，则为平调。不弱不强，是为和也。

［八］弦似张弓弦，滑如连珠，沈而附骨，浮高于皮，濇而止住，短如麻黍，大如帽簪，长如引绳，皆谓至而太甚也。

［九］应弦反濇，应大反细，应沈反浮，应浮反沈，应短濇反长滑，应耎虚反强实，应细反大，是皆为气反常平之候，有病乃如此见也。

［十］气位已至，而脉气不应也。

［十一］按历占之，凡得节气当年六位之分，当如南北之岁脉象改易而应之。气序未移而脉先变易，是先天而至，故病。

［十二］不应天常，气见交错，失其恒[5]位，更易见之，阴位见阳脉，阳位见阴脉，是易位而见也。二气错[6]乱，故气[7]危。◎新校正云：按：《六微旨大论》云："帝曰：其有至而至，有至而不至，有至而大过，何也？岐伯曰：至而至者，和。至而不至，来气不及也。未至而至，来气有馀也。帝曰：至而不至，未至而至，何如？岐伯曰：应则顺，否则逆，逆则变生，变生则病。帝曰：请言其应。岐伯曰：物生，其应也。气脉，其应也。"所谓脉应，即此脉应也。

【校注】

[1] 潘本、朝鲜活字本"沈"作"沉"。按：沈、沉古今字。馀或同，不复出校。

[2]《素问校讹》："古钞本'强'作'弦'。"

[3] 顾本"亦病"下有"不偃带钩亦病"六字。

[4]"不"，古林书堂本同，顾本误作"去"。

[5] 古林书堂本“恒”作“常”。

[6] 顾本“错”作“之”。

[7] 顾观光校谓道藏本无“气”字，当据删。

帝曰：六气标本所从不同，奈何？岐伯曰：气有从本者，有从标本者，有不从标本者也。帝曰：愿卒闻之。岐伯曰：少阳、大阴从本，少阴、大阳从本从标，阳明、厥阴不从标本，从乎中也[一]。故从本者，化生于本；从标本者，有标本之化；从中者，以中气为化也[二]。

【原注】

[一]少阳之本，火。太阴之本，湿。本末同，故从本也。少阴之本，热；其标，阴。太阳之本，寒；其标，阳。本末异，故从本从标。阳明之中，太阴。厥阴之中，少阳。本末与中不同，故不从标本从乎中也。从本、从标、从中，皆以其为化生[1]之用也。

[二]化，谓气化之元主也。有病以元主气用寒热治之。◎新校正云：按：《六微旨大论》云：“少阳之上，火气治之，中见（阳明）[厥阴]。（厥阴）[阳明]之上[2]，燥气治之，中见太阴。太阳之上，寒气治之，中见少阴。厥阴之上，风气治之，中见少阳。少阴之上，热气治之，中见太阳。太阴之上，湿气治之，中见阳明。所谓本也。本之下，中之见也。见之下，气之标也。本标不同，气应异象。”此之谓也。

【校注】

[1]“生”，古林书堂本同，顾本误作“主”。

[2] 按：《六微旨大论》作“少阳之上，火气治之，中见厥阴。阳明之上，燥气治之，中见太阴。”《〈素问校讹〉校补》：“古钞本‘中见阳明厥阴之上’作‘中见厥阴阳明之上’。”据改。

帝曰：脉从而病反者，其诊何如？岐伯曰：脉至而从，按之不鼓。诸阳皆然[一]。

帝曰：诸阴之反，其脉何如？岐伯曰：脉至而从，按之鼓甚而盛也[二]。

【原注】

[一]言病热而脉数，按之不动，乃寒盛格阳而致之，非热也。

[二]形证是寒，按之而脉气鼓击于手下盛者，此为热盛拒阴而生病，非寒也。

是故百病之起，有生于本者，有生于标[1]者，有生于中气者。有取本而得者，有取标而得者，有取中气而得者，有取标本而得者，有逆取而得者，有从取而得者[一]。逆，正顺也；若顺，逆也[二]。故曰：知标与本，用之不殆，明知逆顺，正行无问[2]。此之谓也。不知是者，不足以言诊，足[3]以乱经[4]。故大要曰：粗工嘻嘻，以为可知，言热未已，寒病复始，同气异形，迷诊乱经。此之谓也[三]。夫标本之道，要而博，小而大，可以言一而知百病之害。言标与本，易而勿损。察本与摽标，气可令调。明知胜复，为万民式。天之道毕矣[四]。

【原注】

[一]反佐取之，是为逆取。奇偶取之，是为从取。寒病治以寒，热病治以热，是为逆取。从，顺也。

[二]寒盛格阳，治热以热，热盛拒阴，治寒以寒之类，皆时谓之逆，外虽用逆，中乃顺也，此逆乃正顺也。若寒格阳而治以寒，热拒寒而治以热，外则虽顺，中气乃逆，故方若顺，是逆也。

[三]嘻嘻，悦也。言心意怡悦以为知道终尽也。六气之用，粗之与工得其半也。厥阴之化，粗以为寒，其乃是温。太阳之化，粗以为热，其乃是寒。由此差互，用失其道，故其学问识用不达工之道半矣。夫太阳、少阴各有寒化，然[5]量其标本应用，则正反矣。何以言之？太阳本为寒，标为热；少阴本为热，标为寒。方之用亦如是也。厥阴、阳明中气亦尔。厥阴之中气为热，阳明之中气为湿，此二气亦反，其类太阳、少阴也。然太阳与少阴有标本，用与诸气不同，故曰同气异形也。夫一经之标本寒热既殊，言本当究其标，论标合寻其本。言气不穷其标本，论病未辨其阴阳，虽同一气而生，且阻寒温之候，故心迷正理，治益乱经，呼曰粗工，允膺其称尔[6]。

[四]天地变化尚可尽知，况一人之诊而云冥昧？得经之要、持法之宗，为天下师；尚卑[7]其道，万民之式，岂曰大哉？◎新校正云：按：《标本病传

论》云："有其在标而求之于标，有其在本而求之于本，有其在本而求之于标，有其在标而求之于本。故治有取标而得者，有取本而得者，有逆取而得者，有从取而得者。故知逆与从，正行无问；知标本者，万举万当；不知标本，是为妄行。夫阴阳逆从标本之为道也，小而大，言一而知百病之害；少而多，浅而博，可以言一而知百也。以浅而知深，察近而知远，言标与本，易而勿及。治反为逆，治得为从。先病而后逆者，治其本。先逆而后病者，治其本。先寒而后生病者，治其本。先热而后生病者，治其本。先热而后生中满者，治其标。先病而后泄者，治其本。先泄而后生他病者，治其本。必且调之，乃治其他病。先病而后生中满者，治其标。先中满而后烦心者，治其本。人有客气，有同气。小大不利，治其标；小大利，治其本。病发而有馀，本而标之，先治其本，后治其标；病发而不足，标而本之，先治其标，后治其本。谨察间甚，以意调之，间者并行，甚者独行。先小大不利而后生病者，治其本。"此经论标本尤详。

【校注】

[1] 顾本"标"作"摽"，俗书木、扌相乱故也。下"标"字或同，不复出校。

[2] 道藏本、熊本、吴悌本、朝鲜活字本"问"作"间"。

[3] 周本"足"作"是"。

[4] 朝鲜小字本"经"旁注"常"。

[5] 顾本"然"作"热"。

[6] 古林书堂本无"尔"字。

[7]《素问校讹》："古钞本'卑'作'毕'。"

帝曰：胜复之变，早晏何如？岐伯曰：夫所胜者，胜至已[1]病，病已，愠愠而复已萌也[一]。（天）[夫][2]所复者，胜尽而起，得位而甚。胜有微甚，复有少多，胜和而和，胜虚而[3]虚，天之常也。

【原注】

[一]复心之愠，不远而有。

【校注】

[1] 詹本“已”作“以”。

[2] 顾本“天”作“夫”，义长，据改。

[3] 詹本“而”作“者”。

帝曰：胜复之作，动不当位，或后时而至，其故何也[一]？岐伯曰：夫气之生与其化，衰盛异也。寒暑温凉盛衰之用，其在四维。故阳之动，始于温，盛于暑；阴之动，始于清，盛于寒。春夏秋冬，各差其分[二]。故大要曰：“彼春之暖，为夏之暑；彼秋之忿，为冬之怒。谨按四维，斥候皆归。其终可见，其始可知。”此之谓也[三]。

帝曰：差有数乎？岐伯曰：又[1]，凡三十度也[四]。

帝曰：其脉应皆何如？岐伯曰：差同正法，待时而去也[五]。《脉要》曰：春不沈，夏不弦，冬不濇，秋不数，是谓四塞[六]。沈甚曰病，弦甚曰病，濇甚曰病，数甚曰病[七]。参见曰病，复见曰病，未去而去曰病，去而不去曰病[八]。反者死[九]。故曰：气之相守司也，如权衡之不得相失也[十]。夫阴阳之气，清静则生化治，动则苛疾起。此之谓也[十一]。

【原注】

[一]言阳盛于夏，阴盛于冬，清盛于秋，温盛于春，天之常候。然其胜复气用四序不同，其何由哉？

[二]言春夏秋冬四正之气在于四维之分也。即事验之，春之温正在辰巳之月，夏之暑正在未申[2]之月，秋之凉正在戌亥之月，冬之寒正在丑寅[3]之月。春始于仲春，夏始于仲夏，秋始于仲秋，冬始于仲冬。故丑之月，阴结层冰于厚地；未之月，阳焰电掣于天垂；戌之月，霜清肃杀而庶物坚[4]；辰之月，风扇和舒而陈柯荣秀。此则气差其分，昭然而不可蔽也。然阴阳之气生发收藏，与常法相会，征其气化及在人之应，则四时每差其日数，与常法相违。从差法，乃正当之也。

[三]言气之少壮也。阳之少为暖，其壮也为暑。阴之少为忿，其壮也为怒。此悉谓少壮之异气，证用之盛衰，但立盛衰于四维之位，则阴阳络始应用皆可知矣。

［四］度[5]，日也。◎新校正云：按：《六元正纪大论》云[6]："差有数乎？曰：后皆三十度而有奇也。"此云三十度也者，此文为略。

［五］脉亦差，以随气应也。待差日足，应王气至而乃去也。

［六］天地四时之气闭塞而无所运行也。

［七］但应天和气，是则为平。形见太甚，则为力致。以力而致，安能久乎！故甚皆病。

［八］参[7]，谓参和诸气来见。复见，谓再见已衰已死之气也。去，谓王已而去者也。日行之度未出于差，是为（大）［天］[8]气未出。日度过差，是谓天气已去，而脉尚在，既非得应，故曰病也。

［九］夏见沈，秋见数，冬见缓，春见濇，是谓反也。犯违天命，生其能久乎！◎新校正云：详上文秋不数是谓四塞，此注云秋见数是谓反，盖以脉差只在仲月，差之度尽而数不去，谓秋之季月而脉尚数，则为反也。

［十］权衡，秤也。天地之气，寒暑相对，温清相望，如持秤也。高者石[9]，下者否，两者齐等，无相夺伦，则清静而生化各得其分也。

［十一］动，谓变动常平之候而为灾眚也。苛，重也。◎新校正云：按：《六微旨大论》云："成败倚伏生乎动，动而不已，则变作矣。"

【校注】

[1]"又"，读若"有"。乃岐伯回答黄帝之辞。

[2]四维之分，于夏在"未申"，顾本误作"午未"。

[3]《〈素问校讹〉校补》："古钞本、元椠本'寅丑'互乙。"据改。

[4]顾观光校："'坚'以下似脱'成'字。"

[5]顾本"度"下有"者"字。

[6]顾本"云"作"曰"。

[7]"参"下疑夺"见"字。

[8]顾本"大"作"天"，义长，据改。

[9]顾本"石"作"否"。

帝曰：幽明何如？岐伯曰：两阴交尽，故曰幽；两阳合明，故曰明。幽明之配，寒暑之异也[一]。

帝曰：分、至何如？岐伯曰：气至之谓至，气分之谓分。至则气同，分则气异。所谓天地之正纪也[二]。

【原注】

[一]两阴交尽于戌亥，两阳合明于辰巳。《灵枢·系日月论》云：亥，十月，左足之厥阴。戌，九月，右足之厥阴。此两阴交尽，故曰厥阴。辰，三月，左足之阳明。巳，四月，右足之阳明。此两阳合于前，故曰阳明。然阴交则幽，阳合则明，幽明之象，当由是也。寒暑位西南、东北，幽明位西北、东南。幽明之配，寒暑之位，诚斯异也。◎新校正云：按：《太始天元册》文云："幽明既位，寒暑弛张。"

[二]因幽明之间而形斯义也。言冬夏二至是天地气主岁至其所在也，春秋二分是间气初、二、四、五四气各分其政于主岁左右也。故曰至则气同，分则气异也。所言二至二分之气配者，此所谓是天地气之正纪也。

帝曰：夫子言春秋气始于前，冬夏气始于后，余已知之矣。然六气往复主岁不常也，其补写奈何[一]？歧伯曰：上下所主，随其攸利。正其味，则其要也。左右同法。大要曰：少阳之主，先甘后咸。阳明之主，先辛后酸。大阳之主，先咸后苦。厥阴之主，先酸后辛。少阴之主，先甘后咸。大阴之主，先苦后甘。佐以所利，资以所生。是谓得气[二]。

【原注】

[一]以分至明六气分位，则初气、四气始于立春立秋前各一十五日为纪法，三气、六气始于立夏立冬后各一十五日为纪法。由是，四气前后之纪则三气、六气之中正当二至日也。故曰春秋气始于前、冬夏气始于后也。然以三百六十五日易一气，一岁已往，气则改新，新气既来，旧气复去，所宜之味，天地不同，补写之方，应知先后，故复以问之也。

[二]主，谓主岁。得，谓得其性用也。得其性用，则舒卷由人；不得性用，则动生乖忤，岂驱[1]邪之可望乎，適足以伐天真之妙气尔。如是先后之味，皆谓有病先写之而后补之也。

【校注】

[1]顾本"驱"作"祛"。

帝曰：善。夫百病之生也，皆生于风寒暑湿燥火以之化之变也[一]。经言：盛者写之，虚者补之。余锡以方士，而方士用之尚未能十全。余欲令要道必行，桴鼓相应，由[1]拔刺雪汙[2]，工巧神圣，可得闻乎[二]？岐伯曰：审察病机[3]，无失气宜。此之谓也[三]。

【原注】

[一]风寒暑湿燥火，天之六气也。静而顺者为化，动而变者为变，故曰之化之变也。

[二]针曰工巧，药曰神圣。◎新校正云：按：《难经》云："望而知之谓之神，闻而知之谓之圣，问而知之谓之工，切脉而知之谓之巧。以外知之曰圣，以内知之曰神。"

[三]得其机要，则动小而功大，用浅而功深也。

【校注】

[1]顾本"由"作"犹"。由、犹音同通用。

[2]顾本"汙"误作"汗"。

[3]病机之"机"盖得名于"幾"。《说文》："幾，微也。"《易·系辞下》云："子曰：知幾其神乎！……幾者，动之微，吉之先见者也。"韩康伯注云："幾者，去无入有，理而未形，不可以名寻，不可以形睹者也。唯神也，不疾而速，感而遂通，故能朗然玄照，鉴于未形也。合抱之木，起于毫末；吉凶之彰，始于微兆。故为吉之先见也。"孔颖达疏云："幾，微也，是已动之微。初动之时，其理未著，唯纤微而已。若其已著之后，则心事显露，不得为幾。幾是离无入有，在有无之际，故云动之微也。若事著之后，乃成为吉，此'幾'在吉之先，豫前已见，故云吉之先见者也。"

帝曰：愿闻病机何如？

岐伯曰：诸风掉眩[1]，皆属于肝[一]。

诸寒收引，皆属于肾[二]。

诸气膹郁，皆属于肺[三]。

诸湿肿满，皆属于脾[四]。

诸热瞀瘛，皆属于火[五]。

诸痛痒[2]疮，皆属于心[六]。

诸厥固泄，皆属于下[七]。

诸痿喘呕，皆属于上[八]。

诸禁鼓慄，如丧神守，皆属于火[九]。

诸痉项强，皆属于湿[十]。

诸逆冲上，皆属于火[十一]。

诸胀腹大，皆属于热[十二]。

诸躁狂越，皆属于火[十三]。

诸暴强直，皆属于风[十四]。

诸病有声，鼓之如鼓，皆属于热[十五]。

诸病胕肿、疼酸惊骇，皆属于火[十六]。

诸转反戾、水液浑浊，皆属于热[十七]。

诸病水液澄澈清冷，皆属于寒[十八]。

诸呕吐酸、暴注下迫，皆属于热[十九]。

故大要曰："谨守病机，各司其属。有者求之，无者求之，盛者责之，虚者责之。必先五胜，疏其血气，令其调达，而致[3]和平。"此之谓也[二十]。

【原注】

[一]风性动，木气同之。

[二]收，谓敛也。引，谓急也。寒物收缩，水气同也。

[三]高秋气凉，雾气烟集，凉至则气热，复甚则气殚，征其物象，属可知也。膹，谓膹满。郁，谓奔迫也。气之为用，金气同之。

[四]土薄则水浅，土厚则水深，土平则干，土高则湿，湿气之有，土气同之。

[五]火象徵。

[六]心寂则病[4]微，心躁则痛甚，百端之起，皆自心生，痛痒疮疡生于心也。

[七]下，谓下焦肝肾气也。夫守司于下，肾之气也；门户束要，肝之气也。故诸[5]厥固泄皆属下也。厥，谓气逆[6]。固，谓禁固[7]。诸有气逆上行，及固不禁，出入无度，燥湿不恒，皆由下焦之主守也。

［八］上，谓上焦心肺气也。炎热薄烁，心之气也；承热分化，肺之气也。热郁化上，故病属上焦。◎新校正云：详痿之为病，似非上病，王注不解所以属上之由，使后人疑议。今按《痿论》云五藏使人痿者，因肺热叶焦发为痿躄。故云属于上也。痿，又谓肺痿也。

［九］热之内作。

［十］太阳伤湿。

［十一］炎上之性用也。

［十二］热郁于内，肺胀所生。

［十三］热盛于胃及四末也。

［十四］阳内郁而阴行于外。

［十五］谓有声也。

［十六］诸[8]气多也。

［十七］反戾，筋转也。水液，小便也。

［十八］上下所出及吐出溺出也。

［十九］酸，酸水及沫[9]也。

［二十］深乎！圣人之言理宜然也。有无求之，虚盛责之，言悉由也。夫如大寒而甚，热之不热，是无火[10]也；热来复去，昼见夜伏，夜发昼止，时节而动，是无火也。当助其心。又如大热而甚，寒之不寒，是无水[11]也；热动复止，倏忽往来，时动时止，是无水也。当助其肾。内格呕逆，食不得入，是有火也。病呕而吐，食久反出，是无火也。暴速注下，食不及化，是无水也。溏泄而久，止发无恒，是无水也。故心盛则生热，肾盛则生寒。肾虚则寒动于中，心虚则热收于内。又热不得寒，是无火也；寒不得热，是无水也。夫寒之不寒，责其无水；热之不热，责其无火；热之不久，责心之虚；寒之不久，责肾之少。有者写之，无者补之。虚者补之，盛者写之。居其中间，疏者[12]壅塞，令上下无碍，气血通调，则寒热自和，阴阳调达矣。是以方有治热以寒，寒之而火[13]食不入[14]；攻寒以热，热之而昏躁以生。此则气不疏通，壅而为是也。纪于水火，馀气可知。故曰有者求之，无者求之，盛者责之，虚者责之，令气通调，妙之道也。五胜，谓五行更胜也。先以五行寒暑温凉湿、酸咸甘辛苦相胜为法也。

【校注】

[1] 顾本“眩”作“胘”。按：此“胘”字当与上“筋骨掉眩清厥”之“眩”同训，强直不遂也。

[2]《说文·疒部》：“痒，疡也。”

[3] 吴悌本“致”作“至”。

[4] 顾本“病”作“痛”。

[5] 顾本无“诸”字。

[6] 顾本“气逆”下有“也”字。

[7] 顾本“禁固”下有“也”字。

[8] 顾本“诸”作“热”。

[9] 顾本“沫”作“味”。

[10] 顾观光校：“‘火’、‘水’二字互误，当依《类经》改。”

[11] 顾观光校：“‘火’、‘水’二字互误，当依《类经》改。”

[12]“者”，读若“诸”。《素问校讹》：“古钞本‘者’作‘其’。”

[13] 顾本“火”作“水”。

[14]《〈素问校讹〉校补》：“古钞本‘入’作‘及’。”

帝曰：善。五味阴阳之用何如？岐伯曰：辛甘发散为阳，酸苦涌泄为阴，咸味涌泄为阴，淡味渗泄为阳。六者，或收或散，或缓或急，或燥或润，或耎或坚，以所利而行之，调其气，使其平也[一]。

帝曰：非调气而得者，治之奈何？有毒无毒，何先何后？愿闻其道[二]。岐伯曰：有毒无毒所治为主，适大小为制也[三]。

帝曰：请言其制。岐伯曰：君一臣二，制之小也。君一臣三佐五，制之中也。君一臣三佐九，制之大也。寒者热之，热者寒之。微者逆之，甚者从之[四]。坚者削之。客者除之。劳者温之。结者散之。留者攻之。燥者濡之。急者缓之。散者收之。损者温[1]之。逸者行之。惊者平之。上之下之，摩之浴之，薄之劫之，开之发之。适事为故[五]。

【原注】

[一]涌，吐也。泄，利也。渗泄，小便也。言水液自回肠泌[2]别汁渗入

膀胱之中，自胞气化之而为溺以泄出也。◎新校正云：按：《藏气法时论》云："辛散，酸收，甘缓，苦坚，咸耎。"又云："辛酸甘苦咸，各有所利，或散或收，或缓或急，或坚或耎。四时五藏，病随五味所宜也。"

［二］夫病生之类，其有四焉：一者，始因气动而内有所成。二者，因[3]气动而外有所成。三者，不[4]因气动而病生于内。四者，不因气动而病生于外。夫因气动而内成者，谓积聚癥瘕、瘤气瘿起、结核癫痫之类也。外成者，谓痈肿疮疡、痂疥疽痔，掉瘛[5]浮肿、目赤标[6]胗、胕肿痛痒之类也。不因气动而病生于内者，谓留饮癖[7]食、饥饱劳损、宿食霍乱、悲恐喜怒、想慕忧结之类也。生于外者，谓瘴气贼魅、虫蛇蛊毒、蜚尸鬼击、冲薄坠堕、风寒暑湿、斫射刺割[8]、捶仆[9]之类也。如是四类，有独治内而愈者，有兼治内而愈者，有独治外而愈者，有兼治外而愈者，有先治内后治外而愈者，有先治外后治内而愈者，有须齐毒而攻击者，有须无毒而调引者。凡此之类方法所施，或重或轻，或缓或急，或收或散，或润或燥，或耎或坚，方士之用，见解不同，各擅己心，好丹非素，故复问之者[10]。

［三］言但能破积愈疾，解急脱死，则为良方，非必要言以先毒为是、后毒为非，无毒为非、有毒为是，必量病轻重，大小制之[11]也。

［四］夫病之微小者，犹人[12]火也，遇草而（病）［焫］[13]，得木[14]而燔，可以湿伏，可以水灭，故逆其性气以折之攻之。病之大甚者，犹龙火也，得湿而焰，遇水而燔，不知其性，以水湿折之，適足以光焰诣天，物穷方止矣；识其性者，反常之理，以火逐之，则燔灼自消，焰光[15]扑灭。然逆之，谓以寒攻热，以热攻寒；从之，谓攻以寒热，虽从其性，用不必皆同。是以下文曰："逆者正治，从者反治。从少从多，观其事也。"此之谓乎！◎新校正云：按：《神农》云："药有君臣佐使，以相宣摄合和。宜用一君二臣三佐五使，又可一君二[16]臣九佐使也。"

［五］量病证候，適事用之。

【校注】

[1] 古林书堂本、道藏本、吴悌本、赵本、詹本、朝鲜活字本、朝鲜小字本"温"作"益"。

[2]"泌"，古林书堂本同，顾本误作"沁"。

[3] 顾本"因"上衍"不"字。

[4]“不”，古林书堂本同，顾本误作“始”。

[5]顾本“瘛”字“疒”下误从“忽”。

[6]顾本“标”作“瘭”。《〈素问校讹〉校补》：“古钞本、元椠本‘瘭’作‘熛’。”

[7]顾本“癖”作“澼”。

[8]《〈素问校讹〉校补》：“古钞本‘割’作‘害’。”

[9]“捶仆”，古林书堂本同，顾本作“棰朴”。按：“仆”、“朴”并当作“扑”。

[10]顾本“者”下有“也”字。

[11]顾本“之”下有“者”字。

[12]顾本“人”作“水”。按：据上下文意，“人”当作“夫”，字之误也。

[13]顾本“病”作“炳”，义长，据改。

[14]“木”，古林书堂本同，顾本误作“水”。

[15]古林书堂本“光”作“火”。

[16]《〈素问校讹〉校补》：“古钞本‘二’作‘三’。”

帝曰：何谓逆从？岐伯曰：逆者正治，从者反治。从少从多，观其事也[一]。

帝曰：反治何谓？岐伯曰：热因寒用，寒因热用，塞因塞用[1]，通因通用，必伏其所主，而先其所因。其始则同，其终则异。可使破积，可使溃坚，可使气和，可使必已[二]。

帝曰：善。气调而得者，何如？岐伯曰：逆之从之，逆而从之，从而逆之，疏气令调，则其道也[三]。

帝曰：善。病之中外何如？岐伯曰：从内之外者，调其内。从外之内者，治其外[四]。从内之外而盛于外者，先调其内而后治其外。从外之内而盛于内者，先治其外而后调其内[五]。中外不相及，则治主病[六]。

【原注】

[一]言逆者，正治也；从者，反治也。逆病气而正治，则以寒攻热、以热攻寒，虽从顺病气，乃反治法也。从少，谓一同而二异；从多，谓二同而三异也。言尽同者，是奇制也。

［二］（天）［夫］[2]大寒内结，稸聚疝瘕，以热攻除寒格[3]，热反纵，反纵之，则痛发尤甚，攻之则热[4]不得前。方以蜜煎乌头，佐之以热，蜜多其药，服已便消。是则张公从此而以热因寒用也。有火气动，服冷已过，热为寒格，而身冷呕哕，嗌干口苦，恶热好寒，众议攸同，咸呼为热，冷治则甚，其如之何？逆其好则拒治，顺其心则加病，若调寒热逆，冷热必行，则热物冷服，下嗌之后，冷体既消，热性便发，由是病气随愈，呕哕皆除。情且不违，而致大益，醇酒冷饮，则其类矣。是则以热因寒用也。所谓恶热者，凡诸食馀气主于生者，（新校正云：详“主[5]”字疑误。）上见之已呕也。又病热者，寒攻不入，恶其寒胜，热乃消除。从其气则热增，寒攻之则不入，以豉豆诸冷药酒渍或温[6]而服之，酒热气同，固无违忤，酒热既尽，寒药已行，从其服食，热便随散，此则寒因热用也。或以诸冷物热齐和之，服之食之，热复围解，是亦寒因热用也。又热食猪肉及粉葵乳，以椒姜橘热齐和之，亦其类也。又热在下焦，治亦然。假如下气虚乏，中焦气壅[7]，胠胁满甚，食已转增，粗工之见无能断也，欲散满则恐虚其下，补下则满甚于中，散气则下焦转虚，补虚则中满滋甚，医病参议，言[8]意皆同，不救其虚，且攻其满，药入则减，药过依然，故中满下虚，其病常在，乃不知疏启其中，峻补于下，少服则资壅，多服则宣通，由是而疗，中满自除，下虚斯实，此则塞因塞用也。又大热内结，注泄不止，热宜寒疗，结复须除，以寒下之，结散利止，此则通因通用也。又大寒[9]凝内，久利溏泄，愈而复发，绵历岁年，以热下之，寒去利止，亦其类也。投寒以热，凉而行之。投热以寒，温而行之。始同终异，斯之谓也。诸如此等，其徒寔繁，略举宗兆，犹是反治之道，斯其类也。（新校正云：按：《五常政大论》云：“治热以寒，温而行之。治寒以热，凉而行之。”亦热因寒用，寒因热用之义也。）

［三］逆，谓逆病气以正治。从，谓从病气而反疗。逆其气以正治，使其从顺；从其病以反取，令彼和调。故曰逆从也。不疏其气，令道路开通，则气感寒热而为变始生化多端也。

［四］各绝其源。

［五］皆谓先除其根属，后削其枝条[10]。

［六］中外不相及，自各一病也。

【校注】

[1]《〈素问校讹〉校补》：“古钞本二‘塞’作‘寒’。”

[2] 顾本“天”作“夫”，义长，据改。

[3] 顾本“寒格”上重“除”字，属下读。

[4] 顾本“热”、“不”之间空三字位。

[5]《〈素问校讹〉校补》：“古钞本‘王’作‘生’，元椠本作‘主’。”顾本“主”作“王”。

[6]《素问校讹》：“古钞本‘煴’作‘温’。”《〈素问校讹〉校补》：“元椠本亦同。”顾本“温”作“煴”。

[7] 顾本“壅”作“拥”。

[8]《素问校讹》：“古钞本‘言’作‘宜’。”

[9] 顾本“寒”误作“热”。

[10] 顾本“条”下有“也”字。

帝曰：善。火热复恶寒发热，有如疟状，或一日发，或间数日发，其故何[1]也？岐伯曰：胜复之气，会遇之时有多少也。阴气多而阳气少，则其发日远；阳气多而阴气少，则其发日近。此胜复相薄，盛衰之节。疟亦同法[一]。

【原注】

[一]阴阳齐等，则一日之中寒热相半。阳多阴少，则一日一发而但热不寒。阳少阴多，则隔日发而先寒后热。虽胜复[2]之气，若气微，则一发后六七日乃发，时谓之愈而复发；或频三日发而六七日止，或隔十日发而四五日止者，皆由气之多少，会遇与不会遇也。俗见不远，乃谓鬼神暴疾，而(久)[又][3]祈祷避匿，病势已过，旋至其毙，病者殒殁，自谓其分，致令冤魂塞于广[4]路，夭死盈于旷野，仁爱鉴兹，能不伤楚？习俗既久，难卒厘革，非复可改，末如之何，悲哉！悲哉！

【校注】

[1] 周本“故何”二字互乙。

[2] 顾本“胜复”二字互乙。

[3] 顾本“久”作“又”，义长，据改。

[4] 顾本“广”作“冥”。

帝曰：论言：治寒以热，治热以寒。而方士不能废绳墨而更其道也。有病热者，寒之而热；有病寒者，热之而寒。二者皆在，新病复起，奈何治[一]？岐伯曰：诸寒之而热者，取之阴；热之而寒者，取之阳。所谓求其属也[二]。

【原注】

[一]谓治之而病不衰退，反因药寒热而随生寒热病之新者也。亦有止而复发者，亦有药在而除、药去而发者，亦有全不息者。方士若废此绳墨则无更新之法，欲依标格则病势不除，舍之则阻彼凡情，治之则药无能验，心迷意惑，无由通悟，不知其道，何恃而为？因药病生，新旧相对，欲求其愈，安可奈何？

[二]言益火之源，以消阴翳；壮水之主[1]，以制阳光。故曰求其属也。夫粗工褊浅，学未精深，以热攻寒，以寒疗热，治热未已[2]，而冷疾已生，攻寒日深，而热病更起。热起而中寒尚在，寒生而外热不除，欲攻寒则惧热不前，欲疗热则思寒又止，进退交战，危亟已臻。岂知藏府之源有寒热温凉之主哉？夫[3]取心者不必齐以热，取肾者不必齐以寒，但益心之阳，寒亦通行，强肾之阴，热之犹可。观斯之故，或治热以热，治寒以寒，万举万生[4]，孰[5]知其意，思方智极，理尽辞穷。呜呼！人之死者，岂谓命不谓方士愚昧而杀之耶？

【校注】

[1]“主”，古林书堂本同，顾本误作“生”。

[2]《素问校讹》：“古钞本‘已’作‘足’。”

[3]顾本无“夫”字。

[4]顾本“生”作“全”。

[5]《〈素问校讹〉校补》：“古钞本‘孰’作‘熟’。”

帝曰：善。服寒而反热，服热而反寒，其故何也？岐伯曰：治其王气，是以反也[一]。

帝曰：不治王而然者，何也？岐伯曰：悉乎哉问也！不治五味属也[1]夫五味入胃，各归所喜，（攻）[故][2]酸先入肝，苦先入心，甘先入脾，辛先入肺，咸先入肾[二]。久而增气，物化之常也。气增而久，夭之由也[三]。

【原注】

［一］物体有寒热，气性有阴阳，触王之气，则强其用也。夫肝气温和，心气暑热，肺气清凉，肾气寒冽，脾气兼并之。故也[3]春以清治肝而反温，夏以冷治心而反热，秋以温治肺而反清，冬以热治肾而反寒。盖由补益王气太甚也。补王太甚，则藏之寒热气自多矣。

［二］新校正云：按：《宣明五气篇》云："五味所入：酸入肝，辛入肺，苦入心，咸入肾，甘入脾，是谓五入也[4]。"

［三］夫入肝为温，入心为热，入肺为清，入肾为寒，入脾为至阴而四气兼之，皆为增其味而益其气，故各从本藏之气用尔。故久服黄连苦参而反热者，此其类也。馀味皆然。但人意[5]疏忽不能精候耳[6]。故曰"久而增气，物化之常也"气增不已，益岁年则藏气偏胜。气有偏胜，则有偏绝；藏有偏绝，则有暴夭者。故曰"气增而久，夭之由也"是以《正理观化药集商较服饵》曰："药不具五味、不备四气而久服之，虽且获胜益，久必致暴夭。"此之谓也。绝粒服饵，则不暴亡，斯何由哉？无五谷味资助故也。复令食谷，其亦夭焉。

【校注】

[1]《素问校讹》："古钞本'五味'作'王气'。"古林书堂本"不治五味属也"作"不味王味属也"。道藏本、熊本、吴悌本、詹本、朝鲜小字本同。

[2] 顾观光校："林校《宣明五气篇》引此文'攻'作'故'，'故'字是也。《灵枢·五味》篇云：'五味各走其所喜'。正与此同。"据改。

[3] 按："故也"二字疑误倒，"也"字属上。顾观光校："'也'字衍。"

[4] 古林书堂本无"也"字。

[5] 顾本无"意"字。

[6] 顾本"耳"作"矣"。

帝曰：善。方制君臣何谓也？岐伯曰：主病之谓君，佐君之谓臣，应臣之谓使，非上下三品之谓也[一]。

帝曰：三品何谓？岐伯曰：所以明善恶之殊贯也[二]。

【原注】

［一］上药为君，中药为臣，下药为佐使，所以异善恶之名位。服饵之道，

当从此为法。治病之道，不必皆然。以主病者为君，佐君者为臣，应臣之用者为使，皆所以赞成方用也。

［二］三品，上中下品。此明药善恶不同性用也。◎新校正云：按：《神农》云："上药为君，主养命以应天；中药为臣，养[1]性以应人；下药为佐使，主治病以应地[2]。

【校注】

[1]《素问校讹》："古钞本'养'上有'主'字。"《〈素问校讹〉校补》："元椠本亦有'主'字。"

[2] 顾本"地"下有"也"字。

帝曰：善。病之中外何如[一]？岐伯曰：调气之方，必别阴阳。定其中外，各守其乡。内者内治，外者外治[1]。微者调之。其次平之。盛者夺之，汗之[2]下之。寒热温凉，衰之以属，随其攸利[二]。谨道如法，万举万全，气血正平，长有天命[三]。

帝曰：善。

【原注】

［一］前问病之中外，谓调气之法，今此未尽，故复问之。此下对当次前"求其属也"之下，应古之错简也。

［二］病有[3]中外，治有表里。在内者，以内治法和之。在外者，以外治法和之。其次大者[4]，以平气法平之。盛甚不已，则夺其气，令其[5]衰也。假如小寒之气，温以和之；大寒之气，热以取之；甚寒之气，则下夺之；夺之不已，则逆折之；折之不尽，则求其属以衰之；小热之气，凉以和之；大热之气，寒以取之；甚热之气，则汗发之；发不尽，则逆制之；制之不尽，则求其属以衰之。故曰"汗之下之，寒热温凉，衰之以属，随其攸利"。攸，所也。

［三］守道以行，举无不中，故能驱役草石，召遣神灵，调御阴阳，蠲除众疾，血气保平和之候，天真无耗竭之由。夫如是者，盖以舒卷在心，去留从意，故精神内守，寿命灵长。

【校注】

[1] 詹本"内治"作"治内"，"外治"作"治外"。

[2]"之"，古林书堂本、道藏本、熊本、吴悌本、赵本、詹本、朝鲜活字本、朝鲜小字本并同，顾本作"者"。唐五代西北方音遇摄读与止摄同。

[3] 顾本"有"作"者"。据下文，作"有"义长。

[4] 顾本"其次大者"句上有"气微不和以调气法调之"十字。

[5]"其"，古林书堂本同，顾本误作"甚"。

新刊黄帝内经素问卷二十二

新刊黄帝内经素问卷二十三

启玄子次注林亿孙奇高保衡等奉敕校正孙兆重改误

著至教论示从容论

疏五过论征四失论

著至教论篇第七十五[一]

按：本篇包括以下内容：阴阳、表里、上下、雌雄相输应。三阳并至及所生疾病。

自“黄帝坐明堂召雷公”至“应四时合之五行”见于《太素》卷十六《脉论》，又分别见于《甲乙经》卷四第一下、卷十二第五。

黄帝坐明堂，召雷公而问之曰：子知医之道乎[二]？雷公对曰：诵而颇[1]能解，解而未能别，别而未能明，明而未能彰[三][2]。足以治群僚，不足至侯王[四]。愿得受树天之度，四时阴阳合之，别星辰[3]与日月光，以彰经术，后世益明[五]，上通神农，著[4]至教，疑于二皇[六]。

帝曰：善。无失之。此皆阴阳、表里、上下、雌雄相[5]输应也。而道，上知天文，下知地理，中知人事，可以长久，以教众庶，亦不疑殆，医道论篇，可传后世，可以为宝[七]。雷公曰：请受道，讽诵用解[八]。

【原注】

[一]新校正云：按：全元起本在《四时病类论》篇末[6]。

[二]明堂，布政之宫也，八窻四闼，上圆下方，在国之南，故称明堂。夫求民之瘼，恤民之隐，大圣之用心，故召引雷公，问拯济生灵之道[7]。

[三]言所知解但得法守数而已，犹未能深尽精微之妙用也。◎新校正云：（校）[按][8]：杨上善云："习道有五：一诵，二解，三别，四明，章[9]。"

[四]公不敢自高其道，然则布衣与血食[10]主疗亦殊矣。

[五]树天之度，言高远不极。四时阴阳合之，言顺气序也。别星辰与日月光，言别学者二，明大小异也。◎新校正云：按：《太素》"别"作"列"字。

[六]公欲其经法明著，通于神农，使后世见之，疑是二皇并行之教。◎新校正云：按：全元起本及《太素》"疑"作"拟"。

[七]以明著故。

[八]诵，亦谕也。讽谕者，所以比切近而令解也。

【校注】

[1] 顾观光校："'颇'字误，当依《御览》七百二十一作'未'。"

[2]《太素》"彰"作"章"。下"以彰经术"同。

[3]《太素》无"辰"字。

[4]《太素》"著"上有"若"字。

[5]《太素》无"相"字。

[6] 古林书堂本、熊本、朝鲜活字本、朝鲜小字本"篇末"作"之本末"三字。

[7] 顾本"道"下有"也"字。

[8] 顾本"校"作"按"，义长，据改。

[9] 顾本"章"作"彰"。

[10] 古代祭祀宗庙之礼为"血食"。"血食之君"便是享有这种特权的天子、诸侯的代称。《灵枢·根结第五》、《师传第二十九》有"血食之君"，与"王公大人"为同位语。说详《校补》。

帝曰：子不闻《阴阳传》乎？曰：不知。曰：夫三阳，天为业[一][1]，上下无常，合而病至，偏害[2]阴阳[二]。

雷公曰：三阳莫当，请闻其解[三]。

帝曰：三阳独至者，是三阳并至。并至如风雨，上为巅[3]疾，下为漏[4]病

[四]。外无期，内无正，不中[5]经纪，诊无上下，以书别[五]。雷公曰：臣治疏愈[6]，说[7]意而已[六]。

帝曰：三阳者，至阳也[七]。积并则为惊，病起疾风[8]，至如礔礰[9]，九窍皆塞，阳气滂[10]溢，干嗌[11]喉塞[八]。并于阴，则上下无常，薄为肠澼[九][12]。此谓三阳[13]直心，坐不得起，卧者便身全，三阳之病[十][14]。

【原注】

[一]天为业，言三阳之气在人身形所行居上也。《阴阳传》，上古书名也。◎新校正云：按：《(天)[太][15]素》"天"作"太"。

[二]上下无常，言气乖通，不定在上下也。合而病至，谓手足三阳气相合而为病至也。阳并至则精气微，故偏损害阴阳之用也。

[三]莫当，言气并至而不可当。

[四]并至，谓手三阳足三阳气并合而至也。足太阳脉起于目内眦，上额交巅上；其支别者，从巅至耳上角；其直行者，从巅入络脑，还出别下项，从膀[16]膊内侠[17]脊抵腰中，入循膂络肾属膀胱。手太阳脉起于手，循臂上行交肩上，入缺盆络心，循咽下鬲抵胃属小肠。故上为巅疾，下为漏病也。漏，血脓出。所谓并至如风雨者，言无常准也。故下文曰。◎新校正云：按：杨上善云："漏病，谓膀胱漏泄，大小便数，不禁守也。"

[五]言三阳并至，上下无常，外无色气可期，内无正经常尔。所至之时，皆不中经脉纲纪。所病之证，又复上下无常。以书记铨量，乃应分别尔。

[六]雷公言，臣之所治，稀得痊愈，请言深意而已疑心。(乃)[已][18]，止也。谓得说则疑心乃止。

[七]六阳并合，故曰至盛之阳也。

[八]积，谓重也。言六阳重并，洪盛莫当，阳愤郁惟盛，是为滂溢无涯，故九[19]窍塞也。

[九]阴，谓藏也。然阳薄于藏，为病亦上下无常定之诊，若在下为病，便数赤白。

[十]足太阳脉循肩下至腰，故坐不得起，卧便身全也。所以然者，起则阳盛鼓，故常欲得卧；卧则经气约[20]，故身安全。◎新校正云：按：《甲乙经》"便身全"作"身重[21]"。

【校注】

[1]《太素》"天为业"作"太阳为叶"。

[2]《太素》"偏害"作"徧周"。

[3]《太素》、《甲乙经》"巅"作"癫"。

[4]《甲乙经》"漏"下有"血"字，盖旁注衍入正文者。

[5]《太素》"中"上有"正"字。

[6]"愈"，读若"窳"，粗疏。"疏窳"同义连用。说详《校补》。

[7]"说"，悦也。《太素》作"脱"。说、脱与"悦"声同义通。

[8]《太素》"病起疾风"作"病起而如风"。《甲乙经》作"病起如风"。

[9]《甲乙经》无"至如"二字。吴勉学本、朝鲜活字本"礔砺"作"霹砺"，明蓝格钞本《甲乙经》作"霹雳"。连绵词但记其音，字无定体，礔砺、礔礰、霹砺音同义通。

[10]《太素》"滂"作"傍"。

[11]《甲乙经》"干嗌"二字互乙。

[12]明蓝格钞本《甲乙经》"澼"作"癖"。

[13]《太素》"三阳"作"二阳"。

[14]"三阳之病"作"二阳之也"。

[15]顾本"天"作"太"，义长，据改。

[16]顾本"膀"作"肩"。

[17]顾本"侠"作"夹"。

[18]顾本"乃"作"已"。

[19]顾本"九"作"干"。

[20]顾本"约"作"均"。

[21]顾本"身重"下有"也"字。

且以知天下，何[1]以别阴阳，应四时，合之五行[一]？雷公曰[二]：阳言不别，阴言不理，请起受解，以为至道[三]。

帝曰：子若受传不知合至道，以惑师教。语子至道之要[四]。病伤五藏，筋骨以消，子言不明不别，是世主学尽矣[五]。肾且绝，惋惋日暮，从容[2]不出，人事不殷[六][3]。

【原注】

[一]言知未备也。

[二]新校正云：按：自此至篇末，全元起本别为一篇，名《方盛衰》也。

[三]帝未许为深知，故重请也。

[四]不知其要，流散无穷，后世相习，去圣久远，而学者各自是其法，则惑乱于师氏之教旨矣。

[五]言病之深重尚不明别，然轻微者亦何开愈(今)[令][4]得遍知耶？然：由是不知，明(出)[世][5]主学教之道从斯尽矣。

[六]举藏之易知者也。然肾脉且绝，则心神内烁，筋骨脉肉日晚酸空也。暮，晚也。若以此之类诸藏气俱少不出者，当人事萎弱，不复殷多。所以尔者，是则肾不足，非伤损故也。◎新校正云：按：《太素》作"肾且绝，死，死日暮[6]。"惋，乌贯切[7]。

【校注】

[1]《太素》"何"作"可"。

[2]"从容"，行动迟缓。

[3]"殷"，旺盛。

[4]《素问校讹》："古钞本'今'作'令'。"据改。

[5]顾本"出"作"世"，义长，据改。

[6]顾本"日暮"下有"也"字。

[7]顾本无此条音切。

示从容论篇第七十六[一]

按：本篇举例以明"比类"之道。

全篇见于《太素》卷十六《脉论》，又见于《甲乙经》卷四第一上。

黄帝燕坐，召雷公而问之曰：汝受术诵书者[1]，若[2]能览观杂学，及于比类，通合道理，为余言子所长。五藏六府，胆、胃、大小肠、脾、胞、膀胱[3]、脑髓、涕、唾，哭泣、悲哀，水所从行，此皆人之所生，治之过失[二][4]，子务明之，可以[5]十全，即不能知，为世所怨[三]。

【原注】

[一]新校正云：按：全元起本在第八卷，名《从容别白黑》。

[二]《五藏别论》："黄帝问曰：余闻方士或以髓脑为藏，或以肠胃为藏，或以为府，敢问，更相反，皆自谓是，不知其道，愿闻其说。岐伯曰：脑、髓、骨、脉、胆、女子胞，此六者，地气所生也，皆藏于阴而象于地，故藏而不写，名曰奇恒之府。夫胃、大肠、小肠、三焦、膀胱，此五者，天气之所生也，其气象天，写而不藏，此受五藏浊气，故名曰传化之府。"是以古之治病者以为过失也。

[三]不能知之，动（阳）[伤][6]生者，故人闻议论，多有怨咎之心焉。

【校注】

[1]《太素》无"者"字。

[2]《太素》"若"作"善"。

[3]《太素》无"膀胱"二字。

[4]《太素》"失"下有"也"字。

[5]《太素》"可以"作"不以"。

[6]顾本"阳"作"伤"，义长，据改。

雷公曰：臣请诵《脉经》上下篇甚众多矣，别异比类，犹[1]未能以十全，又[2]安足以明[3]之[一]？帝曰：子别试通五藏之过、六府之所不和、针石之败、毒药所宜、汤液滋味，具言其状，悉言以对，请问不知[二]。

雷公曰：肝虚肾虚脾虚，皆令人体重烦冤[4]，当[5]投毒药刺灸砭[6]石汤液，或已或不已，愿[7]闻其解[三]。帝曰：公何年之长而问之少[8]？余真问以自谬也[四]。吾问子窈冥，子言上下篇以对，何也[五]？夫脾[9]虚浮似肺，肾小浮似脾，肝急沉散似肾，此皆工之所时乱也，然[10]从容得之[六]。若夫三藏，土木水参居，此童子之所知，问之何也[七]？

【原注】

[一]言臣所请诵《脉经》两篇众多，别异比类例，犹未能以义而会见十全，又何足以心明至理乎？安，犹何也。

[二]过，谓过失，所谓不率常候而生病者也。毒药攻[11]邪，滋味充养，试公之问，知与不知尔。◎新校正云：按：《太素》“别试”作“诚别[12]”。

[三]公以帝问使言五藏之过、毒药汤液滋味，故问此病也。

[四]言问之不相应也。以问不相应，故言余真发问以自招谬误之对也。

[五]窈冥，谓不可见者，则形气荣卫也。《八正神明论》岐伯对黄帝曰：“观其冥冥者，言形气荣卫之不形于外，而工独知之。以日之寒温、月之虚盛、四时气之浮沈参伍相合而调之，工常先见之，然而不形于外，故曰观于冥冥焉。”由此，帝故曰吾问子窈冥也。然肝虚肾虚脾虚，则上下篇之旨，帝故曰“子言上下篇以对何也”[13]。

[六]脾虚脉浮候则似肺，肾小浮上候则似脾，肝急沉散候则似肾者，何以然？以三藏相近，故脉象参差而相类也，是以工惑乱之，为治之过失矣。虽尔乎，犹宜从容安缓审比类之，而得三藏之形候矣。何以取之？然：浮而缓曰脾，浮而短曰肺，小浮而滑曰心，急紧而散曰肝，搏沉而滑曰肾。不能（此）[比][14]类，则疑乱弥甚。

[七]脾合土，肝合木，肾合水，三藏皆在鬲下，居止相近也。

【校注】

[1]《太素》“犹”作“由”。

[2]《太素》无“又”字。

[3]《太素》“明”上有“别”字。

[4]《太素》“宽”作“悗”。

[5]“当”，读若“尝”。

[6]《太素》“砭”作“砚”。馀或同，不复出校。

[7]《太素》“愿”作“请”。

[8]《太素》“少”下有“也”字。

[9]《甲乙经》“脾”下有“脉”字。下“肾”、“肝”同。

[10]《太素》“然”下有“恐”字。

[11] 顾本“攻”作“政”。按：《论语·子路》：“冉子退朝。子曰：何晏也？对曰：有政。”何晏《集解》引马曰：“政者，有所改更匡正。”作“政”义通。

[12] 按：《太素》经文作“试别”，杨注“试”作“诚”。顾本“诚别”下有“而已”二字。

[13] 顾本“何也”下有“耳”字。

[14] 顾本“此”作“比”，义长，据改。

雷公曰：于此有人，头痛，筋挛，骨重，怯然少气，哕噫，腹满，时惊，不嗜卧，此何藏之发也？脉浮而弦，切之石坚，不知其解，复问所以[1]三藏者，以知其[2]比类也[一]。帝曰：夫从容之谓也[二]。夫年长则求之于[3]府，年少则求之于经，年壮则求之于藏[三][4]。今子所言皆失。八风菀熟[5]，五藏消烁[6]，传邪相受。夫浮而弦者，是肾不足也[四]；沉而石者，是肾气内著也[五]；怯然少气者，是水道不行，形气消索也[六]；咳嗽烦冤[7]者，是肾气之逆也[七]。一人之气，病在一藏也。若言三藏俱行，不在法也[八]。

【原注】

[一]脉有浮、弦、石、坚，故云“问所以三藏者，以知其比类也”。

[二]言比类也。

[三]年之长者甚于味，年之少者劳于使，年之壮者过于内。过于内则耗伤精气，劳于使则经中风邪，恣于味[8]则伤于府，故求之异也。

[四]脉浮为虚，弦为肝气，以肾气不足，故脉浮弦也。菀，胡阮切[9]。

[五]石之言坚也。著，谓肾气内薄，著而不行也。

[六]肾气不足，故水道不行。肺藏被冲，故形气消散索尽也。

[七]肾气内著，上归于母也。

[八]经不然也。

【校注】

[1]《太素》“复问所以”作“问以”二字。

[2]《太素》无“其”字。

[3]《太素》“于”作“其”。

[4]《太素》无“年壮则求之于藏”七字。

[5]“熟”，读若“蓄”。

[6]《太素》“烁”作“铄”。

[7]《太素》“窕”作“悦”，乃“愧”之俗误。

[8]“味”，古林书堂本同，顾本误作“求”。

[9]顾本无此条音切。

雷公曰：于此有人，四支解墮[1]，喘咳，血泄，而愚诊之，以为伤肺，切脉浮大而紧，愚不敢治。粗工下砭石，病愈，多出血，血止身轻。此何物也？

帝曰：子所能治，知亦众多与！此病失矣[一]。譬以[2]鸿飞，亦冲于天[二]。夫圣人之治病，循法守度，援物比类；化之冥冥，循上及下，何必守经[三]！今夫脉浮大虚者，是脾气之外绝去胃，外归阳明也[四]，夫二火不胜三水，是以脉乱而无常也[五]。四支解墮，此脾精之不行也[六]。喘咳者，是水气并阳明也[七]。血泄者，脉急血无所行也[八]。若夫以为伤肺者，由失以[3]狂也。不引比类，是知不明也[九]。夫伤肺[4]者，脾气不守、胃气不清[5]、经[6]气不为使、真藏坏决、经[7]脉傍绝、五藏漏泄、不衄则呕，此二者不相类也[十]。譬如天之无形，地之无理，白与黑相去远矣[十一]。是失，吾[8]过矣。以子知之，故不告子[十二]。明引比类、从容，是以名曰诊轻[十三]。是谓至道也[十四]。

【原注】

[一]以为伤肺而不敢治，是乃狂见，法所失矣[9]。砭，方验切。

[二]鸿飞冲天，偶然而得，岂其羽翮之所能哉！粗工下砭石，亦犹是矣。

[三]经，谓经脉，非经法也。

[四]足太阴络支别者入络肠胃，是以脾气外绝不至胃，外归阳明也。

[五]二火，谓二阳藏。三水，谓三阴藏。二阳藏者，心肺也，以在鬲上故。三阴藏者，肝脾肾也，以在鬲下故。然三阴之气上胜二阳，阳不胜阴，故脉乱而无常也。

[六]土主四支，故四支解墮脾精不化故使之然。

[七]肾气逆入于胃，故水气并于阳明。

[八]泄，谓泄出也。然脉气数急，血溢于中，血不入经，故为血泄。以脉奔急而血溢，故曰血无所行也。

[九]言所识不明，不能比类，以为伤肺，由[10]失狂言耳。

[十]肺气伤则脾外救，故云脾气不守。肺藏损则气不行，气[11]不行则胃满，故云胃气不清。肺者主行荣卫阴阳，故肺伤则经脉不能为之行使也。真藏，谓肺藏也。若肺藏损坏，皮膜决破，经脉傍绝而不流行，五藏之气上溢而漏泄者，不衄血则呕血也。何者？肺主鼻，胃应口也。然口鼻者，气之门户也，今肺藏已损，胃气不清，不上衄则血下流于胃中，故不衄出则呕出也。然伤肺伤脾，衄血泄血，标出且异，本归亦殊，故此二者不相类也。

[十一]言伤肺伤脾，形证悬别，譬天地之相远，如黑白之异象也。

[十二]是，犹此也。言雷公子之此见病疏者，是吾不告[12]子比类之道，故自谓过也。

[十三]新校正云：按：《太素》作[13]"经"[14]。

[十四]明引形证，比量类例，(今)[合][15]从容之旨，则轻微之者亦不失矣。所以然者何哉？以道之至妙而能尔也。《从容》，上古经篇名也。何以合[16]之？《阴阳类论》："雷公曰：臣悉尽意，受传经脉，颂得从容之道，以合《从容》。"明古文有《从容》矣。

【校注】

[1]《太素》"解"作"懈"。道藏本、朝鲜活字本、朝鲜小字本"惰"作"堕"，詹本作"惰"。馀或同，不复出校。

[2]"譬以"即"譬似"。以、似古今字。说详《校补》。

[3]《太素》无"失"字。由，犹也。以，似也；如也。

[4]潘本"伤肺"作"伤气"。

[5]《太素》"清"作"轻"。

[6]《太素》"经"作"精"。

[7]《太素》无"经"字。

[8]《太素》"是失吾"作"是吾失"，连下读。

[9]顾本"矣"作"也"。

[10]顾本"由"作"犹"。

[11]顾本无"气"字。

[12]古林书堂本"告"作"教"。

[13]顾本"作"上有"轻"字。

[14] 顾观光校："'经'字是。"

[15]《素问校讹》："古钞本'今'作'合'。"作"合"义长，据改。

[16] 顾本"合"作"明"。

疏五过论篇第七十七[一]

按：本篇主要论述诊治疾病时可能出现的五种错误，包括以下内容："圣人之治病也，必知天地阴阳四时经纪、五藏六府雌雄表里、刺灸砭石毒药所主，从容人事以明经道，贵贱贫富各异品理，问年少长勇怯之理，审于分部，知病本始，八正九候"。凡未诊病者，必问尝贵后贱，尝富后贫，若不察藏府，不辨躯形，不知病名，不知病情，治之一过。凡欲诊病者，必问饮食居处，暴乐暴苦，始乐后苦，若不知补泻，不知病情，治之二过。善为诊者，必以比类奇恒，从容知之，若不知此道，为治之三过。诊有三常，必问贵贱、封君败伤、及欲侯王、故贵脱势、始富后贫，若不能问此，为治之四过。凡诊者，必知终始，又知馀绪，当合男女，必知尝富大伤，斩筋绝脉，故伤败结，若不能明此，为治之五过。

黄帝曰：呜呼远哉！闵闵乎若视深渊，若迎浮云。视深渊尚可测，迎浮云莫知其际[二]。圣人之术，为万民式，论裁志意，必有法则，循经守数，按循医事，为万民副。故事有五过四德，汝知之乎[三]？雷公避席再拜，曰：臣年幼小，蒙愚以惑，不闻五过与四德。比类形名，虚引其经，心无所对[四]。

【原注】

[一]新校正云：按：全元起本在第八卷，名《论过失》。

[二]呜呼远哉，叹至道之不极也。闵闵乎，言妙用之不穷也。深渊清澄，见之必定，故可测。浮云漂寓，际不守常，故莫知。◎新校正云：详此文与《六微旨论》文重。

[三]慎五过，则敬顺四时之德气矣。然德者，道之用，生之主，故不可不敬顺之也。《上古天真论》曰："所以能年皆度百岁而动作不衰者，以其德全

不危[1]也。"《灵枢经》曰："天之在我者德也。"由此，则天降德气，人赖而生，生[2]气抱神，上通于天。《生气通天论》曰："夫自古通天者生之本。"此之谓也。◎新校正云：按："为万民副"，杨上善云："副，助也。"

［四］经未师授[3]，心匪生知，功业微薄，故卑辞也。

【校注】

[1] 顾本"危"下有"故"字。

[2]"生"，古林书堂本同，顾本误作"主"。

[3] 顾本"授"作"受"。受、授古今字。

帝曰：凡未诊病者，必问尝贵后贱。虽不中邪，病从内生，名曰脱营[一]。尝富后贫，名曰失精，五气留[1]连，病有所并[二]。医工诊之，不在藏府，不变躯形，诊之而疑，不知病名[三]。身体日减，气虚无精[四]。病深无气，洒洒然时惊[五]。病深者，以其外耗于卫，内夺于荣[六]。良工所失，不知病情。此亦治之一过也[七]。

凡欲诊病者，必问饮食居处[八]，暴乐暴苦，始乐后苦[九]，皆伤精气。精气竭绝，形体毁沮[十]。暴怒伤阴，暴喜伤阳[十一]。厥气上行，满脉去形[十二]。愚医治之，不知补写，不知病情。精华日脱，邪气廼[2]并。此治之二过也[十三]。

善为脉者，必以比类奇恒，从容知之。为工而不知道，此诊之不足贵。此治之三过也[十四]。

诊有三常，必问贵贱、封君败伤、及欲侯王[十五]。故贵脱势，虽不中邪，精神内伤，身必败亡[十六]。始富后贫，虽不伤邪，皮焦筋屈，痿躄为挛[十七]。医不能严，不能动神，外为柔弱，乱至失常，病不能移，则医事不行。此治之四过也[十八]。

凡诊者，必知终始，有[3]知馀绪。切脉问名，当合男女[十九]。离绝菀结，忧恐喜怒，五藏空虚，血气离守，工不能知，何术之语[二十]？尝富大伤，斩筋绝脉，身体复行，令泽不息[二十一]。故伤败结，留薄归阳，脓积寒炅[二十二]。粗工治之，亟刺阴阳，身体解散，四支转筋，死日有期[二十三]。医不能明，不问所发，唯言死日，亦为粗工。此治之五过也[二十四]。

凡此五者，皆受术不通，人事不明也[二十五]。故曰：圣人之治病也，必知天地阴阳四时经纪、五藏六府雌雄表里、刺灸砭石毒药所主，从容人事以明经道，贵贱贫富各异品理，问年少长勇怯之理，审于分部，知病本始，八正九候，诊必副矣[二十六]。

【原注】

[一]神屈故也。贵之尊荣，贱之屈辱，心怀眷慕，志结忧惶[4]，故虽不中邪，而病从内生，血脉虚减，故曰脱营。

[二]富而从欲，贫夺丰财，内结忧煎，外悲过物。然则心从想慕，神随往计，荣卫之道，闭以迟留，气血不行，积并为病。

[三]言病之初也。病由想恋所为，故未居藏府。事因情念所起，故不变躯形。医不悉之，故诊而疑也。

[四]言病之次也。气血相迫[5]，形肉消烁，故身体日减。《阴阳应象大论》曰："气归精，精食气。"今气虚不化，精无所滋故也。

[五]言病之深也。病气深，谷气尽，阳气内薄，故恶寒而惊。洒洒，寒貌。

[六]血为忧煎，气随悲减，故外耗于卫，内夺于荣。病深者何？以此耗夺故尔[6]。◎新校正云：按：《太素》"病深者以其"作"病深以甚[7]"。

[七]失，谓失问其所始也。

[八]饮食居处[8]，五方[9]不同，故问之也。《异法方宜论》曰："东方之域，天地之所始[10]生，鱼盐之地，海滨傍水，其民食鱼而嗜咸，安[11]其处，美其食。西方[12]，金玉之域，沙石之处，天地之所收引，其民陵居而多风，水土刚强，其民不衣而褐荐，其民华食而脂肥。北方者，天地所闭藏之域，其地高陵居，风寒冰冽[13]，其民乐野处而乳食。南方者，天地所长养，阳之所盛处，其地下，水土弱，雾露之所聚，其民嗜酸而食胕。中央者，其地平以湿，天地所以生万物也众，其民食杂而不劳。"由此，则诊病之道，当先问焉。故圣人杂合以法[14]，各得其所宜。此之谓矣。

[九]新校正云：按：《太素》作"始苦"。

[十]喜则气缓，悲则气消。然悲哀动中者，竭绝而失生，故精气竭绝，形体残毁，心神沮丧矣。

[十一]怒则气逆，故伤阴。喜则气缓，故伤阳。

[十二]厥，气逆也。逆气上行，满于经络，则神气惮散，去离形骸矣。

［十三］不知喜怒哀乐之殊情，概为补写而同贯，则五藏精华之气日脱，邪气薄蚀而乃并于正真之气矣。

［十四］奇恒，谓气候奇异于恒常之候也。从容，谓分别藏气虚实、脉见高下几相似也。《示从容论》曰：脾虚浮似肺，肾小浮似脾，肝急沈散似肾，此皆工之所时乱，然从容分别而得之矣。

［十五］贵则形乐志乐，贱则形苦志苦，苦乐殊贯，故先问也。封君败伤，降君之位，封公卿也。及欲侯王，谓情慕尊贵，而妄为不已也。◎新校正云：按：《太素》“欲”作“公”。

［十六］忧惶煎迫，怫结所为。

［十七］以五藏气留连，病有所并而为是也。

［十八］严，谓戒，所以禁非也，所以令从命也。外为柔弱，言委随而顺从也。然戒不足以禁非，动不足以从令，委随任物，乱失天常，病且不移，何医之有也[15]？

［十九］终始，谓气色也。《脉要精微论》曰：“知外者，终而始之。”明知五色气[16]象，终而复始也。馀绪，谓病发端之馀绪也。切，谓以指按脉也。问名，谓问病证之名也。男子阳气多而左脉大为顺，女子阴气多而右脉大为顺，故宜以候常先合之也。

［二十］离，谓离间亲爱。绝，谓绝念所怀。菀，谓菀积思虑。结，谓结固馀怨。夫间亲爱者魂遊，绝所怀者意丧，积所虑者神劳，结馀怨者志苦，忧愁者闭塞而不行，恐惧者荡惮而失守，盛怒[17]者迷惑而不治，喜乐者惮散而不藏。由是八者，故五藏空虚，血气离守。工不思晓，又何言哉！◎新校正云：按：“荡惮而失守”，《甲乙经》作“不收”。惮音但。

［二十一］斩筋绝脉，言非分之过损也。身体虽以复旧而行，且令[18]津液不为滋息也。何者？精气耗减也。泽[19]，液也。

［二十二］阳，谓诸阳脉及六府也。炅，谓热也。言非分伤败筋脉之气，血气内结，留而不去，薄于阳脉，则化为脓，久积腹中，则外为寒热也。

［二十三］不知寒热为脓积所生，以为常热之疾，概施其法，数刺阴阳经脉，气夺病甚，故身体解散而不用，四支废运而转筋，如是，故知死日有期，岂谓命不谓医耶？

［二十四］言粗工不必谓解，不备学者，纵备尽三世经法，诊不备三常，疗不慎五过，不求馀绪，不问持[20]身，亦足为粗略之医尔。

［二十五］言是五者但名受术之徒，未足以通悟精微之理，人间之事尚犹懵然。

［二十六］圣人之备识也如此，工宜勉之。

【校注】

[1] 周本“留”作“流”。

[2] 顾本“廼”作“乃”。

[3] 顾观光校：“‘有’即‘又’。”

[4] “惶”，古林书堂本同，顾本误作“惺”。

[5] 顾本“迫”作“逼”。

[6] 顾本“尔”下有“也”字。

[7] 顾本“甚”下有“也”字。

[8] 顾本“居处”二字互乙。

[9] 顾本“五方”作“其有”。

[10] 顾本“始”作“先”。

[11 顾本“安”上有“皆”字。

[12] 顾本“西方”下有“者”字。

[13] 顾本“冽”作“列”。

[14]《异法方宜论篇第十二》“法”作“治”。

[15] 顾本“有”下无“也”字。

[16] 顾本“色气”二字互乙。

[17] 顾本“怒”作“忿”。

[18] 顾本“令”误作“今”。

[19] 顾本“泽”下有“者”字。

[20] “持”，古林书堂本同，顾本误作“特”。

治病之道，气内为宝。循求其理。求之不得，过在表里[一]。守数据治，无失俞理。能行此术，终身不殆[二]。不知俞理，五藏菀熟，痈发六府[三]。诊病不审，是谓失常[四]。谨守此治，与经相明[五]。《上经》《下经》，揆度阴阳，奇恒五中，决以明堂。审于终始，可以横行[六]。

【原注】

[一]工之治病，必在于形气之内求有过者，是为圣人之宝也。求之不得，则以藏府之气阴阳表里而察之。◎新校正云：按：全元起本及《太素》作“气内为实”。杨上善云：“天地间气为外气，人身中气为内气。外气裁成万物，是为外实；内气荣卫裁生，故为内实。治病能求内气之理，是治病之要也。”

[二]守数，谓血气多少及刺深浅之数也。据治，谓据穴俞所治之旨而用之也。但守数据治而用之，则不失穴俞之理矣。殆者，危也。

[三]菀，积也。熟，热也。五藏积热，六府受之，阳热相薄，热之所过，则为痈[1]。

[四]谓失常经术正用之道也。

[五]谓前气内循求俞会之理也。

[六]所谓《上经》者，言气之通天也。《下经》者，言病之变化也。言此二经揆度阴阳之气，奇恒五中，皆决于明堂之部分也。揆度者，度病之深浅也。奇恒者，言奇病也。五中者，谓五藏之气色也。夫明堂者，所以视万物，别白黑，审长短，故曰决以明堂也。审于终始者，谓审察五色囚王终而复始也。夫道循如是，应用不穷，目牛无全，万举万当，由斯高远，故可以横行于世间矣。

【校注】

[1]顾本“痈”下有“矣”字。

征四失论篇第七十八[一]

按：本篇主要论述诊治疾病时可能出现的四种过失，包括以下内容：诊治疾病不能“十全”的原因：“精神不专，志意不理，外内相失”。诊治疾病时可能出现的四种过失具体内容。

黄帝在明堂，雷公侍坐。黄帝曰：夫子所通书受事众多矣，试言得失之意，所以得之，所以失之。雷公对曰：循[1]经受业，皆言十全，其时有过失者，愿[2]闻其事解也[二]。帝曰：子年少智未及邪？将言以杂合[3]邪[三][4]？夫经脉十二，络脉三百六十五，此皆人之所明知，工之所循用也[四]。所以不十全者，精神不专，志意不理，外内相失，故时疑殆[五]。

【原注】

[一]新校正云：按：全元起本在第八卷，名《方论得失明著》。

[二]言循[5]学经师，受传事业，皆谓十全于人庶，及乎施用正术，宣行至道，或得失之于世中，故请闻其解说也。

[三]言谓年少智未及而不得十全耶？为复且以言而杂合众人之用耶？帝疑先知而反问也。

[四]谓循学而用也。

[五]外，谓色。内，谓脉也。然精神不专于循用，志意不从于条理，所谓粗略，揆度失常，故色脉相失而时自疑殆也。

【校注】

[1]顾本"脩"误作"循"。下王注"脩学"同，不复出校。

[2]顾本"原"作"请"。

[3]"合"，读若"詥"。《说文·言部》："詥，谐也。从言，合声。"《广韵·合韵》："詥，字亦作合。""杂詥"即话中夹带着幽默风趣。详参《校补》。

[4]顾本"邪"作"耶"。

[5]据经文，"循"当作"脩"。

诊不知阴阳逆从之理，此治之一失矣[一]。

受师不卒，妄作（离）[杂][1]术，缪[2]言为[3]道，更名自功[二][4]，妄用砭石，后遗身咎。此治之二失也[三]。

不適贫富贵贱之居、坐之薄厚、形之寒温，不適饮食之宜，不别人之勇怯，不知比类，足以自乱，不足以自明。此治之三失也[四]。

诊病不问其始、忧患饮食之失节、起居之过度、或伤于毒，不先言此，卒[5]持寸口，何病能中？妄言作名，为粗所穷。此治之四失也[五]。

【原注】

[一]《脉要精微论》曰："冬至四十五日，阳气微上，阴气微下。夏至

四十五日，阴气微上，阳气微下。阴阳有时，与脉为期。”又曰：“微妙在脉，不可不察。察之有纪，从阴阳始。”由此，故诊不知阴阳逆从之理为一失矣。

[二]新校正云：按：《太素》“功”作“巧”。

[三]不终师术，惟妄是为，易古变常，自功循己，遗身之咎，不亦宜乎？故为失二也。《老子》曰：“无遗身殃，是谓袭常。”盖嫌其妄也。

[四]贫贱者劳，富贵者佚。佚，则邪不能伤，易伤以劳；劳，则易伤以邪。其于劳也，则富者处贵者之半。其于邪也，则贫者居贱者之半。例率如此。然世禄之家，或此殊矣。夫勇者难感，怯者易伤，二者不同，盖以其神气有壮弱也。观其贫贱富贵之义，则坐之薄厚、形之寒温、饮食之宜理可知矣。不知比类，用必乖衷[6]，则適足以汨乱心绪，岂通明之可望[7]乎？故为失三也。

[五]忧，谓忧惧也。患，谓患难也。饮食失节，言甚饱也。起居过度，言溃耗也。或伤于毒，谓病不可拘于藏府相乘之法而为疗也。卒持寸口，谓不先持寸口之脉和平与不平[8]也。然工巧备识，四术犹疑，故诊不能中病之形名，言不能合经而妄作；粗略医者尚能穷[9]妄谬之违背，况深明者见而不谓非乎？故为失四也。

【校注】

[1] 顾本“离”作“杂”，义长，据改。

[2] 顾本“缪”作“谬”。

[3] “为”，伪也。

[4] 于鬯：“‘功’字当依林《校正》引《太素》作‘巧’。‘巧’字与上文‘道’字、下文‘咎’字为韵，‘功’则失韵矣。”

[5] 据下文，“卒”当作“坐”，字之误也。坐，空也；徒也。

[6] “衷”，古林书堂本同，顾本误作“哀”。

[7] 顾本“望”作“妄”。“妄”、“望”声同通用。

[8] 顾本“平”上有“和”字。

[9] 古林书堂本“穷”作“中”。

是以世人之语者，驰千里之外，不明尺寸之论，诊无人事[一]。治数之道，从容之葆[二]。坐持寸口，诊不中五脉、百病所起，始以自怨，遗师其咎[三]。

是故治不能循理，弃术于市。妄治时愈，愚心自得[四]。呜呼！窈窈冥冥，熟知其道[五]？道之大者，拟于天地，配于四海。汝不知道之谕，受以明，为晦[六]。

【原注】

[一]言工之得失毁誉在世人之言语，皆可至千里之外，然其不明尺寸之诊，论当以何事知见于人耶？

[二]治，王也。葆，平也。言诊数当王之气，皆以气高下而为比类之原本也。故下文曰。葆音保。

[三]自不能深学道术，而致诊差违，始上申怨谤之词，遗过咎于师氏者，未之有也。

[四]不能修学至理，乃炫[1]卖于市廛，人不信之，谓乎虚谬，故云弃术于市也。然愚者百虑而一得，何自功之有耶？◎新校正云：按：全元起本作"自巧"[2]，《太素》作"自功"。

[五]今详"熟"当作"孰"。

[六]呜呼，叹也。窈窈冥冥，言玄远也。至道玄远，谁得知之？孰，谁也。拟于天地，言高下之不可量也。配于四海，言深广之不可测也。然不能晓谕于道，则受[3]明道而成暗昧也。晦，暗也。

【校注】

[1] 顾本"炫"作"衒"。

[2] 顾本"作自巧"作"自作巧"。

[3] 顾本"受"作"授"。

新刊黄帝内经素问卷第二十三

新刊黄帝内经素问卷二十四

启玄子次注林亿孙奇高保衡等奉敕校正孙兆重改误

阴阳类论　方盛衰论　解精微论

阴阳类论篇第七十九[一]

按：本篇主要从阴阳角度论述脉象、病证及预后等，包括以下内容：三阳经行于身之前、后、旁侧，与三阴经表里相合，是五藏之脉相连、周而复始、循环不息的外在表现。三阳者太阳，二阳者阳明，一阳者少阳；三阴者太阴，二阴者少阴，一阴者厥阴。“三阳为父”、“三阴为母”。三阳三阴六经之脉皆至手太阴寸口，各现其象，各应其病。二阳一阴、三阳一阴、二阴二阳、二阴一阳、一阴一阳、二阳三阴所为诸病。冬、春、夏、秋四时之病有不治者，其死有期。

全篇见于《太素》卷十六《脉论》。又分别见于《甲乙经》卷四第一下、卷六第七。

孟春始至，黄帝燕坐，临观八极，正[1]八风之气，而问雷公曰：阴阳之类，经脉之道，五中所主，何藏最贵[二]？雷公对曰：春甲乙青，中主肝，治七十二日，是脉之主时，臣以其藏最贵[三]。

帝曰：却念《上下经》《阴阳》，从容，子所言贵，最其下也[四]。

【原注】

[一]新校正云：按：全元起本在第八卷。

[二]孟春始至，谓立春之日也。燕，安也。观八极，谓视八方远际之色。正八风，谓候八方所至之风朝会于太一者也。五中，谓五藏。◎新校正云：详“八风朝太一”具《天元玉册》中。又按：杨上善云：“夫天为阳，地为阴，人为和。阴无其阳，衰杀无已。阳无其阴，生长不止。生长不止则伤于阴，阴伤则阴灾起。衰杀不已则伤于阳，阳伤则阳祸生矣。故须圣人在天地间和阴阳气，令万物生也。和气之道，谓先修身为德，则阴阳气和；阴阳气和，则八节风调；八节风调，则八虚风止。于是疵疠不起，嘉祥皆[2]集。此亦不知所以然而然也。故黄帝问身之经脉贵贱，依之调摄修德于身，以正八风之气。”

[三]东方甲乙，春气主之，自然青色内通肝也。《金匮真言论》曰：“东方青色，入通于肝。”故曰青中主肝也。然五行之气各主[3]七十二日，五七、二五[4]积而乘之，则终一岁之数三百六十日，故云治七十二日也。夫四时之气以春为始，五藏之应，肝藏合之，公故以其藏为最贵[5]。“藏”或为“道”[6]，非也。

[四]从容，谓安缓比类也。帝念《脉经》上下篇、《阴阳》，比类形气，不以肝藏为贵，故谓公之所贵，最其下也。

【校注】

[1]《太素》“正”上有“始”字。

[2]顾本“皆”作“竞”。

[3]顾本“主”作“王”。

[4]按：“五七”三百五十，“二五”一十，计三百六十。顾本“五”下无“七二五”三字，盖以为“七十二”之数以“五”积而乘之，亦为三百六十。

[5]“贵”，古林书堂本同，顾本误作“责”。

[6]《太素》“藏”作“道”。

雷公致齐[1]七日，（且）[旦][2]复侍坐[一]。帝曰：三阳为经，二阳为维，一阳为游部[二]。此知五藏终始[三]。三阳为表，二阴为里[四]。一阴至绝作朔晦，却，具合以正[3]其理[五]。

【原注】

[一] 悟非，致[4]斋以洗心。愿益，故坐而复请。

[二] 经，谓经纶，所以济成务。维，谓维持，所以系天真。游，谓游行。部，谓身形部分也。故主气者济成务，化谷者系天真，主色者散布精微游行诸部也。◎新校正云：按：杨上善云："三阳，足太阳脉也，从目内眦上头，分为四道，下项，并正别脉上下六道，以行于背，与身为经。二阳，足阳明脉也，从鼻而起，下咽，分为四道，并正别脉六道，上下行腹，纲维于身。一阳，足少阳脉也，起目外眦，络头，分为四道，下缺盆，并正别脉六道，上下主[5]经营百节，流气三部，故曰游部。"

[三] 观其经纶维系游部之义，则五藏之终始可谓知矣。

[四] 三阳，太阳。二阴，少阴也。少阴与太阳为表里，故曰三阳为表，二阴为里。

[五] 一阴，厥阴也。厥，犹尽也。《灵枢经》曰：亥为左足之厥阴，戌为右足之厥阴。两阴俱尽，故曰厥阴。夫阴尽为晦，阴生为朔。厥阴者，以阴尽为义也，征其气王[6]则朔，适[7]言其气尽则晦，既见其朔，又当其晦，故曰一阴至绝作朔晦也。然征彼俱尽之阴，合此发生之木，以正应五行之理而无替循环，故云却具合以正其理也。◎新校正云：按：注言"阴尽为晦，阴生为朔"，疑是"阳生为朔"。

【校注】

[1] 顾本"齐"作"斋"。

[2] 顾本"且"作"旦"，义长，据改。

[3]《太素》"正"作"攻"。

[4] 顾本"致"作"故"。

[5]"主"，古林书堂本同，顾本误作"生"。

[6] 顾观光校："'王'当作'生'。"

[7] 顾观光校："'适'字衍。"

雷公曰：受业未能明[一]。帝曰：所谓三阳者，太阳，为经[二]。三阳脉至手大阴，而[1]弦浮而不沉，决以度，察以心，合之阴阳之论[三]。所谓二阳者，阳明也[四]，至手大阴，弦而沉急不鼓，炅至以病，皆死[五]。一阳者，少阳也[六]，至手大阴，上连人迎，弦急悬不绝，此少阳之病也[七]。专[2]阴则死[八]。三阴者，六经之所主也[九]，交于大阴[十]，伏鼓不浮，上空志[3]心[十一]。二阴至肺，其气归膀胱，外连脾胃[十二]。一阴独至，经绝，气（浮）[沍]不鼓，钩而滑[十三]。此六脉者，乍阴乍阳，交属相并，缪通五藏，合于阴阳[十四]。先至为（王）[主][4]，后至为客[十五]。

【原注】

[一]言未明气候之应见。

[二]阳气盛大，故曰太阳。

[三]大阴，为寸口也。寸口者，手大阴也，脉气之所行，故脉皆至于寸口也。大阳之脉洪大以长，今弦浮不沉，则当约以四时高下之度而断决之，察以五藏异同之候而参合之，以应阴阳之论，知其臧否[5]耳。

[四]《灵枢经》曰：辰为左足之阳明，巳为右足之阳明。两阳合明，故曰二阳者阳明也[6]。

[五]鼓，谓鼓动。炅，热也。阳明之脉浮大而短，今弦而沈急不鼓者，是阴气胜阳，木来乘土也。然阴气胜阳、木来乘土而反热病至者，是阳气之衰败也，犹灯之焰欲灭反明，故皆死也。

[六]阳气未大，故曰少阳。

[七]人迎，谓结喉两傍同身寸之一寸五分脉动应手者也。弦为少阳之脉，今急悬不绝，是经气不足，故曰少阳之病也。悬者，谓如悬物[7]动摇者[8]也。

[八]专，独也。言其独有阴气而无阳气则死。

[九]三阴者，太阴也。言所以诸脉皆至手太阴者何耶？以是六经之主故也。六经，谓三阴三阳之经脉也。所以至手太阴者何？以肺朝百脉之气，皆交会于气口也。故下文曰。

[十]此正发明肺朝百脉之义也。《经脉别论》曰："肺朝百脉"。

[十一]脉伏鼓击而不上浮者，是心气不足，故上控引于心而为病也。志心，谓小心也。《刺禁论》曰："七节之旁[9]，中有小心。"此之谓也。◎新校正云：按：杨上善云："肺脉浮濇，此为平也。今见伏鼓，是肾脉也。足少阴脉贯脊属肾，上入肺中，从肺出络心。肺气下入肾志，上入心神也。"王氏谓"志

心”为“小心”，义未通。

［十二］二阴，谓少阴肾之脉。少阴之脉别行者入跟中，以上至股内后廉，贯脊属肾络膀胱；其直行者，从肾上贯肝鬲，入肺中。故上至于肺，其气归于膀胱，外连于脾胃。

［十三］若一阴独至肺，经气内绝，则气（浮）［冱］不鼓于手，若经不内绝，则钩而滑。◎新校正云：按：杨上善云：“一阴，厥阴也。”

［十四］或阴见阳脉、阳见阴脉，故云乍阴乍阳也。所以然者，以气交会故尔。当审比类以知阴阳也。

［十五］脉气乍阴见阳乍阳见阴何以别之？当以先至为主，后至为客也。至，谓至寸口也。

【校注】

[1] 顾本无“而”字。

[2] 明蓝格钞本《甲乙经》“专”作“揣”。夹注：“《素问》作‘抟’”。

[3]《素问校讹》：“古钞本‘空’作‘控’。”朝鲜活字本同。《甲乙经》“志”作“至”。按：“志”盖“真”之音转。

[4] 顾本“王”作“主”，义长，据改。

[5] 顾本“臧”作“藏”。

[6]《灵枢·阴阳系日月第四十一》云：“辰者，三月，主左足之阳明；巳者，四月，主右足之阳明。此两阳合于前，故曰阳明。”

[7] 顾本“物”下有“之”字。

[8] 顾本无“者”字。

[9] 顾本“旁”作“傍”。

雷公曰：臣悉尽意[1]受传经脉，颂[2]得从容之道，以合《从容》，不知[3]阴阳，不知雌雄[一]。

帝曰：三阳为父[二]，二阳为卫[三]，一阳为纪[四]，三阴为母[五]，二阴为雌[六]，一阴为独使[七]。二阳一阴，阳明主病，不胜一阴，脉[4]耎而动，九窍皆沉[八]。三阳一阴，太阳脉胜，一阴不能止，内乱五藏，外为惊骇[九]。二阴二阳，病在肺，少阴脉沉，胜肺伤脾，外伤四支[十]。二阴二阳皆交至，病在肾，骂詈妄行，巅[5]疾为狂[十一]。二阴一阳，病出于肾，阴气客遊于心，脘下空窍堤[6]闭塞[7]不通，四支别离[十二]。一阴一阳代绝，此阴气至心，上下无常，出入不知，喉咽[8]干燥，病在土脾[十三]。二阳三阴、至阴皆在，阴不过阳，阳气不能止阴，阴阳并绝，浮为血瘕，沉为脓胕[十四]。阴阳皆壮，下至阴阳[十五][9]，上[10]合昭昭，下合冥冥[十六]，诊决死生之期，遂[11]合岁首[十七]。

【原注】

[一]颂，谓今[12]诵也。公言臣所颂诵今从容之妙道，欲[13]合上古《从容》而比类形名，犹不知阴阳尊卑之次，不知雌雄殊目之义，请言[14]其旨，以明著至教阴阳雌雄相输应也。

[二]父，所以督济群小，言高尊也。

[三]卫，所以却御诸邪，言扶生也。

[四]纪，所以纲纪形气，言其平也。

[五]母，所以育养诸子，言滋生也。

[六]雌者，阴之目也。

[七]一阴之藏，外合三焦，三焦主谒导诸气，名为使者，故云独使也。

[八]一阴，厥阴肝木气也。二阳，阳明胃土气也。木土相薄，故阳明主病也。木伐其土，土不胜木，故云不胜一阴。脉耎而动者，耎为胃气，动谓木刑[15]，土木相持，则胃气不转，故九窍沉滞而不通利也。

[九]三阳，是[16]太阳之气，故曰太阳胜也。木生火，今盛阳燔木，木复受之，阳气洪盛，内为狂热，故内乱五藏也。肝主惊骇，故外形惊骇之状[17]。

[十]二阴，谓手少阴心之脉也。二阳，亦胃脉也。心胃合病，邪上下并，故内伤脾，外胜肺也。所以然者，胃为脾府，心火胜金故尔。脾主四支，故脾伤则外伤于四支矣。少阴脉，谓手掌后同身寸之五分当小指神门之脉也。◎新校正云：详此二阳乃手阳明大（阳）[肠][18]，肺之府也。少阴心火胜金之府，故云病在肺。王氏以二阳为胃，义未甚通，况又以[19]见胃病肾之说，此乃是心（肾）[病][20]肺也。又[21]全元起本及《甲乙经》、《大素》等并云“二阴一阳”。

[十一]二阴为肾水之脉[22]也。二阳为胃，土之府也。土气刑水，故交至而病在肾也。以肾水[23]不胜，故胃盛而颠为狂。

[十二]一阳，谓手少阳三焦，心主火之府也。水上干火，故火病出于肾，

阴气客游于心也。何者？肾之脉从肾上贯肝鬲入肺中，其支别者从肺中出络心注胸中，故如是也。然空窍阴客上游，胃不能制，胃不能制是土气衰，故脘下空窍皆不通也。言堤者，谓如堤堰不容泄漏。胃脉循足，心脉络手，故四支如别离而不用也。◎新校正云：按：王氏云"胃脉循足"，按此"二阴一阳，病出于肾"，"胃"当作"肾"。

［十三］一阴，厥阴脉。一阳，少阳脉。并木之气也。代绝者，动而中止也。以其代绝，故为病也。木气生火，故病生而阴气至心也。夫肝胆之气上至头首，下至腰足，中至[24]腹胁，故病发上下无常处也。若受纳不知其味，窍写不知其度，而喉咽干燥者，喉咙之后属咽[25]，为胆之使，故病则咽喉干燥。虽病在脾土之中，盖由肝胆之所为尔。

［十四］二阳，阳明。三阴，手太阴。至阴，脾也。故曰至阴皆在也。然阴气不能过越于阳，阳气不能制心，今阴阳相薄，故脉并绝断而不相连续也。脉浮为阳气薄阴，故为血瘕。脉沉为阴气薄阳，故为脓聚而胕烂也。

［十五］若阴阳皆壮而相薄不已者，渐下至于阴阳之内为大病矣。阴阳者，男子为阳道，女子为阴器者，以其能盛受故也[26]。

［十六］昭昭，谓阳明之上。冥冥，谓至阴之内幽暗之所也。

［十七］谓下短期之旨。

【校注】

[1]《太素》"尽"作"书"；"意"作"尝"。

[2]《太素》"颂"作"诵"。

[3]《太素》"不知"下有"次第"二字。

[4] 顾本无"脉"字。

[5] 道藏本"巅"作"颠"，《太素》、《甲乙经》作"癫"。

[6]《甲乙经》"堤"作"隄"。

[7] 明蓝格钞本《甲乙经》"塞"作"壅"。

[8] 道藏本"喉咽"二字互乙，《甲乙经》"咽"作"嗌"。

[9]《太素》无"阳"字。

[10]《太素》"上"上有"阴阳之解"四字。

[11]《太素》"遂"下有"次"字。

[12] 顾本"谓今"作"今为"。《〈素问校讹〉校补》："元椠本此句作'颂谓

今诵也'。"

[13] 顾本"欲"作"以"。

[14] 古林书堂本"请言"作"请行"。

[15]"刑",《太素》同,顾本作"形"。

[16] 顾本"是"作"足"。

[17] 顾本"状"下有"也"字。

[18] 顾本"大阳"作"大肠",义长,据改。

[19] 顾观光校:"'又'上脱'下'字,'以'字衍。"

[20] 顾本"肾"作"病",义长,据改。

[21] 顾本"又"下空一字位。

[22]"脉",古林书堂本同,顾本"脉"作"藏"。

[23] 顾本"肾水"二字互乙。

[24]"至",古林书堂本同,顾本作"主"。

[25] 古林书堂本"属"上有"又"字,"属咽"二字互乙。

[26] 顾本"故"下有"而"字,且"而"、"也"之间有二字空位。

雷公曰:请问短期。黄帝不应[一]。

雷公复问。黄帝曰:在经论中[二]。

雷公曰:请问[1]短期。黄帝曰:冬三月之病,病合于阳者,至春正月脉有死征,皆归出[2]春[三]。冬[3]三月之病,在理已尽,草与柳叶,皆杀[四]。春阴阳皆绝,期在孟春[五]。春三月之病,曰阳杀[六][4],阴阳皆绝,期在草干[七]。夏三月之病,至阴不过十日[八],阴阳交,期在溓水[九]。秋三月之病,三阳俱起,不治自已[十]。阴阳交合者,立不能坐,坐不能[5]起[十一]。三阳独至,期在石水[十二]。二阴独至,期在盛水[十三]。

【原注】

[一]欲其复问而宝之也。

[二]上古经之中也。◎新校正云:按:全元起本自"雷公"已下别为一篇,名《四时病类》。

[三]病合于阳,谓前阴合阳而为病者也。虽正月脉有死征,阳已发生,至王不死,故出春三月而至夏初也。

[四]里，谓二阴肾之气也。然肾病而正月脉有死征者，以枯草尽青，柳叶生出而皆死也。理，里也。已，以也。古用同。

[五]立春[6]之后而脉阴阳皆悬绝者，期死不出正月。◎新校正云：《太素》无“春”字。

[六]阳病，不谓伤寒温热之病，谓非时病热，脉洪盛数也。然春三月中阳气尚少，未当全盛，而反病热脉应夏气者，经云脉不再见，夏脉当洪数，无阳外应，故必死于夏至也。以死于夏至阳气杀物之时，故云阳杀[7]。

[七]若不阳病，但阴阳之脉皆悬绝者，死在于霜降草干之时也。

[八]谓热病也。脾热病则五藏危。土成数十，故不过十日也。

[九]《评热病论》曰：“温病，而[8]汗出辄复热而脉躁疾不为汗衰、狂言不能食者，病名曰阴阳交。”六月病暑，阴阳复交，二气相持，故乃死于立秋之候已[9]。◎新校正云：按：全元起本云：“溓水者，七月也，建申，水生于申，阴阳逆也。”杨上善云：“溓，廉检反，水静也。七月，水生时也。”

[十]秋，阳气衰，阴气渐出，阳不胜阴，故自已也。

[十一]以气不由其正用故尔。

[十二]有阳无阴，故云独至也。《著至教论》曰：“三阳独至者，是三阳并至。”由此，则但有阳而无阴也。石水者，谓冬月水冰如石之时，故云石水也。火墓[10]于戌，冬阳气微，故石水而死也。◎新校正云：详石水之解本全元起之说，王氏取之。

[十三]亦所谓并至而无阳也。盛水，谓雨雪皆解为水之时，则正[11]谓正月中气也。◎新校正云：按：全元起本“二阴”作“三阴”。

【校注】

[1] 顾本“问”作“闻”。

[2]《甲乙经》“出”作“于”，夹注：“《素问》作‘始春’”。

[3]《甲乙经》“冬”作“春”。

[4]《太素》“曰阳杀”作“阳病日杀”。

[5]《太素》“不能”作“不得”。

[6] 古林书堂本“立春”作“孟春”。

[7] 顾本“杀”下有“也”字。

[8]“而”，若。

[9] 顾本“已”作“也”。

[10]“墓”，读若“莫”。“莫”为日暮之“暮”的古字。《尔雅·释诂下》：“莫、安，定也。”火墓于戌，即火在戌这个时节处于静定的状态。《淮南子·天文》：“火生于寅，壮于午，死于戌。”详参《校补》。

[11]“正”，古林书堂本同，顾本“正”作“止”。

方盛衰论篇第八十[一]

按：本篇包括以下内容：气在左右上下，老少、四时皆有顺逆之象，逆之则为厥。寒厥及其病状、老少四时预后。气上不下之病状及预后。少气之厥，令人妄梦，据梦可以占知五脏不足。诊有十度之法，必谨守之。持诊有道及持诊之道的具体内容。

本篇分别见于《甲乙经》卷四第一下、卷六第七。《脉经》6-3-1、6-5-2、6-7-1、6-9-1 有与本篇相关内容。

雷公请问气之多少，何者为逆？何者为从？黄帝荅曰：阳从左，阴从右[二]。老从上，少从下[三]。是以春夏归阳为生，归秋冬为死[四]。反之，则归秋冬为生[五]。是以气多少[1]，逆[2]皆为厥[六]。

【原注】

[一]新校正云：按：全元起本在第八卷。

[二]阳气之多少皆从左，阴气之多少皆从右。从者为顺，反者为逆。《阴阳应象大论》曰，“左右者，阴阳之道路也。”

[三]老者谷衰，故从上为顺。少者欲甚，故从下为顺。

[四]归秋冬，谓反归阴也。归阴则顺杀伐之气故也[3]。

[五]反之，谓秋冬。秋冬则归阴为生也。

[六]阳气之多少反从右，阴气之多少反从左，是为不顺，故曰气少多逆也。如是从左从右之不顺者，皆为厥。厥，谓气逆。故曰皆为厥也。

【校注】

[1]《甲乙经》“气多少”作“气之多少”。

[2] 据王注，原文似作“气少多逆”，“逆”属上读。

[3]《素问校讹》：“古钞本‘也’作‘死’。”

问曰：有馀者厥耶[一]？荅曰：一上不下，寒厥到膝，少者秋冬死，老者秋冬生[二]。气上不下，头痛巅[1]疾[三]。求阳不得，求阴不审，五部隔无征，若居旷野，若伏空室，绵绵乎属不满日[四]。

【原注】

[一] 言少之不顺者为逆，有馀者则成厥逆之病乎？

[二] 一经之气厥逆上而阳气不下者，何以别之？寒厥到膝是也。四支者，诸阳之本，当温而反寒上，故曰寒厥也。秋冬，谓归阴。归阴则从右发生其病也。少者以阳气用事，故秋冬死。老者以阴气用事，故秋冬生。◎新校正云：按：杨上善云：“虚者厥也。阳气一上于头，不下于足，足胫虚，故寒厥至膝。”

[三] 巅，谓身之上。巅疾，则头首之疾也。

[四] 谓之阳，乃脉似阴盛；谓之阴，又脉似阳盛。故曰求阳不得，求阴不审也。五部，谓五藏之部。隔，谓隔远无征。无征，犹无可信验也。然求阳不得其热，求阴不审是寒，五藏部分又隔远而无可信验，故曰求阳不得，求阴不审，五部隔无征也。夫如是者，乃从气久逆所作，非由阴阳寒热之气所为也。若居旷野，言心神散越。若伏空室，谓志意沈潜。散越以气逆而痛甚未止，沈潜以痛定而复恐再来也。绵绵乎，谓动息微也。身虽绵绵乎且存，然其心所属望将不得终其尽日也，故曰绵绵乎属不满日也。◎新校正云：按：《太素》云：“若伏空室，为阴阳之[2]。”有此五字，疑此脱漏。

【校注】

[1]《甲乙经》“巅”作“癫”。

[2]《〈素问校讹〉校补》：“古钞本、元椠本空格“之”下有‘一’。”

是以少阴[1]之厥，令人妄梦，其极至迷[一]。三阳绝，三阴微，是为少气

[二]。是以肺气虚，则使人梦见白物，见人斩血籍籍[三][2]；得其时，则梦见兵战[四]。肾气虚，则使人梦见舟船[3]溺人[五]；得其时，则梦伏水中，若有畏恐[六]。肝气虚，则梦见菌香[4]生草[七]；得其时，则梦伏树下不敢起[八]。心气虚，则梦救火，阳物[九]；得其时，则梦燔灼[十]。脾气虚，则梦饮食不足[十一]；得其时，则梦筑垣盖屋[十二]。此皆五藏气虚，阳气有馀，阴气不足[十三]。合之五诊，调之阴阳，以在《经脉》[十四]。

【原注】

[一]气之少有厥逆，则令人妄为梦寐。其厥之盛极，则令人梦至迷乱。

[二]三阳之脉悬绝，三阴之诊细微，是为少气之候也。◎新校正云：按：《大素》云："三阳绝气[5]，是为少气。"

[三]白物，是象金之色也。斩者，金之用也。藉藉，梦死状也。

[四]得时，谓秋三月也。金为兵革，故梦见兵战[6]。

[五]舟船溺人，皆水之用。肾象水，故梦形之。

[六]冬三月也。

[七]菌香草生，草木之类也。肝合草木，故梦见之。◎新校正云：按：全元起本云菌香是桂。菌，祛伦切。

[八]春三月也。

[九]心合火，故梦之。阳物，亦火之类。

[十]夏三月也。

[十一]脾纳水谷，故梦饮食不足。

[十二]得其时，谓辰戌丑未之月末[7]各[8]十八日。筑垣盖屋，皆土之用[9]。

[十三]府者，阳气。藏者，阴气。

[十四]《灵枢经》备有调阴阳合五诊，故引之曰以在《经脉》也。《经脉》，则《灵枢经[10]》之篇目也。

【校注】

[1]"阴"，古林书堂本同。顾本"阴"作"气"。

[2]"籍籍"，古林书堂本、道藏本、熊本、吴悌本、赵本、朝鲜活字本、朝鲜小字本并同，顾本作"藉藉"。

[3] 船：读书堂本、古林书堂本作“舡”，顾本作“舩”，道藏本作“船”。俗书方口、尖口不分，“舩”即“船”之俗，“舡”又“舩”之换声符俗字。今据道藏本录正。

[4] 顾观光校：“‘菌香’，《脉经》作‘园苑’。”

[5] 顾本“三阳绝气”作“至阳绝阴”。

[6] 顾本“战”下有“也”字。

[7] 顾本无“末”字。

[8] 古林书堂本无“王”字。顾本“各”下有“王”字。

[9] 顾本“用”下有“也”字。

[10] 顾本无“经”三字。

诊有十度度人：脉度、藏度、肉度、筋度、俞度[一]。阴阳气尽，人病自具[二]。脉动无常，散阴颇阳。脉脱不具，诊无常行。诊必上下，度民君卿[三]。受师不卒，使术不明。不察逆从，是为妄行。持雌失雄，弃阴附阳。不知并合，诊故不明[四]。传之后世，反论自章[五]。

【原注】

[一]度各有其二，故二五为十以量度[1]。

[二]诊备尽[2]阴阳虚盛之理，则人病自具知之。

[三]脉动无常数者，是阴散而阳颇调理也。若脉诊脱略而不具备者，无以常行之诊而[3]察候之，则当度量民及君卿三者，调养之殊异尔。何者？忧乐苦分不同其秩故也。

[四]皆谓学不该备。

[五]章，露也。以不明而授与人，反古之迹自然章露也。

【校注】

[1] 顾本“度”上无“以量”二字，“度”下有“也”字。

[2]“尽”，古林书堂本同，顾本误作“盖”。

[3] 顾本“而”作“也”。

至阴虚，天气绝。至阳盛，地气不足[一]。阴阳并交，至人之所行[二]。阴阳并交者，阳气先至，阴气后至[三]。是以圣人持诊之道，先后阴阳而持之。奇恒之势，乃六十首，诊合微之事，追阴阳之变，章五中之情，其中之论，取虚实之要，定五度之事。知此，乃足以诊[四]。是以切阴不得阳，诊消亡；得阳不得阴，守学不湛。知左不知右，知右不知左，知上不知下，知先不知后，故治不久。知丑知善，知病知不病，知高知下，知坐知起，知行知止，用之有（诊）[纪][1]，诊道乃具，万世不殆[五]。起所有馀，知所不足[六]，度事上下，脉事因格[七]。是以形弱气虚，死[八]；形气有馀，脉气不足，死[九]；脉气有馀，形气不足，生[十]。

【原注】

[一]至阴虚，天气绝而不降。至阳盛，地气微而不升。是所谓不交通也。至，谓至盛也。

[二]交，谓交通也。（推）[唯][2]至[3]人乃能调理使行也。

[三]阴阳之气并行而交通于一处者，则当阳气先至，阴气后至。何者？阳速而阴迟也。《灵枢经》曰："所谓交通者，并行一数也。"[4]由此，则二气亦交会于一处也。

[四]奇恒势六十首，今世不传。

[五]圣人持诊之明诫也。

[六]《宝命全形论》曰："内外相得，无以形先。"言起己身之有馀，则当知病人之不足也。

[七]度事上下之宜，脉事因而至于微妙矣。格，至也。

[八]中外俱不足也。

[九]藏衰，故脉不足也。

[十]藏盛，故脉气有馀。

【校注】

[1] 顾本"诊"作"纪"，义长，据改。

[2] 顾本"推"作"唯"，义长，据改。

[3] 顾本"圣"作"至"。

[4] 见《五十营第十五》。

是以诊有大方，坐起有常[一]，出入有行，以转神明[二]。必清必净[1]，上观下观，司八正邪，别五中部，按脉动静[三]，循尺滑濇、寒温之意，视其大小，合之病能，逆从以得，复知病名，诊可十全，不失人情。故诊之或视息视意，故不失条理[四]。道甚明察，故能长久。不知此道，失经绝理。亡言[2]妄期，此谓失道[五]。

【原注】

[一]坐起有常，则息力调适，故诊之方法必先用之。

[二]言所以贵坐起有常者何？以出入行运皆神明随转也。

[三]上观，谓气色。下观，谓形气也。八正，谓八节之正候。五中，谓五藏之部分。然后按寸尺之动静而定死生矣。

[四]数息之长短，候脉之至数，故诊[3]之法或视喘息也。知息合脉，病处必知。圣人察候条理，斯皆合也。

[五]谓失精微至妙之道也。

【校注】

[1] 古林书堂本、道藏本、熊本、吴悌本、赵本、潘本、朝鲜活字本、朝鲜小字本“净”作“静”。

[2] 于鬯：“‘亡’亦当读‘妄’，‘亡言’即‘妄言’也。”

[3] 顾本“诊”作“胗”。

解精微论篇第八十一[一]

按：本篇包括以下内容：论流泪、泣涕俱下之故。

全篇见于《太素》卷二十九《水论》。本篇又分别见于《甲乙经》卷十二第一、卷十二第三。《脉经》6-1-1有与本篇相关内容。

黄帝在[1]明堂，雷公请曰：臣授[2]业，传之，行[3]教[4]以经论、从容、形法、阴阳、刺灸、汤药所滋[5]，行[6]治，有贤不肖，未必能十全[二]。若先言悲哀喜怒、燥湿寒暑、阴阳妇女，请问其所以然者。卑贱富贵，人之形体所从；群下通使，临事以适道术。谨闻命矣[三]。请问有毚愚仆漏[7]之问不在经者，欲闻其状[四]。

帝曰：大矣[五]。

公请问：哭泣而泪不出者，若出而少涕，其故何也[六]？

帝曰：在经有也[七]。

复问：不知水所从生，涕所从出也[八]。

帝曰：若[8]问此者，无益于治也。工之所知，道之所生也[九]。夫心者，五藏之专精也[十]；目者，其窍也[十一]；华色者，其荣也[十二]。是以人有德[9]也，则气和于目[10]；有亡，忧知[11]于色[十三]。是以悲哀则泣下。泣下，水所由生。水宗者，积水也[十四]。积水者，至阴也。至阴者，肾之精也。宗精之水所以不出者，是精[12]持之也，辅之裹之，故水不行也。夫水之精为志，火之精为神，水火相感，神志俱悲[13]，是以目之水生也[十五]。故谚言曰：心悲名曰志悲。志与心精共凑于目也[十六]。是以俱悲则神气传于心精，上不传于志而志独悲，故泣出也。泣涕者，脑也。脑者，阴也[十七]。髓者，骨之充也[十八]，故脑渗为涕[十九]。志者，骨之主也，是以水流而涕从之者，其行类也[二十]。夫涕之与泣者，譬如人之兄弟，急则俱死，生则俱生[二十一]。其志以早悲，是以涕泣俱出而横行也[二十二]。夫人涕泣俱出而相从者，所[14]属之类也[二十三]。

【原注】

[一]新校正云：按：全元起本在第八卷，名《方论解》。

[二]言所自授，用可十全，然传所教习，未能必尔也。贤，谓心明智远。不肖，谓拥造不法。

[三]皆以先闻圣旨，尤[15]未究其意端。

[四]言不智狡，见顿问多也。漏，脱漏也，谓经有所未解者也。毚，狡也。愚，不智见也。仆，尤顿也，尤不渐也。◎新校正云：按：全元起本“仆”作“朴”[16]。

[五]人之所大要也。

[六]言何藏之所为而致是乎？

[七]《灵枢经》有悲哀涕泣之义[17]。

［八］复问，谓重问也，欲知水涕所生之由也。

［九］言涕水者皆道气之所生，问之何也?

［十］专，任也。言五藏之[18]精气任心之所使，以为神明之府，是故能焉。

［十一］神内守，明外鉴，故目其窍也。

［十二］华色，其神明之外饰。

［十三］德者，道之用，人之生也。《老子》曰："道生之，德畜之。"气者，生之主，神之舍也。天布德，地化气，故人因之以生也。气和则神安，神安则外鉴明矣。气不和则神不守，神不守则外荣减矣。故曰人有德也气和于目，有亡也忧知于色也。◎新校正云：按：《太素》"德"作"得"。

［十四］新校正云：按：《甲乙经》"水宗"作"众精"。

［十五］目为上液之道，故水火相感，神志俱悲，水液上行，乃[19]生于目。

［十六］水火相感，故曰心悲名曰志悲。神志俱昇[20]，故志与心神共奔凑于目。凑，麄勾切。

［十七］《五藏别论》以脑为地气所生，皆藏于阴而象于地。故言脑者阴。阳上铄也，铄则销[21]也。◎新校正云：按：全元起本及《甲乙经》、《太素》"阴"作"阳"。

［十八］充，满也。言髓填于骨，充而满也。

［十九］鼻窍通脑，故脑渗为涕，流于鼻中矣。

［二十］类，谓同类。

［二十一］同源，故生死俱。◎新校正云：按：《太素》"生则俱生"作"出则俱亡"。

［二十二］"行"，恐当为"流"。

［二十三］所属，谓于脑也。何者？上文云涕泣者脑也。

【校注】

[1]《太素》"在"作"坐"。

[2] 詹本"授"作"受"。

[3]《太素》"行"作"以"。

[4]《〈素问校讹〉校补》："古钞本、元椠本'行教'作'教习'。"

[5] 潘本“滋”作“资”。

[6]《太素》“汤药所滋行”作“汤液药滋所行”。此据《太素》校改。

[7] 顾观光校：“‘漏’即‘陋’字。”詹本“漏”作“陋”。

[8]“若”，你。

[9]“德”，读若“得”。《太素》“德”作“得”。

[10]“气”，读若“忾”，字亦作“忥”。《广雅·释诂一》：“忾，喜也。”又《释训》：“忥忥，喜也。”与下“忧”字正相对。和，应。

[11] 于鬯：“‘知’当训见。”

[12]“精”、“睛”古今字。

[13]《太素》无上“水火相感，神志俱悲”八字。

[14]《太素》“所”上有“从志”二字。

[15] 顾本“尤”作“犹”。下注[四]“仆犹顿也犹不渐也”之“尤”同。

[16] 顾观光校：“‘朴’字是。”

[17]《灵枢·口问第二十八》：“黄帝曰：人之哀而泣涕出者，何气使然？岐伯曰：心者，五藏六府之主也；目者，宗脉之所聚也，上液之道也；口鼻者，气之门户也。故悲哀愁忧则心动，心动则五藏六府皆摇，摇则宗脉感，宗脉感则液道开，液道开，故泣涕出焉。液者，所以灌精濡空窍者也，故上液之道开则泣，泣不止则液竭，液竭则精不灌，精不灌则目无所见矣，故命曰夺精。补天柱经挟颈。”

[18] 顾本无“之”字。

[19]“乃”，古林书堂本同，顾本误作“方”。

[20] 顾本“昇”作“升”。

[21] 顾本“销”作“消”。

雷公曰：大矣。请问人哭泣而泪不出者，若出而少，涕不从之，何也[一]？

帝曰：夫泣不出者，哭不悲也。不泣者，神不慈也。神不慈则志不悲，阴阳相持，泣安能独来[二]？夫[1]志悲者惋，惋则冲阴，冲阴则志去目[2]，志去则神不守精，精神去目，涕泣出也[三]。且子独不诵不[3]念夫经言乎：厥则目无所见。夫人厥则阳气并于上，阴气并于下[四]。阳并于上，则火独光也。阴并于下，则足寒，足寒则胀也。夫一水不胜五火，故目眦盲[五]。是以气[4]

冲风泣下而不止。夫风之中目也，阳气内守于精，是火气燔[5]目，故见风则泣下也[六]。有以比之：夫火疾风生乃能雨。此之类也[七]。

【原注】

[一]怪其所属同而行出异也。

[二]泣不出者，谓泪也。不泣者，泣谓哭也。水之精为志，火之精为神，水为阴，火为阳，故曰阴阳相持、泣[6]安能独来也。

[三]惋，谓内烁也。冲，犹升也。神志相感，泣由是生，故内烁则阳气升于阴也。阴，脑也。去目，谓阴[7]不守目也。志去于目，故神亦浮游。夫志去目则光无内照，神失守则精不外明，故曰精神去目，涕泣出也。

[四]并，谓各并于本位也。

[五]毗，视也。一水，目也。五火，谓五藏之厥阳也。◎新校正云：按：《甲乙经》无"毗"[8]字。

[六]风迫阳伏不发，故内燔也。

[七]故阳并则火独光盛于上，不明于下。是故目者，阳之所生，系于藏，故阴阳和则精明也。阳厥则举[9]不上，阴厥则足冷而胀也。言一水不[10]胜五火者，是手足之阳若[11]五火。下一阴者，肝之气也。冲风泣下而不止者，言风之中于目也。是阳气内守于精，故阳气盛而火气燔于目，风与热交，故泣下。是故火疾而风生乃能雨，以阳火之热而风生於[12]泣，以此譬之类也。◎新校正云：按：《甲乙经》无"火"字。《太素》云："天之疾风乃能雨"，无"生"字。

【校注】

[1]《太素》"夫"作"且夫"。

[2]《太素》"目"字在下"志去"下。

[3]《太素》无"不"字。

[4]"气"，古林书堂本、道藏本、熊本、吴悌本、赵本、詹本、吴勉学本、朝鲜活字本、朝鲜小字本、《甲乙经》并同。顾本"是以"下一字阙。

[5]《太素》"燔"作"循"。

[6]顾本无"泣"字。

[7]顾本"阴"下有"阳"字。

[8] 顾本“眦”作“盲”。

[9] 顾本“举”作“光”。

[10] 顾本“不”下有“可”字。

[11] 顾本“若”作“为”字。

[12] “於”，为也。

新刊黄帝内经素问卷二十四

新刊黄帝内经素问亡篇

刺法论　本病论

刺法论篇第七十二

黄帝问曰：升降不前，气交有变，即成暴郁，余已知之。如何预救生灵，可得却乎[一]？

岐伯稽首再拜，对曰：昭乎哉问！臣闻夫子言，既明天元，须穷法刺，可以折郁扶运，补弱全真，泻盛蠲馀，令除斯苦[二]。

【原注】

[一]却之言去也。何以去之。

[二]夫子者，祖师僦贷季。折，谓折伏也。扶，谓扶持也。蠲，除也。斯，此也。令除此苦也。

帝曰：愿卒闻之。

岐伯曰：升之不前，即有甚凶也。

木欲升而天柱窒抑之，木欲发郁，亦须待时[一]，当刺足厥阴之井[二]。火欲升而天蓬窒抑之，火欲发郁，亦须待时[三]，君火、相火，同刺包胳之荥[四]。土欲升而天冲窒抑之，土欲发郁，亦须待时[五]，当刺足太阴之俞[六]。金欲升而天英窒抑之，金欲发郁，亦须待时[七]，当刺手太阴之经[八]。水欲升而天内窒抑之，水欲发郁，亦须待时[九]，当刺足少阴之合[十]。

【原注】

[一]木发待间气也。至天作间气之时作也。欲发，可刺之也。

[二]足厥阴之井，即大敦穴，在足大指端去爪甲上如韭叶三毛之中，乃足厥阴之所出也。于平旦水下一刻时，以手按穴，得动脉，下针可及三分，留六呼。如得气，急出之。先刺左，后刺右。又可春分日吐之，无此管也。

[三]火郁待时至天作左间气之时也。其发也，君火春分，相火小满，即欲发之时也。故君火、相火同法，即是二时而可预刺之也。

[四]心包胳之荥，在手掌中（荥）[劳][1]宫穴也。水下二刻，以手按穴，动脉应手，刺可同身寸之三分，留六呼，得气而急出之。先左后右。又法：当春三泄汗也。

[五]土郁待时至天作左间气之时也。土发郁日，维辰维也。多于二间维发之也。可预刺之也。

[六]足太阴之俞，太白穴，在足内侧核骨下陷者中，足太阴之所注也。水下三刻，刺可同身寸之二分，留七呼，气至急出之。先左后右。

[七]金郁待时至天作左间气之日也。夏至之后，金欲发郁之时，在火王后作，可预刺也。

[八]手太阴之经者，经渠穴也，在两手寸口脉陷者中，手太阴之所行也，动脉应手。于水下四刻，刺可同身寸之三分，留三呼。气至，急出针。先左后右。

[九]水郁待时至天作左间气之时也。发于辰维之后，火得王之时，水可作也。可以预用针刺之也。

[十]足少阴之合，阴谷穴也，在膝内辅骨之后大筋之下小筋之上，按之应手，屈膝而得，足少阴之所入也。刺可同身寸之四分，留三呼。动气应手，可刺急出之。先刺左，后刺右。

【校注】

[1] 下文“当刺心包胳脉之所流”下注云：“心包胳脉之所流，劳宫穴也，在掌中央。”据改。

帝曰：升之不前，可以预备，愿闻其降，可以先防[一]。歧伯曰：既明其升，必达其降也。升降之道，皆可先治也[二]。木欲降而地皛窒抑之，降而不入，抑之郁发，散而可得位[三]，降而郁发，暴如天间之待时也，降而不下，郁可速矣[四]，降可折其所胜也[五]，当刺手太阴之所出，刺手阳明之所入[六]。火欲降而地玄窒抑之，降而不入，抑之郁发，散而可（矣）[入][七][1]，当折其所胜，可散其郁[八]，当刺足少阴之所出，刺足太阳之所入[九]。土欲降而地苍窒抑之，降而不下，抑之郁发，散而可入[十]，当折其胜，可散其郁[十一]，当刺足厥阴之所出，刺足少阳之所入[十二]。金欲降而地彤窒抑之，降而不下，抑之郁发，散而可入[十三]，当折其胜，可散其郁[十四]，当刺心包胳所出，刺手少阳所入也[十五]。水欲降而地阜窒抑之，降而不下，抑之郁发，散而可入[十六]，当折其土，可散其郁[十七]，当刺足太阴之所出，刺足阳明之所入[十八]。

【原注】

[一]防，护者也。

[二]亦可以[2]升而先刺也。

[三]三日不降，八日降，欲降而郁先散，而然后作地间气者也。

[四]降之不下，急速如天郁也，便可刺之。

[五]折胜[3]其标而虚其本也，故折其胜也。

[六]手太阴之所出，少商穴也，在手大指之端内侧去爪甲如韭叶，手太阴之井也。刺可同身寸之一分，留一呼而急出之。手阳明之所入，曲池穴也，在肘外辅屈肘两骨之间陷中，手阳明之合，刺可同身寸之一寸五分，留七呼。动气应手至而急出之。

[七]二日不降，七日降，欲下而郁散之，速可刺之也。

[八]火郁折水，可以除之。

[九]足少阴之[所][4]出，涌泉穴也，在足心陷者中、屈足卷指宛宛中，足少阴之井。刺可同身寸之三（寸）[分][5]，留三呼。动气至，急出之。先左后右。足太阳之所入，委中穴，在腘中央约文中，动脉应手，足太阳之合也。刺可同身寸之五分，留七呼，气至而急出之，先左后右。二次[6]同其法刺也。

[十]五日不降，十日降，欲降而郁散，而可速刺之。

[十一]土郁折水，可除其苦。

[十二]足厥阴之所出，太[7]敦穴也，在足大指端去爪甲上如韭叶及三毛之中，足厥阴井也，刺可同身寸之三分，留十呼。动气[至][8]，急出之。足少阳之所入，阳陵泉穴，在膝下同身寸之一寸骱骨外廉陷者中，是足[9]少阳之

合，刺可同身寸之六分，留十呼。动气至，急出之。

［十三］四日不降，九日降，欲下而郁散，可速刺也。

［十四］金郁折火，可以除之。

［十五］心包胳所出，中冲穴也，在中指之端去爪甲如韭叶是，手心主之井，刺可同身寸之一分，留二呼。动气至，急出之。手少阳之所入，天井穴也，在肘外大骨之后肘后同身寸之一寸两筋间陷者中，屈肘得之，手少阳合，刺可同身寸之一寸，留十呼。动气应手至而急出之。

［十六］一日不降，六日降，欲下而郁散，先可刺之也。

［十七］折其所胜，可以散之也。

［十八］足太阴之所出，隐白穴也，在足大趾[10]之端侧去爪甲如韭叶，足太阴之井，刺可同身寸之一分，留三呼，得气至乃出之。足阳明之所入，三里穴，在膝下三寸骨外廉两筋间，足阳明之所合，刺可同身寸之五分，留十呼，得气至而急出之。

【校注】

[1] 金本“矣”作“入”，义长，据改。

[2] 金本“以”作“如”。

[3] 金本“折胜”下有“而泻”二字。

[4] 金本“之”下有“所”字，据补。

[5] 金本“寸”作“分”，义长，据改。

[6] 金本“次”作“火”。

[7] 金本“太”作“大”。“大”、“太”古今字。下或同，不复出校。

[8] 金本“气”下有“至”字，据补。

[9] 金本“足”上无“是”字。

[10] 金本“趾”作“指”。下“足趾”义之“趾”同，不复出校。

帝曰：五运之至，有前后与升降往来，有所承抑之，可得闻乎刺法？

岐伯曰：当取其化源也。是故大[1]过取之，不及资之。大过取之，次[2]抑其郁，取其运之化源，令折郁气；不及扶资，以扶运气，以避虚邪也[一]。资取之法令出《密语》[二]。

【原注】

[一]不及者，当资其化源，以补其所亏，令不胜。

[二]资取化源法（方）[以][3]明于《玄珠密语》第一卷中。

【校注】

[1]金本“大”作“太”。“大”、“太”古今字。下或同，不复出校。

[2]金本“次”作“必”。

[3]金本“方”作“以”。“以”同“已”。义长，据改。

黄帝问曰：升降之刺以知要，愿闻司天未得迁正，使司化之失其常政，即万化之[1]其皆妄然与民为病可得先除，欲济群生，愿闻其说[一]。

歧伯稽首再拜，曰：悉乎哉问！言其至理，圣念慈悯，欲济群生，臣乃尽陈斯道，可申洞微[二]。太阳复布，即厥阴不迁正[三]。不迁正，气塞于上，当写足厥阴之所流[四]。厥阴复布，少阴不迁正[五]。不迁正，即气塞于上[六]，当刺心包胳脉之所流[七]。少阴复布，大阴不迁正[八]。不迁正，即气留于上[九]，当刺足大阴之所流[十]。太阴复布，少阳不迁正[十一]。不迁正，则气塞未通[十二]，当刺手少阳之所流[十三]。少阳复布，则阳明不迁正[十四]。不迁正，则气未通上[十五]，当刺手大阴之所流[十六]。阳明复布，大阳不迁正[十七]。不迁正，则复塞其气[十八]，当刺足少阴之所流[十九]。

【原注】

[一]明其迁正，故可预防。

[二]申，显也。洞，深也。微，妙也。言可尽显深妙。

[三]即天运不和顺，四序失合而作疫也。

[四]气舒而复塞之，故写之当写足厥阴之所流行间穴也，在足大趾之间动脉应手陷者中，足厥阴之（荣）[荥][2]，刺可同身寸之六分，留七呼，动气至而急出之。

[五]天失时令，即气令不正也。

[六]热欲化而风乃布外也。

[七]心包胳脉之所流，劳宫穴也，在掌中央，刺可同身寸之三分，留六呼，动气至而急出也。

[八]子午天数有馀，丑未不得中正也。

[九]雨欲化而热布于天。

[十]足太阴之所流，大都穴也，在足大趾本节后陷者中，足大阴脉之(荣)[荥][3]也。刺可同身寸之三分，留七呼，动气至而出之。

[十一]丑未天数有馀，寅申未得中正。

[十二]热欲化而雨复布天。

[十三]手少阳之所流，液门穴也，在手小指次指间陷者中，手少阳之荥也。刺可同身寸之二分，留三呼，动气至而急出也。

[十四]寅申天数有馀，卯酉未得司天。

[十五]燥欲治天，热化复治。

[十六]手太阴之所流，鱼际穴也，在手大指本节后内侧散脉文中，手太阴之荥也。刺可同身寸之二分，留三呼，动气至而急出之。

[十七]卯酉天数未终，辰戌未得司正。

[十八]寒欲行天而燥复化。

[十九]足少阴之所流，然谷穴也，在足内踝前起大骨下陷中，足少阴之荥也。刺可同身寸之三分，留三呼，动气至而出之。

【校注】

[1] 读书堂本、金本、元刻本“之”下均空一字位，日本内阁文库钞本《补注释文黄帝内经素问》作“或”。

[2] 金本“荣”作“荥”，义长，据改。

[3] 金本“荣”作“荥”，义长，据改。

帝曰：迁正不前，以通其要。愿闻不退，欲折其馀，无令过失，可得明乎？

岐伯曰：气过有馀，复作布正，是名不过位也[一]。使地气不得后化，新司天未可迁正，故复布化令如故也[二]。巳亥之岁，天数有馀，故厥阴不退位也[三]。风行于上，木化布天[四]，当刺足厥阴之所入[五]。子午之岁，天数有馀，故少阴不退位也[六]。热行于上，火馀化布天[七]，当刺手厥阴之所入[八]。丑未之岁，天数有馀，故大阴不退位也[九]。湿行于上，雨化布天[十]，当刺足大阴之所入[十一]。寅申之岁，天数有馀，故少阳不退位也[十二]。热行于上，火化布天[十三]，当刺手少阳之所入[十四]。卯酉之岁，天数有馀，故阳明不退位也[十五]。[清][1]行于上，燥化布天[十六]，当刺手大阴之所入[十七]。辰戌之岁，天数有馀，故大阳不退位也[十八]。寒行于上，凛水化布天[十九]，当刺足少阴之所入[二十]。故天地气逆，化成民病，以法刺之，预可平疴[二十一]。

【原注】

[一]即名布正再治天而不能退位。

[二]新岁司天未得中司，去岁司天仍旧治天，是故气过天令失常，故与民作灾之病也。

[三]至子午之年犹尚治天。

[四]雨湿之化不令，风化至酷作灾。

[五]足厥阴之所入，曲泉穴也，在膝内辅骨下大筋上小筋下后陷者中，屈膝而得之，足厥阴之合也。刺可同身寸之六分，留七呼，动气至，急出[2]其针也。

[六]至丑未之年犹尚治天。

[七]燥清之[3]亏，雨化不令，热化复行天令也。

[八]心包之所入，曲泽穴也，在肘内廉下陷者中，屈肘而取之，手厥阴之合也。刺可同身寸之三分，留七呼，动气至而急出之。

[九]至寅申之年犹尚治天也。

[十]寒化亏，热化不令，湿化复布行天令。

[十一]足大阴之所入，大阴陵泉穴也，在内侧辅骨下陷者中，足太阴之合。刺可同身寸之五分，留七呼，动气至而急出之也。

[十二]至卯酉之年犹尚治天。

[十三]燥清令亏，热化复治，布行天令。

[十四]手少阳之所入，天井穴也，在肘外大骨后肘后上一寸两筋间陷中，屈(用)[肘][4]得之，手少阳之合也。刺可同身寸之三分，动气至而急出之也。

[十五]至辰戌[之][5]年犹尚治天也。

[十六]风化亏而寒化不令，清化复治，布行天令。

[十七]手太阴之所入，尺泽穴也，在肘约文中动脉应手，手太阴之所合也。刺可同身寸之三(寸)[分][6]，留三呼，动气至而急出之。

[十八]至巳亥之年犹尚治天也。

[十九]热化令亏，风化不令，寒化复治，布行天令。

[二十]足少阴之所入，阴谷穴也，在膝下内辅骨之后大筋之下(外)[小][7]筋之上，按之应手，屈膝而得之，足少阴之合。刺可同身寸之四分，动气至而急出之。

[二十一]人气通乎天地也。气交有变，前后馀退，可依[8]天元，刺其馀源，始终可平也。

【校注】

[1] 读书堂本“行”上空一字位，元本同。金本空字位作“清”，为“清”之俗字。据补。

[2] 金本“出”下有“之”字。

[3] 据上下文例，“之”当作“令”。

[4] 金本“用”作“肘”，义长，据改。

[5] 读书堂本“辰戌”下空一字位，金本“辰戌”作“之”，据补。

[6] 金本“寸”作“分”，义长，据改。

[7] 金本“外”作“小”，义长，据改。

[8] 金本“依”作“则”。

黄帝问曰：刚柔二干失守其位，使天运之气皆虚乎？与民为病可得平乎[一]？岐伯曰：深乎哉问！明其奥旨，天地迭移，三年化疫，是谓根之可见，必有逃门[二]。假令甲子刚柔失守[三]，刚未正，柔孤而有亏[四]，时序不令，即音律非从[五]。如此三年，变大疫也[六]。详其微甚，察其浅深[七]。欲至而可(刺)[以][1]刺之[八]，当先补肾俞[九]。次三日，可刺足大阴之所注[十]。又有下位己卯不至而甲子孤立者，次三年作土疠，其法，补泻一如甲子同法也[十一]。其刺以毕，又不须夜行及远行，令七日洁，清净斋戒。

所有自来肾有久病者，可以寅时面向南，净神不乱，思闭气不息七遍，以引颈咽气，顺之如咽甚硬物。如此七遍后，饵舌下津，令无数[十二]。

【原注】

[一]天运如虚，可以法刺，可除之也。

[二]是谓根究天地之灾，必有遐[2]危逃生之门户。

[三]柔得其位，上失其刚，虽得交司数可，未至甲子，上未终司，己卯下虽迁正，是谓柔干孤(虚)[主][3]其下也。刚未正之，己不得其甲，即土运反虚而木乃胜。

[四]甲不正于己也。土运不令，正失少阴不化，是故天与[运][4]皆虚而使邪化疫[5]者也。

[五]司天犹布而中运有胜至矣。甲未临而己已[6]至，律无音而吕有声，即黄钟、大宫不应，夹钟、少宫即应以表己卯下位孤主土运者也。

[六]甚则速，首尾三年至。

[七]大虚而布政，日久即深也，深即甚矣。运未正即胜至，久即深甚也。甚即深，首尾二[7]年至者也。

[八](则)[前][8]以明其刺法者，即是布正而未迁正者，可刺其即今之病也。(只)[又][9]言知[10]者，是以三年中有大疫至，刺补其夭之之吉也。即可细详微甚，知其所至之斯[11]，可先齐之者也。

[九]土疫至而肾虚者，先补之肾俞，在(骨)[背][12]第十四椎下两旁各同身寸之一寸五分。未刺时，先口衔[13]针，暖而用之，用圆[14]利针，临刺时咒曰：五帝上真，六甲玄灵，气符至阴，百邪闭理。念三遍，自口中取针，先刺二分，留六呼，次入针至三分，动气至而徐徐出针，以手扪之，令受针人咽气三次，又可定神魂者也。

[十]足太阴之所注，大白穴也，在内踝核骨下陷者中，足太阴脉之所注也。先以口衔针，令温，欲下针时，咒曰：帝扶天形，护命成灵。诵之三遍，迺刺三分，留七呼，动气至而急出其针也。

[十一]即甲子、甲戌、甲申、甲午、甲辰、甲寅并己丑、己亥、己酉、己未、己巳、己卯，凡甲己上下失守，皆此一法而已。

[十二]仙家咽气，可以深根固蒂，以子受[15]母气也。咽下气，令腹中鸣至脐下，子气见母元气，故曰返本还元也。久饵之，令深根以养固蒂也。故咽气津者，此名天池之水，可久饵之，资精气血，荡涤五藏，先(既)[溉][16]元海，一名离宫之水，一名玉池，一名神水，不可唾之，但可饵之，以补精血，可益元海也。

【校注】

[1] 金本"刺"作"以"，据改。

[2] 遐，远离也。金本作“假”。

[3] 金本“虚”作“主”，义长，据改。

[4] 金本“与”下有“运”字，据补。

[5] 金本“疫”误作“度”。

[6] 金本“已”作“以”。

[7] 日本内阁文库钞本《补注释文黄帝内经素问》“二”作“三”。

[8] 金本“则”作“前”，义长，据改。

[9] 金本“只”作“又”，据改。

[10] 日本内阁文库钞本《补注释文黄帝内经素问》“知”作“如”。

[11] 日本内阁文库钞本《补注释文黄帝内经素问》“斯”作“期”。

[12] 金本“骨”作“背”，义长，据改。

[13] 读书堂本、金本“衔”字并从“口”作，为“衔”之加旁俗字。

[14] 金本“圆”作“员”。下“圆利”之“圆”同，不复出校。

[15] 金本“受”作“授”。

[16] 金本“既”作“溉”，据改。

假令丙寅刚柔失守[一]，上刚干失守，下柔不可独主之[二]，中水运非大过，不可执法而定之[三]，布天有馀，而失守上正[四]，天地不合，即律吕音异[五]，如此即天运失序[六]，后三年变疫[七]。详其微甚，差有大小[八]，徐至即后三年，至甚即首尾三年[九]。当先补心俞[十]。次五日，可刺肾之所入[十一]。又有下位地甲子、辛巳柔不附刚，亦名失守，即地运皆虚，后三年变水疠，即刺法皆如此矣[十二]。其刺如毕，慎其大喜欲情于中，如不忌，即其气复散也。令静七日[十三]。心欲实，令少思[十四]。

【原注】

[一]柔得其位，上失其刚也，虽得其交岁，而丙未迁正治天，下辛巳独治其泉，上位丙失其刚干，故中水运不得运大过也，反受土胜之。

[二]柔干在上，犹言不及，何况柔失刚者也？

[三]不以诸丙年作其水大过也，当推之天数而知有亏也。

[四]天虽主治之，此即布正之化正司主岁未得正位也。

[五]柔干至而吕有音应，刚干未迁而律管无声，即少羽鸣响而大羽无

声也。

[六]虽有化而非常化也。

[七]变有微甚，故有迟速，当[1]推其天数之浅深也。

[八]大差七分，小差五分，每一分一十五日。大差速至，小差徐徐而至之也。

[九]推数差速，即知运迟。

[十]心俞在背第五椎下两旁各一寸半，用圆利针，于(日)[口][2]中令温暖，次以手按穴，得其气动，乃咒曰：太始上清，丹元守灵。诵之三遍，先想火光于穴下，然后刺可同身寸之一寸半，留七呼，得气至，次进针三分，以手弹之，令气至而下针，得动气至而徐徐出针，次以手扪其穴，令受针人闭气三息而咽气也。

[十一]肾之所入，阴谷穴也，在膝内辅骨之后大筋之下小筋之上，按之应手，屈膝而得之，用圆利针，令口中温暖，先以手按穴，乃咒曰：大微帝君，五气及真，六辛都司，符扶黑云。诵之一遍，刺可入同身寸之四分，得动气至而急出之。

[十二]即丙寅、丙子、丙戌、丙申、丙午、丙辰、辛丑、辛亥、辛酉、辛未、辛巳、辛卯，如此上下失守，皆推大小差而刺之。

[十三]七日后，神气实而水疫不伤。

[十四]思即伤神。居当澄心而神守中，即道自降而其气复上。人乱想劳神，即阴中鬼王，劳神即神役，苦志心乱，故夭人命。实即神和，志安心静[3]，即中也。

【校注】

[1] 金本“当”作“也”，属上读。

[2] 金本“日”作“口”，义长，据改。

[3] 金本“志安心静”作“志心安静”。

假令庚辰刚柔失守[一]，上位失守，下位无合[二]，乙庚金运，故非相招[三]，布天未退，中运胜来[四]，上下相错，谓之失守[五]。姑洗、林钟，商音不应也[六]，如此，即天运化易[七]，三年变大疫[八]。详其天数，差有微甚[九]，微即微，三年至[十]；甚即(甚)共[1]三年至[十一]。当先补肝俞[十二]。

次三日，可刺肺之所行[十三]。刺毕，可静神七日，慎勿大怒，怒必真气却散之。又或在下地甲子、乙未失守者，即乙柔干，即上庚独治之，亦名失守者，即[地运][2]孤主之，三年变疠，名曰金疠[十四]，其至待时也，详其地数之等[3]差，亦推其微甚，可知迟速尔[十五]，诸位乙庚失守，刺法同[十六]。肝欲平，即勿怒[十七]。

【原注】

[一]乙得其位，上失其庚，即谓柔失其刚也。虽得其岁，即庚未得中位也。乙得下位，以治其地，上位庚失其刚干，故中金运不得大过，反受火胜之也。

[二]乙未在下，主地孤立也。上无刚干正之，天运虚。

[三]上下相招，阴阳相合也。司天与运各得其化。

[四]不以阳年元[4]胜复支干不合有。

[五]庚不与乙相对合也。

[六]失守，即同声不相应也。姑洗上管庚辰太商不如应，林钟下管乙未少商独应矣。

[七]故四序非常也。

[八]金疫，又名杀疫。

[九]大差七分，即气过一百五日即甚矣。小差五分，即气过七十五日即微也。

[十]微，即徐也。

[十一]甚，即速也。

[十二]肝俞，在背第九椎下两旁各一寸半，用圆利针，以口温暖，先以手按穴，得动气，欲下针而咒曰：气从始清，帝符六丁，左施苍城，右入黄庭。诵之三遍[5]，先想青气于穴下，然后[6]刺之三分，得气而进针，针入五分，动气至而徐徐出针，以手扪其穴，令受针人咽气。

[十三]肺之所行，经渠穴也，在手寸口陷中，手太阴经也，用圆利针，于口内温令暖，先以左手按穴而咒曰：太始上真，五符帝君，元和气合，司入其神。诵之三遍。刺可同身寸之三分，留二呼，动气至而出其针也。

[十四]亦名杀疠。

[十五]速至其三年，迟即后三年，其至如金疫，刺法同前也。

［十六］即天运各异，金杀丁之灾化民病也，同刺而却之也。

［十七］怒即阴生，肝为阳神也。阴生即阳夭，夜卧念安其志，勿诵恶语，即阳神魂守中。

【校注】

[1] 金本“甚”作“共”，义长，据改。

[2] 读书堂本“即”下空二字位，金本作“地运”，据补。

[3] 金本“等”作“过”。

[4] 金本“元”作“无”。

[5] 金本“之三遍”作“而”，连下读。

[6] 金本“后”作“可”。

假令壬午刚柔失守[一]，上壬未迁正，下丁独然，即虽阳年，亏及不同[二]，上下失守，相招其有期[三]，差之微甚，各有其数也[四]。律吕二角，失而不和，同音有日[五]，微甚如见，三年大疫[六]。当刺脾之俞[七]。次三日，可刺肝之所出也[八]。刺毕，静神七日，勿大醉歌乐，其气复散；又勿饱食，勿食生物[九]，欲令脾实，气无滞饱，无久坐，食无大酸，无食一切生物，宜甘宜淡[十]。又或地下甲子丁酉失守其位，未得中司，即气不当位，下[1]不与壬奉合者，亦名失守，非名合德，故柔不附刚[十一]，即地运不合，三年变疠[十二]，其刺法一如木疫之法[十三]。

【原注】

［一］下得其位，上失其主，即司天布正，木运反虚也。虽交岁而天未迁正，中运胜[2]即地见，丁酉独主其运，故行燥胜天未势化，是名二虚者已。

［二］灾亦然[3]，三日[4]肝自病，风化不令，运失其壬，未得其位，天如布退，可得迁正，不假复而正角。

［三］推之天别，又及几分，天如复位，故得相招者也。

［四］差七分，计一百五日，即大差之期也。差五分，即七十五日，其下者，又微也。

［五］上律蕤宾，下吕南，吕上大角不应，下少角应，故二角失而不和也。后壬午迁正之日，即上下角同声相应。

[六]微即至乙酉，甚即至甲申。甚，速；微，徐也。

[七]脾之俞，在背第十一椎下两傍各一寸半，动脉应手，用圆利针，令口中温暖而刺之，即咒曰：五精智精，六甲玄灵，帝符元首，大始受真。诵之三遍。先想黄气于穴下，然后刺之二分，得气至而次进之，又得动气次进之，二进各一分，留五呼，即徐徐出针，以手扪之，令其人不息，三遍而咽津也。

[八]肝之所出，大敦穴也，在足大趾端去爪甲如韭叶及三毛之中，足厥阴之井也，用圆利针，令口中温暖而刺之，即咒曰：真[灵][5]至玄，大道冥然，五神各[6]位，气[灌][7]三田。诵之，然后可刺入同身寸之三分，留十呼，动气至而出其针。

[九]歌乐者，即脾神动而气散也。醉即性乱，饱即食[8]胀，故慎忌之。食生物，即伤脾气也。

[十]淡入胃也，宜益府[9]，淡者，土之薄味也，而又次于甘者。无闲坐，无久卧，故养脾也。

[十一]天地二甲子上下不相招，故阴阳有错，即中运失其岁合之常政也。

[十二]故名木疠，又名风疠，其至有即，亦推其微甚。

[十三]即诸丁壬上下失守，皆同一法刺之。

【校注】

[1] 金本“下”作“上”。

[2] 金本“胜”下有“至”字。

[3] 金本“灾亦然”作“亦然灾”。

[4] 金本“三日”作“三宫”，连上读。

[5] 读书堂本“真”下空一字位，金本作“灵”，据补。

[6] 金本“各”作“合”。

[7] 读书堂本“气”下空一字位，金本作“灌”，据补。

[8] 金本“食”作“气”。

[9] 金本“府”作“腑”。

假令戊申刚柔失守[一]，戊癸虽火运，阳年不太过也[二]，上失其刚，柔[须][1]独主，其气不正，故有邪干[三]，迭移其位，差有浅深[四]，欲至将合，音律先同[五]，如此天运失时，三年之中，火疫至矣[六]，当刺肺之俞[七]。刺毕，静神七日，勿大悲伤也。悲伤即肺动，而真气复散也[八]。人欲实肺者，要在息气也[九]。又或地下甲子癸亥失守者，即柔失守位也，即上失其刚也，即亦名戊癸不相合德者也，即运与地虚，后三年变疠，即名火疠[十]。是故立地五年，以明失守，以温法刺，于是疫之与疠，即是上下刚柔之名也，穷归一体也，即刺疫法，只有五法，即总其诸位失守，故只归五行而统之也[十一]。

【原注】

[一]戊与癸合也，天地二甲子，即戊申合癸亥也，下位癸亥至地，其主地正司也。上下位戊申过丁也，未天数未退而复布，天故失守，戊癸不合也。

[二]戊未正司，癸下独治，故非太过，反受水胜之也。

[三]水运失守于上，中下运有亏也。故天虚而地犹主之，中见火运，水来犯之，故曰邪干。

[四]天数过差，亦有多少，却得奉合，合要在目数也。

[五]中火运徵也，上下二律吕，上穷太少二徵合音同。

[六]速至，庚戌也；徐徐至，辛亥所作也。

[七]肺俞在背第三椎下两傍各一寸半，动脉应手，用圆利针，令口中温暖，先以手按穴，乃刺之。咒曰：真邪用搏，气灌元神，帝符反本，位合其亲。诵之三遍。刺之二分，候气欲至，想白气于穴（十）[下][2]，次进一分，得气至而徐徐出其针，以手扪之于其穴也，然可立愈也。

[八]凡喜怒悲乐恐皆不可过矣，此五者皆可动天乱真神也。故圣人忘缘灭动念，可存神也。故神能主形，神在形全，可以身安，道常长存也。

[九]无大喘息，慎勿多言语，及[3]呼吸多气喘，及言语多，及饮冷形寒食（减）[咸][4]多，大忌悲伤喜怒，令伤其肺神[5]也。

[十]与火疫同也，即法刺一体，即诸戊诸癸上下同一体[6]。

[十一]此皆五疫疠归天地不相和之气，化为疫疠，夭伤人之命也，故达天元，可通法刺，复济生民也。

【校注】

[1] 读书堂本、元本“柔”下空一字位，金本作“须”，据补。

[2] 金本“十”作“下”，据改。

[3] 金本“及”作“如”。

[4] 金本“减”作“咸”，据改。

[5] 金本“神”下有“者”字。

[6] 金本“体”作“法”。

黄帝曰：余闻五疫之至，皆相染易，无问大小，病状相似。欲施救疗，如何可得不相移易者[一]？岐伯曰：不相染者，正气存内，邪不可干。避其毒气，天牝从来，复得其往[二]，气出于脑，即不邪干[三]。气出于脑，即室先想心如日[四]，欲将入于疫室，先想青气自肝而出，左行于东，化作林木[五]。次想白气自肺而出，右行于西，化作戈甲[六]。次想赤气自心而出，南行于上，化作焰明[七]。次想黑气自肾而出，北行于下，化作水[八]。次想黄气自脾而出，存于中央，化作土[九]。五气护身之毕，以想头上如北斗之煌煌，然后可入于疫室[十]。又一法：于春分之日日未出而吐之[十一]。又一法：于雨水日后三浴以药泄汗[十二]。又一法：小金丹方：辰[1]砂二两，水磨雄黄一两，叶子雌黄一两，紫金半两[十三]，同入合中，外固了，地一尺，筑地实，不用炉，不须药制，用火二十斤煅之也，七日终[十四]。候冷七日取，次日出合子，埋药地中七日[十五]，取出，顺日研之三日，炼白沙蜜为丸，如梧桐子大，每日望东吸日华气一口，冰水下一丸，和气咽之。服十粒，无疫干也。

【原注】

[一]其病相染着，如何得不相染也。

[二]邪毒之气，在于泄汗，反下取之，其气入于[2]中，毒气至脑中，流入诸经之中，令人染病矣。如人嚏，得此气入鼻至脑中，欲嚏出[3]，令勿投鼻中，令嚏之，即出尔。如此[4]即不相染也。

[三]从鼻而入脑，欲干复出，即无相染也。

[四]即正气存中而神守其本，即邪疫之气不犯之。

[五]如春柏之苍翠。

[六]如剑戟之明白利刃。

[七]如赫赫之炎烁。

[八]如波浪而黑色。

[九]如大地之黄色。

[十]即正气存中而邪疫不干。

［十一］用远志去心，以水煎之，饮二盏，吐之。不疫者也。

［十二］注汗出臭者，无疫也。

［十三］粉作末，令细之。

［十四］常令火及二十斤。

［十五］亦须吉地者佳也。

【校注】

[1] 金本“辰”作“神”。

[2] 金本“于”下有“鼻”字。

[3] 金本“噎出”作“散速”。

[4] 金本“此”作“出”。

黄帝问曰：人虚即神遊失守位，使鬼神外干，是致夭亡。何以全真？愿闻刺法。

岐伯稽首再拜，曰：昭乎哉问！谓神移失守，虽在其体，然不致死，或有邪干，故令夭寿[一]。只如厥阴失守，天以虚，人气肝虚，感天重虚，即魂遊于上[二]，邪干厥大气[1]，身温，犹可刺之[三]，刺其足少阳之所过[四]，次刺肝之俞[五]。

人病心虚，又遇君、相二火司天失守，感而三虚[六]，遇火不及，黑尸鬼犯之，令人暴亡[七]，可刺手少阳之所过[八]，复刺心俞[九]。

人脾病，又遇太阴司天失守，感而三虚[十]，又遇土不及，青尸鬼邪犯之于人，令人暴亡[十一]，可刺足阳明之所过[十二]，复刺脾之俞[十三]。

人肺病，遇阳明司天失守，感而三虚[十四]，又遇金不及，有赤尸鬼干人，令人暴亡[十五]，可刺手阳明之所过[十六]，复刺肺俞[十七]。

人肾病，又遇大阳司天失守，感而三虚[十八]，又遇水运不及之年，有黄尸鬼干犯[2]人正气，吸人神魂，致暴亡[十九]，可刺足太阳之所过[二十]，刺足少阳之俞[二十一]。

【原注】

［一］邪未干而不病，邪欲干而有卒亡也。

［二］肝虚[3]、天虚，又遇出汗于肝而三虚，散神遊上位，左无英君，下

即神光不聚，而白尸鬼至，令人卒亡者也。

[三]目中神彩有，四肢虽冷，心腹尚温，如口中无涎，舌不卵缩[4]者，非感厥也，即名尸厥，故可救之复苏。

[四]足少阳之所过，丘墟穴也，在足外踝下如前陷者中，去临泣同身寸之五寸，足少阳之原也。用毫针，于人近体暖针至温，以左手按穴，咒曰：太上元君，常居其左，制之三魂。诵之三遍。次呼三魂，名爽灵、胎光、幽精，诵之三遍。次想青龙于穴下，刺之可以同身寸之三分，留三呼，可徐徐出针，亲令人按[5]气于口中。腹中鸣者，可治之。

[五]在背第九椎下两傍各一寸半，用毫针，着身温之，左手按穴，咒曰：太微帝君，元英制魂，真元及本，令入青云。又呼三魂名如前三遍。刺入同身寸之三分，留三呼；次进二分，留三呼；复取针至三分，留一呼。徐徐出，即气及[6]而复活。

[六]又或汗出于心，即致神魂逆于上，入泥丸也。

[七]不出一时，可救之；四肢冷，气虽闭绝，不变色，舌(缩)[7]如不卵者，可救；目中神彩不变者，可刺之也。

[八]手少阳之所过，阳池穴也，在手表腕上陷者中，手少阳之原也。用毫针，人身温暖，以手按穴，咒曰：太一帝君，泥丸总神，丹(无)[元][8](黑)[赫][9]气，来复其真。诵之三遍，想赤凤于穴下，刺入二分，留七呼；次进一分，留三呼；复退，留一呼。徐徐，手扪[10]其穴，即令复活也。

[九]在背第五椎下两傍各一寸半。用毫针，着身温暖，以手按穴，咒曰：丹(房)[元][11]守灵，五帝上青，阳和布体，来复黄庭。诵之三遍。刺可同身寸之七分，留一(分)[呼][12]；次进一分，留一呼；退至二分，留一呼。徐徐而出针，以手扪其穴也。

[十]重虚而汗出于脾，因而三虚，智意二神遊于上位，故曰失守。

[十一]不出一时，可救之也。四肢冷而身温唇温者，可活之矣。口中无延[13]，即名尸厥。

[十二]足阳明之所过，冲阳穴也，在足跗上骨间动脉、去陷谷三寸，足阳明之原也。用毫针，着人身温暖。以手按穴，咒曰：常在魂庭，始清太宁，元和布气，六甲及真。诵之三遍。先想黄庭于穴下，刺入三分，留三呼；次进二分，留一呼。徐徐退而以手扪之者也。

[十三]在背第十一椎下两傍各一寸半。用毫针。以手按之，咒曰：太始

(乾)[布][14]位，总统坤元，黄庭真气，来复遊全。诵之三遍。刺之三分，留二呼；进至二分，动气至，徐徐出针。

[十四]人虚、天虚，又汗出于肺，因而三虚，即魂遊于上，故曰失守之也。

[十五]不出一时，可救之。虽无气手足冷者，心腹温，鼻微温，目中神彩不转，口中无涎，舌(卵不)[不卵][15]缩[16]者，皆可刺活也。

[十六]手阳明之所过，合谷穴也，在手大指次指间，手阳明之原也。用毫针，着人体温暖。先以手按穴，咒曰：青气真全，帝符日元，七魄归右，今复本田。诵之三遍。想白气于穴下，刺入三分，留三呼；次进针至五分，留三呼；复退一分，留一呼。徐徐出针，以手扪[17]其穴，复活也。

[十七]肺俞在背第三椎下两傍各一寸半。用毫针，着体温暖。先以手按穴，咒曰：左元真人，六合气宾，天符帝力，来入其司。诵之三遍。针入一寸半，留三呼；次进二分，留一呼。徐徐出针，以手扪[18]其穴也。

[十八]人虚、天虚，又感出汗于肾，感而三虚，即肾神退遊于黄庭，虽不离体，神光不聚，故失守也。

[十九]气绝，四肢厥冷，心腹微温，眼色不易，唇口及舌不变，口中无涎，即可救也。

[二十]足太阳之所过，京骨穴也，在足外侧大骨下赤白肉际陷者中是，足太阳之原也。用毫针，着人身温暖。以手按穴，咒曰：元阳育婴，五老及真，泥丸玄华，补精长存。想黑气于穴下，刺入二分半，留三呼；乃进至三分，留一呼。徐徐出针，以手扪其穴也。

[二十一]在背第十椎下两傍各一寸半。用毫针。先以手按穴，咒曰：天玄日晶，太和昆灵，真元内守，持入始清。诵之三遍。刺之三分，留三呼；次又进[19]五分，留三呼。徐徐出针，以手扪之。

【校注】

[1] 金本“厥”作“暴”，“大”作“天”。“暴天气”疑当作“暴夭亡”。

[2] 金本“犯”下有“之”字。

[3] 金本“虚”作“病”。

[4]“卵”音昆，与“滚”、“卷”同源音转。金本无“缩”字。

[5]“按”字疑当作“接”。

[6]“及”疑当作“反”，字之误也。

[7] 金本无“缩”字，据删。

[8] 金本“无”作“元”，据改。

[9] 金本“黑”作“赫”，据改。

[10] 金本“扪”下有“之”字。

[11] 金本“房”作“元”，据改。

[12]“分”当作“呼”，据文意改。

[13] 金本“延”作“涎”。

[14] 金本“乾”作“布”，据改。

[15] 金本“卵不”作“不卵”，据改。

[16] 金本无“缩”字。

[17] 金本“扪”下有“之”字。

[18] 金本“扪”下有“之”字。

[19] 金本“进”下有“至”字。

黄帝问曰：十二藏之相使，神失位，使神彩之不圆，恐邪干犯，治之可刺，愿闻其要[一]。岐伯稽首再拜，曰：悉乎哉问！至理道真宗[1]，此[2]非圣帝，焉究斯源。是谓气神合道，契符上天[二]。

心者，君主之官，神明出焉[三]。可刺手少阴之源[四]。

肺者，相傅之官，治节出焉[五]。可刺手大阴之源[六]。

肝者，将军之官，谋虑出焉[七]。可刺足厥阴之源[八]。

胆者，中正之官，决断出焉[九]。可刺足少阳之源[十]。

[膻][3]中者，臣使之官，喜乐出焉[十一]。可刺心包胳所流[十二]。

脾为谏议之官，知周出焉[十三]。可刺脾之源[十四]。

胃为仓廪之官，五味出焉[十五]。可刺胃之源[十六]。

大肠者，传道之官，变化出焉[十七]。可刺大肠之源[十八]。

小肠者，受盛之官，化物出焉[十九]。可刺小肠之源[二十]。

肾者，作强之官，伎巧出焉[二十一]。刺其肾之源[二十二]。

三焦者，决渎之官，水道出焉[二十三]。刺三焦之源[二十四]。

膀胱者，州都之官，精液藏焉，气化则能出矣[二十五]。刺膀胱之源[二十六]。

凡此十二官者，不得相失也[二十七]。是故刺法有全神养真之旨，亦法有修真之道，非治疾也，故要修养和神也[二十八]。道贵常存，补神固根，精气不散，神守不分[二十九]，然即神守而虽[4]不去，亦全真[三十]，人神不守，非达至真[三十一]，至真之要，在乎天玄[三十二]，神守天息，复入本元，命曰归宗[三十三]。

【原注】

[一]五神失守，以明刺法，又言十二神之妙用也。

[二]人气动合司天，神气相合，由[5]乎盛衰也。

[三]任治于物，故为君主之官。故心从形有，神托心（斯）[6]存。是故心者神之舍也。即真心失守，虚而神不守位，即妄遊诸室，五神不安，而乃令虚也。

[四]手少阴之源者，即是兑骨穴也。此是真心之源，在掌后兑骨之端陷者中，一名中都。用长针，口中温暖，刺入三分，留三呼；进一分，留一呼。徐徐出针，以手扪其穴，复苏也。

[五]位高（为）[非][7]君，故官为相傅。主行荣卫，故治节由之，喘息而自。然[8]有多语失节，饮冷形寒悲怆，是以肺神不守位，即虚也。

[六]肺之源出于太渊，在掌后大筋一寸五分间陷者中，手太阴之所过。用长针，以口中温针，以手按穴，刺入同身寸之三分，留三呼。动气至而徐徐出针，以手扪穴。

[七]勇而能断，故曰将军。潜发未萌，故曰谋虑出焉。怒而气上，遇气交不前，因而神失守，神光不聚，可用前法刺之，全神守者也。

[八]足厥阴之源，太冲穴也，在足大趾本节后二寸陷者中，迺肝脉所过，为源。用长针，便于口中先温针，以手按穴，刺可入三分，留三呼；进二分，留二呼。徐徐出针，以手扪之也。

[九]刚正果决，故官为中正。直而不疑，故决断出焉。交动而卒怒，怒而不息，气上而不守位，使人中正不利，欲成膈[9]噎，神光不聚，未有邪干，先可以刺治之者也。

[十]足少阳之源，丘墟穴也，在足外踝下如前陷者中，去临泣穴五寸，足少阳之所过也。用长[针][10]，于口内温针，先以左手按穴，刺可同身寸之三分，留三呼；进至五分，留二呼。徐徐出针，以手扪之也。

[十一]膻中者，在胸两乳间，为气海，手厥阴包胳之所居。此作相火位，故言臣使。主其喜乐，中及惊喜怒思恐，即神失守位，使人如失志，恍恍然神

光不聚，邪来干之，可用刺法治之，正神和也。

[十二]劳宫穴也，在手掌中央动脉，手心主之所流也。用长针，于口中温，先以左手按穴，刺可同身寸之三分，留二呼。徐徐出针，以手扪[11]其穴也。

[十三]心有所忆谓之意，意中出焉谓之智。智周万事，皆从意智也，故知周出焉。意有所着，欲念生他想[12]，劳意不已，智有所存，神遊失守[中][13]，神(元)[光][14]不聚，可预治之者也。

[十四]脾之源在足内侧核骨下陷者中，是足太阴之所过[15]，为源。用长针，于口内温针，先以左手按穴，刺可入三分，留五呼；进至三分，留五呼。即可徐徐而退针，以手扪之。

[十五]包容五谷，是谓仓廪之官。(劳)[荣][16]养四傍，故云五味出焉。饮食饱甚汗出，食饱房室，即气留滞注，神遊失守，邪干未至，可以预治全真。

[十六]胃之源，冲阳穴也，在足跗上如同身寸之五分骨间动脉，上去陷谷穴五寸是，足阳明之所过。用长针，于口中温针，先以左手按穴，刺可入三分，留三呼；进至二分，徐徐出针，以手扪其穴。

[十七]传道，为传不洁之道。变化，谓变化物之形。故云传道之官，变化出焉。男子有反[17]之过，故(大)[失][18]守位，邪非干之。以刺法治之，即令反却苏也。

[十八]大肠之源，合谷穴也，在手大指次指[歧][19]骨间，手阳明之所过也。用长针，口中温针。刺入[一][20]分，留三呼；进至二分，留一呼。徐徐出之也。

[十九]承奉胃，司受盛糟粕，受(元)[已][21]复化，传入大肠，故云受盛之官，化物出焉。受而有异，非合不合，神失守，可刺全真者。

[二十]小肠之源，腕骨穴也，在手外侧腕前起骨下陷者中，手大阳[22]之所过也。用长针，于口中温针。先以左手按穴，刺可入三分，留三呼；进二[23]分，留一呼。徐徐出针，次以手扪其穴也。

[二十一]强于作用，故曰作强。造化形容，故曰伎巧。在女则当伎巧，在男[24]正曰作强。人强作过失，动合于三元八正之日，故神失守位也。故[25]预刺而可全真者也。

[二十二]肾之源出于大溪，在足内踝下跟骨之前陷者中，足少阴之所过，为(凉)[源][26]。用长针，于口中温针。先以左手按穴，刺入三分，留一呼；进一

分，留一呼。徐徐出针，以手扪其穴也。

［二十三］引道阴阳，开通闭塞，故官司决渎，水道出焉。决渎者，如四渎入大海，不离其水。百川入海，只江河淮济入海不变其道，故曰四渎也。(二)［三］[27]三焦决渎，即精与水道不相合也。故曰三焦者，上中下。上焦者[28]，主内而不出；或非内而即内，故不守。中焦者，主腐熟水谷；或情动于中，人或非动而动，是谓孤动者，神失守位。下焦者，主出而不内；或当出而不出者，故曰神失守位也。

［二十四］三焦之源，阳池穴也，在手表腕上陷者中，手少阳脉之所过也。用长针，于口中温针。先以左手按穴，刺可入三分，留三呼；进一分，留一呼。徐徐出针，以手扪之也。

［二十五］位当孤府，故曰都官。居下内空，故藏精液。若得气海之气施化，则溲便注泄；气海之不足，则閟隐不通。故曰气化则能出矣。人若滞便而合气注膀胱，故精泄气通；水道不宣通，故神失守位。即可以刺法[29]全真者，方知此法大妙也。

［二十六］膀胱之源，京骨穴也，在足外侧大骨下赤白肉际陷者中，足太阳之所过。用长针，于口中温针。先以左手按穴，刺可入三分，留三呼；进二分，留三呼。徐徐而出针，以手扪其穴也。

［二十七］失则灾害至，故不得相失。失之则神光不聚，故有邪干犯之，即害天[30]命。宜先刺以全真也。

［二十八］神为主养之宗，故作先也。

［二十九］内三宝，即神、气、精。一失其位，三者皆伤；三者同守，故曰元和也。

［三十］神如去，即死矣。然虽在其体身中，而未去者，亦非守位而全真也。

［三十一］神不守，即光明不足，故要守真而聚神光，而可以修真，真勿令泄，人为知道。

［三十二］人在母腹，先通天玄之息，是谓玄牝，名曰谷神之门，一名神顗，一名上部之地户，一名人中之岳，一名胎息之门，一名通天之要。人能忘嗜欲，定喜怒，又所动随天玄牝之息，绝其想念，如在母腹中之时，命曰返天息而归命，回入寂灭，反太初，还元胎息之道者也。

［三十三］人有诸疾，守位之神可入玄中之息，而归命之真，全神之道可

久觊也。

【校注】

[1] 疑有衍夺之文。

[2] 金本“此”作“孰”。

[3] 读书堂本“中”上空一字位，金本作“膻”，据补。

[4]“虽”，读若“唯”。

[5] 金本“由”作“犹”。

[6] 金本“心”下无“斯”字，据删。

[7] 金本“为”作“非”，义长，据改。

[8] 金本无“然”字。

[9] 金本“膈”作“鬲”。

[10] 读书堂本“长”下空一字位，金本作“针”，据补。

[11] 金本“扪”下有“之”字。

[12] 金本“他想”作“想化”。

[13] 读书堂本“守”下空一字位，金本作“中”，据补。

[14] 金本“元”作“光”，义长，据改。

[15] 金本“过”下有“也”字。

[16] 金本“劳”作“荣”，义长，据改。

[17] 金本“反”下有“阴”字。

[18] 金本“大”作“失”，义长，据改。

[19] 读书堂本“次指”下空一字位，金本作“歧”，据补。

[20] 读书堂本“入”下空一字位，金本作“一”，据补。

[21] 金本“元”作“已”，义长，据改。

[22] 金本“手大阳”下有“脉”字。

[23] 金本“二”作“三”。

[24] 金本“男”下有“则”字。

[25] 金本“故”下有“曰”字。

[26] 金本“凉”作“源”，义长，据改。

[27] 金本“二”作“三”，义长，据改。

[28] 金本“上焦”下无“者”字。

[29] 金本“以刺法”作“法以”。

[30] 金本“天”作“夭”。

本病论篇第七十三

黄帝问曰：天元九窒，余已[1]知之。愿闻气交何名失守[一]？歧伯曰：谓其上下升降迁正退位各有经论，上下各有不前，故名失守也[二]。是故气交失易位，气交廼变。变易非常，即四时失序，万化不安，变民病也[三]。

帝曰：升降不前，愿闻其故。气交有变，何以明知[四]？歧伯曰：昭乎问哉！明乎道矣！气交有变，是谓天地机[五]，但欲降而不得降者，地窒刑之[六]。又有五运太过而先天而至者，即交不前[七]，但欲升而不得其升，中运抑之[八]，但欲降而不得其降，中运抑之[九]。于是有升之不前，降之不下者；有降之不下，升而至天者；有升降俱不前。作如此之分别，即气交之变。变之有异常，各各不同，灾有微甚者也[十]。

【原注】

[一] 六气升降，上下交位，以五藏配天地之常。

[二]《天元玉册》云：六气常有三气在天，三气在地也。即一气升天作左间气，一气入地作右间气，一气迁正作司天，一气迁正作在泉，一气退位作天左间气，一气退位[2]作地右间气。气交有合，常得位所，在至当时即天地交，廼变而方泰也，天地不交，乃作病也。

[三] 于是六气有升不得其升者，欲降而不得其降者，有当迁正而不得迁正者，自当其位而不得[3]位，故有如此之分，则天地失其常政，故万民不安也。

[四] 再问，穷源用也。

[五] 木欲升，上见天柱窒；二火欲升，上见天蓬窒；(上)[土][4]欲升，上见天冲窒；金欲升，上见天英窒；水欲升，上见天内窒。是故天[内][5]窒所胜而不前者。

[六] 木欲降，而地晶窒刑之；火欲降，而地玄窒刑之；土欲降，而地苍

窒刑之；金欲降，而地彤窒刑之；水欲降，而地阜窒刑之。地九窒法天之象，本胜之气故不降也。

［七］运逢阳年于（有）［交］[6]司之至也，至后交胜而不过。

［八］木欲升，而中见金运胜之；二火欲升，而中见水运胜之；土欲升，而中见木运胜之；金欲升，而中见火运胜之；水欲升，而中见土运胜之者，皆遇运太过早至，其中而先于气交而抑之不前者也。

［九］然五运逢太过而先至，其中故降而不下，中运刑之，抑之不前也。

［十］是故上下天地之升降交气，有天窒地窒之胜克，中运抑伏浅深，是故民病微甚异尔也。

【校注】

[1] 金本“已”作“以”。

[2] 金本无“退位”二字。

[3] 金本“得”下有“退”字。

[4] 金本“上”作“土”，义长，据改。

[5] 金本“天”下有“内”，据补。

[6] 金本“有”作“交”，义长，据改。

帝曰：愿闻气交遇会胜抑之由，变成民病轻重何如[一]？岐伯曰：胜相会，抑伏使然[二]。

【原注】

［一］欲明其变病本源之证也。

［二］六气升降，乃经论之道也，气交之常也。遇会之不常而相投之胜伏抑之成郁者也。

是故辰戌之岁，木气升之，主逢天柱，胜而不前[一]；又遇庚戌金运先天，中运胜之，忽然不前[二]。木运升天，金廼抑之[三]，升而不前，即清生风少，肃杀于春，露霜复降，草木乃萎。民病温疫早发，咽嗌廼干，四肢[1]满，肢节皆痛。久而化郁[四]，木发正郁[五]，即大风摧拉，折陨鸣紊。民病卒中（徧）［偏］[2]痹，手足不仁[六]。

【原注】

[一]辰戌之岁，太阳迁正作司天也，即厥阴作地而作右间，至此岁而升天作左间也。又遇司天深计筭位至天柱窒也。木欲升，天柱金司天，土胜之不前也。

[二]庚年金运先天至，次后十三日始交，司天欲升而金运抑之也。

[三]或上见天柱窒，或中见金运也。

[四]六日不升，为日久也。

[五]至天得左间日廼发作也。

[六]青埃见时，风疫乃作。民反张，肢体直强。治之，达三俞也。

【校注】

[1] 金本"四肢"作"两胁"。

[2] 金本"徧"作"偏"，义长，据改。

是故巳亥之岁，君火升天，主窒天蓬，胜之不前[一]；又厥阴木迁正，则少阴未得升天，水运以至其中者。君火欲升，而中水运抑之[二]，升之不前，即清寒复作，冷生旦暮。民病伏阳而内生烦热，心神惊悸，寒热间作。日久成郁[三]，[即][1]暴热廼至，赤风肿翳，化疫，温疠（暖）[晚][2]作[四]。赤气瘴[3]而化火疫，皆烦而躁渴，渴甚。治之，以泄之可止。

【原注】

[一]君火以在地三年，至巳亥之岁，少阴升天作左间也，此可定之也。天蓬水司水，《天元册》用除筭，至坎官除其数者，即天蓬窒作主司，故水窒胜也。

[二]即[4]天蓬水司胜，即[5]或水运抑之。

[三]二七日不降，以为日久也。

[四]至天作左间日廼作也，民病伏热内烦，痹而生厥，甚则血溢也。

【校注】

[1] 读书堂本"暴"上空一字位，金本作"即"，据补。

[2] 金本“暖”作“晚”，义长，据改。

[3] “瘴”，读若“彰”。

[4] 金本“即”上有“一”字。

[5] 金本“即”上有“一”字。

是故子午之岁，太阴升天，主窒天冲，胜之不前[一]；又或遇（千）[壬][1]子木运先天而至者，中木运抑之也[二]。升天不前，即风埃四起，时举埃昏，雨湿不化。民病风厥涎潮，（徧）[偏][2]痹不随[3]，胀满。久而伏郁[三]，即黄埃化疫也[四]。民病夭亡，脸肢府黄疸，满闭。湿令弗布，雨化迺微[五]。

【原注】

[一] 太阴在地二年毕，一年迺升天作少阴之左间也，此即定矣。其天冲窒，至有法，即不可前定之也。如会天冲窒，即土不可便升之也。故曰升之（手）[不][4]不前也。

[二] 木升于大寒之日也，木早至十三日上，故升或遇此二木抑之者，土迁抑甚，而病深之也。

[三] 即（丁）[十][5]日不升者，至以为日久也。

[四] 间气上郁之大疫也。

[五] 黄埃起而黄风化疫，皆肢体痛而口苦者。

【校注】

[1] 金本“千”作“壬”，义长，据改。

[2] 金本“徧”作“偏”，义长，据改。

[3] 读书堂本“随”左从“忄”，此从金本录正。

[4] 金本“手”作“不”，义长，据改。

[5] 金本“丁”作“十”，义长，据改。

是故丑未之年，少阳升天，主窒天蓬，胜之不前[一]；又或遇太阴未迁正者，即少阳未升天也，水运以至者[二]，升天不前，即寒氛反布，凛冽如冬，水复涸，冰再结，暄暖乍作，冷复布之，寒暄不时。民病伏阳在内，烦热生中，心神惊骇，寒热间争。以久成郁[三]，即暴热迺生赤风气瞳翳[四]。化成郁疠，迺化作伏热，内烦，痹而生厥，甚则血溢[五]。

【原注】

[一]少阴在地三年毕，至此岁升天作太阴左间也，此可前定之也。天蓬失算位取之法不定也。或遇之者，即水运之可升[1]之于火，故不可便升也。

[二]即升天不前者有此二抑之者也。

[三]二七不降，以为日久也。

[四]至天得位之日迺作。

[五]赤气生而化大疫，皆烦而大热，凉药不可制，于火之郁，甚于君火，故厥乃血溢也。

【校注】

[1]金本"升"作"胜"。

是故寅申之年，阳明升天，主窒天英，胜之不前[一]；又或遇戊申、戊寅火运先天而至[二]。金欲升天，火运抑之[三]，升之不前。即时雨不降，西风数举，咸卤燥生[四]。民病上热，喘嗽血溢。久而化郁[五]，即白埃翳雾，清生杀气。民病胁满悲伤，寒鼽嚏，嗌干，手拆[1]，皮肤燥[六]。

【原注】

[一]阳明在地三年毕，至此年升天作少阳左间也，即经论中乃定矣。九窒随天数不足，金遇火窒之，可胜之，不可升天。

[二]太过岁未交司，运先至一十三日。

[三]此者遇一即不可升也。或二者同会，其抑大也。

[四]地咸卤生白见硝而燥生也。

[五]四九不升，火为日久也。

[六]白埃起时，杀疫火生，民病皆燥而咽干。治，可刺之也。

【校注】

[1]读书堂本作"折"。俗书末笔加"、"与否甚随意，故有此误。此据文意录正。

是故卯酉之年，太阳升天，主窒天内，胜之不前[一]；又遇阳明未迁正者，即太阳未升天也，土运以至[二]，水欲升天，土运抑之[三]，升之不前。即湿而热蒸，寒生两间。民病注下，食不及化。久而成[1]郁[四]，冷来客热，冰雹卒至。民病厥逆而哕，热生于内，气痹于外，足胫酸疼，反生心悸、懊热、暴烦而复厥[五]。

【原注】

[一]太阳在地三年毕，此年升天作阳明之左间也，即经论定矣。升天即天内从之数法推之也。水遇土窒之司胜之，不可升之，抑而复鲜。

[二]己酉、己卯。

[三]或见天内窒土刑胜之；或见土运抑之，有一不胜也。

[四]十二日不降，为日久也。

[五]黑埃起至寒疫至，皆烦而悸厥。治之，可溢也。

【校注】

[1]金本“成”作“化”。

黄帝曰：升之不前，余以尽知其旨，愿闻降之不下，可得明乎[一]？岐伯曰：悉乎哉问！是之谓天地微旨，可以尽陈斯道。所谓升已必降也[二]，至天三年，次岁必降，降而入地，始为左间也[三]。如此升降往来，命之六纪者矣[四]。

【原注】

[一]再欲细明其道也。

[二]一升至天作左间，一年二年迁正作司天，三年退位作右间，四年后降也。

[三]入地作左间一年，次岁作迁正司地，又次岁乃退作右间也。

[四]三而在天，三而在地，一岁弗从，命乎灾害。先明其升，次穷其降也。

是故丑未之岁，厥阴降地，主窒地皛，胜而[1]不前[一]；又或遇少阴未退位[二]，即厥阴未降下，金运以至中[三]，金运承之，降之不下，抑之变郁[四]。木欲降下，金承之，降而不下。苍埃远见，白气承之，风举埃昏，清躁行杀，霜露复下，肃杀布令。久而不降，抑之化郁[五]，即作风躁相伏，暄而反清，草木萌动，杀霜乃蛰未见，惧清伤藏[六]。

【原注】

[一]又厥阴在天三年，次年必降，又遇地九室中地皛，西方兑室金司胜之，不可使入其地也。抑之不入，乃化成民病也。

[二]少阴天数有馀作布政，故未退一位也。

[三]或遇乙丑、乙未中见金抑之也。

[四]郁伏之气降而不下，成其民病。

[五]三日不降，八日降。不降，化风疫也。

[六]暄和令节，大清杀之，复布杀霜，苍埃见，时风疫至。治之，吐而得复，不可下。

【校注】

[1]金本“而”作“之”。

是故寅申之岁，少阴降地，主窒地玄，胜之不入[一]；又或遇丙申、丙寅水运太过先天而至[二]；君火欲降，水运承之，降而不下，即彤云才见，黑气反生，暄暖如舒，寒常布雪，凛冽复作，天云惨悽。久而不降，伏之化郁[三]，寒胜复热，赤风化疫。民病面赤心烦，头痛目眩也。赤气彰[1]而温病[2]欲作也[四]。

【原注】

[一]少阴在天，三年四年即降，又遇地窒主司地玄窒水司，降而不入，抑伏化为民病也。

[二]水运太过，至其中即少阴降而不下，廼成其郁，与民为其灾也。

[三]二日不降，七日降，不降即郁发。

[四]民皆夜卧不安，黄风化疫，解，可泄也。

【校注】

[1] 金本“彰”作“瘴”。

[2] 金本“病”作“疫”。

是故卯酉之岁，大阴降地，主窒地苍，胜之不入[一]；又或少阳未退位者，即太阴未得降也；或木运以至[二]，木运承之，降而不下，即黄云见而青霞彰，郁蒸作而大风，雾翳埃胜，折损廼作。久而不降也，伏之化郁[三]。天埃黄气，地布湿蒸。民病四肢不举，昏眩，肢节痛，腹满填臆[四]。

【原注】

[一]太阴在天三年，至此年降入地，作少阴左间也，又遇主窒地苍窒木司胜之不入也。

[二]丁酉、丁卯。

[三]十日不降，为日久也。

[四]黄风三举，民病温湿，皆痞满。治，可大下愈。

是故辰戌之岁，少阳降地，主窒地玄，胜之不入[一]；又或遇水运大过先天而至也[二]，水运承之，水降不下，即彤云才见，黑气反生，暄暖[1]欲生，冷气卒至，甚即冰雹也。久而不降，伏之化郁[三]。冷气复热，赤风化疫。民病面赤心烦[2]，头痛目眩也。赤气彰而热病欲作也[四]。

【原注】

[一]少阳在天三年毕，次年下降入地，作太阴左间，主地玄窒水司胜不入而化民病也。

[二]丙辰、丙戌，水运者也。

[三]二日不降，七日降。不降，即郁发也。

[四]民病夜卧不安，黄风化疫。解，可泄之而愈也。

【校注】

[1] 金本“暖”作“热”。

[2] 金本“心烦”作“烦心”。

是故巳亥之岁，阳明降地，主窒地彤，胜而不入[一]；又或遇太阴未退位，即少阳未得降；即火运以至之[二]，火运承之不下，即天清而肃，赤气乃彰，暄热反作。民皆昏倦，夜卧不安，咽干引饮，懊热内烦，大清朝暮，暄还复作。久而不降，伏之化郁[三]。天清薄寒，远生白气。民病掉眩，手足直而不仁，两胁作痛[1]满，目忙忙[四]。

【原注】

[一]阳明在天三年，次年下降入地作少阳左间也，又遇主窒地彤窒火司胜之下[2]入，即化成病也。

[二]癸巳、癸亥。

[三]四日不降，九日降。不降，即郁发也。

[四]白气丰而杀疫至，民皆燥而咽干衄衄。治，可制之[3]。

【校注】

[1]金本"两胁"下无"作痛"二字。

[2]据上下文例，"下"当作"不"。

[3]金本"制"下无"之"字。

是故子午之年，太阳降地，主窒地阜，胜之降而不入[一]；又或遇土运太过，先天而至[二]，土运承之，降而不入，即天彰黑气，暝[1]暗凄惨，才施黄埃而布湿，寒化令气，蒸湿复令。久而不降，伏之化郁[三]。民病大厥，四肢重怠，阴痿少力。天布沉阴，蒸湿间作[四]。

【原注】

[一]太阳在天三年，次年复降入地作阳明左间，又遇地阜土司胜之不入者也。

[二]甲子、甲午。

[三]十二日不降者，即郁其发也。

[四]黑气彰而寒疫至，民病皆厥而体重。治，可益之也。

【校注】

[1] 读书堂本、金本并作“暝”。俗书目、日相乱，此据文意录正。

帝曰：升降不前，晰知其宗，愿闻迁正，可得明乎[一]？岐伯曰：正司中位，是谓迁正位；司天不得其迁正者，即前司天以过交司之日[二][1]，即遇司天大过有馀日也，即仍旧治天数，新司天未得迁正也[三]。

【原注】

[一]晰，明也。

[二]以过大寒日，别岁正之初气未至也。

[三]年即以交，即司天之气未交司故也。

【校注】

[1] 读书堂本“日”在注文之首，据文意移入经文。

厥阴不迁正，即风暄不时，花卉萎瘁。民病淋溲，目系转，转筋，喜怒，小便赤[一]。风欲令而寒由不去，温暄不正，春正失时[二]。

【原注】

[一]太阳司天，天数有馀，如退位之日，厥阴得治[1]迁正也。

[二]虽得初气，天令不传，木气不伸[2]，民廼病肝。

【校注】

[1] 金本“得治”作“治得”。

[2] 金本“伸”作“申”。

少阴不迁正，即冷气不退，春冷复寒，暄暖不时。民病寒热，四肢烦痛，腰脊强直[一]。木气虽有馀，位不过于君火也[二]。

【原注】

[一]厥阴司天天数有馀，厥阴虽有馀日，别位司天皆天数终日始迁正，

如少阴至二月春分得位正之时，乃造化变[1]便可迁正，乃合司天也。

[二]木气有馀数不尽，有馀日复治天，治数未终，遇君火，得时化，春分日便可迁正。木犹未退，即可同治于天也。其馀气皆无此也。

【校注】

[1] 金本“化变”二字互乙。

大阴不迁正，即云雨失令，万物枯燋，当生不发。民病手足肢节肿满，大腹水肿，填臆不食，飧泄，胁满，四肢不举[一]。雨化欲令，热犹治之，温煦于气，亢而不泽[二]。

【原注】

[一]少阴司天天数未终，故曰太阴不得迁正，少阴数终可得迁正也。

[二]少阴有馀未尽天数，故不退位，即太阴未得迁正，即（上）[土][1]气不申，而[2]民病于脾也。

【校注】

[1] 金本“上”作“土”，义长，据改。

[2] 金本“而”作“乃”。

少阳不迁正，即炎灼弗令，苗莠不荣，酷暑于秋，肃杀晚至，霜露不时。民病痻疟，骨热，心悸惊骇，甚时血溢[一]。

【原注】

[一]虽有寅申之年土尚治之，退位之日，火行酷暑于后，故涉暑于秋也。

阳明不迁正，则暑化于前，肃于后，草木反荣。民病寒热鼽嚏，皮毛折，爪甲枯燋，甚则喘嗽息高，悲伤不乐[一]。热化乃布，燥化未令，即清劲未行，肺金复病[二]。

【原注】

[一]少阳司天天数有馀，如退位日阳明不[1]迁正也。

[二]虽得卯酉之年，犹火化热之令也，故肺重复受病。

【校注】

[1] 金本“不”作“始”。

太阳不迁正，即冬清反寒，易令于春，杀霜在前，寒冰于后，阳光复治，凛冽不作，雰云待时。民病温疠至，喉闭溢[1]干，烦燥而渴，喘息而有音也[一]。寒化待燥，犹治天气，过失序，与民作灾[二]。

【原注】

[一]阳明司天天数有馀，退位日大阳迁正，故多烦燥渴喘者也。

[二]虽得辰戌之年，犹尚清化治天，故失序也。

【校注】

[1] 溢，当作“嗌”。

帝曰：迁正早晚，以命[1]其旨。愿闻退位，可得明哉？岐伯曰：所谓不退者，即天数未终[一]，即天数有馀，名曰复布政，故名曰再治天也。即天令如故而不退位也[二]。

【原注】

[一]天数未终，其气仍治，虽遇交司，由未退位也。

[二]此治天下过而不退位，犹在天。

【校注】

[1] 以，同“已”。命，读若“明”。

厥阴不退位，即大风早举，时雨不降，湿令不化。民病温疫，疵废，风生，民病皆肢节痛，头目痛，伏热内烦，咽喉干，引饮[一]。

【原注】

[一]厥阴天数有馀，在本数之上，司天气高而灾化善也。令作布政而复下灾，故反甚之者也。

少阴不退位，即温生春冬，蛰虫早至，草木发生。民病膈热咽干，血溢，惊骇，小便赤涩，丹瘤瘮疮疡留毒[一]。

【原注】

[一]少阴天下有馀，过岁而复作，布政天令酷灾矣。

太阴不退位，而取寒暑不时，埃昏布作，温令不去。民病四肢少力，食饮不下，泄注淋满，足胫寒，阴痿，闭塞失溺，小便数[一]。

【原注】

[一]太阴天下有馀，过岁而犹尚治天，其气复下矣，病至肾也。

少阳不退位，即热生于春，暑乃后化，冬温不冻，流水不（水）[冰][1]，蛰虫出见。民病少气，寒热更作，便血，上热，小腹坚满，小便赤沃，甚则血溢[一]。

【原注】

[一]少阳天数有馀，至过岁犹治天，甚则气复，下其灾至脾肺藏也。

【校注】

[1] 金本"水"作"冰"，义长，据改。冰为"凝"之古字。

阳明不退位，即春生清冷，草木晚荣，寒热间作。民病呕吐暴注，食饮不下，大便干燥，四肢不举，目瞑掉眩[一]。

【原注】

［一］阳明天数太过，至交岁而犹尚治天气，复降其灾至甚于肝藏也。

太阳不退位，即春寒复作，冰雹乃降，沉阴昏翳。二之气寒犹不去。民病痹厥，阴痿失溺，腰膝皆痛，温疠晚发［一］。

【原注】

［一］太阳天数有馀，至已亥岁犹尚治天，四时失政，其灾至甚于心藏也。

帝曰：天岁早晚，余以知之。愿闻地数，可得闻乎？岐伯曰：地下迁正升及退位不前之法，即地土产化，万物失时之化也［一］。

【原注】

［一］即应之生，万物之不时，数无次序，天令与民作灾。今乃于上下二干失移之中者也。

帝曰：余闻天地二甲子，十干十二支，上下经纬天地，数有迭移，失守其位，可得昭乎［一］？岐伯曰：失之迭位者，谓虽得岁正，未得正位之司，即四时不节，即生大疫［二］。（注：《玄珠密语》云：阳年三十年，除六年天刑，计有太过二十四年［三］。）除此六年，皆作太过之用令不然之旨［四］。今言迭支迭位，皆可作其不及也［五］。

【原注】

［一］同天地二甲子有上下不合其德者，为失守也。

［二］天地不合德，即名天地失节，即上下二管音不相应[1]，即大不主，与天主失节，上下失音，万物不安也。

［三］除庚子、庚午君火刑金运，庚寅、庚申相火刑金运，戊戌、戊辰太阳刑火运也。此为与其天地气上临，中运不得太过者也。

［四］此即太过作阳年中运馀也。忽有上下失支迭位，故不为者也。

［五］阳年者，运大过也，五音皆定矣。太音也，运自胜有馀而无邪伤，故名正化疫也。其刚干不相对柔干，即上下不相招，即阴阳相错，天地不合德，

中运虽阳多而作太过，故有胜复乃至者也。

【校注】

[1] 金本“应”下有“也”字。

假令甲子阳年，土运太窒[一]，如癸亥天数有馀者，年虽交得甲子[二]，厥阴犹尚治天[三]，地已迁正，阳明在泉[四]，去岁少阳以作右间[五]，即厥阴之地阳明，故不相和奉者也[六]。癸巳相会，土运太过，虚反受木胜，故非太过也。何以言土运太过？况黄钟不应太窒，木既胜而金还复，金既复而少阴如至，即木胜如火而金复微[七]。如此则甲己失守，后三年化成土疫，晚至于卯[八]，早至丙寅[九]，土疫至也[十]，大小善恶，推其天地，详乎太一。又只如甲子年，如甲至子而合，应交司而治天[十一]，即下己卯未迁正，而戊寅少阳未退位者，亦甲己下有合也[十二]。即土运非大过，而木乃乘虚而胜土也，金次又行复胜之，即反邪化也[十三]。阴阳天地殊异尔，故其大小善恶一如天地之法旨也[十四]。

【原注】

[一]土太过，即运伤鳞虫，胜及肾藏。气不及，土胜于水也，即黄钟之管音高，故曰太窒也。候甲子之气应者，上应镇星大而明也。

[二]甲虽临子，未得迁正。

[三]年虽甲子，司天尚化风冷，厥阴犹复布正于天也。

[四]或名司地，即数高者。

[五]癸亥司地，少阳退位以作地下之右间气者也。

[六]故曰上下不相招，阴阳有相错，即癸与巳相对，故天地不合德，即以不合甲也。

[七]谓少阴见厥阴退位而少阴立至，故金欲复而火至，故复有少也。

[八]甲子至丁卯四年至。

[九]甲子至丙寅三年至。

[十]至于四维时也。

[十一]少阴主甲子年司天迁正应时也。

[十二]即甲与戊相对，子与寅配位也。

[十三]即胜之小而或不复，后三年化疠，名曰土疠，其状如土疫者，本是自天来，疠从地至，故反化邪生也。

[十四]恶一如天地之法旨也。

假令丙寅阳年太过，如乙丑天数有馀者，虽交得丙寅[一]，太阴尚治天也，地已迁正厥阴司地[二]，去岁太阳以作右间[三]，即天太阴而地厥阴，故地不奉天化也[四]。乙辛相会，水运太虚，反受土胜，故非（六）[太][1]过，即太簇之管太羽不应，土胜而雨化，（水）[木][2]复即风[五]，此者丙辛失守其会，后三年化成水疫，晚至己巳[六]，早至戊辰[七]。甚即速，（彼）[微][3]即徐[八]。水疫至也，大小善恶推其天地数及太乙遊宫，又只如丙寅年，丙至寅且合，应交司而治天[九]。即辛巳未得迁正，而庚辰太阳未退位者，亦丙辛不合德也[十]，即水运亦小虚而小胜，或有复[十一]，后三年化疠，名曰水疠，其状如水疫[十二]，治法如前。

【原注】

[一]虽丙得寅，犹未迁正而作司天。

[二]或作在泉。

[三]乙丑司地庚辰以退位而作右间。

[四]即上下不相招，阴阳有相错，即辛与乙不相合，故不合其德也。

[五]即天地非其时而有其气，有化大疫，即与阴阳复不同也。

[六]丙寅至己巳四年。

[七]丙寅至戊辰三年。

[八]徐至己巳。

[九]少阳至而作司天，应时迁正。

[十]即丙与庚相对，辰与寅相配位也，即水运非太过也。

[十一]丙寅至也，即无复也。

[十二]一名寒疫。

【校注】

[1]金本“六”作“太”，义长，据改。

[2]金本“水”作“木”，义长，据改。

[3] 金本“彼”作“微”，义长，据改。

假令庚辰阳年太过，如巳卯天数有馀者，虽交得庚辰年也[一]，阳明犹尚治天，地以迁正，太阴司地[二]，去岁少阴以作右间[三]，即天阳明而地太阴也，故地下奉天也。乙巳相会，金运太虚，反受火胜，故非太过也，即姑洗之管太商不应，火胜热化，水复寒刑[四]。此乙庚失守，其后三年化成金疫也，速至壬午[五]，徐至癸未，金疫至也，大小善恶，推本年天数及太一也[六]。又只如庚辰，如庚至辰且应交司而治天[七]，即下乙未未得迁正者，即地甲午少阴未退位者，且乙庚不合德也[八]，即下乙未干失刚，亦金运小虚也，有小胜，或无复[九]，后三年化疠，名曰金疠，其状如金疫也[十]。治法如前。

【原注】

[一]虽庚临辰，犹未迁正。

[二]即是在泉。

[三]巳卯年地甲子以退少阴作右间也。

[四]此天地非时，行不节之令，即三年始成大疫行天下也。

[五]庚辰至壬午三年，是其速至。

[六]疫至之年，又遇失守，其灾大也。不见五福及其太一且恶，死人太半也。如却会合德者，灾小尔。如见五福与其太一者，其灾且小善，灭其半也。

[七]太阳主庚辰年司天，应时迁正而治天也。

[八]即甲庚相对，辰午相配，此名失守，非配太过。

[九]太阴至未即不复也。

[十]金疫又名杀疫，金疠又名杀疠。

假令壬午阳年太过，如辛巳天数有馀者，虽交后壬午年也[一]，厥阴犹尚治天，地已迁正，阳明在泉[二]，去岁丙申少阳以作右间[三]，即天厥阴而地阳明，故地不奉天者也[四]。丁辛相合会，木运太虚，反受金胜，故非太过也，即蕤宾之管太角不应，金行燥胜，火化热复[五]，甚即速，微即徐[六]。疫至大小善恶，推疫至之年天数及太一。又只[1]如壬至午，且应交司而治之[七]，即下丁酉未得迁正者，即地下丙申少阳未得退位者，见丁壬不合德也[八]，即丁柔干失刚，亦木运小虚也，有小胜小复[九]。后三年化疠，名曰木疠，其状如风疫，法治如前[十]。

【原注】

[一]虽壬临午，犹未迁正。

[二]丁酉治地。

[三]壬午年丁酉迁正，辛巳年丙申退位也。

[四]即阳明当上奉少阴，不与厥阴奉合也。故丁酉与辛巳不相合德也。

[五]此天地非时，行不节之气，即三年始成大疫。

[六]速即首尾三年，徐即后三年作。

[七]少阴壬至午[2]年，司天应时而迁正得位者。

[八]即壬丙相对，午申相配，此失守非合德，见非太过也。

[九]阳明如至，即不复也。

[十]可大吐而治之。

【校注】

[1] 金本“只”下有“壬午”二字。

[2] 金本“壬至午”作“主壬午”。

假令戊申阳年太过，如丁未天数大过者，虽交得戊申年也[一]，大阴犹尚治天，地已迁正，厥阴在泉[二]，去岁壬戌大阳以退位作右间，即天丁未，地癸亥，故地不奉天化也[三]。丁癸相会，火运大虚，反受（火）[水][1]胜，故非大过也。即夷则之管上大徵不应[四]，此戊癸失守其会，后三年化疫也，速至庚戌[五]。大小善恶，推疫至之年天数及大一。又只如戊申，如戊至申，且应交司而治天[六]，即下癸亥未得迁正者，即地下壬戌大阳未退位者，见戊癸未合德也[七]，即下癸柔干失刚，见火运小虚也，有小胜，或无复也[八]。后三年化疠，名曰火疠也，治法如前。治之法，可寒之泄之[九]。

【原注】

[一]虽戊临申，犹未迁正也。

[二]癸亥治地。

[三]即厥阴当上奉少阳，故不与太阴奉合，故丁未与癸亥不相合。

[四]非戊癸相合也，故火运不应，其夷则未应其徵也。下管癸亥少徵应之，即下见癸亥主司地，故同声之不相应，即上下天地不相合德，故不相应也。

[五]首尾三年。

[六]少阳主戊申年司天应时迁正而治天也。

[七]即壬戌相对，申戌相配，此失守，非合德，又非大过。

[八]厥阴至即无复。

[九]已上五失守变五疫，下五失守变五疠也，即上刚柔二干共主运，有失支不守之者，以此五法，即诸阳年也。

【校注】

[1]金本“火”作“水”，义长，据改。

黄帝曰：人气不足，天气如虚，人神失守，神光不聚，邪鬼干人，致有夭亡，可得闻乎[一]？岐伯曰：人之五藏一藏不足，又会天虚，感邪之至也[二]。人忧愁[1]思虑即伤心，又或遇少阴司天天数不及，太阴作接间至，即谓天虚也，此即人气、天气同虚也。又遇惊而夺精，汗出于心[三]，因而三虚，神明失守[四]。心为君主之官，神明出焉[五]。神失守位，即神遊上丹田，在帝太一帝君泥丸君下[六]。神既失守，神光不聚[七]。却遇火不及之岁，有黑尸鬼见之，令人暴亡[八]。

【原注】

[一]人气与天气同失守，即鬼邪干人致死也。

[二]其不足之藏与天气同声虚也。

[三]大惊汗出于心，即心中精脉减少，故神失守心也。

[四]先有劳神之病，又遇少阴天数不及也。又更惊而夺精，此三会而神明失守也。

[五]心先有病，又遇天虚而感天重虚也。心者任治于物，故为君主之官；清静栖灵，故曰神明出焉。

[六]太一帝君在头曰泥丸宫，总众神地，君主之官神明失守，其位遊于此处，不守心位。

[七]神光，即飞圆光也。圆光不洁，即圆光缺矣，即鬼邪阴尸干人。

［八］其火运不及，非只癸年戊年失守亦然，火司天数不及亦然也。黑尸鬼形如黑犬，头似妇人发蓬不髻，目大。人见之，吸人神魂，皆作大声，卒然而亡。

【校注】

[1] 金本“忧愁”二字互乙。

人饮食劳倦即伤脾［一］，又或遇太阴司天天数不及，即少阳作接间至，即谓之虚也［二］。此即人气虚而天气虚也。又遇饮食饱甚，汗出于胃；醉饱行房，汗出于脾［三］。因而三虚，脾神失守［四］。脾为谏议之官，智周出焉［五］。神既失守，神光失位而不聚也［六］，却遇土不及之年，或己年、或甲年失守，或大阴天虚，青尸鬼见之，令人卒亡。

【原注】

［一］即饮食饱举房事，即气滞于脾。以劳役气满闷，脾藏有病也。

［二］人气与天气不及，即感天人气虚，及又虚也。

［三］脾胃汗出，即精血减少，感天虚而作三虚，脾神失守其位。

［四］先有病于脾，次遇天虚，脾感天重虚，又遇汗出而减其精血，乃故名三虚也。

［五］脾者，心之子。心有所忆谓之意，意中所出谓之智，智周万物谓之神。即脾胃神意智乃故失守其位者也。

［六］神光不聚，鬼乃干之。

人久坐湿地，强力入水，即伤肾［一］。肾为作强之官，伎巧出焉。因而三虚，肾神失守，神志失位，神光不聚［二］。却遇木[1]不及之年，或辛不会符，或丙年失守，或太阳司天虚，有黄尸鬼至，见之令人暴亡［三］。

【原注】

［一］汗出于肾，即精血减少，故作三虚，即精亡，心神失守其位也。

［二］神、精、志三神虚失位，遊于黄庭司命君之下，乃即圆光缺矣。

［三］有此三虚，又遇水不及，即黄尸鬼干人，牛头身黄，见之时吸人神

魂，皆暴亡也。

【校注】

[1] 据文意，“木”当作“水”。

人或恚怒，气逆上而不下，即伤肝也。又遇厥阴司天天数不及，即少阴作接间至，是谓天虚也〔一〕。此谓天虚人虚也。又遇疾走恐惧，汗出于肝。肝为将军之官，谋虑出焉。神位失守，神光不聚〔二〕。又遇木不及年，或丁年不符，或壬年失守，或厥阴司天虚也，有白尸鬼见之，令人暴亡也〔三〕。

【原注】

［一］肝先病，又遇天虚而感重虚也。

［二］神光不聚，即圆光缺而不周，尸鬼乃干人也。

［三］有此三虚者，即神遊失守，白尸鬼干人，头如鸡，身白，有白毛，见之吸人神魂，皆卒然而亡也。

已上五失守者，天虚而人虚也。神遊失守其位，即有五尸鬼干人，令人暴亡也，谓之曰尸厥〔一〕。人犯五神易位，即神光不圆也，非但尸鬼，即一切邪犯者，皆是神失守位故也〔二〕。此谓得守者生，失守者死〔三〕；得神者昌，失神者亡〔四〕。

【原注】

［一］但卒然而亡，口中无涎者，舌（卵）［不］[1]卵缩者，尸厥[2]；若出涎而舌卵者，盛厥也。

［二］神失守位，虽具体中而二气失位也，即神光不聚而邪犯之，有妖魅交通往来，皆是五神失守，乃邪所至也。

［三］得守者，本位而五神各得其居，即神光乃圆明而聚矣，故一切邪不犯之，乃[3]生也。

［四］老子云：气来入身谓之生，神去于身谓之死。故曰命由神生[4]，命生神在，即命生神去，即命夭矣。所谓神遊失守，即不离身，故不可便死也。其主管在头上三尊高位灵主言也，即太一帝君在头曰泥丸总神也。无英君左制

三魂也，白元君右俱七魄也。即魂为阳神也，［魄］[5]为阴鬼也。若无上三虚主之神离位者，死。今五神失守，亦有主归，即神光不聚，圆光亦缺，故邪干犯之，若神失守其位，即知人生神昌。

【校注】

[1] 金本“卵”作“不”，义长，据改。

[2] 金本“尸厥”下有“也”字。

[3] 金本“乃”下有“故”字。

[4] 金本“生”作“主”。

[5] 读书堂本“为”上空一字位，金本作“魄”，据补。

黄帝内经素问亡篇终

后　记

本书整理所用底本及参校诸本，多蒙钱超尘先生提供。谨此致谢！2009年以来，笔者受李可老中医高第弟子陈长青博士、阮永队主任医师之邀，先后在“汉古中医”、东莞塘厦人民医院中医科讲习《黄帝内经素问》《灵枢》，教学相长，受益良多，殊胜因缘，附志于此。

撰者

二零一五年九月